健康风险、服务供给及智慧赋能

——实施健康中国战略背景下我国公共医疗卫生治理相关问题研究

杨添安　邓剑伟　刘　冉　著

中国财经出版传媒集团

中国财政经济出版社

图书在版编目（CIP）数据

健康风险、服务供给及智慧赋能：实施健康中国战略背景下我国公共医疗卫生治理相关问题研究／杨添安，邓剑伟，刘冉著．--北京：中国财政经济出版社，2023.2

ISBN 978 - 7 - 5223 - 1894 - 3

Ⅰ.①健… Ⅱ.①杨… ②邓… ③刘… Ⅲ.①医疗保健事业－研究－中国 Ⅳ.①R199.2

中国国家版本馆 CIP 数据核字（2023）第 018394 号

责任编辑：彭 波　　　　　　责任印制：史大鹏
封面设计：卜建辰　　　　　　责任校对：胡永立

中国财政经济出版社 出版

URL：http：//www.cfeph.cn
E - mail：cfeph@ cfeph.cn

社址：北京市海淀区阜成路甲 28 号　邮政编码：100142
营销中心电话：010 - 88191522
天猫网店：中国财政经济出版社旗舰店
网址：https：//zgczjjcbs.tmall.com
北京财经印刷厂印刷　各地新华书店经销
成品尺寸：185mm×260mm　16 开　36.5 印张　830 000 字
2023 年 2 月第 1 版　2023 年 2 月北京第 1 次印刷
定价：168.00 元
ISBN 978 - 7 - 5223 - 1894 - 3
（图书出现印装问题，本社负责调换，电话：010 - 88190548）
本社质量投诉电话：010 - 88190744
打击盗版举报热线：010 - 88191661　QQ：2242791300

前　言

在迈向第二个百年奋斗目标进军的历史进程和开启全面建设社会主义现代化国家新征程中，基于人民对美好生活的需求，党的十九大明确提出"实施健康中国战略"，旨在通过不断完善健康政策，为人民群众提供全方位的健康服务。"健康中国战略"，是我国适应中国特色社会主义新时代主要社会矛盾转变的新政策范式，体现了以习近平同志为核心的党中央将健康作为促进人的全面发展的必然要求，并置于优先发展的战略地位，也意味着我国新时代的卫生政策将以人民健康为终极目标。

健康中国建设取得了重要进展，然而，面对突发的疫情、环境污染和中度老龄化等健康风险，现有服务供给系统与政策目标间仍存在许多裂痕问题，如健康服务供给体系的不完善、医患交互与信任的缺失，常态化健康促进措施落地效率低下等。由于健康影响因素和机制的复杂性，如何建立与健康目标相适应的全方位、全流程现代化医疗服务供给体系，并借助数字化医疗技术的赋能满足人民群众的健康需要，成为当前健康政策范式的关键。

本书基于健康风险→服务供给→智慧赋能的思路，首先，从突发疫情、环境污染和老龄化等方面论述了当前健康协同治理的新挑战；其次，分别从工作压力、公共服务动机、医患互动关系及医疗服务评价等角度阐释了医疗服务供给的科学路径；再次，结合数字化背景，分别从实证模型、概念构建和实践探析三个方面分析了当下的趋势与问题；最后，基于可持续发展视角，分别从健康知识传播、疫苗接种、分级诊疗等角度拓展分析了弥合健康裂痕的关键节点。

本书受国家自然科学基金《基于 CA 模型的老龄化医务人员可持续就业能力研究》（项目编号：71974011）、《智慧医疗对医疗服务质量的影响机理与政策设计研究：基于医务人员感知的视角》（项目编号：72174022）、《基于 CWB 模型的医务人员隐性缺勤形成机制与干预策略研究》（项目编号：71603018）、《基于个人—组织匹配理论的组织氛围对公共服务动机的影响机制及干预策略研究：以公立医院医务人员为例》（项目编号：71804009）、北京市社会科学基金《数据驱动的北京分级诊疗政策执行的行为机制与效果评价研究》（项目编号：22GLA009）、《"医疗暴力"对北京市医疗服务可持续发展影响及应对策略研究》（项目编号：17JDGLB008）、《北京市公立医院医务人员公共服务动机的现状及其对服务质量的影响研究》（项目编号：17GLC043）等项目资助。

目　录

第一章　健康协同治理的现实裂痕

第一节　健康协同治理的新挑战

作为国家治理体系和治理能力现代化的重要组成部分，公共卫生治理现代化体系的建立在维护人民群众身体健康、促进经济社会稳定可持续发展等方面发挥着至关重要的作用（刘艳房和王旭，2021）。健康治理（Health Governance）是以保障和促进人们健康为核心目标，以共建共享为路径，综合运用治理思维和方法的一系列行动和过程的集合，卫生健康事业的善治（Good Governance），是我国实现公共治理体系现代化的关键要义，更是一项异常严峻的挑战，该挑战之所以严峻，是由于医疗卫生健康治理内容的多维性、供给主体的多样性、过程的动态全周期性等特征决定的（顾昕，2018；谢熠和谢瑜，2022）。

治理内容的多维性主要是指涉及任务的种类的丰富性，既包括非药物与疫苗分配相结合的疫情防控举措、环境污染治理、老龄化应对、药品零加成和分级诊疗为代表的医疗卫生政策优化等面向公众群体的公共卫生服务，也包括面向个体的如提升可持续就业能力、改善隐性缺勤、促进工作家庭平衡等服务内容。

供给主体的多样性是指健康治理的主体既包括政府卫生行政部门、卫生医疗服务人员，也包括社会公众等所有相关主体。卫生行政部门应致力于通过优化药品流通、医疗服务质量评价体系、分级诊疗、卫生人力资源等方面的卫生政策，为提升健康治理效能目标提供全面的政策保障。卫生医疗服务人员是健康服务供给的主要主体，相关政策制定者和医院管理方需要着力帮助优化医患关系和医务人员的工作环境，通过提高他们的公共服务动机提升医疗服务质量。公众既是健康治理的受动者，也是健康治理的施动者，公众自身在工作中不断借力信息技术赋能提升工作绩效，处理好工作与家庭间的平衡，日常生活中不断提升自我的电子健康素养。卫生行政管理部门、医院医生及公众自我等多方主体协同参与，提升健康治理的效能。

过程的动态全周期性指健康治理是一个动态全周期的过程，涵盖从一级二级预防到临床诊疗，再到慢性病的日常康复与保健等多个健康状态。健康治理的策略也需要及时呼应人们不同阶段的健康需求，从提升医疗服务质量、扩大健康传播效果等多方面适时地进行动态调整与布局。

站在迈向第二个百年奋斗目标进军的历史进程和开启全面建设社会主义现代化国家新征程中，基于人民对美好生活的需求，党的十九大明确提出"实施健康中国战略"，强调要不断完善国民健康政策，为人民群众提供全方位、全周期的健康服务。"健康中国战略"是我国适应中国特色社会主义新时代主要社会矛盾转变的新政策范式，体现了以习近平同志为核心的党中央将健康作为促进人的全面发展的必然要求，并置于优先发展的战略地位，也意味着我国新时代的卫生政策将以人民健康为终极目标。

健康中国建设取得了重要进展，然而，面对突发的疫情、环境污染和中度老龄化等健康风险，现有服务供给系统与政策目标间仍存在许多裂痕问题，如健康服供给体系的不完善、医患交互与信任的缺失，常态化健康促进措施落地效率低下等，为健康协同治理带来了前所未有的挑战。

第二节　当前公共医疗卫生体系存在的主要问题

推进公共卫生服务体系的完善是推进公共卫生治理现代化的重要内容，而当下，有限的、不均衡的公共卫生供给服务很难满足广大群众日益增长的对美好生活需要的矛盾日益凸显，也带来了诸多问题。

一个健全的公共卫生治理体系是一个以实现公共健康为目的，涵盖了更高效、有效以及公平地提供公共卫生服务所需的政府监管机制、市场供给机制以及社会协同参与机制的有机整体：其一，从监管主体（如政府部门与公共卫生机构）的角度，公共卫生治理旨在对外关注公众的整体健康需求，其重要职能在于针对不良公共卫生事件建立及时、有效的预测与防控机制，从而降低公共卫生挑战对人民生命安全造成的负面影响；其二，从供给主体（如医疗卫生机构与医务工作者）的角度，公共卫生治理旨在对内关注公共卫生服务的组织与团队建设，其重要职能在于充分发挥医疗卫生服务的生产力与质量，从而实现公共卫生资源的供给效能；其三，从社会参与主体（如公民个人与企业组织）的角度，公共卫生治理旨在对己关注健康风险的认知与健康素养的意识提升，其重要职能在于有意识地通过个体心理反应或行为方式的改善促进其健康管理，从而发挥社会群体的健康主体责任。

强化公共卫生治理需要细化政府、市场与社会等多方主体提供的治理职能，并进一步挖掘多元主体间发挥各自职能的相互作用与共同着力点，最终实现为公共卫生治理体系的建设、政策目标的落实、人民健康乃至全社会的可持续发展提供保障。自党的十九大报告中明确提出"实施健康中国战略"以来，我国采取有效措施从人、财、物多个方面给予公共卫生治理强有力的支持和保障。然而，想要实现公共卫生多元主体的协同治理，我国在主体责任的强化与实现路径的优化方面仍然存在许多亟待解决的问题，主要表现在以下三个方面：

第一，从健康风险防范层面来看，面对突发卫生事件、环境污染、老龄化等风险因素，系统地预防和应对机制尚未得到充分的探讨。不良公共卫生事件威胁的预测与应急机制尚不成熟，由于应对公共卫生挑战的前沿技术攻关进展缓慢，导致不良公共卫生事件对公众健康的风险预测与防控手段尚未建立，包括生态环境的恶化与新兴传染病流行等。对老龄化问题的关注，也是系统提升健康风险防范的关键着力点。

第二，从健康服务供给层面来看，在卫生人力资源供给相对匮乏的前提下医疗卫生机构依旧缺乏对医务工作者的工作压力、社会心理因素与全面健康等综合素质的关注。无法充分发挥医疗卫生从业者的服务质量与绩效将难以满足人们迅速增长的多样化健康需求。

第三，从健康智慧赋能层面来看，现有研究中，一是对"智慧医疗"等概念界定上存在不全面不规范的状况；二是在探究医疗信息技术特点对使用者的影响机制时，大多只是从患者角度探究特定的医疗信息化特征对患者体验的影响，而从医务人员视角探究医疗信息技术特点的行为后果的相对不足。

第三节　协同治理是弥合裂痕的必要途径

"健康中国战略"是我国适应中国特色社会主义新时代主要社会矛盾转变的新政策范式，意味着卫生政策从"治病导向"向"治病与健康导向"的理念转变。由于健康影响因素的复杂性，如何从健康风险防范、健康服务供给优化以及智慧赋能等方面，全方位地建立与健康需求相适应的多维度内容、多参与主体、动态全程化过程于一体的协同治理体系成为弥合裂痕的关键途径（曹琦和崔兆涵，2018）。

在新医改不断深入的同时，我国卫生政策也走到了全面反思的阶段，现有政策目标定位和范畴尚未触及一些更为本质的问题——究竟什么才是健康治理的终极目标？答案应该是"全方位的全民健康"，而解决"看病贵、看病难"等阶段性目标只是为这一终极目标服务的手段。"健康中国战略"，用"健康"这一关键词取代了"卫生"和"医疗"，体现了以健康为最终目标的发展观，也意味着我国新时代的卫生政策将以人民健康为终极目标进行全方位的提升和创新。随着卫生与健康事业改革进入攻坚克难的关键时期，要推进健康服务供给侧结构性改革，统筹多元主体参与健康治理，建立健全健康治理的各项工作机制，构建一体化、整合型医疗服务体系，建立和完善健康治理的法律法规及全民健康保险体系，借助互联网、移动社交平台、大数据等新媒体新技术做好健康促进工作，保障健康中国战略有效实施（郭建和黄志斌，2019）。

由于健康影响因素和机制的复杂性，建立与健康目标相适应的全方位、全流程的健康风险防范机制和健康服务供给体系，并借助数字化技术的赋能，进一步优化健康服务的输出和接收效率，成为当前我国提升健康协同治理效力的核心要义和关键路径。

参考文献

［1］刘艳房，王旭．我国公共卫生治理现代化研究［J］．河北工业大学学报（社会科学版），2021，13（04）：88－94.

［2］顾昕．专栏导语：医疗卫生健康治理现代化的挑战与解决路径［J］．公共行政评论，2018，11（06）：1－8.

［3］谢熠，谢瑜．健康中国视域下健康治理的现实挑战与对策研究［J］．卫生经济研究，2022，39（11）：1-3，7．

［4］费太安．健康中国 百年求索——党领导下的我国医疗卫生事业发展历程及经验［J］．管理世界，2021，37（11）：26-40，3．

［5］曹琦，崔兆涵．我国卫生政策范式演变和新趋势：基于政策文本的分析［J］．中国行政管理，2018（09）：86-91．

［6］郭建，黄志斌．中国健康治理面临的主要问题及对策［J］．中州学刊，2019（06）：68-72．

第二章 突发疫情与健康

第一节 对口支援与患者康复率①

为了应对新冠肺炎疫情的传播，中国采取了"对口支援"措施。本研究评估了这种措施是否能有效和持续地遏制新冠肺炎疫情。本研究采用了"双重查分法"来调查"对口支援"政策是否能通过提高受新冠肺炎疫情影响地区的患者治愈率，总共选取来自中国卫生部的 578 个面板数据样本。我们观察到，由于这一政策的实施，每天恢复的病例数增加了39.36。人均 GDP 和土地面积与每日新增治愈病例数呈显著负相关，而常住人口与每日新增治愈病例数呈显著正相关。"对口支援"是减轻新冠肺炎疫情对地区负担的有效干预措施，缓解了湖北省和全国医疗系统的压力。为快速制定和颁布应对突发公共卫生危机的有效政策，国家政府应将应急管理的概念引入政策议程，突出"问题流"的重要性。

最近发表的大量文献表明，为阻止 COVID - 19 的传播，中国政府所采取的封锁和限制交通等一系列干预措施是有效的，由于这些措施能够有效降低新冠肺炎病毒在全球的传播速度，因此有人呼吁在全球范围内推广这些措施，向中国学习抗疫经验。由于援助还可以有效控制传染病的传播，并减轻湖北省医疗系统的超负荷，中国国家卫生健康委员会建立"对口支援"湖北省除武汉以外地市新型冠状病毒肺炎医疗救治工作机制，统筹安排 19 个省份卫生人力资源对口支援湖北省除武汉市 16 个市州及县级市。"对口支援"是中国在国家层面协调区域间、行业间和部门间合作的政策，结合财务公开、业务公开和科学评估机制，以实现对当前疫情的有效预防和控制。

我们采用了双重查分来调查"对口支援"政策是否能通过提高受新冠肺炎疫情影响地区的新冠患者恢复率而为其提供显著的益处。湖北省内具有相似行政级别的 11 个城市被纳入我们的干预组。恩施土家族苗族自治州等 4 个地区因行政级别不同而被排除在外。河南信阳，江西新余和九江，湖南常德、岳阳和邵阳因其与干预组的人口和社会发展状况相似，被列为对照组。从中国卫健委官方网站和《中国统计年鉴》中抽取了 578 个面板数据样本，用 SPSS 25.0 进行了分析。在我们的分析中，我们将政策是否实施，是否为干预组，以及这两个变量之间的交互项作为控制变量。每日新增治愈人数作为因变量，医疗卫生床位、人均 GDP、常住人口、土地面积作为控制变量。由于平均每日新增治愈数对于是否在干预组的回归系数不显著（$\beta = -0.12$，$p = 0.16$），因此实施了调查。根据我们的发现，在政策实施之

---

① 本节内容的主要观点已发表于 2020 年第 13 期 "*Risk Management and Healthcare Policy*"。

前，新增治愈人数发展趋势没有明显的差异（$\beta = 0.72$，$p = 0.10$）。每天康复的病例数与人均 GDP（$\beta = -1.13$，$p < 0.05$）、土地面积（$\beta = -9.30$，$p < 0.001$）显著负相关，与常住人口显著正相关（$\beta = 0.07$，$p < 0.001$），在控制上述变量的影响后，由于"对口支援"政策的实施，湖北省受支援城市每天新增治愈病例数增加了39.36人（见表2-1）。因此，"对口支援"是减轻新冠肺炎疫情负担的有效干预措施，缓解了湖北省和全国医疗系统的压力。

表2-1　　"对口支援"政策对每日新增治愈人数的影响（混合 OLS 回归结果）

变量	观察值	平均值	方差	回归系数	95% 置信区间	p
常住人口（10^4人）	578	428.26	189.20	0.07	0.04 to 0.10	***
土地面积（10^4平方千米）	578	1.40	0.65	-9.30	-13.62 to -4.98	***
人均 GDP（10^4元）	578	5.71	2.05	-1.13	-2.08 to -0.17	*
卫生医疗床位（10^4）	578	2.60	1.15	-4.15	-10.06 to 1.77	0.17
政策实施（0，1）	578	0.47	0.50	4.83	0.10 to 9.56	*
是否为干预组（0，1）	578	0.65	0.48	8.06	3.77 to 12.35	***
DID（0，1）	578	0.30	0.46	34.53	28.65 to 40.41	***
R^2				0.57 ***		

注：SD，标准差；β，非标准化回归系数95% CI，95% 可信区间；* $p < 0.05$，*** $p < 0.001$。

为了有效应对当前的全球公共卫生危机，并降低我们的医疗保健系统在未来超负荷运转的风险，我们向政策制定者推荐以下几点：首先，国家政府需要从国家层面统筹规划、合理布局卫生人力资源，这将基于经济和社会发展水平、地理位置、流行病的严重程度以及影响地方政府的其他因素，以提升医疗资源"洼地"和疫情严重地区抗击疫情的能力。其次，应该构建一个整体治理模式来促进信息公开、公众理解、资源互补、利益相关者风险共担，确保应对此类危机的公共卫生政策得到适当落实。例如，国家医疗队通过网络平台向湖北省提供远程多学科会诊服务；国家卫健委结合全国各地最新临床经验，发布多个版本的COVID-19 诊疗方案；湖北省社区工作者和志愿者全力支持医疗队的工作。最后，为快速制定和颁布应对突发公共卫生危机的有效政策，国家政府应将应急管理的概念引入政策议程，突出"问题流"的重要性。

第二节 非药物干预与初期疫情防控①

冠状病毒 SARS-CoV-2 已经发展成为一种全球性流行病。在此，本研究将人员流动和非药物干预（社交距离控制和疑似病例隔离）纳入 SEIR 传播模型，以了解冠状病毒如何在全球环境中传播。通过将随机传播过程与各地区实际报告的总确诊病例进行拟合，估计并绘制了各地区特定时间的传播数量、社交距离控制率、复工率和疑似病例隔离率的动态趋势。我们发现，武汉市的传播数量从 2020 年 1 月 23 日的 6.982（95% CI，2.558~14.668）大幅下降到 2020 年 2 月 7 日的 1.130（95% CI，0.289~3.279），而且截至 3 月中旬，武汉市的社交距离控制和疑似病例隔离的干预水平高于中国其他地区和西方的平均值。我们采用 95% 的置信区间预测了西方国家截至 2020 年 10 月 10 日的未来疫情轨迹。通过情景模拟，我们发现了更早的国际旅行禁令和严格的干预策略的好处，以及非药物干预的意义。从全球角度来看，在成功开发疫苗之前，每个国家都必须控制输入病例的风险，并执行严格的非药物干预措施。

一、引言

作为一种严重的急性呼吸道综合征冠状病毒，COVID-19 由于其高传染性和有效药物的缺乏，已经蔓延到各个国家，造成了灾难性的社会和经济困难。据世界卫生组织统计，截至 2020 年 5 月 29 日，全球已有超过 500 万例确诊病例，表明 COVID-19 的防控工作已到了刻不容缓的地步。考虑到该流行病的全球化趋势，必须考虑到人类流动对流行病增长的影响。传统的适用于孤立地区的 SEIR（易感—暴露—感染—移除）模型可能不再适合模拟全球环境中的流行病变化，因为它忽略了对每个国家构成越来越大风险的输入病例。以前的大多数研究要么是模拟了在不同政府干预下疫情增长的情景，而没有考虑人类的流动性；要么是考虑了人类的流动性，但没有考虑政府的反应。我们在 PubMed 上搜索了截至 2020 年 5 月 29 日以英文发表的文章，标题中的关键词为 "COVID-19"，标题或摘要中的关键词为 "隔离" 和 "SEIR"，共检索到 7 项研究，但都没有考虑区域人口流动；然后，我们在标题中的关键词为 "COVID-19"，标题或摘要中的关键词为 "隔离" 和 "建模"，共检索到 4 项研究，其中只有一项将中国的隔离、社交距离控制和区域人口流动结合在一起。

因此，本研究填补了这一空白，将传统的 SEIR 模型与政府的非药物干预措施（包括社交距离控制和隔离疑似病例）与湖北省武汉市、中国其他省区市和 13 个西方国家（瑞士、瑞典、奥地利、法国、英国、德国、意大利、西班牙、挪威、荷兰、比利时、丹麦）之间的人员流动相结合。因此，本研究从更全面的全球角度进行预测或模拟的偏差较小。

本研究有四个目标：第一，旨在评估武汉封城的效果，更具体地说，基于全球化的

---

① 本节内容的主要观点已发表于 2020 年第 10 期 "*Scientific Reports*"。

SEIR 模型，评估武汉封城对 R_0（基本传播数）的降低程度；第二，旨在比较武汉封城后初期中国和西方地区在社交距离控制和疑似病例隔离方面的干预差异；第三，旨在重现 2019 年 12 月 10 日至 2020 年 5 月 1 日的区域流行轨迹，并预测 2020 年 5 月 2 日至 10 月 4 日的流行轨迹；第四，旨在通过模拟不同的情景来评估非药物干预的必要性和意义，其中包括如果从不同的时间点以与武汉相同的方式执行干预措施，西方国家的疫情轨迹将如何变化；如果西方政府从不同的时间点彻底禁止所有国际人员流动，疫情将如何发展；以及如果没有或较少实施非药物干预，西方国家或中国的疫情轨迹将如何增长。

总的来说，这项研究补充了关于 COVID－19 动态轨迹的建模研究，并提供了一个政策模拟工具，可以帮助世界各国评估以前的干预措施，并决定未来执行干预措施的正确时间、区域和程度，包括社交距离控制、疑似病例隔离以及流动禁令。

二、结果

（一）区域特定时间变化的传播数量的轨迹

图 2－1 显示了 15 个地区（武汉、湖北省不包括武汉、瑞士、瑞典、奥地利、法国、英国、德国、西班牙、意大利、挪威、荷兰、比利时、丹麦和美国）的特定时间变化的传播数量（R_0）的轨迹，不控制漏报。对于每个子图，最深色区域轨迹代表传播数量分布的50% 四分位数，而两个中等色度区域分别代表传播数量分布的 25%～75% 四分位数和2.5%～97.5% 四分位数之间的间隔。最浅色区域代表 2020 年 5 月 1 日之后的预测轨迹。武汉市封城后，武汉市的传播数从 2020 年 1 月 23 日的 6.982（95% CI，2.558～14.668）大幅下降到 2020 年 2 月 7 日的 1.130（95% CI，0.289～3.279）。而对于几乎所有的西方国家来说，传播数量在 3 月中旬达到高峰，然后逐渐下降。例如，在美国，传播数量从 2020 年 3 月 10 日的 12.510（95% CI，5.606～39.015）下降到 2020 年 3 月 30 日的 1.909（95% CI，0.336～4.303），然后到 2020 年 5 月 1 日的 1.113（95% CI，0.051～5.216）。图 2－2 中画出了 15 个地区的特定时变量传播数，控制了漏报的情况。在控制了漏报后，武汉封城的影响仍然一致，美国、法国、西班牙和意大利的 R_0 轨迹变得更加陡峭，3 月至 5 月的峰值较高，而挪威、瑞典、德国、瑞士和丹麦的 R_0 轨迹变得更加平缓，峰值较低，这意味着在控制了漏报后，低峰国家的更多病例可能是从高峰国家输入的。

（二）地区随时间变化的社交距离率、疑似病例隔离率、复工率和累计境外输入病例趋势图

图 2－3 为各地区时变社交距离控制率、疑似病例隔离率、复工率和累计国外输入病例的趋势图。在图 2－3（A）中，从 2020 年 1 月 23 日到 2020 年 4 月 1 日的大部分时间里，武汉市个人完全社交距离控制所需的天数低于中国平均水平，其次是西方平均水平，然后是美国，表明武汉市的社交距离控制率较高，表明市民正在更迅速地增加社交距离控制和减少面对面的接触。

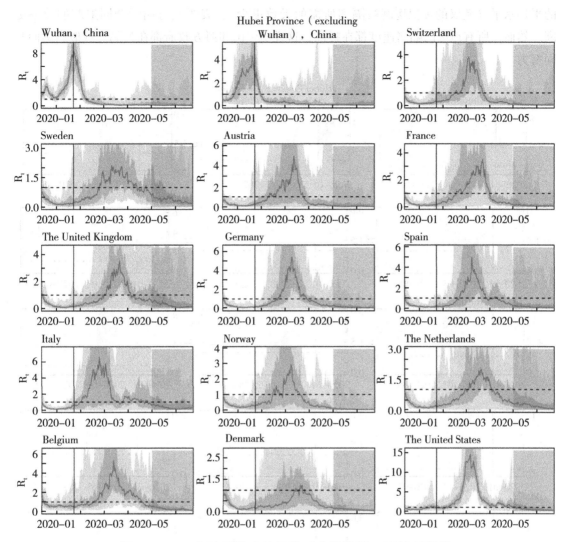

图 2 - 1　15 个地区特定地区的时变传染数，不控制漏报

注：水平的黑色虚线代表 $R_0 = 1$，垂直的黑线代表 2020 年 1 月 23 日，武汉市封城日期，图片右侧的最浅色区域代表 2020 年 5 月 1 日至 6 月 26 日的预测期。

在图 2 - 3（B）中，武汉的社交距离控制者恢复工作所需的天数高于中国的平均水平，其次是西方的平均水平，然后是美国，表明武汉的工作恢复率较低。然而，美国的社交距离控制率在逐渐增加，这表明美国政府正在尽力控制公众的社交距离。我们不难看出，武汉的复工率从 3 月初开始逐渐增加，这表明武汉的疫情在减缓，复工率在进步，以重振经济。

图 2 - 3（C）中的结果，或者说深色曲线的较高峰值（武汉），进一步支持了之前的发现：可能是由于严格的城市间和社区间停工，武汉更多的易感人群从 2 月初开始就已经被社交距离控制了。

如图 2 - 3（D）所示，在大部分时间里，武汉的疑似病例隔离率一直高于中国和西方的平均水平（武汉的疑似病例被隔离所需的天数更少），表明流行病学合同追踪的效率更高。然而，所有地区的隔离速度都在提高，这说明中国和西方政府都在为隔离疑似病例而共同努力。

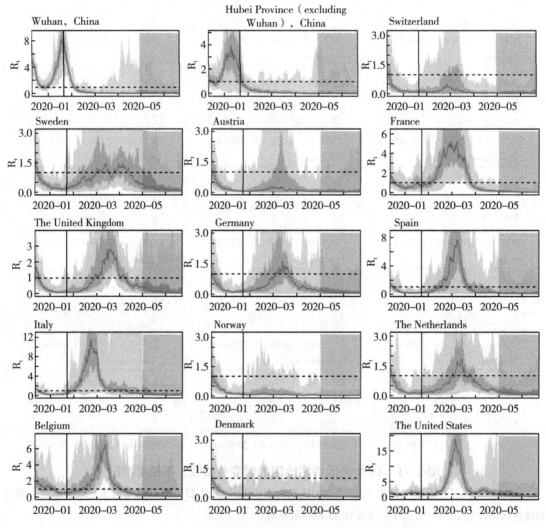

图 2 - 2　15 个地区特定地区的时变传染数，控制漏报

注：水平的黑色虚线代表 $R_0 = 1$，垂直的黑线代表 2020 年 1 月 23 日，武汉市封城日期，图片右侧的最浅色区域代表 2020 年 5 月 1 日至 6 月 26 日的预测期。

可能是由于更加快速和严格的干预，一方面，武汉的隔离病例在整个人口中的比例在 2 月达到峰值，并且高于西方平均水平和美国，因为后者在 4 月后达到峰值，如图 2 - 3（E）所示；另一方面，武汉的隔离病例在疑似病例中的比例也增长更快，如图 2 - 3（F）所示，截至 4 月 1 日，约 95% 的疑似病例被隔离。而美国的疑似病例得到隔离的比例在 6 月后急剧增加。

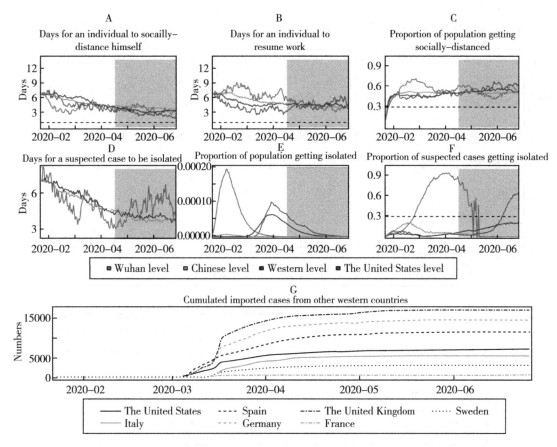

**图 2 - 3　不控制漏报的地区性时变社会距离率、疑似病例隔离率、
复工率和累计国外输入病例的趋势**

注：武汉、中国平均水平、美国和西方平均水平的社会距离率轨迹，水平虚线代表 1 天（A）；武汉、中国平均水平、美国和西方平均水平的工作恢复率轨迹，水平虚线代表 1 天（B）；武汉、中国平均水平、美国和西方平均水平（水平虚线代表 30%）的易感人群中社会距离较远的人口所占比例（C）；武汉的隔离率轨迹、中国平均水平和西方平均水平（D）；中国武汉被隔离的人口比例平均值，美国和西方平均值（E）；武汉的疑似病例隔离率，中国平均值，美国和西方平均值，水平虚线代表 30%（F）；其他西方国家的累计输入病例（G）。不控制漏报。

图 2 - 4（G）显示了从 2020 年 1 月 23 日到 2020 年 7 月 1 日，西方国家从国外输入的病例数。累计从国外输入病例最多的前三个西方国家分别是英国、德国和西班牙，到 2020 年 5 月 1 日分别有 3258（95% CI，652 ~ 188472）、2859（95% CI，552 ~ 181195）和 2739（95% CI，519 ~ 166091）个输入病例。

图 2 - 4 中画出了尚未控制漏报的趋势图。除了美国的社交距离控制率变高，以及美国人口被隔离的高峰期提前到来外，大多数发现都保持一致。在图 2 - 4（G）中，我们可以看到，在控制了漏报后，西方国家的累计输入病例急剧增加，例如，英国的病例在 5 月 1 日前急剧增加到 16312（95% CI，1704 ~ 180594）。

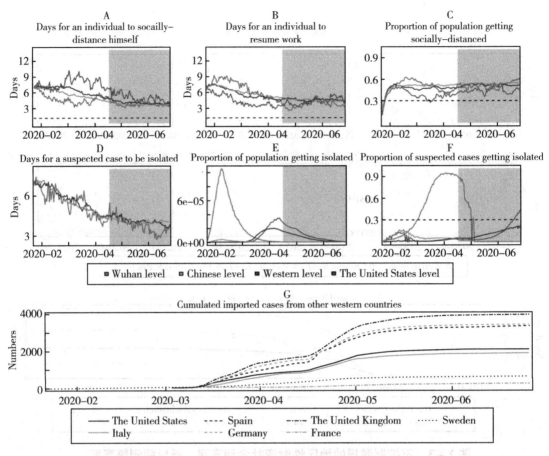

图2-4 控制漏报的地区性时变社会距离率、疑似病例隔离率、复工率和累计国外输入病例的趋势

注：武汉、中国平均水平、美国和西方平均水平的社会距离率轨迹，水平虚线代表1天（A）；武汉、中国平均水平、美国和西方平均水平的工作恢复率轨迹，水平虚线代表1天（B）；武汉、中国平均水平、美国和西方平均水平（水平虚线代表30%）的易感人群中社会距离较远的人口所占比例（C）；武汉的隔离率轨迹、中国平均水平和西方平均水平（D）；中国武汉被隔离的人口比例平均值，美国和西方平均值（E）；武汉的疑似病例隔离率、中国平均值、美国和西方平均值，水平虚线代表30%（F）；其他西方国家的累计输入病例（G）。控制漏报。

（三）轨迹预测

轨迹预测显示在图2-5。对所有地区来说，在控制了漏报后，与不控制漏报相比，新增加的未住院的感染者增长到了更高的水平，这反映了在流行初期，未住院的感染者可能比原来预期的要多得多。然而，在大多数地区，控制漏报的总病例与不控制漏报的情况下没有明显的区别，这意味着许多未报告的病例在报告前就已经康复或死亡。即使控制了漏报，武汉市和湖北省（不包括武汉市）的确诊病例总数的轨迹在3月初就停止了增长，表明当时中国的疫情增长正在逐渐得到控制。对于大多数西方国家，从新增加的确诊病例的轨迹，我们可以看到，疫情拐点将在 2020 年 5 月中旬或 6 月初左右接近，而新恢复病例的轨迹的峰值将在 2020 年 6 月中旬左右出现，但总死亡病例的轨迹的拐点似乎在 8 月以后，考虑到确诊和恢复或死亡之间存在延迟，这是合理的。

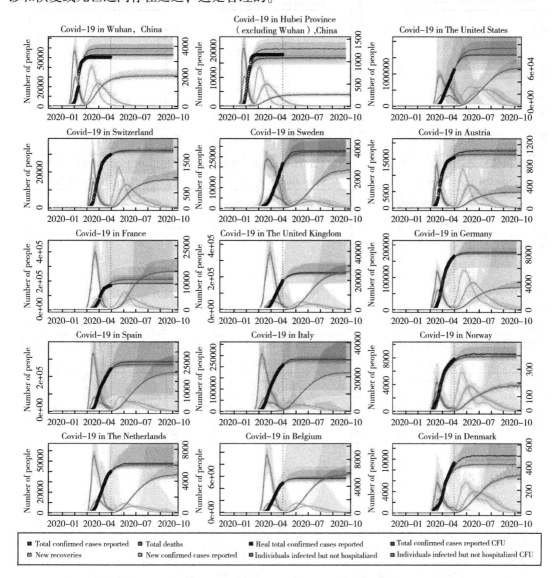

图 2 - 5　武汉、湖北省（不含武汉）及西方 13 个国家的流行轨迹
（所有轨迹预测时间为 2020 年 5 月 2 日至 2020 年 10 月 4 日）

注：报告确诊病例总数，控制漏报和不控制漏报；感染但未住院的总人数，控制漏报和不控制漏报；每天新确诊病例；总死亡人数和新恢复病例不控制漏报。黑点是指历史上每天报告的实际确诊病例总数。

（四）情景模拟

对于第一种情况（见图 2 - 6），我们发现，西方政府越早进行非药物干预，即社交距离控制和疑似病例隔离，与武汉相同（武汉封城后第一个月的平均参数水平），确诊病例总数就越少；而非药物干预越晚，收益就越少。

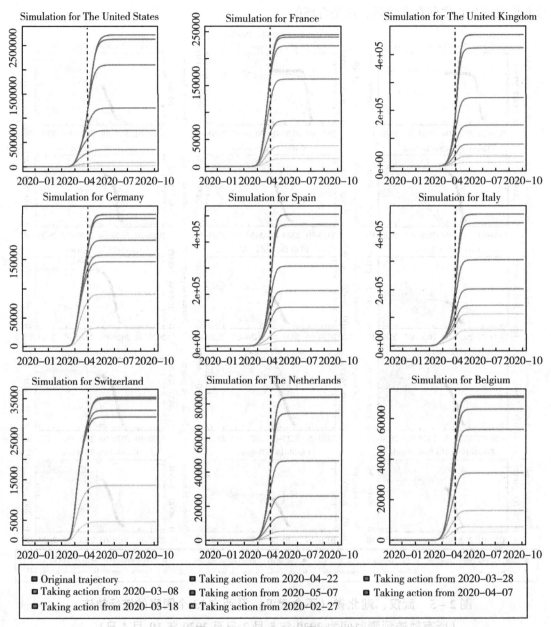

图2-6 第一个场景的模拟

注：不同深浅曲线代表随机选取的9个西方国家在不同时间点以与武汉相同的方式执行非药物干预的不同场合报告的全部确诊病例的轨迹。颜色越深，武汉市水平干预执行越晚。图例中显示了采取行动的不同时间点。

对于第二种情况（见图2-7），我们首先发现，对于大多数西方国家来说，尽早采取完全的国际旅行禁令总是更好的，但对于美国和瑞士来说，较早的旅行禁令似乎起着相反的

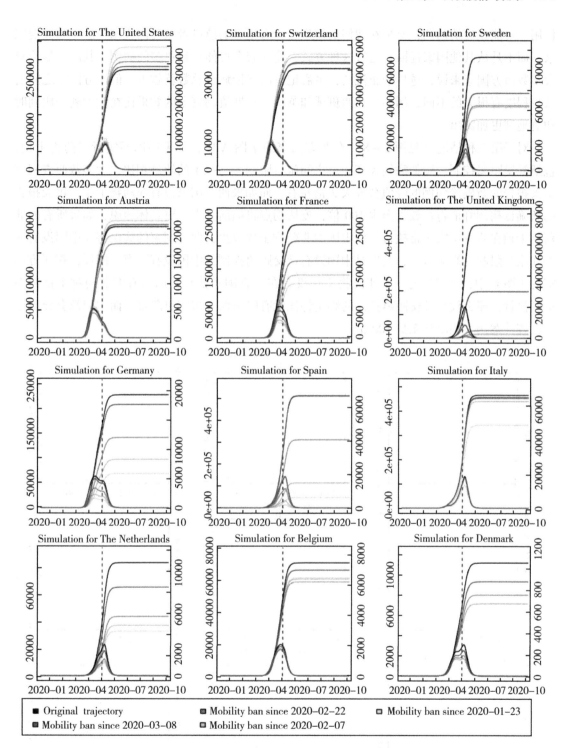

图 2-7 第二个场景的模拟

注：不同深浅的曲线代表随机选取的 12 个西方国家在不同时间点执行完全国际旅行禁令的不同情况下每天报告的确诊病例总数（左轴）和每天报告的新确诊病例（右轴）的轨迹。颜色越深，旅行禁令执行得越晚。图例表示不同的时间点采取完全的国际旅行禁令。

作用。可能在疫情初期，至少在我们的模型中，有更多的感染者从美国或瑞士迁出到其他国家，而不是从其他国家迁回，通过这种方式，流动禁令可能导致更多的病例。其次，尽管对大多数西方国家来说，越早禁止流动，最后记录的确诊病例总数就越少，但西方国家之间的减少程度有很大的不同，例如，在西班牙和英国，早期流动禁令的效果比在意大利、比利时和奥地利更加突出。

对于第三种情况（见图 2-8）在西方国家的子图 A 中，如果中国不实行非药物干预，包括社交距离控制、疑似病例隔离和城市间旅行限制，与原来的轨迹相比，大多数西方国家每天报告的新确诊病例的峰值会放大 3 倍左右。而如果西方国家没有非药物干预，每天报告的新确诊病例峰值将被放大至少 100 倍，疫情拐点将提前到来。更具体地说，如果所有的非药物干预在西方国家正常执行，而中国的非药物干预较少，西方国家的病例将受中国没有城市间旅行限制的影响最大，其次是中国没有社交距离控制或中国没有隔离。同样，在西方国家的子图 C 中，如果只有一个非药物干预没有在西方国家执行，而所有的非药物干预都在中国执行，那么没有社交距离控制的影响将比没有隔离西方国家更严重，而它们都会导致原始轨迹的案例大幅增加至少 100 倍。

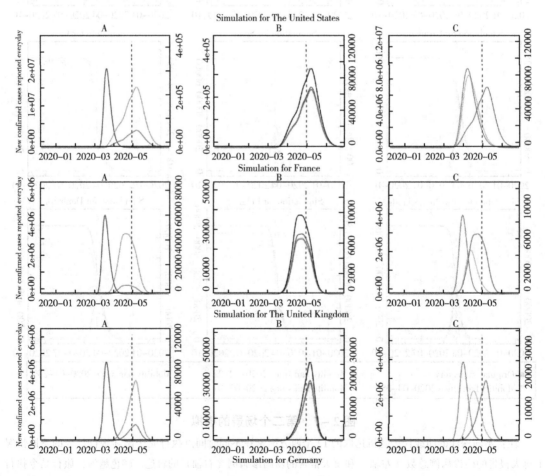

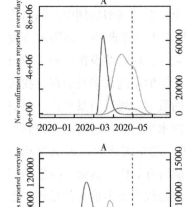
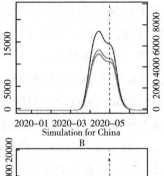
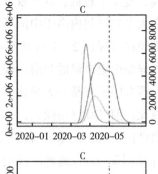
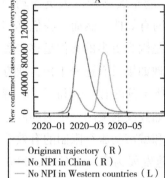
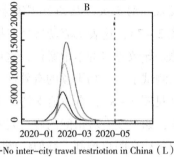
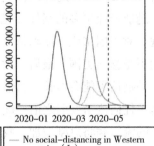

Simulation for China

—— Originan trajectory（R）
—— No NPI in China（R）
—— No NPI in Western countries（L）

—— No inter-city travel restriction in China（L）
—— Original trajectory（R）
—— No isolation in China（R）
—— No social-distancing in China（R）

—— No social-distancing in Western countries（L）
—— Original trajectory（R）
—— No isolation in Western countries（L）

图 2 - 8　第三个场景的模拟

注：不同深浅的曲线代表了从 2020 年 1 月 23 日开始，四个选定的西方国家和中国在不同情况下报告的新确诊病例的轨迹。图 A 绘制在中国或西方国家都没有执行非药物干预的场景；图 B 绘制了一种非药物干预在中国没有执行的场景；图 C 绘制了一种非药物干预在西方国家没有执行的场景。在图例中，（L）表示在左轴上绘制，（R）表示在右轴上绘制。

最后，对于中国来说，在子图 A 中，如果中国没有非药物干预，所有非药物干预都在西方国家执行，每天报告的新确诊病例峰值将比原来的轨迹高 30 倍；如果西方国家没有非药物干预，所有非药物干预都在中国执行，每天报告的新确诊病例峰值将比原来的轨迹高 3 倍。在中国的子图 B 中，如果没有社交距离控制，没有疑似病例隔离，没有城市间旅行限制，中国每天新报告的确诊病例的峰值将分别提高 4 倍、2 倍和 1 倍。在中国的子图 C 中，如果所有的非药物干预都在中国执行，没有西方国家的社交距离控制将导致中国在 4 月出现第二次更大的暴发，而没有西方国家的隔离将导致另外两次暴发，但规模较小，分别在 4 月和 5 月。

三、讨论

我们基于 2019 年 12 月 10 日至 2020 年 5 月 1 日的真实数据，考虑到 45 个地区（包括 32 个中国省级地区和 13 个西方国家）的真实人口流动，建立了一个扩展的随机元人口模型。探讨了中国和西方国家在非传染性疾病影响方面的差异，包括社交距离控制和隔离疑似病例。我们发现在 2019 年 12 月至 2020 年 3 月中旬这段时间内，武汉市的社交距离控制率较高，复工率较低，这导致了武汉市的社交距离控制比例较高。同样，武汉的疑似病例隔离率在大多数时间内高于中国平均水平和西方平均水平，导致整个人群和疑似病例中的隔离比例都较高（见图2-3和图2-4）。我们认为，武汉与西方平均水平在非药物干预影响方面的差异是由更严格的政府法规造成的。在轨迹预测中（见图2-5），我们发现在控制了漏报后，西方国家在某一天被感染但未住院的个体会急剧增加，由于他们中的大多数会在自我恢复或死亡前继续感染他人，真正的感染病例可能远远超过报告的数字。通过情景模拟，我们得出结论，西方国家政府越早采用与中国武汉相同的非药物干预水平，疫情就能越早得到控制（见图2-6）。此外，我们发现，对于大多数西方国家来说，越早实施国际人员流动禁令，越能避免更多的案件（见图2-7），这表明流动禁令在早期的有效性。然而，我们确实发现，对美国来说，流动禁令总是导致更多的本地案件，这可能是因为更多的案件是移出美国而不是移入美国。最后，我们测试了非药物干预的有效性，发现如果没有这种干预，西方国家的疫情可能会增长数百倍（见图2-8），有力地支持了非药物干预的必要性和意义，特别是在任何疫苗发明之前。此外，如果没有城市间的旅行限制，如武汉的关闭，中国和西方国家的流行病将急剧增加。我们对社交距离控制、疑似病例隔离和城市间旅行限制的有效性的论证与以前的研究是一致的。考虑到COVID-19疫情正在迅速发展为全球性危机，迫切需要建立一个更开放的模型，从全球角度理解该疫情的传播动态。本研究的扩展随机元人口模型可以帮助评估过去执行的控制措施的有效性，预测未来不同地区的暴发倾向，还可以通过可视化干预效果的地区和时间差异，帮助确定执行干预措施的最有效和最经济的时间和地点。总之，通过结合区域流动性和政府干预措施，该模型可以指导决策者进行医疗资源分配和干预策略设计。

在这次紧急公共卫生危机中，中国表现出了强大的应对能力和干预效果，得到了世界卫生组织官员的称赞，背后的原因值得探讨。人们普遍认为，自2020年1月COVID-19在武汉早期暴发以来，当地政府采取了许多控制政策以减少社会混合，如2020年1月23日关闭城市边界和社区交流，禁止几乎所有人员面对面交流，暂停工作场所、学校和公共交通工具。此外，中国政府宣布中国进入国家应急状态，并采取了一系列全国性的控制措施，能够在短时间内通过严格的政策控制疫情，无疑是中国可以给国际社会提供的重要抗疫经验。

本研究仍有一些局限性。首先，由于数据的可得性，西方国家之间的日常人员流动数据是根据2019年的月度或季节性数据推断出来的，这可能给未来疫情增长的预测和流动禁令的模拟带来偏差。但是，预测的总体趋势不会受到影响。其次，正如结果所示，在控制了少报后，对未来确诊病例总数的预测可能会发生很大变化，如美国的情况。因此，如果真实数据存在明显的漏报现象，那么对未来病例的预测可能会被低估，尽管我们在轨迹预测中试图控制漏报现象，但我们使用的漏报程度仍可能有偏差，因为它们的估计没有考虑到每个国家的年龄分布。再次，我们没有考虑到人口统计学和气象条件，这应该被整合到一个更现实的模型中。最后，由于我们在考虑了各国的地理分布、人口和疫情发展后，只将13个西方国家纳入了模型中，因此应该纳入更多的国家以反映更全球化的视角。

我们从这项研究中总结出四个要点：第一，我们通过验证武汉的 R_0 从 2020 年 1 月 23 日的 6.982（95% CI，2.558～14.668）下降到 2 月 7 日的 1.130（95% CI，0.289～3.279），证明了武汉封城是有效的；第二，我们通过比较不同地区的时间变化参数，表明武汉在武汉封城后的早期执行了更有效的非药物干预；第三，我们发现在武汉封城后的早期，更多的病例会出现在世界各地，在控制了所有地区的漏报情况后，感染但尚未住院的人数将大幅增加；第四，我们证明了非药物干预是有效和必要的，特别是在疫情暴发的早期。这对每个国家来说现在仍然有意义，因为考虑到 COVID-19 将与人类长期共存，疫苗不容易获得，当地仍有可能突然暴发疫情。

四、方法

（一）模型结构

模型结构显示在图 2-9 中。我们将自然感染过程分层为四个阶段：易感个体、潜伏期的暴露感染者、有症状的感染者和清除的个体（恢复或死亡）。易感个体是指那些以前没有被感染过的人，他们很容易被感染，在这种情况下他们会成为暴露的感染者。冠状病毒的潜伏期为 6.4 天，暴露的感染者如果不被隔离，将发展为有症状的感染者。在 3.8 天的症状发生期后，有症状的感染者，如果没有被隔离，将被送往医院并接受检测。一部分住院病例会在平均 14.7 天内死亡（对于住院后非冠状病毒的幸存者），其余的会在平均 18.2 天内康复（对于住院后冠状病毒的幸存者）。在我们的模型中，我们假设医疗设施，如负压隔离病房和医务人员的个人防护设备很丰富，一旦感染者住院或被隔离，就不会再发生感染。为了将无症状病例考虑在内，我们假设 7.5% 的病例在康复前是无症状的，他们将保持在暴露的感染者阶段，并以无症状病例的相同传染性继续感染他人，直到被隔离或自我康复。在被报告之前，暴露的感染者或无症状的感染者是疑似病例。

个人住院后，将进行正式报告。考虑到 2020 年 1 月 27 日之前和之后武汉的平均检测和官方报告速度不同，我们假设 2020 年 1 月 27 日之前和之后中国报告单个病例所需的天数为 4.5 天和 2.8 天。对于西方国家，考虑到在武汉疫情发生之前确认未知 COVID-19 病例的难度，我们假设报告率将逐渐直线加速到 2 月 19 日的 4.5 天，然后直线加速到 3 月 8 日的 2.8 天，以反映公众意识和政府反应的增长情况。我们将感染、症状出现、住院和恢复之间的延迟考虑在内，将相应的过程分为两个部分。我们假设病例在暴露性感染的第二阶段之前没有传染性，因此在潜伏期，无症状病例的传染性大约是暴露性病例的两倍。

我们在传统的 SEIR 模型中整合了人员流动过程，考虑到每天的人员流动，从 2019 年 12 月 10 日到 2020 年 1 月 23 日，易感者、处于潜伏期的暴露感染者和有症状的感染者可以在区域间自由进出。然而，在武汉封城后，我们假设只有易感个体和暴露的感染者可以自由旅行，假设有症状的感染者会被精确地筛选出来。

在政府干预方面，除了估计和绘制特定区域的时间变量繁殖数外，我们还通过对每个区域的真实总确认数据拟合包含 2000 个粒子的随机过程来估计特定区域的时间变量社会隔离率、工作恢复率和疑似病例隔离率。更具体地说，我们通过三个循环步骤来拟合时间变量参数：第一，我们计算每个操作者的对数可能性，前提是真实报告的确诊病例服从泊松分布，其平均值为当天真实报告的确诊病例；第二，我们通过指数化将对数可能性转化为概率，以衡量一个操作者在那一天与真实疫情历史的趋同程度；第三，操作者将根据相应的概率进行加权，并进行随机抽样，以剔除偏离真实数据的操作者。

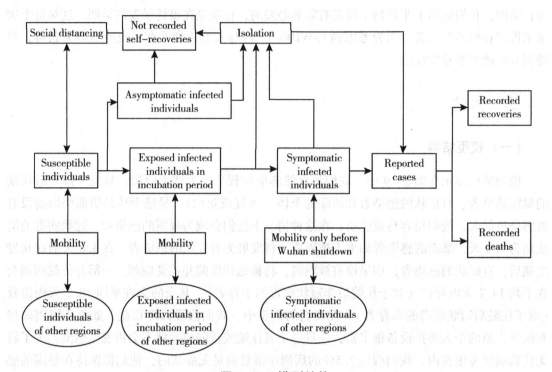

图 2 - 9　模型结构

易感个体可以按社交距离控制率将其社交距离控制扩大到不会被感染的程度，同样，已经社交距离控制的个体可以按工作恢复率恢复工作，再次成为易感个体。暴露的感染者和有症状的感染者可以按特定区域的时间变化的隔离率进行隔离。一旦被隔离，我们假设该个体不会再感染其他人。我们将隔离期设定为 7 天，根据英国公共卫生局的指导意见，他们建议有 COVID - 19 类似症状的人应该自我隔离，自症状发生时起进行 7 天的医学观察。隔离后，如果仍然没有恢复，被隔离的人将被送往医院，进行检测并报告。无症状的病例也可以通过接触者追踪进行隔离。考虑到武汉市政府的干预措施，如旅行禁令、社交距离控制、学校和工作场所关闭以及接触者追踪，主要从 2020 年 1 月 23 日开始，因此，我们假设在 1 月 23 日之前，中国和西方地区都不存在隔离或社交距离控制效应。我们对这些参数的移动趋势在武汉水平、中国平均水平、美国水平和西方平均水平之间进行了比较。

（二）数据来源和处理

以前的研究报告称，COVID - 19 于 2019 年 12 月初在中国武汉首次出现。因此，对于武汉、湖北省（不包括武汉）和中国的其他省份，从国家卫生委员会和各省卫生委员会收集了 2019 年 12 月 10 日至 2020 年 5 月 1 日的 COVID-19 每日确诊病例总数的数据。对于每个选定的西方国家，从世界卫生组织同期的每日情况报告中收集了每日确诊病例总数的数据。这些数据被拟合到扩展的随机元人口模型中，以估计区域特定时间变量参数的动态轨迹，这将是进一步情景模拟的基础。

湖北省武汉市（不包括武汉市）与中国其他省份之间的每日人口流动数据是从百度移民平台收集的，由于中国疫情稳定，该平台现已关闭。2019 年 12 月 10 日至 2020 年 1 月 1 日的人口流动数据被倒推为 2020 年 1 月 1 日的 50%，这比 2020 年初中国春节期间的巨大移民流量要适度降低。

13 个西方国家（瑞士、瑞典、奥地利、法国、英国、德国、西班牙、意大利、挪威、荷兰、比利时、丹麦和美国）之间以及西方国家与武汉、湖北省（不包括武汉）和中国其他省份之间的日常人员流动数据是根据欧盟 12 个欧洲国家航空旅客运输报告中的 2019 年季节性航班数据和美国交通部的出发地和目的地航班调查数据推断的。

中国与西方之间的流动数据在应用前已被进一步修正。首先，根据 Flight Manager 的每日航班统计报告，从 2020 年 1 月 21 日至 2020 年 3 月 19 日，为减少疫情传播的威胁，外国航空公司在中国的国际进出港航班日均数量比 2020 年 1 月 21 日前的平均水平大幅减少 87%。其次，为了控制国外输入病例的增长，避免第二次暴发，中国民用航空局（CAAC）两次宣布减少国际航班的数量，一次是在 2020 年 3 月 20 日，另一次是在 2020 年 3 月 26 日。据估计，这使进入和离开中国的国际航班数量分别减少了 37% 和 85%。此外，自 2020 年 3 月 16 日起，为应对新型冠状病毒的传播，欧盟通过了一项旅行禁令，限制从非欧盟国家进入欧洲的非必要旅行，所以 2020 年 3 月 16 日之后美国和欧洲国家之间的人员流动数据被假设为原来的 1%。

（三）轨迹预测和情景模拟

从 2020 年 12 月 10 日到 2020 年 6 月 26 日，在不控制漏报的情况下，对武汉市、湖北省（不包括武汉）和 13 个西方国家每天的总报告病例、受感染但未住院的个人、新报告病例、总死亡人数和新康复人数的轨迹进行了估算。在控制了漏报后，估计了两条新的轨迹：控制了漏报的总报告病例和控制了漏报的个人感染但未住院。每个国家的漏报率是基于以前的研究，该研究估计中国（24%）和许多西方国家（瑞士 22%，瑞典 6.3%，奥地利 29%，法国 5.1%，英国 4.8%，德国 25%，西班牙 8.5%，意大利 7.3%，挪威 40%，荷兰 7.4%，比利时 5.4%，丹麦 18%，美国 13%）。

在模拟部分，我们模拟了三种情况：第一，为了了解武汉的严格策略是否能更有效地遏制疫情的蔓延，我们研究了一个情景，即西方国家政府从几个时间点同时进行与武汉相同的干预策略，其计算方法是武汉在封城后的第一个月内，社交距离控制和疑似病例隔离的平均水平；第二，为了了解控制国外输入病例对控制疫情的意义，我们模拟了西方国家从几个时间点同时完全关闭边境，禁止所有入境或出境流动的情景；第三，我们模拟了中国或西方国家实施较少的非药物干预措施的情景，以观察在没有干预措施的情况下，疫情会如何自然增长。

考虑到 COVID – 19 疫情可能从 2019 年 12 月开始就已经在全球范围内蔓延，模型在2019 年 12 月 10 日在湖北省武汉市（不包括武汉市）以及中国其他省区市和西方国家分别播种了 2、1 和 0.1 个初始有症状的感染者。

（四）分析

数据处理使用 Python 3.7。在 R 3.7.5 中完成了模型的建立、运行、轨迹分析和可视化。补充资料简要介绍了主要模型方程、模型参数和参数估计方法，以供参考（补充资料详见https：//doi. org/10. 1038/s41598 – 020 – 75332 – x. ）。

第三节　疫苗资源预测与常态化疫情防控

由严重急性呼吸道综合征（SARS – CoV – 2）引发的 COVID – 19 病毒自 2020 年 3 月 1日被世界卫生组织认定为大流行以来，截至 2022 年 6 月，已经导致全球超过 5 亿例报告感染与 600 万例报告死亡。中国尤其是首都北京的公共卫生应急管理体制也遭遇了有史以来最大的威胁。从武汉攻坚战、到常态化疫情防控、再到迎战德尔塔与奥密克戎的全链条精准防控，我国始终坚持"动态清零"的防疫政策，拒绝与病毒共存的所谓"躺平"的策略。尽管采取区域封锁、学校关闭、社交距离控制等非药物干预措施能够快速且有效地控制疫情传播，但是这些抑制措施的疫情控制效果往往是不可持续的。一旦长期采取非药物干预措施，甚至可能让经济效益和社会安全本身就薄弱的中低收入地区遭受严重的经济影响并且加剧针对脆弱人群的社会经济不平等。因此，安全有效的疫苗的研发与接种现已成为长期控制 CO-VID – 19 的全球共同战略，应当优先于非药物干预措施进行优化与推进。

作为我国的政治、文化、国际交往、科技创新中心，北京市在国内外重大突发公共卫生事件应对过程中有着指标性作用。在我国疫苗研发和接种的不懈努力之下，截至 2022 年 4月，北京市 18 岁及以上常住人口新冠疫苗全程接种率已经突破了 90%。然而，由于全球新冠肺炎疫情仍处于大流行阶段，我国人口基数大、流动性强的特大城市的防控形势依旧严峻。病毒变异的出现（特别是奥密克戎变异毒株）对短时间内实现人群免疫屏障的建立提出了新的要求，主要体现在以下三个方面。

首先，奥密克戎变异株具有传染性强、潜伏期短、无症状比例高等特点。根据美国疾病控制与预防中心 2022 年的数据显示，奥密克戎 BA. 4 和 BA. 5 亚变体占美国新冠病毒变体的比例从 6 月 11 日的 21% 迅速扩散至 6 月 22 日的 34%。自 2022 年 3 月以来，深圳市、上海市、北京市等特大城市陆续暴发了聚集性疫情，其罪魁祸首绝大部分为奥密克戎 BA. 2 型和BA. 2. 2 型。上海市疾控中心副主任孙晓冬指出：奥密克戎体现出潜伏期较短（平均 3 ~ 4天）、无症状感染者比例高（高达 80% ~ 90%）、传染性强（在没有防护措施的情况下一个人平均可以传播9.5个人）的特点。想要让疫情防控走在病毒传播之前，就必须通过传染病动力学模型以及疫情时空传播系统预测疫情未来的时空动态演化过程，从而把握住疫情发展的规律。因此，针对疫情轨迹的预测需要根据新的病毒传播特点持续优化与完善，以此来及时确定疫苗的需求。

其次，新的病毒毒株具有较强的疫苗逃逸性。截至2021年12月，在美国有高达94.7%的感染奥密克戎的人群为突破性感染或再感染。上海市新发再现传染病研究所所长徐建青教授同样指出："当前的疫苗接种能够极大降低感染的可能性，但能否抵御未来的再次感染尚需进一步观察。"2022年6月17日，北京大学生物医学前沿创新中心、北京大学生命科学学院、中国科学院生物物理所等机构发表在《自然》（Nature）中的研究表明奥密克戎亚变体 BA.2.12.1、BA.4、BA.5 呈现出更强的免疫逃逸能力，并且对奥密克戎 BA.1 感染者康复后血浆出现了显著的中和逃逸现象。6月20日，《柳叶刀—传染病学》期刊同样发表文章表明在中国接种两剂国药疫苗 BBIBP－CorV 后，针对奥密克戎 BA.4 和 BA.5 的中和抗体在很大程度上无法检测到，加强针只能部分恢复它们。因此，BA.4 和 BA.5 拥有导致新一轮新冠肺炎疫情大流行的潜力，针对其开发新疫苗的工作仍前景未卜。面对未来 COVID－19 疫苗的更新或迭代，如何在有限的资源约束下通过疫苗资源的最优化配置以达成疫情传播控制的目的依旧是亟待优化与解决的问题。

最后，在当前疫苗接种的推进工作当中，鼓励特殊群体（包括6~23月龄的婴幼儿、孕妇、60岁以上老年人、特定慢性病患者等）进行 COVID－19 疫苗接种是在疫情常态化防控背景下预防疾病扩散与死亡的关键。截至2022年4月，北京市60岁及以上老年人群接种率依旧只达到了80%，而加强免疫接种率不足60%。根据香港卫生署2022年5月5日公开的消息，在香港未接种疫苗的70~79岁老年人的病死率分别是接种两剂次、三剂次该年龄人群的9倍和34倍。中国疾控中心免疫规划首席专家王华庆根据吉林市的奥密克戎攻坚战经验，指出在60岁以上的人群中，未接种疫苗和仅接种一剂次灭活疫苗者的重症发生率，是接种两剂次、接种三剂次疫苗者的重症发生率20倍以上。截至"十三五"末，北京市60岁以上的常住老年人口高达429.9万、老龄化程度逼近20%（即将从轻度老龄化迈入中度老龄化），远超全国平均水平。因此，在疫苗研发与分配的基础上，如何切实保障包括老年人在内的特殊群体的疫苗接种率是降低疫情患重症和死亡的风险、保护北京市居民身体健康与生命安全的必要手段。

面对以上北京市常态化疫情防控与应急管理的现实需求，精准的疫苗需求预测、合适的疫苗分配策略以及全民疫苗接种的宣传力度不仅是做好疫苗供应工作的基础，更是实现对易感人群的保护、降低病毒变异可能性的最直接有效的手段。

一、北京市 COVID－19 疫苗接种需求预测

北京市作为首都，在放宽入京政策或隔离政策之前，应当达到多少水平的疫苗接种率，是一个严谨的科学问题。遗憾的是，极少有学者在现阶段关注优化入京政策所需的疫苗接

种需求或条件，这有可能影响北京市在其他地区或国家建立群体免疫屏障和重启国际交流后陷入被动的局面。为此，本研究通过使用粒子群算法以及扩展的跨区域 SEIR 动力学模型探究在不同水准的防控能力情况下，有条件地逐步调整隔离政策所需要的疫苗接种率，为调整入京隔离政策提供实证依据和科学建议，确保国家安全。具体来说，本研究以跨区域 SEIR 动力学模型为基础，结合多项式回归模型和粒子群算法进行建模分析。跨区域 SEIR 模型中融入了多个疫情和政策参数，包括基本传染数 R_0、溯源追踪、隔离、人口流动速度、社交距离控制、口罩佩戴率、疫苗接种率、疫苗接种增速、初始感染者数量等，既能预测未来的疫情轨迹增长，还能通过人为设定参数改变政策场景，评估不同政策的实施有效性。粒子群算法用于计算特定防控水平下所需的疫苗接种率，而多项式回归则用于拟合粒子群算法的结果。

（一）基于粒子群算法的疫苗资源需求预测

粒子群优化适用于各种科学领域的许多类型的问题，如获得风险资本的最佳组合和预测传热系数。与其他数学和进化算法相比，这种算法的计算效率更高，更容易实现。在扩展的跨区域 SEIR 模型构建的基础上，本研究基于粒子群算法进行疫苗资源需求的预测。首先连续运用 40 次粒子群模型计算决策边界上的点，理论上每个模型可以贡献至少 1 个决策边界点。在迭代过程中，记录了种群历史中的最佳粒子、此时种群中的最佳粒子和粒子历史中的最佳状态的疫苗接种需求矩阵。然后，所有的粒子被迁移到种群历史中的最佳粒子、此时种群中的最佳粒子和粒子历史中的最佳状态，并以两倍的加速度进行迁移，直到迭代完成。我们记录了最终确认病例数的中位数作为标准值。如果标准值不再优化，则表明已经收敛。一般来说，粒子群在大约 25 次迭代后达到收敛。在每一个粒子迭代完成之后，本研究采用多种多项式模型来拟合决策边界点，最终选择调整 R 方最高的多项式模型作为最优决策边界，并进一步运用最优决策边界对不同的情景进行模拟预测。具体的迭代过程与公式如下所示。

第一步，记录模型预测的确诊病例数（每个粒子都有一个预测值），并将其分配给 a：

$$a = storeL[, ttotal * 1/dt, "report", 1]$$

第二步，找到预测值最小（确诊病例数最少）的粒子，即这一轮中的最佳粒子，并将其指数记录为 best_position，本轮最佳粒子的确诊病例数记录为 group_best_report，将这一轮的最佳疫苗接种率记录为 group_best_vaccine。

$$best\_position = which(a == min(a), arr.ind = TRUE)$$

$$group\_best\_report = a[best\_position]$$

$$group\_best\_vaccine = vaccine\_matrice[best\_position,,]$$

第三步，在迭代过程中，如果本轮最优粒子优于历史最优粒子，则历史最优粒子的确认病例数更新为本轮最优粒子的确认案例数，历史最优策略更新为本轮最优粒子的策略。

$$if(a[best\_position] < history\_best\_report)\{$$

$$history\_best\_report = a[best\_position]$$

history_best_vaccine = vaccine_matrice[best_position, ,]

}

第四步，在每一轮迭代过程中，更新每个粒子的历史最佳状态。如果这轮粒子的优化超过了所有的历史最优状态，则将当前轮的预测值分配给粒子的历史最优状态，并将其当前轮疫苗接种率分配给粒子最优接种率。

for(jj in 1 : nn) {

  If(a[jj]) < particle_best_report[jj]) {

  particle_best_report[jj] = a[jj]

  particle_best_vaccine[jj, ,] = vaccine_matrice[jj, ,]

  }

}

第五步，根据历史最优状态、当前轮最优状态和历史最优状态，对各粒子的现有疫苗接种率进行更新，完成一轮迭代。根据该方法对前 90% 的粒子策略进行优化，最后 10% 的粒子策略随机波动为随机粒子。

for(pp in 1 : floor(nn * 0.9)) {

  vaccine_matrice[pp, tt, ii] = vaccine_matrice[pp, tt, ii] + 2 * (runif(1,0,1)) * (particle_best_vaccine[pp, tt, ii] − vaccine_matrice[pp, tt, ii]) + 2 * runif(1,0,1) * (history_best_vaccine[tt, ii] − vaccine_matrice[pp, tt, ii]) + 2 * (runif(1,0,1)) * (group_best_vaccine[tt, ii] − vaccine_matrice[pp, tt, ii])

  }

（二）放宽隔离政策所需疫苗接种情况

本研究在为放宽北京市隔离政策预留较为宽裕缓冲空间的前提下（即假设期初在人群中流动的潜伏期和有症状感染者之和为 50 人），探讨了为达到高、中上、中下、低四种防控能力水平所需达到的疫苗接种率分别为多少。其中，高、中上、中下、低四种防控能力分别是指放宽入境隔离政策后的 3 个月内疫情不会二次爆发，同时最多有 0.001%、0.01%、0.03% 和 0.05% 的总人口被感染。

表 2 - 2 展示了在不同的初始感染者条件下，如果仅实施 14 天隔离政策，为达到高、中上、中下、低四种水准的疫情防控分别至少需要达到的疫苗接种率。结果显示，在北京市疫苗接种率未达到 50% 之前，若坚持严要求口罩佩戴率，可调整为 14 天隔离政策，并实现中上水平的防控力度（即假设初始感染者 50 人的情况下，最多 0.01% 的人口感染）。

表 2 - 3 展示了在不同的初始感染者条件下，如果仅实施 7 天隔离政策，为达到高、中上、中下、低四种水准的疫情防控分别至少需要达到的疫苗接种率。在北京市疫苗接种率达到 70% 之后，若确保较高水平的口罩佩戴率，可以将"14 天隔离政策"进一步调整为"7 天隔离政策"，并实现中上水平的防控力度（即假设初始感染者 50 人的情况下，最多 0.01% 的人口感染）。

表 2－2　在不同的初始感染者条件下，为实现 14 天入境隔离政策下高、中上、中下、低水准的疫情防控至少需要达到的疫苗接种率

	初始感染者（人）	≤5	10	15	20	50
	疫苗接种率	口罩佩戴率				
14 天入境隔离：达到高水准保护	5%	75.80%	81.02%	86.20%	91.38%	122.47%
	10%	69.37%	74.86%	80.35%	85.84%	118.78%
	20%	52.92%	59.05%	65.18%	71.31%	108.08%
	30%	31.51%	38.31%	45.10%	51.89%	92.68%
	40%	4.76%	12.26%	19.76%	27.25%	72.25%
	50%	0.00%	0.00%	0.00%	0.00%	46.40%
	60%	0.00%	0.00%	0.00%	0.00%	14.72%
	70%	0.00%	0.00%	0.00%	0.00%	0.00%
	80%	0.00%	0.00%	0.00%	0.00%	0.00%
	90%	0.00%	0.00%	0.00%	0.00%	0.00%
	初始感染者（人）	≤34	40	50	60	70
	疫苗接种率	至少需要的口罩佩戴率				
14 天入境隔离：达到中上水准保护	5%	0.00%	27.11%	83.35%	139.58%	195.82%
	10%	0.00%	19.58%	75.85%	132.13%	188.41%
	20%	0.00%	4.48%	60.82%	117.17%	173.52%
	30%	0.00%	0.00%	45.75%	102.16%	158.57%
	40%	0.00%	0.00%	30.64%	87.10%	143.56%
	50%	0.00%	0.00%	15.49%	72.01%	128.51%
	60%	0.00%	0.00%	0.33%	56.87%	113.42%
	70%	0.00%	0.00%	0.00%	41.72%	98.31%
	80%	0.00%	0.00%	0.00%	26.55%	83.16%
	90%	0.00%	0.00%	0.00%	11.35%	68.01%
	初始感染者（人）	≤112	120	130	140	150
	疫苗接种率	至少需要的口罩佩戴率				
14 天入境隔离：达到中下水准保护	5%	0.00%	6.38%	20.08%	33.77%	47.47%
	10%	0.00%	13.96%	16.27%	31.14%	46.02%
	20%	0.00%	0.00%	6.12%	23.64%	41.14%
	30%	0.00%	0.00%	0.00%	12.47%	33.07%
	40%	0.00%	0.00%	0.00%	0.00%	20.91%
	50%	0.00%	0.00%	0.00%	0.00%	3.37%
	60%	0.00%	0.00%	0.00%	0.00%	0.00%

续表

14 天入境隔离：达到中下水准保护	初始感染者（人）	≤112	120	130	140	150
	疫苗接种率	至少需要的口罩佩戴率				
	70%	0.00%	0.00%	0.00%	0.00%	0.00%
	80%	0.00%	0.00%	0.00%	0.00%	0.00%
	90%	0.00%	0.00%	0.00%	0.00%	0.00%

14 天入境隔离：达到低水准保护	初始感染者（人）	≤180	190	200	210	220
	疫苗接种率	至少需要的口罩佩戴率				
	5%	0.00%	2.14%	9.03%	15.93%	22.81%
	10%	0.00%	0.00%	4.34%	11.57%	18.80%
	20%	0.00%	0.00%	0.00%	1.41%	9.33%
	30%	0.00%	0.00%	0.00%	0.00%	3.86%
	40%	0.00%	0.00%	0.00%	0.00%	0.00%
	50%	0.00%	0.00%	0.00%	0.00%	0.00%
	60%	0.00%	0.00%	0.00%	0.00%	0.00%
	70%	0.00%	0.00%	0.00%	0.00%	0.00%
	80%	0.00%	0.00%	0.00%	0.00%	0.00%
	90%	0.00%	0.00%	0.00%	0.00%	0.00%

表 2 – 3　在不同的初始感染者条件下，为实现 7 天入境隔离政策下高、中上、中下、低水准的疫情防控至少需要达到的疫苗接种率

7 天入境隔离：达到高水准保护	初始感染者（人）	≤5	10	15	20	50
	疫苗接种率	口罩佩戴率				
	5%	100%	100%	100%	100%	100%
	10%	100%	100%	100%	100%	100%
	20%	100%	100%	100%	100%	100%
	30%	100%	100%	100%	100%	100%
	40%	100%	100%	100%	100%	100%
	50%	100%	100%	100%	100%	100%
	60%	100%	100%	100%	100%	100%
	70%	100%	100%	100%	100%	100%
	80%	100%	100%	100%	100%	100%
	90%	100%	100%	100%	100%	100%

续表

初始感染者（人）	≤15	20	30	40	50
疫苗接种率	至少需要的口罩佩戴率				
5%	0.00%	15.77%	53.69%	91.61%	129.53%
10%	0.00%	11.23%	49.06%	86.88%	124.71%
20%	0.00%	2.24%	39.89%	77.54%	115.19%
30%	0.00%	0.00%	30.83%	68.34%	105.84%
40%	0.00%	0.00%	21.86%	59.23%	96.62%
50%	0.00%	0.00%	12.94%	50.21%	87.49%
60%	0.00%	0.00%	4.07%	41.26%	78.45%
70%	0.00%	0.00%	0.00%	32.35%	69.46%
80%	0.00%	0.00%	0.00%	23.51%	60.53%
90%	0.00%	0.00%	0.00%	14.68%	51.64%

7天入境隔离：达到中上水准保护

初始感染者（人）	≤95	100	110	120	130
疫苗接种率	至少需要的口罩佩戴率				
5%	0.00%	1.79%	15.77%	29.75%	43.74%
10%	0.00%	0.00%	11.19%	24.37%	37.54%
20%	0.00%	0.00%	3.52%	15.47%	27.43%
30%	0.00%	0.00%	0.00%	8.19%	19.28%
40%	0.00%	0.00%	0.00%	1.91%	12.35%
50%	0.00%	0.00%	0.00%	0.00%	6.23%
60%	0.00%	0.00%	0.00%	0.00%	0.69%
70%	0.00%	0.00%	0.00%	0.00%	0.00%
80%	0.00%	0.00%	0.00%	0.00%	0.00%
90%	0.00%	0.00%	0.00%	0.00%	0.00%

7天入境隔离：达到中下水准保护

初始感染者（人）	≤183	190	200	210	220
疫苗接种率	至少需要的口罩佩戴率				
5%	0.00%	7.95%	16.16%	24.38%	32.59%
10%	0.00%	4.02%	12.83%	21.63%	30.44%
20%	0.00%	0.00%	4.38%	14.46%	24.54%
30%	0.00%	0.00%	0.00%	4.74%	16.22%
40%	0.00%	0.00%	0.00%	0.00%	5.11%
50%	0.00%	0.00%	0.00%	0.00%	0.00%
60%	0.00%	0.00%	0.00%	0.00%	0.00%

7天入境隔离：达到低水准保护

续表

7天入境隔离：达到低水准保护	初始感染者（人）	≤183	190	200	210	220
	疫苗接种率	至少需要的口罩佩戴率				
	70%	0.00%	0.00%	0.00%	0.00%	0.00%
	80%	0.00%	0.00%	0.00%	0.00%	0.00%
	90%	0.00%	0.00%	0.00%	0.00%	0.00%

表 2-4 展示了在不同的初始感染者条件以及"差异化隔离政策"下，为达到高水准的疫情防控至少需要达到的疫苗接种率。"差异化隔离政策"是指对于疫苗接种率较高（30%以上）、口罩佩戴率较高（60%）、防控水平较高（发现并隔离一名本土感染者平均需要5天，且一周有2天执行自我居家隔离）的国家或地区，执行7天隔离政策；对于疫苗接种率较低（10%以上）、口罩佩戴率较低（30%）、防控水平较差（发现并隔离一名本土感染者平均需要7天，且一周仅有1天执行自我居家隔离）的国家或地区，执行14天隔离政策。研究结果显示，北京市需要根据其他国家或地区的疫苗接种情况、口罩佩戴情况、防控能力等实施"差异化"隔离政策。具体而言，针对初始疫苗接种率较高（30%及以上）、口罩佩戴率较高（60%）、防控水平较高（发现并隔离一名本土感染者平均需要5天以内，且一周至少有2天执行自我居家隔离）的国家或地区的隔离政策优先放宽至"7天入境隔离"；而针对初始疫苗接种率较低（10%及以上）、口罩佩戴率较低（30%）、防控水平较差（发现并隔离一名本土感染者平均需要7天以上，且一周仅有1天执行自我居家隔离）的国家或地区的入境隔离政策仅暂时放宽至"14天入境隔离"。最后，北京市可以考虑实施"差异化"入境隔离政策的门槛条件是当疫苗接种率突破40%时。

表 2-4 在不同的初始感染者条件以及"差异化入境隔离政策"下，为达到高水准的疫情防控至少需要达到的疫苗接种率

初始感染者（人）	≤5	10	15	20	25	50
疫苗接种率	口罩佩戴率					
5%	84.60%	89.51%	94.41%	99.32%	104.22%	128.74%
10%	79.02%	84.25%	89.48%	94.71%	99.93%	126.07%
20%	64.11%	70.02%	75.93%	81.84%	87.75%	117.29%
30%	43.71%	50.35%	56.99%	63.63%	70.28%	103.49%
40%	17.18%	24.62%	32.05%	39.48%	46.92%	84.08%
50%	0.00%	0.00%	0.30%	8.65%	16.94%	58.37%
60%	0.00%	0.00%	0.00%	0.00%	0.10%	25.57%
70%	0.00%	0.00%	0.00%	0.00%	0.00%	0.00%
80%	0.00%	0.00%	0.00%	0.00%	0.00%	0.00%
90%	0.00%	0.00%	0.00%	0.00%	0.00%	0.00%

（三）取消隔离政策所需疫苗接种情况

图 2 - 10 展示了如果将隔离政策彻底取消，为了实现高水准的防控，所需的初始疫苗接种率所需的口罩佩戴率以及初始感染者数目的边界。图中的 x 轴代表所需的初始疫苗接种率，y 轴代表所需的口罩佩戴率，z 轴代表初始感染者人数。除了图 2 - 10A 为平面以外，其他模型的拟合预测结果均为曲面。结果表明，初始疫苗接种率和口罩佩戴率间呈递减关系：即初始疫苗接种率越高时，所需的口罩佩戴率越少；反之，当初始疫苗接种率越低时，所需的口罩佩戴率越高。随着初始感染者数目的提高，达到门槛值所需的初始疫苗接种率和所需的口罩佩戴率也同步提高。

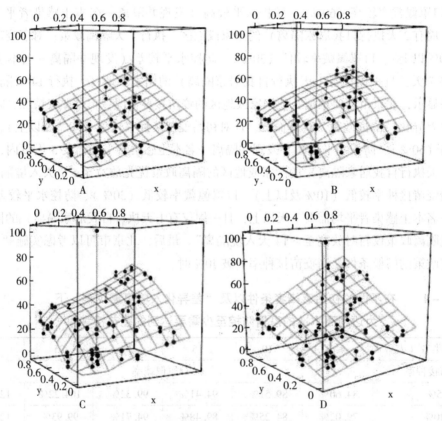

**图 2 - 10　所需初始疫苗接种率、所需口罩佩戴率、
初始感染者数目三个参数的决策边界**

表 2 - 5 展示了在彻底取消隔离政策的条件下，根据北京市和其他不同风险地区的疫苗接种率计算的本土最终感染者数量。研究结果显示，只有当北京市疫苗接种率达到 70% 及以上，且其他地区疫苗接种率达到 60% 及以上，才能考虑开启彻底解除入境隔离政策。鉴于其他国家或地区疫苗接种工作纷繁复杂，在短时间内，不建议北京市彻底取消隔离政策。虽然北京市本地疫苗接种和口罩佩戴是外防输入内防反弹的最主要举措，但其他国家或地区的疫苗接种率对北京市隔离政策的影响也不容忽视。因此，无论何时以及如何调整现有的隔

离政策，尽快提高北京市的疫苗接种率仍然是确保经济社会的可持续发展、防止疫情的再次暴发至关重要的先决条件。

表2–5 在彻底取消隔离政策的条件下，根据北京市和其他不同风险地区的疫苗接种率计算的本土最终感染者数

北京市疫苗接种率	高风险地区疫苗接种率 （低风险地区疫苗接种率为30%，初始感染者人数为50人）								
	5%	10%	20%	30%	40%	50%	60%	70%	80%	90%
30%	11853	11752	11549	11347	11144	10941	10738	10536	10333	10130
50%	8914	8813	8610	8408	8205	8002	7800	7597	7394	7192
70%	5976	5874	5672	5469	5266	5063	4861	4658	4455	4253
90%	3037	2935	2733	2530	2327	2125	1922	1719	1516	1314

北京市疫苗接种率	高风险境外地区疫苗接种率 （低风险境外地区疫苗接种率为60%，初始感染者人数为50人）								
	5%	10%	20%	30%	40%	50%	60%	70%	80%	90%
30%	11656	11554	11352	11149	10946	10743	10541	10338	10135	9933
50%	8717	8615	8413	8210	8007	7805	7602	7399	7196	6994
70%	5778	5677	5474	5271	5068	4866	4663	4460	4258	4055
90%	2839	2738	2535	2332	2130	1927	1724	1521	1319	1116

北京市疫苗接种率	高风险境外地区疫苗接种率 （低风险境外地区疫苗接种率为90%，初始感染者人数为50人）								
	5%	10%	20%	30%	40%	50%	60%	70%	80%	90%
30%	11458	11356	11154	10951	10748	10546	10343	10140	9938	9735
50%	8519	8418	8215	8012	7809	7607	7404	7201	6999	6796
70%	5580	5479	5276	5073	4871	4668	4465	4262	4060	3857
90%	2641	2540	2337	2134	1932	1729	1526	1324	1121	918

注：最终感染者数目为彻底取消入境隔离政策后3个月内的累计感染者数目。

二、北京市COVID–19疫苗资源分配策略情景模拟

在构建扩展的跨区域SEIR模型以及COVID–19疫苗接种需求的基础上，本研究通过设置情景组合进行模拟，应用包括粒子群算法在内的12种疫苗分配策略，以期获得最优分配的思路和规则。根据每一天的疫情发展情况以及不同区域人口、疫情防控水平和初始感染数的基本情况，采用12种疫苗分配的策略将不同数量的疫苗每天动态分配给北京市的各个区

域，以比较基于人口规模、疫情现状和粒子群算法的面向健康的疫苗分配策略。本研究重点关注区域疫情防控能力，包括社会距离控制程度、暴露者和感染者的隔离，以及居民最初佩戴口罩的概率，这些因素是COVID-19疫苗资源优化配置的重要基础。

（一）以降低传播为导向的疫苗资源分配策略

考虑到用粒子群优化算法计算出的最佳跨区域疫苗分配策略具有一定的"黑箱"属性，很难提取稳定的规则，形成策略，并应用到现实世界的场景中。因此，本研究提出了11种具有明确可操作性的疫苗分配策略作为备选，如表2-6所示。每天的分配权重是根据人口、确诊病例总数、确诊病例增加率、死亡病例总数、确诊病例占总人口的百分比以及各地区的输入病例总数等因素确定的。通过将使用其他11种可操作的疫苗分配策略所产生的确认病例总数与粒子群算法进行比较，以获得与粒子群算法最接近的最佳分配策略。此外，本研究通过观察粒子群算法得到的最佳疫苗分配方案，并将每天的疫苗分配模式归纳到各个地区，以获得优化分配的思路。

表2-6　　　　　　　　以健康为导向的12种疫苗分配策略

序号	英文简称	分配疫苗资源的权重基础
1	Report-based	累计确诊病例总数
2	Report-pop-based	累计确诊病例总数占该地区人口的比例
3	Infect-based	累计确诊和疑似病例数
4	Report-pop-calibrated	根据区域人口规模加权的累计确诊病例数
5	New-infect	新增疑似和确诊病例数
6	New-infect-pop-based	新增疑似和确诊病例占该地区人口的比例
7	New-infect-pop-calibrated	按区域人口规模加权的新增疑似和确诊病例累计数
8	Particle swarm	以最小化确诊病例总数为目标的粒子群优化算法
9	Imported-based	累计外地输入病例数
10	Death-based	累计死亡数
11	Pop-based	地区总人口
12	Average	平均分配

表2-7展示了各个情景模拟过程中人口规模、防控能力以及初始感染人数的初始设置值。本研究首先模拟了北京市具有不同人口、防控能力和初始感染数量的两个区域模型，以测试不同区域感染条件下不同分配策略的有效性，同时，测试不同情景下分配策略的有效性。在两个区域的情况下，最初的每日疫苗供应量为两个区域总人口的0.1%，每日增加0.005%。

为了进一步明确北京市半数地区的风险水平和疫苗需求，我们建立了一个8个区域的情景模拟模型，并在这个模型中应用了12种分配策略。本研究重点关注粒子群算法的疫苗分配策略，以研究它如何在 8 个区域之间分配疫苗，以使确诊病例的累积数量最小化。通过粒子群算法的分配策略，我们大致推断出了 8 个地区各自的风险水平和分配的优先次序。

最后，为了测试不同分配策略在所评估的不同场景中的平均有效性和稳定性，我们使用随机数生成了 30 个随机情景。在这些随机情景中，同样有 8 个区域的参数被随机分配。通过计算 11 种策略的最终确认病例数相对于粒子群算法的最终确认病例数的倍数，记录了 11 种疫苗分配策略（不包括粒子群算法）的有效性和稳定性。

表 2-7　　不同情景中人口规模、防控能力以及初始感染人数的情况

情景	序号	人口规模	防控能力	初始感染人数
双区域情景	A1	小	强	少
	A2	大	弱	多
	B1	小	弱	多
	B2	大	强	少
	C1	小	弱	少
	C2	大	强	多
	D1	小	强	多
	D2	大	弱	少
八区域情景	E1	小	强	少
	E2	大	弱	多
	E3	小	强	多
	E4	大	弱	少
	E5	小	弱	少
	E6	大	强	多
	E7	小	弱	多
	E8	大	强	少
随机—区域情景	—	随机	随机	随机

注：防控能力强意味着：①每个居民平均有 2 天处于社会距离控制状态，不与外界接触；②潜伏期内或有症状感染且未住院的所有患者被追踪的概率为 40%，平均 5 天后将被隔离；③戴口罩的初始频率为 50%。防控能力弱意味着：①每个居民只有 1 天的社会距离控制，没有与外界接触；②所有处于潜伏期或有症状感染且未住院的患者被追踪的概率为 20%，平均 7 天后将被隔离；③戴口罩的初始频率为 30%。小型和大型人口规模分别定义为 50 万人和 300 万人。初始感染的低和高数量分别被定义为 10 人和 50 人。

（二）北京市双区域间疫苗分配策略情景模拟

图 2-11 显示了采用两区域情景模拟的 12 种疫苗分配策略后，确诊病例总数的变化。基于粒子群算法的智能分配策略 8 提供了最强的保护力，即使确诊病例数降到最低。值得注

意的是，策略2和策略6增加了分配给A1区的疫苗量，因为A1区的防控能力强，人口少，而A2区的防控能力弱，但人口多。另外，只考虑疫情发展态势的策略1、策略3和策略5对初始感染人数较多的地区给予了更大的权重；因此，资源被分配了初始病例数多、防控能力强的C1地区。情景D显示出与情景A类似的结果，而粒子群算法（策略8）仍然表现出最佳效果。此外，由于该情景下人口密集地区的防控能力较差，倾向于人口密集地区的策略4和策略7也取得了仅次于策略8的结果。

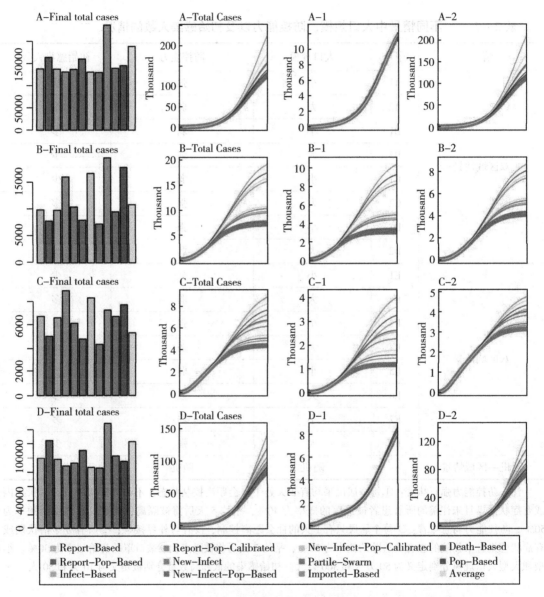

图2-11 采用12种疫苗分配策略的双区域模型中的确诊病例总数

图2-12显示了两区域情景下12种疫苗分配策略的疫苗资源分配数量随时间的变化。本研究重点分析了粒子群算法在不同情景下在两个区域之间分配疫苗资源的基础。具体来

说，粒子群算法将更多的疫苗资源分配给风险最大的区域 A－2，并实现了资源的最优分配。在情景 C 中，根据粒子群算法的结果，将更多的资源分配给防控能力低的 C－1 区域。在情景 D 中，尽管区域 D－1 的初始感染率很高，但粒子群算法将更多的资源分配给区域 D－2，可能是因为区域 D－2 的防控能力较低。因此，预防和控制能力是决定疫苗资源分配的关键因素。

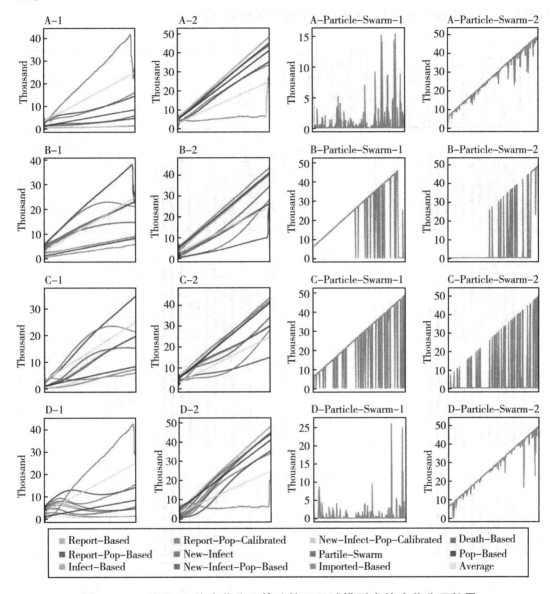

图 2－12　采用 12 种疫苗分配策略的双区域模型中的疫苗分配数量

（三）北京市 8 个区域间疫苗分配策略情景模拟

图 2－13 显示了在 8 个区域的情况下采用 12 种疫苗分配策略后的疫情轨迹。从图 2－13

中可以看出，基于粒子群算法的策略8在最早的时间点上控制了所有地区的疫情发展，并给出了最平滑的确诊病例数轨迹。值得一提的是，由于策略4和策略7没有关注少人口地区，在E5和E7地区出现了资源错配，导致性能不佳。策略2和策略6导致资源错配发生在人口少但预防能力低的地区。策略1、策略3、策略5和策略10仅根据疫情发展的趋势分配疫苗资源，在所有地区的表现相似。表现最差的策略是策略9，它根据外部输入的病例数量分配疫苗资源。除E7地区外，这一策略在每个地区都表现得最差。

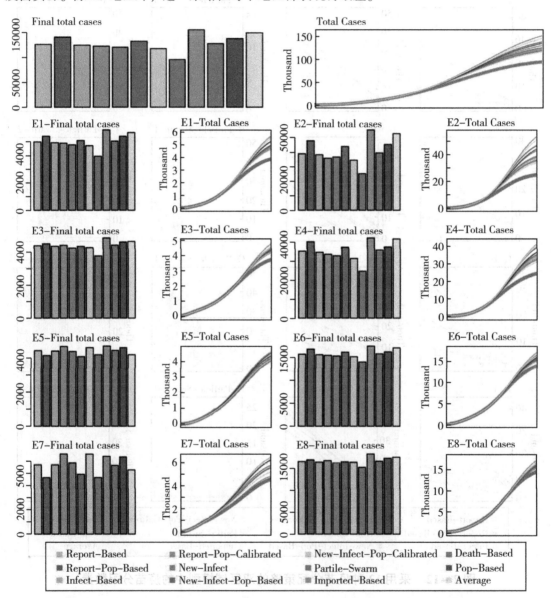

图2-13　采用12种疫苗分配策略的八区域模型中的确诊病例轨迹

图2-14显示了使用粒子群算法分配的疫苗资源数量的变化，该算法分析了8个不同地区在一段时间内对疫苗资源的需求。直观地说，E2地区是风险最大的地区，得到的资源分

配也最大。然而，尽管 E6 和 E8 地区都有大量的人口和较高的预防和控制能力，粒子群算法最初将更多的资源分配给 E8 地区，因为该地区的初始感染病例较少。对于人口较少的地区（E1、E3、E5 和 E7 地区），粒子群算法的分配策略是在大部分时间内不分配任何疫苗，但在几个关键时间点分配疫苗资源。

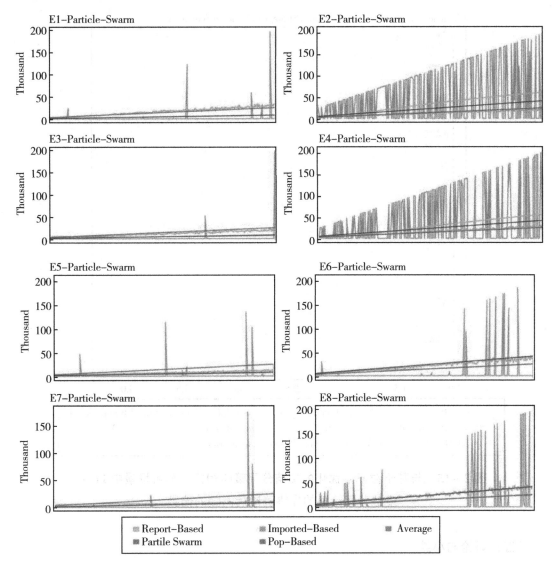

图 2 – 14 八区域模型中使用基于粒子群优化算法的疫苗分配策略的分配数量

（四）北京市随机区域间疫苗分配策略情景模拟

图 2 – 15 显示了在 30 种随机情况下，11 种分配策略相对于粒子群算法的疫苗分配策略的最终确诊病例倍数的箱型图。平均倍数越高，表明分配策略的保护水平越低。倍数的 95% 置信区间越大，表明分配策略的稳定性越差。图 2 – 15 显示，策略 5 是最稳定（95% 置信区间最窄）和最有效（平均数最低）的策略。因此，基于各地区新确诊和疑似病例数的

疫苗分配策略（策略5）是最接近粒子群优化算法的疫苗分配策略（策略8），取得了最佳的疫情防控效果。此外，在不知道区域人口、防控能力或初始病例数的条件下，不应采用的两种疫苗分配策略是基于外部输入病例数的疫苗分配策略（策略9）和平均分配策略（策略12）。

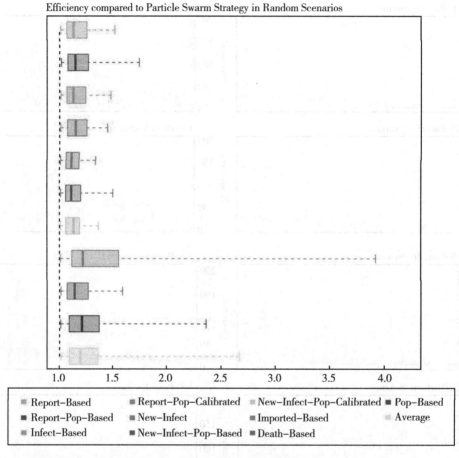

Efficiency compared to Particle Swarm Strategy in Random Scenarios

Report–Based
Report–Pop–Based
Infect–Based
Report–Pop–Calibrated
New–Infect
New–Infect–Pop–Based
New–Infect–Pop–Calibrated
Imported–Based
Death–Based
Pop–Based
Average

图2－15　与基于粒子群优化的疫苗分配策略相比，随机场景中11种
疫苗分配策略的最终确诊病例数的倍数

（五）讨论与小结

本研究构建了一个跨区域的 SEIR 模型，根据人口规模、疫情状况和粒子群算法来比较 12 种以健康为导向的疫苗分配策略。本研究所提供的信息将为北京市各个地区的决策者提供确定最佳资源分配策略的工具，以便有效利用现有资源。

首先，大多数疫苗分配策略受到历史上流行病或人口规模的影响，发生了疫苗资源的错配现象。一方面，基于确诊或疑似病例累积数的疫苗分配策略（策略1和策略3）受到历史流行病的偏见影响。这两种策略将疫苗资源优先分配给暴发规模大的地区，但忽略了暴发规模小的地区也是防控能力低的地区的可能性。因此，后续的疫苗资源不会被转移到疫情发展迅速的地区，导致资源分配效率低下。另一方面，基于按地区人口调整的确诊和疑似病例数的疫苗分配策略（策略 4 和策略 7）基本上被认为忽视了低人口地区也可能具有低预防和控制能力的事实。同样，基于确诊和疑似病例占总人口比例的疫苗分配策略（策略 2 和策略 6）对人口少的地区给予了更高的优先权，这导致疫苗资源可能被分配到人口少但防控能力强的地区。与上述策略相比，以各地区新确诊和疑似病例数为分配权重的策略 5 最为稳定，并显示出充分的疫情防控效果。由于根据各地区的疫情增长速度分配疫苗资源具有时效性和灵活性，这一策略不会受到历史疫情或人口因素的影响。因此，在处理多地区疫情时，策略 5 将是一个不错的选择。

其次，本研究发现策略 9、策略 10、策略 11 和策略 12 提供的保护水平最低。第一，基于外部输入病例数的疫苗分配策略（策略 9）的防疫效果最低，因为许多输入病例表明外部地区受疫情影响更大，因此需要更多的疫苗资源；第二，平均分配策略（策略 12）也表现不佳，因为它没有考虑不同地区的人口规模、防控能力或初始感染数量的差异；第三，尽管基于死亡人数的策略（策略 10）和基于人口规模的策略（策略 11）可能是公平的，但基于标准比例法的疫苗部署更适合于在该地区发生感染前很久就能获得疫苗的情况，这样就能在爆发前进行静态分配。因此，这两种策略不适合突发的 COVID－19 大流行或 COVID－19 疫苗的初始部署。

再次，在我们的研究中，粒子群算法向防控能力低的地区分配了更多的资源，因此，防控能力的高低是决定疫苗资源分配的最重要因素。考虑到疫情防控的能力，本研究全面系统地将隔离速度、社交距离控制程度、口罩佩戴率等作为指标。以往的研究表明，如果在采取疫苗接种策略的同时放松非药物干预，那么疫苗接种的效果是有限的，感染的数量可能会增加。此外，一项样本量为 378207 的横断面研究发现，当戴口罩与社会疏导等措施相结合时，对控制疫情的效果会增强。因此，结合本研究的结论，即防控能力是制定疫苗分配策略时需要考虑的重要因素，随着疫苗推广力度的加大，保持高水平的疫情防控是保证经济社会可持续发展、防止疫情进一步暴发的重要前提。

最后，在人口众多、防控区域能力高的地区，粒子群算法最初将更多的资源分配给初始感染病例较少的地区。这与以往研究的一般结论一致，即应优先考虑有可能预防更多感染的地区。如果在疫情开始时将资源分配给初始感染人数较多的地区，初始感染人数较少的地区的疫情可能会更快地失去控制，以后可能需要更多的疫苗资源来控制疫情。因此，应首先将有限的资源分配给尚未完全暴发、较易控制的地区。

参考文献

［1］ Tian H, Liu Y, Li Y, et al. An investigation of transmission control measures during the first 50 days of the COVID－19 epidemic in China. Science. 2020；368：638－642.

［2］ Yu X, Li N. How Did Chinese Government Implement Unconventional Measures Against

COVID – 19 Pneumonia. RISK MANAG HEALTHC P. 2020；13：491 – 499.

［3］ Editorial. Sustaining containment of COVID – 19 in China. Lancet. 2020；395：1230.

［4］ Thomas D，Heidi M，Moses M，et al. Impact of interventions and the incidence of Ebola virus disease in Liberia—implications for future epidemics. HEALTH POLICY PLANN. 2016；32：205 – 214.

［5］ National Health Commission of the People's Republic of China. The national health commission of the People's Republic of China has established a mechanism for interprovincial support to the prevention and treatment of COVID – 19 in cities other than wuhan in hubei province. Available from：http：//www. nhc. gov. cn/xcs/yqfkdt/202002/212cadc8932249fa9961d6c312cd2026. shtml. Accessed June 25，2020.

［6］ National Health Commission of the People's Republic of China. Do a good job in the prevention and control of new coronavirus pneumonia. Available from：http：//www. nhc. gov. cn/xcs/xxgzbd/gzbd_index. shtml. Accessed June 25，2020.

［7］ National Bureau of Statistics of China. China statistical yearbook. Beijing：China statistics press，2019.

［8］ Chen，L.，Cai，J. C.，Lin，Q. Y.，Xiang，B. & Ren，T. Imported COVID – 19 cases pose new challenges for China. J. Infect. 80，e43 – e44（2020）.

［9］ Wu，J. T.，Leung，K. & Leung，G. M. Nowcasting and forecasting the potential domestic and international spread of the 2019 – nCoV outbreak originating in Wuhan，China：a modelling study. Lancet 395，689 – 697（2020）.

［10］ Tang，B. et al. Te efectiveness of quarantine and isolation determine the trend of the COVID – 19 epidemics in the fnal phase of the current outbreak in China. Int. J. Infect. Dis. 95，288 – 293（2020）.

［11］ Lai，S. et al. Efect of non – pharmaceutical interventions to contain COVID – 19 in China. Nature 585，410 – 413（2020）.

［12］ Yang，Y. G. Te orderly resumption of work and production in China is encouraging. China Radio International Online Network. https：//news. cri. cn/20200420/a6096eb4 – fde9 – b286 – f082 – 805b6adc6af0. html（2020）.

［13］ Giordano，G. et al. Modelling the COVID – 19 epidemic and implementation of population – wide interventions in Italy. Nat. Med. 26，855 – 860（2020）.

［14］ Cássaro，F. A. M. & Pires，L. F. Can we predict the occurrence of COVID – 19 cases? Considerations using a simple model of growth. Sci. Total Environ. 728，138834（2020）.

［15］ Emily，J. WHO ofcial lavishes praise on China for coronavirus response. New York Post. https：//nypost. com/2020/05/26/who – ofcial – lavishes – praise – on – china – for – coronavirus – response/.

［16］ Leung，K.，Wu，J. T.，Liu，D. & Leung，G. M. First – wave COVID – 19 transmissibility and severity in China outside Hubei after control measures，and second – wave scenario planning：a modelling impact assessment. Lancet 395，1382 – 1393（2020）.

［17］ Fanelli，D. & Piazza，F. Analysis and forecast of COVID – 19 spreading in China，Italy and France. Chaos Solitons Fractals 134，109761（2020）.

［18］ Russel，T. W. et al. Using a delay – adjusted case fatality ratio to estimate under – reporting. Center for Mathematical Modelling of Infectious Diseases. https：//cmmid. github. io/topics/covid19/global_cfr_estimates. html（2020）.

［19］ Prem，K. et al. Te efect of control strategies to reduce social mixing on outcomes of the COVID – 19 epidemic in Wuhan，China：a modelling study. Lancet Public Health 5，e261 – e270 （2020）.

［20］ Zhang，J. et al. Evolving epidemiology and transmission dynamics of coronavirus disease 2019 outside Hubei province，China：a descriptive and modelling study. Lancet Infect. Dis. 20，793 – 802（2020）.

［21］ Zhou，F. et al. Clinical course and risk factors for mortality of adult inpatients with CO-VID – 19 in Wuhan，China：a retrospective cohort study. Lancet 395，1054 – 1062（2020）.

［22］ Meng，H. et al. CT imaging and clinical course of asymptomatic cases with COVID – 19 pneumonia at admission in Wuhan，China. J. Infect. 81，e33 – e39（2020）.

［23］ Koo，J. R. et al. Interventions to mitigate early spread of SARS – CoV – 2 in Singapore：a modelling study. Lancet Infect. Dis. 20，678 – 688（2020）.

［24］ Kucharski，A. J. et al. Early dynamics of transmission and control of COVID – 19：a mathematical modelling study. Lancet Infect. Dis. 20，553 – 558（2020）.

［25］ Tong，Z. D. et al. Potential presymptomatic transmission of SARS – CoV – 2，Zhejiang Province，China，2020. Emerg. Infect. Dis. 26，1052 – 1054（2020）.

［26］ Guidance：stay at home：guidance for households with possible coronavirus（COVID – 19）infection. Government of the United Kingdom. https：//www. gov. uk/government/publications/covid – 19 – stay – at – home – guidance/stay – at – home – guidance – for – households – with – possible – coronavirus – covid – 19 – infection.

［27］ Pan，A. et al. Association of Public Health Interventions with the Epidemiology of the COVID – 19 Out – break in Wuhan，China. JAMA 323，1915 – 1923（2020）.

［28］ Li，Q. et al. Early transmission dynamics in Wuhan，China，of novel coronavirus – infected pneumonia. N. Engl. J. Med. 382，1199 – 1207（2020）.

［29］ Epidemic information communication. National Health Commission of the People's Republic of China. https：//www. nhc. gov. cn/xcs/yqfdt/gzbd_index. shtml（2020）.

［30］ Coronavirus disease（COVID – 2019）situation reports of World Health Organization. World Health Organization. https：//www. who. int/emergencies/diseases/novel – coronavirus – 2019/situation – reports/（2020）.

［31］ Baidu Migration Platform. Baidu. https：//qianxi. baidu. com/ (2020).

［32］ Air passenger transport between the main airports of Spain and their main partner airports (routes data). Statistical Ofce of the European Communities. https：//ec. europa. eu/eurostat/ search? p_auth =5X8IrSAJ&p_p_id = estatsearchportlet_WAR_estatsearchportlet&p_p_lifecycle = 1&p_p_state = maximized&p_p_mode = view&_estatsearchportlet_WAR (2020).

［33］ Origin and Destination Survey Data of United States Department of Transportation. United States Department of Transportation. https：//www. bts. dot. gov/topics/airlines – and – airports/ origin – and – destination – survey – data (2020).

［34］ Flight reports of Flight Manager. https：//www. huoli. com/smart_travel. html#page – two (2020).

［35］ Interpretation of the Announcement on the Entry of International Flights to Beijing from the Designated First Point of Entry (No. 1). Civil Aviation Administration of China. https：// www. caac. gov. cn/XXGK/XXGK/ZCFBJD/202003/t20200320_201607. html (2020).

［36］ Interpretation of the Notice of Civil Aviation Administration on Continued Reduction of International Passenger Flights during the Epidemic Prevention and Control Period. Civil Aviation Administration of China. https：//www. caac. gov. cn/XXGK/XXGK/ZCFBJD/202003/t20200326 _ 201751. html (2020).

［37］ O'Hare, M. & Hardingham – Gill, T. Coronavirus：which countries have travel bans? Cable News Network. https：//edition. cnn. com/travel/article/coronavirus – travel – bans/in-dex. html (2020).

［38］ Deslandes, A. et al. SARS – COV – 2 was already spreading in France in late December 2019. Int. J. Antimicrob. Agents 55, 106006 (2020).

［39］ Python Core Team. Python 3. 7：a dynamic, open source programming language. Py-thon Sofware Foundation. https：//www. ptyhon. org/ (2020).

［40］ R Core Team. R 3. 7. 5：A language and environment for statistical computing. R Foun-dation for Statistical Computing, Vienna, Austria. https：//www. R – project. org/ (2020).

［41］ World Health Organization. WHO Coronavirus (COVID – 19) Dashboard. https：//co-vid19. who. int/ (2022).

［42］ Cowling, B. J. et al. Impact assessment of non – pharmaceutical interventions against coronavirus disease 2019 and influenza in Hong Kong：an observational study. Lancet Public Health 5, e279 – 88 (2020).

［43］ Davies, N. G. et al. Effects of non – pharmaceutical interventions on COVID – 19 ca-ses, deaths, and demand for hospital services in the UK：a modelling study. Lancet Public Health 5, e375 – 85 (2020).

［44］ Flaxman, S. et al. Estimating the effects of non – pharmaceutical interventions on COV-ID – 19 in Europe. Nature 584, 257 – 61 (2020).

［45］ Bambra C, et al. The COVID – 19 pandemic and health inequalities. Journal of Epidemiology & Community Health 74, jech – 2020 – 214401 (2020).

［46］ Chowdhury R, et al. Long – term strategies to control COVID – 19 in low and middle – income countries: an options overview of community – based, non – pharmacological interventions. European Journal of Epidemiology 19, 3 (2020).

［47］ Chowdhury, R. et al. Dynamic interventions to control COVID – 19 pandemic: a multivariate prediction modelling study comparing 16 worldwide countries. Eur J Epidemiol 35, 1 – 11 (2020).

［48］ Degeling, C. et al. Priority allocation of pandemic influenza vaccines in Australia – Recommendations of 3 community juries. Vaccine 39, 255 – 262 (2021).

［49］ Tong, C., et al. "Tracking and controlling the spatiotemporal spread of SARS – CoV – 2 Omicron variant in South Africa." Travel Medicine and Infectious Disease 46 (2021): 102252.

［50］ Updated US Infection – and Vaccine – Induced SARS – CoV – 2 Seroprevalence Estimates Based on Blood Donations, July 2020 – December 2021.

［51］ What are the chances of reinfection if Omicron accelerates transmission? https: // www. yicai. com/news/101445576. html.

［52］ Cao, Y., Yisimayi, A., Jian, F. et al. BA. 2. 12. 1, BA. 4 and BA. 5 escape antibodies elicited by Omicron infection. Nature (2022). https: //doi. org/10. 1038/s41586 – 022 – 04980 – y.

［53］ Omicron subvariants escape antibodies elicited by vaccination and BA. 2. 2 infection.

［54］ https: //baijiahao. baidu. com/s? id = 1732705539952582086&wfr = spider&for = pc.

［55］ Henn W. Allocation criteria for an initial shortage of a future SARS – CoV – 2 vaccine and necessary measures for global immunity. Vaccine 38, 5396 – 5397 (2020).

［56］ Moore, J. P. Approaches for Optimal Use of Different COVID – 19 Vaccines: Issues of Viral Variants and Vaccine Efficacy. JAMA The Journal of the American Medical Association 325 (2021).

［57］ Zhu H, Wang Y, Wang K, et al. Particle swarm optimization (PSO) for the constrained portfolio optimization problem. Expert Syst Appl. 2011; 38 (8): 10161 – 10169.

［58］ Malekan M, Khosravi A. Investigation of convective heat transfer of ferrofluid using CFD simulation and adaptive neuro – fuzzy inference system optimized with particle swarm optimization algorithm. Powder Technol. 2018; 333: 364 – 376.

［59］ Silva A, Neves A, Costa E. Chasing the swarm: a predator prey approach to function optimization. Proc Mendel. 2002; 2: 5 – 7.

［60］ Swan DA, Bracis C, Janes H, et al. COVID – 19 vaccines that reduce symptoms but do not block infection need higher coverage and faster rollout to achieve population impact. Sci Rep. 2021; 11 (1): 15531.

［61］Rader B，White LF，Burns MR，et al. Mask – wearing and control of SARS – CoV – 2 transmission in the USA：a cross – sectional study. Lancet Digit Health. 2021；3（3）：e148 – e157.

［62］Duijzer LE，Van JW，Dekker R. Literature review：The vaccine supply chain. Eur J Oper Res. 2018；268：174 – 92.

第三章 环境污染与健康

第一节 环境污染与人群健康[①]

　　中国经济和社会的快速发展导致了严重的空气污染，并对社会产生了不利影响。空气污染对健康的影响已经得到了广泛的研究。本研究利用中国健康与养老追踪调查（CHARLS）数据库中的信息，建立了一个结合污染与社会经济和社会心理变量的分层线性模型，研究空气污染对中国公众健康的影响。局部空气污染具有多方面的特征。健康与其决定因素的关系在中国东部和中西部地区有很大差异。更高的教育程度、更高的收入水平、更好的生活满意度和长期婚姻与中国人的健康状况显著相关。此外，区域医疗资源与居民健康呈正相关。如以健康为因变量的分层模型所示，在中国中西部，春夏良好空气质量持续时间最长与健康正相关（估计系数 = 0.067，标准误差 = 0.026），而秋冬的平均空气质量指数（AQI）与健康负相关（估计系数 = 0.082，标准误差 = 0.031）。在目前的研究中，良好的空气质量被定义为日平均空气质量指数低于35。因此，可接受的空气质量持续时间（天数）对改善公众健康尤为重要。未来政策应着眼于延长良好空气质量的持续时间，同时通过控制或减少严重空气污染来管理空气污染。

一、引言

　　空气污染对健康的不利影响引起了广泛关注，研究证实，暴露于空气污染会增加健康风险，包括心血管、呼吸、肺部和其他与健康相关的不良后果。空气污染对公众健康的负面影响所造成的经济和社会危害已被广泛讨论，尤其是在中国。中国前所未有的增长和发展让环境付出了巨大的代价，并对公众健康构成了威胁。事实上，空气污染是中国的一个主要问题，雾霾在许多城市越来越频繁和严重。中国政府已经制定了几项应对区域性空气污染的战略，公共卫生与环境问题一起被视为一项国家战略。2016 年，中共中央和国务院发布了"健康中国 2030 年规划"，强调改善对健康相关环境问题的管理。

　　研究人员已经对环境污染对健康的影响产生了广泛的兴趣。许多研究利用暴露—反应关系检查了空气污染对健康的不利影响。这些研究大多依赖死亡率和发病率数据，因为这些健

---

　　① 本节内容的主要观点已发表于 2018 年第 15 期 "*International Journal of Environmental Research and Public Health*"。

康数据容易获取且可靠。此外，以前的大多数研究仅关注少数健康结果，如心血管和呼吸系统疾病，对于这些疾病，空气污染对结果的有害影响背后的生物机制相对明确。然而，对公共卫生的影响并不总是反映在疾病死亡率和发病率数据中。世界卫生组织（WTO）将良好的健康定义为身体、精神和社会完全健康的状态，而不仅仅是没有疾病或虚弱。换句话说，健康是一个复杂、全面的概念，并不是所有的健康影响都能在发病率或死亡率数据中体现出来。健康状况是基于疾病状况和劳动能力的综合判断。许多研究分析了空气污染和公共健康之间的联系，人们的身体健康是文献中的主要焦点。然而，空气污染对其他类型结果的影响尚不清楚。例如，空气污染也会损害精神健康，没有多少研究考虑过空气污染对精神健康的影响。

使用健康生产函数或 ER 函数的方法不能解释相同暴露环境下健康效应的个体水平差异。具体而言，具有特定社会经济地位的人群可能比其他人群对空气污染更敏感。计量经济学方法被广泛用于研究环境污染和公共健康之间的关系，并且似乎有助于克服上述模型中的偏差和避免不准确的潜在来源（ER 函数）。尽管一些研究检查了环境污染对身体和精神健康的影响，但大多数对个体健康的研究依赖于主观的个体自我评估。然而，对个人健康状况的评估将受益于更严格的科学方法。通常通过检查慢性病的患病率来衡量人口健康状况，但是这种方法不考虑两个人在接受相同的诊断时是否具有相似的健康状况。此外，地区的空气污染状况通常用污染物的平均浓度（或空气质量指数）来描述，而不是简单描述。遗憾的是，"平均"变量可能会掩盖污染的具体特征，如严重污染天数的分布。

为了确定空气污染对公众健康的影响，这项研究使用了一个分级线性模型来检验来自中国健康和退休纵向研究（CHARLS）数据库的信息。该分析通过为中国参与者开发一个全面的健康指标，对个人健康状态进行了精确评估。这个指标是一个全面的评估，包括握力、肺功能、平衡、认知功能以及身体和精神功能的损伤。粗糙的平均空气质量指数不是空气污染对健康影响的理想指标，因此，我们从多个维度描述了当地空气污染的特征，特别是解构了空气污染与暴露时间和频率的关系。这一新的视角的分析为文献提供了重要的贡献。我们先回顾一下关于环境污染对健康影响的文献。然后描述数据处理和其他方法，展示模型的结果，并将结果与背景联系起来，确定政策含义，最后给出了我们的结论并讨论了研究的局限性。

二、文献综述

随着时间的推移，人们广泛研究了环境污染对健康的影响。20 世纪 80 年代，社会科学家开始研究环境危机及其相关的健康影响，特别是在发展中国家。早期的研究主要考虑化学品和水污染的疾病风险以及对食品安全的潜在影响。空气污染对健康的影响不像环境恶化那样明显，但空气污染及其对健康的影响目前是全球关注的问题。

早期关于环境污染对公众健康影响的研究将健康作为一种经济资本进行分析。Grossman

的开创性工作建立了健康生产函数模型，后来 Cropper，Gerking 和 Stanley 对该模型进行了修改和改进。健康生产函数将健康视为产生健康时间产出的耐用资本存量，并将医疗保健、生活方式、环境和遗传视为影响健康状况的主要因素。许多随后的研究使用这种健康生产函数方法对环境污染和公共健康进行了经济分析。

空气污染对公众健康的影响在很大程度上取决于暴露于污染的可能性。大量研究通过使用暴露—反应（ER）函数检查了空气污染对健康的危害，该函数计算污染物浓度增加 1 个单位所导致的健康最终结果或死亡率变化的数量。在研究这种效应时，关于浓度 – 反应关系的准确信息是必不可少的。众多研究在发达国家和发展中国家建立可靠的 ER 功能。这些研究是空气污染对公共健康影响的主要证据，并普遍证实了污染物水平——如环境空气中的颗粒物（PM）和臭氧——与死亡率和其他心肺疾病、心血管和呼吸健康结果之间的统计学显著关系。

环境健康影响的评估也被广泛用于量化环境污染的经济成本，在中国也有一些研究关注这些问题。估计这些污染成本是复杂的，因为很难为"非市场"影响赋值，如生命损失、生物多样性丧失和景观退化。通过关注环境污染的更广泛影响，确定和应用暴露—反应关系能够对健康影响进行定量评估。然而，结果的可靠性受到了质疑。因为暴露—反应关系用于确定估计值，其准确性至关重要。然而，它将受众目标视为同质的，即使环境污染的指标，如污染物的浓度，并不代表目标的暴露水平，并且在某一污染水平下的个人暴露时间是未知的。计量经济学模型也被广泛用于估计环境污染对健康的影响。经济计量估计检查因果关系，但不需要基于影响机制，如暴露—反应关系，因此可以避免 ER 函数的潜在不准确性。例如，最近的研究利用中国的淮河政策来检查持续暴露于空气污染的健康后果。在一个检验 1981～2000 年 90 个城市总悬浮颗粒物（TSP）浓度的计量经济模型中，陈等发现，中国的供暖政策对污染和人类健康产生了巨大影响。淮河以北的颗粒物浓度高出 55%，这表明 20 世纪 90 年代中国北方 5 亿居民损失了超过 25 亿生命年。Ebenstein 后来的一项研究检验了 PM_{10}（2.5～10 微米的粗尘粒）的影响直径）暴露量，估计淮河政策将 PM_{10} 暴露量增加至 41.7 微克/立方米，并使淮河以北地区的预期寿命减少了 3.1 年。张利用全国范围的纵向调查数据研究了中国局部空气质量对公众心理状态与主观幸福感的影响。

使用健康生产函数或 ER 函数的方法不能解释相同暴露环境下健康效应的个体水平差异。具体而言，具有特定社会经济地位的人群可能比其他人群对空气污染更敏感。此外，污染较重地区的居民不一定有较高的暴露风险，因为他们可能会采取预防措施等。由于社会经济地位的差异，接触污染的可能性因群体和个人而异。越来越多的研究正在调查不同群体之间健康影响的差异。由于环境污染损害某些群体的健康，并可能扩大收入不平等，而收入不平等本身又对健康产生不利影响，因此这些群体容易陷入"污染—健康—贫困陷阱"。

为了避免与 ER 关系相关的不准确风险，我们建议使用计量经济学模型。大多数区域一级的研究检查了环境污染对区域死亡率和发病率的影响。Zhang 等和 Cieza 等提出了个人水平的估计值，但主要侧重于一般健康，并根据个人报告的健康得分进行评估。在目前的研究中，我们通过使用评估个体水平健康指标的计量经济学模型来评估空气污染对健康的影响。

三、材料与方法

（一）数据

我们使用了 2015 年中国健康和退休纵向研究（CHARLS）的数据。CHARLS 是对 40 岁以上的成年人进行的一年两次的纵向全国代表性调查。这两个数据集可供研究人员注册后使用，并可以在相应的网站上获得。

（二）变量

世卫组织将健康定义为完全的身体、精神和社会福祉的状态，而不仅仅是没有疾病或虚弱。在为中国参与者开发全面的健康指标时，我们考虑了全面的评估，包括握力、肺功能、平衡、认知功能、身体和精神功能损伤以及每个被调查者日常生活活动的困难。使用从健康状况问卷中 34 个自我报告项目收集的信息，然后我们使用 Polytomous Rasch 模型以及 Banks 等和 Cieza 等的分析策略计算健康得分。我们使用迭代混合顺序 Logistic 回归，以麦克法登（McFadden）伪 R^2（＞0.02）的变化作为 DIF 标准，检验调查对象和性别年龄组（年龄 ≤ 64 岁 vs. ＞64 岁）的差异项目功能（DIF）。最终的健康状况评分从 0（最差健康状况）到 100（最佳健康状况）不等。我们收集了 2015 年中国各地 1643 个监测空气质量细颗粒物（$PM_{2.5}$）、二氧化硫、二氧化氮和其他污染物的站点的空气质量指数（AQI）观测值，如实时空气质量网站。这些网站的数据质量很高，因为它们是直接从中国环保局下载的。我们从每个地点的每小时观测值计算出日平均值，并从一个城市的所有地点计算出城市日平均值。冬季和秋季的空气污染较重，因为边界层的高度较低，从而使空气污染更稠密，而且由于中国北方的供暖。粗略的平均空气质量指数并不是空气污染对健康影响的理想指标，因为在污染严重的日子里，人们往往较少外出。与长期暴露于光污染相比，空气污染对健康的影响尚不清楚。因此，我们通过使用以下变量来评估与暴露的持续时间和频率相关的空气污染对健康的影响：（1）秋季/冬季良好空气质量的最长持续时间（以天计）（SerGoodFW）；（2）秋冬空气质量差的最长持续时间（天数）（SerBadFW）；（3）春夏空气质量好的最长持续时间（天数）（SerGoodSS）；（4）春夏空气质量差的最长持续时间（天数）（SerBadSS）；（5）秋冬平均 $PM_{2.5}$（pmAvg_FW）；（6）春夏平均 $PM_{2.5}$（pmAvg_SS）。

同时本研究还分析了与健康相关的人口统计学信息（家庭收入、基尼系数、性别、教育水平、婚姻状况、生活满意度以及居住的城市和省份）。为了优化我们最终经验模型的拟合，我们将 10 个教育水平分为四类：未受过正规教育（文盲）、小于 6 年（小学）、6～9 年（中学）、9～12 年（高中）和大于 12 年（高等教育），将婚姻状况分为四类（已婚、已婚但未与配偶生活、未结婚、丧偶），将生活满意度分为五类（完全满意 ＝5、非常满意 ＝4、有些满意 ＝3、不太满意 ＝2、完全不满意 ＝1），性别分为男性和女性。

该数据集基于个人层面和城市层面的信息。健康得分、性别、教育、婚姻状况、生活满意度和收入基于个人水平，而其他基于城市水平，包括基尼系数和空气污染变量。西部/中部地区有 53 个城市，东部地区有 35 个城市。

（三）核心模型的开发

我们的分析集中在两个层面的变量：个人层面的健康和社会经济因素，以及区域层面的环境污染和社会经济因素。传统线性模型的基本假设是线性、正态性、方差齐性和独立性。后两个假设可能不适用于本研究中使用的分层数据结构，仅在个人层面解释数据会歪曲结果。使用分层线性结构的优点是，它可以将总体健康影响分解为微观层面（个人）和宏观层面（社会环境）。因此，一个分级线性模型被用来区分空气污染对个人和城市的健康影响。多级模型的等式为：

$$y_{ij} = \beta_{0j} + \beta_{1j}\text{AirQuality} + \sum_{i=1}^{k} \beta_k \text{Demographics}_{kij} + \varepsilon_{ij} \tag{3.1}$$

其中，y_{ij} 是城市 j 中受试者 I 的健康得分，k 是人口统计学参数。

$$\beta_{0j} = \gamma_{00} + \mu_{0j} \tag{3.2}$$

$$\beta_{1j} = \gamma_{10} + \mu_{1j} \tag{3.3}$$

其中，γ_{00} 和 γ_{10} 分别表示截距和空气质量参数的固定效应。该模型包含空气质量参数的随机截距 μ_{0j} 和随机斜率 μ_{1j}，这意味着我们的回归方程的截距和斜率会因城市而异。当用一行表示时，等式为：

$$\text{health} = \text{education} + \text{gender} + \text{marital status} + \text{income. log}$$
$$+ \text{satisfaction} + \text{poll\_var} + \text{Gini} + \text{Beds. per. log} \mid \text{city.} \tag{3.4}$$

四、结果

（一）参与者的人口特征和健康状况

表 3 - 1 按地区（中国中部/西部和东部）显示参与者的特征（年龄、性别、教育和收入）和健康得分，中西部的人口比东部的人口健康。参与者的平均健康得分为 50.3（标准误差 SE = 10.1），48.7% 为男性，平均年龄为 64 岁。大多数人已婚（83.2%），完成了小学（40.6%）或中学（21.4%）；只有 4.6% 的人上过学院或大学。平均收入为 2616.6（SE = 10647.9）元。大多数人（57.4%）对生活不满意。秋季和冬季良好和不良空气质量的最长持续时间分别为 6.4 天和 10.4 天。空气质量指数的平均值和第 90 百分位分别为 95.8（SE = 27.8）和 165.7（SE = 54.2）。每 1000 人的医院床位数为 5.30 张（SE = 2.03）。所有参与者的基尼系数为 0.692（SE = 0.075）。

表 3 - 1　　　　　　　各地区参与者的人口统计特征

	Total （N = 11953）	Central/ western China （n = 7473）	Eastern China （n = 4480）	P - Value[*]
Age（years）	64. 1 ± 9. 7	64. 1 ± 9. 7	64. 3 ± 9. 8	1. 45e - 4
<65	6546（54. 8%）	4107（55. 0%）	2429（54. 4%）	
≥65	5407（45. 2%）	3366（45. 0%）	2041（45. 6%）	
Education				0. 187
No Education	3055（25. 5%）	1817（24%）	1238（28%）	
Elementary School	4850（40. 6%）	3081（41%）	1769（40%）	
Middle School	2558（21. 4%）	1624（22%）	934（21%）	
High School	935（7. 8%）	587（8%）	348（8%）	
Higher Education	555（4. 6%）	364（5%）	191（4%）	
Sex				0. 901
Male	5818（48. 7%）	3647（49%）	2171（48%）	
Female	6135（51. 3%）	3826（51%）	2309（52%）	
Marital status				0. 0346
Married	9940（83. 2%）	6225（83%）	3715（83%）	
Married but not living with spouse	851（7. 1%）	540（7%）	311（7%）	
Not Married	68（0. 5%）	38（1%）	30（1%）	
Widowed	1094（9. 2%）	670（9%）	424（9%）	
Income（CNY）[#]	2616. 6 ± 10647. 9	2608. 9 ± 11469. 9	2629. 5 ± 9114. 4	7. 30e - 4
<1000	5893（49. 3%）	3647（49%）	1464（33%）	
≥1000	6060（50. 7%）	3826（51%）	3016（67%）	
Life satisfaction[1]	3. 4 ± 0. 76	3. 4 ± 0. 77	3. 4 ± 0. 75	0. 717
≤3	6863（57. 4%）	4212（56%）	2651（59%）	
>3	5090（42. 6%）	3261（44%）	1829（41%）	

续表

	Total (N = 11953)	Central/western China (n = 7473)	Eastern China (n = 4480)	P – Value[*]
Longest duration of good air quality in autumn/winter, days[2,4]	6.4 ± 5.5	7.1 ± 6.2	5.1 ± 3.9	0.290
≤6	5946 (49.7%)	3168 (56%)	2778 (62.0%)	
>6	6007 (50.3%)	4305 (44%)	1702 (38.0%)	
Longest duration of bad air quality in autumn/winter, days[2,4]	10.4 ± 5.7	11.3 ± 6.1	8.8 ± 4.6	9.05e – 3
≤8	5527 (46.2%)	2748 (56%)	2779 (62.0%)	
>8	6426 (53.7%)	4725 (44%)	1701 (40.0%)	
Average Air Quality Index[4]	95.8 ± 27.8	91.9 ± 23.8	102.2 ± 32.5	0.779
≤ 90	5439 (45.5%)	3379 (56%)	2060 (45.9%)	
>90	6514 (54.5%)	4094 (44%)	2420 (54.1%)	
90th percentile of Air Quality Index[4]	165.7 ± 54.2	158.5 ± 46.9	177.7 ± 62.9	0.720
≤160	6088 (50.9%)	3719 (49.7%)	2369 (52.8%)	
>160	5865 (49.1%)	3754 (50.3%)	2111 (47.2%)	
Number of hospital beds per 1000 persons[4]	5.30 ± 2.03	5.35 ± 2.11	5.24 ± 1.91	0.548
≤5	6140 (51.4%)	2188 (48.8%)	4160 (55.6%)	
>5	5794 (48.5%)	2291 (51.1%)	3312 (44.3%)	
Gini coefficient[4]	0.692 ± 0.075	0.694 ± 0.078	0.687 ± 0.069	0.263
≤0.7	6932 (58.1%)	2650 (59.1%)	4220 (56.4%)	
>0.7	5002 (41.9%)	1829 (44.3%)	3252 (43.5%)	
Health scores[3]	50.3 ± 10.1	50.4 ± 4.43e – 15	50.1 ± 9.9	4.43e – 15

注：CNY：人民币，中国元；1 生活满意度得分范围为 1~5，得分越高表明生活质量越好；2 中值截断点；3 健康分数的范围是 0~100，分数越高表示健康状况越好；4 个城市级变量，城市级也采用 t 检验或卡方检验；* 连续变量的双样本不成对 t 检验或离散变量的皮尔逊卡方检验。

(二) 实证结果：个人健康状况的决定因素

健康得分在性别、教育水平、婚姻状况、生活满意度、收入和该地区良好空气质量持续时间方面存在显著差异（见表3-2）。男性、已婚受访者以及那些受教育程度更高、生活满意度更高、薪水更高、该地区良好空气质量持续时间更长的人的健康状况更好。

使用加权样本量进行的相关性分析表明，空气污染对健康的影响因地区而异。在中国中西部，秋冬季空气质量良好的持续时间最长，与健康分数呈正相关；然而，在中国东部发现了一种反向相关性（见表3-2和表3-3）。一位受过中学教育、工资约为992元、生活满意的已婚女性的健康指数为43~52。健康得分随着秋冬季节良好空气质量持续时间的延长而增加。锡林郭勒盟参与者的健康得分最高，上饶参与者的健康得分最低。这种情况与上海相似（见图3-1）。

表3-2 参与者人口统计学特征和空气质量与地区健康评分相关性的单变量分析

	Central/western China（n=7473）		Eastern China（n=4480）	
	Health score	P-value	Health score	P-value
Age（years）		0.3685		0.1835
<65	50.5±10.2		49.9±10.0	
≥65	50.3±10.3		50.3±9.9	
Education		<0.0001		0.0128
No Education	49.98±10.4		49.3±9.7	
Elementary School	49.98±10.0		50.1±9.9	
Middle	50.94±10.4		50.5±10.3	
High School	51.43±10.8		50.7±9.5	
Higher Education	52.46±9.8		51.4±9.8	
Sex		<0.0001		<0.0001
Male	52.3±10.0		52.0±9.7	
Female	48.6±10.2		48.2±9.8	
Marital status		<0.0001		<0.0001
Married	51.1±10.1		50.6±9.8	
Married but not living with spouse	50.0±9.7		49.9±10.1	
Not Married	41.0±10.0		46.3±10.0	
Widowed	45.3±10.1		45.5±9.9	

续表

	Central/western China（n=7473）		Eastern China（n=4480）	
	Health score	P-value	Health score	P-value
Income（CNY）#		<0.0001		<0.0001
≥1000	52.4±9.6		52.2±9.4	
<1000	48.3±10.4		47.9±10.0	
Life Satisfaction		<0.0001		<0.0001
≤3	47.7±9.1		47.9±9.0	
>3	54.0±10.5		53.2±10.3	
Longest duration of good air quality in autumn/winter, days		0.0206		0.4781
≤6	49.4±2.8		50.2±2.7	
>6	51.0±2.5		49.6±2.7	
Longest duration of bad air quality in autumn/winter, days		0.4329		0.9202
≤8	50.7±3.1		49.9±3.0	
>8	50.0±2.5		49.8±2.6	
Average Air Quality Index		0.2601		0.6582
≤90	50.8±3.6		49.7±3.1	
>90	50.0±2.9		50.1±2.2	
90th percentile of Air Quality Index		0.5982		0.4745
≤160	50.5±2.7		49.6±3.0	
>160	50.2±2.8		50.2±2.3	
Number of hospital beds per 1000 persons		0.7641		0.8124
≤5	46.4±10.04		49.1±10.0	
>5	49.3±10.04		50.2±10.7	
Gini coefficient		0.8435		0.8673
≤0.7	47.0±10.3		49.2±9.6	
>0.7	48.3±9.9		48.8±10.9	

注：CNY：人民币元。

表 3 – 3 秋冬季良好空气质量的最长持续时间与每个地区的
健康得分之间的加权样本量相关性

	Overall	Central/western	Eastern
P – value	0.0030	< 0.0001	0.0009
Correlation	0.0271	0.0522	– 0.0491

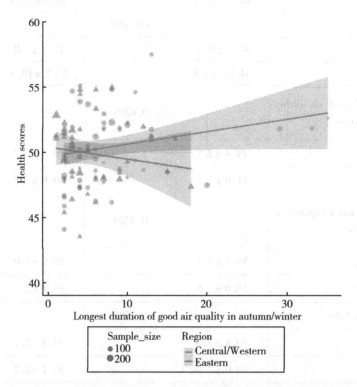

图 3 – 1 中国中西部地区秋冬季节健康评分与空气质量
良好持续时间的相关性，按地区分层

注：实线表示拟合的线性回归，灰色区域表示 95% 的置信区间。圆点代表中国中西部的城市，三角形代表中国东部的城市。圆点和三角形的大小代表样本大小。

（三）空气污染对健康的各种影响

表 3 – 3 显示了人口统计学特征和空气质量对健康评分影响的单变量分析结果，按地区分层。表 3 – 4 至表 3 – 6 显示模拟代表空气污染的不同变量的七个模型的结果。在大多数模型中，个人生活满意度、收入水平和地区医疗资源（即人均医院床位）与个人健康显著正相关。

在对人口统计学因素（年龄、性别、教育、婚姻状况）、生活满意度、地区基尼系数和医院床位数进行调整后，健康得分与两个空气污染变量显著相关：春季/夏季良好空气质量的最长持续时间和秋季/冬季的平均 $PM_{2.5}$。秋冬季节的平均空气质量指数对中国中西部地区

表 3-4　秋冬季节健康评分和空气质量指数平均值/第 90 百分位的多水平模型

| | Average AQI in winter/autumn | | | | 90th percentile of AQI in winter/autumn | | | |
| | Central/western China (n=7473) | | Eastern China (n=4480) | | Central/western China (n=7473) | | Eastern China (n=4480) | |
	Estimates	P-Value	Estimates	P-Value	Estimates	P-Value	Estimates	P-Value
Fixed effects								
Intercept	3.919	0.661	11.167	0.114	9.511	0.333	22.137	0.013
Education								
No Education	Reference		Reference		Reference		Reference	
Elementary School	1.228	0.023	1.040	0.017	1.224	0.023	0.707	0.347
Middle	-1.568	0.099	0.260	0.696	-1.531	0.107	1.641	0.089
High School	2.156	0.038	1.042	0.239	2.169	0.036	-2.275	0.177
Higher Education	-1.022	0.021	-0.707	0.059	-1.015	0.023	-0.183	0.792
Sex								
Male	Reference		Reference		Reference		Reference	
Female	-2.576	0.000	-2.619	0.000	-2.575	0.000	-2.822	0.000
Marital status								
Married	Reference		Reference		Reference		Reference	
Married but not living with spouse	1.491	0.001	1.431	0.000	1.489	0.001	1.316	0.088
Not Married	-4.202	0.129	2.632	0.212	4.194	0.130	1.465	0.657
Widowed	0.741	0.749	-1.639	0.359	0.784	0.736	-5.648	0.045
Income (CNY)[§#]	1.558	0.000	1.340	0.000	1.561	0.000	0.859	0.000

续表

	Average AQI in winter/autumn		Eastern China (n=4480)		90th percentile of AQI in winter/autumn		Eastern China (n=4480)	
	Central/western China (n=7473)				Central/western China (n=7473)			
Life Satisfaction	3.872	0.000	4.115	0.000	3.882	0.000	4.384	0.000
Average AQI in winter/autumn	−0.082	0.026	0.017	0.241	—	—	—	—
90th percentile of AQI in winter/autumn	—	—	—	—	−0.009	0.522	0.018	0.175
Gini coefficient	5.833	0.491	−0.931	0.890	−2.005	0.820	−14.313	0.379
Log number of beds per person	5.951	0.022	3.620	0.021	4.696	0.026	3.699	0.205

注：这些结果是根据人口特征调整后的结果，并按地区分层（模型中只包括重要变量）。* p < 0.05；log 转换；#CNY：人民币元；—：不可用。

表 3－5　健康评分和秋冬良好空气/不良空气/最差空气最长持续时间的多水平模型

| | Longest duration of good air | | | | Longest duration of bad air | | | | Longest duration of worst air | | | |
| | Central/western China (n=7473) | | Eastern China (n=4480) | | Central/western China (n=7473) | | Eastern China (n=4480) | | Central/western China (n=7473) | | Eastern China (n=4480) | |
	Estimates	P－Value	Estimates	P－Value	Estimates	P－Value	Estimates	P－Value	Estimates	P－Value	Estimates	P－Value
Fixed effects												
Intercept	6.468	0.433	25.681	0.034	8.842	0.360	21.820	0.036	Not Converge!		21.415	0.003
Education												
No Education	Reference		Reference		Reference		Reference		Reference		Reference	
Elementary School	1.250	0.020	0.759	0.313	1.228	0.023	0.774	0.303			0.710	0.345
Middle	-1.442	0.128	1.679	0.081	-1.530	0.107	1.693	0.079			1.637	0.090
High School	2.259	0.029	-2.159	0.200	2.167	0.036	-2.092	0.214			-2.220	0.188
Higher Education	-1.038	0.019	-2.814	0.789	-1.013	0.023	-0.193	0.781			-0.191	0.782
Sex												
Male	Reference		Reference		Reference		Reference		Reference		Reference	
Female	-2.575	0.000	-2.814	0.000	-2.575	0.000	-2.813	0.000	Reference		-2.821	0.000
Marital status												
Married	Reference		Reference		Reference		Reference		Reference		Reference	
Married but not living with spouse	1.503	0.001	1.295	0.095	1.488	0.001	1.277	0.099			1.299	0.093
Not Married	4.173	0.132	1.432	0.664	4.192	0.130	1.399	0.672			1.423	0.666
Widowed	0.666	0.775	-5.674	0.044	0.807	0.729	-5.675	0.044			-5.643	0.046

续表

	Longest duration of good air		Longest duration of bad air		Longest duration of worst air	
	Central/western China (n = 7473)	Eastern China (n = 4480)	Central/western China (n = 7473)	Eastern China (n = 4480)	Central/western China (n = 7473)	Eastern China (n = 4480)
Income (CNY) §#	1.563 / 0.000	0.862 / 0.000	1.558 / 0.000	0.862 / 0.000		0.861 / 0.000
Life Satisfaction	3.868 / 0.000	4.376 / 0.000	3.884 / 0.000	4.377 / 0.000		4.384 / 0.000
Longest duration of good air in winter/autumn	0.105 / 0.246	-0.194 / 0.499	— / —	— / —		
Longest duration of bad air in winter/autumn			-0.052 / 0.467	0.099 / 0.640		
Longest duration of worst air in winter/autumn						0.674 / 0.120
Gini coefficient	-4.057 / 0.516	-8.102 / 0.669	-0.375 / 0.965	-3.089 / 0.849		-9.272 / 0.384
Log number of hospital beds per person	5.249 / 0.010	2.908 / 0.357	4.401 / 0.018	2.343 / 0.410		3.236 / 0.112

注：这些结果是根据人口特征调整后的结果，并按地区分层（模型中只包括重要变量）。$* p < 0.05$；§日志转换；#CNY：中国人民币；—：不可用。

表 3－6　健康评分和夏/春季良好空气/最差空气最长持续时间的多级模型

| | Longest duration of good air in spring/summer | | | | Longest duration of good air in spring/summer | | | |
| | Central/western China (n=7473) | | Eastern China (n=4480) | | Central/western China (n=7473) | | Eastern China (n=4480) | |
	Estimates	P – Value	Estimates	P – Value	Estimates	P – Value	Estimates	P – Value
Fixed effects					Not Converge!			
Intercept	13.960	0.059	36.613	0.445			– 28.276	0.361
Education								
No Education	Reference		Reference				Reference	
Elementary School	0.063	0.889	0.910	0.261			0.886	0.302
Middle	– 0.865	0.271	1.778	0.082			1.749	0.088
High School	– 1.417	0.119	– 1.321	0.460			– 1.450	0.382
Higher Education	– 0.970	0.016	– 0.182	0.825			– 0.162	0.848
Sex								
Male	Reference		Reference				Reference	
Female	– 2.819	0.000	– 2.992	0.000			– 3.0	0.000
Marital status								
Married	Reference		Reference				Reference	
Married but not living with spouse	1.526	0.000	1.194	0.190			1.222	0.172
Not Married	3.586	0.197	0.277	0.939			0.292	0.911
Widowed	0.481	0.837	– 6.711	0.028			– 6.685	0.029
Income (CNY) §#	1.391	0.000	1.056	0.000			1.063	0.000

续表

	Longest duration of good air in spring/summer		Longest duration of good air in spring/summer	
	Central/western China (n=7473)	Eastern China (n=4480)	Central/western China (n=7473)	Eastern China (n=4480)
Life Satisfaction	3.684 / 0.000	4.238 / 0.000		4.256 / 0.000
Longest duration of good air in summer and spring	0.067 / 0.026	-0.632 / 0.144	—	— / —
Longest duration of worst air in summer and spring	—	— / —		0.928 / 0.105
Gini coefficient	-7.034 / 0.294	-30.684 / 0.231		-3.755 / 0.125
Log number of beds per person	4.424 / 0.012	4.908 / 0.706		14.951 / 0.168

注：这些结果是根据人口特征调整后的结果，并按地区分层（模型中仅包括重要变量）；* $p < 0.05$；log 转换；#CNY：人民币元；—：不可用。

的公共卫生有显著的负面影响（见表 3 - 4），春夏期间持续时间最长的良好空气质量与中国中西部地区的健康呈显著正相关（见表 3 - 6）。受教育程度更高、已婚、对生活更满意、收入更高的参与者（尤其是中国中西部的参与者），以及生活在拥有更多医院床位的城市，尤其是生活在秋冬空气质量更好的地区的参与者，比其他参与者更健康。春季/夏季空气质量良好天数的持续时间似乎是改善公共卫生的一个有用指标。

结果的敏感性分析证实它们是稳健的。敏感性分析的详情见补充材料①。

五、讨论

我们使用了一个分层线性模型和一个个体健康调查信息数据库来检验空气污染对公众健康的影响。该模拟产生了对个人健康状况的精确计算和评估，并能够在多个维度上描述当地空气污染的特征。

健康评估的结果显示了地区差异，但没有发现明显的特征。东部地区有更多的医疗资源和更好的气候条件（特别是沿海地区）；然而，东部地区的平均健康得分并不高于中部/西部地区。在中西部地区，秋冬季节空气质量良好的持续时间最长，与健康得分呈正相关。总体而言，中西部地区的人群健康对空气质量更为敏感。这些地区医疗资源的相对缺乏可能会增加这种敏感性。

我们的研究结果证实，空气污染对公众健康有显著的不利影响，尤其是在中国中西部，这与许多先前的研究结果一致。过去的研究大多通过分析平均 AOI 或 PM 作为代表空气污染的独立变量来检查空气污染对健康的潜在影响。在目前的研究中，秋季/冬季的高平均空气质量指数与对公众健康的重大负面影响有关。虽然粗糙的平均空气质量指数不是空气污染对健康影响的理想指标，但我们通过解构暴露的持续时间和频率来表征当地的空气污染。结果证实，良好的空气质量有益于健康，持续相当好的空气质量似乎对改善公众健康特别重要。中国以前管理空气污染的政策目标主要集中在控制或减少重度污染的持续时间；然而，目前的研究结果表明，相当好的空气质量的持续时间也应在政策目标中加以考虑。

这项研究提供了一种全面评估健康的方法，因为它反映了健康的两个方面，即疾病状况和心理健康要素。这种综合健康评价是对健康状况更准确的评估，更好地反映了空气污染对健康的影响。毫不奇怪，在大多数现有模型中，个人生活满意度、收入水平和地区医疗资源（人均医院床位）与个人健康显著正相关。这些结果与其他健康相关研究的结果一致，这些研究包括个人生活满意度：主观幸福感、生活方式相关态度和生活满意度，这些都是健康状况综合评估的重要方面。Zhang 等报告了当地空气质量对公众精神状态和主观幸福感的不利影响，但很少有关于空气污染和相关人类健康结果的研究讨论这一主观方面。如前所述，健康是一个受多种因素影响的复杂概念，包

---

① 表 S1 可在网站 http：//www.mdpi.com/1660 - 4601/15/7/1471/s1 上获得。

括遗传因素、情绪健康、锻炼、医疗资源和社会经济发展。卫生政策应与环境政策和城市发展规划相结合，增加医疗和经济资源的可获得性对改善健康尤为重要。此外，提高个人生活满意度的政策将有益于公共健康，并有助于减少空气污染的负面影响，特别是在中国的大都市。

这项研究有一些值得一提的局限性。由于缺乏数据，我们选择使用横断面数据库进行分析。虽然健康数据是从 2012 年开始收集的，但涵盖 $PM_{2.5}$ 排放的全国环境数据是从 2015 年开始的。未来的研究应该分析更新的数据库，并通过使用面板数据来验证目前的发现。由于数据的限制，我们没有分析空气污染对健康影响的累积性或持久性。此外，空气污染对公众健康影响的时间滞后很难纳入目前的模型，而且尚未得到仔细研究。这种时滞通常反映在与空气污染有关的疾病的发病率上。然而，这项研究全面评估了个人健康，因此能够部分解决这一限制。

六、结论

本研究已经很好地记录了空气污染对健康的影响。然而，我们的研究建立在一项全国性调查中对健康的全面衡量之上，该调查显示，可接受的空气质量的持续时间（以天计）对改善公众健康尤为重要。未来政策的目标应该是增加良好空气质量、医疗资源和个人生活满意度的持续时间，同时通过控制或减少严重空气污染来管理空气污染。

第二节　环境污染与鼻咽癌[①]

中国的大城市正在经历严重的环境空气污染。虽然 2018 年中国占全球鼻咽癌新发病例的 45% 以上，但很少有研究探讨环境空气污染与中国鼻咽癌高发之间的关系。因此，我们的目标是调查暴露于环境空气污染（包括二氧化氮、二氧化硫和 PM_{10}）是否会显著影响中国大城市鼻咽癌的发病率。我们收集了 2006~2013 年中国 10 个省级城市的鼻咽癌发病率、空气污染水平、气象和城市概况的面板数据，构建了双向固定效应模型，以探索环境空气污染与鼻咽癌发病率之间的关联，以及这种关联背后可能存在的地区和性别差异。我们发现，NO_2 与鼻咽癌发病的相关性最强，男性的相对危险度为 2.2995（95% CI，1.2567~4.2075），女性的相对危险度为 1.3010（95% CI，0.8212~2.0620）。在累积暴露下，二氧化氮与鼻咽癌发病的相关性最强，其相对危险度为 1.8836（95% CI，1.2416~2.8577），而二氧化硫和可吸入颗粒物的相对危险度分别为 1.0857（95% CI，0.9474~1.2450）和 1.0547（95% CI，0.8790~1.2663）。此外，男性比女性对环境空

---

① 本节内容的主要观点已发表于 2020 年第 17 期 "*International Journal of Environmental Research and Public Health*"。

气污染更敏感。我们还发现，中国南方城市比北方城市对 NO_2 更敏感，这可能与那里的湿度较高有关。研究表明，暴露于环境空气污染物如二氧化硫、可吸入颗粒物，特别是二氧化氮，与中国的鼻咽癌发病率呈显著正相关。

一、引言

环境空气污染与许多呼吸系统疾病相关。根据世界卫生组织（世卫组织）的数据，2016 年，91% 的世界人口生活在没有达到世卫组织空气质量准则水平的地方，这导致全球每年估计有 420 万人过早死亡。有证据表明，环境空气污染是鼻咽癌的潜在因素。具体来说，研究表明，人们在长期接触 SO_2 后更容易患鼻咽癌。当吸入 SO_2 时，SO_2 迅速溶解在水中，形成 SO_3 和 SO_4，这可能导致一系列呼吸道疾病，包括鼻咽癌。PM_{10}（空气动力学直径为 $10\mu m$ 或更小的颗粒）是许多呼吸道疾病的另一致病因素，如支气管炎、哮喘、肺部炎症和慢性阻塞性肺病（COPD），可加速呼吸道合胞病毒的复制并抑制促炎细胞因子，这两种因素都是鼻咽疾病的重要因素。此外，PM_{10} 颗粒物主要积聚在上呼吸道，而 $PM_{2.5}$ 和 $PM_{0.1}$ 则穿透下呼吸道和肺泡。因此，PM_{10} 可能比 $PM_{2.5}$ 更容易导致鼻咽癌。尽管许多研究已经调查了二氧化氮与肺癌之间的联系，但很少有人研究二氧化氮与鼻咽癌的关系，甚至这种联系在生理上是否合理。氮氧化物可能会减少肿瘤坏死因子化合物，这是鼻咽癌发展中的一个关键促炎因子，此外，吸入二氧化氮时会形成亚硝酸盐和硝酸盐，而腌制食品中的亚硝酸盐会增加鼻咽癌风险。

尽管先前的研究将空气污染与鼻咽癌发病机制联系起来，但相关的实证研究很少。许多问题需要经验证据。第一，空气污染（NO_2、SO_2、PM_{10}）是否是 NPC 的危险因素？第二，环境空气污染对健康的影响是否存在性别差异，因为男性的鼻咽癌发病率至少是女性的两倍？第三，环境空气污染对鼻咽癌发病率的长期影响是什么？

2019 年 12 月 19 日，我们在 PubMed 上搜索了标题中的"空气污染"和"鼻咽"两个术语，仅检索到三项研究，其中两项是关于空气污染对鼻咽组织的有害影响，而只有一项研究是关于环境空气污染与鼻咽癌发病率之间的关联。然后，我们在 PubMed 中搜索了所有领域中的"空气污染"和"鼻咽癌"，共有 19 项研究可用，但大多数研究涉及室内空气污染与鼻咽癌之间的关系。

到目前为止，还没有任何研究对环境空气污染对中国 NPC 发病率的健康影响进行实证研究。因此，迫切需要进行更多的实证研究，特别是对中国的实证研究。早在 2015 年，在癌症预防和控制三年行动计划中，中国卫生部就将鼻咽癌列为中国最严重的八种癌症之一。世界卫生组织报告，2018 年，全球共确诊 129079 例鼻咽癌，其中 109221 例在亚洲，而仅中国就记录了 60558 例，远远超过所有其他亚洲国家的总和。在中国，恶性肿瘤中，鼻咽癌发病率和死亡率在 2018 年分别排名第 18 和第 17 位，五年生存率略高于 50%。虽然环境空气污染可能导致鼻咽癌，但如果没有相关的实证研究，很难阐明两者之间的联系，并制定适当的措施来降低鼻咽癌的高发病率，而在控制鼻咽癌发病率时，可能会忽略一个重要的致病因素，如空气污染，这可能导致鼻咽癌预防工作中公共资源的分配效率低下，而且，公众可能不知道或低估空气污染对发展中的鼻咽癌的有害影响。

因此，本研究旨在探讨：（1）环境空气污染变化与鼻咽癌发病率变化之间的关系；（2）鼻咽癌发病率的性别差异及其与环境空气污染的关系；（3）环境空气污染对健康的长期影响；（4）与环境空气污染相关的NPC发病率的相对危险度（RR）；（5）环境空气污染与鼻咽癌发病率增长率之间的关系，因为在中国观察到鼻咽癌发病率快速增长。迄今为止，这是中国首次对环境空气污染与鼻咽癌发病率之间的关联进行实证研究。

以前的大多数研究都使用病例对照设计或队列分析来识别和评估鼻咽癌的潜在危险因素。由于室外空气污染物与NPC发病率之间的关联可能需要一段时间才能变得明显，最好采用大样本和长期观察。因此，本研究采用了基于2006~2013年中国10个大城市面板数据的双向固定效应模型。此外，宏观城市水平模型还使我们能够控制当地气象条件（如降水和湿度）的影响，这些条件已被证明是当地环境空气污染水平发展的重要驱动力。

本研究的其余部分安排如下：第2部分介绍了方法，第3部分展示了结果，第4部分讨论了结果，而第5部分得出了结论。

二、材料与研究方法

（一）研究区域

为了研究环境空气污染与NPC发病率之间的关系，2006~2013年，选择了10个中国大城市（省会城市）收集空气污染、NPC发病率、气象条件和城市概况方面的数据。这些城市分别是北京、沈阳、长春、哈尔滨、上海、成都、重庆、武汉、杭州和广州，总人口超过1亿人。

秦岭—淮河所划定的从中国南部到北部的地理分布城市表明，在此期间，南方城市的NPC发病率（即，一个城市每年每10万人口的病例数）高于北方城市，这与之前的研究一致。

为了在尽可能长的时间内调查环境空气污染对健康的长期影响，我们很方便地选择了这10个省级城市，因为它们是中国所有省级城市中唯一一个包含2006~2013年鼻咽癌发病率长达8年的在线公开数据的城市。

（二）空气污染数据

本研究使用中国环境保护部规定的固定空气监测点的数据确定了年平均空气污染浓度。这些数据被每个城市的市统计局在线上公布，报告了各种空气污染物（包括PM_{10}、二氧化氮和二氧化硫）的年平均浓度（$\mu g/m^3$）。根据中国政府的技术指南，这些监测点不能位于主要道路或工业工厂附近，以便准确反映城市空气污染的总体水平。PM_{10}，而不是$PM_{2.5}$和臭氧，被选为自变量，主要是由于数据可获取性的限制，因为中国政府最早于 2012 年开始监测 $PM_{2.5}$ 和氧气，在此之前，只有 NO_2、SO_2 和 PM_{10} 的数据可用。

（三）鼻咽癌发病率数据

鼻咽癌发病率的年度汇总数据来自肿瘤登记与报告系统发布的癌症登记年度报告，该系统隶属于中国疾病预防控制中心，由中国政府于 1978 年成立，旨在提供全国各种原因的发病率和死亡率的实时数据。经中国卫生部批准，肿瘤登记和报告系统于 2002 年建立，包括许多城市的许多癌症监测点。如果各级医院和卫生中心发现新的癌症病例或恶性肿瘤死亡病例，报告将提交给肿瘤预防和报告系统的管理机构。到 2022 年，850 多个癌症登记册将被纳入国家癌症登记年报。为了便于不同年龄结构的城市之间的比较，在年龄加权后报告了鼻咽癌的总体发病率和性别发病率。

为了控制气象对发病率的影响，从 10 个城市的市气象局管理的气象站获取了城市气象数据，包括年日照时数、年降水量和年平均湿度。监测标准符合世界气象组织的国际标准。汽车尾气会加剧环境空气污染，这可能与 NPC 发病率有关。因此，我们控制了每 100 人拥有的私家车数量，以控制城市交通状况的影响。

（四）混杂变量

控制气象对发病率的影响，城市气象数据包括年日照时数、年降水量和年平均湿度，均来自 10 个城市的市气象局管辖的气象站。监测标准符合国际世界气象组织的标准。

汽车废气加剧了环境空气污染，这可能与 NPC 发病率有关。因此，我们控制了每 100 人拥有的私家车数量，以控制城市交通状况的影响。为了控制城市绿化和城市第二产业发展的混杂效应，增加了城市绿化覆盖率和第二产业产出。烟酒消费被确认为鼻咽癌的潜在致病因素，因此我们以烟酒消费价格指数（consumer price index，CPI）历史对人均烟酒消费进行了调整。同样，为了控制社会经济地位的影响，还加入了人均可支配收入（通过使用 CPI 指数历史来消除通货膨胀，将其调整为基线）。城市教育普及水平和公共医疗资源通过使用人均教育人员和医院及诊所数量作为替代指标进行控制，因为它们可能影响 NPC 发病率。中国政府抑制城市空气污染的决心可能会影响空气污染物的浓度，并且有理由假设政府也处理我们模型之外的空气污染物，如臭氧，它也可能影响 NPC 发生率。因此，为了避免混淆，城市工业废气处理设施的数量被用来代表政府遏制空气污染的努力。

（五）统计分析

本研究使用变量的平均值、标准差（SD）和四分位数生成描述性统计数据。

这项研究使用了一个双向固定效应模型，该模型基于 2006～2013 年中国 10 个大城市的面板数据。该方法从误差项中去除了可能的混杂因素，这些因素对每个城市来说都保持不变或随时间同步变化。

双向固定效应模型是经典 DID（差异中的差异）模型的推广，广泛用于统计学和计量经济学，具有以下基本形式：

$$Y_{it} = \beta_0 + \delta_0 P_{it} + X_{it} + v_i + \gamma_t + \varepsilon_{it} \tag{3.5}$$

因变量 Y_{it} 是时间点 t 内 i 市的 NPC 发病率。关键预测变量 P_{it} 代表检测的空气污染物：NO_2、SO_2 和 PM_{10}。X_{it} 是一组控制变量。

v_i 描述了单个城市未观察到的固定效应，这些效应随着时间的推移保持不变或缓慢增长，并对 NPC 发病率产生影响，如社会习俗、仪式和饮食习惯。γ_t 描述了时间固定效应，并捕捉了同步时间趋势对所有城市 NPC 发病率的未观察到的影响，如全国政策。ε 是误差项。使用聚类鲁棒标准差来避免序列相关性和异方差。使用 Stata 13.1 软件对数据进行分析。

为了获得空气污染与鼻咽癌发病率之间影响的弹性解释，该模型基于所有变量的原始数据的对数值进行拟合，如下：

$$LnY_{it} = \beta_0 + \delta_0 LnP_{it} + LnX_{it} + v_i + \gamma_t + \varepsilon_{it} \tag{3.6}$$

为了确保所有变量的时间序列都是平稳的，在正式估计之前进行了 ADF（Augmented Dickey Fuller）和 LLC（Levin Lin Chu）单位根检验。对数处理后，对两个控制变量进行第一次差分处理以保持平稳，包括人均年可支配收入和烟酒消费。为了模拟和捕捉环境空气污染的长期影响，总共增加了三年的空气污染物滞后项。

首先，我们调查了环境空气污染对总人口中 NPC 发病率的影响，按性别进行了调查。考虑到空气污染物对健康影响的区域差异的可能性，为了调查南部和北部城市对环境空气污染的敏感性差异，我们进一步研究了环境空气污染物与南部城市虚拟变量之间的相互作用是否会对 NPC 发病率产生显著影响。

其次，通过对因变量进行对数处理后的一阶差分处理，考察了空气污染对鼻咽癌发病率总体增长率和性别的影响。对数差处理可以用来估计原始时间序列的年化增长率，并且具有平滑曲线和部分消除异方差的额外优势。然后，为了更清楚地了解环境空气污染对中国南方和北方城市鼻咽癌发病率及其增长率的影响的地区差异，绘制了相互作用图，并进行了简单的斜率测试以检验斜率的显著性。

再次，我们调查了环境空气污染对健康的累积影响。如果 P_{it}、P_{it-1}、P_{it-2} 和 P_{it-3} 分别指当前、lag1、lag2 和 lag3 周期的空气污染，并且如果我们使 δ_1 等于 β_1、β_2、β_3 和 β_4 的和，它们是 P_{it}、P_{it-1}、P_{it-2} 和 P_{it-3} 的系数，则 β_1 等于 δ_1 减去 β_1、β_2、β_3 和 β_4，模型可以写为：

$$\begin{aligned} lnY_{it} = \beta_0 + \delta_1 lnP_{it} + \beta2(lnP_{it-1} - lnP_{it}) + \beta_3(lnP_{it-2} - lnP_{it}) + \beta_4(lnP_{it-3} - lnP_{it}) \\ + lnX_{it} + v_i + \gamma_t + \varepsilon_{it} \end{aligned} \tag{3.7}$$

这种变换在有限分布滞后模型中得到了广泛应用。在该模型中，系数 δ_1 代表环境空气污染的累积健康影响或长期暴露倾向，其可信区间（CI）可以根据 δ_1 的标准差来计算。累积影响与长期影响的本质不同，后者假设一个时期内空气污染物浓度的增量不会延伸到下一个时期，而前者假设浓度增量从当前时期延伸到未来时期。

最后，为了比较现在和过去的研究结果，我们将模型从对数—对数转换为对数—线性模型，其中空气污染物按原始序列进行处理，但控制变量保持对数形式，以计算与空气污染物浓度每增加 10 微克/立方米相关的调整后的相对风险（RR），正如先前报告的那样。RR 及其可信区间按 $e^{\beta \Delta_x}$ 计算，其中 Δ_x 指空气污染物浓度增加 10 微克/立方米。分析了三种不同模型对鼻咽癌发病率的影响：零滞后的单污染物模型、三滞后的单污染物模型和控制污染物数量影响的三污染物模型。

我们进行了进一步的敏感性分析，以检验模型修改后空气污染的影响是否会发生很大变化。建立了空气污染零滞后、一滞后和两滞后的模型，并与三滞后的基本模型进行了比较。然后，建立了仅针对气象变量进行调整的模型，以消除多重共线性对相对风险的影响。

支持本研究结论的数据可以从四个中文在线数据库下载：鼻咽癌发病数据来自中国健康数据库，空气污染数据和气象数据来自中国城市数据库，控制变量数据来自中国宏观经济数据库，所有数据都可以在 EPS（Chinese Easy Professional Superior）平台上访问。

三、结果

（一）数据描述

这些变量汇总在表 3 - 7 中。简而言之，南方的发病率高于北方，男性高于女性，这与以前的发现一致。PM_{10} 污染北方大于南方，二氧化氮污染南方大于北方。中国十个大城市的年平均空气污染浓度远远超过世界卫生组织指南的要求，该指南设定的 PM_{10}、NO_2 和 SO_2 的年平均上限分别为 20 微克/立方米、40 微克/立方米和 20 微克/立方米。南方城市降水和湿度大于北方城市，而南方日照时数较短，这与不同地理纬度地区的气候特征相一致。

（二）空气污染与鼻咽癌发病率及其增长率的关系

在控制了一系列可能的混杂变量后，基于双向固定效应模型估计了空气污染与鼻咽癌发病率（第一至第四列）及其增长率（第五至第八列）之间的关系，表 3 - 8 中所有变量均为对数形式，以消除异方差并估计弹性。

无论有无交互作用，当期 NO_2 浓度的升高与鼻咽癌发病率及其增长率均呈正相关，除女性发病率外，其余均在 1% 水平上有显著影响（t = 0.78）。在本时期内，二氧化氮浓度每增加 1%，鼻咽癌总发病率就增加 2.509%（男性 4.18%，女性 0.599%），鼻咽癌总发病率增长率增加 6.458%（男性 8.509%，女性 7.769%）。同样，SO_2 在当前时期对健康的影响与鼻咽癌发病率及其增长率都呈正相关，但不像 NO_2 那样具有统计学意义。PM_{10} 似乎与女性鼻咽癌发病率的相关性最强，而与男性的相关性不大。

空气污染对健康的长期影响表现为滞后 2 期的所有显著系数都与鼻咽癌发病率和发病率增长率呈正相关。例如，二氧化硫浓度每增加 1%，鼻咽癌发病率从 1.125% 增加到 1.824%，增长率从 1.993% 增加到 2.759%；PM_{10} 浓度每增加 1%，鼻咽癌发病率和增长率分别增加 1.077% 和 1.908%。

表 3-7　变量汇总统计

变量	平均值	标准差	最小值	Q25	Q50	Q75	最大值	北方城市 平均值	北方城市 标准差	南方城市 平均值	南方城市 标准差	F 统计量
男性 NPC 发病率（每 10 万人）	5.94	5.92	0.58	2.02	4.99	6.51	25.64	1.90	0.79	8.70	6.31	34.28***
女性 NPC 发病率	2.40	2.34	0	0.86	1.72	2.87	10.71	0.85	0.37	3.47	2.51	32.00***
PM$_{10}$（μg/m³）	102	18.68	70	89.3	102	111.2	160	109	17.3	97.4	18.28	8.04***
SO$_2$（μg/m³）	42.6	13.66	20	31	40.2	52.8	90	42.7	14.28	42.5	13.38	0.002
NO$_2$（μg/m³）	49.7	8.21	30	44	51.1	55.6	70	46.9	9.03	51.5	7.12	6.544**
湿度（份额）	68.26	8.03	49	64.25	70	72.75	82	61.28	6.66	73.34	4.23	92.89***
阳光（小时/年）	1838.23	541.62	703.8	1487.03	1773.95	2360.48	2699.6	2367.53	185.21	1453.28	356.1	175.8***
降水量（毫米/年）	1016.87	471.48	318	627.88	998.15	1341.95	2353.6	614.73	151.27	1309.33	404.2	85.53***
绿色覆盖率（份额）	37.49	4.09	23.45	35.72	37.96	39.85	47.69	36.81	5.23	37.96	3.1	1.47
烟酒消费（元）	422.73	152.93	168.05	313.65	392.07	532.2	807.25	378.93	144.96	451.92	152.6	4.57**
私人汽车拥有量（每百人）	11.69	10.35	0.67	3.56	8.86	17.4	42.32	10.76	11.38	12.31	9.68	0.43
第二产业产值（10 亿元）	3095	1760	727.5	1762.1	2595.7	3969.1	8027.8	2151.9	1007	3723.9	1878	18.78***
居民收入（元）	44824	17540	18779	31611	41900	54046	93960	42681	18343	46348	16990	0.815
工业废气处理设施（a）	2134	1390	444	1057	1864	2598	8917	1617	833	2478	1577	8.03***
人均教育人员	0.02	0.01	0.01	0.02	0.02	0.02	0.04	0.02	0.01	0.02	0.0043	3.65*
医院和保健中心（a）	541.54	357.43	221	299	446	633	1502	426.16	138	620.11	433.85	5.962**

注：北方城市：北京、沈阳、长春和哈尔滨。南方城市：上海、武汉、重庆、成都、杭州和广州。Q25：25% 分位数，Q50：50% 分位数，Q75：75% 分位数。* p<0.1；** p<0.05；*** p<0.01。

对于男性来说，当前和 lag3 期间影响最大的空气污染物是 NO_2，而 lag1 和 lag2 期间影响最大的空气污染物是 PM_{10}。例如，当期 NO_2 浓度每增加 1%，男性鼻咽癌发病率就会增加 4.18%。虽然如表 3-8 所示，对于女性而言，可能是由于与男性相比，发病率的多样性相对较低，但一些滞后项的影响在统计学上不如男性显著。然而，从鼻咽癌发病率增长率的角度来看，通过计算对数差放大了发病率的波动性，捕捉到了更多的细微变化，许多项变得显著，在当前和 lag3 期间影响最大的仍然是 NO_2；而且，在 lag2 期间影响最大的空气污染物仍然是 PM_{10}，与男性一样。我们注意到，除女性外，本期 PM_{10} 与鼻咽癌发病率呈负相关，这可能是因为没有考虑到市民使用防霾口罩而低估了 PM_{10}，以及在空气污染严重时人们倾向于待在室内。此外，PM_{10} 对男性的不利影响可能需要较长的潜伏期，从 lag1 期（$p = 0.068$）、lag2 期（$p = 0.078$）到 lag3 期（$p = 0.518$），PM_{10} 与鼻咽癌发病率呈正相关。总体而言，男性对 NO_2 对鼻咽癌发病率的影响比女性更敏感，因为第三栏（男性）与 NO_2 相关的所有系数都大于第四栏（女性）。

表 3-8　　　　　　　　　空气污染与鼻咽癌发病率及增长率的关系

	Ln NPC Incidence				ΔLn NPC Incidence			
	Overall	Overall#	Males	Females	Overall	Overall#	Males	Females
$lnNO_2$	2.509 *** (5.31)	1.706 *** (3.56)	4.180 *** (5.43)	0.599 (0.78)	6.458 *** (5.63)	5.598 *** (5.63)	8.509 *** (5.07)	7.769 *** (5.98)
$lnSO_2$	0.219 (1.13)	0.504 ** (2.67)	0.345 (1.28)	0.0980 (0.34)	0.0859 (0.30)	0.504 (1.28)	0.0483 (0.11)	0.0835 (0.68)
$lnPM_{10}$	-0.506 (-1.11)	-0.0434 (-0.09)	-1.2891 * (-1.86)	1.938 ** (2.58)	1.462 * (2.22)	1.324 (1.75)	1.421 (1.46)	1.831 (1.69)
$lnNO_2\_lag1$	-0.847 ** (-2.51)	-1.109 ** (-2.94)	-0.546 (-1.36)	-0.779 (-1.04)	-1.137 *** (-5.62)	-1.327 *** (-4.41)	-0.856 * (-2.23)	-0.6978 * (-1.98)
$lnSO_2\_lag1$	1.416 (0.74)	3.141 (1.30)	-2.002 (-0.55)	10.91 * (2.13)	6.518 * (1.92)	4.948 (1.80)	8.457 (1.37)	-9.018 (-1.64)
$lnPM_{10}\_lag1$	1.240 * (2.07)	1.115 ** (2.43)	2.058 * (2.07)	-0.540 (-0.49)	-0.893 (-0.97)	-1.194 (-1.50)	-1.329 (-0.94)	-4.787 *** (-3.28)
$lnNO_2\_lag2$	0.907 (1.68)	0.891 ** (2.57)	0.612 (1.02)	0.583 (0.63)	1.573 *** (3.54)	1.452 *** (3.84)	1.970 ** (2.70)	-1.472 (-1.61)
$lnSO_2\_lag2$	1.125 ** (3.01)	1.093 *** (3.94)	1.824 *** (4.15)	-0.356 (-0.58)	1.993 *** (4.33)	2.104 *** (4.25)	2.518 *** (3.66)	2.759 *** (5.52)

续表

	Ln NPC Incidence				ΔLn NPC Incidence			
	Overall	Overall#	Males	Females	Overall	Overall#	Males	Females
$lnPM_{10}\_lag2$	1.077 * (1.99)	0.0533 (0.08)	3.219 ** (2.99)	−2.080 (−1.71)	1.908 * (2.08)	1.135 (1.27)	2.842 * (1.85)	4.429 *** (4.41)
$lnNO_2\_lag3$	0.831 * (1.98)	0.850 *** (3.78)	1.448 * (2.14)	−0.445 (−0.60)	2.005 ** (2.53)	2.081 *** (3.75)	2.633 * (1.94)	3.884 ** (2.73)
$lnSO_2\_lag3$	−1.213 ** (−2.97)	−1.245 *** (−4.94)	−2.201 *** (−3.99)	0.470 (0.57)	−2.283 *** (−4.81)	−2.271 *** (−4.45)	−2.726 ** (−3.17)	−2.085 ** (−2.52)
$lnPM_{10}\_lag3$	0.342 (0.67)	−0.0746 (−0.17)	0.0973 (0.13)	1.069 (1.29)	1.063 (1.28)	0.342 (0.34)	0.450 (0.34)	1.129 (1.03)
$South\#LnSO_2$		−0.569 ** (−2.41)				−0.710 (−1.20)		
$South\#LnNO_2$		2.228 * (2.19)				2.259 * (2.17)		
R − sq	0.904	0.937	0.874	0.786	0.929	0.945	0.882	0.901
adj. R − sq	0.777	0.84	0.708	0.491	0.822	0.84	0.702	0.74

注: * $p < 0.1$；** $p < 0.05$；*** $p < 0.01$。# 交互项。

此外，我们还注意到，NO_2 对滞后期鼻咽癌发病率的影响显著为负，这似乎表明 NO_2 浓度的增加是导致这两年鼻咽癌发病较早的原因。同样，滞后期的 NO_2 和 PM_{10} 与 NPC 发病率增长率呈负相关，这可能是因为基数较高，许多研究表明，随着空气污染水平的增加，暴露—反应关系将变得不那么陡峭，这可能有助于解释为什么较高浓度的空气污染与滞后 1 期 NO_2 和 PM_{10} 的鼻咽癌发病率低增长率相关。

就控制变量而言，人均年可支配收入、工业废气处理设施、每 100 人私家车拥有量、医院和诊所数量、人均教育人员和降水量与 NPC 发病率呈负相关，第二产业总产值、人均烟酒消费量与鼻咽癌发病率呈正相关。控制变量的估计结果如表 3-11 中 A1 所示。

为了调查区域差异，添加了三个相互作用项，包括当前时期的空气污染和南方城市虚拟变量，但没有一个是显著的，除非去除了包含 PM_{10} 的相互作用项（t 值最低）。然后，与北方城市相比，南方城市当前 NO_2 浓度每增加 1%，NPC 发病率就会增加 2.228%，鼻咽癌发病增长率也会增加 2.259%，而北方城市似乎更受 SO_2 的影响。

交互图如图 3-2 所示。

在图 3-2A 中，北方城市（简单坡度 $t = 10.922$，$p = 0.000$）和南方城市（简单斜率 $t = 11.688$，$p = 0.000$）鼻咽癌发病率对 NO_2 的敏感性不同。同样，在图 3-2B 中，鼻咽癌发病率增长率对 NO_2 的敏感性在北方（简单斜率 $t = 5.630$，$p = 0.000$）和南方（简单斜率 $t =$

7.345，p = 0.000）城市之间存在差异。在其他因素均值不变的情况下，NO_2 浓度比平均值增加 1 个四分位区间（IQR），北方城市每 10 万人口中 NO_2 浓度增加 7（$\approx e^{3.6453}$ − $e^{(3.2523+3.6453)}$/2），南方城市每 10 万人口中 NO_2 浓度增加 18（$\approx e^{2.7917} - e^{(2.7917+2.7556)}$/2），这表明存在明显的区域差异。

在包括空气污染水平在内的所有因素保持其平均值不变的情况下，鼻咽癌的平均发病率为 32（约等于（$e^{3.6453} + e^{3.2523}$）/2）全国每 10 万人口，鼻咽癌发病率年均增长率约为 42%（约等于（1.0688 − 0.2203）/2），表明鼻咽癌发病率随时间呈上升趋势。

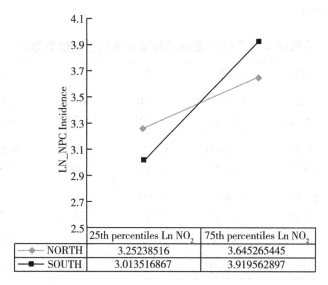

	25th percentiles Ln NO_2	75th percentiles Ln NO_2
NORTH	3.25238516	3.645265445
SOUTH	3.013516867	3.919562897

图 3 − 2A　中国南部和北部城市鼻咽癌发病率对 NO_2 浓度的敏感性

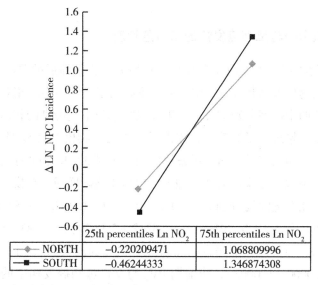

	25th percentiles Ln NO_2	75th percentiles Ln NO_2
NORTH	−0.220209471	1.068809996
SOUTH	−0.46244333	1.346874308

图 3 − 2B　中国南部和北部城市鼻咽癌发病率增长率对 NO_2 浓度的敏感性

（三）空气污染对鼻咽癌发病率及其增长率的累积健康影响

为了更好地评估空气污染的长期累积健康影响，对每种空气污染物计算了四年的长期倾向（见表3-9）。当空气污染物浓度在本年和未来三年内每年增加1%时，累积健康影响将分别导致鼻咽癌发病率增加3.4%、1.547%和2.152%，以及NO_2、SO_2和PM_{10}的鼻咽癌发病率增长率分别增加8.899%、6.315%和3.539%，累积健康影响最大的空气污染物是NO_2，其次是PM_{10}和SO_2；从总体发病率增长率来看，累积健康影响最大的空气污染物也是NO_2，其次是SO_2和PM_{10}。

表3-9　　空气污染对鼻咽癌发病率和增长率的累积健康效应

	整体	男性	女性	整体	男性	女性
$\sum lnNO_2$	3.400*** (5.62)	5.694*** (5.54)	-0.0414 (-0.04)	8.899*** (5.75)	12.26*** (5.04)	9.482*** (4.56)
$\sum lnSO_2$	1.547 (0.81)	-2.034 (-0.53)	11.12* (2.13)	6.315* (1.94)	8.298 (1.41)	-8.261 (-1.59)
$\sum lnPM_{10}$	2.152** (2.26)	4.085*** (3.32)	0.387 (0.26)	3.539** (2.87)	3.385 (1.25)	2.602 (1.05)
adj. R-sq	0.777	0.708	0.491	0.822	0.702	0.74
AIC	-134.1	-87.07	-62.16	-110.2	-46.43	-71.88

注：$\sum$ 指持续四年的空气污染物浓度每年增加1%的累积健康影响。* $p<0.1$，** $p<0.05$，*** $p<0.01$。

（四）环境空气污染与鼻咽癌发病的相对危险度

表3-10总结了在零滞后的单污染物模型（模型1）、三期滞后的单污染物模型（模型2）和三期滞后的三污染物模型（模型3）中，鼻咽癌归因于空气污染的相对风险。累积相对风险如模型4所示。这四个模型分别估计了鼻咽癌发病率与空气污染的相对风险，包括总体和性别，并对所有控制变量进行了调整。在零滞后的单污染物模型（模型1）、三期滞后的单污染物模型（模型2）和三期滞后的三污染物模型（模型3）中NO_2对当前时期的总体发病率和性别发病率影响最大，健康影响从模型1到模型3逐渐增强。在模型3中，当前时期鼻咽癌与NO_2的调整后相对危险度分别为1.5062（95%CI，1.2278~1.8478）、2.2995（95%CI：1.2567~4.2075）和1.3010（95%CI：0.8212~2.0620），而SO_2与当前时期的鼻咽癌发病率没有强烈关联，与女性鼻咽癌发病率有显著但微弱的关联（调整后的相对危险度=1.0001，95%CI=1.0000~1.0003），当前期PM_{10}与女性鼻咽癌发病率的相关性最强，相对危险度为1.2649（95%可信区间，1.0674~1.4990）。总的来说，NO_2与当前时期三种模型中的总体、男性或女性鼻咽癌发病率最密切相关。

表 3 – 10　鼻咽癌发生风险（95％置信区间）与周围 NO_2、SO_2 或 PM_{10} 浓度增加 $10\mu g/m^3$ 的相关性

	总体	男性	女性
零滞后的单污染物模型（模型1）			
NO_2	1.1582（0.8082 ~ 1.6616）	1.2774（0.8711 ~ 1.8739）	1.1264（0.9380 ~ 1.3530）
SO_2	1.0827（0.9560 ~ 1.2275）	1.0863（0.8958 ~ 1.3185）	1.0899（1.0125 ~ 1.1733）**
PM_{10}	0.9841（0.9361 ~ 1.0349）	0.9724（0.8790 ~ 1.0742）	1.0685（0.9930 ~ 1.1502）*
三期滞后的单污染物模型（模型2）			
NO_2			
NO_2	1.2193（1.0191 ~ 1.4591）**	1.3189（1.0040 ~ 1.7327）**	1.1883（0.9970 ~ 1.4174）*
NO_2_lag1	0.7835（0.6219 ~ 0.9881）*	0.8090（0.5963 ~ 1.0968）	0.8521（0.6697 ~ 1.0832）
NO_2_lag2	1.4019（1.0037 ~ 1.9579）**	1.4902（0.9446 ~ 2.3514）*	1.0711（0.7619 ~ 1.5073）
NO_2_lag3	0.9627（0.8130 ~ 1.1397）	0.9455（0.7283 ~ 1.2275）	0.9773（0.7718 ~ 1.2373）
SO_2			
SO_2	1.0521（0.9315 ~ 1.1890）	1.0557（0.8530 ~ 1.3076）	1.1176（1.0446 ~ 1.1957）***
SO_2_lag1	1.0000（1.0000 ~ 1.0000）	1.0000（1.0000 ~ 1.0000）	1.0000（1.0000 ~ 1.0000）
SO_2_lag2	1.0875（0.8869 ~ 1.3340）	1.0893（0.8932 ~ 1.3295）	0.9066（0.7283 ~ 1.1281）
SO_2_lag3	0.9881（0.8538 ~ 1.1434）	0.9714（0.7611 ~ 1.2397）	1.0493（0.9094 ~ 1.2118）
PM_{10}			
PM_{10}	0.9930（0.9352 ~ 1.0533）	0.9724（0.8624 ~ 1.0967）	1.1109（1.0135 ~ 1.2177）**
PM_{10}_lag1	1.0040（0.8878 ~ 1.13560）	1.0178（0.8361 ~ 1.2391）	0.9305（0.8106 ~ 1.0682）
PM_{10}_lag2	0.9666（0.8590 ~ 1.0874）	0.9861（0.8187 ~ 1.1868）	0.9484（0.8303 ~ 1.0837）
PM_{10}_lag3	0.9753（0.8403 ~ 1.1318）	0.9637（0.7718 ~ 1.2038）	0.9685（0.9176 ~ 1.0227）
三期滞后的三污染物模型（模型3）			
NO_2			
NO_2	1.5062（1.2278 ~ 1.8478）***	2.2995（1.2567 ~ 4.2075）**	1.3010（0.8212 ~ 2.0620）
NO_2_lag1	0.8403（0.6914 ~ 1.0211）*	0.9531（0.7305 ~ 1.2442）	0.8106（0.5724 ~ 1.1481）
NO_2_lag2	1.2843（1.0408 ~ 1.5848）**	1.1663（0.9436 ~ 1.4418）	1.1062（0.7233 ~ 1.6935）
NO_2_lag3	1.1589（1.0021 ~ 1.3404）**	1.3767（0.9812 ~ 1.9325）*	1.0925（0.7520 ~ 1.5876）

续表

	总体	男性	女性
SO$_2$			
SO$_2$	1.0579 (0.9130 ~ 1.2265)	1.0993 (0.9057 ~ 1.3351)	0.9484 (0.7535 ~ 1.1926)
SO$_2$_lag1	1.0000 (1.0000 ~ 1.0000)	1.0000 (1.0000 ~ 1.0000)	1.0001 (1.0000 ~ 1.0003) **
SO$_2$_lag2	1.1477 (0.9570 ~ 1.3770)	1.3755 (0.9103 ~ 2.0788)	0.9560 (0.6697 ~ 1.3644)
SO$_2$_lag3	0.8949 (0.7611 ~ 1.0509)	0.7054 (0.4681 ~ 1.0624) *	1.1124 (0.7565 ~ 1.6362)
PM$_{10}$			
PM$_{10}$	0.9560 (0.8146 ~ 1.1205)	0.8878 (0.7026 ~ 1.1224)	1.2649 (1.0674 ~ 1.4990) **
PM$_{10}$_lag1	1.0842 (0.9250 ~ 1.2714)	1.1129 (0.8454 ~ 1.4655)	0.9380 (0.7379 ~ 1.1904)
PM$_{10}$_lag2	1.0453 (0.9831 ~ 1.1116)	1.3252 (0.9841 ~ 1.7853) *	0.8361 (0.6250 ~ 1.1166)
PM$_{10}$_lag3	0.9743 (0.8369 ~ 1.1345)	0.9399 (0.7819 ~ 1.1289)	1.0000 (0.7804 ~ 1.2817)
累积相对风险（模型4）			
$\sum$ NO$_2$	1.8836 (1.2416 ~ 2.8577) **	3.5187 (1.2479 ~ 9.9215) **	1.2742 (0.7161 ~ 2.2696)
$\sum$ SO$_2$	1.0857 (0.9474 ~ 1.2450)	1.0662 (0.8746 ~ 1.3002)	1.0080 (0.8212 ~ 1.2384)
$\sum$ PM$_{10}$	1.0547 (0.8790 ~ 1.2663)	1.2300 (0.8958 ~ 1.6893)	0.9900 (0.7320 ~ 1.3394)

注：* $p < 0.1$，** $p < 0.05$，*** $p < 0.01$。

与 SO$_2$ 和 PM$_{10}$ 累积暴露相关的鼻咽癌发病率总体相对风险分别为 1.0857（95% CI，0.9474 ~ 1.2450）和 1.0547（95% CICI，0.8790 ~ 1.2663），NO$_2$ 累积暴露对鼻咽癌发病率整体和男性有显著的积极影响，对女性有积极但不显著的影响：相对危险度值为 1.8836（95% CI，1.2416 ~ 2.8577），分别为 3.5187（95% 可信区间，1.2479 ~ 9.9215）和 1.2742（95% 置信区间，0.7161 ~ 2.2696）。总之，在累积暴露条件下，总的和按性别划分的调整后相对危险度最强的空气污染物是 NO$_2$。该结果的森林图如图 3 - 3 所示。

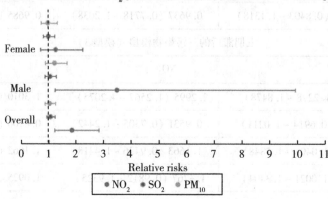

图 3 - 3　鼻咽癌发病的相对风险与持续 4 年空气污染物浓度每年增加 10 μg/m³ 相关

（五）敏感性分析

在对具有不同数量滞后项的按性别划分的模型进行敏感性分析时，结果仍然稳健，尤其是 NO_2。暴露于 NO_2 和 SO_2 导致当前时期鼻咽癌发病率增加，男性发病率更高，而 PM_{10} 对女性的危害更大。关于 NPC 发病率的增长率，空气污染物的影响在很大程度上是积极的，而当前时期 NO_2 的影响都是显著积极的，因此，对男性的影响大于对女性的影响。在对具有不同数量污染物且仅根据气象变量进行调整的模型中的相对危险度进行敏感性分析时，估计值基本不变。在零滞后的三种污染物模型、零滞后的一种污染物模型和三滞后的一个污染物模型中，NO_2 的调整后 RR 保持非常相似，从 1.1026（95% 可信区间，0.9623 ~ 1.2634）、1.122（95% 置信区间，0.985 ~ 1.278）到 1.0862（95% 可信限，0.9831 ~ 1.2）。总之，在除滞后期外的所有时期，与 NO_2 相关的相对风险大多大于 SO_2 和 PM_{10} 的相对风险（见表 3 - 11）。

表 3 - 11 - 1　空气污染与鼻咽癌发病率及鼻咽癌发病率增长率的关系
（控制变量估计结果，A1）

	ln NPC Incidence				Δln NPC Incidence			
	Overall	Overall#	Male	Female	Overall	Overall#	Male	Female
Δln income	- 1.902 ***	- 2.038 ***	- 3.038 ***	0.763	- 3.066 ***	- 3.379 ***	- 4.379 ***	- 1.202
ln precipitation	- 0.224	- 0.288	- 0.5045 *	0.316	0.0195	0.0670	0.0602	1.343 **
ln humidity	1.196 *	1.583 **	1.746	0.863	4.777 ***	5.086 ***	5.112 **	9.156 ***
ln air facilities	- 0.193 ***	- 0.191 ***	- 0.247 ***	- 0.108	- 0.511 ***	- 0.539 ***	- 0.525 ***	- 1.009 ***
ln private cars	- 0.286	- 0.0769	- 0.6181 *	0.669	- 0.861 ***	- 0.813 ***	- 0.981 *	- 1.202 ***
ln sunshine	1.084 ***	0.836 ***	1.954 ***	- 0.656	2.286 ***	2.103 ***	3.267 ***	1.242 *
ln green cover	0.104	0.804	1.243	- 0.753	- 0.721	- 0.486	0.340	- 5.097 ***
ln hospital	- 0.357 ***	- 0.446 ***	- 0.440 **	- 0.297	- 0.428 ***	- 0.549 ***	- 0.5488 *	- 0.570 ***
ln 2nd Industry	0.551	0.233	0.0173	1.167	- 1.962 **	- 2.579 **	- 2.915 ***	- 6.058 ***
Δln smoke and alcohol	0.928 **	0.866 ***	0.958 *	- 0.348	0.548	0.431	0.392	- 2.042 **
ln Edu personnel	- 0.572	- 0.8961 *	- 1.3591 *	- 0.701	- 2.939 ***	- 3.371 **	- 5.182 **	- 4.264 ***

Note：* $p < 0.1$　** $p < 0.05$　*** $p < 0.01$. #：Interaction terms added. "ln"：Logarithm. "Δln"：Log - difference.
#：Models with interaction terms.

表 3 –11 –2　空气污染与鼻咽癌发病关系的性别敏感性分析（A2）

| | Ln NPC Incidence | | | | | | | |
| | Female | | | | Male | | | |
	(1)	(2)	(3)	(4)	(5)	(6)	(7)	(8)
$lnNO_2$	0.75*	1.47**	1.18	0.599	0.942	1.03	1.96**	4.18***
$lnSO_2$	0.15	0.0464	0.0417	0.098	0.428	0.478	0.227	0.345
$lnPM_{10}$	0.783	1.61**	1.76**	1.94**	−0.689	−1.24*	−1.15	−129*
$lnNO_2\_lag1$		−0.645	−0.73	−0.779		−0.202	−0.684	−0.546
$lnSO_2\_lag1$		7.23**	7.91**	10.9*		−3.27	3.19	−2
$lnPM_{10}\_lag1$		−0.586	−0.618	−0.54		1.2	1.84	2.06*
$lnNO_2\_lag2$			0.274	0.583			1.78**	0.612
$lnSO_2\_lag2$			−0.0367	−0.356			0.33	1.82***
$lnPM_{10}\_lag2$			−0.849	−2.08			0.601	3.22**
$lnNO_2\_lag3$				−0.445				1.45*
$lnSO_2\_lag3$				0.47				−2.2***
$lnPM_{10}\_lag3$				1.07				0.0973
adj. R – square	0.496	0.555	0.519	0.491	0.319	0.297	0.544	0.708

Note：* p < 0.1，** p < 0.05，*** p < 0.01.

表 3 –11 –3　空气污染与鼻咽癌发病率性别增长关系的敏感性分析（A3）

| | Δ ln NPC Incidence | | | | | | | |
| | Female | | | | Male | | | |
	(1)	(2)	(3)	(4)	(5)	(6)	(7)	(8)
$lnNO_2$	2.35***	2.27**	3.99***	7.77***	3.3***	3.76***	5.21***	8.51***
$lnSO_2$	0.257	0.306	0.0971	0.0835	0.383	0.236	−0.169	0.0483
$lnPM_{10}$	1.07	1.29	0.627	1.83	−0.472	0.0415	1.45	1.42
$lnNO_2\_lag1$		−1.28	−1.03**	−0.698*		−0.512	−0.956	−0.856*
$lnSO_2\_lag1$		−9.09	−12.4**	−9.02		5.64	13.6	8.46
$lnPM1o\_lag1$		−2.82	−3.6*	−4.79***		0.437	−1.34	−1.33
$lnNO_2\_lag2$			0.0989	−1.47			3.76***	1.97**
$lnSO_2\_lag2$			1.21	2.76***			0.895	2.52***
$lnPM_{10}\_lag2$			2.57***	4.43***			−0.489	2.84*
$lnNO_2\_lag3$				3.88**				2.63*
$lnSO_2\_lag3$				−2.09**				−2.73**
$lnPM_{10}\_lag3$				1.13				0.45
adj. R – square	0.328	0.411	0.556	0.74	0.332	0.274	0.625	0.702

Note：* p < 0.1，** p < 0.05，*** p < 0.01.

表 3 – 11 – 4　鼻咽癌发病率相对风险（95% CI）与空气污染物浓度增加
10μg/m³ 相关的敏感性分析，仅对带有或不带有滞后项的气象变量进行了调整（A4）

	Three – Pollutants Model with Zero Lag	One – Pollutant Model with Zero Lag (NO_2)	One – Pollutants Model with Three Lags (NO_2)	One – Pollutant Model with Zero Lag (SO_2)	One – Pollutants Model with Three Lags (SO_2)	One – Pollutant Model with Zero Lag (PM_{10})	One – Pollutants Model with Three Lags (PM_{10})	Three – Pollutants Model with Three Lags
NO_2	1.1026	1.122*	1.0862*					1.0663
SO_2	1.0428			1.0531	1.0411			1.0854
PM_{10}	0.9846					1.0103	1.0005	0.9393
NO_2 lag1			0.8872					0.8656
SO_2 lag1					1			1
PM_{10} lag1							1.0448	1.1129**
NO_2 lag2			1.1384					1.2782**
SO_2 lag2					1.0026			0.9279
PM_{10} lag2							0.9734	0.9254
NO_2 lag3			1.043					1.0368
SO_2 lag3					0.9965			1.0123
PM_{10} lag3							1.0238	1.0027

Note：$* p < 0.1$，$** p < 0.05$.

四、讨论

这项研究基于 2006～2013 年中国 10 个大城市的双向固定效应模型和面板数据，以检验环境空气污染与 NPC 发病率之间的关联。对教育普及水平、医疗水平、城市绿化水平、人均烟酒消费量、人均可支配收入、第二产业发展和气象条件等几个混杂因素进行了调整。通过应用个体固定效应和时间固定效应，我们能够控制大多数无法在时间序列和横截面模型中进行调整的潜在混杂因素，如吸烟者百分比、人口结构、饮食习惯、流行和病毒状况以及全国政策。

分析表明，环境空气污染，特别是来自 NO_2 的污染，与中国的鼻咽癌发病率密切相关。二氧化氮浓度每增加 1%，鼻咽癌发病率至少增加 1.706 个百分点，鼻咽癌发病率增长率至少增加 5.598 个百分点。这些发现与以前的研究一致，这些研究报告称，与 SO_2 和 PM_{10} 相比，NO_2 与 NPC 发病率或 CBD（脑血管疾病）和 CVD（心血管疾病）死亡率的相关性最强。室内空气污染的有害影响可以从另一个角度支持我们的发现：在妇女中，每日焚香（调整后的 OR = 2.49，95% CI：1.33～4.66）增加鼻炎风险，通风良好的每日焚香调整后的

OR（1.35，95% CI：0.92～1.98）远低于通风不良的（2.08，95% CI：1.02～4.24）。由于以往很少有研究环境空气污染与 NPC 之间的关系，本实证研究丰富了相关文献，并展示了 NPC 发病的新机制。

通过对性别差异的分析，可以揭示中国和世界其他地区鼻咽癌发病率存在显著性别差异的原因。模型估计结果表明，NO_2 对男性的影响明显大于对女性的影响。男性鼻咽癌发病率和发病率增长率分别是女性的 6.97 倍和 1.09 倍（见表 3-8），可能是由于性别之间的生理差异。在以往的研究中也发现被动吸烟在鼻咽癌风险方面存在显著的性别差异。

在我们对长期关系的分析中，模型结果显示，lag2 和 lag3 时期的 NO_2，以及 lag1 和 lag2 时期的 SO_2 和 PM_{10} 与 NPC 发病率显著正相关。这些结果表明，即使在 3 年前暴露于空气污染中，在当年仍然对 NPC 发病率有显著的正相关影响。在连续 4 个时段 NO_2 浓度增加 $10\mu g/m^3$ 的累积健康效应中，男性鼻咽癌的相对风险分别为 3.5187（95% CI，1.2479～9.9215），女性为 1.2742（95% CI，0.7161～2.2696），总体为 1.8836（95% CI，1.2416～2.8577），高于 SO_2 和 PM_{10}。

有趣的是，我们惊讶地发现，南方城市较高的湿度与鼻咽癌发病率及其增长率呈正相关。这表明，空气湿度可能是影响鼻咽的另一个重要因素，可能是因为在潮湿的空气中，$PM_{2.5}$ 和 PM_{10} 颗粒通过与水分子结合产生更多的有毒活性氧，二氧化氮也通过类似的机制。建议人们在空气污染严重的雾天不要在室外待太久。未来的分子化学研究应该尝试解释湿度在鼻咽癌发病中的作用。此外，通过增加交互项，我们确实注意到，二氧化氮对鼻咽癌发病率的影响在南方城市明显大于北方城市，这可能与南方城市湿度较高有关。

欧洲航天局 2019 年 12 月发布的最新二氧化氮地图显示，中国大部分地区，如京津冀、长三角、珠三角等地区的二氧化氮水平远远超过 $100\mu mol/m^2$，比周边国家更为严重，极有可能对人体健康产生负面影响。

在中国人口密集的城市地区，汽车尾气是氮氧化物的重要来源，除了工业废气。目前的研究表明 NO_2 可能是 NPC 的潜在致病因素，因此，为了保证公众健康，监管机构必须实施限制性政策，控制工业和汽车尾气排放，鼓励使用清洁能源，促进新能源汽车的普及，以降低环境空气污染水平。此外，中国政府应该坚持减排战略，以改善环境健康。

这项研究也有其局限性。第一，我们只考虑了四年时间内空气污染对健康的长期影响，然而，未来的研究应该在面板数据模型中使用更长的空气污染延迟，以系统地检查环境空气污染对健康的长期影响的模式；第二，对人体有毒性的臭氧由于数据有限无法获得其数据，然而，这并不影响我们估计结果的统计效力；第三，尽管个体固定效应和时间固定效应捕获了特定的城市特征，这些特征不会随着时间的推移在所有城市中缓慢变化或同步变化，但它们不能用于控制城市间异步变化的因素，如呼吸面罩的使用率，这可能导致低估 PM_{10} 对 NPC 发病率的有害影响，但缺失的变量不会影响 NO_2 或 SO_2 的影响估计，因为这两种空气污染物仍然可以穿透呼吸面罩；第四，我们不考虑室内空气污染对健康的影响，如果人们因为严重的环境空气污染而宁愿待在家里，那么环境空气污染对健康的影响可能会被低估；第五，未来的实证研究应该包括更多的中等城市，以提高结论的外部有效性。

五、结论

长期以来，环境空气污染与中国 10 个大城市的 NPC 发病率密切相关。NO_2 对鼻咽癌发病率的影响在男性中比女性更强烈，这表明男性对 NO_2 更敏感。此外，通过尚未确定的机制，湿度可能会增加空气污染对鼻咽癌发病的有害影响，南方（较潮湿）城市的影响大于北方城市。包括中等城市和更长时期在内的更大的小组研究以及时空研究可能会产生更多有用的信息。

第三节　环境污染与喉癌[①]

流行病学证据表明，在中国，环境空气污染是呼吸系统疾病的一个日益重要的危险因素，但尚未有研究评估其对喉癌发病率的影响。本研究通过构建双向固定效应模型和泊松回归模型，探讨了 NO_2、SO_2 和 PM_{10} 对 2006 ~ 2013 年中国 12 个主要城市喉癌发病率的影响。PM_{10}、SO_2、NO_2 年均浓度为 107.22μg/m³、44.07μg/m³ 和 46.71μg/m³，标准偏差 24.84μg/m³、13.68μg/m³ 和 9.19μg/m³。我们观察到环境空气污染物与喉癌的发病率显著正相关，尤其是 NO_2。NO_2、SO_2 和 PM_{10} 在本期喉癌总发病率的相对危险度分别为 1.20、1.04 和 1.00，95% 置信区间（CI）分别为 1.01 ~ 1.43、0.93 ~ 1.16 和 0.96 ~ 1.05。此外，这种有害影响在男性比女性更强烈，这可能是由于长期暴露于更严重的空气污染对男性造成的遗传倾向。我们的发现补充了由于环境空气污染导致的喉肿瘤的流行病学证据，并强调了通过公共政策控制有害空气污染排放的必要性。

一、引言

环境空气污染已经对人类造成了巨大的健康、经济和社会负担。据世界卫生组织称，空气污染已被确定为全球疾病负担的主要原因，特别是在中低收入国家，约有 420 万人死于环境空气污染引起的中风、心脏病、肺癌和慢性呼吸道疾病。中国作为世界上最大的发展中国家和第二大经济体，经过 40 多年的改革开放，城市建设取得了长足的发展，同时也加剧了国内生态环境的恶化。实证研究估计，到 2030 年底，中国 2010 年的空气污染水平只有下降 30% 以上，才能抵消空气污染导致的死亡率上升。

虽然喉部会直接暴露于呼吸系统顶部的有害空气污染物，但喉部疾病与空气污染之间的关系尚未得到充分的研究。先前的研究一致表明环境空气污染与肺癌、肺气肿和呼吸衰竭等呼吸系统疾病的发病率或死亡率显著相关。然而，很少有实证研究集中在暴露于空气污染和

---

① 本节内容的主要观点已发表于 2020 年第 27 期 "*Environmental Science and Pollution Research*"。

喉部疾病之间的关系。一项对生活在泰国的 3025 名参与者进行的时间序列分析表明，接触氮氧化物与喉咙灼烧和声音嘶哑有关。也有研究表明，暴露于颗粒物可能与慢性喉炎和其他喉部疾病的风险增加有关。本研究则为从环境空气污染的角度解释喉癌（LN）的发病机制提供了更多的流行病学证据。

基于以下三个原因，本研究旨在探讨环境空气污染在中国喉癌发病中的作用。首先，根据世卫组织的报告，2018 年全球共有 177422 例确诊 LN 病例，其中约 93373 例发生在亚洲，而仅中国就有 27832 例，远远超过所有其他亚洲国家。其次，世界卫生组织（WHO）发布的中国概况显示，LN 的发病率和死亡率在中国 145 种恶性肿瘤中分别排名第 22 位和第 19 位，这表明中国 LN 高发病率背后的机制仍亟待发掘。最后，LN 每年全世界有 8.3 万人死亡，其中超过 7 万人是男性。男女比例为 7∶1 是头颈部癌症中最大的性别差异，这一点尚未得到充分解释。因此，我们的研究旨在评估中国环境空气污染对 LN 发病风险的当前和长期影响以及这种关系中的性别差异。

二、方法

（一）样本范围

本研究将收集我国 12 个有代表性的主要城市大气污染物、LN 发生率、气象条件等资料，评估环境空气污染与 LN 发生的关系。这些选定的城市在地理上由北向南分布，以秦淮线为界，包括北京（BJ）、沈阳（SY）、长春（CC）、郑州（ZZ）、兰州（LZ）、西宁（XN）、上海（SH）、杭州（HZ）、南昌（NC）、南京（NJ）、广州（GZ）和成都（CD）。这些城市在 2018 年占中国生产总值的 17.45%，占总人口的 7.27%。考虑到数据的可获取性和相对完整性，本研究选择的时间段为 2006~2013 年。

（二）数据来源

自 1997 年以来，我国城市陆续实施了大气污染物监测。12 个城市共有 286 个空气污染监测站。在本研究中，我们考虑了三种选定的空气污染物对 LN 的影响，其毒性机制如下：二氧化硫（SO_2）易溶于水，形成硫酸盐等有害化合物，二氧化氮（NO_2）通过破坏上皮细胞增加对细菌病原体的易感性，两者均可引起严重的呼吸系统疾病。与 $PM_{2.5}$ 相比，PM_{10} 更容易在上呼吸道积聚，是喉部的致病因素之一。因此，我们将 NO_2、SO_2 和 PM_{10} 纳入分析，并收集了各城市环保部门的年平均浓度数据。各城市环境空气质量监测技术要求执行国家环境监测中心（2006）发布的《环境空气质量自动监测方法》。

2002 年，国家癌症登记中心成立，包括全国数百个城市的癌症监测站，由中国疾病预防控制中心管理。从 2005 年开始，肿瘤数据实行年报制度。由当地医院或社区卫生服务中心确诊的癌症将上报各城市的癌症登记中心，在那里我们获得了 LN 的年度病例和发病率数据。所有发病率包括总体发病率和性别发病率，均按年龄加权，以便比较不同年龄结构的城市。

为了控制气象因素对 LN 发病率的影响，我们从各城市气象局获得了年气象相关数据，包括日照时数、降水量、湿度和温度。

(三) 统计分析

基于 2006 ~ 2013 年中国 12 个主要城市的面板数据，我们采用双向固定效应模型估计了 3 种污染物对 LN 发病率的影响。为了得到弹性解释的影响，所有变量调整为原始数据的对数。模型如下：

$$\ln LN_{it} = \beta_0 + \beta_1 \ln AP_{it} + \beta_2 \ln Meteo_{it} + v_i + \gamma_t + \varepsilon_{it} \tag{3.8}$$

用 LN_{it}、AP_{it} 和 $Meteo_{it}$ 变量分别描述了 i 市 LN 发病率、大气污染物浓度和气象条件。v_i 描述了在一个城市中保持不变或缓慢变化的未观察到的固定效应，如生活习惯或宗教仪式。γ_t 阐述了国家政策等定时效应。ε_{it} 是随城市和时间变化的误差。

考虑到环境空气污染物对呼吸道疾病的负面影响可能需要一段时间才能显现，观察空气污染物对 LN 发病率的长期影响是合理和必要的。加入 AP_{it-1}、AP_{it-2} 和 AP_{it-3} 变量，分别代表三个滞后期的污染物。由于一段时期内大气污染物对健康的影响将持续到未来一段时期，因此进一步估算了大气污染物对健康的累积影响。这种方法在有限分布滞后模型中发挥了重要作用。系数 β_3、β_4 和 β_5 代表大气污染物滞后 1 年、2 年和 3 年对 LN 发病的影响。系数 δ_1 代表每种空气污染物的累积健康效应。

$$\ln LN_{it} = \beta_0 + \beta_1 \ln AP_{it} + \beta_2 \ln Meteo_{it} + \beta_3 \ln AP_{it-1} + \beta_4 \ln AP_{it-2} + \beta_5 \ln AP_{it-3} + v_i + \gamma_t + \varepsilon_{it} \tag{3.9}$$

$$\ln LN_{i,t} = \beta_0 + \delta_1 \ln AP_{it} + \beta_2 \ln Meteo_{it} + \beta_3 (\ln AP_{it-1} - \ln AP_{it}) + \beta_4 (\ln AP_{it-2} - \ln AP_{it}) + \beta_5 (\ln AP_{it-3} - \ln AP_{it}) + v_i + \gamma_t + \varepsilon_{it} \tag{3.10}$$

相对危险度 (RR) 是流行病学研究中的一个重要指标，用来衡量环境空气污染与疾病风险之间的关系。与之前的研究相似，我们计算了 LN 发病率的 RRs。具体而言，将模型从对数—对数转换为对数—线性，并建立了一个泊松面板回归模型。因变量转换为 LN 病例数。模型对大气污染物进行了原始数据处理，气象变量保持对数形式。相对危险度用 exp 计算 ($\beta\Delta x$)。本研究应用了三种不同的 LN 发病率 RRs 模型：零滞后、三滞后的各污染物模型和累积健康效应模型。

最后，应用敏感性分析方法对模型进行修正判断结果是否保持鲁棒性。本研究建立了零滞后、一滞后和二滞后三种污染物模型，计算了 LN 的发病率，并与三个滞后模型进行了比较。

所有分析均采用 STA15.1 软件。在正式估计之前，我们对每个变量进行了 Dickey - Fuller 和 Levin - Lin - Chu 单位根检验，以确保它们的时间序列是稳定的。同时，为了避免序列相关性和异方差的影响，采用了聚类鲁棒标准差。

三、结果

表 3 - 12 为大气污染物浓度、LN 发病率和病例数、气象条件的描述性统计。在我们研究

的 8 年时间内，PM_{10}、SO_2 和 NO_2 的平均浓度为 107.22$\mu g/m^3$、44.07$\mu g/m^3$ 和 46.71$\mu g/m^3$。男女 LN 平均发病率分别为 64.58 例和 7.57 例，平均发病率分别为 3.42/10000 人/年和 0.55/10000 人/年，存在明显的性别差异。南方城市 LN 平均发病率为 97.26，略高于北方城市。

表 3−12　2006～2013 年空气污染、气象因素、喉癌发病率及病例相关描述性统计分析

变量	均值	标准差	最小值	最大值	北方城市		南方城市	
					均值	标准差	均值	标准差
PM_{10}（$\mu g/m^3$）	107.22	24.84	68.6	192	119.89	24.07	94.54	18.42
SO_2（$\mu g/m^3$）	44.07	13.68	20	90	45.75	14.79	42.39	12.39
NO_2（$\mu g/m^3$）	46.71	9.19	26	67	42.91	9.32	50.51	7.39
总体发病率（%）	2.14	0.92	0.45	4.3	2.02	1.02	2.25	0.83
总病例数	83.94	60.89	4	187	68.91	55.84	97.26	62.85
男性发病率（%）	3.42	1.66	0.44	7.22	2.91	1.59	3.89	1.59
男性病例数	64.58	58.75	1	180	49.08	50.72	78.95	62.54
女性发病率（%）	0.55	0.56	0.06	2.81	0.74	0.73	0.38	0.23
女性病例数	7.57	5.44	1	22	9.03	6.59	6.23	3.76
温度（℃）	14.02	5.44	5.2	23.2	9.75	3.76	18.28	2.09
降水量（mm）	951.59	519.19	185.9	2353.6	550.84	181.79	1352.33	428.64
湿度（%）	65.09	8.24	49	82	58.43	5.84	71.76	3.51
日照（h）	1979.28	474.55	780.6	2782.1	2339.89	284.25	1618.67	329.76

注：北方城市包括北京、沈阳、长春、郑州、兰州、西宁；南方城市包括上海、杭州、南昌、南京、广州和成都。

表 3−13 显示了当前和长期大气污染物与 LN 发病率之间的关系，以及大气污染物对 LN 发病率的滞后 0～3 年的累积影响情况。可见，NO_2 浓度的升高会显著增加现阶段 LN 的总体发病率和男性发病率。当 NO_2 浓度增加 1% 时，LN 总发病率和男性发病率分别增加 0.67% 和 0.73%。SO_2 浓度与 LN 男性发病率呈正相关。PM_{10} 似乎与女性 LN 发病率更密切相关。

大气污染物对健康的长期影响主要表现为 NO_2 和 PM_{10}。对男性而言，NO_2 是本期和 lag3 期影响最大的大气污染物，而 PM_{10} 是 lag2 期影响最大的大气污染物。lag3 期 NO_2 浓度每增加 1%，LN 男性发病率增加 0.96%。与男性不同，PM_{10} 及其滞后项对女性 LN 发病率的影响最大。PM_{10} 浓度在本期和 lag2 期每增加 1%，LN 女性发病率分别增加 1.41% 和 1.44%。

NO_2、PM_{10} 与男性 LN 发病率的关系中，四年的累积效应最强。当 NO_2 和 PM_{10} 在当前和未来三年内增加 1% 时，对 LN 男性发病率的累积健康影响分别为 0.76% 和 0.59%。与 NO_2、SO_2 和 PM_{10} 累积暴露相关的 LN 总发生率分别为 0.99%、0.06% 和 0.09%。

表 3 – 13   喉癌发病率与大气污染物暴露的关系

空气污染物		总体	P 值	男性	P 值	女性	P 值
NO_2		0.67	0.020**	0.73	0.035**	0.48	0.682
	Lag 1	0.05	0.940	− 0.17	0.619	− 0.95	0.419
	Lag 2	− 0.68	0.133	− 0.64	0.003***	− 0.36	0.599
	Lag 3	0.96	0.051*	0.84	0.014**	1.75	0.073*
	$\sum NO_2$	0.99	0.101	0.76	0.066*	0.91	0.459
SO_2		0.25	0.204	0.36	0.052	− 0.58	0.512
	Lag 1	− 0.16	0.581	0.05	0.830	1.16	0.210
	Lag 2	0.45	0.204	− 0.06	0.798	− 0.14	0.798
	Lag 3	− 0.48	0.174	− 0.59	0.046**	− 1.08	0.085*
	$\sum SO_2$	0.06	0.775	− 0.23	0.289	− 0.64	0.229
PM_{10}		− 0.32	0.330	0.17	0.588	1.41	0.167
	Lag 1	0.03	0.943	0.02	0.965	− 1.27	0.236
	Lag 2	1.11	0.023**	1.07	0.008***	1.44	0.042**
	Lag 3	− 0.73	0.114	− 0.66	0.178	− 0.45	0.546
	$\sum PM_{10}$	0.09	0.875	0.59	0.054*	1.13	0.391

注：$\sum$ 指空气污染物浓度每年增加1%的累积健康影响，持续四年。* $p < 0.10$，** $p < 0.05$，*** $p < 0.01$。

图 3 – 4 至图 3 – 8 显示了每种空气污染物的 95% 置信区间（CI）的 LN 相对风险森林图，包括零滞后、三滞后的单污染物模型和单污染物累积影响模型。在零滞后的单污染物模型中，NO_2 的相对危险度最高。对 LN 的总发病率和男性发病率有显著的正影响，相应的 RRs 分别为 1.20（95% CI：1.01 ~ 1.43）和 1.22（95% CI：1.03 ~ 1.45）。至于性别差异，NO_2 和 SO_2 对男性的危险性高于女性，而 PM_{10} 对女性的危险性高于男性。在本期，NO_2 与总发病率和男性发病率之间的关联度在单一污染物的三滞后模型中最强，RRs 分别为 1.19（95% CI：0.96 ~ 1.49）和 1.22（95% CI：0.99 ~ 1.49）。暴露于 SO_2 只显著增加了 lag1 期女性 LN 发病的风险，RR 为 1.13（95% CI：0.95 ~ 1.35）。而 PM_{10} 在本期和远期均无明显显著影响。

从图 3 – 8 中可以看出，暴露于 NO_2 持续 4 年对 LN 总发病率和男性 LN 发病率的风险有显著的正向影响，而对女性 LN 发病率的影响不显著。95% CI 的 RRs 分别为 1.24（95% CI：0.99 ~ 1.54）、1.24（95% CI：0.99 ~ 1.55）和 1.07（95% CI：0.75 ~ 1.54）。LN 总发病率的 RRs 分别为 1.07（95% CI：0.92 ~ 1.24）和 0.99（95% CI：0.81 ~ 1.23）。总的来说，四年来，二氧化氮对男性和女性的累积影响最大。

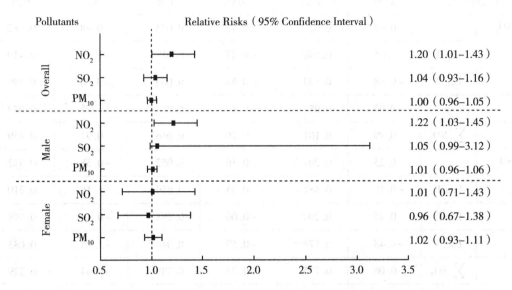

图 3 – 4   每 10μg/m³ 空气污染物浓度与喉癌发病的相对风险（RRs）
和 95% 置信区间——零滞后单污染物模型

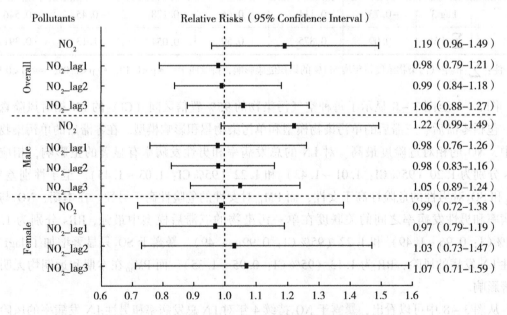

图 3 – 5   每 10μg/m³ 二氧化氮浓度与喉癌发病的相对风险（RRs）
和 95% 置信区间——三滞后单污染物模型

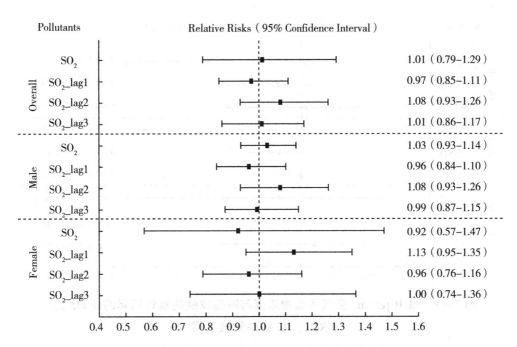

图 3 – 6 每 10μg/m³ 二氧化硫浓度与喉癌发病的相对风险（RRs）和 95% 置信区间——三滞后单污染物模型

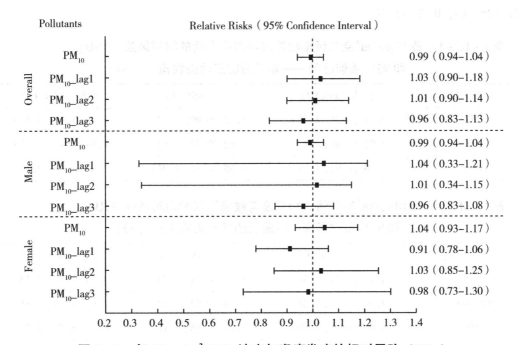

图 3 – 7 每 10μg/m³ PM₁₀ 浓度与喉癌发病的相对风险（RRs）和 95% 置信区间——三滞后单污染物模型

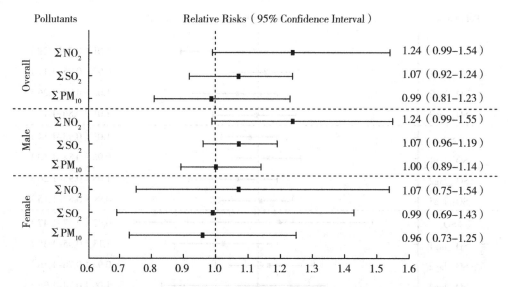

图 3 - 8　每 10μg/m³ 空气污染物浓度与喉癌发病的累计四年的相对风险
（RRs）和 95％置信区间

如表 3 - 14 所示，模型改变滞后期后，结果仍然稳健，显示了 LNs 的相对风险。例如，在零滞后的三污染物模型中，对 LN 总发病率影响最大的大气污染物仍然是 NO₂，RR 为 1. 21（95％ CI：0. 98 ~ 1. 48）。

表 3 - 14 - 1　每 10μg/m³ 空气污染物浓度与喉癌发病的相对风险（RRs）
和 95％置信区间——零滞后的三污染物模型（S1）

空气污染物	总体（95％ CI）	男性（95％ CI）	女性（95％ CI）
NO_2	1. 21（0. 98, 1. 48）	1. 22（0. 99, 1. 52）	1. 04（0. 69, 1. 56）
SO_2	1. 01（0. 90, 1. 13）	1. 02（0. 93, 1. 12）	0. 94（0. 61, 1. 47）
PM_{10}	0. 98（0. 92, 1. 04）	0. 98（0. 92, 1. 04）	1. 03（0. 89, 1. 19）

表 3 - 14 - 2　每 10μg/m³ 空气污染物浓度与喉癌发病的相对风险（RRs）
和 95％置信区间——滞后的三污染物模型（S2）

空气污染物	总体（95％ CI）	男性（95％ CI）	女性（95％ CI）
NO_2	1. 18（0. 79, 1. 76）	1. 18（0. 91, 1. 53）	1. 14（0. 51, 2. 55）
NO_2_lag 1	1. 03（0. 83, 1. 28）	1. 04（0. 83, 1. 32）	0. 95（0. 68, 1. 35）
SO_2	1. 03（0. 88, 1. 19）	1. 05（0. 95, 1. 18）	0. 82（0. 55, 1. 23）
SO_2_lag 1	0. 99（0. 89, 1. 12）	0. 97（0. 88, 1. 07）	1. 18（0. 87, 1. 59）
PM_{10}	0. 97（0. 90, 1. 04）	0. 96（0. 89, 1. 03）	1. 07（0. 91, 1. 26）
PM_{10}_lag 1	1. 01（0. 87, 1. 18）	1. 03（0. 96, 1. 10）	0. 86（0. 62, 1. 20）

表 3 – 14 – 3 每 10 μg/m³ 空气污染物浓度与喉癌发病的相对风险（RRs）
和 95% 置信区间——二滞后的三污染物模型（S3）

空气污染物	总体（95% CI）	男性（95% CI）	女性（95% CI）
NO_2	1.14（0.45, 2.87）	1.16（0.90, 1.50）	1.22（0.26, 5.68）
NO_2_lag 1	1.06（0.65, 1.72）	1.08（0.75, 1.54）	0.84（0.42, 1.71）
NO_2_lag 2	0.98（0.65, 1.46）	0.97（0.74, 1.27）	1.14（0.64, 2.02）
SO_2	1.02（0.56, 1.85）	1.05（0.93, 1.19）	0.83（0.31, 2.22）
SO_2_lag 1	0.95（0.79, 1.14）	0.93（0.82, 1.06）	1.29（0.80, 2.07）
SO_2_lag 2	1.08（0.92, 1.27）	1.06（0.89, 1.27）	0.88（0.68, 1.15）
PM_{10}	0.97（0.90, 1.04）	0.96（0.90, 1.03）	1.08（0.89, 1.31）
PM_{10}_lag 1	1.01（0.72, 1.42）	1.02（0.92, 1.13）	0.86（0.48, 1.53）
PM_{10}_lag 2	0.99（0.78, 1.28）	1.01（0.86, 1.19）	1.02（0.69, 1.52）

四、讨论

基于 2006~2013 年中国 12 个主要城市的面板数据，本研究评估了三种环境空气污染物与 LN 发病率之间的关系。迄今为止，这是中国首次评估环境空气污染对 LN 发病风险的健康影响的研究。我们估计，最显著的影响发生在 NO_2 和 LN 发病率之间的关联。累积健康效应一般强于单年的影响。在调整了模型的滞后期后，大气污染物对健康的影响仍然存在。性别差异分析结果显示，环境空气污染对 LN 发病率的负面影响在男性中要大于女性。男性的 NO_2 与 LN 发病率的相关系数是女性的 1.52 倍。女性似乎更易受 PM_{10} 的影响，PM_{10} 与女性 LN 发病率之间的关系在 lag2 期尤为显著。

以前的研究探讨了喉部疾病与空气污染之间的关系，尽管在中国没有一个研究关注 LN。Joo 等观察到，暴露于 PM_{10} 与慢性喉炎发病率增加相关，相对危险度为 1.38（95% CI：1.01~1.89）。对生活在泰国清迈的 3025 名参与者进行的时间序列分析显示，NO_2 浓度与喉部症状显著正相关，调整后的相对危险度为 1.04（95% CI：1.02~1.07）/10 亿分之一。与常用的 LN 发病影响因素 Logistic 回归模型不同，本研究采用双向固定效应模型进行分析。该模型最大的优点是解决了缺失变量的问题，如饮食习惯、宗教仪式和国家政策，这些变量随时间或个人而保持不变。由于有关二氧化氮与 LN 发病关系的文章很少，我们的研究扩展了相关文献，揭示了 LN 发病的新机制。

虽然环境空气污染对 LN 的影响机制还没有从生物学的角度进行清楚的探讨，但我们可以从以下假设来解释可能的机制。与南方相比，北方 LN 发病率、降水量和湿度普遍较低。Chen 等发现，降水可能对空气中的 PM_{10} 和 SO_2 有净化作用。同时，由于南方的高湿度，PM_{10} 会与水分子结合产生具有毒性的活性氧。NO_2 也是由这种化学机制产生的。如果过量的

NO_2进入机体，就会在血液中产生氧化损伤。人类的生物学机制会产生相应的氧化应激，从而使蛋白质进一步羰基化，氧化损伤细胞膜，最终诱导细胞凋亡，这是各种呼吸系统疾病的病理基础。因此，我们推测在南方高浓度的NO_2可能是 LN 发病率高的原因。同时，Meng 等人发现，如果SO_2被上呼吸道吸收，很容易溶于水，形成硫酸盐等衍生物，很容易被血液或体液吸收，从而对呼吸道的喉部等各种器官造成毒性作用。进入体内的微粒物质还会导致巨噬细胞释放大量细胞因子，进而引发炎症反应。这些机制解释了SO_2和PM_{10}在一定程度上增加了 LN 的负担。

性别差异分析表明，男性受环境空气污染的影响较大，男性 LN 的发病率和发病例数均高于女性。这可能是由于男性长期暴露于室外环境空气污染，导致呼吸道疾病的遗传易感性。在工作场所接触硬金属和甲醛的工人患 LN 的风险增加，其中大多数是男性。最近的一项研究还显示，在控制吸烟后，男性性别与 LN 发病率之间存在很强的关联。尽管女性比男性更不易患 LN 和受环境空气污染影响更小的原因尚未得到充分解释，但我们不能忽视暴露于空气污染物所造成的女性健康负担。例如，我们仍然观察到PM_{10}在 lag2 期对女性 LN 的发病率有显著的积极影响。Souza 等发现，与男性相比，近几十年来西班牙女性 LN 的发病率有所上升。我们的研究可以促进在发展中国家空气污染对健康影响的性别分析。

某些结果表明大气污染物与 LN 发生率之间存在一定的负相关关系。例如，lag2 期NO_2浓度与 LN 发生率呈显著负相关。同样，在 lag3 期SO_2浓度与 LN 发生率呈负相关。这可能是由于本期大气污染物浓度增加，导致未来一段时间内增长率呈下降趋势，最终影响模型结果。中国的研究表明，随着环境空气污染水平的增加，其对健康影响的暴露反应功能将变得不那么陡峭。这些发现可能提醒我们，未来的研究需要考虑空气污染浓度的长期变化，而不是仅仅通过短期条件来解释，这可能导致错误的结论。

环境空气污染导致 LN 发病率增高的公共卫生问题不容忽视。我国城市化的快速发展带来了经济活动的日益密集，加剧了大气环境的恶化。LN 是上呼吸道最常见的恶性肿瘤之一，全球每年至少有 10 万例喉癌新发病例。因此，在不影响经济增长的前提下，制定更好的大气污染减排战略，减轻健康负担，将对我国城市化健康、可持续发展起到至关重要的作用。根据中国生态环境部最新发布的《生态环境现状公报》（2019 年），仍有相当一部分地区未达到世界卫生组织规定的NO_2浓度最低标准，如京津冀地区、汾渭平原、上海等。由于我们的研究观察到NO_2与 LN 发病率之间的关系是最显著的，具有滞后效应，因此我们建议管理部门调查NO_2的来源，包括燃料燃烧、车辆排气和人口稠密地区的工业生产。当观察到空气污染物浓度突然升高时，有必要提前预测未来几天喉部疾病和其他呼吸系统疾病的住院情况。我们还估计，男性是 LN 的高危人群，受环境空气污染的影响更大，这提醒相关机构应加强社会宣传，提高高危人群对此的认识。

本研究存在一定的局限性。首先，由于我国 2012 年以前通过的《空气污染指南》没有对臭氧进行监测，因此无法获得臭氧的数据。然而，这基本上不影响我们对其他空气污染物的结论。其次，本研究忽视了室内空气污染对健康的影响。我们可能低估了环境空气污染对健康的影响，因为每天的室内时间不比室外短，特别是当室外空气质量差时。此外，环境空气污染的程度可能不能充分反映居民对空气污染物的暴露。再次,我们收集的样本不能针对特定群体进行分析。未来的研究可以根据个体特征将人群分为不同的群体,以估计与空气污染相关的特定人群中 LN 风险的异质性。最后,因为数据的可得性问题,本研究选取的城市为省会市或直辖市且对长期健康影响的研究仅考虑了四年。虽然数据具有一定的代表性和说服力,但我们建议,未来的实证研究包括更多的中小城市,以加强对结论的验证,并尝试创造更长的滞后期,以便更系统地估计可获得数据的环境空气污染所造成的长期健康后果。

五、结论

总的来说,我们的研究表明,暴露于由 NO_2、SO_2 和 PM_{10} 测量的环境空气污染与中国 12 个主要城市 LN 发病率的增加有关,尤其是暴露于 NO_2。我们的研究探索了环境空气污染造成的健康负担的新的流行病学证据,并加强了改进公共卫生政策的必要性,这有助于控制空气污染物的来源并降低其浓度。同时,我们的研究也提醒医学界和其他领域的学者进一步探讨喉癌的发病机制和发展。

参考文献

[1] Peters, A.; Pope, C. A. Cardiopulmonary mortality and air pollution. Lancet 2002, 360, 1184 – 1185.

[2] Pope, C. A.; Burnett, R. T.; Thun, M. J.; Calle, E. E.; Krewski, D.; Ito, K.; Thurston, G. D. Lung cancer, cardiopulmonary mortality, and long – term exposure to fine particulate air pollution. J. Am. Med. Assoc. 2002 (287): 1132 – 1141.

[3] Gallagher, P.; Lazarus, W.; Shapouri, H.; Conway, R.; Bachewe, F.; Fischer, A. Cardiovascular disease—Risk benefits of clean fuel technology and policy: A statistical analysis. Energy Policy 2010, 38, 1210.

[4] Nielsen, P. C. Clearing the Air: The Health and Economic Damages of Air Pollution in China; The MIT Press: Cambridge, MA, USA, 2007; Volume 1, p. 2.

[5] Matus, K.; Nam, K. M.; Selin, N. E.; Lamsal, L. N.; Reilly, J. M.; Paltsev, S. Health damages from air pollution in China. Glob. Environ. Chang. 2012, 22, 55 – 66.

[6] Pope, C. A.; Thun, M. J.; Namboodiri, M. M.; Dockery, D. W.; Evans, J. S.; Speizer, F. E.; Heath, C. W. Particulate air – pollution as a predictor of mortality in a prospective – study of us adults. Am. J. Respir. Crit. Care 1995, 151, 669 – 674.

[7] Venners, S. A.; Wang, B. Y.; Peng, Z. G.; Xu, Y.; Wang, L. H.; Xu, X. P. Particulate matter, sulfur dioxide, and daily mortality in Chongqing, China. Environ. Health Perspect. 2003, 111, 562 – 567.

[8] Pope, C. A.; Burnett, R. T.; Thurston, G. D.; Thun, M. J.; Calle, E. E.; Krewski, D.; Godleski, J. J. Cardiovascular mortality and long – term exposure to particulate air pollution—Epidemiological evidence of general pathophysiological pathways of disease. Circulation 2004, 109, 71 – 77.

[9] Beatty, T. K. M.; Shimshack, J. P. Air pollution and children's respiratory health: A cohort analysis. J. Environ. Econ. Manag. 2014, 67, 39 – 57.

[10] Ostro, B. D.; Rothschild, S. Air – pollution and acute respiratory morbidity—An observational study of multiple pollutants. Environ. Res. 1989, 50, 238 – 247.

[11] Chen, Y. Y.; Ebenstein, A.; Greenstone, M.; Li, H. B. Evidence on the impact of sustained exposure to air pollution on life expectancy from China's huai river policy. Proc. Natl. Acad. Sci. USA 2013, 110, 12936 – 12941.

[12] Qi, Y.; Lu, H. Pollution, health and inequality—Crossing the "environment – health – poverty" trap. Manag. World. 2015, 10, 32 – 51.

[13] Fyhri, A.; Klaeboe, R. Road traffic noise, sensitivity, annoyance and self – reported health—A structural equation model exercise. Environ. Int. 2009, 35, 8.

[14] Sørensen, M.; Hoffmann, B.; Hvidberg, M.; Ketzel, M.; Jensen, S. S.; Andersen, Z. J. Long – term exposure to traffic – related air pollution associated with blood pressure and self – reported hypertension in a Danish cohort. Environ. Health Perspect. 2012, 120, 7.

[15] Wong, C. M.; Vichitvadakan, N.; Kan, H.; Qian, Z. Public health and air pollution in Asia (papa): A multicity study of short – term effects of air pollution on mortality. Environ. Health Perspect. 2008, 116, 8.

[16] Seaton, A.; Godden, D.; MacNee, W.; Donaldson, K. Particulate air pollution and acute health effects. Lancet. 1995, 345, 176 – 178.

[17] Bruce, N.; Perez – Padilla, R.; Albalak, R. Indoor air pollution in developing countries: A major environmental and public health challenge. Bull. World Health Organ. 2000, 78, 1078 – 1092.

[18] Zhao, Y.; Strauss, J.; Park, A.; Sun, Y. China Health and Retirement Longitudinal Study. In Pilot, User's Guide; National School of Development: Beijing, China, 2009.

[19] Krishna Murti, C. Long – term health effects of environmental pollution: A third world perspective. Environ. Manag. Health 1990, 1, 2.

[20] Rao, S.; Pachauri, S.; Dentener, F.; Kinney, P.; Klimont, Z.; Riahi, K.; Schoepp, W. Better air for better health: Forging synergies in policies for energy access, climate change and air pollution. Glob. Environ. Chang. 2013, 23, 1122 – 1130.

[21] Grossman, M. On the concept of health capital and the demand for health. J. Polit. Econ. 1972, 80, 33.

[22] Cropper, M. L. Measuring the benefits from reduced morbidity. Am. Econ. Rev.

1981，71，235 −240.

［23］Gerking, S. ; Stanley, L. R. An economic − analysis of air − pollution and health—The case of St − Louis (reprinted). Rev. Econ. Stat. 1986, 68, 115 −121.

［24］Alberini, A. ; Cropper, M. ; Fu, T. T. ; Krupnick, A. ; Liu, J. T. ; Shaw, D. ; Harrington, W. Valuing health effects of air pollution in developing countries: The case of taiwan. J. Environ. Econ. Manag. 1997, 34, 107 −126.

［25］Kumar, S. ; Rao, D. N. Valuing the benefics of air pollution abatement using a health production function—A case study of panipat thermal power station, India. Environ. Resour. Econ. 2001, 20, 91 −102.

［26］Dasgupta, P. Valuing health damages from water pollution in urban Delhi, India: A health production function approach. Environ. Dev. Econ. 2004, 9, 83 −106.

［27］Coneus, K. ; Spiess, C. K. Pollution exposure and child health: Evidence for infants and toddlers in Germany. J. Health Econ. 2012, 31, 180 −196.

［28］Anderson, H. ; Atkinson, R. ; Peacock, J. ; Marston, L. ; Konstantinou, K. Meta − Analysis of Time − Series Studies and Panel Studies of Particulate Matter (PM) and Ozone (O3); Report of a WHO Task Group; WHO Regional Office for Europe: Copenhagen, Denmark, 2004.

［29］Aunan, K. ; Pan, X. C. Exposure − response functions for health effects of ambient air pollution applicable for China—A meta − analysis. Sci. Total Environ. 2004, 329, 3 −16.

［30］Zhang, J. F. ; Hu, W. ; Wei, F. S. ; Wu, G. P. ; Korn, L. R. ; Chapman, R. S. Children's respiratory morbidity prevalence in relation to air pollution in four Chinese cities. Environ. Health Perspect. 2002, 110, 961 −967.

［31］Arceo, E. ; Hanna, R. ; Oliva, P. Does the effect of pollution on infant mortality differ between developing and developed countries? Evidence from Mexico City. Econ. J. 2016, 126, 257 −280.

［32］Pautrel, X. Reconsidering the impact of the environment on long − run growth when pollution influences health and agents have a finite − lifetime. Environ. Resour. Econ. 2008, 40, 37 −52.

［33］Pautrel, X. Pollution and life expectancy: How environmental policy can promote growth. Ecol. Econ. 2009, 68, 1040 −1051.

［34］Holland, M. ; Watkiss, P. ; Pye, S. ; Oliveira, A. ; Regemorter, D. Cost − Benefit Analysis of Policy Option Scenarios for the Clean Air for Europe Programme; AEA Technology Environment: Didcot, UK, 2005.

［35］Saikawa, E. ; Naik, V. ; Horowitz, L. W. ; Liu, J. F. ; Mauzerall, D. L. Present and potential future contributions of sulfate, black and organic carbon aerosols from China to global air quality, premature mortality and, radiative forcing. Atmos. Environ. 2009, 43, 2814 −2822.

［36］Hammitt, J. K. ; Zhou, Y. The economic value of air − pollution − related health risks in China: A contingent valuation study. Environ. Resour. Econ. 2006, 33, 399 – 423. [Cross-Ref]

[37] Ebenstein, A. The consequences of industrialization: Evidence from water pollution and digestive cancers in China. Rev. Econ. Stat. 2012, 94, 186 – 201.

[38] Xie, Y.; Dai, H. C.; Dong, H. J.; Hanaoka, T.; Masui, T. Economic impacts from pm$_{2.5}$ pollution – related health effects in China: A provincial – level analysis. Environ. Sci. Technol. 2016, 50, 4836 – 4843.

[39] Ho, M. S.; Jorgenson, D. W. Sector Allocation of Emissions and Damages. In Clearing the Air: The Health and Economic Damages of Air Pollution in China; The MIT Press: Cambridge, MA, USA; London, UK, 2007.

[40] Ebenstein, A.; Fan, M. Y.; Greenstone, M.; He, G. J.; Zhou, M. G. New evidence on the impact of sustained exposure to air pollution on life expectancy from China's Huai River policy. Proc. Natl. Acad. Sci. USA 2017, 114, 10384 – 10389.

[41] Zhang, X.; Zhang, X.; Chen, X. Happiness in the air: How does a dirty sky affect mental health and subjective well – being? J. Environ. Econ. Manag. 2017, 85, 81 – 94.

[42] Forastiere, F.; Stafoggia, M.; Tasco, C.; Picciotto, S.; Agabiti, N.; Cesaroni, G.; Perucci, C. A. Socioeconomic status, particulate air pollution, and daily mortality: Differential exposure or differential susceptibility. Am. J. Ind. Med. 2007, 50, 208 – 216.

[43] Charafeddine, R.; Boden, L. I. Does income inequality modify the association between air pollution and health? Environ. Res. 2008, 106, 81 – 88.

[44] Qi, Y. The mechanism and policy intervention of environmental health equality theory. Foreign Theory Dyn. 2016, 9, 76 – 84.

[45] Schoolman, E. D.; Ma, C. B. Migration, class and environmental inequality: Exposure to pollution in China's jiangsu province. Ecol. Econ. 2012, 75, 140 – 151.

[46] Cieza, A.; Oberhauser, C.; Bickenbach, J.; Jones, R. N.; Üstün, T. B.; Kostanjsek, N. The english are healthier than the americans: Really? Int. J. Epidemiol. 2015, 44, 10.

[47] Sze, S. Who: From Small Beginnings. World Health Forum. 1998, 9, 29 – 34.

[48] Cieza, A.; Stucki, G. The international classification of functioning disability and health: Its development process and content validity. Eur. J. Phys. Rehabil. Med. 2008, 44, 303 – 313.

[49] Rasch, G. Probabilistic Models for Some Intelligence and Attainment Tests; Danish Institute for Educational Research: Copenhagen, Denmark, 1960.

[50] Masters, G. N. A rasch model for partial credit scoring. Psychometrika 1982, 47, 26.

[51] Andrich, D. Application of a psychometric rating model to ordered categories which are scored with successive integers. Appl. Psychol. Meas. 1978, 2, 14.

[52] Banks, J.; Marmot, M.; Oldfield, Z.; Smith, J. P. Disease and disadvantage in the

United States and in England. JAMA 2006, 195, 2037 – 2045.

［53］Crane, P. K.; Gibbons, L. E.; Jolley, L.; van Belle, G. Differential item functioning analysis with ordinal logistic regression techniques—Difdetect and difwithpar. Med. Care 2006, 44, S115 – S123.

［54］Choi, S. W.; Gibbons, L. E.; Crane, P. K. Lordif: An r package for detecting differential item functioning using iterative hybrid ordinal logistic regression/item response theory and monte carlo simulations. J. Stat. Softw. 2011, 39, 31.

［55］$PM_{2.5}$. Available online: http://www. $PM_{2.5}$ (accessed on 31 May 2018).

［56］Xiao, Q.; Ma, Z.; Li, S.; Liu, Y. The impact of winter heating on air pollution in China. PLoS ONE 2015, 10, e0117311. ［CrossRef］［PubMed］.

［57］Zhang, S. Y.; Guo, B.; Dong, A. L.; He, J.; Xu, Z. P.; Chen, S. X. Cautionary tales on air – quality improvement in Beijing. Proc. R. Soc. A 2017, 473, 20170457.

［58］Liang, X.; Li, S.; Zhang, S. Y.; Huang, H.; Chen, S. X. $PM_{2.5}$ data reliability, consistency, and air quality assessment in five Chinese cities. J. Geophys. Res. Atmos. 2016, 121, 10220 – 10236.

［59］Wu, Y. W. B.; Wooldridge, P. J. The impact of centering first – level predictors on individual and contextual effects in multilevel data analysis. Nurs. Res. 2005, 54, 212 – 216.

［60］Dolan, P.; Metcalfe, R. Valuing health: A brief report on subjective well – being versus preferences. Med. Decis. Mak. 2012, 32, 578 – 582. ［CrossRef］［PubMed］.

［61］Chapman, BP.; Franks, P.; Duberstein, PR. Differences between individual and societal health state valuations: Any link with personality? Med. Care 2009, 47, 902 – 907.

［62］Pickard, A.; Jalundhwala, Y.; Bewsher, H.; Sharp, L.; Schumock, G.; Caskey, R. Lifestyle – related attitudes: Do they explain self – rated health and life – satisfaction? Qual. Life Res. 2018, 27, 1227 – 1235.

［63］Sinha, S. N.; Nag, P. K. Air Pollution from Solid Fuels. Encycl. Environ. Health 2011, 2, 46 – 52.

［64］Wichmann, J.; Voyi, K. Ambient Air Pollution Exposure and Respiratory, Cardiovascular and Cerebrovascular Mortality in Cape Town, South Africa: 2001 – 2006. Int. J. Environ. Res. Public Health 2012, 9, 3978 – 4016.

［65］Cohen, A. J.; Brauer, M.; Burnett, R.; Anderson, H. R.; Frostad, J.; Estep, K.; Balakrishnan, K.; Brunekreef, B.; Dandona, L.; Dandona, R.; et al. Estimates and 25 – year trends of the global burden of disease attributable to ambient air pollution: An analysis of data from the Global Burden of Diseases Study 2015. Lancet 2017, 389, 1907 – 1918.

［66］Key Facts of Ambient (outdoor) Air Pollution. World Health Organization. Available online: https://www. who. int/en/news – room/fact – sheets/detail/ambient – (outdoor) – air – quality – and – health (accessed on 17 February 2020).

[67] Gulisano, M. ; Marceddu, S. ; Barbaro, A. ; Pacini, A. ; Buiatti, E. ; Martini, A. ; Pacini, P. Damage to the nasopharyngeal mucosa induced by current levels of urban air pollution: A field study in lambs. Eur. Respir. J. 1997, 10, 567 – 572.

[68] Ho, C. K. ; Lo, W. C. ; Huang, P. H. ; Wu, M. T. ; Christiani, D. C. ; Lin, C. T. Suspected nasopharyngeal carcinoma in three workers with long – term exposure to sulphuric acid vapour. Occup. Environ. Med. 1999, 56, 426 – 428.

[69] Xu, X. ; Ding, H. ; Wang, X. Acute effects of total suspended particles and sulfur dioxides on preterm delivery: A community – based cohort study. Arch. Environ. Health 1995, 50, 407 – 415.

[70] Donaldson, K. ; Tran, L. ; Jimenez, L. A. ; Duffin, R. ; Newby, D. E. ; Mills, N. ; MacNee, W. ; Stone, V. Combustion – derived nanoparticles: A review of their toxicology following inhalation exposure. Part. Fibre Toxicol. 2005, 2, 10. [CrossRef].

[71] Cormier, S. A. ; Lomnicki, S. ; Backes, W. ; Dellinger, B. Origin and health impacts of emissions of toxic by – products and fine particles from combustion and thermal treatment of hazardous wastes and materials. Environ. Health Perspect. 2006, 114, 810 – 817.

[72] Pichichero, M. E. ; Almudevar, A. Inflammation – associated cytokine analysis identifies presence of respiratory bacterial pathogens in the nasopharynx. Pathog. Dis. 2016, 74.

[73] Hamra, G. B. ; Laden, F. ; Cohen, A. J. ; Raaschou – Nielsen, O. ; Brauer, M. ; Loomis, D. Lung Cancer and Exposure to Nitrogen Dioxide and Traffic: A Systematic Review and Meta – Analysis. Environ. Health Perspect. 2015, 123, 1107 – 1112.

[74] Bourouba, M. ; Zergoun, A. A. ; Maffei, J. S. ; Chila, D. ; Djennaoui, D. ; Asselah, F. ; Amir – Tidadini, Z. C. ; Touil – Boukoffa, C. ; Zaman, M. H. TNFα antagonization alters NOS2 dependent nasopharyngeal carcinoma tumor growth. Cytokine 2015, 74, 157 – 163.

[75] Postlethwait, E. M. ; Bidani, A. Pulmonary disposition of inhaled NO_2 – nitrogen in isolated rat lungs. Toxicol. Appl. Pharmacol. 1989, 98, 303 – 312.

[76] Ward, M. H. ; Pan, W. H. ; Cheng, Y. J. ; Li, F. H. ; Brinton, L. A. ; Chen, C. J. ; Hsu, M. M. ; Chen, I. H. ; Levine, P. H. ; Yang, C. S. ; et al. Dietary exposure to nitrite and nitrosamines and risk of nasopharyngeal carcinoma in Taiwan. Int. J. Cancer 2000, 86, 603 – 609.

[77] Fan, H. C. ; Chen, C. Y. ; Hsu, Y. C. ; Chou, R. H. ; Teng, C. J. ; Chiu, C. H. ; Hsu, C. Y. ; Muo, C. H. ; Chang, M. Y. ; Chang, K. H. Increased risk of incident nasopharyngeal carcinoma with exposure to air pollution. PLoS ONE 2018, 13, e0204568.

[78] Beelen, R. ; Raaschou – Nielsen, O. ; Stafoggia, M. ; Andersen, Z. J. ; Weinmayr, G. ; Hoffmann, B. ; Wolf, K. ; Samoli, E. ; Fischer, P. ; Nieuwenhuijsen, M. Effects of long – term exposure to air pollution on natural – cause mortality: An analysis of 22 European cohorts within the multicentre ESCAPE project. Lancet 2014, 383, 785 – 795.

［79］Zhou, M.; He, G.; Liu, Y.; Yin, P.; Li, Y.; Kan, H.; Fan, M.; Xue, A.; Fan, M. The associations between ambient air pollution and adult respiratory mortality in 32 major Chinese cities, 2006 - 2010. Environ. Res. 2015, 137, 278 - 286. ［CrossRef］

［80］Aliyu, A. J.; Ismail, N. W. The effects of air pollution on human mortality: Does gender difference matter in African countries? Environ. Sci. Pollut. Res. Int. 2016, 23, 21288 - 21298.

［81］Lv, J. W.; Huang, X. D.; Chen, Y. P.; Zhou, G. Q.; Tang, L. L.; Mao, Y. P.; Li, W. F.; Lin, A. H.; Ma, J.; Sun, Y. A National Study of Survival Trends and Conditional Survival in Nasopharyngeal Carcinoma: Analysis of the National Population - Based Surveillance Epidemiology and End Results Registry. Cancer Res. Treat. 2018, 50, 324 - 334. ［CrossRef］

［82］Elliott, P.; Shaddick, G.; Wakefield, J. C.; de Hoogh, C.; Briggs, D. J. Long - term associations of outdoor air pollution with mortality in Great Britain. Thorax 2007, 62, 1088 - 1094.

［83］A Notice on the Issuance of China's Three - year Action Plan on Cancer Prevention and Control (2015 - 2017). Chinese Ministry of Health. Available online: http://www.nhc.gov.cn/jkj/s5878/201509/656437bc5c7e4cd0afb581de85be998a.shtml (accessed on 17 February 2020).

［84］2018 Cancer Fact Sheets of Nasopharynx. World Health Organization. Available online: https://gco.iarc.fr/today/data/factsheets/cancers/4 - Nasopharynx - fact - sheet.pdf (accessed on 17 February 2020).

［85］2018 Population Fact Sheets of China. World Health Organization. Available online: https://gco.iarc.fr/today/data/factsheets/populations/160 - china - fact - sheets.pdf (accessed on 17 February 2020).

［86］Jia, J.; Cheng, S.; Lei, L.; Lang, J. An Iegrated WRFx - CAMx Modeling Approach for Impact Analysis of Implementing the Emergency $PM_{2.5}$ Control Measures during Red Alerts in Beijing in December 2015. Aerosol Air Qual. Res. 2017, 17, 491 - 2508.

［87］Kanaya, Y.; Pan, X. L.; Miyakawa, T.; Komazaki, Y.; Taketani, F.; Uno, I.; Kondo, Y. Long - term observations of black carbon mass concentrations at Fukue Island, western Japan, during 2009 - 2015: Constraining wet removal rates and emission strengths from East Asia. Atmos. Chem. Phys. 2016, 16, 10689 - 10705.

［88］Chuang, M. T.; Chou, C. C. K.; Lin, N. H.; Takami, A.; Hsiao, T. C.; Lin, T. H.; Fu, J. S.; Pani, S. K.; Lu, Y. R.; Yang, T. Y. A Simulation Study on $PM_{2.5}$ Sources and Meteorological Characteristics at the Northern Tip of Taiwan in the Early Stage of the Asian Haze Period. Aerosol Air Qual. Res. 2017, 17, 3166 - 3178.

［89］Sahu, L. K.; Kondo, Y.; Miyazaki, Y.; Kuwata, M.; Koike, M.; Takegawa, N.; Tanimoto, H.; Matsueda, H.; Yoon, S. C.; Kim, Y. J. Anthropogenic aerosols observed in Asian continental outflow at Jeju Island, Korea, in spring 2005. J. Geophys. Res. 2009,

114，D03301.

［90］Zhu, C.; Kawamura, K.; Kunwar, B. Effect of biomass burning over the western North Pacific Rim: Wintertime maxima of anhydrosugars in ambient aerosols from Okinawa. Atmos. Chem. Phys. 2015, 15, 1959 – 1973.

［91］Gao, R.; Wang, L.; Ye, Y. F.; Du, J. L.; Chen, S. H.; Guo, J.; Yang, M. J.; Lin, C. Y.; Lin, Q.; Cao, S. M. Evaluation of seven recombinant VCA – IgA ELISA kits for the diagnosis of nasopharyngeal carcinoma in China: A case – control trial. BMJ Open 2017, 7, e013211.

［92］Zhao, J. J.; Shi, X. C.; Wang, K. L.; Yu, W. H.; Yin, H. C. The Influence of Land Intensive Use and Urbanization to Air Pollution: Evidence from China. IOP Conf. Ser. Earth Environ. Sci. 2017, 94, 012139.

［93］Huang, H. B.; Lai, C. H.; Chen, G. W.; Lin, Y. Y.; Jaakkola, J. J.; Liou, S. H.; Wang, S. L. Traffic – related air pollution and DNA damage: A longitudinal study in Taiwanese traffic conductors. PLoS ONE 2012, 7, e37412.

［94］Zheng, Y. M.; Tuppin, P.; Hubert, A.; Jeannel, D.; Pan, Y. J.; Zeng, Y.; de Thé, G. Environmental and dietary risk factors for nasopharyngeal carcinoma: A case – control study in Zangwu County, Guangxi, China. Br. J. Cancer 1994, 69, 508 – 514.

［95］Beeson, L.; Abbey, D. E.; Knutsen, S. Long – term ambient concentrations of selected air pollutants and incident malignant neoplasms in california adults: Results from the AH-SMOG study. Epidemiology 1998, 9, S89.

［96］Giovanis, E. Relationship between recycling rate and air pollution: Waste management in the state of Massachusetts. Waste Manag. 2015, 40, 192 – 203.

［97］Heinrich, J.; Thiering, E.; Rzehak, P.; Krämer, U.; Hochadel, M.; Rauchfuss, K. M.; Gehring, U.; Wichmann, H. E. Long – term exposure to NO2 and PM_{10} and all – cause and cause – specific mortality in a prospective cohort of women. Occup. Environ. Med. 2013, 70, 179 – 186.

［98］Liu, W. L.; Xu, Z. P.; Yang, T. A. Health effects of air pollution in China. Int. J. Environ. Res. Public Health 2018, 15, 1471.

［99］Qiu, X.; Duan, L.; Cai, S.; Yu, Q.; Wang, S.; Chai, F.; Gao, J.; Li, Y.; Xu, Z. Effect of current emission abatement strategies on air quality improvement in China: A case study of Baotou, a typical industrial city in Inner Mongolia. J. Environ. Sci. 2017, 57, 383 – 390.

［100］Samoli, E.; Schwartz, J.; Wojtyniak, B.; Touloumi, G.; Spix, C.; Balducci, F.; Medina, S.; Rossi, G.; Sunyer, J.; Bacharova, L.; et al. Investigating regional differences in short – term effects of air pollution on daily mortality in the APHEA project: A sensitivity analysis for controlling long – term trends and seasonality. Environ. Health Perspect. 2001, 109,

349 – 353.

[101] Bernanke, B. ; James, H. The Gold Standard, Deflation, and Financial Crisis in the Great Depression: An International Comparison. NBER Work. Paper 1990, 8, 33 – 68.

[102] Aiken, L. S. ; West, S. G. Multiple Regression: Testing and Interpreting Interactions, 1st ed. ; SAGE Publications, Inc. : London, UK, 1991; pp. 115 – 166.

[103] Whittington, L. A. ; Alm, J. ; Peters, H. E. Fertility and the Personal Exemption: Implicit Pronatalist Policy in the United States. Am. Econ. Rev. 1990, 80, 545 – 556.

[104] Zhang, F. ; Li, L. ; Krafft, T. ; Lv, J. ; Wang, W. ; Pei, D. Study on the association between ambient air pollution and daily cardiovascular and respiratory mortality in an urban district of Beijing. Int. J. Environ. Res. Public Health 2011, 8, 2109 – 2123.

[105] Air Quality Guidelines. Global update 2005. Particulate Matter, Ozone, Nitrogen Dioxide and Sulfur Dioxide. World Health Organization. Available online: http://www. euro. who. int/__ data/assets/pdf _ file/0005/78638/E90038. pdf? ua = 1 (accessed on 17 February 2020).

[106] Aunan, K. ; Pan, X. C. Exposure – response functions for health effects of ambient air pollution applicable for China—A meta – analysis. Sci. Total Environ. 2004, 329, 3 – 16.

[107] Xie, S. H. ; Yu, I. T. ; Tse, L. A. ; Au, J. S. ; Wang, F. ; Lau, J. S. ; Zhang, B. Domestic incense burning and nasopharyngeal carcinoma: A case – control study in Hong Kong Chinese. Environ. Mol. Mutagen. 2014, 55, 751 – 756.

[108] He, Y. Q. ; Xue, W. Q. ; Shen, G. P. ; Tang, L. L. ; Zeng, Y. X. ; Jia, W. H. Household inhalants exposure and nasopharyngeal carcinoma risk: A large – scale case – control study in Guangdong, China. BMC Cancer 2015, 15, 1022.

[109] Chen, Y. P. ; Chan, A. T. C. ; Le, Q. T. ; Blanchard, P. ; Sun, Y. ; Ma, J. Nasopharyngeal carcinoma. Lancet 2019, 394, 64 – 80.

[110] Paul, P. ; Deka, H. ; Malakar, A. K. ; Halder, B. ; Chakraborty, S. Nasopharyngeal carcinoma: Understanding its molecular biology at a fine scale. Eur. J. Cancer Prev. 2018, 27, 33 – 41.

[111] Yuan, J. M. ; Wang, X. L. ; Xiang, Y. B. ; Gao, Y. T. ; Ross, R. K. ; Yu, M. C. Non – dietary risk factors for nasopharyngeal carcinoma in Shanghai, China. Int. J. Cancer 2000, 85, 364 – 369.

[112] Verma, V. ; Fang, T. ; Guo, H. Y. ; King, L. E. ; Bates, J. T. ; Peltier, R. E. ; Edgerton, E. ; Russell, A. J. ; Weber, R. J. Reactive oxygen species associated with water – soluble $PM_{2.5}$ in the southeastern United States: Spatiotemporal trends and source apportionment. Atmos. Chem. Phys. 2014, 14, 19625 – 19672.

[113] Lammel, G. ; Cape, J. N. Nitrous acid and nitrite in the atmosphere. Chem. Soc. Rev. 1996, 25, 361 – 369.

［114］ Nitrogen Dioxide Pollution Mapped. European Space Agency. Available online: http：//www. esa. int/Applications/Observing_the_Earth/Copernicus/Sentinel－5P/Nitrogen_dioxide_ pollution_mapped（accessed on 17 February 2020）.

［115］ Sun, H.；Geng, Y.；Hu, L.；Shi, L.；Xu, T. Measuring China's new energy vehicle patents：A social network analysis approach. Energy 2018, 153, 685－693.

［116］ Sun, H.；Bless, K. E.；Sun, C.；Kporsu, A. K. Institutional quality, green innovation and energy efficiency. Energy Policy 2019, 135, 111002.

［117］ Cohen A J, Brauer M, Burnett R, Anderson H R, Frostad J, Estep K, Balakrishnan K, Brunekreef B, Dandona L, Dandona R, Feigin V, Freedman G, Hubbell B, Jobling A, Kan H, Knibbs L, Liu Y, Martin R, Morawska L, Pope CA, Shin H, Straif K, Shaddick G, Thomas M, Dingenen RV, Donkelaar AV, Vos T, Murray CJL, Forouzanfart MH（2017）Estimates and 25－year trends of the global burden of disease attributable to ambient air pollution：an analysis of data from the Global Burden of Diseases Study 2015. Lancet, 389（10082）：1907－1918. https：//doi. org/10. 1016/S0140－6736（17）30505－6.

［118］ Kim HB, Shim JY, Park B, Lee YJ（2018）Long－term exposure to air pollutants and cancer mortality：A meta－analysis of cohort studies. International Journal of Environmental Research & Public Health, 15（11）：2608. https：//doi. org/10. 3390/ijerph15112608.

［119］ Abdolahnejad A, Mohammadi A, Hajizadeh Y（2018）. Mortality and morbidity due to exposure to ambient NO_2, SO_2, and O_3 in Isfahan in 2013－2014. International Journal of Preventive Medicine, 9（1）：11. https：//doi. org/10. 4103/ijpvm. IJPVM_387_16.

［120］ World Health Organization（2018a）Ambient（outdoor）air pollution. https：// www. who. int/news－room/fact－sheets/detail/ambient－（outdoor）－air－quality－and－health. Accessed 22 February 2020.

［121］ Apte JS, Marshall JD, Cohen AJ, Brauer M（2015）Addressing global mortality from ambient $PM_{2.5}$. Environmental Science & Technology, 49（13）：8057－8066. https：//doi. org/ 10. 1021/acs. est. 5b01236.

［122］ Al－Ahmadi K, Al－Zahrani A（2013）NO2 and cancer incidence in Saudi Arabia. International Journal of Environmental Research & Public Health, 10（11）：5844－5862. https：//doi. org/10. 3390/ijerph10115844.

［123］ Wichmann J, Voyi K（2012）Ambient air pollution exposure and respiratory, cardiovascular and cerebrovascular mortality in cape town, South Africa：2001－2006. International Journal of Environmental Research and Public Health, 9（11）：3978－4016. https：//doi. org/ 10. 3390/ijerph9113978.

［124］ Hamra GB, Laden F, Cohen AJ, Raaschou－Nielsen O, Brauer M, Loomis D（2015）Lung cancer and exposure to nitrogen dioxide and traffic：a systematic review and meta－ analysis . Environmental Health Perspectives, 123（11）：1107－12. https：//doi. org/

10. 1289/ehp. 1408882.

［125］Khaniabadi YO, Goudarzi G, Daryanoosh SM, Borgini A, Tittarelli A, Marco AD (2017) Exposure to PM_{10}, NO_2, and O_3 and impacts on human health. Environmental Science and Pollution Research, 24 (3): 2781-2789. https://doi.org/10. 1007/s11356-016-8038-6.

［126］Abdolahnejad A, Jafari N, Mohammadi A, Miri M, Nikoonahad A (2017) Cardio-vascular, respiratory, and total mortality ascribed to PM_{10} and $PM_{2.5}$ exposure in Isfahan, Iran. Journal of Education & Health Promotion, 6 (1): 109. https://doi.org/10. 4103/jehp. jehp_166_16.

［127］Miri M, Alahabadi A, Ehrampush MH, Rad A, Lotfi MH, Sheikhha MH, Sakhvidi MJZ (2018). Mortality and morbidity due to exposure to ambient particulate matter. Ecotoxicology and Environmental Safety, 165: 307-313. https://doi.org/10. 1016/j. ecoenv. 2018. 09. 012.

［128］Wiwatanadate P (2014) Acute Air Pollution-Related Symptoms Among Residents in Chiang Mai, Thailand. Journal of Environmental Health, 76 (6): 76-84.

［129］Joo YH, Lee SS, Han KD, Park KH (2015) Association between chronic laryngitis and particulate matter based on the Korea National Health and Nutrition Examination Survey 2008-2012. PLOS ONE, 10 (7): e0133180. https://doi.org/10. 1371/journal. pone. 0133180.

［130］Datzmann T, Markevych L, Trautmann F, Heinrich J, Schmitt J, Tesch F (2018) Outdoor air pollution, green space, and cancer incidence in Saxony: A semi-individual cohort study. BMC Public Health, 18 (1): 715. https://doi.org/10. 1186/s12889-018-5615-2.

［131］World Health Organization (2018b) Cancer Fact Sheets of Larynx. http://gco. iarc. fr/today/data/factsheets/cancers/14-Larynx-fact-sheet. pdf. Accessed 22 February 2020.

［132］World Health Organization (2018c) Population Fact Sheets of China. https://gco. iarc. fr/today/data/factsheets/populations/160-china-fact-sheets. pdf. Accessed 22 February 2020.

［133］Ramsey T, Guo E, Svider PF, Lin H, Syeda S, Raza SN, Fribley AM (2018) Laryngeal cancer: Global socioeconomic trends in disease burden and smoking habits. The Laryngoscope, 128 (9): 2039-2053. https://doi.org/10. 1002/lary. 27068.

［134］State Statistical Bureau (2020) Annual data on gross domestic product and population by province. http://data. stats. gov. cn/easyquery. htm? cn = E0103. Accessed 22 February 2020.

［135］Xu X, Ding H, Wang X (1995) Acute effects of total suspended particles and sulfur dioxides on preterm delivery: a community-based cohort study. Archives of Environmental Health: An International Journal, 50 (6): 407-415. https://doi.org/10. 1080/00039896. 1995. 9935976.

［136］Eum KD, Kazemiparkouhi F, Wang B, Manjourides J, Pun V, Pavlu V, Suh H (2019) Long-term NO_2 exposures and cause-specific mortality in American older adults. Environmental International，124：10 - 15. https：//doi. org/10. 1016/j. envint. 2018. 12. 060.

［137］Cormier SA，Lomnicki S，Backes W，Dellinger B (2006) Origin and health impacts of emissions of toxic by - products and fine particles from combustion and thermal treatment of hazardous wastes and materials. Environmental Health Perspectives，114 (6)：810 - 817. https：//doi. org/10. 1289/ehp. 8629.

［138］Elliott P，Shaddick G，Wakefield JC，Hoogh CD，Briggs DJ (2007) Long - term associations of outdoor air pollution with mortality in Great Britain. Thorax，62 (12)：1088 - 1094. https：//doi. org/10. 1136/thx. 2006. 076851.

［139］Whittington LA，Alm J，Peters HE (1990) Fertility and the personal exemption：implicit pronatalist policy in the United States. The American Economic Review，80 (3)：545 - 556. https：//doi. org/10. 2753/PET1061 - 1991330377.

［140］Zhang F，Li L，Krafft T，Lv J，Wang W，Pei D (2011) Study on the association between ambient air pollution and daily cardiovascular and respiratory mortality in an urban district of Beijing. International Journal of Environmental Research & Public Health，2011，8 (6)：2109 - 2123. https：//doi. org/10. 3390/ijerph8062109.

［141］Sinha S，Nag P (2011) Air pollution from solid fuels. Encyclopedia of Environmental Health，2：46 - 52. https：//doi. org/10. 1016/B978 - 0 - 444 - 52272 - 6. 00694 - 2.

［142］Chen Y，Zang L，Du W，Xu D，Shen G，Zhang Q，Zou Q，Chen J，Zhao M，Yao D (2018) Ambient air pollution of particles and gas pollutants，and the predicted health risks from long - term exposure to $PM_{2.5}$ in Zhejiang province，China. Environmental Science and Pollution Research，25：23833 - 23844. https：//doi. org/10. 1007/s11356 - 018 - 2420 - 5.

［143］Verma V，Fang T，Guo H，King L，Bates JT，Peltier RE，Edgerton E，Russell AG，Weber RJ (2014) Reactive oxygen species associated with water - soluble $PM_{2.5}$ in the southeastern United States：spatiotemporal trends and source apportionment. Atmospheric Chemistry & Physics，14 (13)：19625 - 19672. https：//doi. org/10. 5194/acp - 14 - 12915 - 2014.

［144］Lammel G，Cape JN (1996) Nitrous acid and nitrite in the atmosphere. Chemical Society Reviews，25 (5)：361 - 369. https：//doi. org/10. 1039/CS9962500361.

［145］Trushina E，Mcmurray CT (2007) Oxidative stress and mitochondrial dysfunction in neurodegenerative diseases. Neuroscience，145 (4)：1233 - 1248. https：//doi. org/10. 1016/j. neuroscience. 2006. 10. 056.

［146］Meng Z，Li R，Zhang X (2005) Levels of sulfite in three organs from mice exposed to sulfer dioxide. Inhalation Toxicology，17 (6)：309 - 313. https：//doi. org/10. 1080/08958370590922634.

［147］Valavanidis A，Fiotakis K，Vlachogianni T (2008) Airborne particulate matter and human health：toxicological assessment and importance of size and composition of particles for oxidative damage and carcinogenic mechanisms. Journal of Environmental Science & Health Part C Environmental Carcinogenesis & Ecotoxicology Reviews, 26 (4): 339 – 362. https://doi. org/ 10. 1080/10590500802494538.

[148] Clougherty, JE (2010). A growing role for gender analysis in air pollution epidemiology. Environmental Health Perspectives, 118 (2): 167 – 176. https://doi. org/10. 1289/ehp. 0900994.

[149] Igissinov N, Zatoskikh V, Moore MA, Igissinov S, Toulebaeyev R, Mustafina M, Valieva S, Aldiyarova G, Bukeyeva Z, Venglovskiy A (2013) Epidemiological Evaluation of Laryngeal Cancer Incidence in Kazakhstan for The Years 1999 – 2009. Asian Pacific Journal of Cancer Prevention, 14 (6): 3969 – 3974. http://dx. doi. org/10. 7314/APJCP. 2013. 14. 6. 3969.

[150] Anis MM, Razavi MM, Xiao X, Soliman AMS (2018). Association of gastroesophageal reflux disease and laryngeal cancer. World Journal of Otorhinolaryngology – Head and Neck Surgery, 4 (4): 278 – 281. https://doi. org/10. 1016/j. wjorl. 2017. 12. 011.

[151] Souza DLBD, Pérez MMB and Curado MP (2011) Gender differences in the incidence of laryngeal and hypopharyngeal cancers in spain. Cancer Epidemiology, 35 (4): 328 – 333. https://doi. org/10. 1016/j. canep. 2011. 02. 003.

[152] Aunan K, Pan XC (2004) Exposure – response functions for health effects of ambient air pollution applicable for China – a meta – analysis. The Science of the Total Environment, 329 (1/3): 3 – 16. https://doi. org/10. 1016/j. scitotenv. 2004. 03. 008.

[153] Maddox PT, Davies L (2012) Trends in total laryngectomy in the era of organ preservation: a population – based study. Otolaryngology Head & Neck Surgery, 147 (1): 85 – 90. https://doi. org/10. 1177/0194599812438170.

[154] Fenn ME, Baron JS, Allen EB, Rueth HM, Nydick KR, Geiser L, Bowman WD, Sickman JO, Meixner T, Johnson DW, Neitlich P (2003) Ecological effects of nitrogen deposition in the western United States. Bioscience, 53 (4): 404 – 420. https://doi. org/10. 1641/0006 – 3568 (2003) 053 [0404: EEONDI] 2. 0. CO; 2.

[155] Zhou M, He G, Liu Y, Yin P, Li Y, Kan H, Fan M, Xue A, Fan M (2015) The associations between ambient air pollution and adult respiratory mortality in 32 major Chinese cities, 2006 – 2010. Environmental Research, 137: 278 – 286. https://doi. org/10. 1016/j. envres. 2014. 12. 016.

[156] Delfino RJ, Zeiger RS, Seltzer JM, Street DH, McLaren CE (2002) Association of asthma symptoms with peak particulate air pollution and effect modification by anti – inflammatory medication use. Environmental Health Perspectives, 110 (10): 607 – 617. https://doi. org/ 10. 1289/ehp. 021100607.

第四章 老龄化与健康

第一节 老龄歧视[①]

在全世界范围内，老龄化人口的数量和比例都在上涨，老龄人口日益成为劳动力的主要组成部分，鼓励老龄化工作者以较高的生产力工作、避免由于疾病等事件造成的隐性生产力损失的相关举措也备受关注。日常歧视在老龄化工作者的生活中很常见，会导致老龄化工作者产生自我批评的想法，导致抑郁等情绪，进而造成老龄化工作者的隐性生产力损失，但是目前研究更多关注歧视、情绪等社会心理因素对于显性生产力损失的影响，对于隐性生产力损失的研究尚存空白，并且不同人格特质的老龄化工作者的积极情绪变化可能存在差异。本研究基于情感事件理论，旨在检验日常感知歧视对隐性缺勤的影响及积极情绪和消极情绪的中介作用，并探讨尽责型人格在日常感知歧视对于积极情绪影响的调节作用。

本研究采用横截面研究设计，选取 2016 年美国健康和退休调查数据库的 2123 名老龄化工作者作为研究对象。调查内容包括人口统计学特征、日常感知歧视、积极情绪和消极情绪、隐性缺勤以及尽责型人格等变量。本研究应用 AMOS 25.0 的结构模型方程来检验积极和消极情绪的中介作用，应用 SPSS 25.0 进行描述性分析、相关性分析，应用 SPSS 25.0 的 PROCESS 插件来检验有调节的中介作用。从结构模型方程的结果来看，模型拟合度较好。日常感知歧视（$\beta = 0.10$；$p < 0.001$）和消极情绪（$\beta = 0.10$；$p < 0.001$）均对隐性缺勤有直接显著的正向影响，积极情绪对隐性缺勤有直接的负向影响（$\beta = -0.29$；$p < 0.001$）；日常感知歧视（$\beta = 0.45$；$p < 0.001$）对消极情绪有显著的正向影响，而日常感知歧视（$\beta = -0.30$；$p < 0.001$）对积极情绪有显著的负向影响。有调节的中介结果显示，尽责型人格显著地削弱了日常感知歧视对于积极情绪的抑制作用（$\beta = -0.0991$；$p < 0.05$）。

根据数据分析的结果，本研究得出以下结论：（1）日常感知歧视、消极情绪对于隐性缺勤有显著的正向影响，积极情绪与尽责型人格和隐性缺勤呈显著的负相关关系；（2）日常感知歧视对积极情绪有显著的负向影响，对消极情绪有显著的正向影响；（3）积极情绪和消极情绪都部分中介日常感知歧视对于隐性缺勤的影响；（4）尽责型人格较强的老龄化工作者较于尽责型人格较弱的老龄化工作者，日常感知歧视对于积极情绪的抑制作用更弱。

---

① 本节内容的主要观点已发表于 2020 年第 17 期 "*International Journal of Environmental Research and Public Health*"。

一、研究背景

根据《世界人口展望》（*World Population Prospects*）的数据，全世界范围内的老年人数量和比例都在增长。在全球范围内，65 岁及以上的人口增长速度超过了其他所有年龄群体，这意味着老龄人口日益成为劳动力的主要组成部分。预计截至 2050 年，世界上将有六分之一（16%）的人口年龄超过 65 岁，而 2019 年这一比例为十一分之一（9%）。截至 2050年，欧洲和北美四分之一的人口将达到 65 岁或 65 岁以上。由于劳动力增长缓慢，大多数老龄化国家的目标都是提高老龄化工作者的工作积极性和生产率，随着社会心理社会因素越来越得到学者的关注，鼓励老龄化工作者以较高的生产力工作、避免由于疾病等事件造成的隐性生产力损失的相关举措现已成为全球关注的问题。

由于给社会和个体都带来巨大影响，日常歧视日益成为一个很严峻的问题。日常歧视可以基于许多因素，包括性别、年龄、体重、性取向等。日常歧视对老龄化工作者有着严重的影响，因为它可能导致老龄化工作者产生自我批评的想法，包括对衰老的消极的自我认知，这反过来会导致抑郁等情绪。研究表明，拥有消极情绪的工作者难以制定建设性的应对行为，容易冲动和产生破坏性反应，最终可能导致隐性缺勤行为。而积极情绪促进创造性解决问题和灵活的认知处理，因此与隐性缺勤负相关。此外，日常感知歧视作为一种关系需求和导致工作场所生产力潜在损失的社会心理因素，通过影响生病时是否工作的决定和增加身体和心理健康的疾病（背痛、肌肉痛、胃痛、全身疲劳、头痛、焦虑/抑郁、睡眠问题等），可能会直接或间接地导致隐性缺勤行为。学者已经发现了尽责型人格与消极情绪的负相关关系，并且，高尽责型人格拥有者的工作越努力，越有可能遵守规则，当他们感知到歧视时，情绪恢复的能力也越强。因此，为了解决这些实践和理论研究的空白，本研究考察了日常歧视对隐性缺勤的影响，以及积极和消极的情绪的中介作用。由于不同人格特质的人对歧视反应的感知可能存在差异，因此我们也考虑了尽责型人格的调节作用。

本研究主要基于情感事件理论（Affective Event Theory，AET）构建模型。根据情感事件理论，工作场所发生的事件会影响个体的情感状态，进而影响个体的行为。与工作场所发生的情感事件相比，日常感知歧视可以被认为是一种日常生活中的情感事件歧视，可以导致抑郁等消极情绪。利用情感事件理论和 Lam（2016）的理论框架，我们提出了一个与情感事件理论基本一致的模型，模型假设日常感知歧视（日常发生的事件）会影响积极和消极情绪（情感状态），这可能会降低工作热情，导致隐性缺勤行为（情感驱动的行为）。

美国作为老龄化比较严重的发达国家，拥有劳动力人口老龄化的典型性和现实性。本研究的数据来源为美国健康和退休数据库（Health and Retirement Study，HRS），该数据库主要针对美国的老龄化工作者的社会心理因素进行研究，具有代表性和大规模的老龄化工作者样本。结合我国的实际情况，我国是当今世界老年人数最多的国家，且老年人口基数大、占比高、增速快。截至 2019 年底，已有 60 岁及以上老年人口 2.54 亿，老龄化人口比重高达 12.6%。总体人口的老龄化加速了我国劳动年龄人口的老龄化，2019 年较上一年中国劳动年龄人口减少 89 万人。中国的人口红利逐渐消失，已站在"刘易斯拐点"上，中国潜在劳动力资源缩减时代已经到来。劳动力转为负增长不仅给劳动力市场供求关系带来结构性转变，也对人力资源管理领域相关制度的改革提出了迫切要求。积极应对老龄化已迫在眉睫，党的十九届五中全会通过的《中共中央关于制定国民经济和社会发展第十四个五年规划和二〇三五年远景目标的建议》提出"实施积极应对人口老龄化国家战略"，让每位老年人都能生活得安心、静心、舒心，实现广大老年人及其家庭对日益增长的美好生活向往，发挥老年人在经济社会建设中的积极作用。习近平总书记也指出，应坚持满足老年人需求和解决人口老龄化问题相结合，努力满足老年人日益增长的物质文化需求，推动老龄事业全面协调可持续发展。基于现实的考虑，只有美国拥有大规模、具代表性的老龄化工作者社会心理因素与工作相关的数据样本，因此，研究美国老龄化劳动力的社会心理因素对于隐性的生产力损失的影响，有利于为中国提高劳动生产率、积极应对老龄化提供经验借鉴。

二、文献综述

（一）日常感知歧视

1. 概念。

随着公然的种族主义在占主导地位的群体成员中变得不那么普遍，微妙的日常歧视变得更加普遍。日常歧视被定义为个体在日常生活中所经历的慢性的、经常性的不公平待遇，这种不公平的对待主要源于个体的实际情况或被感知的特征，如性别、年龄、体重等。日常歧视通过文字、态度和行为来传达，通过记录或评估对客观事件的主观感知来衡量。

2. 测量。

Sanchez（1996）较早给出了对于日常歧视的衡量，通过直接询问员工是否觉得自己受到了歧视，但这种方式存在一定的局限性，导致受访者可能无法准确地汇报遭受到的歧视事件。一方面，歧视事件的属性往往不明确，受访者不能确定他们所受到的日常歧视是由于他们的种族、性别、年龄，还是其他一些原因，这种归因的不确定性在轻微的、普遍存在的日常歧视衡量中经常发生；另一方面，日常歧视的"日常性"可能导致受访者无法有意识地注意到定期经历的事件，并将其准确归因，或难以区分和逐条列举事件，也就是说，即使受访者没有明确地报告他们受到了歧视，日常歧视很可能仍对他们的生活产生影响。

本研究对日常感知歧视的衡量采用了 Williams（1997）的量表，这一量表已经被学者广泛采纳。该量表由 9 个项目组成，测量了受访者日常生活中遇到的歧视。代表性的项目包括"你是否经常受到比别人更不礼貌的对待？""你是否遭受威胁或骚扰？"等。

3. 相关研究。

研究表明，日常歧视事件与幸福感呈负相关关系，遭遇的日常歧视事件越频繁，个体的幸福感越低。Swim 等（2001）发现，日常的性别歧视事件对女性有心理影响，导致更多的愤怒和抑郁情绪，以及更低的自尊。日常歧视也会造成一些显性的工作相关的结果，有研究发现，日常歧视事件会导致员工离职的概率大大增加，日常歧视还被证实与工作不安全感正相关，与工作中的支持、尊重和满意度呈负相关关系。此外，感知到的日常歧视与较低的工作满意度、较低的工作投入和较低的组织承诺有关，直接导致了老龄化工作者工作能力的下降，然而，少有研究评估日常感知歧视对工作能力的间接和潜在影响。

（二）隐性缺勤

1. 概念。

已有的研究关于隐性缺勤概念的界定主要有三种平行发展的流派。首先，第一种定义出现在主流欧洲学者的研究中，他们将隐性缺勤被定义为生病时工作的行为，旨在了解隐性缺勤的前因后果或这种行为发生的动机。这些学者的研究表明，同事、经济原因和担心被解雇与隐性缺勤行为密切相关。

第二种对于隐性缺勤的定义是由北美的学者提出的，他们定义隐性缺勤为带有健康问题参加工作造成的可以衡量的生产力损失。在他们的定义中，健康问题包括急性轻微（如普通感冒）、周期性（如偏头痛）和慢性疾病（如糖尿病）以及损害健康或威胁健康的行为（如吸烟）。这类研究的重点是个人的健康状况对其生产力和组织的经济损失的影响。

第三种对于隐性缺勤的研究定义它为不仅仅由疾病原因造成的机体上的出勤、功能上的缺勤，换言之，工作中的生产力损失可能是由与健康无关的原因造成的。由于最近的几项研究将隐性缺勤行为定义为由于健康或其他事件导致的工作场所潜在的生产力损失，因此我们在本研究中使用了这一定义。

2. 测量。

已有研究中对于隐性缺勤的衡量方法有很多，这些方法也存在一些差异。一方面，这些方法分别强调了隐性缺勤定义的不同方面，有些方法侧重评估机能失调方面的隐性缺勤行为，而有些则侧重生病状态下是否强迫自己去工作；另一方面，他们的回答格式和回忆时间区间不同，例如，隐性缺勤的回答格式有天数、次数等，回忆时间区间大多数只回顾过去12 个月的行为，只有很少的研究使用了半年以下的回忆期，这些差异也对研究结果的可比性造成一定影响。

本研究主要采用感知工作能力量表（Perceived Ability to Work Scale，PAWS）来评估隐性缺勤行为，以分析工作的生理、心理和人际需求。这种测量方式被认为是一种有效衡量隐性缺勤的措施，因为它估计了感知的生产力损失，并在之前的研究中已经被频繁使用。该量表由四个项目组成，只有当前工作的参与者被要求做出回应。代表性的项目包括"你如何评价工作中的人际需求""你如何评价你目前满足这些需求的能力"等问题。

3. 相关研究。

到目前为止，Miraglia 和 Johns（2016）的分析提供了最全面的综述。他们的研究整合了

109 个样本，近 176000 名参与者和 55 个变量。他们发现隐性缺勤与旷工主义（ρ＝0.35）、生产力损失（ρ＝0.28）、抑郁情绪（ρ＝0.20）、情感承诺（ρ＝0.20）、个人财务困难（ρ＝0.10）、工作不安全感（ρ＝0.08）等呈正相关关系。并且，他们还发现角色需求与隐性缺勤行为也存在正相关关系，即工作量（ρ＝0.28）、人手不足（ρ＝0.25）、病人或客户数量（ρ＝0.20）、身体需求（ρ＝0.13）等变量与隐性缺勤正相关。此外，时间需求，即时间压力（ρ＝0.16）、加班（ρ＝0.15）和工作时间（ρ＝0.11）也与隐性缺勤正相关。他们还对隐性缺勤和压力的关系进行了深入研究，研究发现，隐性缺勤与情绪疲惫（ρ＝0.36）、经历压力（ρ＝0.35）、虐待（ρ＝0.20）、家庭与工作冲突（ρ＝0.18）、骚扰（ρ＝0.16）和歧视（ρ＝0.10）呈正相关关系。隐性缺勤与变量间的负相关关系也被探究，隐性缺勤行为与健康（ρ＝－0.39）、乐观（ρ＝－0.22）、组织支持（ρ＝－0.17）、组织公平感（ρ＝－0.13）等呈负相关关系。

（三）积极、消极情绪

1. 概念。

随着情绪这一构念的不断发展，情绪通常被划分为积极情绪和消极情绪，因为它们被认为是两个相对独立的过程。具体来说，消极情绪被定义为一个人经历主观痛苦、不愉快的参与和情感痛苦的程度，即愤怒、内疚、恐惧、紧张和主观压力的体验。而积极情绪典型的特征是快乐、兴奋或满足，积极情绪是一种最好的精神状态，享受与环境的接触过程。

2. 测量。

对于积极情绪和消极情绪的测量有很多方式，目前最广泛被采用的是 PANAS－X（Positive and Negative Affect Schedule－Expanded Form）。其中，积极情绪主要通过热情的、积极的、骄傲的、感兴趣的、喜悦的、专注的、满足的、受鼓舞的、有希望的、机警的、冷静的、兴奋的、坚决的共 13 个条目来测量，消极情绪主要通过恐惧的、失落的、内疚的、害怕的、沮丧的、无聊的、敌对的、战战兢兢的、懊悔的、紧张的、难过的、痛苦的共 12 个条目来测量。

3. 相关研究。

积极情绪与热情、机敏和投入正相关，消极情绪与焦虑和悲伤正相关。在工作场所，积极和消极的情绪状态影响各种与工作相关的态度，研究发现积极情绪与职业倦怠进一步呈负相关关系，而消极情绪与职业倦怠呈强烈的正相关关系，积极情绪与工作满意度正相关，而消极情绪与工作满意度负相关，积极情绪与离职倾向负相关，而高的消极情绪会导致员工的离职倾向增加，积极情绪还与组织承诺正相关，而消极情绪与组织承诺负相关。

积极情绪和消极情绪作为中介变量所发挥的作用已被学者探究。Zeidner 等（2012）提出了一种反思冥想模型，发现积极情绪和消极情绪可能在情绪智力与生活满意度的联系中发挥中介作用。积极情绪和消极情绪也可以介导社会支持对生活满意度的影响。通过对文献的综述，我们发现积极情绪和消极情绪同时作为独立的中介变量，对于日常事件与工作相关结

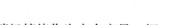

果的联系的介导作用尚未被发现，因此，本研究选用积极情绪和消极情绪作为中介变量，探讨日常感知歧视对于隐性缺勤的影响是否及怎样被情绪中介。

（四）尽责型人格

1. 概念。

尽责型人格是"大五"人格模型的一个重要组成部分，这一人格描述了个体尽职、努力工作、坚韧不拔、自律和倾向于追求成就的程度。高尽责型人格的员工和低尽责型人格的员工在目标实现、秩序和冲动的控制力方面存在较大的个体差异。高尽责型人格的员工责任心强，对目标导向的任务更熟练，实现目标和遵守规则的动机更强，反之，低尽责型人格的员工往往不那么负责，对实现目标不那么感兴趣，他们实现目标的动机和遵守规则的意愿较低。

2. 测量。

尽责型人格属于"大五"人格之一，因此我们采用在学界被广泛运用的"大五"人格特质量表来衡量。尽责型人格的主要测量题目包括有组织的、有责任心的、工作努力的、细心的、深入的等。

3. 相关研究。

尽责型人格可以说是人格特质中最重要的因素，并且已经被证明是强大的和普遍有效的变量，可以预测在工作环境中各种显著结果。研究显示，尽责型人格与消极情绪以及焦虑和抑郁等心理健康问题负相关。现有研究还表明，高尽责型人格的拥有者可能更善于抑制自己的消极情绪，从理论角度来看，尽责型人格与自我控制力正相关，并且与情绪调节能力正相关，也就是说，在经历负面事件或者压力事件后，高尽责型人格拥有者的情绪恢复能力更强。尽责型人格也作为调节变量被研究，研究发现，尽责型人格可以正向调节挑战性压力与工作绩效的关系，即高尽责型人格拥有者可以更好地处理挑战性压力对工作绩效的影响，降低压力等负面事件对绩效的负面影响。

（五）老龄化工作者

对于老龄化工作者的定义通常是基于在工作生涯中工作能力和功能性能力发生重大变化的时期，对于这一概念的定义主要是从早期预防的角度出发，包括预防老龄化工作者可能出现的与工作有关的疾病、慢性疾病导致的工作绩效下降，促进老龄化工作者的健康和工作能力，以更早更全地应对人口老龄化的趋势。根据对文献的梳理，Ilmarinen（2001）认为，45岁或50岁经常被用作划分"老龄化工作者"的标准，一方面，工作者的功能性能力，如心肺功能、肌肉和骨骼的机能、身体的等距伸展和屈曲能力等，在30岁以后呈现下降趋势，假设工作的体力需求不变，那么在接下来的15～20年工作者的功能性能力每况愈下，这会对企业的生产力造成一定的威胁。另一方面，一项对工作者的调查发现，15%～25%的工作者认为自己在45～50岁之前已经到达了工作能力的顶峰，而在此之后他们的工作能力逐渐下降。因此，为了提早干预这部分即将老龄的工作者，即老龄化工作者，降低他们的机能和工作能力的变化为企业带来的生产力损失，本章最终将老龄化工作者定义为 45 岁以上的工作者群体。

三、模型构建与理论假设

（一）日常感知歧视与积极、消极情绪

由于积极和消极两种情绪被视为两个相对独立的过程，情绪通常被学者被分为积极和消极情绪来衡量。消极情绪指个人经历主观痛苦、情绪痛苦的程度，而积极情绪则是一种愉快的精神状态，通常伴有快乐、兴奋或满足的情感。情感事件理论认为情绪本身是多维度的，个体可能会同时感受到愤怒或者沮丧等消极情绪，以及骄傲、愉悦、满足等积极情绪。

情感事件理论进一步认为消极事件（如日常感知歧视）仅仅会导致消极情绪的产生，但该理论同时又认为这些日常事件导致的积极和消极情绪的变化是不对称的。例如，已有的研究已经探索了基于种族、性别和体重的感知歧视程度越高，所引发的消极情绪越高，积极情绪越低。基于以往的研究结果以及相关的理论，本研究试图探究日常感知歧视对于自己和消极情绪的不同影响。因此，我们原创性地假设日常感知歧视的增加可能会导致愤怒、内疚等消极情绪的增加，并会导致愉悦、满足等积极情绪的递减。

（二）日常感知歧视和隐性缺勤

隐性缺勤作为一种典型的反生产力行为和日常感知歧视的重要结果变量，最近几年才陆续受到人们的关注。学者们对于隐性缺勤的定义存在一定争议。对于隐性缺勤的定义在不断发展，并且到目前为止对于隐性缺勤都没有一个统一的概念。对于隐性缺勤来讲，现在学术上主要存在三种独立发展的定义，并且这三种定义都是平行使用的。第一种定义主要是欧洲方面的学者将隐性缺勤定义为生病时工作，并且这一定义主要聚焦于隐性缺勤的前因和后果方面。第二种定义是由北美的学者逐渐发展和使用的，他们将隐性缺勤定义为一种忧郁健康问题参加工作造成的可以测量的生产力损失。第三种定义将隐性缺勤衡量为不仅仅由疾病导致的生理上出勤但是功能性缺勤的行为，开始有学者关注到疾病以外的方面也可能导致隐性缺勤行为。

以上的三种已有的定义是有不同侧重的。我们认为，隐性的生产力损失是一个由多种原因共同导致的结果，这些原因既包括健康方面的，也包括健康方面以外的原因。在本研究中，我们将隐性缺勤定义为一种广义的隐性缺勤，即因健康和其他时间导致的隐性生产力损失，并进一步影响导致员工无法集中精力工作。

虽然学者已经对许多影响隐性缺勤的因素进行了充分研究，但很少有研究调查了日常生活中的歧视对于隐性缺勤的影响。日常感知歧视作为一种关系需求和导致工作场所生产力潜在损失的社会心理因素，通过影响生病时是否工作的决定和增加身体和心理健康的疾病（背痛、肌肉痛、胃痛、全身疲劳、头痛、焦虑/抑郁、睡眠问题等），直接或间接地导致隐性缺勤行为。情感事件理论将感知到的日常歧视视为影响员工情感状态从而影响其工作热情

的一种常规事件，最终影响员工的隐性缺勤行为。因此，我们假设歧视会影响老年工作者的隐性缺勤行为。

（三）积极、消极情绪和隐性缺勤

已有学者在研究中认识到了积极和消极情绪在工作场所中的重要作用。根据情感事件理论，情感性劳动状态可能影响隐性缺勤等与工作相关的问题。例如，积极和消极情绪会影响身体上的疼痛感，间接导致生产力的下降，如睡眠障碍通过影响消极和积极情绪间接影响身体的疼痛感。积极情绪可以缓解疼痛的结果，而消极情绪可能通过干扰睡眠来加剧身体疼痛，疼痛则易造成老龄化工作者在工作中的隐性缺勤行为。研究表明，较高的积极情绪或较低的消极情绪分别与老年人更好的社会、认知和身体功能及更好的身体健康和心理健康相关，而工作者较好的身心健康状况也会有效减少隐性的生产力损失。此外，由于积极情绪和消极情绪紧密相关，在已有的研究模型中积极情绪和消极情绪被广泛作为中介变量使用。

根据情感事件理论，不同的情绪反应可能会导致不同的行为影响，因此，积极和消极情绪可能对隐性缺勤产生不同的影响。积极情绪与隐性缺勤负相关，而消极情绪与隐性缺勤正相关。拥有消极情绪的工作者难以制定建设性的应对行为，并在工作场所拥有冲动和破坏性的反应，最终可能导致隐性缺勤行为。相反，积极情绪促进创造性解决问题和灵活的认知处理，经常与促进调节焦点同时发生，因此与隐性缺勤是负相关的。综上所述，理论和文献支持了积极和消极情绪与隐性缺勤之间的联系，日常歧视（经常发生的事件）会导致积极情绪的下降和消极情绪的上升（情感状态），从而降低工作者的工作热情，最终导致隐性缺勤行为（情感驱动行为）。

（四）尽责型人格的调节作用

对"大五"人格特征的研究表明，人格与情绪密切相关。有研究将"大五"人格特征一起作为调节变量使用，还有研究选择其中一种或者两种人格作为模型的调节变量。在"大五"人格模型中，尽责型人格被概念化为一种高阶人格特征，包括能力和成就、有序、自我控制和深思熟虑。尽责型人格被认为是最重要的人格特征，并且可以作为个体资源减轻压力的影响。最近的荟萃分析发现，责任心与消极情绪负相关，并且，高尽责性个体工作更努力，更有可能遵守规则，当他们感知到歧视时，情绪恢复的能力也更强，研究探讨了尽责型人格对负面事件与消极情绪关系的调节作用。Chi 和 Ho（2014）证实，员工的尽责性能够调节员工由于领导抱怨带来的负面情绪。

（五）情感事件理论

情感事件理论强调离散事件是影响人们态度和行为等情感反应的直接原因，情感事件可以决定情感状态。由于工作场所的离散情绪对生产力有至关重要的影响，情感事件理论已衍生出一个有效的分析框架，并解释如何通过管理员工的情绪劳动来提高员工的产出。受到情感事件理论的启发，Lam（2012）提出了一个科学的分析框架，包括工作环境（监督支持)、日常工作活动（交互性正义）以及情感（痛苦、愤怒、疲劳、焦虑和绝望）、态度（工作满意度）和行为（服务质量和营业额）反应。

因为歧视可以导致抑郁、焦虑等情绪，与工作场所的情感事件相比，日常感知歧视是一种日常生活中的情感事件。利用情感事件理论和 Lam（2012）的理论框架，我们提出了一个与情感事件理论基本一致的模型。这个模型假设日常感知歧视（经常发生的事件）会影响积极和消极情绪（情感状态），这可能会降低工作热情，导致隐性缺勤行为（情感驱动的行为）。

（六）研究模型与假设

因此，通过以上理论和文献的回顾，基于情感事件理论，本研究拟就日常感知歧视通过影响积极和消极情绪，对老年工作者隐性缺勤的影响机制进行分析，并建立了歧视、积极/消极情绪和隐性缺勤之间关系模型（见图4－1），并提出以下假设：

假设1：日常感知歧视正向影响老年工作者的消极情绪。

假设2：日常感知歧视负向影响老年工作者的积极情绪。

假设3：日常感知歧视与隐性缺勤直接的正相关。

假设4：积极情绪对隐性缺勤有负面影响。

假设5：消极情绪对隐性缺勤有正面影响。

假设6：积极和消极情绪中介日常感知歧视对隐性缺勤的影响。

假设7：高尽责型相比于低尽责型人格的拥有者，日常感知歧视对于积极情绪的影响更强；高尽责型相比于低尽责型人格的拥有者，日常感知歧视对于消极情绪的促进作用较低。

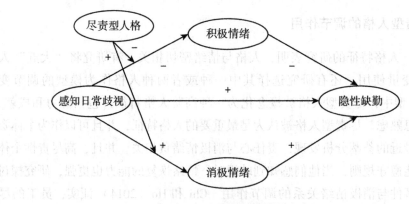

图4－1　研究假设模型

四、研究方法

（一）样本介绍

本研究的横截面数据来自2016年美国健康与退休研究（Health and Retirement Study,

HRS）。HRS 由美国国家老龄化研究所赞助（资助号 NIA U01AG009740），并且由美国密歇根大学组织进行。HRS 被广泛认为是关于美国老龄化人口的最佳公共数据源。在美国国家老龄化研究所和社会保障局的资助下于 1992 年启动。本研究以多阶段抽样的方式招募了主要以 50 岁以上为主的老年人，让他们参与两年一次的评估老年人口特征的调查。为了避免年龄增大和随着时间的推移参与者数量减少相关的问题，每 6 年招募一次新样本进行分析。2006 年，HRS 在其核心的两年一次的调查中增加了一份参与生活方式问卷（Participant Lifestyle Questionnaire，PLQ），这些 PLQ 问卷被随机分配给 50% 的核心小组参与者。其他关于样本及问卷发放的详细信息可以在其网站上找到（http：//hrsonline. isr. umich. edu）。

在 2016 年的 HRS 数据中，8388 名参与者回答了生活方式和行为问卷（Lifestyle and Behavior Questionnaire，LBQ）。在这些参与者中，2123 人（25.7%）目前在职，并回答了至少一个问题，总体数据的缺失比例小于 10%。在这项研究中，我们将年龄超过 45 岁的人定义为"老龄化工作者"。由于隐性缺勤现象只在目前就业的参与者中观察到，因此本研究只分析了 2123 名当前工作参与者的数据。

（二）变量测量

本研究设计的变量总共有五个，分别为日常感知歧视、积极情绪、消极情绪、尽责型人格和隐性缺勤。除此之外，对于受访者的年龄、性别等人口统计学特征也进行了考虑。

日常感知歧视是通过全球感知日常不公平待遇量表来评估的。该量表由 9 个关于受访者日常生活中遇到的歧视条目组成，其中，有代表性的项目包括："你是否经常受到比别人更不礼貌的对待？""你是否在医院接受到更差的服务？"等。所有回答采用李克特 5 分制，采用"1 = 几乎每天""2 = 每周至少一次""3 = 每月几次""4 = 一年几次""5 = 一年不到一次""6 = 从不"测量。在实际的数据分析中，为了保证变量方向的一致性，对日常感知歧视的最终得分进行了转换，得分越高，代表受试者遭受的日常歧视越多。该量表 2016 年的数据具有较高的信度（Cronbach $\alpha = 0.83$）。

本研究对积极和消极情绪的测量是从积极和消极情绪扩展表（PAN AS – X）中选取了 25 个条目，其中积极情绪的测量由 13 个条目构成，消极情绪由 12 个条目构成。其中，积极情绪被定义为坚定、热情、积极、自豪、感兴趣、快乐、专心、满足、受鼓舞、有希望、警惕、平静和兴奋。积极情绪量表在 2016 年具有很高的可靠性（Cronbach $\alpha = 0.93$）。消极情绪被定义为害怕、不安、内疚、害怕、沮丧、无聊、敌对、紧张、害羞、紧张、悲伤和苦恼。积极情绪的量表在 2016 年统一具有很高的可靠性（Cronbach $\alpha = 0.90$）。所有打分以李克特 5 分制评分，范围从"1 = 非常"到"5 = 完全不"。在实际的数据分析中，为了保证变量方向的一致性，对积极情绪和消极情绪的最终得分进行了转换，较高的分数表明较高的积极情绪以及较高的消极情绪。

本研究对尽责型人格的测量使用了"大五"人格特质量表。受访者被要求在 1 ~ 4 分的尽责型人格量表上打分，"1 = 非常尽责""2 = 有些尽责""3 = 几乎不尽责""4 = 根本不尽责"。

责任心是基于以下特点：有组织的、负责的、勤奋的、细心的和深刻的。2016 年的该量表数据具有可以接受的可靠性（Cronbach α = 0.67）。在实际的数据分析中，为了保证变量方向的一致性，对尽责型人格的最终得分进行了转换，较高的分数表明较高的尽责型人格。

本研究采用 4 条目的工作能力感知量表（Perceived ability to work Scale，PAWS）对隐性缺勤行为进行测量。让受访者对自己的工作能力状态进行打分，分数越高，则工作能力越强，隐性缺勤程度越低。条目内容包括"在满足工作的需求方面您会给自己打几分"和"考虑到你工作的精神需求，你如何评价你目前满足这些需求的能力"等。在实际的数据分析中，为了保证变量方向的一致性，对分数进行了转换，得分越高，表示隐性缺勤程度越高。该量表信效度较好（Cronbach α = 0.90）。

（三）研究方法

本次研究应用 SPSS 25.0 与 AMOS 25.0 进行统计处理。具体的分析包括以下内容。

1. 描述性统计。采用均值和百分比等统计量了解老龄化工作者的基本人口学特性及分布情况，以均值和方差分析老龄化工作者日常感知歧视、积极情绪、消极情绪、尽责型人格和隐性缺勤的现状。

2. 信效度分析。用数据分析得来的因子载荷量 λ、克隆巴赫 α 系数、组合信度（CR）、平均方差抽取量（AVE）对日常感知歧视、积极情绪、消极情绪、尽责型人格和隐性缺勤的信效度进行测量。

3. 相关分析。分别检验日常感知歧视、积极情绪、消极情绪、尽责型人格和隐性缺勤之间的相关关系。

4. 差异分析。分别检验日常感知歧视、积极情绪、消极情绪、尽责型人格和隐性缺勤在不同年龄阶段、不同性别的老龄化工作者群体的差异性。

5. 中介效应分析。为了确定积极情绪和消极情绪是否会对日常感知歧视和隐性缺勤之间的关系产生间接影响，我们在初始模型中使用 SEM 来测试这种中介作用。评估模型的标准是：均方根误差小于 0.08，拟合优度、赋范拟合、比较拟合等拟合优度系数在 0.90 左右。此外，本研究利用 SPSS 的 PROCESS 插件通过非参数重采样程序评估中介。这种再抽样技术是一种产生间接效应置信区间的有效方法，当间接效应显著且置信区间不包括零时，表明积极和消极情绪的中介效应显著。

6. 有调节的中介分析。本研究中，我们使用 Hayes 和 Preacher 推荐 SPSS 的 PROCESS 插件的条件间接效应程序来确定日常感知歧视对积极情绪的影响是否取决于理论上提出的调节变量的水平（即尽责型人格）。此外，本研究使用 1000 个 bootstrapping 样本生成了 95% 的置信区间对调节的中介模型进行了测试，以确定尽责型人格调节作用的显著性。

7. 亚组分析。分别检验日常感知歧视对隐性缺勤、日常感知歧视对积极情绪、日常感知歧视对消极情绪、积极情绪对隐性缺勤、消极情绪对隐性缺勤影响这些影响路径在不同年龄阶段、性别的老龄化工作者群体的系数和显著性差异。

五、研究结果

（一）日常感知歧视、积极情绪、消极情绪、尽责型人格与隐性缺勤的现状分析

通过对调查者的社会统计学变量进行描述性统计分析，用以了解和评估被调查者的基本情况，并根据结果判断样本的代表性。本研究共使用 2123 个工作者样本，各条目信息缺失的比例很低，在 1.4% 到 7.3% 之间，采用 SPSS 25 将被选取的健康与退休研究的老龄化工作者基本情况进行统计分析。

本次研究的样本人群的人口学变量分布如表 4-1 所示。分析结果如下。

（1）从受访者性别的分布情况来看，女性的比例较高于男性。女性有 1193 人，占56.2%；男性为 930 人，占 43.8%。

（2）从受访者年龄的分布情况来看，以 51~65 岁为主要年龄段。其中年龄在 45~50 岁的仅有 32 人，占比 5.5%；51~55 岁的有 533 人，占比 25.1%；56~60 岁的有 599 人，占比 28.2%；61~65 岁的有 457 人，占比 21.5%；66~70 岁的有 212 人，占比 10.1%；70 岁以上的人群较少，仅为 204 人，占比 9.6%。

表 4-1　　　　　　　　　研究对象的人口学特征分布

人口学特征	分类	频率	百分比
性别	男性	930	43.8%
	女性	1193	56.2%
年龄	45~50 岁	32	5.5%
	51~55 岁	533	25.1%
	56~60 岁	599	28.2%
	61~65 岁	457	21.5%
	66~70 岁	212	10.1%
	>70 岁	204	9.6%

本研究对参加调查的老龄化工作者的日常感知歧视、积极情绪、消极情绪、尽责型人格和隐性缺勤的现状的描述如表 4-2 所示。

老龄化工作者的日常感知歧视的总体得分为 1.64，五项关于日常感知歧视的测量条目得分都很低，平均数从 1.30（"你从医生或医院得到的服务或治疗比其他人差"；SD = 0.77）至 2.21（"你受到的礼貌和尊重比别人少"；SD = 1.30），说明美国老龄化工作者遭受歧视的情况虽然并不普遍，但是确实存在的。

老龄化工作者的积极情绪总体分数为 3.72，其中，第 5 项积极情绪条目"开心的"得分最高（M = 3.98，SD = 0.98），第 20 项"兴奋的"得分最低（M = 3.39，SD = 1.10）。消极情绪总体分数为 1.76，其中，第 9 项"懊悔的"得分最低（M = 1.36，SD = 0.81），第 5

项"沮丧的"得分最高（M = 2.45，SD = 1.11），根据积极情绪和消极情绪的均值得分统计，美国老龄化工作者平均处于积极情绪的状态要远大于处于消极情绪的状态，但仍有一部分老龄化工作者长期处于消极情绪中。

老龄化工作者隐性缺勤的总体分数为 2.43，隐性缺勤的总体打分较高，范围从"考虑到你工作的心理需求，你如何评价自己目前满足这些需求的能力？"（M = 2.32，SD = 1.59）到"考虑到你的工作对身体的要求，你如何评价你目前满足这些要求的能力？"（M = 2.53，SD = 1.81），这说明老龄化工作者的身体、心理以及人际交往的需求如果得不到满足，很可能就会导致隐性缺勤行为，给企业造成隐性的生产力损失，因此，关注老龄化工作者的社会心理因素很重要。

老龄化工作者尽责型人格的总体分数为 3.32，其中，最低项为反向条目"冲动性"（M = 2.78，SD = 0.86），最高项为"负责任的"（M = 3.76，SD = 0.55）。

表 4 - 2　　日常感知歧视、积极情绪、消极情绪、尽责型人格和隐性缺勤的现状

变量	条　目	均值	标准差
日常感知歧视 （1~5）	1. 受到的礼貌尊重比其他人少	2.21	1.30
	2. 在餐馆或商店得到的服务比别人差	1.69	1.00
	3. 人们认为你不聪明	1.93	1.25
	4. 你受到威胁或骚扰	1.35	0.81
	5. 从医生或医院得到的服务或治疗比其他人差	1.30	0.77
积极情绪 （1~12）	1. 热情的	3.59	1.12
	2. 积极的	3.69	1.10
	3. 骄傲的	3.67	1.17
	4. 感兴趣的	3.85	1.06
	5. 开心的	3.98	0.98
	6. 专注的	3.70	1.07
	7. 满足的	3.69	1.10
	8. 受鼓舞的	3.39	1.11
	9. 充满希望的	3.74	1.05
	10. 机敏的	3.96	0.97
	11. 冷静的	3.70	0.98
	12. 兴奋的	3.39	1.10
消极情绪 （1~12）	1. 生气的	1.57	0.85
	2. 失落的	2.22	0.97
	3. 内疚的	1.58	0.90

续表

变量	条　目	均值	标准差
消极情绪 （1~12）	4. 害怕的	1.63	0.90
	5. 沮丧的	2.45	1.11
	6. 无聊的	1.92	1.00
	7. 敌对的	1.51	0.89
	8. 紧张不安的	1.54	0.88
	9. 懊悔的	1.36	0.81
	10. 紧张的	1.88	0.98
	11. 难过的	1.98	0.97
	12. 绝望的	1.87	1.00
尽责型人格 （1~5）	1. 不计后果的[R]	3.55	0.66
	2. 有组织的	3.15	0.83
	3. 负责任的	3.76	0.55
	4. 勤劳的	3.75	0.54
	5. 自律的	3.31	0.76
	6. 粗心的[R]	3.42	0.72
	7. 冲动的[R]	2.78	0.86
	8. 谨慎的	3.20	0.79
	9. 彻底的	3.20	0.79
	10. 节俭的	2.93	0.87
隐性缺勤 （1~4）	1. 给你现在的工作能力多少分	2.49	1.74
	2. 考虑一下你的工作对身体的要求，你如何评价你目前满足这些要求的能力	2.53	1.81
	3. 考虑一下你的工作对心理的要求，你如何评价你目前满足这些要求的能力	2.32	1.59
	4. 考虑一下你的工作对人际交往的要求，你如何评价你目前满足这些要求的能力	2.49	1.72

注：R 为反向条目。

（二）日常感知歧视、积极情绪、消极情绪、隐性缺勤的差异性分析

为研究不同群体的美国老龄化工作者日常感知歧视、积极情绪、消极情绪与隐性缺勤的差异，本研究运用单因素方差分析（ANOVA）对数据进行差异分析，以此探究不同年龄、性别的老龄化工作者在日常感知歧视、积极情绪、消极情绪与隐性缺勤方面存在的差异。本

研究将年龄分为45~55岁、56~65岁、65岁以上三个组别；性别分为男性和女性。

表4-3反映了不同组别的老龄化工作者日常感知歧视、积极情绪、消极情绪、隐性缺勤的差异。首先，各变量在不同年龄阶段的老龄化工作者群体中均表现出显著差异。具体来看，不同年龄阶段的工作者在日常感知歧视上具有显著差异，年龄大于65岁的老龄化工作者日常感受到的歧视（M=1.46，SD=0.59）显著低于其他年龄阶段的群体，45~55岁（M=1.69，SD=0.71）及55~65岁（M=1.68，SD=0.72）年龄群体的老龄化工作者遭受的歧视更为严重；不同年龄阶段的老龄化工作者在感受到的积极情绪存在显著差异，其中，65岁以上的老龄化工作者感受到的积极情绪最多（M=3.80，SD=0.72），而55~65岁的老龄化工作者感受到的积极情绪相对较少（M=3.69，SD=0.77）；此外，不同年龄阶段的老龄化工作者在感受到的消极情绪存在显著差异，其中，45~55岁的老龄化工作者感受到的消极情绪最多（M=1.84，SD=0.66），65岁以上的老龄化工作者群体感受到的消极情绪最低（M=1.60，SD=0.47）；不同年龄阶段的老龄化工作者的隐性缺勤水平也存在显著的差异性，65岁以上的老龄化工作者隐性缺勤情况最为严重（M=2.63，SD=1.50），45~55岁这一阶段的老龄化工作者隐性缺勤的情况较轻（M=2.26，SD=1.34）。

在性别方面的差异性检验中，除隐性缺勤（p=0.23）和积极情绪（p=0.57）外，不同性别的老龄化工作者的日常感知歧视、消极情绪都存在显著差异。其中，在日常感知歧视方面，男性老龄化工作者遭受的日常歧视（M=1.68，SD=0.70）要比女性老龄化工作者遭受的日常歧视（M=1.61，SD=0.69）高很多；在消极情绪方面，女性老龄化工作者感受到的消极情绪较高（M=1.80，SD=0.61），而男性老龄化工作者感受到的消极情绪较少（M=1.72，SD=0.59）。

表4-3　　　　　不同年龄、性别的老龄化工作者日常感知歧视、
积极情绪、消极情绪、隐性缺勤的差异分析

变量	年龄				性别		
	45~55岁 （n=650）	56~65岁 （n=1056）	65岁以上 （n=747）	p	男性 （n=930）	女性 （n=1193）	p
日常感知歧视	1.69 (0.71)	1.68 (0.72)	1.46 (0.59)	0.00	1.68 (0.70)	1.61 (0.69)	0.03
积极情绪	3.72 (0.77)	3.69 (0.77)	3.80 (0.72)	0.04	3.71 (0.73)	3.72 (0.78)	0.57
消极情绪	1.84 (0.66)	1.77 (0.61)	1.60 (0.47)	0.00	1.72 (0.59)	1.80 (0.61)	0.00
隐性缺勤	2.26 (1.34)	2.45 (1.44)	2.63 (1.50)	0.01	2.47 (1.40)	2.39 (1.45)	0.23

注：1.69（0.71）：括号内为标准差，括号外是均值。

（三）日常感知歧视、积极情绪、消极情绪、尽责型人格与隐性缺勤的相关性分析

本研究通过相关分析来对两个变量间的相关关系进行探究。本研究采用 SPSS 25 计算各变量之间的 Pearson 相关系数及 P 值，描述变量间相关的方向、强弱程度及显著性，初步检验模型的假设。分析结果见表 4 - 4。"日常感知歧视"（r = 0.23，p < 0.01）、"消极情绪"（r = 0.29，p < 0.01）与"隐性缺勤"均显著负相关；"积极情绪"（r = -0.34，p < 0.01）、"尽责型人格"（r = -0.28，p < 0.01）与"隐性缺勤"显著负相关；"积极情绪"（r = 0.35，p < 0.01）与"尽责型人格"显著正相关；"日常感知歧视"（r = -0.22，p < 0.01）、"消极情绪"（r = -0.30，p < 0.01）与"尽责型人格"显著负相关；"日常感知歧视"（r = 0.41，p < 0.01）与"消极情绪"显著正相关；"日常感知歧视"（r = -0.22，p < 0.01）与"积极情绪"显著负相关。"积极情绪"（r = -0.46，p < 0.01）与"消极情绪"显著负相关。

表 4 - 4 变量相关性分析

变量 （均值，标准差）	条目				
	PED	PA	NA	PAW	C
PED （1.64，0.70）	1	—	—	—	—
PA （3.72，0.76）	-0.22**	1	—	—	—
NA （1.76，0.60）	0.41**	-0.46**	1	—	—
PAW （2.43，1.43）	0.23**	-0.34**	0.29**	1	—
C （3.32，0.39）	-0.22**	0.35**	-0.30**	-0.28**	1

注：** p < 0.01，PED，日常感知歧视；PA，积极情绪；NA，消极情绪；PAW，隐性缺勤；C，尽责型人格。

（四）结构方程模型

在最后的结构模型方程中，χ^2/df（degrees of freedom）= 6.797，RMSEA（root mean square error of approximation）= 0.052，GFI（goodness normed fit index）= 0.917，CFI（comparative fit index）= 0.924，NFI（normed fit index）= 0.912，均满足要求，模型能够较好地拟合。结构方程模型结果如图 4 - 2 所示，日常感知歧视（β = 0.15，p < 0.001）和消极情绪（β = 0.12，p < 0.001）对均隐性缺勤有直接显著的正向影响。积极情绪对隐性缺勤有直接的负向影响（β = -0.28，p < 0.001）。日常感知歧视（β = 0.48，p < 0.001）对消极情绪有显著的正向影响。日常感知歧视（β = -0.31，p < 0.001）对积极情绪有显著的负向影响。在结构方程模型中，日常感知歧视能够解释积极情绪的 9%。日常感知歧视能够解释消极情绪的 20%。日常感知歧视、积极情绪和消极情绪能够解释隐性缺勤的 14%。

在 SPSS 中，使用 PROCESS 模型 4 进行中介分析检验，以确定积极情绪及消极情绪是否

中介了日常感知歧视和隐性缺勤之间的关系。一个非参数重采样过程被用来确认中介效应是否显著。这种强大、合理的引导技术为间接效应提供了置信区间。置信区间不包括零，则说明中介效应显著。日常感知歧视与较低的积极情绪有关，进而导致较高的隐性缺勤（间接效应值 = 0.1168，SE = 0.0169，95% BCa CI = 0.0862 ~ 0.1524）。同样，日常感知歧视与较高的消极情绪有关，进而导致较高的隐性缺勤（间接效应值 = 0.1110，SE = 0.234，95% BCa CI = 0.0660 ~ 0.1584）。因此，积极情绪和消极情绪均作为中介变量显著中介了日常感知歧视对隐性缺勤的影响。

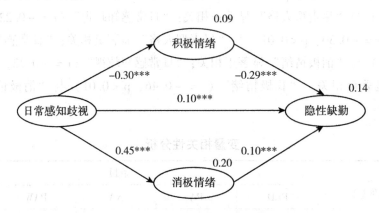

图 4 - 2　各变量间关系的结构模型方程

注：Chi square = 2854.590；自由度 = 420，p < 0.001；RMSEA = 0.052；GFI = 0.917；NFI = 0.912；CFI = 0.924；*** p < 0.001。

（五）亚组分析

表 4 - 5 反映了不同年龄阶段、不同性别的老龄化工作者日常感知歧视对积极情绪、日常感知歧视对消极情绪、积极情绪对隐性缺勤、消极情绪对隐性缺勤、日常感知歧视对隐性缺勤的不同影响。首先，在年龄的亚组分析中，将老龄化样本分为 45 ~ 55 岁、56 ~ 65 岁、65 岁以上三个组别，探索各路径中三个组别存在的差异。亚组分析的结果表明，日常感知歧视对积极情绪的影响在 45 岁以上的老龄化群体中均呈显著的负相关关系；日常感知歧视对于消极情绪的影响在 45 岁以上的老龄化群体中也都呈现出显著的正相关关系；积极情绪对于隐性缺勤的影响在所有 45 岁以上的老龄化群体样本中都呈显著的负相关关系；消极情绪对于隐性缺勤的影响在 56 ~ 65 岁老龄化群体中呈显著的正相关关系，而在 45 ~ 55 岁（p = 0.12）及大于 65 岁（p = 0.81）的老龄化群体中影响不显著；日常感知歧视对于隐性缺勤的影响只有在 45 ~ 65 岁的老龄化群体中是显著的，而在 65 岁以上的老龄化群体中是不显著的（p = 0.07）。

其次，在性别的亚组分析中，将样本分为男性、女性两个组别，探索日常感知歧视对积极情绪、日常感知歧视对消极情绪、积极情绪对隐性缺勤、消极情绪对隐性缺勤、日常感知歧视对隐性缺勤影响路径的差异。亚组分析的结果表明，日常感知歧视对积极情绪的影响在男性和女性群体中都呈现出显著的负相关关系，但相比较而言，日常感知歧视对于女性积极情绪的影响要更强一些；日常感知歧视对于男性和女性的消极情绪都有显著的正向影响，同样地，对于女性消极情绪的影响要更强一些；日常感知歧视对于男性的隐性缺勤行为的影响都呈现出显著的正相关关系，但对于男性而言，日常感知歧视对于隐性缺勤行为的影响要更强；积极情绪对于隐性缺勤行为的影响在男性和女性群体中都呈现出显著的负相关关系，其中女性的积极情绪对于隐性缺勤行为的影响要更强；无论男性还是女性，消极情绪对于隐性缺勤行为都产生正向影响，消极情绪对男性硬性缺勤的影响要略高于女性。

表 4 - 5   亚组分析结果

变量	年龄			性别	
	45 ~ 55 岁 (n = 650)	56 ~ 65 岁 (n = 1056)	65 岁以上 (n = 747)	男性 (n = 930)	女性 (n = 1193)
日常感知歧视→积极情绪	- 0. 27***	- 0. 30***	- 0. 31***	- 0. 22***	- 0. 35***
日常感知歧视→消极情绪	0. 46***	0. 42***	0. 48***	0. 36***	0. 51***
积极情绪→隐性缺勤	- 0. 24***	- 0. 26***	- 0. 42***	- 0. 24***	- 0. 32***
消极情绪→隐性缺勤	0. 08 (0. 12)	0. 18***	- 0. 01 (0. 81)	0. 15***	0. 07*
日常感知歧视→隐性缺勤	0. 12*	0. 10*	0. 12 (0. 07)	0. 16***	0. 06*

注：* $p < 0.05$，*** $p < 0.001$。

（六）有调节的中介模型

基于中介模型的显著结果和理论考虑，我们使用 SPSS PROCESS Macros Model 7 来确定尽责型人格是否会调节日常感知歧视对积极情绪的关系。表 4 - 6 为将尽责型人格作为调节变量输入模型后的结果。以积极情绪为因变量，构建模型，积极情绪与尽责型人格的交互项对积极情绪有着显著的预测作用（B = 0.0991，$p < 0.05$）。Hayes（2014，2013）认为，如果自变量和调节变量之间的关系显著，再抽样的置信区间不包括零，则有条件的间接效应存在，根据表 4 - 6 可知，积极情绪与尽责型人格的交互项与积极情绪的再抽样置信区间为 [- 0.1902， - 0.0080]，此置信区间不包括零，则认为有条件的间接效应存在。

表 4 - 6   日常感知歧视、尽责型人格与积极情绪及其交互作用的回归分析

	因变量	变量	β	SE	CI
$R^2 = 0.1458$		PED	- 0. 1781***	0. 0229	[- 0. 2239， - 0. 1322]
	PA	C	0. 6275***	0. 0413	[0. 5479， 0. 7070]
$\Delta R^2 = 0.0018$		PA * C	- 0. 0991*	0. 0485	[- 0. 1902， - 0. 0080]

注：PA，积极情绪；C，尽责型人格；PED，日常感知歧视。* $p < 0.05$，*** $p < 0.001$。

在判断尽责型人格对日常感知歧视影响积极情绪这一路径有调节作用后，本研究继续探究了不同水平的尽责型人格下日常感知歧视对于积极情绪的间接影响。从表4-7可知，尽责型人格显著削弱了日常感知歧视对积极情绪的抑制作用。具体来说，当尽责型人格越高时，老龄化工作者遭受的日常歧视对于积极情绪的抑制效应越弱，当尽责型人格越低时，老龄化工作者遭受的日常歧视对于积极情绪的抑制效应越强。根据图4-3和表4-7可知，责任心低的老龄化工作者比责任心较高的老龄化工作者的积极情绪更容易受到日常感知歧视的负面影响，因此，当尽责型人格最低时，其所遭受的日常歧视对积极情绪的影响也最大。

表4-7 不同水平的尽责型人格下日常感知歧视对于积极情绪的间接影响

尽责型人格		变量		BC 1000 BOOT	
		积极情绪			
		IND	SE	LLCI（95%）	ULCI（95%）
较低	2.9234	-0.1390	0.0260	-0.1900	-0.0880
均值	3.3171	-0.1781	0.0234	-0.2239	-0.1322
较高	3.7108	-0.2171	0.0330	-0.2871	-0.1525

注：更低表示均值以下1个标准差处的值，中表示均值处的值，更高表示均值以上1个标准差处的值，IND，简介效应；LL95与UL95，95% BC bootstrap 置信区间的上下限。

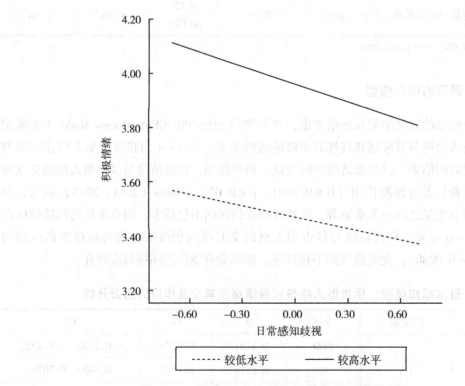

图4-3 尽责型人格对积极情绪的调节作用

六、讨论

基于密歇根大学组织的美国健康与退休研究（HRS）数据库，以2016年2123名美国老龄化工作者的数据为基础，基于情感事件理论，本研究主要探讨日常感知歧视如何影响隐性缺勤行为，以及积极情绪和消极情绪的中介作用和尽责型人格的调节作用。研究发现，日常感知歧视与隐性缺勤显著正相关，此外，日常感知歧视会通过抑制老龄化工作者的积极情绪、激发其消极情绪，进而导致更多的隐性生产力损失，尽责型人格较强的老龄化工作者的积极情绪更不易受到日常感知歧视的负面影响。

（一）老龄化工作者日常感知歧视、积极情绪、消极情绪、隐性缺勤和尽责型人格现状

第一，关于老龄化工作者日常感知歧视的现状。首先，研究结果表明，美国老龄化工作者日常感知歧视情况较低，但确实存在一部分老龄化工作者感到自己受到的礼貌和尊重少于他人。根据描述性统计分析的结果，有466名员工每年遭遇几次不尊重、不礼貌的对待，占比22%，87名老龄化员工遭遇每周都遭遇几次不礼貌的对待，占比4.2%，也有55名美国老龄化员工几乎每天都在遭遇不公平的对待，占比2.6%。有研究也得到了相似的结论，澳大利亚人权委员会（AHRC）一份报告《工作意向：对澳大利亚老年人和残疾人就业歧视的全国调查》发现，27%的50岁以上的人经历过年龄歧视。《美国健康与退休研究报告》（Health and Retirement Study，HRS）发现，美国超过70%的老年人每天都经历着歧视，主要是由对老年人的刻板印象等原因造成的。根据差异性分析的结果，不同年龄阶段的工作者在日常感知歧视上具有显著差异，年龄大于65岁的老龄化工作者日常感受到的歧视要低于其他年龄阶段的老龄化工作者，45～65岁的老龄化工作者遭受的歧视更为严重。根据Talor和Smith的研究，年轻人比年长者更容易遭受歧视，15～24岁的人群最可能经历年龄歧视（7%），其次是年龄较大的人群，即55～64岁（6%）。本研究分析认为，年轻人的确可能因为年纪小、经验不足、社会地位较低等原因遭受到不礼貌的对待，其次，根据描述性统计的结果，有近20%的老龄化工作者会遭遇一年至少一次的医疗歧视，说明老年工人在医疗方面遭遇不公平对待的现象已经成为一种社会问题。有研究也曾发现，日常歧视是影响老年人健康的一个重要的社会决定因素，医疗歧视在老龄化工作者群体中也确实存在，而且近三分之一（29%）报告经常受到医疗歧视的参与者在4年内出现了新的或恶化的残疾，即频繁的医疗歧视与4年以上的新残疾或恶化残疾相关。医疗歧视存在于老龄化工作者群体中，会对老龄化工作者群体、企业以及社会造成很严重的危害。首先，老年患者意识到他们得到的治疗更差，这会直接导致更差的健康结果；其次，老年患者在医疗服务中的遭遇歧视经历会降低患者满意度，不利于治疗的效果甚至造成治疗不依从现象，这会进一步恶化他们的健康结果，从而诱发缺勤、带病出勤等行为，进而为企业造成显性的、隐性的生产力损失。

第二，关于老龄化工作者积极情绪和消极情绪的现状。积极情绪和消极情绪代表着个体对于自己情绪生活的总体判断，积极情绪和消极情绪被定义为幸福系统的组成部分，具有保

持和促进有适应性的、积极的心理环境的功能，尤其是对于老年人来说。描述性统计分析结果表明，美国老龄化工作者总体上感受到积极情绪的频次较高，如开心、冷静、敏捷、感兴趣等情绪是他们积极情绪的主要表现，相反地，美国老龄化工作者总体上感受到消极情绪的频次较低，其中主要以失落、沮丧、无聊、绝望、紧张等情绪为主，其中值得注意的是，美国老龄化工作者样本中有 805 人（37.9%）的人有时、经常甚至总是感到挫败感。老龄化人群将面临心理机能变化带来的影响，老龄化使寂寞和抑郁感加强，近 65% 的老年人有抑郁症状，这也使老年群体的自杀率较高，并且老年人应激能力退化，受到慢性病和精神疾病困扰的概率大大提升。因此，在老龄化工作者群体中，消极情绪是值得被关注的问题。有研究也发现，随着年龄的增长，老年人的外部环境会变得更加充满负面事件，如疾病、残疾和孤独等。这与一篇应用美国健康与退休数据库（Health and Retirement Study，HRS）2008 年数据的研究结论一致。根据差异性分析的结果，不同年龄阶段的工作者在感受到的消极情绪存在显著差异，其中，45 ~ 55 岁的工作者感受到的消极情绪最多，65 岁以上的老龄化工作者群体感受到的消极情绪最低。这一结果与 Blanchard - Fields（2008）和 Charles（2001）的研究一致，该研究也发现老年人倾向于体验积极情绪、减少消极情绪的体验。大量心理学研究表明，随着个体逐渐步入老龄化阶段，其工作经验、专业技能等也在这个过程中得到累积，工作动机在很大程度上由对职位的竞争转向注重情感的满足，不仅情绪调控能力有所增强，而且倾向避免与工作场所中的负能量问题接触，从而较少产生消极情绪，同时对于工作问题的评价理解和处理方式也更加成熟和高效。本研究的结果与 Charles 和 Carstensen（2008）以及莫书亮（2011）的结果不同，Charles 和 Carstensen（2008）的研究认为老年人在不愉快的场景中体验的负面情绪与其他年龄阶段的人没有显著区别，而莫书亮（2011）则研究发现老年人体验到的悲伤情绪多于年轻人，但他也认为，老年人会对自己的消极情绪被动情绪调节策略，这种对消极情绪的调节可能不是一种被动体验，而是一种主动的有目的的调节策略。采用情绪主要由生理反应、心理反应、认知反应和行为反应构成，随着年龄的增长，大脑对负面情绪刺激的反应越来越慢，老年人更愿意接受积极的事物并竭力避免消极的情绪，因此感受到的消极情绪会相对少一些。

第三，关于老龄化工作者隐性缺勤的现状。根据描述性统计分析的结果，美国老龄化工作者隐性缺勤行为平均得分为 2.43，其中，对于目前的能力不能满足工作的身体要求平均得分为 2.53，目前的工作能力不能满足工作的心理要求的平均得分为 2.32，目前的能力难以满足工作的人际要求的平均得分为 2.49，这与之前的研究得出的结论相似。隐性缺勤的问题值得全社会的关注，以美国为例，自 2000 年以来，员工隐性缺勤的成本占员工工资支出总额的 62%，而医疗和旷工的成本分别占 24% 和 6%，隐性缺勤给美国带来了 1500 亿美元的损失，由此可以看出隐性缺勤行为对于企业造成的隐形生产力损失之巨大。根据差异性分析的结果，不同年龄阶段的工作者的隐性缺勤水平也存在显著的差异，65 岁以上年龄阶段的老龄化工作者隐性缺勤情况最为严重，而 45 ~ 65 岁这一阶段的老龄化工作者隐性缺勤的情况相对较轻。关于老龄化工作者在工作场所呈现的生命周期变化，Truxillo（2015）的研究发现，随着员工逐渐步入老龄化阶段，老龄过程将带来身体、头脑、性格、情绪等多方面的变化，从不同侧面对老龄化工作者的工作态度、绩效水平、幸福感等产生影响。在身体方面，随着员工年龄的逐年增长，对工作压力的抵抗能力下降，身心调整和恢复的周期延长，同时，适应加班、夜班等弹性工作时间的精力也不足。在认知方面，现有研究倾向将老龄劳动力的智力分为流体智力和晶体智力，前者主要指老龄劳动力的认知速度、工作记忆、注意力等，这些能力会随着年龄增长而逐渐下降；后者主要指长久积累的知识技能、经验智慧等，这些能力会随着年龄增长而不断提升。并且，随着年龄的增长，个体会面临越来越多的疾病风险，研究发现，造成隐性缺勤的疾病都是偶发性或慢性问题，如抑郁症、偏头痛和过敏等，而慢性病和突发疾病都是在年长的老龄化工作者群体中最容易发生的，因此，带病出勤的现象会很普遍，这会为企业带来隐性的生产力损失。

第四，关于老龄化工作者尽责型人格的现状。根据描述性统计分析的结果，美国老龄化工作者尽责型人格的总体得分为 3.32，这说明美国老龄化工作者的责任心的确很强。责任心指的是雄心勃勃、富有成效、有组织、有计划的倾向，将长期目标转换为短期目标，并通过努力控制来进行自我克制。根据一项研究的结果，尽责型人格较强的人往往会寿命更长，也就是说尽责型人格与年龄是呈正相关关系的，这与本研究的结论也一致。一方面老龄化工作者群体往往追求稳定，而且心智更加成熟，对自我的控制力也相对较强，很少出现年轻的工作者群体会出现的冲动情绪，也很难"跳槽"，因此对于工作岗位往往按部就班、尽职尽责；另一方面，老龄化工作者一般从事所在行业、在所在岗位工作的时间越久，对于工作的责任心也越强，这也从某种角度说明鼓励老龄化工作者的尽责型人格对于积极老龄化有着重要的意义。

（二）日常感知歧视对于隐性缺勤的正向影响

本研究发现了日常感知歧视对于隐性缺勤这一隐性生产力损失行为会产生正向影响。企业的主管极力反对工作场所的歧视事件，因为这种负面事件会与消极的工作态度密切相关，具体来讲，日常感知歧视与工作满意度呈负相关，与更低的工作参与度相关，还与更低的组织承诺相关，进而直接导致老龄化工作者工作能力的下降。然而，很少有研究评估日常感知歧视对工作能力的间接和潜在的影响。基于此，本研究对提高老龄化工作者的工作绩效具有现实意义。根据澳大利亚生产力委员会的提议，更高的整体经济生产率和劳动力参与率是未来经济增长的关键，这意味着对老龄化工作者的日常歧视不仅会导致潜在的生产力损失，并可能阻碍国民经济增长，造成不可预见和不可弥补的后果。随着社会的发展，越来越多的老年人继续工作，许多老年人在退休后仍需要再就业。对于日常歧视影响老龄化工作者隐性缺勤行为影响机制的关注有助于重视老龄化工作者的社会心理现状，并且预防或者减少由歧视等负面事件造成的隐性生产力损失。

为了进一步探究不同人群的日常感知歧视对于隐性缺勤的影响是否存在差异，本研究进一步做了基于性别和年龄的亚组分析。亚组分析的结果显示，日常感知歧视对于隐性缺勤的影响只有在 45~65 岁年龄段的老龄化中是显著的，而在 65 岁以上的老龄化工作者群体中是不显著的。这可能是由于 45~65 岁年龄段的老龄化群体是工作者群体的重要组成部分，但由于年龄等原因，他们遭受的日常歧视比 45～55 岁的老龄化群体相对更严重，这部分年龄群体的老龄化工作者又通常资历较深、工作年限更长，是处于企业比较重要甚至核心的岗位，因此，通常他们遭遇负面经历的体验对于生产力造成的隐性损失更大。

（三）积极情绪和消极情绪的中介作用

本研究的实证表明，日常感知歧视抑制了老龄化工作者的积极情绪，强化了他们的消极情绪。通过对于文献的梳理，发现前人对于积极情绪、消极情绪的研究主要集中在工作相关的情景下，如 Dunkley（2014，2017）的研究发现批评、工作压力等应激事件与积极情绪呈显著负相关关系，而这些负面事件与消极情绪呈显著正相关关系。本研究探讨了日常感知歧视——这种常见的、微妙的、负面的压力体验——对老龄化工作者情绪产生的影响。我们的统计结果与之前关于压力事件对情绪影响的研究相似，Mroczek 和 Almeida（2001）的研究发现，随着年龄的增长，对于情绪的控制能力和调节能力逐渐增强，在面对压力事件时能够有效调整自己的情绪，降低压力事件对自身的干扰。由于压力事件往往对不同的情绪会产生不同路径的影响，对积极情绪和消极情绪的机制分别考察，这丰富了对于情绪影响的路径和机制。此外，本研究的实证结果也发现，积极情绪对于老龄化工作者的隐性缺勤行为有显著的抑制作用，而消极情绪会触发老龄化工作者的隐性缺勤行为。这与之前的研究结果相似，之前的研究发现，积极情绪和消极情绪会对工作态度及工作行为产生不同的影响，积极情绪与职业倦怠、离职倾向呈负相关关系，与工作满意度、工作绩效和组织承诺呈正相关关系，而消极情绪会加剧职业倦怠和离职倾向，反而会降低工作绩效、工作满意度和组织承诺。这是由于在潜在的有利刺激的情况下，积极情绪的体验会带来活力、能量和兴奋感等，这些都有利于产生积极的工作结果，相反，消极情绪则是行为抑制系统的一部分，当个体遇到潜在的威胁或厌恶条件时，行为抑制系统会导致逃避型行为，即较差的工作结果。

为了进一步探究不同群体的老龄化工作者日常感知歧视对于积极情绪、消极情绪的影响是否存在差异，本研究进行了亚组分析。年龄的亚组分析结果表明，在所有 45 岁以上的老龄化工作者群体中，日常感知歧视对积极情绪都产生了显著的负向影响。有研究也得到了相似的结论，研究发现，受压力—神经过敏相互作用的结果，压力事件与消极情绪的关系对于老年人比中年人和年轻人都呈现更强的关系，这是由于随着时间的推移和年龄的增长，反复激活杏仁核和边缘系统的神经通路，可能会导致控制消极情绪神经通路的敏化，导致对产生消极情绪的刺激（如日常感知歧视）的高度敏感，这与慢性疼痛的身体体验使一个人对疼痛产生超敏反应相类似。亚组分析的结果也表明，对于 45 岁以上的老龄化工作者群体来讲，积极情绪对隐性缺勤呈显著的负相关关系，这与前面分析的结果相一致。而仅仅对于 56～65 岁年龄段的老龄化工作者来说，他们的消极情绪对隐性缺勤会产生正向作用，而对于 65 岁以上的老龄化工作者群体来说，他们的消极情绪似乎对隐性缺勤行为没有显著的影响，究其原因，一方面，根据差异性分析的结果，65 岁以上的老龄化工作者遭受日常歧视的情况相对较低，由于日常歧视造成的消极情绪也会相对较少，进而不易影响他们的隐性缺勤行为；另一方面，年龄较大的老龄化工作者身体机能相对下降，他们可能因为疾病或者其他因素造成隐性缺勤行为。此外，在性别的亚组分析中，日常感知歧视对积极情绪、消极情绪的影响在男性和女性群体中都呈现出显著的负相关关系，但相比较而言，日常感知歧视对于女性积极情绪的影响要更强一些，同样地，对于女性消极情绪的影响也要更强一些。这与之前的研究结果一致，一项研究也发现，女性的情感体验要强于男性的情感体验，这可能是男性和女性的激素差异造成的。

（四）尽责型人格的调节作用

本研究还探讨了尽责型人格如何调节日常感知歧视和老龄化工作者积极情绪之间的关系。根据文献的梳理发现，尽责型人格较高的员工和尽责型人格较低的员工在目标实现、秩序和控制冲动方面存在显著的个体差异。尽责型人格较强的人责任心更强，对目标导向的任务更熟练，通常能够将长期目标短期化，并且有强烈的动机去实现目标和遵守规则。相反，尽责型人格较弱的员工往往不那么负责，对实现目标不那么感兴趣，这就降低了他们实现目标的动机和遵守规则的意愿。本研究的结果表明，尽责型人格较差的老龄化工作者更容易将日常歧视看作一种来自他人的消极的工作相关的反馈，因此他们更容易会在工作中消极表现，造成消极的工作结果。根据情感社会信息理论，一项研究探究了86名领导者的负面情绪对191名员工绩效的影响，发现尽责型人格较强的员工，在面对领导的负面情绪宣泄时，他们的绩效更不易受到影响，这与本研究的结果相一致，尽责型人格较强的老龄化工作者更擅长自我控制和情绪调节，在遭受日常歧视时，他们往往积极调解情绪，尽力让自己的工作绩效较少受到日常歧视事件的负面影响，而低责任心的员工更容易受到短暂情绪的影响。研究发现，拥有较低尽责型人格的个体比尽责型人格较强的个体，在经历令人沮丧的事件后更容易经历消极的情绪体验，而尽责型人格较强的员工比尽责型人格较弱的员工更容易从负面情绪中恢复过来，也就是说，责任心较低的老龄化工作者在遭遇日常歧视时，更有可能抑制积极情绪，这可能会进一步降低他们的积极性，妨碍工作表现。

（五）局限和展望

这项研究也存在一定的局限性。首先，感知到的日常歧视是一个长期的过程，可能会对老龄化工作者的影响和表现产生不同的影响。因果关系只能在纵向研究中确定，而我们的研究使用横断面数据来调查日常感知歧视对老龄化工作者隐性缺勤的间接影响，以及对老龄化工作者的积极和消极情绪的影响，可能对于探究日常感知歧视和隐性缺勤的因果关系仍存在缺陷。目前的数据可能有助于今后研究歧视对隐性缺勤的影响，并有助于制定措施，减少老龄化工作者生产力的潜在损失。其次，本研究的自变量是自我报告觉察到的老龄化工作者的日常歧视，由于这种类型的测量可能无法为歧视事件提供足够的范围作为研究样本，因此歧视的普遍性和个人后果可能被低估。歧视事件是模糊而微妙的——也就是说，人们可能无法确认他们每天遇到的歧视是由于他们的年龄、性别还是其他原因。当一些日常事件发生后，即使老龄化工作者没有报告他们受到了"歧视"，也可能遭受了歧视造成的不良影响。因此，自我评价的问卷结果可能与客观条件存在一些主观认知偏差。此外，本研究只探究了

"大五"人格之一的尽责型人格对于日常感知歧视影响积极情绪这一路径的调节作用，对于神经质人格、开放型人格、宜人型人格、外向型人格的分析存在欠缺，不能全面完整地挖掘不同人格特质的人对于日常感知歧视的反应差别。再次，目前的样本来自美国老龄化工作者的生活方式及行为数据库，该数据库虽然在老龄化样本方面很具有代表性，但是每个国家的老龄化现状不同，文化差异、社会制度等都会对国家的歧视现状产生影响，因此，本研究可以为中国的老龄化问题提供经验借鉴，但由于样本来自美国，本研究的结论不一定与中国的实际相符，考虑问题时也要具体问题具体分析。最后，日常感知歧视和隐性缺勤不只存在于老龄化人群中，对于青年工作者或者一些特殊职业的人群，如医务人员等，歧视和隐性缺勤现象也是不可忽视的问题之一，本研究的结论尚未在其他年龄群体、其他职业的人群得以检验。

七、管理实践启示

根据前章的数据分析及讨论，本研究发现日常感知歧视对隐性缺勤有显著的正向影响，日常感知歧视会抑制老龄化工作者的积极情绪，激发他们的消极情绪，而消极情绪会助长隐性缺勤行为，积极情绪会抑制隐性缺勤行为；积极情绪和消极情绪能中介日常感知歧视对于隐性缺勤行为的影响；高尽责型人格的老龄化工作者的积极情绪不易受到日常感知歧视的影响。以上结果和讨论是对现有研究的丰富和拓展：（1）之前学者的研究对隐性缺勤的前因变量研究尚不充分，多为组织因素、健康、工作因素为主，但就日常生活场所的因素对于隐性缺勤的影响机制探究相对较少，本研究选取日常感知歧视作为前因变量，丰富了隐性缺勤的研究路径；（2）现有研究大多应用情感事件理论解释工作场所的事件对于员工情绪的影响是如何进一步影响其行为的，鲜有研究探索生活场景的因素对员工情绪和行为的影响，本研究拓宽了情感事件理论的应用范围；（3）以往研究对于负面事件影响情绪的调节因素研究尚不充分，本研究试图引入尽责型人格作为调节变量，探究不同程度尽责型人格的拥有者的情绪受到日常感知歧视影响的变化程度，这是对研究的深入和发展。因此，基于以上研究结果和发现的问题，本研究提出以下建议来对老龄化工作者隐性缺勤状况进行干预。

（一）制定公平对待老龄化工作者的政策和法律，推崇尊老爱老的文化氛围

研究发现，老龄化工作者感知到的日常歧视抑制了积极情绪，增加了消极情绪，具有重要的现实意义。政策制定者应该意识到歧视对积极情绪的不利影响，制定鼓励公平对待企业中老龄化工作者的政策，以减少对其的负面影响。从积极老龄化视角来看，老年人"健康""参与""保障"是其三大支柱，积极老龄化的目的是营造良好的氛围、鼓励老年人积极参与社会活动，可以有效提升老年人幸福感，缓解老化，提高生活满意度。在老龄化过程中人与社区、社会之间存在相互依存的关系，以社会条件和环境的改善为重点提高生存质量也是推动积极老龄化发展的关键。美国等西方国家主要采用法律手段降低对于老龄化工作者的歧视，如各国颁布的《反年龄歧视法》等。

然而，解决歧视老龄化工作者的问题仅从法律上和政策上还不能完全解决，对于老年人

的歧视其实是一种根深蒂固的文化态度，还必须重视文化作用。与西方国家不同的是，我国有以"孝文化"为根基的尊老、敬老、爱老的传统，但在社会转型时期，我国的"孝文化"存在的基础也在逐渐弱化，因此，我国在借鉴国外的一些做法的同时，还应加强对我国"孝文化"的推崇，教育年轻一代改善对于老龄化人群的认知，对于改善老龄化工作者遭受日常歧视的情况至关重要。

（二）加强对老龄化工作者的心理关怀

研究发现，积极情绪会对老龄化工作者的隐性缺勤行为产生抑制作用，而消极情绪则会加剧老龄化工作者的隐性缺勤行为。孤独、自卑等负面情绪及抑郁、焦虑等各种心理健康问题，成为我国健康老龄化的一大挑战。我国老年人心理健康状况不容乐观，老年人身体状况变化如身体衰弱，以及社会关系变化如伴侣、朋友去世等，会给老人带来很大影响。很多老年人会产生自卑、无价值感、不安全感等心理，这些心理如果不能及时得到处理，就会产生一定的抑郁或者焦虑的情况。对于企业来讲，要加强对于老龄化工作者的心理关怀，在实际工作中，老龄化工作者在精神上感到愉快，对企业顺利开展各项工作有着积极的促进作用。因此，企业思想政治工作要学会掌握和运用心理疏导方法，促进老龄化工作者身心健康发展。一是要增强做好心理辅导工作的能力，可通过外委培训、专家授课等方式，提高企业老龄化工作者心理建设的能力和水平。二是企业还应建立良好的心理辅导机制，企业工会可建立心理咨询室，利用企业公众号定期推送个性化心理卫生辅导软文，深入项目宣讲心理健康知识，帮助老龄化工作者树立良好心态。三是企业应定期开展心理健康普查，通过座谈、问卷调查等方式，对老龄化工作者思想状况进行调查研究。企业还应引导老龄化工作者组建一些诸如摄影、车友、志愿者等兴趣团体，定期组织开展团体训练、集体交流等活动。这极好地调节了老龄化工作者的情感和心理，消除了老龄化工作者的孤独感、失落感等不良情绪，促进身心健康发展。

（三）提高老龄化工作者与青年员工的联系质量

工作场所是老年人与青年员工见面和互动的重要场所，已有研究发现，已经退休的老年人比在职老龄化工作者感觉到更大的年龄歧视。关于偏见和歧视的研究也倾向于认为，提高不同社会群体之间的联系质量，特别是青年员工与老龄化工作者之间的联系质量，是减少歧视的最佳干预措施。对老龄化工作者的歧视很多情况下是由于对老龄化工作者的刻板印象造成的，而刻板印象则反映了不同代际的人之间缺乏接触。老龄化的工作者虽然伴随着身体机能和工作能力的每况愈下，但同时他们也具备更高的智慧、更好的对生活的控制力、更坚定的组织承诺和职业承诺、深思熟虑的能力、对雇主更加忠诚以及更强的推理能力、更多的工作经验、更高的学习动机、更强的人际关系技巧和更高的组织公民行为等优势，而这些优势都是青年员工较弱甚至不具备的特质。因此，本研究认为企业应在部门设置和岗位分配上注重老龄化工作者与年轻工作者的搭配和组合，加强他们的联系和合作，如代际合作项目等，充分发挥老龄化工作者的优势，如老龄化工作者可以更多承担调解团队氛围、提高团队凝聚力、规范团队成员的行为、帮助团队成员控制消极情绪等角色，而青年员工可更多承担团队中创造性、创新性的角色。在企业文化中也应注重老龄化工作者正面形象的塑造，弘扬老龄化工作者忠诚、敬业、强烈的职业道德等优势，努力改变对于老龄化工作者的刻板印象。

（四）培养和提升老龄化员工的责任心

研究发现，尽责型人格是关系满意度的有效预测因素，这意味着责任心较强的老龄化工作者也更能较好地处理工作场所的关系。关系绩效是绩效的重要组成部分，因此提升员工的责任心对于提升公司的绩效水平尤为重要。培养和提升老龄化工作者的责任心，既可以有助于其情绪的稳定，在面对负面事件时保持较好的心态和情绪，又有助于老龄化员工有效处理好与其他人的关系，这有助于避免和降低老龄化工作者的隐性缺勤行为。因此，企业应对工作流程进行合理设计，使老龄化工作者可以有章可循、有的放矢，建立完整的工作监督机制，既要完善每个部门内部的监督，也要完善各个部门间的相互监督以及第三方的监督机制，企业也应加强对老龄化员工的思想教育，尊重老龄化工作者的人格和权利，激发老龄化工作者对企业的忠诚度和责任心，最重要的是要通过工资、奖金、技能、关怀、竞争和文化激励等手段激励高责任心的老龄化工作者。作为员工，应处理好责任、权力和利益的关系，老龄化工作者要将个人目标与企业目标相结合，因为只有对企业尽责，企业才能提高员工的薪酬和福利。

（五）弹性安排，降低老龄化工作者隐性生产力损失

老龄化工作者的身体和生理机能都面临下降，因此，对于老龄化工作者来说，过量的工作任务和超时的工作时间不仅不会为企业带来利益，反而会损害员工的身体，所以应该制定灵活弹性的工作安排。第一，弹性的工作时间，不得安排老龄化工作者加班；第二，适量的工作任务，老龄化工作者不需要承担大量的工作任务，一般来说，老龄化工作者拥有丰富的工作经验和知识储备，广博的人脉和较高的社会地位，可以从事管理类的、技术指导类的、科技类的、咨询类的工作，争取做到人、岗匹配。第三，应该辅之以较为弹性的绩效考核机制，这样既能够调动老龄化工作者的积极性，也能够逐渐唤回老龄化工作者的危机意识，使工作继续成为他们高效完成岗位任务的动力。这也将在很大程度上改善老龄化工作者隐性缺勤行为，还能促进企业员工年龄层次的多元化。

（六）注重进行老龄人力资源再开发

老龄化人力资源的受教育程度普遍不高，对于一些受过高等教育的老龄化工作者，随着国家经济社会日益向现代化和信息化发展，其所拥有的知识结构也难以适应企业的发展需要。针对这部分老龄知识员工，对其展开新知识和技能的培训，将有助于激发出他们的工作热情，释放创新潜能，重塑工作能力优势，这将有望在一定程度上扭转老龄化工作者工作效率的下降趋势，重新为企业创造经济效益。同时，还应该辅之以较为弹性的绩效考核机制，这样既能够调动老龄化工作者的积极性，也能够逐渐唤回老龄化工作者的危机意识，使工作

继续成为他们高效完成岗位任务的动力，也将在很大程度上改善工作场所存在的老龄歧视、年龄刻板印象等问题，推动企业团队的年龄多元化发展。结合我国的实际，我国的劳动力存在较严重的"同质化"现象，由于我国的人口老龄化伴随着大量的剩余劳动力，老龄化工作者的就业会与青年工作者的就业产生"互补"效应，这也意味着对于我国老龄化工作者的再培训、再开发尤为重要。

第二节 职场压力[①]

本研究探究了压力如何影响老龄化劳动力的工作能力，健康如何中介这种关系，以及压力对工作能力的影响如何因社会地位而不同。我们分析了来自健康和退休调查（Health and Retirement Survey）的数据，即 2010 年的 2921 次观察样本，2012 年的 2289 次观察样本，2014 年的 2276 次观察样本。研究结果显示，工作压力与工作能力呈显著负相关，健康可能在个人压力和工作能力之间起中介作用。压力和健康对工作能力的影响随着社会地位的提高而降低。为了应对劳动力老龄化的挑战，未来的政策制定者应该将工作资源和社会地位等因素纳入考虑。

一、引言

在包括美国在内的工业化国家，保持老龄员工的能力已经成为老龄员工长期健康研究的热门话题。感知工作能力是个人对自己在履行或满足其职位要求方面的能力和作用的感觉，代表人们处理其工作要求的能力。最常讨论的感知工作能力的决定因素是工作压力和健康，这可以用工作需求—资源模型（JD-R）来解释。该模型假设工作需求和工作资源通过激励和健康损害过程影响老年员工的福祉，并解释了为什么老年员工的工作能力低于其年轻同事。

年老的员工工作效率更低，因为他们管理工作需求的工作资源更少，而且他们的认知能力会发生变化，生理和身体能力也会下降。衰老与几种身体功能的减少和变化有关，而且由于处理速度、工作记忆和选择性注意力降低，衰老也能降低维持体内平衡的能力。它减少了可用于应对体能下降、高工作负载以及主管的期望的资源。这些工作要求可能会增加压力，损害员工的健康、敬业度和持续工作的能力。托米等人发现，60 岁时的身体和生理能力只有 20 岁时的 60%。这可归因于由最大心率、每搏输出量和动静脉氧差的降低引起的与年龄相关的氧转运系统效率的降低。此外，衰老与循环系统的变化有关，这些变化会减少流向器官的血液和心脏的收缩能力，并增加收缩压和舒张压。

---

① 本节内容的主要观点已发表于 2019 年第 16 期 "*International Journal of Environmental Research and Public Health*"。

如果我们扩展 JD-R 模型，健康作为一种个人资源，可以被认为是工作压力和工作能力之间的重要中介。在健康损害过程中，工作要求与工作压力密切相关，因此会损害员工的健康。相比之下，工作资源，如激励过程中的个人资源，与工作能力等激励结果密切相关。健康等个人资源可以提高员工的弹性和感知能力，并通过成功控制工作环境，帮助员工在未来取得积极的健康成果。据 Airila 及其同事的报告称，健康被定义为日常生活中的一种资源，作为 JD-R 模型和资源守恒理论解释的激励过程的一部分，它显著提高了员工的工作能力。具体而言，随着年龄的增长，对年龄敏感的损失（如身体健康、健康、感觉能力和基本认知功能）往往会超过资源的增加（如知识、经验和社会地位），而老龄员工的资源，如身体健康、感觉敏锐度、多任务处理能力和脑功能效率，在整个成年期都会下降。

大多数以前的实证证据是在横断面研究中收集的，因此可能无法说明工作能力的趋势，也无法确定被调查变量之间的因果关系。此外，健康相关资源在 JD-R 模型中的作用，特别是关于健康损害过程和动机过程很少被研究。因此，我们研究了解释压力如何影响老龄员工的工作能力的因果关系、健康如何调节这种联系以及压力对工作能力的影响如何与社会地位有关。

二、研究方法

（一）研究样本

我们对 2010～2014 年美国健康和退休调查（HRS）的数据进行了二次分析。HRS 测量老年员工的健康、退休、心理社会因素和工作能力。这项调查是由美国国家老龄化研究所和社会安全局资助的。HRS 始于 1992 年，使用多阶段区域概率抽样招募 50 岁以上的成年人参与两年一次的调查。根据 HRS 的描述，他们每两年通过面对面或电话采访收集调查数据，将样本人群分为两组，交替进行调查。换句话说，如果亚组 1 在第 t 年被调查，亚组 2 在第 t+2 年被调查，而亚组 1 在第 t+4 年再次被调查。为了避免老龄化问题和随着时间的推移参与者数量的减少，每 6 年会添加新的样本。相关变量主要从参与者生活方式调查表（PLQ）中收集，包括感知工作能力量表（PAWS）、压力量表和健康主观评级。使用这些纵向数据，我们实证检验了持续的慢性应激源、社会地位和健康状况对个人工作能力的影响。关于研究人群和研究设计的详细信息已在其他地方发表。

（二）数据操作

因为一些目标变量的数据在 2006 年和 2008 年无法获得，我们在当前的纵向研究中只分析了 2010～2014 年的数据。在进行统计分析之前，我们检查了数据质量。我们使用了期望值最大化方法用于解决缺失值的问题。

经过归类，获得的不平衡数据集包含 7486 个观察值：2010 年 2921 个观察值，2012 年 2289 个观察值，2014 年 2276 个观察值。接下来，通过删除一个或多个变量的不合理值的观察值，生成用于分析的最终数据。该过程如图 4-4 所示。

首先，HRS 调查参与者的最小年龄为 50 岁，因此来自 50 岁以下参与者的 382 个观察结果被删除。其次，因为变量 proxying health 的记录值超出了定义的范围，我们删除了另外三个观察值。最后，我们检查了控制变量的值，以正确捕捉与工作能力潜在相关的特征的个体差异。删除了 17 项观察值，因为它们指定的当前职位起始年份晚于调查年份。我们还删除了一项表明受教育年限为 99 年的意见。最终，在统计分析中使用了 7083 个观察值的数据集。

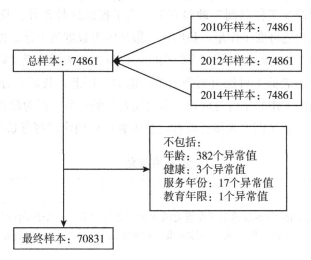

图 4 - 4 数据集生成框架

（三）变量的定义

表 4 - 8 显示所有变量的定义。因变量工作，指的是工作能力，衡量个人的工作能力。我们使用 PAWS 进行测量，因为该工具已被验证为感知生产力损失的稳健指标。PAWS 是一种可靠有效的工具，具有可接受的心理测量学特性。PAWS 的 Cronbach α 系数在 HRS 社会心理工作组和本研究中为 0.8923。PAWS 由四个项目组成，如"你会给你目前的工作能力打多少分？"。每个项目的评分从 0（目前完全不能工作）到 10（工作能力目前处于一生中最好的状态）。工作能力得分越高，代表工作能力越强。我们用的是四个问题的总分。变量压力，使用"持续慢性应激源"的六个项目进行测量，如"工作中持续的困难"。每一项都按四分制评分（1 = 否，没有发生；2 = 是，但不令人不安；3 = 是，有些令人不安；4 = 是的，很苦恼）。较高的值反映了较大的压力。HRS 心理社会工作小组的 Cronbach α 值为 0.64 ~ 0.71 和 0.73。该仪器具有可接受的心理测量特性。在这项研究中，关于压力的八个问题的总分的对数被用来调查持续压力和工作能力之间的关系。人们对自己的社会地位有不同的看法，这反过来会影响他们的工作能力。为了检验感知的社会地位对工作能力的影响，使用 PLQ 问题的分数来测量主观社会地位。因为我们的研究关注的是年长员工的工作能力，健康状况更有可能与工作能力相关。因此，我们使用了 HRS 问题中的健康状况（您认为您的健康状况是优秀、非常好、良好、一般还是差？）来考察与工作能力的关联。

为了捕捉由其他个人特征引起的工作能力的差异，我们将对照组分为两组。第一组与人口统计学特征有关。随着年龄的增长，个人满足工作身体需求的能力可能会减弱。因此我们构建了年龄的对数来衡量受访者年龄。我们通过用他们出生的年份减去他们回答调查的年份来计算回答者的年龄。就性别而言，尽管男女员工的工作能力没有显著差异，我们也把性别作为对照，因为这种联系可能在关系上有所不同。性别变量对男性和女性进行分类，用于在多变量分析中显示性别差异。第二个对照组与职业特征有关。一项纵向研究发现，老龄员工工作能力的下降与"减少工作时间"政策有关。为了控制这种差异，我们通过将原始工作时间分为五个级别来构建可变工作量。我们这样做是因为数据集中存在极值。关于工作量变量，我们根据每周的工作时间定义了五个级别的工作量，无须删除或少数化数据。在一个职位上有更多工作经验的老员工可能有更强的工作能力。因此，我们在分析中使用了工作经验，即受访者开始当前工作的年份与调查年份之间差异的对数。因为教育背景也影响个人的工作能力，变量教育水平（即个人接受教育的总年数）被用作教育背景的替代指标。

表 4-8 　　　　　　　　　　　变量的定义

变量	定　义
工作	工作负荷 HRS 中测量感知工作能力的 4 个问题的总分。每个问题的得分从 0~10 分不等，分别涉及工作的一般需求、身体需求、精神需求和人际需求。分数高表明工作能力强
压力	HRS 调查中 8 个持续慢性压力源总分的自然对数。每个问题的得分从 1~4 分不等，并说明了受访者当前的健康问题、配偶或子女的身体或情感问题、家庭成员的酗酒或吸毒问题、工作困难、经济紧张、住房问题、人际关系问题，以及帮助生病的、有限的或虚弱的家庭成员或朋友的各种压力。分数高意味着压力大
社会性	社会地位：个人所感知的社会地位分数高表明自我感知的社会地位高
健康	调查年度内个人的健康状况。原始评分范围为 1~5 分，数值越低表示健康状况越好。我们从 5 中减去原始值，以使它们在回归结果中更具可读性。因此，分数越高表示健康状况越好
性别	个体性别的一个指标变量。最初，1 个代表男性，2 个代表女性。我们用 0 替换了 2 的值。因此，1 表示男性；其他值表示为女性
年龄	年龄：个人年龄的自然对数
工作量	控制个人工作量差异的指标变量。分类过程如下：如果原每周工作时数小于 10，则取值为 1；10≤工时≤20 时，取值为 2；如果 20<工作小时≤30，则取值为 3；当 30<工作小时≤40 时，取值为 4；如果工作时间为 >40，则取值为 5
工作经验	被调查者在一份工作中工作年数的自然对数。服务年数以被调查者开始当前工作的年份与调查当年之差的自然对数计算
教育水平	一个人受教育的总年数

（四）方法

如图 4-5 所示，我们提出了一个实证模型，使用普通最小二乘回归法来评估持续的慢性压力（压力）、社会地位（社会性）、健康状况（健康）以及与个人工作能力（工作）的关联。在控制了先前在工作能力分析中被确定为潜在混杂因素的变量后，该模型用于检查相关变量对工作能力的影响。工作能力回归分析的数学表达式如下。

因为模型收集了纵向数据，我们为固定效应回归模型计算异方差稳健的标准误差。年度固定效应被包括在内，以捕捉其他变化，如就业市场随时间的变化，这影响了工作能力。

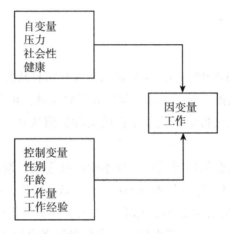

图 4-5 实证设计

为了检验健康的调节作用，我们设计了一个路径模型，如图 4-6 所示。除了等式 (4.1)，我们还使用等式 (4.2) 和式 (4.3) 来检验中介效应。

$$\text{WORK}_{it} = \beta_0 + \beta_1 \text{STRESS}_{it} + \beta_2 \text{SOCIAL}_{it} + \beta_3 \text{HEALTH}_{it} + \beta_4 \text{GENDER}_{it} + \beta_5 \text{AGE}_{it}$$
$$+ \beta_6 \text{WORKLOAD}_{it} + \beta_7 \text{EXPERIENCE}_{it} + \beta_8 \text{EDUCATION}_{it} + \mu_{it} \quad (4.1)$$
$$\text{WORK}_{it} = \gamma_0 + \gamma_1 \text{STRESS}_{it} + \gamma_2 \text{SOCIAL}_{it} + \gamma_3 \text{GENDER}_{it} + \gamma_4 \text{AGE}_{it} + \gamma_5 \text{WORKLOAD}_{it}$$
$$+ \gamma_6 \text{EXPERIENCE}_{it} + \gamma_7 \text{EDUCATION}_{it} + \varepsilon_{it} \quad (4.2)$$
$$\text{HEALTH}_{it} = \alpha_0 + \alpha_1 \text{STRESS}_{it} + \alpha_2 \text{SOCIAL}_{it} + \alpha_3 \text{GENDER}_{it} + \alpha_4 \text{AGE}_{it} + \alpha_5 \text{WORKLOAD}_{it}$$
$$+ \alpha_6 \text{EXPERIENCE}_{it} + \alpha_5 \text{EDUCATION}_{it} + \theta_{it} \quad (4.3)$$

首先，根据等式 (4.2) 进行回归，得出压力和工作之间的系数 γ_1。其次，我们确定了 γ_1 的重要性。如果 γ_1 不显著，则不存在中介效应。根据等式 (4.3) 进行回归，得出压力和工作之间的系数 α_1。最后，确定等式 (4.3) 中 α_1 和等式 (4.1) 中 β_3 的重要性。如果至少有一个不显著，则我们使用 Sobel 测试来确定中介效应。如果两者都是显著的，则我们通过检验方程 (4.1) 中的系数 β_1 来检验健康是部分还是完全中介。显著的 β_1 表示部分中介，不显著的 β_1 表示完全中介。

这些方法得出用 γ_1 衡量的总效应，用 β_1 衡量的自然直接效应，以及用 α_1 和 β_3 的乘积衡量的自然间接效应。

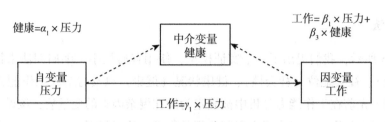

图4-6　中介模型设计

三、实证结果

(一) 描述性统计

少数参与者（总人口的0.9%~8.7%）的人口统计信息缺失。表4-9显示模型中使用的所有变量的描述性统计数据。对于压力、年龄和经验变量，我们使用原始值的对数以提高回归目的的正态性，但在此报告原始值。工作的实际价值从0~40不等。平均分为34.57，说明受访者工作能力高。

我们观察了样本中相关变量的异质性。样本中持续慢性应激源（压力）的原始得分范围为8~32，平均值为12.54，标准偏差（SD）为3.85。同样，社会性的平均分数是6.46（标准差1.59）。健康的平均值为2.51，标准差更大。在对照组中，83%的受访者是女性。年龄的实际范围是50~99岁。至于工作量，大多数受访者全职工作，四分之一的人每周工作超过40小时。关于经验，实际值从目前工作的0~83年经验不等；平均为20年（标准差为14.57）。关于教育，受访者平均接受了13.65年的教育，范围为0~17年。

表4-9　　　　　　　　　　　　变量描述性统计

变量*	N（%）	中位数	标准差	最小值	25%	75%	最大值
性别							
女性	5880（83.0）						
男性	1203（17.0）						
工作量							
<10 小时/周	268（3.8）						
10~20 小时/周	490（6.9）						
20~30 小时/周	860（12.1）						
30~40 小时/周	3728（52.6）						

续表

变量*	N（%）	中位数	标准差	最小值	25%	75%	最大值
>40 小时/周	1737（24.5）						
工作		34.57	5.29	0.00	32.00	39.00	40.00
压力		12.54	3.85	8.00	10.00	15.00	32.00
社会性		6.46	1.59	1.00	5.00	8.00	10.00
健康		2.51	0.95	0.00	2.00	3.00	4.00
年龄		60.69	7.36	50.00	55.00	65.00	99.00
工作经验		20.21	14.47	0.00	7.00	32.00	83.00
教育水平		13.65	2.76	0.00	12.00	16.00	17.00

注：* 变量定义见表 4-8。

（二）相关系数矩阵

表 4-10 显示变量的相关矩阵。左下部分显示 Spearman 相关系数，右上部分显示 Pearson 相关系数。工作能力（工作）与感兴趣变量的相关性通常高于其他变量，表明因变量和自变量之间的潜在关联。除了工作量和年龄以及健康和教育之间的相关性外，其他变量之间的相关性要低得多。多重共线性似乎不是一个重大问题，因为最大相关性为 0.343。多重共线性用方差膨胀因子证实，最高值小于 2。

（三）回归分析

表 4-11 显示了主回归模型的结果。我们回归工作压力、社会、健康和其他控制变量。如第 1 列所示，对照解释了工作能力（工作）不超过 5% 的变化。在包括研究变量之后，R^2 增加到 19.30%，说明了解释变量的统计显著性。女性使用 Durbin-Watson 测试检查自相关性。该值约为 2，表明自相关不是问题。

压力系数（$\beta = 0.1043$，$p < 0.01$）与工作能力（工作）呈显著负相关；压力每增加一个百分点，工作能力得分就会降低大约 0.0342 分。社会地位系数（社会性）与工作显著正相关；社会增加 1 分，工作能力增加 0.42 分。第三个感兴趣的变量的正系数表明，健康每增加 1 分，工作能力（工作）就增加 1.27 分。

关于控制变量，性别的负系数表明，59 岁以后，男性的工作能力低于女性。工作量和工作能力（工作）之间的系数是正的，并且具有统计学意义，这表明一个人每周能够工作更多小时就具有更强的工作能力。教育的显著正系数证实了先前的研究结果，即教育提高工作能力。然而，经验（经历）与工作能力之间的系数并不显著。

表 4－10

变量的相关系数

变量	1	2	3	4	5	6	7	8	9
1. 工作	1	-0.288**	0.248***	0.343***	-0.051***	-0.102***	0.133***	0.020*	0.152***
2. 压力	-0.257***	1	-0.296***	-0.304***	-0.071***	-0.105***	0.015	-0.076***	-0.040
3. 社会性	0.224***	-0.281***	1	0.278***	0.059***	0.124***	0.056***	0.140***	0.267***
4. 健康	0.320***	-0.300***	0.269***	1	-0.013	-0.027**	0.062***	0.032	0.275***
5. 性别	-0.076***	-0.066***	0.062***	-0.012	1	0.208***	0.031***	0.105***	0.013
6. 年龄	0.106***	-0.093***	0.117***	-0.018	-0.172***	1	-0.330***	0.210***	-0.005
7. 工作量	0.119***	0.013	0.079***	0.072***	0.035***	-0.281***	1	0.084***	0.063***
8. 工作经验	0.009	-0.066***	0.130***	0.040	0.088***	0.150***	0.114***	1	0.045***
9. 教育水平	0.129***	-0.038***	0.301***	0.256***	0.019	0.000	0.095***	0.057***	1

注：左下部分为斯皮尔曼相关系数；右上部分显示 Pearson 相关系数。数字 1～9 代表 "通过教育工作" 的变量。变量定义见表 4－8。* $p < 0.05$，** $p < 0.01$，*** $p < 0.001$。

表 4 - 11　　　　　　　　　　　　**影响工作能力因素的回归分析**

变量	预测符号	工作	工作	工作	健康
		系数 (t 值)	系数 (t 值)	系数 (t 值)	系数 (t 值)
截距	+/-	38.88 (14.78)***	50.83 (20.01)***	56.85 (21.88)***	4.75 (10.77)***
压力	—		-3.42 (-14.53)***	-4.53 (-19.05)***	-0.88 (-22.17)***
社会性	+		0.42 (9.7)***	0.54 (11.86)***	0.088 (11.59)***
健康	+		1.27 (17.7)***		
性别	+/-	-0.80 (-4.78)***	-0.87 (-5.64)***	-0.98 (-6.23)***	-0.09 (-3.19)***
年龄	—	-2.50 (-4.03)***	-3.97 (-6.91)***	-4.51 (-7.64)***	-0.43 (-4.26)***
工作量	+	0.55 (7.61)***	0.45 (6.87)***	0.48 (7.15)***	0.03 (2.4)**
工作经验	+	0.16 (2.43)**	0.02 (0.34)	0.01 (0.23)	-0.01 (-0.49)
教育水平	+	0.28 (11.49)***	0.08 (3.5)***	0.18 (7.73)***	0.08 (19.45)***
年数影响		是	是	是	是
N		7083	7083	7083	7083
F 统计量		50.22***	170.31***	140.47***	182.82***
R^2		0.046	0.193	0.151	0.188

注：第 1 列显示了只包含控制变量的回归模型的结果；第 2 列显示了包含兴趣变量和控制变量的回归模型的结果；列 1~3 显示中介分析的回归模型 1~3 的结果；因变量为 HEALTH。** $p < 0.01$，*** $p < 0.001$。

(四) 中介分析

健康状况（健康）可能在压力和工作能力之间起中介作用。根据先前的研究，我们进行了额外的统计分析，以确定潜在的调解效果。使用之前描述的程序，我们在等式（4.2）中运行回归模型，其结果显示在表的第 3 列中。工作压力系数 γ_1 是显著的。因此，我们运行了方程（4.3）中的回归模型，得出了一个重要的健康压力系数 α_1，如表中第 4 列所示。工作健康系数 β_3 也很重要，工作压力系数 β_1 也很重要，这证实了部分中介效应的存在。总影响（即直接影响加上间接影响）如表 4-12 所示，总效应的 24.5% 由健康中介。

表 4-12 　　　　　　　　　　　中介效果的识别

效应	系数值
总效应（γ_1）	-4.53
直接效应（β_1）	-3.42
间接效应（$\alpha_1 \times \beta_3$）	-1.11
中介的总效应百分比	24.50%

当一个人社会地位高时，他可能会有更多的资金、接受更多的教育、获得更好的工作以及其他优势。因此，他可能更有能力满足工作需求。此外，由于他们可能有最好的工作和更多的资源，压力可能不会以同样的方式影响个人的工作能力。为了检验压力影响的这种差异，根据主观社会地位（社会性）的得分，样本被分成三组。低社会地位被定义为 3 分或更低，高社会地位被定义为 8 分或更高，中等社会地位被定义为 4~7 分。该亚组分析的结果如表 4-13 所示。第 1~3 列列出了低、中和高社会地位的系数。压力对工作能力的影响随着社会地位的提高而降低。低社会地位组的压力系数为 6.11，高社会地位组仅为 2.90，这表明当社会地位较低时，压力对工作能力的影响更大。类似地，社会地位相对较低的人有较少的工作资源来帮助他们满足工作需求。因此，工作需要更多的注意力和精力，这对他们的健康有害。对健康的影响也随着社会地位的提高而降低，如 JDR 模型所示，健康系数从 2.47 降至 0.96。总之，社会地位低的员工的工作表现更容易受到压力和健康的影响。

表 4-13 　　　　　　　　　工作能力与主观社会地位的回归分析

变量	预测符号	低	中	高
		系数（t 值）	系数（t 值）	系数（t 值）
截距	+/-	49.38 (2.72)***	53.05 (16.5)***	52.14 (12.74)***
压力	-	-6.11 (-4.31)***	-3.72 (-13.34)***	-2.90 (-6.79)***
社会性	+	2.47 (6.16)***	1.34 (15.1)***	0.96 (8.47)***
健康	+/-	-1.19 (-1.05)	-0.89 (-4.37)***	-0.87 (-3.75)
性别	-	-1.87 (-0.45)	-3.93 (-5.4)***	-3.48 (-3.81)***
年龄	+	0.50 (1.16)	0.50 (5.93)***	0.41 (4.04)***
工作量	+	-0.05 (-0.15)	0.06 (0.81)	-0.01 (-0.13)

续表

变量	预测符号	低	中	高
		系数（t 值）	系数（t 值）	系数（t 值）
工作经验	+	0.08（0.54）	0.12（4.13）***	0.08（1.91）*
教育水平		YES	YES	YES
年数影响		296	4768	2019
N		10.29***	98.83***	36.44***
F 统计量		0.2208	0.1559	0.1365

注：这个表格显示了回归模型的结果，该模型检验了压力对工作能力的影响与社会地位的关系。* p < 0.05，*** p < 0.001。

如表 4 − 14 所示，我们还利用中介效果分析的程序，考察了不同社会地位群体之间的中介效果。因为所有相关系数对每一组都是显著的，所以健康是所有组的部分中介。然而，通过检查被介导的总效应的百分比，我们发现，对于社会地位较低的群体，健康介导了更多的总效应。

表 4 − 14   子群中介效应的识别

效应	低	中	高
	系数值	系数值	系数值
总效应（γ_1）	− 8.73	− 4.95	− 3.79
直接效应（β_1）	− 6.11	− 3.72	− 2.90
间接效应（$\alpha_1 \times \beta_3$）	− 2.62	− 1.23	− 0.89
介导的总效应百分比	30.01%	24.85%	23.50%

（五）鲁棒性检验

作为稳健性检查，我们在主回归中用每周工作时间的自然对数替换了工作量（一个包含五个级别的每周工作量变量）。结果（未列表）在定性和定量上与我们的主要分析相似。

我们在这项研究中分析了纵向数据，因此，压力可能是由于反向因果关系而由内生因素决定的。虽然我们发现压力的比例与工作能力下降有关，但工作能力较低的人可能更有可能承受更大的压力。为了测试结果的稳健性，我们对滞后变量压力、社会和健康进行了回归分析。滞后工作也包括在内，因为个人工作能力可能有一些"粘性"。如表 4 − 15 所示，结果与表 4 − 11 中第 2 栏所示的结果一致。滞后工作的系数是显著的和积极的，说明工作能力的基线趋势，而滞后的系数变得不显著。压力和健康这两个滞后术语的显著结果表明，压力和健康对工作能力的影响会持续一段时间。

表 4 –15 具有滞后自变量的工作能力回归分析

变量	预测符号	工作 系数（t 值）	健康 系数（t 值）
截距	+/ –	20.75 (3.10)***	2.24 (1.97)**
滞后工作		0.49 (11.04)***	
滞后压力	–	– 0.12 (– 3.06)***	– 0.07 (– 10.59)***
滞后社会性	+	– 0.02 (– 0.22)	0.07 (4.22)***
滞后健康	+	0.53 (3.60)***	
性别	+/ –	– 0.75 (– 1.78)*	– 0.15 (– 1.86)*
年龄	–	– 1.34 (– 0.90)	– 0.07 (– 0.29)
工作量	+	0.16 (1.25)	0.04 (1.48)
工作经验	+	0.13 (0.94)	0.00 (0.16)
教育水平	+	0.07 (1.46)	0.07 (7.92)***
年数影响		是	是
N		1462	1462
F 统计量		60.05***	44.77***
R^2		0.271	0.173

注：这个表显示了用滞后变量检验压力对工作能力影响的回归模型的结果。第 2 列显示了包含兴趣变量和控制变量的回归模型的结果。第 3 列为中介分析的回归模型结果；因变量为 HEALTH。* $p < 0.05$，*** $p < 0.001$。

四、讨论

在这项研究中，慢性压力、社会地位、健康状况以及与个人工作能力的关系是用普通最小二乘回归来评估的。纵向数据分析表明，压力与工作能力持续显著负相关。健康在个体压力和工作能力之间起中介作用，压力和健康对工作能力的影响随着社会地位的提高而降低。

我们的第一个贡献是使用纵向经验数据来检验压力、健康和工作能力之间的因果关系以及健康的中介作用。与之前的研究一样，在这项纵向研究中，压力与工作能力显著负相关，这支持了压力对工作能力的一致影响。此外，健康状况与工作能力显著正相关。健康得分每增加一个单位，工作能力就提高 1.27 分。最终，健康调节了压力和工作能力之间的关系。JD – R 模型的扩展健康损害过程表明，作为激励过程的一部分，健康有助于员工应对工作场所的压力，并激发他们的感知能力。健康——作为一种工作资源——调节压力对工作能力的影响，因为它允许员工在工作场所满足工作和雇主的要求。在 JD-R 模型中，从健康损害和动机过程的角度来看，健康及其相关资源的中介作用已经在纵向实证研究中进行了彻底的研究，并应在未来的研究和实践中加以考虑。

我们的第二个贡献是提供了关于社会地位对工作能力影响的实证证据。社会地位系数（社会性）与工作能力显著正相关，这表明较高的自我感知社会地位会提高工作能力。半弹性显示，社会地位得分提高 1 分，工作能力提高 0.42 分（平均工作能力得分从 34.57 提高到 34.99）。这一结果与 Demakakos 等的发现一致。JD-R 模型有助于解释社会地位的影响。工作条件可以分为工作需求和工作资源。工作需求需要持续的身体和/或心理努力或技能。工作资源减少工作需求和相关的生理和心理成本；刺激个人成长、学习和发展；并帮助员工实现工作目标。一个社会地位高的人可能拥有更多的资源，如更多的钱、更高的教育水平和更好的工作，以及其他的好处。因此，这些人可能更有能力满足工作需求。此外，因为他们可能有最好的工作和更多的资源，压力可能不会以同样的方式影响他们的工作能力。Rizzuto 及其同事（2012 年）报告称，受教育程度较高的人和从事高度复杂和具有挑战性工作的人似乎更有弹性。这些特征在社会地位高的人群中更为普遍。

我们的第三个贡献是证实了控制变量对工作能力的影响。首先，正如先前的研究，年龄与工作能力呈显著负相关，而学历和工作量呈显著正相关。这似乎是合理的，因为随着员工年龄的增长，他们可能会觉得自己越来越不能满足某个特定职位对体力的要求。由于经济或技术的快速发展，这些年纪较大的员工在接受或学习新技能方面可能会有更大的困难。此外，受教育年限越长的老年员工能够处理更大的工作量，这表明他们有更多的社会和健康相关资源来应对他们的工作需求。解释为什么经验与工作能力没有显著联系的发现与以前的研究不一致，给出了两个看似合理的原因：一方面，尽管在样本中当前工作的工作经验差异很大，但很难确定一个人以前是否从事过类似的工作，这可能会削弱当前经验的影响；另一方面，年纪较大的员工可能被分配到不需要丰富经验的岗位，这反过来降低了经验的作用。

我们的研究结果表明，进一步关注健康、压力和其他心理社会因素对提高老龄员工的工作表现和缩小员工供求之间的差距具有相当重要的意义。管理人员必须认识到健康在老龄员工中的核心作用，识别压力损害员工健康和工作能力的真正压力源和内部机制，并作为政策制定过程的一部分控制这些风险因素。例如，为了提高企业的生产率，政策必须考虑如何改善员工的健康，控制工作—家庭失衡和相关心理社会因素对老龄员工健康和工作能力的不利影响，特别是那些社会地位低、工作量少的员工，进而可以制定和实施具体的干预措施，以帮助员工有效地应对这些压力，并促进组织中的健康。

这项研究有四个局限性：第一，因为使用的数据是次要的，我们无法收集一些重要变量的信息；第二，一些受访者死于疾病或其他情况，这导致了我们研究中的生存偏差；第三，我们使用自我报告的问卷，而不是定量测量，这限制了我们结论的普遍性；第四，在分析中使用对数转换值可能会限制我们结论的普遍性。

五、结论

老龄员工的工作资源较少，工作要求极高，这导致了高度的压力。在这项纵向研究中，我们注意到压力和工作能力之间持续的显著负相关，并且这种关系受健康状况的显著影响，而健康状况在老龄员工中相对较差。最后，压力对社会地位高的老龄员工的工作能力影响较小。

第三节　职场人际关系[①]

本节研究了在老龄化劳动力中，同事和主管支持对工作压力和隐性缺勤的影响。采用结构方程模型评估来自美国 2010 年健康和退休调查（n = 1649）的数据。美国老年员工的隐性缺勤水平较低，工作压力适中。结构方程模型结果显示，同事支持度与主管支持度呈显著相关（β = 0.67；p < 0.001）。工作压力对隐性缺勤有显著的直接正向影响（β = 0.30；p < 0.001）。同事支持对工作压力（β = −0.10；p < 0.001）和隐性缺勤（β = −0.11；p < 0.001）有显著的直接负向影响。主管支持对工作压力有显著的直接负向影响（β = −0.40；p < 0.001），而对隐性缺勤作用不显著。研究结果表明，在工作场所增加对员工压力的尊重和关注，在工作中获得同事和雇主的必要支持，以及同事之间、雇主和雇员之间舒适的人际关系，都会减少员工的隐性缺勤。

一、引言

隐性缺勤可以从两个不同的角度来看待。当然，它是旷工的字面反义词，英国和欧洲的管理学、流行病学和职业健康研究人员研究了该术语的这一积极方面，即当员工仍在工作时，即使他们生病了，或由于裁员和重组力量导致工作不安全而夸大了自己的隐性缺勤。然而，隐性缺勤可以被视为工作效率下降的一个指标，美国医学研究人员和顾问担心疾病和特定的医疗条件可能会对组织的工作效率产生不利影响。

本节从丧失工作生产率的角度来讨论隐性缺勤，因为这样的分析可以解决缺乏生产率和完全生产率之间的灰色差距，以及健康和不健康的人之间的灰色差距。此外，以前的研究表明，为了更好地理解旷工和隐性缺勤之间的潜在差异，还需要进一步的研究。

隐性缺勤最初在职业健康领域被定义为由于健康问题而无法有效工作的行为。之所以引起越来越多的关注，是因为隐性缺勤分别是患病和旷工经济负担的 3 倍和 1.8 倍。然而，随

[①]　本节内容的主要观点已发表于 2016 年第 13 期 "*International Journal of Environmental Research and Public Health*"。

着隐性缺勤的发展，最近，该定义已被扩展到包括其他限制生产率的条件和事件，正如Johns 所建议的那样。公共卫生、医学、科学和技术的进步极大地改善了发达国家和发展中国家的健康和预期寿命。然而，虽然现在的退休年龄较大，但身体和认知能力仍会随着年龄的增长而恶化。这可能会导致生产力下降，并增加雇主对组织竞争力的担忧。不幸的是，人们并没有很好地了解老年员工的隐性缺勤。

工作要求高、决策自由度低、工作压力大和/或社会支持低的员工往往有更多的病假、更严重的隐性缺勤。当个人能力不能满足工作需求时，就会产生工作压力。工作需求—资源模型（JD－R）认为，当工作要求高而工作资源少时，员工可能承受更多的工作压力源，从而导致高工作压力等后果。因为工人要想继续受雇，工作需求必须得到满足，员工会假装在工作场所努力工作，并放弃缺勤，即使他们生病或工作效率不高。工作要求越高，员工在满足这些要求方面付出的努力就越多，他们在生病期间工作以确保全职工作的可能性就越大。

幸运的是，来自同事和主管的大力支持通过缓解员工压力改善了工作环境，从而提高了工作满意度和绩效，减少了企业和组织中的隐性缺勤。主管的职位可以处理员工的投诉，并帮助员工获得必要的资源。同事可以成功完成工作任务，减少压力和出勤率。与社会支持的缓冲模型一致，康明斯报告称，即使在工作压力很大的情况下，与主管和同事关系良好的员工通常在工作中也会取得成功和富有成效。虽然同事支持和主管支持在减轻工作压力方面都很重要，但大多数研究都单独研究了这两种支持机制。此外，同事支持和主管支持之间的关系很少被研究，老龄化劳动力中的员工获得的同事和主管支持的水平尚不清楚。

大多数先前的研究使用线性回归来调查同事支持、主管支持、工作压力和隐性缺勤之间的关系；然而，这种分析无法解释这些变量之间的复杂关系。在这项研究中，我们使用结构方程模型（SEM）来检验老龄化劳动力中同事和主管支持对工作压力和出勤的复杂影响。我们假设主管支持对工作压力和隐性缺勤有直接的缓冲作用，同事支持对工作压力和隐性缺勤有直接的缓冲作用，工作压力对隐性缺勤有直接的积极影响（见图4－7）。

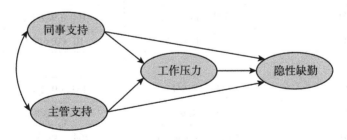

图4－7 同事和主管支持如何影响工作压力和隐性缺勤的初始模型

二、方法

（一）数据源

我们对2010 年美国健康和退休调查（HRS）数据进行了二次分析。HRS 衡量劳动力市场的健康、退休、心理社会因素和生产率，由国家老龄研究所和美国社会保障管理局提供资金。HRS 于 1992 年启动，招募 50 岁以上的人参加基于多阶段地区概率抽样的两年一次的调查。为了避免老龄化问题和参与者数量随着时间的推移而减少，每 6 年增加一次新样本。2006 年，HRS 在其核心两年一次的调查中增加了参与者生活方式问卷（PLQ），随机抽取50% 的核心小组参与者。PLQ 由 HRS 心理社会工作组编制，包括感知工作能力量表（PAWS）、工作压力量表、同事支持量表和主管支持量表。关于研究人口和调查方法的详细信息已在其他地方发表。

在 2010 年的 HRS 数据中，有 8080 名参与者可以获得 PLQ 数据，因为只有在 2006 年完成面对面 PLQ 访谈的 2010 年受访者再次轮换到这种数据收集模式。在这 8080 名参与者中，2730 名（33.8%）仍在就业，年龄在 50 岁以上。在仍在就业的人中，1649 人（60.4%）回答了至少一个关于"PLQ 2010"的问题，而数据缺失的人的百分比不到 2.6%。由于隐性缺勤只在在职人员中观察到，因此本研究分析了这 1649 名参与者的数据（见表 4-16）。

表 4-16　2010 年 HRS 中，老年工人总样本及其子集的人口统计学特征，
以及参与者生活方式问卷（本研究）的数据

人口学特征	样本总数 （n=2730）	研究样本数量 （n=1649）	p 值
性别			0.8819
男性	1237（45.3%）	750（45.5%）	
女性	1493（54.7%）	899（54.5%）	
年龄（岁）			<0.0001
50~59	1520（55.7%）	990（60.0%）	
60~69	864（31.6%）	499（30.3%）	
70~79	309（11.3%）	150（9.1%）	
≥80	37（1.4%）	10（0.6%）	
受教育程度			0.5158
无学位	244（8.9%）	151（9.2%）	
1~9 年级	133（4.9%）	87（5.3%）	
高中学历	1267（46.4%）	764（46.3%）	
两年制专科学历	198（7.3%）	130（7.9%）	
四年制大学学位	490（17.9%）	290（17.6%）	
硕士学位	298（10.9%）	182（11.0%）	
专业学位（博士、医学博士、法学博士）	87（3.2%）	37（2.2%）	
学位不详/某大学	13（0.5%）	8（0.5%）	

续表

人口学特征	样本总数 （n = 2730）	研究样本数量 （n = 1649）	p 值
人种			0.0277
白人	645（23.6%）	440（26.7%）	
非裔美国人	269（9.9%）	163（9.9%）	
未指明	114（4.2%）	63（3.8%）	
数据缺失	1702（62.3%）	983（59.6%）	
2010 年婚姻状况			0.6963
已婚	1859（68.1%）	1115（67.6%）	
分居/离婚	527（19.3%）	326（19.8%）	
丧偶	176（6.4%）	111（6.7%）	
从未结婚	165（6.0%）	97（5.9%）	
未知	3（0.1%）	0（0.0%）	
自我健康评估			0.9344
优秀	420（15.4%）	250（15.2%）	
非常好	1076（39.4%）	642（38.9%）	
好	831（30.4%）	513（31.1%）	
一般	342（12.5%）	204（12.4%）	
差	61（2.2%）	40（2.4%）	
慢性疾病			0.7507
高血压	1312（48.1%）	805（48.8%）	
糖尿病	471（17.3%）	304（18.4%）	
癌症（不包括皮肤癌）	236（8.6%）	137（8.3%）	
肺部疾病	137（5.1%）	79（4.8%）	
心脏病	368（13.5%）	224（13.6%）	
情感/精神问题	326（11.9%）	210（12.8%）	
关节炎	1163（42.6%）	682（41.4%）	
一周工作时间（小时）			<0.0001
<10	89（3.3%）	35（2.1%）	
10 ~ 19	181（6.6%）	80（4.9%）	
20 ~ 29	287（10.5%）	146（8.9%）	
30 ~ 39	458（16.8%）	277（16.8%）	

续表

人口学特征	样本总数 （n = 2730）	研究样本数量 （n = 1649）	p 值
40 ~ 49	1165（42.7%）	808（49.0%）	
≥50	440（16.1%）	262（15.9%）	
未指明	30（1.1%）	8（0.5%）	
丢失数据	80（2.9%）	33（2.0%）	

（二）变量和工具

隐性缺勤是使用 PAWS 来衡量的，因为该工具已被验证为感知到的生产力损失的可靠指标。PAWS 是一种可靠和有效的工具，具有可接受的心理测量学特性。对于 HRS 社会心理工作组和本研究，PAWS 的克朗巴赫 α 为 0.89。PAWS 由四个项目组成，如"你会给你目前的工作能力打多少分？"（见表 4 – 17）。每一项的评级从 0（目前根本不能工作）到 10（工作能力目前处于最佳状态）。为了让分数反映表现主义的程度，我们改变了分数的方向性，从 10 分中减去原始的 PAWS 分数。因此，新的隐性缺勤分数的值越高，表示隐性缺勤越强。

表 4 – 17   **隐性缺勤（P）、工作压力、同事支持（CS）和
主管支持（SS）项目的平均值（SD）**

Variables	Items	Mean	SD
隐性缺勤 （0 ~ 10）	P1：你会给你目前的工作能力打几分？	1.38	1.46
	P2：考虑到你的工作对身体的要求，你如何评价你目前满足这些要求的能力？	1.31	1.52
	P3：考虑到你工作的精神需求，你如何评价你目前满足这些需求的能力？	1.17	1.32
	P4：考虑到你工作中的人际关系需求，你如何评价自己目前满足这些需求的能力？	1.34	1.39
工作压力 （1 ~ 4）	JS1：我的工作对体力要求很高	2.43	0.99
	JS2：由于繁重的工作量，我承受着持续的时间压力	2.18	0.93
	JS3：我几乎没有自由来决定我的工作方式	1.88	0.81
	JS4：考虑到我在工作中必须做的事情，我必须非常快地工作	2.57	0.82
	JS5：我经常在工作中感到烦恼或不安	1.92	0.74
	JS6：我的工作要求干扰了我的个人生活	1.97	0.80

续表

Variables	Items	Mean	SD
同事支持 （1~4）	CS1：当我需要谈论与工作相关的问题时，我的同事会听我的	3.18	0.63
	CS2：我的同事帮我完成困难的任务	3.13	0.67
	CS3：我的同事在工作中的危机情况下帮助我	3.15	0.68
主管支持 （1~4）	SS1：我的主管帮助我完成了这项工作	3.03	0.70
	SS2：我的上级愿意竭尽全力帮助我完成我的工作	2.98	0.81
	SS3：我的上司为我的工作成就感到自豪	3.10	0.76
	SS4：我的上司尽量让我的工作变得有趣	2.86	0.81

工作压力是通过使用"工作压力量表"的六个条目来衡量的，如"由于繁重的工作量，我承受着持续的时间压力"。每一项都以四分制进行评分（1 = 强烈不同意，2 = 不同意，3 = 同意，4 = 强烈同意）。更高的价值观反映出更大的工作压力。对于 HRS 心理社会工作组该量表的克朗巴赫 α 为 0.72，对于本研究为 0.73。该工具具有可接受的心理测量学特性。

被调查者的同事和主管的工作支持分别用三个条目的"同事支持量表"和四个条目的"主管支持量表"来衡量，如"我的同事在工作中的危机情况下帮助我"和"我的主管为我的工作成就感到自豪"。每一项都以四分制进行评分（1 = 强烈不同意，2 = 不同意，3 = 同意，4 = 强烈同意）。更高的值反映了更大的支持。这些量表的克朗巴赫 α 值分别为同事支持 0.9 和主管支持 0.92，人力资源社会心理工作组和我们研究的分别为 0.89 和 0.92。这两种工具具有可接受的心理测量学特性。

（三）统计分析

采用拟合度卡方检验分析研究样本的代表性。结构方程分析被用来理清同事支持、主管支持、工作压力和隐性缺勤之间的复杂关系。除非另有说明，使用 SPSS 21.0（IBM Corp.：Armonk，NY，USA）和 AMOS 21.0（IBM Corp：Armonk，NY，USA）进行数据准备和所有统计分析。使用最大似然法的期望最大化（EM）实施来计算观察到的指标的缺失值。样本中没有缺失关于隐性缺勤、工作压力、同事支持或主管支持的数据。

在结构方程模型中，首先使用 PAWS 的指标构建了四个潜在变量——隐性缺勤、工作压力、同事支持和主管支持，即工作压力量表、同事支持量表和主管支持量表。在将这些指标输入结构方程模型之前，皮尔逊相关分析被用来检验隐性缺勤、工作压力、同事支持和主管支持之间的相关性是否显著。

当正态检验不支持被测量变量的正态假设时，对于非正态分布数据的评估方法和样本量，对结构方程提出了几点建议。用于评价良好整体拟合度的标准是逼近均方误差（RMSEA）小于 0.08；拟合度指数（GFI）、归一化拟合度指数（NFI）、比较拟合度指数（CFI）和 Tucker – Lewis 指数（TLI）大于或等于 0.90；考虑到大样本量，最小预期交叉验证指数（ECVI）。Gold 等认为，当样本在 500 和 1000 之间时，EM 实现最大似然比在模型中使用渐近无分布方法要好得多。这项研究的样本量为1649，因此用于评估模型和样本量的方法满足这两个标准。

为了确定标准化回归系数（β）是否因亚组不同而不同，我们对两个年龄组和两个健康状况组进行了亚组分析。为了确保两个亚组的大小相等，根据最终样本的中位数（58岁），将年龄分为老年（≥59岁；在本研究中，58岁是样本的中位数）和年轻（50~58岁）。健康状况分为两类：高于平均水平（健康状况良好或非常好）和中等—较差（健康状况良好、一般或较差）。

三、结果

（一）参与者的人口统计特征

在1649名参与者中，女性占54.5%，男性占45.5%。大多数人（67.6%）已婚，19.8%分居或离婚，6.7%丧偶，5.9%从未结过婚。四分之一的受访者是白人（26.7%），9.9%是非洲裔美国人，3.8%没有指定种族，59.6%缺少种族数据。平均年龄为59.03岁（标准差为6.80），年龄范围为50~88岁。大约46.3%的受访者完成了高中学业，39.2%的人拥有大学学位。每周平均工作时间为38.38小时（标准差12.35），范围为1~95小时。大多数受访者（64.9%）报告每周工作超过40小时。大多数应答者（75.7%）至少患有一种慢性疾病。高血压（48.8%）和关节炎（41.4%）是最常见的，其次是糖尿病（18.4%）、心脏病（13.6%）和情绪/精神问题（12.8%）。有趣的是，大多数人认为自己的健康状况良好或更好。除了年龄、种族和工作时间外，初始参与者和最终参与者在性别、教育、婚姻状况、健康状况或慢性病方面没有显著差异。

四个隐性缺勤项目的含义都很低，非常相似，范围从1.17（目前满足你工作的精神需求的能力；SD=1.32）到1.38（当前劳动能力；SD=1.64）。六个工作压力项目的平均值适中，变化很大，从1.88（决定如何工作的自由度很小；SD=0.81）到2.57（我必须快速工作；SD=0.82）。三个员工支持项目的平均水平都很高且相似，范围从3.13（我的同事帮助我完成困难的任务；SD=0.67）到3.18（当我需要谈论与工作有关的问题时，我的同事会听我说；SD=0.63）。四个主管支持项目的均值也很高，但略低于同事支持的均值，从2.86（我的主管试图让我的工作尽可能有趣；SD=0.81）到3.10（我的主管为我的工作成就感到自豪；SD=0.76）。

（二）隐性缺勤、工作压力和工作支持之间的皮尔逊相关性

如表4-18所示，相关系数（R）呈显著正相关（r=0.60~0.76，r=0.14~0.46，r=0.69~0.82，r=0.71~0.87）。隐性缺勤与除JS4外的所有工作压力项目均呈显著正相关（r=0.04~0.27）。隐性缺勤与同事支持（r=−0.11~0.25）和主管支持（r=−0.01~0.22）呈显著负相关。工作压力与同事支持（r=−0.07~0.26）和主管支持（r=−0.07~0.33）呈显著负相关。

表4-18 隐性缺勤(P)、工作压力、同事支持(CS)和主管支持(ss)项目之间的相互关系

Items	P1	P2	P3	P4	JS1	JS2	JS3	JS4	JS5	JS6	CS1	CS2	CS3	SS1	SS2	SS3
P2	0.756**															
P3	0.645**	0.631**														
P4	0.604**	0.597**	0.748**													
JS1	0.159**	0.269**	0.148**	0.140**												
JS2	0.089**	0.140**	0.152**	0.160**	0.214**											
JS3	0.166**	0.184**	0.201**	0.213**	0.180**	0.404**										
JS4	0.007	0.047	0.045	0.047	0.245**	0.462**	0.287**									
JS5	0.157**	0.146**	0.237**	0.260**	0.139**	0.414**	0.376**	0.299**								
JS6	0.133**	0.168**	0.174**	0.182**	0.166**	0.431**	0.325**	0.299**	0.381**							
CS1	-0.169**	-0.178**	-0.181**	-0.252**	-0.096**	-0.148**	-0.242**	-0.078**	-0.257**	-0.234**						
CS2	-0.118**	-0.106**	-0.132**	-0.195**	-0.075**	-0.174**	-0.216**	-0.094**	-0.238**	-0.218**	0.713**					
CS3	-0.157**	-0.124**	-0.158**	-0.207**	-0.081**	-0.136**	-0.206**	-0.070**	-0.244**	-0.189**	0.686**	0.816**				
SS1	-0.126**	-0.106**	-0.153**	-0.223**	-0.084**	-0.213**	-0.268**	-0.120**	-0.315**	-0.284**	0.534**	0.573**	0.567**			
SS2	-0.099**	-0.086**	-0.120**	-0.199**	-0.082**	-0.228**	-0.275**	-0.135**	-0.313**	-0.288**	0.517**	0.540**	0.521**	0.866**		
SS3	-0.134**	-0.114**	-0.141**	-0.217**	-0.081**	-0.161**	-0.277**	-0.071**	-0.325**	-0.245**	0.489**	0.452**	0.468**	0.689**	0.712**	
SS4	-0.105**	-0.110**	-0.121**	-0.170**	-0.065**	-0.202**	-0.302**	-0.128**	-0.315**	-0.283**	0.472**	0.451**	0.449**	0.709**	0.737**	0.746**

注:**p<0.01。

(三) 结构方程模型

在初始模型中，从主管支持到隐性缺勤的路径不显著（β＝0.03，p＞0.05）。因此，从主管支持到隐性缺勤的路径被消除了。REMSA、ECVI、GFI、CFI 和 TLI 等适合性标准表明，修订后的模型更合适。

在最终模型中，工作压力对隐性缺勤有显著的直接正向影响（β＝0.30；p＜0.001）。同事支持对隐性缺勤有中度的直接负面影响（β＝－0.11；p＜0.001）和工作压力（β＝－0.10；p＜0.001）。主管支持对工作压力有直接的负面影响（β＝－0.40；p＜0.001）。同事支持和主管支持之间存在显著的正相关（β＝0.67；p＜0.001）。同事支持和主管支持解释了工作压力中 22% 的可变性。同事支持、主管支持和工作压力解释了 13% 的隐性缺勤可变性（见图 4－8）。

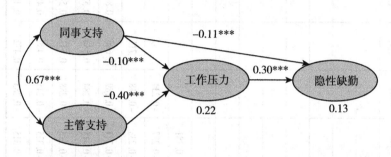

图 4－8　同事和主管支持如何影响工作压力和隐性缺勤的最终模型

注：非粗体数字是标准化回归系数，粗体数字解释的是变异性，χ^2/自由度＝4.840，逼近均方误差＝0.048，优度归一化拟合度＝0.963，比较拟合度指数＝0。塔克－刘易斯指数＝0.966，预期交叉验证指数＝0.375；＊＊＊ p＜0.001。

亚组分析显示，关于同事支持对工作压力和隐性缺勤的影响，模式不同。在较年轻的参与者和健康状况一般的人中，同事的支持对工作压力没有显著影响，但继续显著影响隐性缺勤。在健康水平高于平均水平的参与者中，同事支持对工作压力或隐性缺勤没有显著影响（见表 4－19）。

表 4－19　亚组分析各组成部分的标准化回归系数（β），p 值（α＝0.05）

路径	高于平均运行状况 (n＝892)		健康状况一般－较差 (n＝757)		年轻 (50~58 岁, n＝893)		年长 (59~80 岁, n＝756)	
	β	p value	β	p value	β	p value	β	p value
CS to JS	－0.06	0.327	－0.10	0.08	－0.08	0.147	－0.13	＊
SS to JS	－0.43	＊＊＊	－0.38	＊＊＊	－0.41	＊＊＊	－0.37	＊＊＊
JS to P	0.28	＊＊＊	0.29	＊＊＊	0.28	＊＊＊	0.37	＊＊＊
CS to SS	0.69	＊＊＊	0.62	＊＊＊	0.64	＊＊＊	0.70	＊＊＊
CS to P	－0.03	0.424	－0.11	＊	－0.18	＊	－0.11	＊

注：CS 同事支持；SS 主管支持；JS 工作压力；P 隐性缺勤；＊ p＜0.05；＊＊＊ p＜0.001。

（四）讨论

在美国老年工人的代表性样本中，隐性缺勤排名靠后。工作压力适中，同事和主管的支持度很高。结构方程模型显示工作压力对隐性缺勤有显著的直接正向影响（β＝0.30）。同事支持对隐性缺勤（β＝-0.11）和工作压力（β＝-0.10）有显著的直接负面影响。主管支持对隐性缺勤没有显著影响，但对工作压力有显著的负向影响（β＝-0.40）。同事支持和主管支持高度相关（β＝0.67）。

标准化最大似然估计值最高的路径是同事支持和主管支持之间的相互关系（β＝0.67）。社会资本理论认为，来自横向层面的同事支持（即社会联系和对同事的信任程度）和来自纵向层面的主管支持（即与不同权力层面的主管的关系）都不可或缺地有助于通过减少工作压力和紧张来营造一个支持性的工作环境。这种支持性的工作环境不仅导致工作中的信任关系，从而使员工能够获得资源——它还与更好的个人健康状况相关联和多级学习。这与我们的发现和亚组分析的结果一致。然而，据我们所知，以前没有仔细研究过员工和主管支持之间的关系，尽管已有研究分别研究了不同行业中同事和主管支持的影响。我们的研究结果表明，美国的老年工作者与他们的同事和主管有着良好的关系，在一个更有支持性的工作环境中工作，并且有着更好的健康状况，这可能是因为他们在自己的岗位上有着长期的工作经验。因此，在未来对老龄化劳动力的研究中，应该同时检查工作环境中同事和主管的支持与健康状况的重要性和强相关性。

我们研究了工作支持对工作压力和隐性缺勤的缓冲作用，发现同事支持显著影响隐性缺勤和工作压力，主管支持对工作压力有显著的直接负面影响，但对隐性缺勤没有影响。这些发现与之前关于同事支持、主管支持和隐性缺勤的研究结果一致。同事和主管支持对隐性缺勤影响的差异可能是因为同事和主管的角色不同。社会支持的缓冲模型认为，缺乏社会支持的员工会将他们的资源从当前的工作任务转移到管理高水平的工作压力上。为了应对这些工作压力，员工与同事合作，减少他们的抱怨和隐性缺勤。然而，因为员工的资源总是有限的，而主管是负责给员工分配工作任务的人，所以有理由看到主管支持对工作压力有强烈的负面影响，但同事支持对工作压力只有适度的负面影响。

同事和主管支持对隐性缺勤影响不同的另一个原因可能是工作支持的目标不同。而主管的支持更强烈地影响工作压力，如工作量，同事的支持对工作绩效有更大的影响。对同事支持的一个合乎逻辑的解释是，相信自己得到同事支持的员工喜欢他们的工作环境，因此在工作中表现出色，比那些支持较少的员工表现得更好。他们乐于请求同事帮助完成某些不明确的任务，这减少了隐性缺勤。因此，我们的研究结果解释了为什么主管的参与，尤其是主管的支持，对企业压力干预的成功至关重要，以及为什么在试图减少隐性缺勤时，同事的支持应该是第一要务。亚组分析显示，在年轻参与者中，同事支持对工作压力的负面影响不显著，在健康水平高于平均水平的参与者中，同事支持对隐性缺勤的负面影响不显著。对HRS参与者的社会地位的研究表明，与年轻群体（64.6%）相比，老年群体（74.9%）中更多的参与者认为自己的社会地位高于中产阶级，我们的结果表明这些年长的参与者的主要工作压力在组织上变得如此广泛（例如，如何使用有限的资源来成功地管理整个团队甚至企业本身），以至于只有有经验的同事才能轻松地分担这些挑战，而这些年轻的参与者可能没有这样有经验的同事，仍然依靠他们的主管的支持来解决他们的工作压力。随后，从社会资本理论的角度，由良好的同事支持和主管支持组成的支持性工作环境使健康状况较好的员工减少了因健康状况造成的潜在生产力损失，而健康状况一般的员工可能会选择隐性缺勤。

本研究结果证实了工作压力对隐性缺勤有显著的直接正向影响（$\beta = 0.30$），这与先前的研究结果一致。一项早期研究在对一般人群调查的分析中报告了隐性缺勤和工作压力之间的中度关系（Spearman 相关系数 $= 0.353 \sim 0.431$，用隐性缺勤估计）。该研究从人际关系、压力的作用和工作中的内在因素等方面评估了工作压力。在目前的研究中，我们从六个维度（例如，身体需求）在一个全面的 SEM 模型中观察工作压力，该模型侧重于一个有代表性的老龄劳动力。由此得出的结论可能比以前的研究更准确、更具体地针对老龄工作者。

我们使用结构方程模型构建了一个综合模型，考察了在场主义、工作压力、同事支持和主管支持之间的关系，同时考虑了工作需求—资源和工作支持的缓冲模型。在我们的案例中，只有 22% 的工作压力可变性是由同事和主管支持解释的，13% 的出勤主义可变性是由工作压力、同事支持和主管支持解释的。当结果变量是感知、态度和行为时，低可变性百分比是常见的。态度和行为是非常主观的，在个人之间和个人内部有很大的不同，因此我们的模型仍然是稳健的。未来的研究可能会使用这个模型来调查不同的人群。

我们认为，老龄化劳动力中的出勤主义具有独特的特征，以前没有直接研究过。目前的隐性缺勤较低，工作压力适中，同事和主管的支持度较高。这些结果表明，高水平的工作支持可以有效地解决工作压力的负面影响及其对隐性缺勤的影响。据以前的研究报道，老年人的隐性缺勤比年轻人少，但这一现象没有被直接研究。老年人较低的隐性缺勤有三种可能的解释。首先，年龄较大的工人可能会在之前 $30 \sim 40$ 年的工作中习惯于工作压力。工作压力可能不再像影响年轻员工那样影响他们的工作表现。其次，超过 70% 的参与者认为他们的社会地位高于中产阶级，这表明大多数老龄工人是主管。因此，与有主管相关工作压力的参与者相比，他们可能有较少的工作困难，这可以降低工作压力和隐性缺勤。最后，老年参与者可能因为他们长期的工作经验而对他们的工作有更强的社会支持和责任感。决策者应该意识到劳动力老龄化的重要性。由于他们的可靠性和专业性，老龄工作者在应对老龄化社会的挑战中发挥着关键作用。

因此，在老龄化的工作人口中，我们建议主管在员工中分担困难的工作任务，并建立一种支持性的工作文化，以减少隐性缺勤，提高员工的工作满意度和组织承诺，并减少营业额。此外，底层员工和经理之间工作支持的互惠可能会减少工作压力并提高生产率。同事和主管的共同支持能有效减轻工作压力，改善老龄工作人群的隐性缺勤。最终，针对工作压力的干预措施——如灵活的工作安排，主管、同事和员工之间的工作量分担，以及主管对员工的适当行为和态度——可以大大减少压力和隐性缺勤。

（五）局限性

几个限制值得注意。第一，我们的结果可能对年轻的工作人口和其他国家无效，因为我们的人口主要是美国的老年雇员。然而，我们的发现将有助于面临老龄化社会挑战的国家和地区的决策者，特别是欧洲、日本和中国的决策者。第二，在当前的研究中，二手资料的使用限制了我们模型的目标变量的选择。例如，工作场所政策是隐性缺勤中的一个重要问题，但没有包括在人力资源数据中。这是对社会科学研究的一个普遍批评，因为在一个模型中考虑所有相关的结构几乎是不可能的。第三，我们使用自我报告的隐性缺勤，而不是客观的衡量标准，这可能会限制我们研究结果的普遍性。未来的研究应该分析主观和客观数据。第四，为了区分工作场所的主管支持和同事支持，我们在本研究中没有考虑社会支持的其他方面，如工作—生活改善和干扰。第五，我们选择使用横断面研究设计，因为一些调查变量的数据仅在 2010 年可用。未来的研究应该使用纵向设计来调查同事支持、主管支持、工作压力和隐性缺勤之间的关系。第六，在这项研究中，我们没有同时考虑隐性缺勤和工作压力的积极和消极方面。这也限制了我们的模型和结论的普遍性。

（六）结论

我们使用了一个全面的框架来分析美国老年工人的代表性全国调查数据。同事支持对工作压力和隐性缺勤有直接的负面影响，主管支持对工作压力有直接的负面影响，但对隐性缺勤没有影响。在年长的参与者中，隐性缺勤的得分较低。研究结果表明，员工在工作场所的压力越来越受到重视，同事和雇主在工作中给予更多支持，同事之间以及雇主和员工之间的人际关系越来越融洽，隐性缺勤就越来越少。

第四节　工作家庭冲突[①]

中国人口老龄化进程的加速将使老龄员工成为我国未来劳动人口的重要组成部分。然而，市场竞争的加剧以及工作和家庭生活间愈发频繁的相互渗透，将使老龄员工面临更大的工作压力，从而易于诱发隐性缺勤行为。此外，生理衰老导致老龄员工的认知能力和抗压能力均有所削弱，这将进一步加剧隐性缺勤风险。本研究基于资源保存理论，构建纵向潜差分模型，旨在以工作—家庭冲突和增益为中介变量的基础上，探究社会支持对隐性缺勤生产力损失的影响，为维持老龄员工的工作效率提供建议。其主要研究内容包括：（1）从美国 HRS 数据库中获取关于老龄员工社会支持、工作—家庭平衡和隐性缺勤生产力损失水平的两轮数据（2008 年和 2012 年度）。对每一年度的构念进行收敛效度检验、区分效度检验、共同方法偏差检验，对两年的构念进行纵向一致性检验。为后续的潜差分模型构建提供支持。（2）构建潜差分模型，探究在未加入中介变量的情况下社会支持对老龄员工隐性缺勤生产力损失的直接影响。（3）在潜差分模型中加入工作—家庭间的相互增益和冲突，探讨社会支持（包括领导支持、同事支持、家人支持、朋友支持）对工作—家庭间的相互增益

---

① 本节内容的主要观点已发表于 2022 年 10 月 "*Human Resource Management Journal*"。

和冲突的影响，以及工作—家庭间的相互增益和冲突对隐性缺勤生产力损失的影响。(4) 探讨工作—家庭间的相互增益和冲突是否能中介社会支持对老龄员工隐性缺勤生产力损失的影响。并用 Boostrapping 方法检验工作—家庭间的相互增益和冲突的中介作用是否显著。(5) 结合本研究现实情况，从社会支持和工作—家庭平衡的角度为降低我国老龄员工隐性缺勤风险，稳定和发展老龄员工劳动生产力提出建议和干预策略。

一、文献综述

（一）资源保存理论

资源保存理论（Hobfoll, 2017）的核心思想是：任何人都有获得、维持、保存自身资源的渴望，这里说的资源的定义是"被人所重视的事物、特质、条件和能量，或者是被用来获取它们的事物、特质、状况和能量"。物质型资源有汽车、住房，是人们满足生存需要的资源；条件型资源如朋友、婚姻、工作等往往是与其他资源伴随而来的；特质型资源是指个人的积极属性，包括自信心、乐观、自我效能感和自尊等，他们能帮助个体有效抵御压力；能量型资源包含时间、金钱、知识、信誉等，是获得其他三种资源的必要条件。据 Hobfoll 所述，资源保存理论的核心思想源自达尔文的物种进化论，在物竞天择、优胜劣汰的自然法则下，生物必须保护好仅有的资源才能生存下去，因此在漫长的净化过程中，生物在大脑中进化出了一种资源保护机制，即比起资源的获取，更加重视资源的损失和保护，这也衍生出来资源保存理论的第一条原则：比起获取资源，个体更注重防止资源的损失。

资源保存理论的第二条原则是：人们必须通过不断投入资源来防止资源的损失，或者恢复损失的资源，以及增添新的资源。例如，人们会投资自身的教育参加各种培训课程，这便是用金钱资源获取知识和技能资源的例子。

资源保存理论的第三条原则是：当资源匮乏时，人们会更加重视资源的积累，这其实是第一条原则的一个例外。

而资源保存理论第三条原则衍生出了资源保存理论的第一条推论：在资源匮乏时，人们会将努力方向从防止资源的流失转向资源的开拓和积累，因此人们会投入更多的资源来获取资源，此时资源获取的边际收益就降低了，即当个体资源匮乏时，个体会更容易遭受资源的损失，同时获取资源的效率会降低。相反，当个体资源充足时，个体更难遭受资源的损失，同时资源获取的效率会提高。

资源保存理论的第四条原则是：当人们的资源匮乏时，他们会进入防御状态，尽力阻止资源的流出，这可能会激发个体做出冲动的行动。例如，当个体面临强烈的职场压力和冲突时，可能采取离职等策略来避免资源的持续流失。

资源保存理论的第二条和第三条推论分别是"资源损失循环"和"资源增长循环"。当个体感知到资源可能丧失或者已经丧失，以及期望的资源无法通过努力付出得到时，就会产生心理上的压力和紧张。随着压力和紧张情绪的积累，人们会变得更加敏感，资源更加容易损失，而防止资源损失本身也要消耗资源，在没有外来资源补充的情况下，个体会产生恶性循环的"资源损失螺旋"现象，慢性的压力会不断积累直至爆发。而当个体感到资源增加时，会释放压力和负面情绪，资源增长的速度会加快，产生良性循环的"资源增长螺旋"，但 Hobfoll 认为，"资源增长螺旋"无论在速度还是力度上，都比不过"资源损失螺旋"，因为人们潜意识中更重视资源的损失而非资源的增长。

Hobfoll（2017）认为，资源保存理论未来有五个重大发展方向。

第一，有必要研究资源在人与人之间的传播过程，尤其是资源如何从领导传播至员工，如何在同事间相互传播，以及如何在家人间相互传播，这有助于企业激发团队活力和向心力，有助于调动全社会的工作积极性。

第二，过去资源保存理论关注的重点是资源与员工压力的关系，未来有必要拓展资源保存理论的结果变量，即拓展资源增长或者资源损失的结果变量，尤其是研究资源损失与反生产力行为，诸如离职倾向（Marchand and Vandenberghe，2016；Reina et al.，2017）、隐性缺勤（Halbesleben，2010）以及显性缺勤间（van Woerkom et al.，2016）的关系。一方面，这有助于检验资源保存理论中有关资源节约行为的相关假设；另一方面，有助于拓展资源保存理论在实践中的应用。

第三，有必要探索资源的准确定义。虽然 Hobfoll 给出了四类资源，即物质型、特质型、条件型以及能量型，但 Hobfoll 本人也承认这些定义过于宽泛。Hobfoll 认为，正确理解资源的定义需要将其与发生环境联系起来，资源原本有利于其他资源的获取，但在一些特定的环境下，某些资源可能会加速其他资源的流失，如敬业心作为工作资源虽然有助于员工更高质量地完成工作，但过多的敬业心反而会导致工作狂行为，导致员工深陷于工作无法自拔，引起严重的工作—家庭失衡，降低生活幸福感，甚至领导支持在某些条件下，也可能成为员工的精神负担（Beehr et al.，2003）。

第四，有必要探索资源和时间的关系（Shipp and Cole，2015；Hobfoll，2017）。这类方向有很多表现形式：例如，研究某些资源，如自信心，需要多长时间才能建立或者摧毁；研究已经失去的资源，如自尊心、乐观、工作热情等，要多久才能重新获取；研究增加资源或者减少资源产生的积极和消极效果能持续多久，如 Airila 等（2014）发现工作资源与消防员 10 年后的工作能力呈正相关关系，Matthew 等（2014）发现虽然工作—家庭冲突短期内确实会对员工施加很大的压力，降低员工的个人幸福感，但随着时间流逝，工作—家庭冲突的负面影响会逐渐减弱，因为员工在适应工作中—家庭冲突的过程中会逐渐增强自身的工作—家庭平衡管理能力。理解资源的时间规律将有助于解答一个重要的研究问题：如何帮助员工跳出"资源损失循环"，如何更好地激发员工的"资源增长循环"（Heath et al.，2012；Demerouti et al.，2004）。

第五，有必要开发资源保存理论的实践价值，即利用该理论提出更具可行性和性价比的组织干预策略。Hobfoll 认为，单纯地提出"提供更多社会支持"这样的建议是不够的，因为社会支持可能会挫败员工的自信心，或者形成更大的压力，从而导致反作用。有很多因素可能会干扰社会支持最终的实际效果，这些因素必须通过研究者亲自设计干预策略并付诸实践才能发现。事实上，Hobfoll 认为资源并非孤立存在的，而是与资源所在的环境息息相关，环境因素会放大或缩小资源的最终效果，只有将资源和其环境因素同时放入模型中，才能更好地揭示资源的最终效果（Wayne and Casper，2016）。

在本研究中，基本的理论依据是充足的资源有助于激发"资源增长循环"，为员工提供更多的资源，减弱员工的资源节约行为，从而将更多资源投入工作中，缓解隐性缺勤；而资源不足会激发"资源损失循环"，增强员工的资源节约行为，从而减少投入工作中的资源，会提高隐性缺勤水平。

（二）工作—家庭冲突和增益，家庭—工作冲突和增益

1. 概念。

工作—家庭冲突和增益，家庭—工作冲突和增益的概念最早来源于工作—家庭平衡。Greenhaus 等（2003）将工作—家庭平衡定义为"员工同等参与以及对工作角色和家庭角色同等满意的程度"，Voydanoff（2005）从资源保存理论视角出发将工作—家庭平衡定义为一种整体性的状态，即"工作和家庭领域的资源足以满意工作和家庭领域的需求，从而实现员工对两种领域的有效参与和管理"。目前主流观点是将工作—家庭平衡分解为工作—家庭冲突和工作—家庭增益，其中冲突和增益均是双向的：冲突包括工作对家庭的冲突以及家庭对工作的冲突，增益包括工作对家庭的增益以及家庭对工作的增益（Frone，2003）。

工作—家庭增益和冲突通常聚焦于两个领域：工作和家庭领域之间的相互冲突，以及工作和家庭领域之间的相互增益。当员工为了满足单一领域的角色需求投入了过多资源从而导致剩余资源难以满足其他角色领域责任和义务的履行时，便会发生角色之间的不兼容。不同角色之间的冲突往往是双向的，以工作和家庭领域之间的相互冲突为例，具体包括工作对家庭领域的冲突，以及家庭领域对工作领域的冲突（Greenhaus and Beutell，1985；Ten Brummelhuis and Bakker，2012）。

类似地，当员工在某一角色领域产生了足够多的资源时，这些资源便会溢出到其他领域，从而改善其他角色领域可以利用的资源总量，此时便发生了领域之间的增益（Greenhaus and Powell，2006）。以工作和家庭领域的相互增益为例，具体包括工作对家庭领域的增益以及家庭对工作领域的增益。根据 Greenhaus 和 Powell 的研究（2006），工作和家庭领域之间的相互增益有两种实现方式：工具路径和情感路径。前者通过在某一领域学习新知识和技能进而更好地履行其他领域的角色要求；后者通过在某一领域提升个体的心理积极性，激发更强的认知能力，从而改善其他领域角色要求的实现。

值得注意的是，工作和家庭领域之间的增益和冲突并不是同一极的两端，而是两个完全不同的构念，研究表明两者可以同时存在并且独立变化（Grawitch et al.，2013）。潜分类模型以及主成分分析的研究结果表明，工作—家庭冲突，工作—家庭增益，家庭—工作冲突，以及家庭—工作增益之间并非高度相关，可以同时存在于个体中（Yucel，2020；Demerouti and Geurts，2004），从不同角度展现个体的工作—家庭平衡。

2. 测量。

前人测量工作—家庭平衡的方式主要分为两大类：整体评估法和维度评估法（Grzywacz

and Carlson, 2007)。整体评估法要求受访者对自身工作家庭领域的平衡状况进行全局性的评估，要求受访者回答关于工作—家庭平衡的一般性问题，如"整体来看，你觉得自己在平衡工作和家庭生活上做得有多成功？"(Clarke et al.，2004)。然而，该测量方法的问题在于试图通过简单的问题来描述个体在复杂领域的整体表现，可能会忽视许多细节（Grzywacz and Carlson, 2007)。

第二类方法，维度评估法，认为工作—家庭平衡包含多个维度，如工作—家庭冲突 (work - family conflict，WFC)、工作—家庭增益 (work - family enrichment，WFE)、家庭—工作冲突 (family - work conflict，FWC) 以及家庭—工作增益 (family - work enrichment，FWE)。不同维度相互交织，最终形成了个体的工作—家庭平衡 (Grzywacz and Carlson, 2007)。

目前，主流的测量工作—家庭间相互增益和相互冲突的问卷工具是 Fisher, Bulger 和 Smith 开发的工作/家庭量表 (Fisher, Bulger and Smith, 2009)。该量表将工作—家庭增益和冲突分解为 4 个子维度，包括工作对家庭的冲突、工作对家庭的增益、家庭对工作的冲突以及家庭对工作的增益。每个维度均包括三个条目，采用李克特量表形式让受访者在 1~4 之间打分。例如，"工作对家庭的增益"量表的其中一个条目是"得益于我的工作，我在家庭生活体验更好"；类似地，"工作对家庭的冲突"量表的其中一个条目是"我的工作时间安排让我很难履行面对家人和朋友的责任和义务"。

用来测量工作—家庭冲突的量表最早由 Burke 等 (1979) 研发，包含 7 个条目，侧重于衡量工作对夫妻婚后生活质量的影响；随后出现了 Kopelman 等 (1983) 开发的 8 条目量表，重点评价工作对私人生活的影响。之后，Frone, Russell 和 Cooper (1992) 发现工作—家庭冲突是双向的，既包括工作对家庭的冲突，也包括家庭对工作的冲突，基于此，他们开发了一个 4 条目量表，分别用 2 个条目衡量工作对家庭生活的冲突以及家庭生活对工作的冲突。1996 年，Netemeyer, Boles 和 McMurrian 认为学术界关于工作—家庭冲突和家庭—工作冲突的量表良莠不齐，亟待发展，如他们认为 Burke 等 (1979) 和 Kopelman 等 (1983) 的量表过于琐碎导致且将工作—家庭冲突和家庭—工作冲突糅合在一起，而 Frone, Russell 和 Cooper (1992) 的量表没有经过严格的量表开发程序，为了解决学术界量表不统一的难题，他们基于 3 个样本，经过复杂的量表开发程序，在保证信效度的基础上开发了一款 10 条目的量表，分别用 5 个条目衡量工作—家庭冲突和家庭—工作冲突，这款量表的特点是衡量了工作和家庭领域间的时间冲突和行为冲突。2000 年，Carlson, Kacmar 以及 Williams 等认为工作家庭间的冲突不仅包括时间冲突和行为冲突，还包括压力冲突，因此又开发了一款 54 个条目的量表，从时间、压力、行为三个维度衡量了工作—家庭冲突以及家庭—工作冲突，如图 4 -9 所示。

在 Greenhaus 和 Powell (2006) 提出来工作—家庭增益理论后，Carlson 等 (2006) 基于该理论所提出的增益路径开发了工作—家庭增益量表，包含工作对家庭的增益，以及家庭对工作的增益。该量表包含 18 个条目，每个增益方向各有 9 个条目，值得注意的是，该量表将不同方向的增益进一步分解为 3 个细分维度：工作对家庭的增益包含心理资本（如工作让员工收获了自信心）、情绪以及知识技能三个维度，家庭对工作的增益包含心理资本、情绪以及专注力（即家人的支持让员工可以放下一切顾虑，专心工作，从而提升效率）三个维度。该量表经过了严格的开发程序，经过了多重样本的独立性检验和信效度检验，因此被认为具有良好的理论优势和心理学测量优势。美中不足的是该量表条目过多，降低了应答效率，因此 Kacmar 等（2014）又开发了一款 Carlson 工作—家庭增益量表的简化版，将原始版本的 18 个条目浓缩为 6 个条目，但依然保持了良好的信效度。

	Directions of Work-Family Conflict	
	Work Interference with Family	Family Interference with Work
Time	Time Based Work Interference with Family	Time Based Family Interference with Work
Strain	Strain Based Work Interference with Family	Strain Based Family Interference with Work
Behavioral	Behavioral Based Work Interference with Family	Behavioral Based Family Interference with Work

Forms of Work-Family Conflict

图 4 - 9　工作—家庭冲突和家庭—工作冲突的三个维度

此外，由于认为 Carlson 版本的工作—家庭增益量表并没有把工作家庭增益理论提出各种影响路径全部考虑进来，Klerk 等（2013）随后开发了一款包含 95 个条目的工作—家庭增益量表，覆盖率工作家庭增益理论的各种路径，但由于条目数过多，鲜为人用。

3. 相关研究。

过去的研究发现，工作和家庭领域间的相互冲突对员工的工作效率、工作满意度、组织承诺、工作绩效等产生负面影响，对离职率、职业倦怠、工作压力和显性缺勤等变量产生正面影响（Amstad et al. , 2011），而工作和家庭领域间的相互增益对员工的工作满意度、情感承诺具有正面影响，对离职倾向具有负面影响（McNall, Nicklin and Masuda, 2010）。

许多研究者呼吁在研究工作—家庭平衡的相关问题时，有必要同时考虑冲突和增益以及各自的双向性，因为相关研究表明工作—家庭间的相互冲突和增益是彼此相对独立的，具有各自的变化规律。考虑到工作—家庭平衡的四个维度和许多工作结果变量均存在广泛联系，因此，如果遗失其中任何一个维度，都可能由于遗漏变量造成混淆效应（Ferri et al. , 2018；Yucel，2020；Saijo et al. , 2017）。

（三）隐性缺勤

1. 概念。

相比于备受关注的显性缺勤，隐性缺勤是一个职业健康领域的新兴概念（Brown et al. , 2011），被广泛应用在了反生产力行为研究中，横跨教育、公共卫生、旅游、通信、建筑等多个行业（Lohaus and Habermann, 2018；Martinez and Ferreira，2012）。虽然截至目前隐性缺勤的概念尚未统一，也尚未出现专门的隐性缺勤理论，但结合不同学派间发展的定义，相关研究可以划分为三条主线，分别侧重于从不同视角切入隐性缺勤问题（Ruhle et al.，2019）。第一条主线同时也是最为常见的，便是以北欧健康学家为代表的行为主义学派（Johns，2010），与显性缺勤相对应，他们将隐性缺勤定义为员工带病上班的行为，并关注员工产生隐性缺勤行为的动机和诱因，探讨隐性缺勤行为对组织发展和员工健康的长短期影响（Miraglia and Johns，2016；Lohaus and Habermann，2018；Cooper and Dewe，2009；Aronsson and Gustafsson，2005）。第二条主线，便是以北美经济学家为代表的经济主义学派，它们将隐性缺勤定义为由于员工带病上班而导致的生产力损失，并试图用各种测量方式将隐性缺勤的经济成本量化，致力于开发各种隐性缺勤的干预策略（Burton et al.，2014；Goetzel et al.，2009；Zhou et al.，2016；Turpin et al.，2004；Koopman et al.，2002；Collins et al.，2005；Schultz，Chen and Edington，2009）。相比于行为主义学派侧重于隐性缺勤行为，经济主义学派更加侧重于隐性缺勤行为对员工生产力的影响，但后者依然将隐性缺勤与带病上班联系起来，并未考虑员工的心理环境。随着研究的深入，学者们逐渐发现员工健康并不是隐性缺勤的唯一诱导因素：一方面，具有相同健康状况的员工事实上分化出了不同程度的生产力损失（Johns，2010）；另一方面，非疾病因素，如压力、心理亚健康等在预测隐性缺勤方面同样具有很好的表现（Caverley，Cunningham and Macgregor，2007；Sanderson and Cocker，2013；Cooper and Lu，2016）。因此，隐性缺勤的第三条主线便应运而生，它在第二条主线的基础上进一步拓展，聚焦于隐性缺勤行为造成的生产力损失，但将其前因从身体健康进一步拓展至员工的心理层面。

一方面，考虑到隐性缺勤会对企业造成的极大的经济负担，远超离职倾向和显性缺勤；另一方面，考虑到前人对隐性缺勤行为的研究已经较为成熟，且越来越多的学者正在呼吁对"由社会心理因素导致的隐性缺勤造成的生产力损失"展开调研（Schultz，Chen and Edington，2009；Xi et al.，2020），本研究选择了第三条主线，即将隐性缺勤造成的生产力损失作为研究对象，研究社会支持对隐性缺勤造成的生产力损失的长期和纵向影响。

2. 测量。

当前国外已有大量测量隐性缺勤的成熟量表，但我国目前的主流做法仍然是引进国外的成熟量表加以翻译及汉化。隐性缺勤的量表依据测量方式可以分为小时计数和李克特量表两种形式。

小时计数制量表通过员工的主动回忆测算员工在一天或者一周中有多少个小时在低效率工作，并将低效率工作的时长乘以每小时的工资进而得到隐性缺勤的时间成本，从而间接测算隐性缺勤造成的经济成本损失。常见的该类型量表包括健康—生产力日度问卷（Health - Related Productivity Questionnaire Diary），该问卷包含 9 个问题，可以同时测量显性缺勤和隐性缺勤，让受访者回忆当日的工作效率（Kumar et al.，2003）；以及工作能力快速调查问卷（Work Productivity and Activity Impairment Questionnaire），该问卷包含 45 个问题，受访者的回忆时长在 2 周、3 个月或者 1 年不等（Goetzel，Ozminkowski and Long，2003）。

李克特量表类主要包括斯坦福隐性缺勤量表、工作受限情况调查问卷、工作生产力和活动受损问卷以及可感知工作能力量表。

斯坦福隐性缺勤量表（Stanford Presenteeism Scale）总共包含 6 个五点式李克特测量条目，被用来测算生产力损失（Koopman, et al., 2002），其汉化版已在我国有所运用。目前使用的 SPS 量表由原始的 32 个条目的版本发展而来（Lynch and Riedel, 2001），大多数问题关注员工的心理/情感层面，而非身体层面。此外，还有 13 个条目版本的 SPS 问卷（Turpin, et al., 2004）。

工作受限情况调查问卷（Work Limitations Questionnaire, WLQ）用来测量员工的健康相关工作效率低下，中文版信效度良好，包含 25 个五点式李克特测量条目，可以测量四个维度的工作能力：时间管理、体力要求、脑力/人际交往、总体产出（Lerner et al., 2001），该量表曾被用来测量患有类风湿关节炎、骨质疏松、抑郁症等疾病的员工的生产力损失，也可以测量正常员工的健康风险和工作效率。

工作生产力和活动受损问卷（Work Productivity and Activity Impairment Questionnaire）关注心理特性，包含 6 个测量条目，在测量心理问题对工作产出的影响上具有较好的效果，可以同时测量隐性缺勤和显性缺勤，具有良好的信效度（Reilly, Zbrozek and Dukes, 1993）。

健康和工作绩效问卷（Health and Work Performance Questionnaire, HPQ）由世界卫生组织的残疾评估量表（Disability Assessment Schedule）改编而来，通过了信效度和时间一致性的检验。该问卷包含 89 个条目，此外还有一个简化版，能测量员工的显性缺勤和隐性缺勤水平（Kessler et al., 2003）。

健康和工作问卷（Health and Work Questionnaire, HWQ）原本是针对吸烟群体开发的量表，后来被修改推广用以测量员工的隐性缺勤、专注力、工作满意度、对领导的满意度以及生活满意度等维度，包含 24 个 10 点式李克特量表（Halpern et al., 2001）。

可感知工作能力量表（Perceived ability to work Scale, PAWS）是工作受限情况调查问卷的简化版，包含 4 个条目，通过让被测者为自己在时间管理、体力、人际交往、总体产出这四个维度的工作状态能力打分来测量隐性缺勤，其有效性已在美国的全国性调查中得到验证（Vänni et al., 2012；Smith et al., 2017；D'Abate and Eddy, 2007 ）。

根据 Johns（2010），相比于其他量表，基于工作—分析逻辑的自我汇报式量表更适用于测量隐性缺勤，通过让受访者主动评估他们在工作中的心理活动和精神状态，自我汇报式量表能一定程度上克服共同方法偏差和心理预期效应。

虽然测量隐性缺勤的量表有很多，但共同点是依赖于受访者的自主回忆，而受访者的自主回忆往往会造成共同方法偏差问题：除了受到回忆紊乱的影响，受访者可能对自身健康问题以及健康对工作能力的影响进行夸大，同时不同受访者可能存在对最佳工作状态的认知差异。然而，Johns（2010），着重推荐了工作受限情况调查问卷（WLQ）作为隐性缺勤生产力损失的测量工具，相比于泛泛地定量计量低效率工作时长，WLQ 量表能够有效捕捉由于健康或者心理问题造成的隐性缺勤生产力损失。此外，因为该量表从时间、体力、人际交往、产出四个维度要求员工对自己的工作能力进行评价，还能够在一定程度上降低共同方法偏差问题。Sanderson 等（2007）的研究表明，WLQ 量表比起结构更加简单的 SPS－6 量表能够更为敏锐地测量员工抑郁情绪的变化。而 WLQ 量表的简化版 PAWS 量表在一定程度上能继承 WLQ 量表的优点。

3. 相关研究。

许多研究表明，隐性缺勤广泛分布于各个行业，包括教育、福利以及卫生部门等（Lohaus and Habermann，2018；Martinez and Ferreira，2012）。

隐性缺勤行为通常会进一步恶化员工已经存在的心理或者身体问题，损害工作和生活的质量，并最终引发生产力的损失（Johns et al.，2010）。但针对隐性缺勤的相关研究表明，隐性缺勤并非一定导致生产力损失：通过提供适当的领导和同事支持以及公平的工作环境，员工积极的工作热情可以得到激发，进而表现为自愿加班等行为，即便此时诱发了隐性缺勤，但员工的生产力并没有损失（Demerouti et al.，2009；Anja et al.，2016）。

在管理不当的情况下，隐性缺勤确实会招致员工的生产力损失。而这种损失往往具有不同的表现形式，对于个体来说，隐性缺勤可能会降低工作效率，提高失误率（Niven and Ciborowska，2015），恶化员工的工作状态（Johns，2010）；对于企业来说，隐性缺勤可能招致更多的消费者投诉，并降低顾客回头率（Miraglia and Johns，2016）。因此，为员工提供合理支持，控制加班程度，降低员工隐性缺勤风险对于保障企业长久稳定发展具有重要意义。

一些学者将隐性缺勤的经济负担进行了量化：Hemp（2004）认为难以直接观测的隐性缺勤是一个影响企业核心竞争力的重要风险，他预估隐性缺勤为美国经济每年造成了大约 1500 亿美元的损失；Ferreia 等（2016）则发现隐性缺勤还会使员工工作—家庭冲突程度更加恶化。美国学者发现，对于通信行业来说，平均每位员工的隐性缺勤会为企业每年招致 1300~2500 美元的损失。因此，研究隐性缺勤的前因变量对于帮助企业控制这种反生产力行为是十分重要的。Schultz 和 Edington（2009）总结了前人关于隐性缺勤造成的员工经济负担占总经济负担比重的相关文献，发现除了心血管疾病和呼吸系统疾病外，其他疾病引发的隐性缺勤造成的经济成本普遍占总成本 50% 以上，超过显性缺勤、用药和治疗护理的成本，而对于心理相关的问题，如心力交瘁、焦虑和抑郁，隐性缺勤造成的成本占比更是达到 60% 以上（Collins et al.，2005；Goetzel et al.，2005；Loeppke et al.，2007）。

国内对于隐性缺勤的研究刚刚兴起，文献数量不多，目前呈现两大特征：第一，基本集中在医护领域。例如，杨焱平和牟绍玉（2020）研究了重庆 6 家公立医院 232 名护士长的隐性缺勤状况，发现隐性缺勤现象较为严重；唐楠（2020）研究了汉中地区基层医务人员的隐性缺勤现象，发现自我效能感可以缓解隐性缺勤；黄丽（2020）发现职业紧张和职业倦怠会加重医务人员的隐性缺勤程度。另有少部分研究了基层公职人员（朱文娟，2014）和教职工（石红梅，2009）的隐性缺勤现象。第二，基本上都是横截面研究。

（四）社会支持

1. 概念。

社会支持早期的定义是一种"能使人们感觉自己是被爱的，被尊重的，被认可的，是有归属的信息"（Cobb，1976）。Procidano 和 Heller（1983）给出了相似的定义：社会支持指代人们认为自己对信息、反馈、支持的需要被满足的程度。Hobfoll 和 Stokes（1988）将社会支持定义为"一种可以为个体带来实质性帮助或者让个体感觉自己依附于团体的社会关系"。20 世纪 80 年代，社会支持被定义为"社会互惠关系的数目以及质量"，包括多个涉及不同领域的维度：如来自工作、家庭、社区等的支持（Leavy，1983），其中工作支持最广泛的两个来源便是领导和同事支持（Wadsworth and Owens，2007）。

领导和同事支持一度是过去研究的焦点，被普遍认为对员工幸福感具有强烈影响（Fisher，1985；Van Emmerik，Euwema and Bakker，2007），两者分别被定义为员工感知到的领导和同事提供工具和情感援助的程度（Thoits，1985）。此外，社会支持还包括家人支持和朋友支持，近年来正受到越来越多的关注（Yuzel，2020；Ferri，Pedrini and Riva，2018）。

2. 测量。

目前常见的社会支持量表包括三类：第一类是 3 维度量表，分别测量从领导、同事、家人朋友处获得的社会支持，如社会支持评价量表（Social Support Rating Scale），该量表由一位中国教授开发，一共包含 14 个 4 点式李克特条目；第二类是 4 维度量表，分别测量员工感知的领导支持、同事支持、组织支持和家人朋友支持，如由 Yucel 和 Minnotte（2017）开发的社会支持问卷，包含 14 个 4 点式李克特条目；第三类是 2 维度量表，分别测算员工在职场领域和生活领域获得的社会支持，不再细分出不同的支持来源，如 Barnett 等（2019）所使用的社会支持量表。

下面从领导支持、同事支持、家人朋友支持三个维度出发谈谈各自的量表。

当前用来测量领导支持的量表较多，大致可以分为两种类型：一类是单维度量表，这类量表是对由 Eisenberger（2002）等开发的组织支持感量表进行修改得来的。原量表中有关人物的关键词被"领导"替换，便成为有 16 个条目的领导支持量表。得分的高低反映员工感知到的领导支持水平的高低。在此基础上，周明建对其进行了进一步的汉化和修订，制定出了信效度良好的 6 条目领导支持量表。另一类是多维度量表，从事这类型量表开发的学者坚持从多个角度测量领导支持。Karasek 等（1982）开发的领导支持量表包含有三个维度，分别是对员工个人利益的关心、困境中的工具支持以及员工发展动机下的对员工失误的包容性支持。而在国内，有学者从两个方面对领导支持进行测量，分别是关系导向和任务导向。该学者开发的 19 条目量表具有较好的信效度，同样条目得分的高低反映了员工感知到的领导支持水平的高低。

与主管支持不同，测量同事支持的成熟量表大多为单维度量表。由 Caplan 等开发、Ganster 等改编的同事支持量表只有同属一个维度的四个条目，在他们及其他人的研究中表现出了较好的信效度。一些学者采用职业健康主观分析量表（Salutogenetic Subjective Work Analysis，SALSA，Rimann and Udris，1997）测量同事支持，该量表由 3 个 5 点式李克特条目构成，其中一个条目是"在多大程度上，你的同事们愿意倾听你工作中的问题"。

通常来说，测量家人朋友支持的量表至少需要包括 2 个维度，即来自家人和朋友的支持，如 HRS 版本的家人朋友支持量表测量了员工感知的来自配偶、孩子、父母、朋友的社会支持；但有些量表仅测量了来自家人的社会支持，而没有包括朋友，成为纯粹的家人支持量表，如 Ferri 等（2018）采用的家人支持量表衡量了来自配偶、父母、岳父岳母、兄弟姐妹以及叔叔姑姑的支持。

3. 相关研究。

从资源保存理论角度出发，社会支持是员工所重视的极其重要的资源，衡量了员工社交网络的质量，能帮助员工更有效地应对工作和生活的压力，提高个人控制力：例如，领导和同事提供的工作相关的信息和反馈能帮助新晋员工快速调整状态，适应职场环境；领导和同事提供的情感支持，包括同情、安慰、关怀和鼓励能让增强员工的工作热情（Dubois et al.，2002；Taylor et al.，2004）。而家人朋友支持则是员工在家庭生活领域的重要资源，显著影响其生活满意度。

在众多学者的理论构建中，领导和同事支持曾经一度被捆绑处理（George, Reed, Ballard, Colin and Fielding，1993）。然而，随后的研究发现，员工对于两种支持具有不同的反应（Ganster et al.，1986），需要区别对待；进一步地，Heaney, Price and Rafferty（1995）发现领导支持在激励员工工作态度上比同事支持更有效率，并将此归结为：（1）领导相比于同事能够更加专业和针对性提供员工所需的各种有价值的支持；（2）领导支持相比于同事支持更加稳定。Lakey 和 Drew（1997）发现，当员工在回忆工作中获得的支持时，更倾向于联想到领导提供的种种帮助。Ng 和 Sorensen（2008）的研究同样发现，相比同事支持，领导支持对员工工作态度（离职倾向、工作满意度、情感承诺）的影响更强，并认为这是由两个方面原因所致：一方面，领导支持相比同事支持往往更加真实和纯粹，领导不会刻意讨好员工，因此员工可能更加信赖领导支持；另一方面，员工可能会将获取同事支持视作工作能力弱和缺乏独立性的体现，从而自尊受损，进而降低工作满意度。

研究表明，领导支持、同事支持和家人朋友支持有助于缓解工作压力源对员工压力的正向影响（Ganster, Fusilier and Mayes，1986）。这种缓解可以通过对工作压力的直接影响或者调节作用实现，如 Viswesvaran, Sanchez 和 Fisher（1999）对社会支持的元分析发现领导和同事支持可以直接减少员工感知的压力和压力源，同时对传统路径"压力源—压力"存在负向调节作用（Beehr，1985；Cohen and Wills，1985）。然而，尽管家人朋友支持对压力的负向影响基本是明确的，领导和同事支持对压力的影响可能存在争议。一些研究发现领导和同事支持和压力呈正相关，对此有学者给出了两种解释：第一，领导和同事支持可能恰恰在员工感受到高工作压力时集中提供，因此和工作压力正相关（Wheaton，1985；Eckenrode，1983）；第二，领导和同事支持本身可能会通过提高员工的团队意识和忠诚度进而提高员工对自身的工作期望，成为一种隐性的工作压力源（Aronsson et al.，2020）。

过去的研究发现社会支持能减少员工对工作的负面情绪并缓解抑郁情绪（Baker, Israel and Schurman，1996）。一篇元分析文章指出低社会支持水平的员工往往承受更高水平的心理压力和心理疾病风险（Stansfeld and Candy，2006）。Lim（1996）的研究发现领导和同事支持能减少员工的工作不满意度以及工作不安全感。Berman, West 和 Richter（2002）的研究发现，社会支持能减少工作压力，增强人际沟通，帮助员工和管理层更好地完成工作任务。

二、模型构建与理论假设

（一）社会支持与隐性缺勤

目前考察社会支持与隐性缺勤间关联的相关研究聚焦于前者和隐性缺勤行为间的关联。例如，Johns（2010）通过元分析发现领导和同事支持和隐性缺勤行为呈负相关，较少涉及隐性缺勤造成的生产力损失。在少数关于社会支持与隐性缺勤生产力损失的研究中，Leineweber 等（2011）发现领导支持和同事支持与隐性缺勤造成的生产力损失呈负相关；Wang 等（2010）发现低水平的同事支持能显著预测隐性缺勤，但该研究并没有引入员工的领导支持水平；一篇来自韩国的研究同样发现领导和同事支持与隐性缺勤呈负相关（Cho et al.，2006）。

根据资源保存理论（Hobfoll，2017），领导和同事支持是员工从工作环境中最容易获取的工作资源。获取领导和同事支持能够帮助员工在个人能力范围和工作需求之间达成一个均衡，从而不需要挪用本应用来充分休息的业余时间工作。此外，工作支持能够充分激发员工的工作热情，有助于积极情绪的培养，而积极情绪能增强员工的精力、人际沟通能力以及认知功能（Mark，1977；Rothbard，2001；Greenhaus and Powell，2006）。因此，基于资源保存理论，领导和同事支持应该和隐性缺勤造成的生产力损失呈负相关。一篇针对日本政府公务员的研究发现，领导支持、同事支持和家庭支持和员工隐性缺勤造成的生产力损失显著负相关（Saijo et al.，2017）。

许多学者高度认可领导支持和同事支持的增益效果（Greenhaus and Powell，2006），认为它们能间接促进员工生产效率的提升（Shadur，Kienzle and Rodwell 1999）。本文认为领导支持和同事支持能显著降低员工的隐性缺勤程度。事实上，已经有实证研究结果支持这一发现（Yang et al.，2016；Blanch and Aluja，2012）。国内学者杨姣等（2020）发现，工作方面的支持可以缓解护士群体的隐性缺勤程度。

总之，从资源保存理论角度出发，领导支持和同事支持能提供更多资源，从而有助于降低隐性缺勤水平。

（二）工作—家庭冲突、家庭—工作冲突与隐性缺勤造成的生产力损失

从实证的角度出发，许多研究发现工作领域和家庭领域之间的相互冲突会对员工的工作态度（工作满意度、情感承诺、离职倾向）以及工作绩效等产生显著影响（Laurel et al.，2010；Carlson et al.，2011）。面对工作与家庭领域之间的相互冲突时，员工感知的工作压力会增强，来自工作、家庭的双重任务会压榨员工剩余的时间和精力，使其难以应对来自家庭和社区的责任义务；在这种情景下，个人往往没有充足的闲暇时间休整，导致难以全新的精神面貌应对将来的工作任务，逐渐导致生产力流失（Miraglia and Johns，2016；Johns，2010；Lohaus and Habermann，2018）。

根据资源保存理论，人的资源是有限的，当工作领域的需求消耗了员工大部分资源时，

他所能分配给家庭生活的资源会减少，且会有意识地减少向家庭领域的资源投入以便于节约资源，最终使其难以满足家庭生活领域的资源需求，造成工作—家庭冲突；类似地，当家庭领域的资源需求侵占了工作领域的资源时，工作—家庭平衡同样会被打破，造成家庭—工作冲突。有关工作—家庭冲突和家庭—工作冲突的研究成果相当丰硕，基本肯定了其会对一系列工作结果变量产生负面影响。更具体地，工作—家庭冲突的一个常见场景是由于工作量巨大，员工即使回到家中依然要忙于工作，从而难以兼顾工作和家庭生活，形成工作—家庭冲突。而将工作带到家中完成会进一步降低员工的休息质量，使其难以充分恢复资源来应对新一天的工作，从而形成资源不足的恶性循环。

然而，工作—家庭冲突和家庭—工作冲突与隐性缺勤领域的研究主要聚焦在其与隐性缺勤行为的关系上（Miraglia and Johns, 2016；Aronsson et al., 2020；Garczynski et al., 2013），鲜有研究关注其与隐性缺勤造成的生产力损失间的关系，不少学者呼吁应当多探究工作—家庭冲突和隐性缺勤造成的生产力损失间的关联（Arslaner and Boylu, 2017；Ruhle et al., 2019）。

从健康的角度来看，工作领域和家庭领域间的相互冲突是一种慢性压力，会损害员工的身体健康，造成各种慢性疾病，进而增加员工发生隐性缺勤行为的频率，从而产生生产力损失（Ciftci, 2010；Arslaner and Boylu, 2017）。例如，经历过更多工作和家庭间冲突的员工比起其他员工会表现出更多的隐性缺勤行为（Lowe, 2002）。

总之，从资源保存理论角度出发，本研究认为工作和家庭间的相互冲突会消耗员工资源，减少了员工能投入工作中的资源，从而提升隐性缺勤造成的生产力损失。

（三）工作—家庭增益、家庭—工作增益与缺勤造成的生产力损失

虽然关于工作和家庭领域间相互增益的实证研究鲜少涉及隐性缺勤，但从理论上可以认为两者存在负向关系。从资源保存理论的角度看，无论是工作对家庭领域的增益，还是家庭领域对工作领域的增益，均能产生更多的个人资源，如活力、好心情、融洽的人际关系等，而随着资源的增多，个人的抗压能力会更强。有学者（Zhang et al., 2017）专门进行了有关的元分析，通过汇总大量文献，发现工作和家庭领域间的相互增益能显著减少员工的倦怠（burnout）、离职意愿（turnover intention），并增强其工作业绩、工作满意度和工作热情（work engagement）。而工作热情越强，员工愿意投入工作中的资源也就越多（Daderman and Basinska, 2016），会将更多精力、时间和情感投入具体的工作任务当中。此外，资源的恢复还能提高员工对慢性基础病（心血管疾病、骨骼老化、心理疾病等）的抵御能力进而维持一个更健康的状态。这些都有助于维持员工的生产力。过去研究表明，工作和家庭领域间的相互增益有助于改善员工的信息处理效率、决策效率和创造力，这在一定程度上有助于降低隐性缺勤（Carlson et al., 2011）。

总之，从资源保存理论角度出发，本研究认为工作和家庭间的相互增益能为员工提供更多资源，增加了员工能投入工作中的资源，从而有助于降低隐性缺勤造成的生产力损失。

（四）社会支持与工作—家庭冲突、家庭—工作冲突

Greenhaus 和 Beutell（1985）最早在理论上提出社会支持可能对工作和家庭领域间的相互冲突存在直接影响。随后 Thomas 和 Ganster（1995）在实证研究中发现社会支持对工作和家庭领域间的相互冲突具有显著直接负面影响。截至目前，已经有许多研究发现社会支持和工作—家庭冲突和家庭—工作冲突间存在显著的关系（French et al.，2018；Byron et al.，2005；Adams et al.，2000）。

在社会支持和工作—家庭冲突以及家庭—工作冲突的相关研究中，存在两个不同的假设：配比原则（Domain - specific effects）和交叉原则（Cross - domain effects），前者认为工作—家庭冲突主要受到工作领域的前因变量的影响，而家庭—工作冲突主要受到家庭领域的前因变量的影响；相反，后者认为工作—家庭冲突主要受到家庭领域的前因变量的影响，而家庭—工作冲突主要受到工作领域的前因变量的影响。

近年来的研究基本支持配比原则。例如，许多元分析研究发现相比于家庭支持，工作支持（领导支持和同事支持）与工作—家庭冲突的负向关系更为显著，而家庭支持与家庭—工作冲突的负向关系更为显著（French et al.，2018；Byron et al.，2005；Mesmer - Magnus and Viswesvaran，2005；Ford et al.，2007）。Yuh 和 Choi（2017）的研究发现，领导和同事支持与员工工作满意度显著正相关，但家庭支持与工作满意度的关系并不显著。

除了主效应外，还有许多研究考察了社会支持对工作和家庭领域间的相互冲突的调节作用。资源保存理论认为社会支持作为一种工作资源，能缓和工作需求对工作满意度的负面影响（Demerouti et al.，2001）。还有许多研究发现社会支持能缓和领域间的相互冲突对个人幸福感的消极影响（Adams et al.，Bernas and Major，2000；Burke and Greenglass，1999；Carlson and Perrewé，1999；Fox and Dwyer，1999）。此外，Nohe 和 Sonntag（2014）发现领导支持能显著缓和（负向调节）工作和家庭领域间的相互冲突对离职意愿的正向影响；Esley 等（2016）发现，同事支持显著缓和工作和家庭领域间的相互冲突对抑郁症状的正向影响。Li 等（2014）发现领导支持能显著正向调节工作和家庭领域间的相互冲突对员工工作满意度、生活满意度的负面影响，负向调节对抑郁情绪的正面影响。除了以上研究外，还有一些研究发现社会支持对工作—家庭冲突和家庭—工作冲突的调节作用不显著，Yucel（2020）将此归因为社会支持的调节作用同样存在配比原则，即工作支持可能倾向于调节工作—家庭冲突的负面影响，而家庭支持倾向于调节家庭—工作支持的负面影响。

值得注意的是，在工作支持方面，尽管大部分研究关心的是领导和同事支持对工作—家庭冲突的影响（Thomas and Ganster，1995；Frone et al.，1997；Ford et al.，2007），同时配比原则也认为领导和同事支持更倾向于影响工作—家庭冲突。但这并不意味着领导支持和同事支持对家庭—工作冲突没有影响。例如，有学者发现领导支持对家庭—工作冲突存在负向影响，但并不显著（Blanch and Aluja，2012）。Byron（2005）做的元分析研究发现有许多文献赞同领导同事支持对家庭—工作冲突的显著负面影响，但这种影响经过均值检验发现并没有领导支持和同事支持对工作—家庭冲突的负面影响大，Byron 还发现孩子的数量、性别对领

导支持和同事支持对工作和家庭领域间的相互冲突具有调节作用。Blanch 和 Aluja（2012）因此推断，从工作中获得的支持，包括领导支持和同事支持等，对工作—家庭冲突的影响比对家庭—工作冲突的影响更大，这支持了配比原则（Matching Principle）。

领导和同事支持能为员工提供了足够的工作弹性以平衡各方需求，因此可以减少角色冲突（Kossek et al.，2011；Siu et al.，2010；Au and Ahmed，2015）。当获得领导和同事支持时，个体会感觉自己处于一个紧密联系、相互帮助的集体中，自己是被理解、被宽容的，这会平复个体的压力、不安全感，进而增强积极情绪（Anderson，Coffey and Byerly，2002；Thomas and Ganster，1995），而积极情绪有助于提高个体在工作或家庭方面的表现（Greenhouse and Powell，2006）；另外，领导和同事的支持本身就能提供一定程度的业务或程序上的支持，帮助员工更轻松地完成工作任务，减少工作中的资源消耗，让员工更容易取得工作和家庭的平衡。

对于家庭支持而言，较高程度的家庭支持意味着当家庭生活中遇到紧急事务时（如孩子在学校突然生病、接送孩子上学等），较容易得到其他亲戚朋友帮助，从而缓解家庭领域的资源需求，有助于缓解家庭—工作冲突，同时来自家人朋友的倾听也有助于员工释放工作压力，缓解工作—家庭冲突。Chummar 等（2019）认为，更多的家庭支持能帮助员工减少生活领域的负担，使其专心工作，促使员工更好地实现工作和家庭生活的分离，减少工作—家庭冲突和家庭—工作冲突。

根据资源保存理论，获得像领导支持、同事支持和家庭支持这样的资源有助于其他资源的积累，增强员工的抗压能力、积极情绪以及认知功能（Hobfoll，2018；Greenhaus and Powell，2006）。一些学者从资源保存理论的角度诠释了领导支持、同事支持和家庭支持对工作和家庭领域间的相互冲突的负向影响：领导、同事、家庭给予的支持，为员工提供了十分重要的应对压力的资源，帮助员工更好应对角色频繁转换压力（Thompson et al.，1999）。此外，正如以往研究所表明的，通过促进内部激励和目标设定，支持性的工作环境有助于实现积极心理资源从工作领域向家庭领域的注入（Johns，2010）。

总之，从资源保存理论角度出发，在资源不足时，员工会减少向其他领域的资源投入也保留剩余的资源，这也是工作—家庭冲突和家庭—工作冲突的成因，而领导支持、同事支持和家庭支持能为员工提供更多资源，从而帮助员工更好地平衡工作和家庭领域的资源需求，有助于降低工作和家庭间的相互冲突水平（Hobfoll，2017）。综上所述，本研究认为领导支持、同事支持、家庭支持对员工的工作—家庭冲突和家庭—工作冲突均有负面影响。

（五）社会支持与工作—家庭增益、家庭—工作增益

许多研究都发现社会支持能带来工作—家庭增益（Greenhouse and Powell，2006；Mesmer-Magnus and Biswesvaran，2009）。如图 4-10 所示，Greenhouse 和 Powell 在工作—家庭增益理论模型中，认为领导支持和同事支持作为工作资源的主要来源是工作—家庭增益的重要前因变量。根据工具路径，领导和同事支持能帮助员工更好地提升职场技能，这能直接改善其家庭方面的表现；从情感路径分析，领导支持和同事支持能带给员工积极的情绪、自信心和自我效能感，而积极的情绪有助于改善其认知能力和任务处理能力，从而间接提升在家庭生活中的表现。类似地，家庭支持能为员工提供更加充足的时间、专注力和精力帮助其高质量地完成工作，有助于积极的情绪从家庭领域向工作领域的蔓延，形成家庭—工作增益。Lapierre 等（2018）的元分析发现领导和同事支持与工作和家庭领域间的相互增益存在正相关。

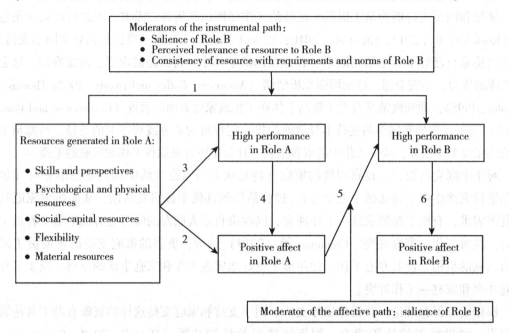

图 4 – 10　工作—家庭增益理论模型（Greenhaus and Powell, 2006）

进一步地，本研究一方面认为领导支持和同事支持不仅能提升工作—家庭增益，还能提升家庭—工作增益；另一方面认为家庭支持不仅能提升家庭—工作增益，还能提升工作—家庭增益，即认为社会支持和工作家庭的相互增益间不仅体现配比原则，还体现交叉原则，虽然与交叉原则相关的研究很少（Jain, 2017）。一个支持性的工作环境往往是多元化和包容的，在这种情景下，来自家庭领域的各种资源，更容易转化到工作中，成为工作资源。例如，在家庭领域学到的处理复杂人际关系的技能更容易被用到工作中以应对复杂的顾客关系，而家庭领域的亲密人际关系更容易被转化为商业关系，为企业创造经济价值（Au and Ahmed, 2015）。类似地，一个支持性的家庭环境，有助于工作中的各类资源向家庭生活的转化。

Gordon, Whelan – Berry 和 Hamilton（2007）发现领导支持和同事支持对家庭—工作增益具有正面影响。Jain 利用结构方程模型验证了领导支持和同事支持存在对工作—家庭增益和家庭—工作增益的显著正向影响，但前者的影响比后者高出 3 倍，这支持了配比原则：工作—家庭增益受工作方面影响更大，家庭—工作增益受家庭方面影响更大。

总之，从资源保存理论角度出发，领导支持、同事支持、家庭支持能为员工提供许多其所重视的资源，而这些资源会通过促进员工的积极情绪和认知转移至其他领域，形成更多的资源，出现"资源增长螺旋"，从而有助于提升工作和家庭间的相互增益水平（Greenhaus and Powell, 2006; Hobfoll, 2017）。综上所述，本研究认为领导支持、同事支持、家庭支持对员工的工作—家庭增益和家庭—工作增益均有正面影响。

（六）社会支持、工作—家庭相互冲突和增益、隐性缺勤生产力损失的纵向中介模型

基于上述文献回顾，结合资源保存理论，本研究提出了社会支持与隐性缺勤生产力损失呈负相关，与工作—家庭间的相互冲突呈负相关，与工作—家庭间的相互增益呈正相关，工作—家庭间的相互冲突与隐性缺勤生产力损失呈正相关，工作家庭间的相互增益与隐性缺勤生产力损失呈负相关的假设。目前尚不清楚是否社会支持对隐性缺勤的影响可以经由工作—家庭变量的中介，但已有的文献研究为该中介模型的建立提供了一定的实证基础：Barnett（2018）发现员工对工作—家庭平衡的满意度可以中介工作支持对抑郁情绪的负向影响；Li 等（2017）发现家庭—工作冲突和工作—家庭增益可以中介工作支持对工作满意度和组织公民行为的影响；Zhang 等（2011）发现工作—家庭冲突和增益可以中介工作支持对离职倾向的影响；Gordon，Whelan–Berry 和 Hamilton（2007）发现工作—家庭间的相互冲突和增益可以中介工作支持对老龄女性员工工作满意度、离职倾向、组织承诺的影响。

探究工作—家庭冲突和增益在社会支持—隐性缺勤路径中的中介作用有助于进一步揭示隐性缺勤生产力损失的形成机制以及社会支持对隐性缺勤生产力损失的影响路径，利于企业更好地制定和评估激励政策。因此，本研究进一步将相关变量整合，提出了关于社会支持、工作—家庭相互冲突和增益、隐性缺勤生产力损失的中介模型，除了验证直接影响以外，还会进一步探究社会支持对隐性缺勤生产力损失的间接影响，即"社会支持对隐性缺勤生产力损失的负向影响是否可以通过工作—家庭相互冲突和增益进行中介"。

然而，考虑到隐性缺勤生产力损失、工作—家庭间的相互冲突和增益、社会支持之间可能存在反向因果关系，如工作支持可能往往在员工的工作—家庭间相互冲突水平和隐性缺勤水平较高时提供，又或者当员工的隐性缺勤生产力损失水平较高时，由于工作效率下降更容易引发工作—家庭冲突（Ferri et al.，2018；Xi et al.，2020），这会造成有偏且不一致的估计结果，为了剔除可能的反向影响，有必要采用纵向研究设计。因此，本研究拟采用潜差分模型，验证上述假设。

综上所述，本研究提出如下研究假设：

H1a：领导支持、同事支持、家人支持、朋友支持水平的提升和隐性缺勤水平的降低呈正相关。

H1b：领导支持、同事支持、家人支持、朋友支持的期初水平和隐性缺勤水平的降低呈正相关。

H2a：工作—家庭冲突和家庭—工作冲突水平的提升和隐性缺勤水平的提升呈正相关。

H2b：工作—家庭冲突和家庭—工作冲突的期初水平和隐性缺勤水平的提升呈正相关。

H3a：工作—家庭增益和家庭—工作增益水平的提升和隐性缺勤水平的提升呈负相关。

H3b：工作—家庭增益和家庭—工作增益水平的期初水平和隐性缺勤水平的提升呈负相关。

H4a：领导支持、同事支持、家人支持、朋友支持水平的提升和工作—家庭冲突及家庭—工作冲突水平的提升呈负相关。

H4b：领导支持、同事支持、家人支持、朋友支持的期初水平和工作—家庭冲突及家庭—工作冲突水平的提升呈负相关。

H5a：领导支持、同事支持、家人支持、朋友支持水平的提升和工作—家庭增益及家庭—工作增益水平的提升呈正相关。

H5b：领导支持、同事支持、家人支持、朋友支持的期初水平和工作—家庭增益及家庭—工作增益水平的提升呈正相关。

H6：领导支持水平的提升通过工作—家庭冲突、家庭—工作冲突、工作—家庭增益以及家庭—工作增益的部分或完全中介作用对隐性缺勤水平的降低产生正面影响。

H7：同事支持水平的提升通过工作—家庭冲突、家庭—工作冲突、工作—家庭增益以及家庭—工作增益的部分或完全中介作用对隐性缺勤水平的降低产生正面影响。

H8：家人支持水平的提升通过工作—家庭冲突、家庭—工作冲突、工作—家庭增益以及家庭—工作增益的部分或完全中介作用对隐性缺勤水平的降低产生正面影响。

H9：朋友支持水平的提升通过工作—家庭冲突、家庭—工作冲突、工作—家庭增益以及家庭—工作增益的部分或完全中介作用对隐性缺勤水平的降低产生正面影响。

因为本研究采用纵向模型，因此每条影响路径均包含两个纵向假设：潜水平效应和潜差分效应（Ruhle et al.，2019；Liu et al.，2015）。上述假设中以 a 结尾的代表潜差分效应检验，以 b 结尾的代表潜水平效应。

理论模型如图 4 - 11 所示，其中实线表示影响系数为正，虚线表示影响系数为负。

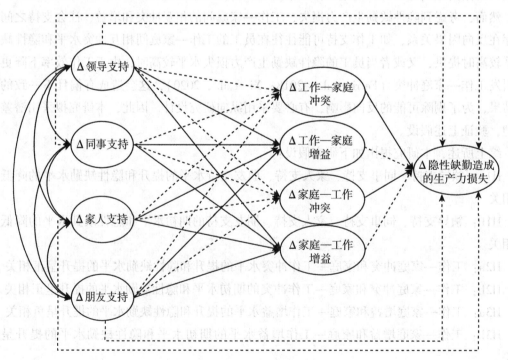

图 4 - 11　理论模型

三、研究方法

（一）数据来源

纵向数据收集来自参与 2008 年和 2012 年健康与退休研究（HRS）调查的受访者，该研究被广泛认为是关于美国老龄化人口的最佳公共数据来源。HRS 是由美国国家老龄化研究所和美国社会保障局发起的，由美国密歇根大学领导。从 1992 年开始，HRS 通过多阶段抽样的方式招募了超过 26000 名 50 岁以上的参与者，参与两年一次的调查，该调查测量了与老龄化群体社会心理和职业生产力相关的诸多因素（Shultz and Wang，2001；Soldo，Hurd and Rogers，1997）。每一轮调查间隔两年，同样的人群每四年进行一次调查，而且，为了避免随着时间的推移与老龄化和参与者人数减少相关的问题，每 6 年招募一次新的样本。

2006 年，HRS 在他们的每两年一次的调查中增加了一份心理因素及生活方式问卷（PLQ），PLQ 问卷是由 HRS 社会心理调查组开发的，包含测量领导支持、同事支持和家人朋友支持感知的量表、工作—家庭冲突和增益的量表以及隐性缺勤生产力损失量表。

在 2008 年的调查中，共有 2115 名年龄在 50 岁以上的参与者正在工作，其中 870 名参与者到 2012 年仍在工作，并依然参与填写了 2012 年的 PLQ 调查问卷。剔除掉缺失条目，这 870 名参与者中有 696 人同时回答了领导支持、同事支持和家人朋友支持感知的量表、工作—家庭冲突和增益的量表以及隐性缺勤生产力损失量表，被保留在了样本中。

（二）问卷测量条目

隐性缺勤造成的生产力损失通过可感知工作能力量表（Perceived ability to work Scale，PAWS）进行测量，该量表由 HRS 团队开发，参考了工作受限情况调查问卷 WLQ 量表的四个维度，即时间管理、体力、人际交往、总体产出，一共包含 4 个条目，如"在满足工作的人际交往需求方面您会给自己打几分"和"假如您的工作能力最佳状态是 10 分，您给您现在的工作状态打几分"等。PAWS 量表让受访者对自己的工作能力状态进行打分，分数越高，代表工作能力/工作绩效越强，隐性缺勤造成的生产力损失程度越低。在实际的数据分析中，为了保证量表测量的是隐性缺勤造成的生产力损失，需要对所有分数进行反向转换，得分越低，表示隐性缺勤生产力损失程度越高。该量表信度较好（2008：$\alpha = 0.96$，2012：$\alpha = 0.95$）。PAWS 量表的信效度已在美国的全国性调查中得到验证（Vänni et al.，2012；Smith et al.，2017；D'Abate and Eddy，2007）。

领导支持采用 HRS 版本的 4 条目领导支持感知量表（Perceived supervisor support，PSS）测量（2008：$\alpha = 0.93$，2012：$\alpha = 0.95$），同事支持采用 HRS 版本的 3 条目同事支持感知量表（Perceived coworker support，PCS）进行测量（2008：$\alpha = 0.91$，2012：$\alpha = 0.92$），所有条目均是 4 点式李克特量表，1 代表"强烈反对"，4 代表"强烈赞成"。该量表曾被美国反歧视协会应用于 2002 年的社会人口调查中。所有条目得分越高表明员工的领导和同事支持感知越好。测量同事支持的其中一个条目是"我认为当我需要帮助时，我的同事是可以依赖的"，测量领导支持的其中一个条目是"我认为我的领导对我的工作成绩感到骄傲"。

家人和朋友支持采用 HRS 版本的 12 条目可感知社会支持量表（Perceived social support）测量，该量表包含 4 个维度，测量员工对来自配偶、孩子、其他家庭成员、朋友的社会支持的感知。每个维度由 3 个条目测量，这三个条目分别是"你认为他们在多大程度上赞同你的感受？""你认为当你遇到严重问题的时候，在多大程度上你可以依赖他们？""如果你有烦恼，在多大程度上你会向他们倾诉？"。该量表信度良好，4 个维度的信度在 2008 年和 2012 年均处于 0.80 ~ 0.87 之间。本研究使用代表家人支持的 9 个条目测量家人支持，使用代表朋友支持的 3 个条目测量朋友支持。

工作—家庭冲突（2008：$\alpha = 0.75$，2012：$\alpha = 0.71$）、工作—家庭增益（2008：$\alpha = 0.78$，2012：$\alpha = 0.79$）、家庭—工作冲突（2008：$\alpha = 0.74$，2012：$\alpha = 0.71$）、家庭—工作增益（2008：$\alpha = 0.81$，2012：$\alpha = 0.84$）均采用 HRS 版本的工作/生活（Fisher et al.，2009）量表进行测量，每个构念包含三个条目，得分越高，表明冲突或增益程度越高。测量工作—家庭冲突的其中一个条目是"我的工作安排让我很难履行家庭和社区责任"，测量工作—家庭增益的其中一个条目是"因为我的工作，我在家庭生活中拥有更好的心情"，测量家庭—工作冲突的其中一个条目是"由于我的家庭，我没有充分时间完成我的工作"，测量家庭—工作增益的其中一个条目是"因为我的家庭，我在工作中能感受到更好的心情"。

（三）统计分析方法

为了验证各构念的收敛效度，本研究分别计算了每个构念的组合信度 CR（composite reliability）和平均方差抽取 AVE（average variance extracted），并与标准水平进行比较，一般来说，当 CR 和 AVE 分别大于 0.7 和 0.5 时，意味着构念具有较好的收敛效度（convergent validity）。为了验证各构念的区分效度，本研究将各个构念的 AVE 值和该构念与其他构念间相关系数的最大值进行比较，如果前者大于后者，表明具有较好的区分效度（divergent validity）。

本研究采用 Liang 等（2007）提出的方法计算共同方法偏差，该方法具体来说分为 5 步：第一步，为每个时点的数据建立普通的 CFA 模型；第二步，在 CFA 模型中引入一个共同方法偏差潜因子，所有条目均在共同方法偏差潜因子上有所负载；第三步，计算新 CFA 模型的标准化载荷权重；第四步，分别计算各条目在构念潜因子上的标准化载荷平方，记为 SSTF（Sum of Standardized - loadings on Theoretical Factors），以及各条目在共同方法偏差潜因子上的标准化载荷平方和（Sum of Standardized - loadings on Common - method - deviance Factors），记为 SSCF；第五步，计算 SSTF 和 SSCF 两者的比值，一般来说，SSTF/SSCF 比值大于 40 代表共同方法偏差可以接受。

纵向模型还需要进行纵向一致性（longitudinal invariance）的检验（Toker and Biron，2012；Hirschi, Keller and Spurk, 2019）。检验方法包含五步：第一步，将所有构念的两轮纵向数据按照面板数据的方式进行纵向排列，同时添加一列虚拟变量，期初的标记为 0，期末的标记为 1；第二步，为所有构念构建有约束的 CFA 模型，即令不同时点的样本在 CFA

模型中保持载荷一致和截距一致，记录有约束 CFA 模型的卡方，记作 χ^1；第三步，放开截距一致的约束条件，记录此时 CFA 模型的卡方值，记作 χ^2；第四步，比较 χ^1 和 χ^2 是否有显著差异，如果有显著差异，说明未通过纵向一致性检验，如果没有显著差异，再进行第五步检验；第五步，进一步放开载荷一致的约束条件，记录此时 CFA 模型的卡方值，记作 χ^3，比较 χ^1 和 χ^3 是否有显著差异，如果有显著差异，说明未通过纵向一致性检验，如果依然没有差显著异，表明通过了纵向一致性检验。考虑到卡方变化量容易受到样本量的影响，Toker 和 Biron 提出纵向一致性检验不能仅通过卡方变化的显著性进行判断，还要参考其他拟合指数的变化，如 RMSEA、CFI、TFI 及 SRMR，倘若这四个参数基本一致，也能证明模型通过了纵向一致性检验。

为了验证各构念间在理论上的纵向因果关系，在本研究中，潜差分模型被用于检验社会支持的动态变化与隐性缺勤动态变化间的关系，以及工作—家庭冲突和增益的动态变化在该关系中的部分或完全中介作用。

本研究利用 Mplus 7 软件构建了潜差分模型，其采用了结构方程模型的基本形式，具有克服构念测量误差和自相关性的优点（Liu et al.，2016）。潜差分模型包括两大类潜因子：第一类是位于第一层的潜水平因子（Latent – Level – factor），每个构念均有 2 个，分别承载各个构念在不同时点的测量条目；第二类是位于第二层的潜差分因子（Latent – difference – factor），每个构念只有 1 个，每个潜差分因子由第一时期的潜水平因子和第二时期的潜水平因子共同决定，具体来说，在统计上第一时期的潜水平因子的均值加上潜差分因子的均值等于第二时期潜水平因子的均值。潜差分因子反映了每个构念随时间的动态变化。潜差分模型可用于测量构念间的 change – change effect，即某一个构念一段时期内的潜变化如何与另一个构念在同一时期内的潜变化相关联，从而形成构念间的动态关系；潜差分模型还可用于测量构念间的 level – change effect，即某一个构念期初的潜均值如何与另一个构念期初到期末的潜变化相关。Change – change effect 和 level – change effect 都可揭示构念间的因果关系。

（四）假设检验方法

为了检验构念间的主效应以及间接效应，本研究分别建立了两个潜差分模型：无中介模型（Without – mediator Model）和中介模型（Mediated Model）。无中介模型用来检验 H1a 和 H2b，中介模型用来检验 H2a、H2b、H3a、H3b、H4a、H4b、H5a、H5b。模型拟合情况使用卡方自由度比（chi – square divided by freedom degree）均方根误差（root – mean – square error of approximation，RMSEA），比较拟合指数（comparative fit index，CFI），TL 拟合指数（Tucker – Lewis index，TFI），以及标准化的均方根残差（standardized root – mean – square residual，SRMR）进行评估。参考 Toker 和 Biron（2012）使用的检验标准，我们认为卡方自由度比值小于 2，RMSEA < 0.08，CFI 和 TLI 大于 0.9，SRMR 小于 0.08 的模型为一个拟合较好的潜差分模型。

无中介模型和中介模型中均加入了 5 个控制变量，分别是受访者的受教育年限、性别、年龄、自我评价的健康水平的变化量以及每周工作时长的变化量。加入受教育年限、性别、年龄是因为研究表明这三个人口统计学变量可能和结果变量相关（Yucel，2020）；加入自我评价的健康水平是因为健康是影响隐性缺勤行为的重要前因变量（Aronsson et al.，2020），且健康会直接影响员工的工作绩效（Schultz，Chen and Edington，2009），因此很可能与隐性缺勤造成的生产力损失相关联；加入每周工作时长是为了在一定程度上控制工作需求（Job demand）对隐性缺勤（Johns，2010）的影响。自我评价的健康水平采用5点式李克特量表测量，1和5表示健康水平很差和很好。

针对中介效应（H6，H7，H8，H9）的检验通过 Bootstrapping 方法（Hayes，2013）进行2000次有放回的重复抽样完成：Bootstrapping 会返回一个中介效应大小的分布区间，倘若该区间不含零点，说明中介效应在该区间代表的显著性水平显著。Bootstrapping 方法不需要变量的样本分布满足正态分布，可以通过抽样模拟出待估参数的真实分布，从而对中介效应进行更加稳健的检验。

四、研究结果

（一）样本人口统计学特征

表4-20展示了样本的人口统计学特征。女性群体占59.34%，已婚群体占71.41%，52.44%的群体有超过14年的受教育年限，83.91%的群体在以服务业为主的第三产业工作。所有样本均大于50岁，其中50~65岁的老龄化工作群体占72.08%，说明该样本在一定程度上可以代表职业生涯末期的老龄员工。从工作类型看，73.56%为企业或政府组织工作，20.11%属于个体户或自由职业者。

从基于自我评价的健康状态来看，2008年，认为自己"一般健康"的人群占比为31.32%，认为自己"很健康"的人群占比达到18.68%，认为自己"比较不健康"的人群占比为7.9%，然而到2012年，认为自己"一般健康"的人群占比下降到了28.74%，认为自己"很健康"的人群占比下降到了14.66%，认为自己"比较不健康"的人群占比上升到了10.78%。对此一个比较合理的解释是，随着年龄的增长，员工的健康水平有所下降，以该样本为例，2008~2012年有3.5%左右的群体对自身健康的评价从"很健康"下降到了"比较健康"，另有3%的群体从"一般健康"下降到了"比较不健康"。总之，样本的整体健康状况有了一定下降。健康水平的下降可能对员工隐性缺勤生产力损失产生正向影响，如果不控制这层影响，很可能产生遗漏变量的混淆作用（confounding effect）。

从表4-20可以看出，每周工作时间大于20小时的群体在2008年为85.2%，而到了2012年下降到了78.16%；每周工作时间大于45小时的群体在2008年为17.53%，到了2012年下降到了12.79%。整体可以看出，随着年龄增长，员工的每周工作时间有所下降。而每周工作时间下降，意味着员工有更多时间休息，这可能对其隐性缺勤造成的生产力损失产生负面影响，如果不控制这层影响，很可能产生遗漏变量的混淆作用。

表 4-20 样本人口统计学特征

	类别	百分比
性别	男性	40.66%
	女性	59.34%
年龄	50~54 岁	12.93%
	55~59 岁	30.17%
	60~64 岁	28.98%
	65~69 岁	18.97%
	70~74 岁	4.36%
	75~79 岁	3.59%
	80~84 岁	1.01%
婚姻状态	已结婚且同居	71.41%
	已结婚但分居	0.57%
	离婚	13.36%
	配偶去世	11.21%
	从未结婚	3.16%
	未知	0.29%
受教育年限	≤9 年	5.74%
	10~13 年	41.81%
	14~17 年	52.44%
行业	第一产业	1.58%
	第二产业	13.65%
	第三产业	83.91%
	未知	0.86%
工作类型	企业或政府员工	73.56%
	个体户或自由职业者	20.11%
	未知	6.32%
2008 年自我评价的健康状态	很健康	18.68%
	比较健康	41.09%
	一般	31.32%
	比较差	7.90%
	很差	1.01%

续表

	类别	百分比
2012 年自我评价的健康状态	很健康	14.66%
	比较健康	44.68%
	一般	28.74%
	比较差	10.78%
	很差	0.86%
2008 年每周工作时间（小时）	≤20	15.80%
	>20 且 ≤25	5.60%
	>25 且 ≤30	8.19%
	>30 且 ≤35	7.76%
	>35 且 ≤40	37.79%
	>40 且 ≤45	7.33%
	>45	17.53%
2012 年每周工作时间（小时）	≤20	21.84%
	>20 且 ≤25	7.18%
	>25 且 ≤30	7.90%
	>30 且 ≤35	6.90%
	>35 且 ≤40	36.93%
	>40 且 ≤45	6.32%
	>45	12.79%

（二）相关性分析和模型质量检验

表 4-21 展示了构念在 2008 年以及 2012 年的描述性统计及相关性分析结果。其中，"PRE"表示隐性缺勤造成的生产力损失（productivity loss due to presenteeism）；"WFC"表示工作—生活冲突（work - family conflict）；"FWC"表示生活—工作冲突（family - work conflict）；"WFE"表示工作—生活增益（work - family enrichment）；"FWE"表示生活—工作增益（family - work enrichment）；"CS"表示同事支持（coworker support）；"SS"表示领导支持（supervisor support）；"FMS"表示家人支持（family - member support）；"FS"表示朋友支持（friend support）。"**"表示在 0.01 级别（双尾）相关性显著；"*"表示在 0.05 级别（双尾）相关性显著；对角线上加粗的元素为每个构念的平均方差抽取量（average variance extracted，AVE）的平方根；CR（composite reliability）代表每个构念的组合信度。

由表 4-21 可知，一方面，2008 年和 2012 年，所有构念的平均方差抽取量的平方根均大于该构念与其他构念的相关系数，这说明所有构念具有较好的区分效度；另一方面，所有构念的组合信度均大于0.79，体现了较好的收敛效度。

表4-21　　　　　　　　　　构念描述性统计及相关性分析

AVE	PRE	WFC	FWC	WFE	FWE	CS	SS	FMS	FS
PRE	0.801								
WFC	0.259**	0.789							
FWC	0.233**	0.367**	0.757						
WFE	-0.241**	-0.584**	-0.301**	0.762					
FWE	-0.302**	-0.430**	-0.412**	0.651**	0.787				
CS	-0.199**	-0.241**	-0.170**	0.304**	0.267**	0.862			
SS	-0.221**	-0.255**	-0.108**	0.339**	0.231**	0.614**	0.887		
FMS	-0.052	-0.081*	-0.019	0.045	0.049	0.018	0.025	0.828	
FS	-0.102	-0.039	-0.047	0.009	0.001	-0.024	-0.019	0.294**	0.844
CR	0.878	0.831	0.801	0.804	0.827	0.897	0.937	0.874	0.863
均值	1.108	1.571	1.166	2.904	3.297	3.241	3.069	3.161	3.153
标准差	1.094	0.56	0.317	0.864	0.746	0.603	0.737	0.558	0.689
AVE	PRE	WFC	FWC	WFE	FWE	CS	SS	FMS	FS
PRE	0.810								
WFC	0.351**	0.798							
FWC	0.3**	0.35**	0.778						
WFE	-0.259**	-0.557**	-0.18**	0.752					
FWE	-0.319**	-0.404**	-0.288**	0.675**	0.754				
CS	-0.236**	-0.268**	-0.17**	0.321**	0.323**	0.894			
SS	-0.244**	-0.361**	-0.137**	0.406**	0.317**	0.656**	0.901		
FMS	-0.096*	-0.048	-0.066*	0.023	0.017	-0.022	-0.003	0.808	
FS	-0.03	-0.045	-0.08*	0.048	0.051	-0.006	0.036	0.333**	0.811
CR	0.884	0.84	0.821	0.795	0.794	0.923	0.945	0.849	0.845
均值	1.322	1.558	1.168	2.759	3.151	3.204	3.029	3.19	3.174
标准差	1.276	0.586	0.34	0.89	0.791	0.627	0.753	0.573	0.684

在进行正式的潜差分模型之前，有必要初步检验构念间的相关性。如表 4 - 21 所示，除了家人支持和朋友支持外，隐性缺勤（PRE）、工作—家庭平衡的四维度（WFC、FWC、WFE、FWE）、领导和同事支持（CS、SS）间的相关性均具有预期的符号且至少在 1% 水平上显著（双尾）。例如，领导和同事支持水平与隐性缺勤造成的生产力损失显著负相关，领导和同事支持水平与工作—家庭间的相互冲突显著负相关，领导和同事支持水平与工作—家庭间的相互增益显著正相关，工作—家庭间的相互冲突和隐性缺勤造成的生产力损失显著正相关，工作—家庭间的相互增益和隐性缺勤造成的生产力损失显著负相关。

对于家人支持（FMS）和朋友支持（FS），其和隐性缺勤造成的生产力损失均为负相关，与工作—家庭间的相互冲突均为负相关，与工作—家庭间的相互增益均为负相关，但是相关性比起领导和同事支持普遍偏弱：如 2012 年的家人支持和隐性缺勤生产力损失的相关性系数为 - 0.096（p < 0.05），然而领导支持和同事支持与后者的相关性分别为 - 0.236（p < 0.01）和 - 0.244（p < 0.01）。

家人支持和朋友支持与领导和同事支持均无显著相关性，即领导和同事支持与家人和朋友支持之间可能较为独立。家人支持和朋友支持之间高度相关，2008 年两者间的相关性为 0.294（p < 0.01），2012 年两者间的相关行为 0.333（p < 0.01）。

虽然家人支持和朋友支持与其他构念间的相关性较弱，但前人的理论和实证研究均表明，家人和朋友支持可能是隐性缺勤生产力损失和工作—家庭间的相互冲突和增益的一个重要影响因素，有必要在社会支持的相关研究中有所体现（Greenhaus and Powell, 2006; Lohaus and Habermann, 2018）。

表 4 - 22 展示了纵向一致性的结果。相比于载荷一致、截距一致的全约束模型，截距自由估计、载荷一致的半约束模型自由度变化量为 35，卡方变化量小于 16，说明变化不显著；进一步地，比较半约束模型和无约束模型，发现后者自由度减少了 26，卡方变化量小于 32，变化不显著。最后，比较全约束模型、半约束模型和无约束模型可以发现，RMSEA、CFI、TFI、SRMR 的变化量均不明显。综上所述，时间维度对 2008 年和 2012 年的数据的整体影响不显著，模型通过了纵向一致性检验。

表 4 - 22   **纵向一致性检验**

载荷一致，截距一致	5477.063	1100	0.076	0.842	0.829	0.055
截距自由估计，载荷一致	5461.759	1065	0.077	0.841	0.823	0.055
载荷和截距都自由估计	5429.963	1039	0.078	0.842	0.819	0.055

表 4 - 23 展示了共同方法偏差检验的结果，第三列和第四列分别展示了 2008 年所有主要构念的各条目在共同方法偏差因子上的标准化载荷以及在主要构念上的标准化载荷，第五列和第六列分别展示了 2012 年所有主要构念的各条目在共同方法偏差因子上的标准化载荷以及在主要构念上的标准化载荷。

本研究采用 Liang 等（2012）的方法，通过构建一个 9 因子的验证性因子分析模型（8

个构念因子加上 1 个共同方法偏差因子），检验共同方法偏差的影响。共同方法偏差因子承载了所有构念的可观测条目，因此所有构念的所有条目除了由构念潜因子预测以外，还由一个共同方法偏差因子预测，同时设定共同方法偏差因子和其他因子不相关。从结果来看，将所有构念因子的标准化载荷权重的平方和（sum of squares of standardized substantive – factor loadings）与共同方法偏差因子的标准化载荷权重的平方和（sum of squares of standardized method – factor loadings）相除，可得到共同方法偏差比率。经检验，本研究模型的共同方法偏差比率在 2008 年是 83.283，在 2012 年是 149.162，均超过 Liang 认可的 40，证明共同方法偏差对模型并没有系统性显著影响，可以忽略不计。

表 4 – 23　　　　　　　　　　　共同方法偏差检验

构念	条目	2008 年度		2012 年度	
隐性缺勤造成的生产力损失	PRE1	0.047	0.782	0.031	0.848
	PRE2	0.042	0.771	0.029	0.816
	PRE3	0.051	0.835	0.034	0.792
	PRE4	0.046	0.811	0.031	0.78
工作—家庭冲突	WFC1	0.081	0.71	0.062	0.691
	WFC2	0.081	0.79	0.06	0.778
	WFC3	0.089	0.495	0.069	0.554
家庭—工作冲突	FWC1	0.169	0.451	0.123	0.522
	FWC2	0.147	0.691	0.11	0.816
	FWC3	0.119	0.608	0.093	0.568
工作—家庭增益	WFE1	0.059	0.68	0.046	0.665
	WFE2	0.055	0.864	0.043	0.814
	WFE3	0.059	0.724	0.044	0.766
家庭—工作增益	FWE1	0.075	0.636	0.055	0.594
	FWE2	0.064	0.884	0.047	0.859
	FWE3	0.066	0.81	0.047	0.78
同事支持	CS1	0.092	0.812	0.07	0.845
	CS2	0.089	0.882	0.07	0.916
	CS3	0.087	0.876	0.067	0.911
领导支持	SS1	0.074	0.93	0.058	0.93
	SS2	0.072	0.936	0.057	0.944
	SS3	0.078	0.813	0.059	0.866
	SS4	0.072	0.852	0.056	0.854

续表

构念	条目	2008 年度		2012 年度	
	FMS1	0.077	0.561	0.061	0.635
	FMS2	0.089	0.543	0.07	0.589
	FMS3	0.076	0.553	0.062	0.614
	FMS4	0.076	0.534	0.06	0.653
家人支持	FMS5	0.072	0.503	0.058	0.609
	FMS6	0.065	0.557	0.053	0.681
	FMS7	0.066	0.748	0.052	0.661
	FMS8	0.06	0.737	0.048	0.633
	FMS9	0.059	0.786	0.047	0.683
	FS1	0.077	0.763	0.064	0.775
朋友支持	FS2	0.075	0.736	0.06	0.813
	FS3	0.071	0.879	0.057	0.867
主因子载荷平方和		0.227		0.133	
共同方法偏差因子载荷平方和			18.893		19.878
主因子载荷平方和/共同方法偏差因子载荷平方和			83.283		149.162

（三）社会支持对隐性缺勤生产力损失的潜差分模型估计结果

表4-24 展示了潜差分模型的估计结果，表4-24 的第一部分展示了拟合质量，第二部分展示了参数的标准化估计结果。从拟合质量上看，中介模型相比无中介模提升了不少：卡方自由度比下降了0.857，RMSEA 从0.047 下降到0.031，CFI 和 TFI 分别由0.825 和0.814 提升到了0.833 和0.82，SRMR 从0.08 下降到了0.68。

首先，关注无中介潜差分模型的估计结果。由模型可知，领导支持对隐性缺勤造成的生产力损失存在显著的潜差分效应（β = -0.22，p < 0.001）和潜水平效应（β = -0.133，p < 0.01），同事支持对隐性缺勤造成的生产力损失具有显著的潜水平效应（β = -0.103，p < 0.05），家人支持对结果变量具有显著的潜差分效应（β = -0.078，p < 0.1）和潜水平效应（β = -0.078，p < 0.1），朋友支持对结果变量的潜差分和潜水平效应并不显著。综上所述，H1a 部分成立，H1b 部分成立。在无中介模型中，控制变量"性别"对结果变量具有显著影响（β = -0.186，p < 0.01），意味着相比于男性，女性的隐性缺勤生产力损失程度更高，这也符合以往的研究发现，因为女性往往同时面临来自家庭和工作需求和义务（Johns，2010）。

其次，关注带有工作—家庭平衡四维度中介变量的有中介潜差分模型。由模型可知，工作—家庭冲突、家庭—工作冲突、家庭—工作增益对隐性缺勤造成的生产力损失具有显著的潜差分效应，方向符合预期，但四维度中介变量均不存在显著的潜水平效应，因此假设 H2a 成立，H3a 部分成立，假设 H2b、H3b 不成立。

领导支持对工作—家庭冲突存在显著的潜水平效应（β = −0.488，p < 0.001）和潜差分效应（β = −0.253，p < 0.001），其他类型的支持和工作—家庭冲突既不存在显著的前水平效应，也不存在显著的潜差分效应；朋友支持对家庭—工作冲突具有显著的负向潜差分效应（β = −0.086，p < 0.1），而同事支持对家庭—工作冲突既有显著的负向潜差分效应（β = −0.149，p < 0.01）也有负向的潜水平效应（β = −0.14，p < 0.1），因此假设 H4a 和 H4b 均部分成立。值得注意的是，性别控制变量对以工作—家庭冲突具有显著负向影响（β = −0.104，p < 0.001），说明相比于男性，女性的工作—家庭冲突程度更高，这一点也在以往的研究中得到了显现（Yucel，2020）。

领导支持、家人支持和朋友支持均对工作—家庭增益产生了显著的潜差分效应，同事支持和领导支持对工作—家庭增益产生了显著的正向潜水平效应，在两种效应中，均是领导支持的影响最为强烈。令人意外的是，家人支持对工作—家庭增益的潜差分效应竟然是负向的（β = −0.071，p < 0.1）。除了家人支持外，领导同事支持和朋友支持均对家庭—工作增益产生了显著的正向潜差分效应，领导支持和同事支持还对家庭—工作增益具有显著的正向潜水平效应。综上所述，H5a 和 H5b 均部分成立。

表 4 – 24 潜差分模型估计结果

	无中介	中介模型				
拟合参数						
χ^2/自由度	2.52	1.663				
RMSEA	0.047	0.031				
CFI	0.825	0.833				
TFI	0.814	0.82				
SRMR	0.08	0.068				
	ΔPRE	ΔPRE	ΔWFC	ΔFWC	ΔWFE	ΔFWE
潜差分效应 Change – change effects						
ΔWFC		0.265 ***				
ΔFWC		0.267 ***				
ΔWFE		0.033				
ΔFWE		− 0.154 **				
ΔCS	− 0.043	0.02	− 0.043	− 0.149 **	0.065	0.128 ***
ΔSS	− 0.22 ***	− 0.044	− 0.488 ***	− 0.067	0.371 ***	0.263 ***
ΔFMS	− 0.078#	− 0.078#	0.035	− 0.028	− 0.071#	− 0.045
ΔFS	0.009	0.049	− 0.05	− 0.086#	0.096 *	0.115 **

续表

	无中介	中介模型				
潜水平效应 Level – change effects						
PRE［T1］	– 0.395 ***	– 0.44 ***				
WFC［T1］		0.169	– 0.357 ***			
FWC［T1］		0.05		– 0.385 ***		
WFE［T1］		– 0.033			– 0.527 ***	
FWE［T1］		– 0.114				– 0.511 ***
CS［T1］	– 0.103 *	– 0.027	– 0.045	– 0.14#	0.141 **	0.212 ***
SS［T1］	– 0.133 **	– 0.019	– 0.253 ***	0.001	0.208 ***	0.156 **
FMS［T1］	– 0.078#	– 0.056	– 0.011	– 0.052	– 0.014	– 0.003
FS［T1］	– 0.008	0.032	– 0.057	– 0.089	0.045	0.036
控制变量						
性别	– 0.186 **	– 0.112	– 0.104 ***	– 0.022	0.025	0.036
年龄	0.004	0.007	0	0.001	– 0.001	0.001
受教育年限	0.001	– 0.0008	0.007	0.001	0.003	– 0.006
Δ 自我评价的健康水平	– 0.06	– 0.04	– 0.025	– 0.005	– 0.013	0.011
Δ 每周工作时间（小时）	– 0.001	0.001	– 0.001	0	– 0.001	0.001

注："PRE"表示隐性缺勤造成的生产力损失（productivity loss due to presenteeism）；"WFC"表示工作—生活冲突（work – family conflict）；"FWC"表示生活—工作冲突（family – work conflict）；"WFE"表示工作—生活增益（work – family enrichment）；"FWE"表示生活—工作增益（family – work enrichment）；"CS"表示同事支持（coworker support）；"SS"表示领导支持（supervisor support）；"FMS"表示家人支持（family – member support）；"FS"表示朋友支持（friend support）。"***"表示在 0.001 级别（双尾）相关性显著；"**"表示在 0.01 级别（双尾）相关性显著；"*"表示在 0.05 级别（双尾）相关性显著；"#"表示在 0.1 级别（双尾）相关性显著。

（四）间接效应检验结果

表 4 – 25 展示了基于 Bootstrapping 2000 次自动重复抽样的领导支持、同事支持、家人支持、朋友支持对隐性缺勤造成的生产力损失的间接效应，分别罗列了 1% 水平、5% 水平和 10% 水平上的间接效应的信度区间，如果该区间没有包括 0，表明间接效应在该区间代表的显著性水平上显著。

表 4-25 领导支持、同事支持、家人支持、朋友支持对隐性缺勤造成的生产力损失的间接效应

	第0.5%分位数	第2.5%分位数	第5%分位数	第50%分位数	第95%分位数	第97.5%分位数	第99.5%分位数
CS→WFC→PRE	-0.062	-0.05	-0.044	**-0.012**	0.032	0.027	0.039
CS→FWC→PRE	-0.113	-0.095	**-0.086**	**-0.0465**	**-0.007**	0.002	0.02
CS→WFE→PRE	-0.016	-0.012	-0.009	**0.002**	0.014	0.016	0.02
CS→FWE→PRE	-0.058	-0.049	**-0.044**	**-0.0225**	**-0.001**	0.004	0.013
CS→PRE（间接效应之和）	-0.181	-0.154	**-0.141**	**-0.071**	**-0.001**	0.012	0.039
SS→WFC→PRE	**-0.266**	-0.233	-0.217	**-0.129**	-0.041	-0.025	**-0.008**
SS→FWC→PRE	-0.068	-0.056	-0.05	**-0.018**	0.014	0.02	0.032
SS→WFE→PRE	-0.057	-0.04	-0.032	**0.012**	0.056	0.065	0.081
SS→FWE→PRE	-0.096	-0.083	**-0.076**	**-0.04**	**-0.005**	0.002	0.015
SS→PRE（间接效应之和）	**-0.311**	-0.278	-0.262	**-0.175**	-0.089	-0.072	**-0.04**
FMS→WFC→PRE	-0.043	-0.031	-0.024	**0.009**	0.043	0.049	0.061
FMS→FWC→PRE	-0.051	-0.041	-0.035	**-0.007**	0.021	0.026	0.036
FMS→WFE→PRE	-0.021	-0.016	-0.014	**-0.002**	0.009	0.012	0.016
FMS→FWE→PRE	-0.018	-0.012	-0.009	**0.007**	0.023	0.026	0.032
FMS→PRE（间接效应之和）	-0.082	-0.061	-0.05	**0.006**	0.063	0.074	0.095
FS→WFC→PRE	-0.059	-0.048	-0.042	**-0.013**	0.016	0.021	0.032
FS→FWC→PRE	-0.072	-0.06	-0.054	**-0.026**	0.002	0.008	0.02
FS→WFE→PRE	-0.021	-0.015	-0.012	**0.003**	0.018	0.021	0.027
FS→FWE→PRE	-0.051	-0.043	-0.039	**-0.019**	0.001	0.005	0.013
FS→PRE（间接效应之和）	-0.134	-0.114	**-0.104**	**-0.053**	**-0.002**	0.008	0.028

注："PRE"表示隐性缺勤造成的生产力损失（productivity loss due to presenteeism）；"WFC"表示工作—生活冲突（work-family conflict）；"FWC"表示生活—工作冲突（family-work conflict）；"WFE"表示工作—生活增益（work-family enrichment）；"FWE"表示生活—工作增益（family-work enrichment）；"CS"表示同事支持（coworker support）；"SS"表示领导支持（supervisor support）；"FMS"表示家人支持（family-member support）；"FS"表示朋友支持（friend support）。"→"表示间接作用的路径。

由表4-25可知，同事支持能通过家庭—工作冲突和家庭—工作增益的中介对隐性缺勤生产力损失产生显著的负向间接影响，在总水平上，该间接效应之和在10%水平上显著为正。假设H7成立。

领导支持能通过工作—家庭冲突和家庭—工作增益的中介作用对隐性缺勤生产力损失产生显著的负向间接影响，在总水平上，该间接效应之和在1%水平上显著为正。假设H6成立。

家人支持无法通过任何工作—家庭平衡维度的中介对结果变量产生显著的间接影响，且在总水平上，该间接效应之和不显著。假设 H8 不成立。

朋友支持同样无法通过任何工作—家庭平衡维度的中介对结果变量产生显著的间接影响，但在总水平上，该间接效应之和在 10% 水平上显著为负。假设 H9 成立。

最终成立的模型如图 4–12 所示。

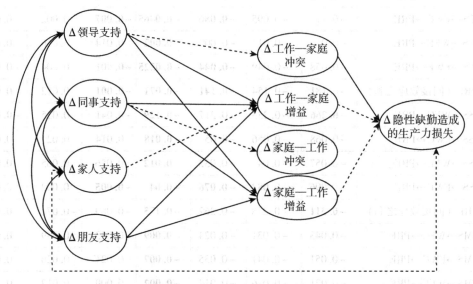

图 4–12　成立的理论模型

五、讨论

本研究的目的是以老龄工作群体为研究对象，探究社会支持对隐性缺勤生产力损失在该群体中的影响，以及探究工作—家庭平衡的四维度可能具有的中介作用。本研究有助于深刻揭示隐性缺勤生产力损失的影响机制，为干预策略的设计和实施提供启发。

（一）关于社会支持对隐性缺勤生产力损失直接影响的讨论

表 4–24 的"无中介模型"部分展示了社会支持对隐性缺勤生产力损失在未添加工作—家庭平衡四中介情况下的直接影响。从潜水平效应来看，领导支持、同事支持和家人支持可以显著降低隐性缺勤生产力损失，意味着领导支持、同事支持和家人支持期初水平的提升有助于显著降低员工的隐性缺勤生产力损失，但朋友支持的影响十分微弱且不显著，说明朋友支持可能并非隐性缺勤生产力损失的直接影响变量。该发现和前人的研究相吻合，Saijo 等（2017）以日本公务员群体为研究对象，发现具有更高领导支持、同事支持、家人和朋友支持水平的公务员，隐性缺勤生产力损失水平更低，但 Saijo 将家人和朋友支持绑定为一个因子，因此无法讨论两者间的差异。在一篇以警官群体为研究对象的研究中，Leineweber 等（2011）发现高水平的领导支持和同事支持能降低隐性缺勤生产力损失。潜差分效应的

结果进一步巩固了领导支持（β = － 0.22，p < 0.001）和家人支持（β = － 0.078，p < 0.1）的干预效果，说明领导支持和家人支持水平的提高与隐性缺勤生产力损失水平的降低呈显著正相关。因为剔除了固定效应，潜水平效应和潜差分效应都能提供更加可靠的估计结果，能有力地证实上述影响关系的确存在。从资源保存理论出发，该结果证明了在直接干预隐性缺勤生产力损失方面，领导支持、同事支持和家人支持是有效的社会资源。

在对结果变量产生显著影响的领导支持、同事支持、家人支持中，无论是潜水平效应，还是潜差分效应，领导支持的影响都是最强烈的，这与 Yang 等（2019）的研究结果相一致，后者发现领导支持比同事支持的干预作用更为强烈。对此一个比较合理的解释是比起同事支持，领导支持与员工的工作满意度联系得更为紧密，能为员工提供更多资源，缓解更多的员工压力，从而带来更加有效的积极影响（Yang et al.，2019）。前人的研究同样支持这一观点：例如，Kim 等（2017）发现同事支持对教师的情感耗竭的负面作用并没有负向调节作用，然而领导支持能显著缓和情感耗竭的负面作用。

朋友支持对隐性缺勤生产力损失的干预效果不显著，这可能是因为朋友支持和隐性缺勤生产力损失间的关系本身就不明朗，两者间的相关性很弱且在 2008 年和 2012 年不显著。一方面，从资源保存理论角度出发，朋友支持水平的提高，可以减少员工在私人生活方面的资源消耗，帮助积累更多资源，这都有助于减少员工在工作中的资源节约行为，即降低隐性缺勤生产力损失，从这个角度看，朋友支持和结果变量呈正相关；另一方面，高水平的朋友支持可能恰恰集中在工作能力偏弱，工作—家庭平衡较差的那部分员工身上，因为他们是最需要朋友支持的，本身工作能力很强，工作—家庭平衡管理能力就很强的人可能并不需要太多朋友支持，因此对朋友支持的感知就偏弱了，从这个角度看，朋友支持和结果变量正负相关。两种正负关系一中和，就导致了朋友支持和隐性缺勤生产力损失间的关系不显著。

当然，还有一种可能的解释便是朋友支持可能是一把"双刃剑"：一方面，朋友支持可以为个体带来更多的物质或者精神方面的帮助，减少资源的流出，这是朋友支持的积极作用；另一方面，朋友支持可能会使个体感受到自尊心受损，对自己的能力产生怀疑，进而认为自己工作能力变弱了，这便是朋友支持的消极作用。Butts，Casper 和 Yang（2013）认为，社会支持的消极作用会对其积极作用产生抵消甚至颠覆，可能会使企业提供的一系列干预和激励政策的作用大打折扣，未来应当重点研究。

（二）关于领导和同事支持对工作—家庭平衡四维度直接影响的讨论

根据表 4 - 24 中"中介模型"部分的结果，领导支持对工作—家庭冲突具有显著的负向潜水平效应和负向潜差分效应，期初领导支持水平越高或者领导支持水平的提高可以显著降低工作—家庭冲突水平，同事支持对工作—家庭冲突的影响均不显著；然而，相对应地，同事支持对家庭—工作冲突具有显著的负向潜水平效应和负向潜差分效应，期初同事支持水平越高或者同事支持水平的提高可以显著降低家庭—工作冲突水平，领导支持对家庭—工作冲突的影响均不显著。这反映了工作支持对工作—家庭间相互冲突的干预作用具有"特异性"，即来自领导的支持更适于解决工作—家庭冲突，来自同事的支持更适于解决家庭—工作冲突。

这或许可以通过角色理论进行解释（Coser, 1975; Mead, 1934）：角色理论认为人的行为会受到社会规范的约束，而每个角色都有一套独特的社会规范，每个人会在角色赋予的社会规范的框架下行动。因此，可以推测员工在扮演不同的角色时，会表现出不同的行为。例如，当员工面对领导时，此时扮演的角色是一名员工，员工会更加倾向于表现出作为一名下属应具备的专业职业素养、职业胜任力、更强的工作热情、工作积极性和工作投入，此时的沟通主题会更多地围绕工作任务而不是员工的家庭事务，因为只有这样才能体现出员工处于专心工作的状态，不会把家庭情感迁移到工作中；反过来，当员工面对具有更小权力距离的同事时，此时扮演的角色变成了同事的同事，员工会感觉自己属于一个庞大的职工团体。在这种情景下，员工的集体身份认同感会被激发，会更多地向身边的同事表达出关心和友好，同时也更倾向于主动将自身家庭事务中的烦恼倾诉于同事以寻求他人的帮助。因此，不难理解为何领导支持更倾向于解决工作—家庭冲突，而同事支持更倾向于解决家庭—工作冲突。

关于领导和同事支持对工作—家庭间的相互增益的影响，结果非常显著。领导支持对工作—家庭增益和家庭—工作增益具有显著的潜差分效应（WFE：$\beta = 0.371$，$p < 0.001$；FWE：$\beta = 0.263$，$p < 0.01$）和潜水平效应（WFE：$\beta = 0.208$，$p < 0.001$；FWE：$\beta = 0.156$，$p < 0.01$），同事支持对工作—家庭增益具有显著的潜水平效应（$\beta = 0.208$，$p < 0.001$），对家庭—工作增益具有显著的潜差分和潜水平效应（WFE：$\beta = 0.128$，$p < 0.001$；FWE：$\beta = 0.212$，$p < 0.001$）。元分析也发现领导支持同事支持是工作—家庭增益和家庭工作增益的重要前因变量（Lapierre et al., 2018）。

领导同事支持对工作—家庭增益的正向影响与 Greenhaus 和 Powell（2006）提出的工作—家庭增益理论相契合，该理论认为领导和同事支持可以通过工具或者情感路径传导至家庭生活中，带来工作—家庭增益。Au 和 Ahmed（2015）认为领导和同事支持对家庭—工作增益的正向影响可以归因为一个支持性的工作环境有利于家庭资源向工作资源的转化：如果工作环境是多元化和包容的，在这种情景下，来自家庭领域的各种资源更容易转化到工作中，成为工作资源。例如，在家庭领域学到的处理复杂人际关系的技能更容易被用到工作中以应对复杂的顾客关系，而家庭领域的亲密人际关系更容易被转化为商业关系，为企业创造经济价值。类似地，一个支持性的家庭环境，有助于工作中的各类资源向家庭生活的转化。

领导同事支持对工作—家庭增益的影响虽然没有表现出特异性，但从整体结果看，进一步支持了领导支持的积极作用比同事支持的积极作用更强。这也许与领导权力更大、能调动更多资源帮助员工有关（Yang et al., 2019）。

（三）关于家人和朋友支持对工作—家庭平衡四维度直接影响的讨论

从表4-24可知，朋友支持对工作—家庭增益和家庭—工作增益均会产生一个显著的正向潜差分效应，即朋友支持水平的提高，可以显著提升工作—家庭增益和家庭—工作增益。这说明了社会支持对工作—家庭间相互增益的积极作用（Greenhaus and Powell, 2006）。同时，朋友支持对家庭—工作增益的影响（$\beta = -0.115$，$p < 0.01$）比其对工作—家庭增益的

影响更为显著（β = 0.096，p < 0.05），这体现出了朋友支持对工作—家庭相互增益的影响遵循配比原则，更倾向于影响家庭领域的结果变量。

家人支持对工作—家庭增益有一个负向的间接影响，这是很好理解的，当员工感受到了更高水平的家人支持时，家人支持会成为员工一个重要的资源来源，根据资源保存理论，这会提升家庭生活领域在员工心中的重要性（Hobfoll，2017），因此员工可能会倾向于将家庭生活领域的幸福感更多地与家人的支持联系起来，而减弱其与工作的关联。

此外，家人支持对家庭—工作增益的影响并不显著，无论是潜水平效应还是潜差分效应。究其原因，可能是因为家人支持本身就不一定和家庭—工作增益高度正相关，相关性矩阵也支持这一点：虽然家人支持与家庭—工作增益正相关，但并不显著。家人支持一方面可以通过调动员工的积极情绪，帮助员工在业余时间充分休息进而转化为家庭—工作增益，这是家人支持的积极作用；另一方面，根据归因理论（Kelley and Michela，1980），所有人都有对事件进行归因的欲望以便于增强自我控制感，当家人支持水平提高时，个体会感受到高度的成功，而受到自我服务偏见（self-service bias）的影响，人们会倾向于将自己在家庭生活领域的成功归咎于自身的个人魅力和能力，就会提高个人的优越感和自信心，这可能会间接影响人们对工作领域成就的归因，即将其归因于自身的能力，而非家人的帮助，从而降低家庭—工作增益。

也就是说，家人和朋友支持可能一方面可以提高员工的家庭—工作增益；另一方面通过激发员工的内部归因，降低家庭—工作增益，最终的效果取决于两条路径的强度大小，在本样本中，对于家人支持，可能两个路径的效果相当，因此正负效果相互抵消了，最终表现为家人支持对家庭—工作增益的影响不显著；但是对于朋友支持，可能以积极效果为主，因为朋友往往意味着人脉，他们可能是员工业绩的直接或间接来源，如银行客户经理或者销售人员的业绩往往来源于一些稳定的大客户朋友一样，这类人脉资源往往会对员工的工作业绩产生决定性影响，因此其积极效果可能大大超过自我服务偏见，最终表现为朋友支持与家庭—工作增益显著正相关。

（四）关于工作—家庭平衡四维度对隐性缺勤生产力损失直接影响的讨论

如表 4-24 所示，在工作—家庭平衡的四个维度中，工作—家庭冲突、家庭—工作冲突、家庭—工作增益对隐性缺勤生产力损失具有显著的潜差分效应，方向符合预期。工作—家庭冲突（β = 0.265，p < 0.001）和家庭—工作冲突（β = 0.267，p < 0.001）对结果变量的正向影响大小相当，显著性相当，但都比家庭—工作增益的负向影响更显著，且程度更大（β = -0.154，p < 0.01）。这与资源保存理论的第二条原则相呼应，即损失资源的负面影响比获得资源的积极影响要大得多（Hobfoll，2017）。

本研究发现，工作—家庭增益对隐性缺勤生产力损失的影响不显著，虽然前人发现工作—家庭增益往往对工作结果变量，如工作满意度、工作投入、组织承诺等产生积极的影响（Tang，Siu and Cheung，2014；Zhang et al.，2018），但本研究发现工作—家庭增益并不会对隐性缺勤生产力损失产生显著的负向影响。这或许和本研究的研究群体的特性有关：本研究重点聚焦于老龄员工群体，对于该群体来说，隐性缺勤生产力损失与工作—家庭增益间的关系可能并不唯一。因为有着更高的工作—家庭增益水平，即具有充足时间和精力去处理家庭事务的老龄员工，意味着拥有公司给予的更多工作弹性和福利，而该群体可能往往是生产力较低且接近退休边缘的群体，在岗位上的不可替代性更低，因此该群体可能同时具有较高水平的工作—家庭增益和隐形缺勤生产力损失水平。

（五）关于社会支持对隐性缺勤生产力损失间接影响的讨论

根据表 4 - 25 中 Bootstrapping 2000 次自动重复抽样的检验结果，领导支持和同事支持对隐性缺勤生产力损失的总体间接影响是显著的，家人支持的总体间接影响不显著，朋友支持的总体间接影响显著，但是从均值水平上看低于同事支持和领导支持，这在一定程度上体现了配比原则（Byron et al., 2005；Lapierre et al., 2018；Johns, 2010；Lohaus and Habermann, 2018）即工作领域的前因变量对工作领域的结果变量的影响更为显著。由于在引入了中介变量后，领导支持和同事支持对结果变量的影响变得不显著，同时间接效应是显著的，说明工作—家庭间的相互增益和冲突可以对领导支持和同事支持对隐性缺勤生产力损失的影响进行完全中介。

值得注意的是，领导支持是通过工作—家庭冲突和家庭—工作增益的中介实现对结果变量的间接影响，而同事支持是通过家庭—工作冲突和家庭—工作增益的中介实现对结果变量的间接影响。两者影响路径的相同点是都通过了家庭—工作增益的中介，不同点是领导支持依赖于工作—家庭冲突的中介，而同事支持依赖于家庭—工作冲突的路径。这或许可以为企业社会支持干预策略的路径设计提供一定启发，即对于家庭—工作冲突较重的员工提供同事支持，对于工作—家庭冲突较重的员工提供领导支持，从而达到效用的最大化。

（六）理论贡献和方法创新

本研究主要在以下两个方面做出了理论贡献。

一方面，本研究从四个角度丰富了资源保存理论的研究。

其一，Hobfoll（2017）认为需要有更多研究探究除了压力以外的资源增长和资源损失的结果变量，本研究通过将隐性缺勤造成的生产力损失作为结果变量，回应了这个需求，同时有助于验证资源保存理论中的资源节约行为的影响机制。

其二，本研究通过构建纵向的潜差分模型，能通过估计构念间的潜水平效应，深入探究社会支持的各个维度，作为资源，在一个较长的时间跨度（4 年）中是否依然能在保护员工生产力方面具有显著的积极效应，丰富了资源保存理论在"时间"维度上关于资源时效性的研究。例如，本研究发现期初的社会支持（领导支持、同事支持、家人支持）水平，对 4 年间的隐性缺勤生产力损失变动存在显著影响（潜水平效应），即期初的领导支持、社会支持、家人支持水平越高，4 年内的隐性缺勤生产力损失的提升量就越少，在一定程度上说明社会支持作为工作资源的积极作用可以延续 4 年以上。

其三，本研究在模型中引入了工作—家庭平衡的四中介，即工作—家庭间的相互冲突和相互增益，实则是探讨了资源保存理论的重要突破——资源的传递效应，在社会支持—隐性缺勤生产力损失路径中的中介作用。

其四，资源保存理论最早诞生的时候是用来研究心理创伤群体的应激反应，将老龄员工作为研究样本，丰富了资源保存理论的实际应用，有助于检验资源保存理论是否适用于老龄化群体。

另一方面，本研究通过引入领导支持、同事支持、家人支持和朋友支持构建了完善的社会支持前因变量体系，又通过引入工作—家庭平衡的四维度构建了完善的工作—家庭平衡中介变量体系，在一定程度上增强了前人理论模型的完整性。事实上，近年来学者们反复强调，要尽可能地考虑构念的全部维度，否则可能因为遗漏变量造成估计结果的不一致和偏误（Ferri et al.，2018；Yucel，2020；Saijo et al.，2017）。

在方法创新方面，本研究采用了潜差分模型作为纵向研究的方法框架，潜差分模型融合了结构方程模型和 DID 模型的优势，有助于在消除测量误差的同时，消除固定效应和误差项间的自相关，从而对假设的理论路径进行更为稳健的因果检验（Ruhle et al.，2019；Liu et al.，2015）。凭借此模型，本研究得以对前人提出的社会支持—隐性缺勤生产力损失的理论模型进行更具说服力的检验（Yang et al.，2019；Yang et al.，2016；Saijo et al.，2017），弥补了横截面面型的不足。事实上，Ruhle 等（2019）认为，隐性缺勤领域最值得探究的便是利用纵向潜差分模型研究前因变量对隐性缺勤行为或者隐性缺勤生产力损失的潜水平效应和潜差分效应。

六、问题和对策建议

（一）我国老龄员工群体隐性缺勤风险概述

中国人口结构老龄化趋势显著：根据国家统计局发布数据，截至 2019 年年末，我国 65 岁及以上人口数量达到 1.76 亿人，占总人口比重达到 12.6%。世界银行发布的《中国养老服务的政策选择：建设高效可持续的中国养老服务体系》报告中预计，到 2050 年，我国 65 岁及以上老年人口占总人口比例将会达到 26%，80 岁及以上的老年人口占比将达到 8%。虽然中国是世界第一人口大国，但中国老龄化进程增速是全球最快的，据世界银行统计，65 岁以上的人口比例从 5% 上升到 10%，意大利用了 100 年，日本用了 35 年，而中国只用了短短的 30 年，与其他国家相比，我国老龄化速度之快，给政府养老、企业养老、个人养老都造成了压力。除中国外，世界各地都在经历一个快速的老龄化转型过程：根据世界卫生组织（2017）的数据，2015~2050 年，60 岁及以上的人口数量将从 9 亿增加到 20 亿（占全球总人口的比例将从 12% 上升到 22%）。中国老龄化人口占总人口比重在快速上升，意味着我们必须关注该群体的福利，尤其是老龄职场员工的职场心理，它们可能会显著影响老龄员工的隐性缺勤生产力损失程度，进而影响员工绩效和企业业绩。

老龄化群体往往面临着较高的健康风险，而这进一步加剧了其隐形缺勤生产力损失风险。根据 WIND 的统计结果，我国 50 岁以上人群，超过 60% 的人患有慢性病；到 80 岁以上，所有人都有 3 种到 5 种慢性病。也就是说从 50 岁起，人们有一半的生命是伴随着疾病生存的。衰老和疾病会削弱老龄员工的认知能力、反应力、抗压能力，使其无法全身心地发挥出最佳工作状态，在同等工作条件下，相比于年轻人更容易诱发隐性缺勤行为，发生隐性缺勤生产力损失。事实上，前人的研究已经表明老龄化过程会伴随隐性缺勤生产力损失（Simpson，1998；Martinez and Ferreira，2012）。Zhou 等（2016）发现隐性缺勤生产力损失和老龄化呈正相关。

综上所述，我国老龄群体庞大且增速较快，该群体在退休前面临较高的隐性缺勤生产力损失风险，有必要针对该群体展开研究，就降低隐性缺勤生产力损失风险提出对策建议。

（二）对策建议

基于本研究成果，可以提出如下三点对策建议。

首先，研究结果表明，领导支持和同事支持在员工的工作和家庭间冲突关系的调节上具有针对性。对于员工的工作—家庭冲突问题，提供更多的领导支持比提供更多同事支持更加有效，而对于员工的家庭—工作冲突问题，提供更多的同事支持比提供更多的领导支持更为有效。因此，除了重视工作支持以外，企业管理人员更应该重视针对不同类型的工作—家庭间冲突开发和设计不同类型的支持。例如，为了缓解工作对家庭的冲突，管理层可以提供更多领导支持，包括为员工提供调度更为灵活的工作时间安排、带薪休假、绩效奖金及其他激励手段，从而帮助努力工作的员工获取更加公平的回报，更好地促成工作和家庭间的平衡。类似地，对于遭遇较严重的家庭—工作冲突的员工来说，管理层可以鼓励员工群体发挥主观能动性，引导并促进员工之间的沟通交流，相互传授家庭—工作冲突的解决经验，发挥工会组织的积极作用，组织更多员工间的家庭联谊活动等以帮助员工更好地融入基层团体，通过同事的经验解决家庭生活的烦恼，促成工作关系和家庭关系的双重和睦。

其次，虽然家人支持对隐性缺勤生产力损失的间接影响不显著，但考虑到家人支持对后者具有负向的直接影响，企业依然要重视员工的工作—家庭平衡，可以提供更多有利于工作—家庭平衡的政策作为一种激励手段，良好的工作—家庭平衡能帮助员工获得更多的家人支持，而家人支持有助于员工在工作之余充分休息，减轻烦恼，帮助员工全身心地专注于工作中，从而减弱老龄化可能带来的隐性缺勤生产力损失。但考虑到家人支持可能通过提升家庭生活的重要性和意义进而引导员工将工作领域的成功归咎于家庭生活，从而对工作—家庭增益产生负面影响，虽然这不一定会对隐性缺勤生产力损失产生影响，但可能会影响动摇组织在员工心中的重要性，因此在推行工作—家庭平衡政策促进员工工作—家庭平衡的同时，建议将其作为工作绩效的一种奖励手段，从而激励员工通过实现更高的绩效获得工作—家庭平衡福利。

最后，老龄员工由于衰老，健康状况、认知能力、身体素质、抗压能力等都会出现一定的下降，如果员工在身体和心理状况不好时继续坚持工作，即做出隐性缺勤行为，短期来看可能对绩效没有太大影响，但从长期角度看，这会进一步恶化员工的身体和心理状况，造成"恶性循环"，最终转化为长期的显性缺勤甚至离职，造成人才骨干资源的流失，削弱企业

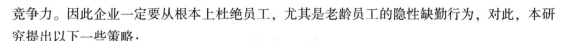

竞争力。因此企业一定要从根本上杜绝员工，尤其是老龄员工的隐性缺勤行为，对此，本研究提出以下一些策略：

（1）定期为所有员工提供健康状况筛查，对有慢性疾病员工的工作量进行适当调整，对有急性疾病的员工准予一定时期的带薪病假，并承诺组织不会因此解雇他们；（2）优化人力资源管理政策，严令禁止在下班后交流工作，减少对员工工作—家庭平衡的冲击；（3）在企业的人才发展理念中推行工作—家庭平衡观念，如不鼓励带病上班，不鼓励工作狂行为，重视员工工作—家庭平衡的维护，这样有利于增强员工对组织的忠诚度；（4）为员工提供各类健身设备，帮助在休息时间充分锻炼身体，增强身体素质；（5）在提供各类工作—家庭平衡或者领导同事支持政策性福利时，要强调享受此类福利不会影响员工的绩效考核，从而提高组织内部对此类政策的接受度，鼓励员工去享受这些福利（Hobfoll，2017）。

七、结论

本研究以老龄化工作群体为对象，以资源保存理论作为理论框架，构建纵向潜差分模型，本研究研究了社会支持，包括同事支持、领导支持、家人支持和朋友支持，如何通过工作—家庭间的相互冲突和增益的中介作用动态影响员工的隐性缺勤生产力损失水平。该研究进一步丰富了资源保存理论的实践及隐性缺勤领域的相关研究，提出了更为完整的社会支持—隐性缺勤生产力损失的理论模型，发现了工作—家庭相互冲突和增益在隐性缺勤形成机制中的中介作用，拓展了前人的研究成果。

本研究同样具有一些局限性。受限于数据来源的可得性，所研究的老龄工作群体来自美国，而非中国，而中国和美国虽然老龄化程度比较接近，但无论是在经济发展、社会体制还是文化内涵上都有较大差异，尤其是中美的家庭文化观念可能不太一样，这对研究结论在中国文化环境中的适用性和可推广性产生了一定影响。未来的研究应当从中国本土老龄化群体入手，收集本土数据，研究隐性缺勤在中国老龄化工作群体中的现状以及相应的干预策略。

此外，一方面，社会支持只是影响员工生产力的其中一类因素；另一方面，工作中除了有增加资源的积极因素外，还有许多消耗资源的消极因素，如职场歧视等。为了模拟出一个更加现实的工作环境以及尽可能多地控制混淆变量，未来的研究可以尝试在潜差分模型中引入其他工作变量作为隐性缺勤的前因变量，甚至可引入资源消耗型的工作变量，如职场歧视、工作不安全感、工作压力、工作投入等。

最后，为了提高研究深度，获取更为丰富的研究成果，未来的研究可以尝试开展三轮及三轮以上的调查，获取更多时点的观测数据，这有助于构建模型构念的动态轨迹，方便对动态轨迹间的关联进行研究。

参考文献

［1］Fraccaroli F, Deller J. Work, Aging, and Retirement in Europe：Introduction to the Special Issue ［J］. Work Aging & Retirement, 1（3）：237 − 242.

［2］Hannes Z, Barbara G. Work, Aging, and Retirement in Australia：Introduction to the Special Issue ［J］. Work Aging & Retirement, 2015, （2）：129 − 132.

［3］Yang T, Guo Y, Ma M, et al. Job Stress and Presenteeism among Chinese Healthcare Workers：The Mediating Effects of Affective Commitment ［J］. Int J Environ Res Public Health, 2017, 14（9）.

［4］Yang T, Lei R, Jin X, et al. Supervisor Support, Coworker Support and Presenteeism among Healthcare Workers in China：The Mediating Role of Distributive Justice ［J］. Int J Environ Res Public Health, 2019, 16（5）.

［5］Earl C, Taylor P. Discriminatory practices of older workers in an ageing residential care workforce ［J］. International Journal of Work Innovation, 2016, 1（4）：391 − 412.

［6］Taylor P, Mcloughlin C, Earl C. Everyday discrimination in the Australian workplace：Assessing its prevalence and age and gender differences ［J］. Australasian Journal on Ageing, 2018, 37（4）：245 − 251.

［7］T. L T, Barnes L L, Bienias J L, et al. Perceived Discrimination and Blood Pressure in Older African American and White Adults ［J］. Journals of Gerontology, 2009, （9）：1002.

［8］Williams D R, Mohammed S A. Discrimination and racial disparities in health：evidence and needed research ［J］. Journal of Behavioral Medicine, 2009, 32（1）：20 − 47.

［9］Sutin A R, Stephan Y, Carretta H, et al. Perceived Discrimination and Physical, Cognitive, and Emotional Health in OlderAdulthood ［J］. Am J Geriatr Psychiatry, 2015, 23（2）：171 − 179.

［10］Peter K, Kailing S. Gender Discrimination in Job Ads：Evidence from China ［J］. Quarterly Journal of Economics, 2012, 128（1）：287 − 336.

［11］Isla R, Dylan K, Cesar D O, et al. Perceived age discrimination in older adults ［J］. Age & Ageing, 2014, （3）：379.

［12］Kate, O'loughlin, Hal, et al. Age discrimination in the workplace：The more things change … ［J］. Australasian Journal on Ageing, 2017.

［13］Sutin A R, Stephan Y, Grzywacz J G, et al. Perceived weight discrimination, changes in health, and daily stressors ［J］. Obesity, 2016, 24（10）.

［14］Steffens M, Niedlich C, Ehrke F. Discrimination at Work on the Basis of Sexual Orientation：Subjective Experience, Experimental Evidence, and Interventions ［M］. //City, 2016：

367 – 388.

［15］Han J, Richardson V E. The relationships among perceived discrimination, self – perceptions of aging, and depressive symptoms: a longitudinal examination of age discrimination ［J］. Aging & Mental Health, 2015, 19 (8): 747 – 755.

［16］Ravyts S G, Dzierzewski J M, Raldiris T, et al. Sleep and pain interference in individuals with chronic pain in mid – to late – life: The influence of negative and positive affect ［J］. J Sleep Res, 2019, 28 (4): e12807.

［17］Zautra A J, Davis M C, Smith B W. Emotions, Personality, and Health: Introduction to the Special Issue ［J］. Journal of Personality, 2010, 72 (6): 1097 – 1104.

［18］Thundiyil T G, Chiaburu D S, Li N, et al. Joint effects of creative self – efficacy, positive and negative affect on creative performance ［J］. Chinese Management Studies, 2016, 10 (4): 726 – 745.

［19］Thgersen kmToumani C, Loughren E A, Kinnafick F E, et al. Changes in work affect in response to lunchtime walking in previously physically inactive employees: A randomized trial ［J］. Scandinavian Journal of Medicine and ence in Sports, 2015, 25 (6).

［20］Fiori M, Bollmann G, Rossier J. Exploring the path through which career adaptability increases job satisfaction and lowers job stress: The role of affect ☆ ［J］. Journal of Vocational Behavior, 2015, 91 (DEC.): 113 – 121.

［21］Russell J A, Barrett L F. Core affect, prototypical emotional episodes, and other things called emotion: dissecting the elephant ［J］. Journal of Personality & Social Psychology, 1999, 76 (5): 805 – 819.

［22］Burton W N, Chen C Y, Li X, et al. The association of self – reported employee physical activity with metabolic syndrome, health care costs, absenteeism, and presenteeism ［J］. J Occup Environ Med, 2014, 56 (9): 919 – 926.

［23］Zhou Q, Martinez L F, Ferreira A I, et al. Supervisor support, role ambiguity and productivity associated with presenteeism: A longitudinal study ［J］. Journal of Business Research, 2016: 3380 – 3387.

［24］Cooper C L, Lu L. Presenteeism as a global phenomenon: Unraveling the psychosocial mechanisms from the perspective of social cognitive theory ［J］. Cross Cultural & Strategic Management, 2016, 23 (2): 216 – 231.

［25］Hengartner M P, Van Der Linden D, Bohleber L, et al. Big Five Personality Traits and the General Factor of Personality as Moderators of Stress and Coping Reactions Following an Emergency Alarm on a Swiss University Campus ［J］. Stress Health, 2017, 33 (1): 35 – 44.

［26］Husnain M. The Impact of Electronic Word – of – Mouth on Online Impulse Buying Behavior: The Moderating role of Big 5 Personality Traits ［J］. Journal of Accounting & Marketing, 2016, 05.

[27] Phillips D R, Siu O – L. Global aging and aging workers [M]. //The Oxford hand-book of work and aging. City: Oxford University Press, 2012: 11 – 32.

[28] Yeonjung L, Alex B. A Longitudinal Assessment of Perceived Discrimination and Mal-adaptive Expressions of Anger Among Older Adults: Does Subjective Social Power Buffer the Associ-ation? [J]. The Journals of Gerontology Series B Psychological Sciences and Social Sciences, 2016, (8): 8.

[29] Weiss H M, Cropanzano R. Affective events theory: a theoretical discussion of the struc-ture, causes and consequences of affective experiences at work [J]. Research in Organizational Behavior, 1996, 18. (3): 1 – 74.

[30] Lam W, Chen Z. When I put on my service mask: Determinants and outcomes of emo-tional labor among hotel service providers according to affective event theory [J]. International Journal of Hospitality Management, 2012, 31 (1): 3 – 11.

[31] Szinovacz, Maximiliane E. Introduction: The Aging Workforce: Challenges for Socie-ties, Employers, and Older Workers [J]. Journal of Aging & Social Policy, 2011, 23 (2): 95 – 100.

[32] Deitch E A, Barsky A, Butz R M, et al. Subtle Yet Significant: The Existence and Impact of Everyday Racial Discrimination in the Workplace [J]. Human Relations, 2016, 56 (11): 1299 – 1324.

[33] Peter, Kuhn, Kailing, et al. Gender Discrimination in Job Ads: Evidence from China[*] [J]. The Quarterly Journal of Economics, 2012, 128 (1): 287 – 336.

[34] Sanchez J I, Brock P. Outcomes of Perceived Discrimination Among Hispanic Employ-ees: Is Diversity Management a Luxury or a Necessity? [J]. Academy of Management Journal, 39 (3): 704 – 719.

[35] Barrett L F, Swim J K. Appraisals of Prejudice and Discrimination – 1 [J]. Prejudice, 1998: 11 – 36.

[36] Williams D R, Yan Y, Jackson J S, et al. Racial Differences in Physical and Mental Health: Socio – economic Status, Stress and Discrimination [J]. J Health Psychol, 1997, 2 (3): 335 – 351.

[37] Wong W C W, Cheung S, Miu H Y H, et al. Mental health of African asylum – seek-ers and refugees in Hong Kong: using the social determinants of health framework [J]. Bmc Public Health, 2017, 17 (1).

[38] Tuch C, Teubel T, La Marca R, et al. Physical fitness level affects perception of chro-nic stress in military trainees [J]. Stress & Health, 2017.

[39] Swim J K, Hyers L L, Cohen L L, et al. Everyday Sexism: Evidence for Its Inci-dence, Nature, and Psychological Impact From Three Daily Diary Studies [J]. Journal of Social Issues, 2001, 57 (1): 31 – 53.

［40］Johnson R W，Neumark D. Age Discrimination，Job Separation，and Employment Status of Older Workers：Evidence from Self － Reports ［J］. Social Science Electronic Publishing.

［41］Taylor P，Mcloughlin C，Meyer D，et al. Everyday discrimination in the workplace，job satisfaction and psychological wellbeing：age differences and moderating variables ［J］. Ageing & Society，2013，33（07）：1105 － 1138.

［42］Redman T，Snape E. The Consequences of Perceived Age Discrimination Amongst Older Police Officers：Is Social Support a Buffer？* ［J］. British Journal of Management，2010，17（2）：167 － 175.

［43］Rabl T，Triana M D C. How German employees of different ages conserve resources：perceived age discrimination and affective organizational commitment ［J］. The International Journal of Human Resource Management，2013，24（19）：3599 － 3612.

［44］Dunkley D M，Ma D，Lee I A，et al. Advancing complex explanatory conceptualizations of daily negative and positive affect：trigger and maintenance coping action patterns ［J］. J Couns Psychol，2014，61（1）：93 － 109.

［45］Hayes A F. Introduction to Mediation，Moderation，and Conditional Process Analysis：A Regression － Based Approach ［M］. City，2013.

［46］Johns G. Presenteeism in the workplace：A review and research agenda ［J］. Journal of Organizational Behavior，2010，31（4）：519 － 542.

［47］A D L，B W H. Presenteeism：A review and research directions ［J］. Human Resource Management Review，2019，29（1）：43 － 58.

［48］Miraglia M，Johns G. Going to work ill：A meta － analysis of the correlates of presenteeism and a dual － path model ［J］. J Occup Health Psychol，2016，21（3）：261 － 283.

［49］Johansen V，Aronsson G，Marklund S. Positive and negative reasons for sickness presenteeism in Norway and Sweden：a cross － sectional survey ［J］. Bmj Open，2014，4（2）：e004123.

［50］Lu L，Lin H Y，Cooper C L. Unhealthy and Present：Motives and Consequences of the Act of Presenteeism Among Taiwanese Employees ［J］. J Occup Health Psychol，2013，18（4）：406.

［51］Albert，Navarro，Sergio，et al. Prevalence，associated factors and reasons for sickness presenteeism：a cross － sectional nationally representative study of salaried workers in Spain，2016 ［J］. Bmj Open，2017.

［52］Collins J J，Baase C M，Sharda C E，et al. The Assessment of Chronic Health Conditions on Work Performance，Absence，and Total Economic Impact for Employers ［J］. Joem，2005，47（6）：547 － 557.

［53］Goetzel R Z，Carls G S，Wang S，et al. The relationship between modifiable health risk factors and medical expenditures，absenteeism，short － term disability，and presenteeism among employees at novartis ［J］. Journal of Occupational & Environmental Medicine，2009，51

（4）：487.

［54］Ruhle S, Breitsohl H, Aboagye E, et al. "To work, or not to work, that is the question" – Recent trends and avenues for research on presenteeism ［J］. European Journal of Work and Organizational Psychology, 2020, 29 (3): 344 – 363.

［55］Aronsson, G. Sick but yet at work. An empirical study of sickness presenteeism ［J］. J Epidemiol Community Health, 2000, 54 (7): 502 – 509.

［56］Collins A M, Cartwright S, Cowlishaw S. Sickness presenteeism and sickness absence over time: A UK employee perspective ［J］. Work & Stress, 2018, 32 (1): 68 – 83.

［57］Suzanne, Dhaini, Franziska, et al. Absenteeism and Presenteeism among Care Workers in Swiss Nursing Homes and Their Association with Psychosocial Work Environment: A Multi – Site Cross – Sectional Study ［J］. Gerontology, 2016.

［58］Skagen, Kristian, Collins, et al. The consequences of sickness presenteeism on health and wellbeing over time: A systematic review ［J］. Social Science & Medicine, 2016.

［59］Ilmarinen J, Rantanen J. Promotion of work ability during ageing ［J］. Am J Ind Med, 2010, 36 (S1): 21 – 23.

［60］Kimmo, Vänni, Pekka, et al. Relationship Between Perceived Work Ability and Productivity Loss ［J］. International Journal of Occupational Safety & Ergonomics, 2012.

［61］Yang T, Shen Y M, Zhu M, et al. Effects of Co – Worker and Supervisor Support on Job Stress and Presenteeism in an Aging Workforce: A Structural Equation Modelling Approach ［J］. Int J Environ Res Public Health, 2015, 13 (1): ijerph13010072.

［62］Yang T, Ma M, Zhu M, et al. Challenge or hindrance: Does job stress affect presenteeism among Chinese healthcare workers? ［J］. J Occup Health, 2018, 60 (2): 163 – 171.

［63］Watson D, Clark L A, Tellegen A. Development and validation of brief measures of positive and negative affect: the PANAS scales ［J］. J Pers Soc Psychol, 1988, 54 (6): 1063 – 1070.

［64］Pressman S D, Cohen S. Does Positive Affect Influence Health? ［J］. Psychological Bulletin, 2005, 131 (6): 925 – 971.

［65］Gross J J, John O P. Individual differences in two emotion regulation processes: implications for affect, relationships, and well – being ［J］. J Pers Soc Psychol, 2003, 85 (2): 348 – 362.

［66］Thoresen C J, Kaplan S A, Barsky A P, et al. The Affective Underpinnings of Job Perceptions and Attitudes: A Meta – Analytic Review and Integration ［J］. Psychological Bulletin, 2003, 129 (6): 914 – 945.

［67］Fisher C D. Mood and emotions while working: missing pieces of job satisfaction? ［J］. Journal of Organizational Behavior, 2000, 21 (2): 185 – 202.

［68］Grandey A A, Tam A P, Brauburger A L. Affective States and Traits in the Workplace:

Diary and Survey Data from Young Workers [J]. Motivation and Emotion, 2002, 26 (1): 31 - 55.

[69] Panaccio A, Vandenberghe C. Five - factor model of personality and organizational commitment: The mediating role of positive and negative affective states [J]. Journal of Vocational Behavior, 2012, 80 (3): 647 - 658.

[70] Zeidner M, Matthews G, Roberts R D. The Emotional Intelligence, Health, and Well - Being Nexus: What Have We Learned and What Have We Missed? [J]. Applied Psychology Health & Well - being, 2012, 4 (1): 1 - 30.

[71] Feng K, Zhao J. Affective mediators of the relationship between trait emotional intelligence and life satisfaction in young adults [J]. Personality & Individual Differences, 2013, 54 (2).

[72] Zhu H. Social Support and Affect Balance Mediate the Association Between Forgiveness and Life Satisfaction [J]. Social Indicators Research, 2015.

[73] Kong F, Gong X, Sajjad S, et al. How Is Emotional Intelligence Linked to Life Satisfaction? The Mediating Role of Social Support, Positive Affect and Negative Affect [J]. Journal of Happiness Studies, 2019.

[74] Roberts B W, Chernyshenko O S, Stark S, et al. The Structureof Conscientiousness: An Empirical Investigation Based on Seven Major Personality Questionnaires [J]. Personnel Psychology, 2010, 58 (1): 103 - 139.

[75] Costa P T, Mccrae R R. Four Ways Five Factors are Basic [J]. Personality & Individual Differences, 1992, 13 (6): 653 - 665.

[76] Javaras K N, Schaefer S M, Van Reekum C M, et al. Conscientiousness predicts greater recovery from negative emotion [J]. Emotion, 2012, 12 (5): 875 - 881.

[77] Roberts B W, Chernyshenko O S, Stark S, et al. The Structureof Conscientiousness: An Empirical Investigation Based on Seven Major Personality Questionnaires [J]. 2005, 58 (1): 103 - 139.

[78] Hélène H, Hannes Z, Donatienne D. Reducing Age Bias and Turnover Intentions by Enhancing Intergenerational Contact Quality in the Workplace: The Role of Opportunities for Generativity and Development [J]. Work Aging & Retirement, 2015, (3): 243.

[79] George J M, Zhou J. When openness to experience and conscientiousness are related to creative behavior: an interactional approach [J]. Journal of Applied Psychology, 2001, 86 (3): 513.

[80] Trapnell P D, Wiggins J S. Extension of the Interpersonal Adjective Scales to include the Big Five dimensions of personality [J]. Journal of Personality & Social Psychology, 1990, 59 (4): 781 - 790.

[81] Goldberg, Lewis R. The development of markers for the Big - Five factor structure [J]. Psychological Assessment, 1992, 4 (1): 26 - 42.

[82] John O. The "Big Five" Factor Taxonomy: Dimensions of Personality in the Natural Lan-

guage and in Questionnaires [J]. 1990.

[83] Mount M K, Barrick M R, Strauss J P. The joint relationship of conscientiousness and ability with performance: test of the interaction hypothesis [J]. Journal of Management, 1999.

[84] Barrick M R, Mount M K. The big five personality dimensions and job performance: A meta – analysis [J]. Personnel Psychology, 1991, 44 (1): 1 – 27.

[85] Judge T A, Heller D, Mount M K. Five – factor model of personality and job satisfaction: a meta – analysis [J]. Journal of Applied Psychology, 2002, 87 (3): 530.

[86] Fayard J V, Roberts B W, Robins R W, et al. Uncovering the Affective Core of Conscientiousness: The Role of Self – Conscious Emotions [J]. Journal of Personality, 2012.

[87] Kotov R, Gamez W, Schmidt F, et al. Linking "big" personality traits to anxiety, depressive, and substance use disorders: A meta – analysis [J]. Psychological Bulletin, 2010, 136 (5): 768 – 821.

[88] Caspi A, Roberts B W, Shiner R L. Personality development: stability and change [J]. Annual Review of Psychology, 1984, 56 (1): 453 – 484.

[89] Rothbart M K, Sheese B E. Temperament and Emotion Regulation [M]. City, 2007.

[90] Weipeng, Lin, Jingjing, et al. A double – edged sword: The moderating role of conscientiousness in the relationships between work stressors, psychological strain, and job performance [J]. Journal of Organizational Behavior, 2015, 36 (1): 94 – 111.

[91] Şanta C. The Ageing Worker in the European and Romanian Economy [J]. Acta Medica Transilvanica, 2011.

[92] Mcdermott H J, Kazi A, Munir F, et al. Developing occupational health services for active age management [J]. Occup Med, 2010, (3): 193 – 204.

[93] Ilmarinen J. The ageing workforce—challenges for occupational health [J]. Occupational Medicine, 2006, 56 (6): 362.

[94] Ilmarinen, J. E. Aging workers [J]. Occupational and Environmental Medicine, 2001, 58 (8): 546.

[95] Shvartz E, Reibold R C. Aerobic fitness norms for males and females aged 6 to 75 years: A review [J]. Aviation Space and Environmental Medicine, 1990, 61 (1): 3 – 11.

[96] Ilmarinen J, Tuomi K, Klockars M. Changes in the work ability of active employees as measured by the work ability index over an 11 – year period index over an 11 – year period [J]. Scandinavian Journal of Work Environment & Health, 2013, 23 (4): 49 – 57.

[97] Jackson K F, Yoo H C, Guevarra R, et al. Role of identity integration on the relationship between perceived racial discrimination and psychological adjustment of multiracial people [J]. Journal of Counseling Psychology, 2012, 59 (2): 240 – 250.

[98] Morrison T G, Bishop C J, Morrison M A, et al. A Psychometric Review of Measures Assessing Discrimination Against Sexual Minorities [J]. J Homosex, 2016, 63 (8): 1086 –

1126.

[99] Johansen, Vegard. Motives for sickness presence among students at secondary school: a cross – sectional study in five European countries [J]. Bmj Open, 2018, 8 (1): e019337.

[100] Cho Y S, Park J B, Lee K J, et al. The association between Korean workers' presenteeism and psychosocial factors within workplaces [J]. Ann Occup Environ Med, 2016, 28 (1): 41.

[101] Min J Y, Park S G, Kim S S, et al. Workplace injustice and self – reported disease and absenteeism in South Korea [J]. Am J Ind Med, 2014, 57 (1): 87 – 96.

[102] Bowling N A, Beehr T A. Workplace harassment from the victim's perspective: a theoretical model and meta – analysis [J]. J Appl Psychol, 2006, 91 (5): 998 – 1012.

[103] Brief A P, Weiss H M. Organizational behavior: affect in the workplace [J]. Annual Review of Psychology, 2002, 53 (1): 279.

[104] Judge T A, Scott B A, Ilies R. Hostility, job attitudes, and workplace deviance: test of a multilevel model [J]. Journal of Applied Psychology, 2006, 91 (1): 126.

[105] Allerhand M, Gale C, Deary I. The Dynamic Relationship Between Cognitive Function and Positive Well – Being in Older People: A Prospective Study Using the English Longitudinal Study of Aging [J]. Psychology and aging, 2014, 29: 306 – 318.

[106] Hirsch J K, Duberstein F P R. Perceived health in lung cancer patients: the role of positive and negative affect [J]. Quality of Life Research, 2012.

[107] Suzanne, Segerstrom. Affect and self – rated health: a dynamic approach with older adults [J]. Health Psychology Official Journal of the Division of Health Psychology American Psychological Association, 2014.

[108] Ambrona T, López – Pérez B. A Longitudinal Analysis of the Relationship between Positive and Negative Affect and Health [J]. Psychology, 2014, 05 (8): 859 – 863.

[109] Diefendorff J M, Mehta K. The relations of motivational traits with workplace deviance [J]. J Appl Psychol, 2007, 92 (4): 967 – 977.

[110] Johnson R E, Tolentino A L, Rodopman O B, et al. We (Sometimes) Know Not How We Feel: Predicting Job Performance with an Implicit Measure of Trait Affectivity [J]. Personnel Psychology, 2010, 63 (1): 197 – 219.

[111] Kristen M. Shockleysupa/Supsup * /Sup D I S, Michael E. Rossisupc/Sup, Levinesupd/Sup E L. A Meta – Analytic Investigation of the Relationship Between State Affect, Discrete Emotions, and Job Performance [J]. Human Performance, 2012, 25 (5): p. 377 – 411.

[112] Aquino K, Bradfield L M. Justice constructs, negative affectivity, and employee deviance: a proposed model and empirical test [J]. Journal of Organizational Behavior, 1999, 20 (7): 1073 – 1091.

[113] Isen A M, Daubman K A, Nowicki G P. Positive affect facilitates creative problem sol-

ving [J]. Journal of Personality & Social Psychology, 1987, 52 (6): 1122 – 1131.

[114] Gable S L, Reis H T, Elliot A J. Evidence for bivariate systems: An empirical test of appetition and aversion across domains [J]. Journal of Research in Personality, 2003, 37 (5): 349 – 372.

[115] Chi N W, Ho T R. Understanding When Leader Negative Emotional Expression Enhances Follower Performance [J]. Academy of Management Annual Meeting Proceedings, 2013, 2013 (1): 15656 – 15656.

[116] Chi N – W, Tsai W – C, Tseng S – M. Customer negative events and employee service sabotage: The roles of employee hostility, personality and group affective tone [J]. Work & Stress, 2013, 27 (3): 298 – 319.

[117] Sutin A R, Stephan Y, Luchetti M, et al. The Five – Factor Model of Personality and Physical Inactivity: A Meta – Analysis of 16 Samples [J]. J Res Pers, 2016, 63: 22 – 28.

[118] Essed P J M, Rice S. Understanding everyday racism: an interdisciplinary theory [J]. Contemporary Sociology, 1991, 21 (6): 493 – 495.

[119] Snyder V S D. Mexican immigrant women: The relationship of ethnic loyalty, self – esteem, social support and satisfaction to acculturative stress and depressive [J]. 1986.

[120] Ayalon L. The relationships between major lifetime discrimination, everyday discrimination, and mental health in three racial and ethnic groups of older adults [J]. Aging & Mental Health, 2011, 15 (5): 587 – 594.

[121] Taylor P, Smith W. What's age got to do with it? Towards a new advocacy on ageing and work [M]. City, 2017.

[122] Rogers S E, Thrasher A D, Miao Y, et al. Discrimination in Healthcare Settings is Associated with Disability in Older Adults: Health and Retirement Study, 2008 – 2012 [J]. Journal of General Internal Medicine, 2015, 30 (10): 1413.

[123] Diener, Ed, Lucas, et al. Beyond the Hedonic Treadmill: Revising the Adaptation Theory of Well – Being [J]. American Psychologist, 2006.

[124] Shmotkin D. Happiness in the face of adversity: Reformulating the dynamic and modular bases of subjective well – being [J]. Review of General Psychology, 2005, 9 (4): 291 – 325.

[125] M A C. Does age affect the stress and coping process? Implications of age differences in perceived control [J]. Journal of gerontology, 1991, 46 (4).

[126] 侯玉波. 人格与社会心理因素对老年人健康的影响 [J]. 北京大学学报（自然科学版）, 2000, (05): 719 – 724.

[127] Smith J, Ryan L H, Queen T L, et al. Snapshots of Mixtures of Affective Experiences in a Day: Findings from the Health and Retirement Study [J]. J Popul Ageing, 2014, 7 (1): 55 – 79.

［128］Blanchard – Fields F，Coats A H. The experience of anger and sadness in everyday problems impacts age differences in emotion regulation ［J］. Dev Psychol，2008，44（6）：1547－1556.

［129］Charles S T，Reynolds C A，Gatz M. Age – related differences and change in positive and negative affect over 23 years ［J］. Journal of Personality & Social Psychology，2001，80（1）：136－151.

［130］Charles S T，Carstensen L L. Unpleasant situations elicit different emotional responses in younger and older adults ［J］. Psychology & Aging，2008，23（3）：495.

［131］莫书亮，孙葵，周宗奎. 老年人日常人际问题解决中的悲伤情绪体验和情绪调节策略：年龄和人格特质的作用 ［J］. 心理科学，2012，35（01）：111－116.

［132］Yang T，Shi H，Guo Y，et al. Effect of Work Environment on Presenteeism among Aging American Workers：The Moderated Mediating Effect of Sense of Control ［J］. International Journal of Environmental Research and Public Health，2019，17（1）：245.

［133］Deng J，Wu Z，Yang T，et al. Effect of Work Environment on Presenteeism among Aging American Workers：The Moderated Mediating Effect of Cynical Hostility ［J］. Sustainability，2020，12.

［134］Hemp P. Presenteeism：at work – but out of it ［J］. Harvard Business Review，2004，82（10）：49.

［135］Truxillo D M，Cadiz D M，Hammer L B. Supporting the Aging Workforce：A Research Review and Recommendations for Workplace Intervention Research ［J］. Social Science Electronic Publishing，2015，2（1）.

［136］Costa P T，Mccrae R R. Stability and Change in Personality Assessment：The Revised NEO Personality Inventory in the Year 2000 ［J］. Journal of Personality Assessment，1997，68（1）：86－94.

［137］Costanzo P R. Conscientiousness in life course context：a commentary ［J］. Developmental Psychology，2014，50（5）：1460－1464.

［138］English T，Carstensen L L. Will interventions targeting conscientiousness improve aging outcomes? ［J］. Developmental Psychology，2014，50（5）：1478.

［139］Dunkley D M，Lewkowski M，Lee I A，et al. Daily Stress，Coping，and Negative and Positive Affect in Depression：Complex Trigger and Maintenance Patterns ［J］. Behav Ther，2017，48（3）：349－365.

［140］Zautra，Alex，Johnson J，et al. Positive Affect as a Source of Resilience for Women in Chronic Pain ［J］. Journal of Consulting & Clinical Psychology，2005.

［141］Mroczek D K，Almeida D M. The Effect of Daily Stress，Personality，and Age on Daily Negative Affect ［J］. J Pers，2004，72（2）：355－378.

［142］Kaplan S，Bradley J C，Luchman J N，et al. On the Role of Positive and Negative

Affectivity in Job Performance: A Meta – Analytic Investigation [J]. Journal of Applied Psychology, 2009, 94 (1): 162.

[143] Bagozzi R P, Wong N, Yi Y. The Role of Culture and Gender in the Relationship between Positive and Negative Affect [J]. Cognition and Emotion, 1999, 13 (6): 641 – 672.

[144] Barrick M R, Mount M K, Strauss J P. Conscientiousness and performance of sales representatives: test of the mediating effects of goal setting [J]. Journal of Applied Psychology, 1993, 78 (5): 715 – 722.

[145] Hollenbeck J R, Klein H J. Goal Commitment and the Goal – Setting Process: Problems, Prospects, and Proposals for Future Research [J]. Journal of Applied Psychology, 1987, 72 (2): 212 – 220.

[146] Ilies R, Scott B A, Judge T A. The Interactive Effects of Personal Traits and Experienced States on Intraindividual Patterns of Citizenship Behavior [J]. Academy of Management Journal, 2006, 49 (3): 561 – 575.

[147] Abrams D, Swift H. Ageism Doesn't Work [J]. Public Policy & Aging Report, 2012, 22: 3 – 8.

[148] Richeson J, Shelton J N. A social psychological perspective on the stigmatization of older adults [J]. When I'm 64, 2006: 174 – 208.

[149] Dyrenforth P S, Kashy D A, Donnellan M B, et al. Predicting relationship and life satisfaction from personality in nationally representative samples from three countries: the relative importance of actor, partner, and similarity effects [J]. Journal of Personality & Social Psychology, 2010, 99 (4): 690 – 702.

[150] Solomon B C, Jackson J J. Why do personality traits predict divorce? Multiple pathways through satisfaction [J]. Journal of Personality & Social Psychology, 2014, 106 (6): 978 – 996.

[151] Walker, A. Managing an Ageing Workforce: A Guide to Good Practice; European Foundation for the Improvement of Living and Working Conditions: Dublin, Ireland; Office for Official Publications of the European Communities: Luxembourg, 1999.

[152] Ilmarinen, J. The ageing workforce—Challenges for occupational health. Occup. Med. 2006, 56, 362 – 364.

[153] OECD. Reforms for an Ageing Society; Sourceoecd Social Issues/Migration/Health; OECD: Paris, France, 2000; pp. 1 – 220.

[154] Redaymulvey, G. Working Beyond 60: Key Policies and Practices in Europe. Ind. Labor Relat. Rev. 2007, 60, 85.

[155] Ilmarinen, J.; Rantanen, J. Promotion of work ability during ageing. Am. J. Ind. Med. 1999, 36, 21 – 23.

[156] Supporting the aging workforce: A review and recommendations for workplace interven-

tion research. Annu. Rev. Organ. Psychol. Organ. Behav. 2015, 2, 351 – 381.

[157] Maertens, J. A. ; Putter, S. E. ; Chen, P. Y. ; Diehl, M. ; Huang, Y. H. Physical Capabilities and Occupational Health of Older Workers. In The Oxford Handbook of Work and Aging; Oxford University Press: Oxford, UK, 2012.

[158] Blok, M. ; De Looze, M. P. What is the evidence for less shift work tolerance in older workers. Ergonomics 2011, 54, 221 – 232.

[159] Hedge, J. W. ; Borman, W. C. Work and aging. In The Oxford Handbook of Organizational Psychology; Oxford University Press: London, UK, 2012; pp. 1245 – 1283.

[160] Lichtman, S. M. The physiological aspects of aging. In Fourteen Steps in Managing an Aging Workforce; Dennis, H. , Ed. ; Lexington Books: Lexington, MA, USA, 1988; pp. 39 – 51.

[161] Soto, C. J. ; John, O. P. Development of big fifive domains and facets in adulthood: Mean – level age trends and broadly versus narrowly acting mechanisms. J. Personal. 2012, 80, 881 – 914.

[162] Soto, C. J. ; John, O. P. ; Gosling, S. D. ; Jeff, P. Age differences in personality traits from 10 to 65: Big Five domains and facets in a large cross – sectional sample. J. Personal. Soc. Psychol. 2011, 100, 330 – 348.

[163] Zwart, B. C. H. D. ; Frings – Dresen, M. H. W. ; Dijk, F. J. H. V. Physical workload and the ageing worker: A review of the literature. Int. Arch. Occup. Environ. Health 1996, 68, 1 – 12.

[164] Topcic, M. ; Baum, M. ; Kabst, R. Are high – performance work practices related to individually perceived stress? A job demands – resources perspective. Int. J. Hum. Res. Manag. 2016, 27, 45 – 66.

[165] Costa, G. ; Sartori, S. Ageing, working hours and work ability. Ergonomics 2007, 50, 1914 – 1930.

[166] Costanza, R. ; Kubiszewski, I. ; Giovannini, E. ; Lovins, H. ; Mcglade, J. ; Pickett, K. E. ; Ragnarsdóttir, K. ; Roberts, D. ; De, V. R. ; Wilkinson, R. Development: Time to leave GDP behind. Nature 2014, 505, 283 – 285.

[167] Goetzel, R. Z. ; Long, S. R. ; Ozminkowski, R. J. ; Hawkins, K. ; Wang, S. ; Lynch, W. L. Health, Absence, Disability, and Presenteeism Cost Estimates of Certain Physical and Mental Health Conditions Affffecting, U. S. Employers. J. Occup. Environ. Med. 2004, 46, 398 – 412.

[168] Vänni, K. ; Virtanen, P. ; Luukkaala, T. ; Nygård, C. – H. Relationship between perceived work ability and productivity loss. Int. J. Occup. Saf. Ergon. 2012, 18, 299 – 309.

[169] Mcgonagle, A. K. ; Fisher, G. G. ; Barnes – Farrell, J. L. ; Grosch, J. W. Individual and work factors related to perceived work ability and labor force outcomes. J. Appl. Psychol.

2015, 100, 376 – 398.

[170] Koolhaas, W. ; Klink, J. J. L. V. D. ; Boer, M. R. D. ; Groothoff, J. W. ; Brouwer, S. Chronic health conditions and work ability in the ageing workforce: The impact of work conditions, psychosocial factors and perceived health. Int. Arch. Occup. Environ. Health 2014, 87, 433.

[171] National institutes of Health U. S. Department of Health and Human Services. Growing Older in America: The Health and Retirement Study; Karp, F. , Ed. ; National Institutes of Health U. S. Department of Health and Human Services: Bethesda, MD, USA, 2007.

[172] Health and Retirement Study. Produced and Distributed by the University of Michigan with Funding from the National Institute on Aging (Grant Number NIA U01AG009740); ([2010 HRS core]); Health and Retirement Study, Ed. ; Health and Retirement Study: Ann Arbor, MI, USA, 2010.

[173] Smith, J. ; Fisher, G. ; Ryan, L. ; Clarke, P. ; House, J. ; Weir, D. Psychosocial and Lifestyle Questionnaire 2006 – 2010 Documentation Report Core Section LB; The HRS Psychosocial Working Group, Ed. ; University of Michigan: Ann Arbor, MI, USA, 2013.

[174] Juster, F. T. ; Suzman, R. An Overview of the Health and Retirement Study. J. Hum. Res. 2016, 30, S7 – S56.

[175] Troxel, W. M. ; Matthews, K. A. ; Bromberger, J. T. ; Kim, S. T. Chronic stress burden, discrimination, and subclinical carotid artery disease in African American and Caucasian women. Health Psychol. Off. J. Divis. Health Psychol. Am. Psychol. Assoc. 2003, 22, 300 – 309.

[176] Löve, J. ; Holmgren, K. ; Torén, K. ; Hensing, G. Can work ability explain the social gradient in sickness absence: A study of a general population in Sweden. BMC Public Health 2012, 12, 163.

[177] López, P. Aging and work ability from the gender perspective. Revista Cubana de Saludy Trabajo 2010, 11, 48 – 53.

[178] Padula, R. S. ; da Silva Valente Ldo, S. ; de Moraes, M. V. ; Chiavegato, L. D. ; Cabral, C. M. Gender and age do not inflfluence the ability to work. Work 2012, 41, 4330 – 4332.

[179] Meer, L. V. D. ; Leijten, F. R. M. ; Heuvel, S. G. V. D. ; Ybema, J. F. ; Wind, A. D. ; Burdorf, A. ; Geuskens, G. A. Erratum to: Company Policies on Working Hours and Night Work in Relation to Older Workers' Work Ability and Work Engagement: Results from a Dutch Longitudinal Study with 2 Year Follow – Up. J. Occup. Rehabil. 2016, 26, 182.

[180] Chung, J. ; Park, J. ; Cho, M. ; Park, Y. ; Kim, D. ; Yang, D. ; Yang, Y. A study on the relationships between age, work experience, cognition, and work ability in older employees working in heavy industry. J. Phys. Ther. Sci. 2015, 27, 155 – 157.

[181] Demakakos, P.; Nazroo, J.; Breeze, E.; Marmot, M. Socioeconomic status and health: The role of subjective social status. Soc. Sci. Med. 2008, 67, 330 – 340.

[182] Archana, S. – M.; Marmot, M. G.; Adler, N. E. Does Subjective Social Status Predict Health and Change in Health Status Better Than Objective Status? Psychosom. Med. 2005, 67, 855 – 861.

[183] Ghaddar, A.; Ronda, E.; Nolasco, A. Work ability, psychosocial hazards and work experience in prison environments. Occup. Med. 2011, 61, 503 – 508.

[184] Mirowsky, J.; Ross, C. E. Education, Social Status, and Health; Aldine Transaction: Plano, TX, USA, 2003; pp. 71 – 125.

[185] Jussi, I. Work ability – a comprehensive concept for occupational health research and prevention. Scand. J. Work Environ. Health 2009, 35, 1 – 5.

[186] Iacobucci, D. Mediation analysis and categorical variables: The fifinal frontier. J. Consum. Psychol. 2012, 22, 582 – 594.

[187] Bojana, K.; Milan, M.; Rajna, G.; Ljiljana, B.; Andrea, R.; Jadranka, M. Work – related stress and work ability among Croatian university hospital midwives. Midwifery 2011, 27, 146 – 153.

[188] Airila, A.; Hakanen, J. J.; Schaufeli, W. B.; Luukkonen, R.; Punakallio, A.; Lusa, S. Are job and personal resources associated with work ability 10 years later? The mediating role of work engagement. Work Stress 2014, 28, 87 – 105.

[189] Williamson, D. L.; Carr, J. Health as a resource for everyday life: Advancing the conceptualization. Crit. Public Health 2009, 19, 107 – 122.

[190] Bakker, A. B.; Demerouti, E. The Job Demands – Resources model: State of the art. J. Manag. Psychol. 2007, 22, 309 – 328.

[191] Demerouti, E.; Bakker, A. B.; Nachreiner, F.; Schaufeli, W. B. The job demands – resources model of burnout. J. Appl. Psychol. 2001, 86, 499 – 512.

[192] Dahl, E. Social mobility and health: Cause or effect? BMJ Clin. Res. 1996, 313, 435 – 436.

[193] Simandan, D. Rethinking the health consequences of social class and social mobility. Soc. Sci. Med. 2018, 77, 258 – 261.

[194] Tracey, E. R.; Katie, E. C.; Jared, A. L. The aging process and cognitive abilities. In The Oxford Handbook of Work and Aging; Oxford University Press: Oxford, UK, 2012; pp. 236 – 255.

[195] Simpson R. Presenteeism, power and organizational change: Long hours as a career barrier and the impact on the working lives of women managers. Br. J. Manag. 1998; 9: S37 – S50. doi: 10. 1111/1467 – 8551. 9. s1. 5.

[196] Worrall L., Cooper C., Campbell F. The new reality for UK managers: Perpetual

change and employment instability. Work Employ. Soc. 2000; 14: 647 – 668. doi: 10. 1177/09500170022118662.

[197] Virtanen M. , Kivimaki M. , Elovainio J. , Vahtera J. , Ferrie J. E. From insecure to secure employment: Changes in work, health, health related behaviours, and sickness absence. Occup. Environ. Med. 2003; 60: 948 – 953. doi: 10. 1136/oem. 60. 12. 948.

[198] Koopman C. , Pelletier K. R. , Murray J. F. , Sharda C. E. , Berger M. L. , Turpin R. S. , Hackleman P. , Gibson P. , Holmes D. M. , Bendel T. Stanford Presenteeism. Scale: Health status and employee productivity. J. Occup. Environ. Med. 2002; 44: 14 – 20. doi: 10. 1097/00043764 – 200201000 – 00004.

[199] Burton W. N. , Morrison A. , Wertheimer A. I. Pharmaceuticals and worker productivity loss: A critical review of the literature. J. Occup. Environ. Med. 2003; 45: 610 – 621. doi: 10. 1097/01. jom. 0000069244. 06498. 01.

[200] Johnson S. K. Medically Unexplained Illness: Gender and Biopsychosocial Implications. American Psychological Association; Washington, DC, USA: 2008.

[201] Johns G. Contemporary research on absence from work: Correlates, causes, and consequences. Int. Rev. Ind. Organ. Psychol. 1997; 12: 115 – 174.

[202] Johns G. The psychology of lateness, absenteeism, and turnover. In: Anderson N. , Ones D. S. , Sinangil H. K. , Viswesvaran C. , editors. Handbook of Industrial, Work & Organizational Psychology. Volume 2. Sage; London, UK: 2001. pp. 232 – 252.

[203] Johns G. Absenteeism and mental health. In: Thomas J. C. , Hersen M. , editors. Handbook of Mental Health in the Workplace. Sage; Thousand Oaks, CA, USA: 2002. pp. 437 – 455.

[204] Johns G. How methodological diversity has improved our understanding of absenteeism from work. Hum. Resour. Manag. Rev. 2003; 13: 157 – 184. doi: 10. 1016/S1053 – 4822 (03) 00011 – 1.

[205] Johns G. Absenteeism and presenteeism: Not at work or not working well. In: Cooper C. L. , Barling J. , editors. The Sage Handbook of Organizational Behaviour. Volume 1. Sage; London, UK: 2008. pp. 160 – 177.

[206] Aronsson G. , Gustafsson K. , Dallner M. Sick but yet at work. An. empirical study of sickness presenteeism. J. Epidemiol. Community Health. 2000; 54: 502 – 509. doi: 10. 1136/ jech. 54. 7. 502.

[207] Dewa C. S. , Lesage A. , Goering P. , Craveen M. Nature and Prevalence of Mental Illness in the Workplace. Healthc. Pap. 2004; 5: 12 – 25. doi: 10. 12927/hcpap. . 16820.

[208] Goetzel R. Z. , Long S. R. , Ozminkowski R. J. , Hawkins K. , Wang S. , Lynch W. Health, absence, disability, and presenteeism cost estimates of certain physical and mental health conditions affecting U. S. employers. J. Occup. Environ. Med. 2004; 46: 398 – 412. doi:

10. 1097/01. jom. 0000121151. 40413. bd.

[209] Johns G. Presenteeism in the Workplace: A review and research agenda. J. Organ. Behav. 2010; 31: 519 – 542. doi: 10. 1002/job. 630.

[210] The World Bank Life Expectancy From Birth Chart. [(accessed on 3 June 2014)]. Available online: http: //data. worldbank. org/indicator/SP. DYN. LE00. IN

[211] Centers for Disease Control and Prevention. Morbidity and Mortality Weekly Report. Centers for Disease Control and Prevention; Atlanta, GA, USA: 1999. Ten great public health achievements—United States, 1900 – 1999; pp. 241 – 243.

[212] Ilmarinen J. , Tuomi K. , Seitsamo J. New dimensions of work ability. Int. Congr. Ser. 2005; 1280: 3 – 7. doi: 10. 1016/j. ics. 2005. 02. 060.

[213] Ilmarinen J. Toward a Longer Worklife: Ageing and the Quality of Worklife in the European Union. Finnish Institute of Occupational Health, Ministry of Social Affairs and Health; Helsinki, Finland: 2005.

[214] Sundquist J. , Ostergren P. O. , Sundquist K. , Johansson S. E. Psychosocial Working Conditions and Self – Reported Long – Term Illness: A Population – Based Study of Swedish – Born and Foreign – Born Employed Persons. Ethn. Health. 2003; 8: 307 – 317. doi: 10. 1080/1355785032000163939.

[215] Elstad J. I. , Vabø M. Job stress, sickness absence and sickness presenteeism in Nordic elderly care. Scand. J. Public Health. 2008; 36: 467 – 474. doi: 10. 1177/1403494808089557.

[216] Ryu I. , Jeong D. , Kim I. , Roh J. , Won J. Association Between Job Stress, Psychosocial Well – Being and Presenteeism, Absenteeism: Focusing on Railroad Workers. Korean J. Occup. Environ. Med. 2012; 24: 263 – 273.

[217] Kim J. , Park S. , Kim D. , Kim H. , Leem J. , Lee E. , Lee D. , Lee J. Absence and Early Leave Status due to Job Stress and its Relationship to Job Stress Factors According to the Korean Occupational Stress Scale among Workers in Small and Medium Scale Industry. Korean J. Occup. Environ. Med. 2009; 21: 107 – 114.

[218] lazarus R. S. Pschological Stress and the Coping Process. Springer; New York, NY, USA: 1991.

[219] Edwards J. R. A Cybernetic Theory of Stress, Coping, and Well – Being in Organizations. Acad. Manag. Rev. 1992; 17: 238 – 274.

[220] Hobfoll S. E. The Influence of culture, community, and the nested – self in the stress process: Advancing conservation of resources theory. Appl. Psychol. 2001; 50: 337 – 370. doi: 10. 1111/1464 – 0597. 00062.

[221] Sloan M. M. Unfair Treatment in the Workplace and Worker Well – Being: The Role of Co – worker Support in a Service Work Environment. Work Occup. 2012; 39: 3 – 34. doi: 10. 1177/0730888411406555.

［222］Edwards J. R. , Rothbard N. P. Work and family stress and well - being: An. examination of person - environment fit in the work and family domains. Organ. Behav. Hum. Decis. Process. 1999; 77: 85 - 129. doi: 10. 1006/obhd. 1998. 2813.

［223］Pritchard R. D. , Karasick B. W. The Effects of Organizational Climate on Managerial Job Performance and Job Satisfaction. Organ. Behav. Hum. Decis. Process. 1973; 9: 126 - 146. doi: 10. 1016/0030 - 5073 (73) 90042 - 1.

［224］Cooper C. L. , Dewe P. , O'Driscoll M. P. Organizational Stress: A Review and Critique of Theory, Research, and Applications. Sage; London, UK: 2001.

［225］Otsuka Y. , Takahashi M. , Nakata A. , Haratani T. , Kaida K. , Fukasawa K. , Hanada T. , Ito A. Sickness absence in relation to psychosocial work factors among daytime workers in an electric equipment manufacturing company. Ind. Health. 2007; 45: 224 - 231. doi: 10. 2486/indhealth. 45. 224.

［226］Boz M. , Martínez - Corts I. , Munduate L. Breaking negative consequences of relationship conflicts at work: The moderating role of work family enrichment and supervisor support. Rev. Psicol. Trab. Organ. 2009; 25: 113 - 122. doi: 10. 4321/S1576 - 59622009000200002.

［227］Gouldner A. W. The norm of reciprocity: A preliminary statement. Am. Sociol. Rev. 1960; 25: 161 - 178. doi: 10. 2307/2092623.

［228］Cummins R. C. Job Stress and the Buffering Effect of Supervisory Support. Group Organ. Manag. 1990; 15: 92 - 104. doi: 10. 1177/105960119001500107.

［229］Mayo M. , Sanchez J. I. , Pastor J. C. , Rodriguez A. Supervisor and co - worker support: A source congruence approach to buffering role conflict and physical stressors. Int. J. Hum. Resour. Manag. 2012; 23: 3872 - 3889. doi: 10. 1080/09585192. 2012. 676930.

［230］Kristof - Brown A. L. , Zimmerman R. D. , Johnson E. C. Consequences of individuals' fit at work: A meta - analysis of person - job, person - organization, person - group, and person - supervisor fit. Pers. Psychol. 2005; 58: 281 - 342. doi: 10. 1111/j. 1744 - 6570. 2005. 00672. x.

［231］U. S. Department of Health and Human Services. Growing Older in America: The Health and Retirement Study. National Institute on Aging, National Institutes of Health and U. S. Department of Health and Human Services; Bethesda, MD, USA: 2007.

［232］Health and Retirement Study. Produced and Distributed by the University of Michigan with Funding from the National Institute on Aging (Grant Number NIA U01 AG009740) Health and Retirement Study; Ann Arbor, MI, USA: (［2010 HRS core］) Public Use Dataset.

［233］Smith J. , Fisher G. , Ryan L. , Clarke P. , House J. , Weir D. Psychosocial and Lifestyle Questionnaire 2006 - 2010 Documentation Report Core Section LB. The HRS Psychosocial Working Group; Ann Arbor, MI, USA: 2013.

［234］Juster F. T. , Suzman R. An overview of the Health and Retirement Study. J. Hum. Resour. 1995; 30: S7 - S56. doi: 10. 2307/146277.

[235] Vänni K., Virtanen P., Luukkaala T., Nygård C. H. Relationship between perceived work ability and productivity loss. Int. J. Occup. Saf. Ergon. 2012; 18: 299 – 309. doi: 10. 1080/10803548. 2012. 11076946.

[236] Ilmarinen J., Rantanen J. Promotion of Work Ability During Ageing. Am. J. Ind. Med. 1999; 36: 21 – 23. doi: 10. 1002/ (SICI) 1097 – 0274 (199909) 36: 1 + < 21::AID – AJIM8 >3. 0. CO; 2 – S.

[237] Quinn R. P., Staines G. L. The 1977 Quality of Employment Survey. Institute for Social Research; Ann Arbor, MI, USA: 1984.

[238] Haynes C. E., Wall T. D., Bolden R. I., Stride C., Rick J. E. Measures of perceived work characteristics for health services research: Test of a measurement model and normative data. Br. J. Health Psychol. 1999; 4: 257 – 275. doi: 10. 1348/135910799168614.

[239] Eisenberger R., Stinglhamber F., Vandenberghe C., Sucharski I. L., Rhoades L. Perceived supervisor support: Contributions to perceived organizational support and employee retention. J. Appl. Psychol. 2002; 87: 565 – 573. doi: 10. 1037/0021 – 9010. 87. 3. 565.

[240] Van der Kline R. B. Principles and Practice of Structural Equation Modelin. Guilford Press; New York, NY, USA: 2005.

[241] Rubin D. B. Inference and missing data. Biometrika. 1976; 63: 581 – 592. doi: 10. 1093/biomet/63. 3. 581.

[242] Royston P. Multiple imputation of missing values. Stata J. 2004; 4: 227 – 241.

[243] Cohen J., Cohen P. C., West S. G., Aiken L. S. Applied Multiple Regression/Correlation Analysis for the Behavioral Sciences. 3rd ed. Lawrence Erlbaum; Mahwah, NJ, USA: 2003.

[244] Ullman J. Using Multivariate Statistics. 3rd ed. Harper Collins College Publishers; New York, NY, USA: 1996. Structural equation modelling; pp. 709 – 811.

[245] Gold M. S., Bentler P. M., Kim K. H. A Comparison of Maximum – Likelihood and Asymptotically Distribution – Free Methods of Treating Incomplete Non – Normal Data. Struct. Equ. Model. 2002; 10: 47 – 79. doi: 10. 1207/S15328007SEM1001_3.

[246] Seibert S. E., Kraimer M. L., Liden R. C. A Social Capital Theory of Career Success. Acad. Manag. J. 2001; 44: 219 – 237. doi: 10. 2307/3069452.

[247] Kouvonen A., Oksanen T., Vahtera J. Low workplace social capital as a predictor of depression: The Finnish Public Sector Study. Am. J. Epidemiol. 2008; 167: 1143 – 1151. doi: 10. 1093/aje/kwn067.

[248] Putnam R. Bowling Alone: The Collapse and Revival of American Community. Simon Schuster; New York, NY, USA: 2001.

[249] McKenzie K., Whitley R., Weich S. Social capital and mental health. Br. J. Psychiatry. 2002; 181: 280 – 283. doi: 10. 1192/bjp. 181. 4. 280.

[250] Almedom A. M. Social capital and mental health: An interdisciplinary review of primary evidence. Soc. Sci. Med. 2005; 61: 943 – 964. doi: 10. 1016/j. socscimed. 2004. 12. 025.

[251] Islam M. K., Merlo J., Kawachi I., Lindström M., Gerdtham U. – G. Social capital and health: Does egalitarianism matter? A literature review. Int. J. Equity Health. 2006; 5: 1 – 28. doi: 10. 1186/1475 – 9276 – 5 – 3.

[252] Wiskow C., Albreht T., de Pietro C. Health Systems and Policy Analysis. WHO Regional Office for Europe and European Observatory on Health Systems and Policies; Copenhagen, Denmark: 2010. How to create an attractive and supportive working environment for health professionals.

[253] European Agency for Occupational Safety and Health. OSH in Figures: Stress at Work—Facts and Figures. Office for Official Publications of the European Communities; Luxembourg, Luxembourg: 2009.

[254] Mohseni M., Lindstrom M. Social capital, trust in the health care system and self – rated health: The role of access to health care in a population – based study. Soc. Sci. Med. 2007; 64: 1373 – 1383. doi: 10. 1016/j. socscimed. 2006. 11. 023.

[255] Kawachi I., Kennedy B. P., Lochner K. Long live community: Social capital as public health. Am. Prospect. 1997; 35: 56 – 59.

[256] Stamper C. L., Johlke M. C. The Impact of Perceived Organizational Support. on the Relationship between Boundary Spanner Role Stress and Work Outcomes. J. Manag. 2003; 29: 569 – 588.

[257] Schaubroeck J., Cotton J., Jennings K. Antecedents and Consequences of Role Stress: A Covariance Structure Analysis. J. Organ. Behav. 1988; 10: 3558. doi: 10. 1002/job. 4030100104.

[258] AbuAlRub R. F. Job Stress, Job Performance, and Social Support. Among Hospital Nurses. J. Nurs. Scholarsh. 2004; 36: 73 – 78. doi: 10. 1111/j. 1547 – 5069. 2004. 04016. x.

[259] Jourdain G., Vézina M. How psychological stress in the workplace influences presenteeism propensity: A test of the Demand – Control – Support model. Eur. J. Work Organ. Psychol. 2013; 23: 483 – 496. doi: 10. 1080/1359432X. 2012. 754573.

[260] Lu L., Cooper C. L., Lin H. Y. A cross – cultural examination of presenteeism and supervisory support. Career Dev. Int. 2013; 18: 440 – 456. doi: 10. 1108/CDI – 03 – 2013 – 0031.

[261] Halbesleben J. R. B., Bowler W. M. Emotional exhaustion and job performance: The mediating role of motivation. J. Appl. Psychol. 2007; 92: 93 – 106. doi: 10. 1037/0021 – 9010. 92. 1. 93.

[262] Kirmeyer S. L., Dougherty T. W. Work load, tension, and coping: Moderating effects of supervisor support. Pers. Psychol. 1988; 41: 125 – 139. doi: 10. 1111/j. 1744 –

6570. 1988. tb00635. x.

[263] Mitchell M. S. , Ambrose M. L. Abusive supervision and workplace deviance and the moderating effects of negative reciprocity beliefs. J. Appl. Psychol. 2007; 92: 159 - 168. doi: 10. 1037/0021 - 9010. 92. 4. 1159.

[264] Hoobler J. M. , Brass D. J. Abusive supervision and family undermining as displaced aggression. J. Appl. Psychol. 2006; 91: 1125 - 1133. doi: 10. 1037/0021 - 9010. 91. 5. 1125.

[265] Umann J. , de Azevedo Guido L. , da Silva R. M. Stress, coping and presenteeism in nurses assisting critical and potentially critical patients. Rev. Esc. Enferm. USP. 2014; 48: 891 - 898. doi: 10. 1590/S0080 - 6234201400005000016.

[266] Armitage C. J. , Conner M. Efficacy of the Theory of Planned Behaviour: A meta - analytic review. Br. J. Soc. Psychol. 2001; 40: 471 - 499. doi: 10. 1348/014466601164939.

[267] Hansen C. D. , Andersen J. H. Going ill to work: What personal circumstances, attitudes and work - related factors are associated with sickness presenteeism? Soc. Sci. Med. 2008; 67: 956 - 964. doi: 10. 1016/j. socscimed. 2008. 05. 022.

[268] Jeon S. H. , Leem J. H. , Park S. G. , Heo Y. S. , Lee B. J. , Moon S. H. , Jung D. Y. , Kim H. C. Association among Working Hours, Occupational Stress, and Presenteeism. among Wage Workers: Results from the Second Korean Working Conditions Survey. Ann. Occup. Environ. Med. 2014; 26: 6 - 13. doi: 10. 1186/2052 - 4374 - 26 - 6.

[269] Silverstein M. Meeting the challenges of an aging workforce. Am. J. Ind. Med. 2008; 51: 269 - 280. doi: 10. 1002/ajim. 20569.

[270] Hamaideh S. H. Burnout, Social Support, Job Satisfaction among Jordanian Mental Health Nurses. Issues Ment. Health Nurs. 2011; 32: 234 - 242. doi: 10. 3109/ 01612840. 2010. 546494.

[271] Robert E. , Peter F. , Valerie D. - L. Perceived organizational support and employee diligence, commitment, and innovation. J. Appl. Psychol. 1990; 75: 51 - 59.

[272] Kim H. , Stoner M. Burnout and Turnover Intention Among Social Workers: Effects of Role Stress, Job Autonomy and Social Support. Adm. Soc. Work. 2008; 32: 5 - 25. doi: 10. 1080/03643100801922357.

[273] Eisenberger R. , Armeli S. , Rexwinkel B. , Lynch P. , Rhoades L. Reciprocation of perceived organizational support. J. Appl. Psychol. 2001; 86: 42 - 51. doi: 10. 1037/0021 - 9010. 86. 1. 42.

[274] Roberts, S. (2005). New approach addresses root causes of illnesses. Bus Insur 2005 Feb 28; 39 (9): 11 - 22.

[275] Dew, K. , Keefe, V. , & Small, K. . (2005). "choosing" to work when sick: workplace presenteeism. Social ence & Medicine, 60 (10), 2273 - 2282.

[276] Schultz, A. B. , Chen, C. Y. , & Edington, D. W. . (2009). The cost and im-

pact of health conditions on presenteeism to employers. Pharmacoeconomics, 27 (5), 365 – 378.

［277］Xiaoyu Xi, Qianni Lu, Mengqing Lu, Ailin Xu, Hao Hu, & Carolina Oi Lam Ung. (2020). Evaluation of the association between presenteeism and perceived availability of social support among hospital doctors in Zhejiang, China. BMC Health Services Research, 20 (609), 1 – 11.

［278］Collins JJ, Baase CM, Sharda CE, et al. The assessment ofchronic health conditions on work performance, absenceand total economic impact for employers. J Occup Environ Med 2005; 47: 547 – 57.

［279］Goetzel RZ, Long SR, Ozminkowski RJ, et al. Health, ab – sence, disability, and presenteeism cost estimates of certainphysical and mental health conditions affecting US em – ploy - ers. J Occup Environ Med 2004; 46: 398 – 412.

［280］Loeppke R, Taitel M, Richling D, et al. Health and produc – tivity as a business strategy. J Occup Environ Med 2007; 49: 712 – 21

［281］Greenhaus, J. H., Collins, K. M., & Shaw, J. D. (2003). The relation between work – family balance and quality of life. Journal of Vocational Behavior, 63 (3), 510 – 531.

［282］Frone, M. R. (2003). Work – family balance. In J. C. Quick & L. E. Tetrick (Eds.), Handbook of occupational health psychology (pp. 143 – 162). Washington, DC: American Psychological Association.

［283］Zhang, Y., Xu, S., Jin, J., & Ford, M. T. (2017). The within and cross domain effects of work – family enrichment: a meta – analysis. Journal of Vocational Behavior, 104 (FEB.), 210 – 227.

［284］Voydanoff, P. (2005). Social integration, work – family conflict and facilitation, and job and marital quality. Journal of Marriage and Family, 67, 666 – 679.

［285］Sanderson, K., Tilse, E., Nicholson, J., Oldenburg, B., & Graves, N. (2007). Which presenteeism measures aremore sensitive to depression and anxiety? Journal of Affective Disorders, 101, 65 – 74.

［286］Reilly MC, Zbrozek AS, Dukes EM. The validity and re – producibility of a work productivity and activity impair – ment instrument. Pharamacoeconomics 1993; 4: 353 – 365.

［287］Lerner D, Amick BC, Rogers WH, et al. The Work Limita – tions Questionnaire. Med Care 2001; 39: 72 – 85.

［288］Kumar RN, Hass SL, Li JZ, et al. Validation of the Health – Related Productivity Questionnaire Diary (HRPQ – D) on asample of patients with infectious mononucleosis: resultsfrom a phase 1 multicenter clinical trial. J Occup Environ Med 2003; 45: 899 – 907.

［289］Koopman C, Pelletier KR, Murray JF, et al. Stanford Pre – senteeism Scale: health status and employee productivity. J Occup Environ Med 2002; 44: 14 – 20.

［290］Lynch W, Riedel J. Measuring employee productivity: a guide to self – assessment tools. Phoenix (AZ): William M. Mercer, Inc. and the Institute for Health and Productivity Management, 2001; 22 - 43.

[291] Turpin RS, Ozminkowski RJ, Sharda CE, et al. Reliabilityand validity of the Stanford Presenteeism Scale. J OccupEnviron Med 2004; 46: 1123 - 33.

[292] Goetzel RZ, Ozminkowski RJ, Long SR. Development andreliability analysis of the Work Productivity Short In - ventory (WPSI) instrument measuring employee healthand productivity. J Occup Environ Med 2003; 45: 743 - 62.

[293] Kessler R, Barber C, Beck A, et al. The World Health Or - ganization Health and Work Performance Questionnaire (HPQ). J Occup Environ Med 2003; 45: 156 - 74.

[294] Halpern MT, Shikiar R, Rentz AM, et al. Impact of smok - ing status on workplace absenteeism and productivity. Tob Control 2001; 10 (3): 233 - 8.

[295] Vänni, K. , Virtanen, P. , Luukkaala, T. , and Nygård, C. H. (2012). "Relationship between perceived work ability and productivity loss". International Journal of Occupational Safety, 18: 3, 299 - 309.

[296] Smith, J. ; Fisher, G. ; Ryan, L. Psychosocial and Lifestyle Questionnaire 2006 - 2016 Documentation Report Core Section LB; The HRS Psychosocial Working Group: Ann Arbor, MI, USA, 2017.

[297] Kelley, H. H. , & Michela, J. L. . (1980). Attribution theory and research. Annual Review of Psychology, 31 (1), 457.

[298] Leineweber C, Westerlund H, Hagberg J, Svedberg P, Luokkala M, Alexanderson K. (2011). Sickness presenteeism among Swedish police officers. J Occup Rehabil 21 (1): 17 - 22.

[299] Kim, H. J. , Hur, W. M. , Moon, T. W. and Jun, J. K. (2017). "Is all support equal? the moderating effects of supervisor, coworker, and organizational support on the link between emotional labor and job performance". Business Research Quarterly, 20: 2, 1 - 13.

[300] Butts, M. M. , Casper, W. J. , & Yang, T. S. . (2013). How important are work - family support policies? a meta - analytic investigation of their effects on employee outcomes. Journal of Applied Psychology, 98 (1), 1 - 25.

[301] D'Abate, C. P. Eddy, E. R. (2007). "Engaging in personal business on the job: extending the presenteeism construct". Human Resource Development Quarterly, 18 (3), 361 - 383.

[302] Hobfoll, S. E. , & Stokes, J. P. (1988). The process and mechanism of social support. In S. W. Duck (Ed.), The handbook of research in personal relationships (pp. 497 - 517). London: Wiley.

[303] Saijo, Y. , Yoshioka, E. , Nakagi, Y. , Kawanishi, Y. , Hanley, S. J. B. , & Yoshida, T. . (2017). Social support and its interrelationships with demand - control model factors

on presenteeism and absenteeism in japanese civil servants. Int Arch Occup Environ Health.

［304］Hayes, A. F. (2013). Introduction to mediation, moderation, and conditional process analysis: Aregression – based approach. New York, NY: Guilford

［305］Leineweber C, Westerlund H, Hagberg J, Svedberg P, Luokkala M, Alexanderson K (2011) Sickness presenteeism among Swedish police officers. J Occup Rehabil 21 (1): 17 – 22.

［306］Cho YS, Park JB, Lee KJ, Min KB, Baek CI (2016) The association between Korean workers' presenteeism and psychosocial factors within workplaces. Ann. Occup Environ Med 28 (1): 41.

［307］Wang J, Schmitz N, Smailes E, Sareen J, Patten S (2010) Workplace characteristics, depression, and health – related presenteeism in a general population sample. J Occup Environ Med 52 (8): 836 – 842.

［308］Stansfeld S, Candy B (2006b) Psychosocial work environment and mental health—a meta – analytic review. Scand J Work Environ Health 32 (6): 443 – 462.

［309］Yucel, D.. (2020). Different types of work – family balance, social support, and job satisfaction: a latent class analysis. Applied Research in Quality of Life, 1 – 26.

［310］Clarke, M. C., Koch, L. C., & Hill, E. J. (2004). The work – family interface: differentiating balance and fit. Family & Consumer Sciences Research Journal, 33, 121 – 140.

［311］Grzywacz, J. G., & Carlson, D. S. (2007). Conceptualizing work – family balance: implications for practice and research. Advances in Developing Human Resources, 9, 455 – 471.

［312］Demerouti, E., & Geurts, S. (2004). Towards a typology of work – home interaction. Community, Work & Family, 7, 285 – 309.

［313］French, K. A., Dumani, S., Allen, T. D., & Shockley, K. M. (2018). A meta – analysis of work – family conflict and social support. Psychological Bulletin, 144 (3), 284 – 314.

［314］Mesmer – Magnus, J. R., & Viswesvaran, C. (2005). Convergence between measures of work – to – family and family – to – work conflict: a meta – analytic examination. Journal of Vocational Behavior, 67, 215 – 232.

［315］Barnett, M. D., Martin, K. J., & Garza, C. J.. (2018). Satisfaction with work – family balance mediates the relationship between workplace social support and depression among hospice nurses. Journal of Nursing Scholarship.

［316］Yucel, D., & Minnotte, K. L. (2017). Workplace support and life satisfaction: the mediating role of work – to – family conflict and mental health. Applied Research in Quality of Life, 12 (3), 549 – 575.

［317］Yuh, J., & Choi, S. (2017). Sources of social support, job satisfaction, and quality of life among childcare teachers. The Social Science Journal, 54 (4), 450 – 457.

[318] Chummar, S. , Singh, P. , & Ezzedeen, S. R. . (2019). Exploring the differential impact of work passion on life satisfaction and job performance via the work – family interface. Personnel Review, 48 (5), 1100 – 1119.

[319] Ferri, L. M. , Pedrini, M. , & Riva, E. . (2018). The impact of different supports on work – rfamily conflict. Employee Relations, 40 (5), 903 – 920.

[320] Xiao, S. The theoretical basis and application of social support questionnaire. J Clin Psycho Med. 1994; 4: 98 – 100.

[321] Aronsson, G. , Hagberg, J. , Bjrklund, C. , Aboagye, E. , Marklund, S. , & Leineweber, C. , et al. (2020). Health and motivation as mediators of the effects of job demands, job control, job support, and role conflicts at work and home on sickness presenteeism and absenteeism.

[322] Rimann, M. , & Udris, I. (1997). Subjektive Arbeitsanalyse: Der Fragebogen SALSA [Subjective work analysis: The SALSA questionnaire]. In U. Strohm & E. Ulich (Eds.), Unternehmen arbeitspsychologisch bewerten. Ein Mehrebenen – Ansatz unter besonderer Berücksichtigung von Mensch, Technik und Organisation (pp. 281 – 298). Zürich, Switzerland: Vdf Hochschulverlag.

[323] Wayne JH, Casper WJ. 2016. Why having a family – supportive culture, not just policies, matters to maleand female job seekers: an examination of work – family conflict, values, and self – interest. Sex Roles75 (9 – 10): 459 – 75.

[324] Shipp AJ, Cole MS. 2015. Time in individual – level organizational studies: What is it, how is it used, and whyisn't it exploited more often? Annu. Rev. Organ. Psychol. Organ. Behav. 2: 237 – 60.

[325] Heath NM, Hall BJ, Russ EU, Canetti D, Hobfoll SE. 2012. Reciprocal relationships between resource lossand psychological distress following exposure to political violence: an empirical investigation of CORtheory's loss spirals. Anxiety Stress Coping25 (6): 679 – 95.

[326] Demerouti E, Bakker AB, Bulters AJ. 2004. The loss spiral of work pressure, work – home interference andexhaustion: reciprocal relations in a three – wave study. J. Vocat. Behav. 64 (1): 131 – 49.

[327] Beehr TA, Farmer SJ, Glazer S, Gudanowski DM, Nair VN. 2003. The enigma of social support and occu – pational stress: source congruence and gender role effects. J. Occup. Health Psychol. 8 (3): 220 – 31.

[328] Hobfoll, S. E. , Halbesleben, J. , Neveu, J. P. , & Westman, M. . (2017). Conservation of resources in the organizational context: the reality of resources and their consequences. Annual Review of Organizational Psychology and Organizational Behavior, 5 (1).

[329] van Woerkom M, Bakker AB, Nishii LH. 2016. Accumulative job demands and sup-

port for strength use: fine – tuning the job demands – resources model using conservation of resources theory. J. Appl. Psychol. 101 (1): 141 – 50

[330] Marchand C, Vandenberghe C. 2016. Perceived organizational support, emotional exhaustion, and turnover: the moderating role of negative affectivity. Int. J. Stress Manag. 23 (4): 350 – 75.

[331] albesleben JR, Wheeler AR, Paustian – Underdahl SC. 2013. The impact of furloughs on emotional exhaus – tion, self – rated performance, and recovery experiences. J. Appl. Psychol. 98 (3): 492 – 50.

[332] Reina CS, Rogers KM, Peterson SJ, Byron K, Hom PW. 2017. Quitting the boss? The role of managerinfluence tactics and employee emotional engagement in voluntary turnover. J. Leadersh. Organ. Stud. Inpress

[333] Klerk, M. D., Nel, J. A., Hill, C., & Koekemoer, E.. (2013). The development of the mace work – family enrichment instrument. SA Journal of Industrial Psychology.

[334] Carlson, D. S., Kacmar, K. M., Wayne, J. H., & Grzywacz, J. G. (2006). Measuring the positive side of the work – family interface: Developmentand validation of a work – family enrichment scale. Journal of Vocational Behavior, 68, 131 – 164.

[335] Kacmar, K. M., Crawford, W. S., Carlson, D. S., Ferguson, M., & Whitten, D.. (2014). A short and valid measure of work – family enrichment. Journal of Occupational Health Psychology, 19 (1), 32 – 45.

[336] Greenhaus, J. H., & Powell, G. N. (2006). When work and family areallies: A theory of work – family enrichment. The Academy of Manage – ment Review, 31, 72 – 92.

[337] Carlson, D. S., Kacmar, K. M., & Williams, L. J.. (2000). Construction and initial validation of a multidimensional measure of work – family conflict. Journal of Vocational Behavior, 56 (2), 249 – 276.

[338] Netemeyer, Richard, G., Boles, James, S., McMurrian, & Robert. (1996). Development and validation of work – family conflict and family – work conflict scales. Journal of Applied Psychology.

[339] Kopelman, R. E., Greenhaus, J. H., & Connolly, T. F. (1983). A model of work, family, and interroleconflict: A construct validation study. Organizational Behavior and Human Performance, 32, 198 – 215.

[340] Frone, M. R., Russell, M., & Cooper, M. L.. (1992). Antecedents and outcomes of work – family conflict: testing a model of the work – family interface. Journal of Applied Psychology, 77 (1), 65 – 78.

[341] Burke, R. J., Weir, T., & DuWor, R. E. (1979). Type A behavior of administrators and wives Õreports of marital satisfaction and well – being. Journal of Applied Psychology, 64, 57 – 65.

［342］Li, A. , Butler, A. , & Bagger, J. . (2017). Depletion or expansion? understanding the effects of support policy use on employee work and family outcomes. Human Resource Management Journal, 28 (2), 216 – 234.

［343］Zhang, L. , Lin Y. C. and Liu, F. J. (2011). "Work support and turnover intention: The mediating roles of work – to – family conflict and facilitation". Management Science and Engineering (ICMSE), 2011 International Conference on. IEEE.

［344］Gordon, J. R. , Whelan – Berry, K. S. , & Hamilton, E. A. . (2007). The relationship among work – family conflict and enhancement, organizational work – family culture, and work outcomes for older working women. Journal of Occupational Health Psychology, 12 (4), 350.

［345］Barnett, M. D. , Martin, K. J. , & Garza, C. J. . (2019). Satisfaction with work – family balance mediates the relationship between workplace social support and depression among hospice nurses. Journal of Nursing Scholarship, 51 (2).

［346］Yang, T. , Shen, Y. M. , Zhu, M. , Liu, Y. , Deng, J. , & Chen, Q. , et al. (2015). Effects of co – worker and supervisor support on job stress and presenteeism in an aging workforce: a structural equation modelling approach. International Journal of Environmental Research and Public Health, 13 (2), 72.

［347］Tianan, Yang, Run, Lei, Xuan, & Jin, et al. (2019). Supervisor support, co-worker support and presenteeism among healthcare workers in china: the mediating role of distributive justice. International Journal of Environmental Research & Public Health.

［348］Westman, M. , Shadach, E. , Keinan, & G. (2013). The crossover of positive and negative emotions: the role of state empathy. International Journal of Stress Management, 20 (2), 116 – 133.

［349］Whitman, M. V. , Halbesleben, J. R. B. , & OSCAR HOLMES, I. V. . (2013). Abusive supervision and feedback avoidance: the mediating role of emotional exhaustion. Journal of Organizational Behavior, 35 (1), 38 – 53.

［350］Bakker, A. B. , Westman, M. , & Emmerik, I. J. H. V. . (2009). Advancements in crossover theory. Journal of Managerial Psychology, 24 (3), 206 – 219.

［351］Beutell, G. N. J. . (1985). Sources of conflict between work and family roles. Academy of Management Review, 10 (1), 76 – 88.

［352］Angela. Neff. , Cornelia. Niessen. , Sabine. Sonnentag. , Dana. Unger. (2013). Expanding crossover research: the crossover of job – related self – efficacy within couples. Human Relations.

［353］Demerouti, E. , Bakker, A. B. , & Schaufeli, W. B. . (2005). Spillover and crossover of exhaustion and life satisfaction among dual – earner parents. Journal of Vocational Behavior, 67 (2), 266 – 289.

[354] Zhou, Q., Martinez, L. F., Ferreira, A. I., & Rodrigues, P.. (2016). Supervisor support, role ambiguity and productivity associated with presenteeism: a longitudinal study. Journal of Business Research, 3380 – 3387.

[355] Simpson, R. (1998). Presenteeism, power and organizational change: Long hours as a career barrier and the impact on the working lives of women managers. British Journal of Management, 9, S37 – S50.

[356] Martinez, L. F., & Ferreira, A. I. (2012). Sick at work: Presenteeism among nurses in a Portuguese public hospital. Stress and Health, 28, 297 – 304.

[357] "Ageing well" must be a global priority. World Health Organization. https://www.who.int/mediacentre/news/releases/2014/lancet – ageing – series/en/. (accessed on May 29, 2020)

[358] Allen, T. D. and Shockley, K. M. (2012). Older workers and work family issues. In J. W. Hedge, & W. C. Borman (Eds.). The Oxford Handbook of Work and Aging (pp. 520 – 537). New York, NY: Oxford University Press.

[359] Amstad, F. T., Meier, L. L., Fasel, U., Elfering, A. and Semmer, N. K. (2011). "A meta – analysis of work – family conflict and various outcomes with a special emphasis on cross – domain versus matching – domain relations". Journal of Occupational Health Psychology, 16: 2, 151 – 169.

[360] Anderson, S. E., Coffey, B. S. and Byerly, R. T. (2002). "Formal organizational initiatives and informal workplace practices: links to work – family conflict and job – related outcomes". Journal of Management, 28: 6, 787 – 810.

[361] Anja, V. D. B., Ferris, D. L., Chang, C. H. and Rosen, C. C. (2016). "A review of self – determination theory's basic psychological needs at work". Journal of Management, 42: 5, 1195 – 1229.

[362] Aronsson, G. and Gustafsson, K. (2005). "Sickness presenteeism: prevalence, attendance – pressure factors, and an outline of a model for research". Journal of Occupational and Environmental Medicine, 47: 9, 958 – 966.

[363] Arslaner, E. and Boylu, Y. (2017). "Perceived organizational support, work – family/family – work conflict and presenteeism in hotel industry". Tourism Review, 72: 2, TR – 09 – 2016 – 0031.

[364] Au, W. C. and Ahmed, P. K. (2015). "Exploring the effects of workplace support on work – life experience: a study of malaysia". Human Resource Development International, 18: 4, 1 – 20.

[365] Balmforth, K. and Gardner, D. (2006). "Conflict and facilitation between work and family: realizing the outcomes for organizations". New Zealand Journal of Psychology, 35: 2, 69 – 76.

[366] Bowling, N. A. and Beehr, T. A. (2006). "Workplace harassment from the victim's

perspective: a theoretical model and meta – analysis". Journal of Applied Psychology, 91: 5, 998 – 1012.

[367] Brown, H. E., Gilson, N. D., Burton, N. W. and Brown, W. J. (2011). "Does physical activity impact on presenteeism and other indicators of workplace well – being?" Sports Medicine, 41: 3, 249 – 262.

[368] Buchanan, N. T. and Fitzgerald, L. F. (2008). "Effects of racial and sexual harassment on work and the psychological well – being of African American women". Journal of Occupational Health Psychology, 13: 1, 137 – 151.

[369] Burnes, B. and Cooke, B. (2013). "Kurt Lewin's field theory: A review and re-evaluation". International Journal of Management Reviews, 15: 4, 408 – 425.

[370] Burton, W. N., Chen, C. Y., Li, X., Schultz, A. B. and Abrahamsson, H. (2014). 'The association of self – reported employee physical activity with metabolic syndrome, health care costs, absenteeism, and presenteeism'. Journal of Occupational and Environmental Medicine, 56: 9, 919 – 926.

[371] Burton, Wayne N., Chen, C. Y., Conti, D. J., Schultz, A. B. and Edington, D. W. (2006). 'The association between health risk change and presenteeism change'. Journal of Occupational & Environmental Medicine, 48: 3, 252 – 263.

[372] Byron, K. (2005). 'A meta – analytic review of work – family conflict and its antecedents'. Journal of Vocation Behavior, 67: 2, 169 – 198.

[373] Carlson, D., Kacmar, K. M., Zivnuska, S., Ferguson, M. and Whitten, D. (2011). 'Work – family enrichment and job performance: a constructive replication of affective events theory'. Journal of Occupational Health Psychology, 16: 3, 297 – 312.

[374] Cary, C. and Dewe, P. (2009). 'Well – being—absenteeism, presenteeism, costs and challenges'. Occupational Medicine, 58: 8, 522 – 524.

[375] Collins, J. J., Baase, C. M. and Sharda, C. E., et al. (2005). "The assessment of chronic health conditions on work performance, absence, and total economic impact for employers". Journal of Occupational and Environmental Medicine, 47: 6, 547 – 557.

[376] Cooper, C. L. and Lu, L. (2016). "Presenteeism as a global phenomenon: Unraveling the psychosocial mechanisms from the perspective of social cognitive theory". Cross Cultural and Strategic Management, 23: 2, 216 – 231.

[377] Coser, R. L. "The Complexity of Roles as a Seedbed of Individual Autonomy", in: The Idea of Social Structure: Papers in Honor of Robert K. Merton, 1975

[378] D'Abate, C. P. Eddy, E. R. (2007). "Engaging in personal business on the job: extending the presenteeism construct". Human Resource Development Quarterly, 18 (3), 361 – 383.

[379] Davidian, M. (2002). "Hierarchical linear models: applications and data analysis

methods". Publications of the American Statistical Association, 98: 463, 767 – 768.

[380] Demerouti, E., Blanc, P. M. L., Bakker, A. B., Schaufeli, W. B. and Hox, J. (2009). "Present but sick: a three – wave study on job demands, presenteeism and burnout". Career Development International, 14: 1, 50 – 68.

[381] Eisenberger, R., Stinglhamber, F., Vandenberghe, C., Sucharski, I. L. and Rhoades, L. (2002). "Perceived supervisor support: contributions to perceived organizational support and employee retention". Journal of Applied Psychology, 87: 3, 565 – 573.

[382] Eurofound, I. L. O. (2012). 5th European Working Conditions Survey: Publications Office of the European Union. https://doi.org/10.2806/34660

[383] Ferguson, M., Carlson, D., Zivnuska, S. and Whitten, D. (2012). "Support at work and home: the path to satisfaction through balance". Journal of Vocational Behavior, 80: 2, 299 – 307.

[384] Ferreira, A. I., Mach, M., Martinez, L. F., Brewster, C., Dagher, G., Nebra, A. R. P. and Lisovskaia, A. (2017). "Working sick and out of sorts: a cross – cultural approach on presenteeism climate, organizational justice and work – family conflict". International Journal of Human Resource Management, 30: 19, 2754 – 2776.

[385] Fisher, G. G., Bulger, C. A. and Smith, C. S. (2009). "Beyond work and family: a measure of work/nonwork interference and enhancement". Journal of Occupational Health Psychology, 14: 4, 441 – 456.

[386] Flecker, J., Fibich, T. and Kraemer, K. (2017). Socio – economic changes and the reorganization of work. In C. Korunka & B. Kubicek (Eds.), Job demands in a changing world of work, 1st. (7 – 24). Cham: Springer International Publishing.

[387] Frone, M. R., Yardley, J. K. and Markel, K. S. (1997). "Developing and testing an integrative model of the work – family interface". Journal of Vocational Behavior, 50: 2, 145 – 167.

[388] Garczynski, A. M., Waldrop, J. S., Rupprecht, E. A. and Grawitch, M. J. (2013). "Differentiation between work and nonwork self – aspects as a predictor of presenteeism and engagement: cross – cultural differences". Journal of Occupational Health Psychology, 18: 4, 417 – 429.

[389] Garczynski, A. M., Waldrop, J. S., Rupprecht, E. A. and Grawitch, M. J. (2013). 'Differentiation between work and nonwork self – aspects as a predictor of presenteeism and engagement: cross – cultural differences'. Journal of Occupational Health Psychology, 18: 4, 417 – 429.

[390] Gilbreath, B. and Karimi, L. (2012). 'Supervisor behavior and employee presenteeism'. International Journal of Leadership Studies, 7: 1, 114 – 131.

[391] Glass, J. L. and Estes, S. B. (1997). 'The family responsive workplace'. Annual

Review of Sociology, 23: 1, 289 – 313.

［392］Goetzel, R. Z. , Carls, G. S. , Wang, S. , Kelly, E. , Mauceri, E. , Columbus, D. and Cavuoti, A. (2009). 'The relationship between modifiable health risk factors and medical expenditures, absenteeism, short – term disability, and presenteeism among employees at Novartis'. Journal of Occupational and Environmental Medicine, 51: 4, 487 – 499.

［393］Goetzel, R. Z. , Long, S. R. , Ozminkowski, R. J. , Hawkins, K. , Wang, S. and Lynch, W. (2004). 'Health, absence, disability, and presenteeism cost estimates of certain physical and mental health conditions affecting U. S. employers'. Journal of Occupational and Environmental Medicine, 46: 4, 398 – 412.

［394］Gordon, J. R. , Whelan – Berry, K. S. and Hamilton, E. A. (2007). 'The relationship among work – family conflict and enhancement, organizational work – family culture, and work outcomes for older working women'. Journal of Occupational Health Psychology, 12: 4, 350 – 364.

［395］Greenhaus, J. H. and Beutell, N. J. (1985). 'Sources of conflict between work and family roles'. The Academy of Management Review, 10: 1, 76 – 88.

［396］Greenhaus, J. H. and Kossek, E. E. (2014). 'The contemporary career: a work – home perspective'. Social Science Electronic Publishing, 1: 1, 361 – 388.

［397］Greenhaus, J. H. and Powell, G. N. (2006). 'When work and family are allies: a theory of work – family enrichment'. Academy of Management Review, 31: 1, 72 – 92.

［398］Haynes, C. E. , Wall, T. D. , Bolden, R. I. , Stride, C. and Rick, J. E. (1999). 'Measures of perceived work characteristics for health services research: test of a measurement model and normative data'. British Journal of Health Psychology, 4: 3, 257 – 275.

［399］Hemp, P. (2004). 'Presenteeism: At work—but out of it'. Harvard Business Review, 83: 1, 49 – 58.

［400］Hirschi, A. , Keller, A. C. and Spurk, D. (2019). 'Calling as a double – edged sword for work – nonwork enrichment and conflict among older workers'. Journal of Vocational Behavior, 114, 100 – 111.

［401］Hobfoll, S. E. , Halbesleben, J. , Neveu, J. P. and Westman, M. (2018). 'Conservation of resources in the organizational context: the reality of resources and their consequences'. Annual Review of Organizational Psychology and Organizational Behavior, 5 (1), 1 – 26.

［402］Hummer, J. , Sherman, B. and Quinn, N. (2002). 'Present and unaccounted for'. Occupational Heath & Safety, 71: 4, 40 – 42.

［403］Hunter, E. M. , Perry, S. J. , Carlson, D. S. and Smith, S. A. (2010). 'Linking team resources to work – family enrichment and satisfaction'. Journal of Vocational Behavior, 77: 2, 304 – 312.

［404］Johns, G. (2010). 'Presenteeism in the workplace: a review and research agenda'.

Journal of Organizational Behavior, 31: 4, 519 – 542.

[405] Karanika – Murray, M. and Biron, C. (2019). 'The health – performance framework of presenteeism: Towards understanding an adaptive behavior'. Human Relations, 1 – 20.

[406] Kim, H. J., Hur, W. M., Moon, T. W. and Jun, J. K. (2017). 'Is all support equal? the moderating effects of supervisor, coworker, and organizational support on the link between emotional labor and job performance'. Business Research Quarterly, 20: 2, 1 – 13.

[407] Koopman, C., Pelletier, K. R., Murray, J. F., Sharda, C. E., Berger, M., Turpin, R. S., Hackleman, P., Gibson, P., Holmes, D. M. and Bendel, T. (2002). 'Stanford presenteeism scale: health status and employee productivity'. Journal of Occupational and Environmental Medicine, 44: 1, 14 – 20.

[408] Kossek, E. E., Pichler, S., Bodner, T., and Hammer, L. B. (2011). 'Workplace social support and work – family conflict: a meta – analysis clarifying the influence of general and work – family – specific supervisor and organizational support'. Personnel Psychology, 64: 2, 289 – 313.

[409] Kottke, J. L. and Sharafinski, C. E. (1988). 'Measuring perceived supervisory and organizational support'. Educational and Psychological Measurement, 48: 4, 1075 – 1079.

[410] Kundu, S. C., Phogat, R. S., Datta, S. K. and Gahlawat, N. (2016). 'Impact of workplace characteristics on work – family conflict of dual – career couples'. International Journal of Organizational Analysis, 24: 5, 883 – 907.

[411] Lapierre, L. M., Li, Y., Kwan, H. K., Greenhaus, J. H., Direnzo, M. S. and Shao, P. (2018). 'A meta – analysis of the antecedents of work – family enrichment'. Journal of Organizational Behavior, 39: 4, 385 – 401.

[412] Laschober, T. C., Eby, L. T. D. T. and Kinkade, K. (2013). 'Mentoring support from clinical supervisors: mentor motives and associations with counselor work – to – nonwork conflict'. Journal of Substance Abuse Treatment, 44: 2, 186 – 192.

[413] Leineweber, C., Westerlund, H., Hagberg, J., Svedberg, P., Luokkala, M. and Alexanderson, K. (2011). 'Sickness presenteeism among swedish police officers'. Journal of Occupational Rehabilitation, 21: 1, 17 – 22.

[414] Lewin, K. (1939). 'Field theory and experiment in social psychology: Concepts and methods'. American Journal of Sociology, 44: 6, 868 – 896.

[415] Li, W. D., Fay, D., Frese, M., Harms, P. D. and Gao, X. Y. (2014). 'Reciprocal relationship between proactive personality and work characteristics: a latent change score approach'. Journal of Applied Psychology, 99: 5, 948 – 965.

[416] Liang, H., Saraf, N., Hu, Q. and Xue, Y. (2007). 'Assimilation of enterprise systems: the effect of institutional pressures and the mediating role of top management'. MIS Quarterly, 31: 1, 59 – 87.

［417］Liu, Y. H. , Mo, S. J. , Song, Y. F. and Wang, M. (2016). 'Longitudinal analysis in occupational health psychology: a review and tutorial of three longitudinal modeling techniques'. Applied Psychology, 65: 2, 379 – 411.

［418］Lohaus, D. and Habermann, W. (2018). 'Presenteeism: a review and research directions. Human Resource Management Review'.

［419］Lu, L. , Lin, H. Y. and Cooper, C. L. (2013). 'Unhealthy and present: Motives and consequences of the act of presenteeism among Taiwanese employees'. Journal of Occupational Health Psychology, 18: 4, 406 – 416.

［420］Marks, S. R. (1977). 'Multiple roles and role strain: some notes on human energy, time and commitment'. American Sociological Review, 42: 6, 921 – 936.

［421］Martinez, L. F. and Ferreira, A. I. (2012). 'Sick at work: Presenteeism among nurses in a Portuguese public hospital'. Stress and Health: Journal of the International Society for the Investigation of Stress, 28: 4, 297 – 304.

［422］McNall, L. A. , Nicklin, J. M. and Masuda, A. (2010). 'A meta – analytic review of the consequences associated with work – family enrichment'. Journal of Business and Psychology, 25: 3, 381 – 396.

［423］Mead, G. H. (1934). Mind, Self, and Society. Chicago: University of Chicago Press.

［424］Michel, J. S. , Kotrba, L. M. , Mitchelson, J. K. , Clark, M. A. and Baltes, B. B. (2011). 'Antecedents of work – family conflict: a meta – analytic review'. Journal of Organizational Behavior, 32: 5, 689 – 725.

［425］Miraglia, M. and Johns, G. (2016). 'Going to work ill: a meta – analysis of the correlates of presenteeism and a dual – path model'. Journal of Occupational Health Psychology, 21: 3, 261 – 283.

［426］Muse, L. A. and Pichler, S. (2011). 'A Comparison of Types of Support for Lower – Skill Workers: Evidence for the Importance of Family Supportive Supervisors'. Journal of Vocational Behavior, 79: 3, 653 – 666.

［427］Muthen, B. O. and Muthen, L. K. (1998 – 2010). Mplus [Computer software]. Los Angeles, CA: Muthen & Muthen.

［428］Niven, K. and Ciborowska, N. (2015). 'The hidden dangers of attending work while unwell: a survey study of presenteeism among pharmacists'. International Journal of Stress Management, 22: 2, 207 – 221.

［429］Powell, G. N. , Greenhaus, J. H. , Allen, T. D. and Johnson, R. E. (2018). 'Advancing and expanding work – life theory from multiple perspectives'. The Academy of Management Review, 44: 1, 1 – 43.

［430］Rothbard, N. P. (2001). 'Enriching or depleting? the dynamics of engagement in work and family roles'. Administrative Science Quarterly, 46: 4, 655 – 684.

[431] Rudolph, C. W. (2016). 'Lifespan developmental perspectives on working: a literature review of motivational theories'. Work, Aging and Retirement, 2 (2), 130 – 158.

[432] Ruhle, S. A., Breitsohl, H., and Aboagye, E., et al. ' "To work, or not to work, that is the question" – Recent trends and avenues for research on presenteeism. ' European Journal of Work and Organizational Psychology.

[433] Russell, D. W., Altmaier, E. and Velzen, D. V. (1987). 'Job – related stress, social support, and burnout among classroom teachers'. Journal of Applied Psychology, 72: 2, 269 – 274.

[434] Schwarz, N. (1999). 'Self – reports: How the questions shape the answers'. American Psychologist, 54: 2, 93 – 105.

[435] Selig, J. P. and Preacher, K. J. (2009). 'Mediation models for longitudinal data in developmental research'. Research in Human Development, 6: 2 – 3, 144 – 164.

[436] Shockley, K. M. and Singla, N. (2011). 'Reconsidering work – family interactions and satisfaction: a meta – analysis'. Journal of Management, 37: 3, 861 – 886.

[437] Siu, O., et al. (2010). 'Role Resources and Work – family Enrichment: The Role of Work Engagement. ' Journal of Vocational Behavior, 77: 3, 470 – 480.

[438] Smith, J.; Fisher, G.; Ryan, L. Psychosocial and Lifestyle Questionnaire 2006 – 2016 Documentation Report Core Section LB; The HRS Psychosocial Working Group: Ann Arbor, MI, USA, 2017.

[439] Tang, S. W., Siu, O. L. and Cheung, F. (2014). 'A study of work – family enrichment among chinese employees: the mediating role between work support and job satisfaction'. Applied Psychology, 63: 1.

[440] Tang, S. U., Siu, O. L. and Cheung, F. (2014). 'A study of work – family enrichment among chinese employees: the mediating role between work support and job satisfaction'. Applied Psychology, 63: 1, 1 – 21.

[441] Ten Brummelhuis, L. L. and Bakker, A. B. (2012). 'A resource perspective on the work – home interface: the work – home resources model'. American Psychologist, 67: 7, 545 – 556.

[442] Ten facts on ageing and health. World Health Organization. https: //www. who. int/ features/factfiles/ageing/en/. (accessed on May 29, 2020)

[443] Toker, S. and Biron, M. (2012). 'Job burnout and depression: unraveling their temporal relationship and considering the role of physical activity'. Journal of Applied Psychology, 97: 3, 699 – 710.

[444] Tran – Duy, A., Nguyen, T. T. V., Thijs, H., Baraliakos, X., Heldmann, F., Braun, J. and Boonen, A. (2015). 'Longitudinal analyses of presenteeism and its role as a pre-

dictor of sick leave in patients with ankylosing spondylitis'. Arthritis Care & Research, 67: 11, 1578 – 1585.

[445] Turpin, R. S. , Ozminkowski, R. J. , Sharda, C. E. , Collins, J. J. , Berger, M. , Billotti, G. M. , Baase, C. , Olson, M. J. and Nicholson, S. (2004). 'Reliability and validity of the Stanford Presenteeism Scale'. Journal of Occupational and Environmental Medicine, 46: 11, 1123 – 1133.

[446] Vänni, K. , Virtanen, P. , Luukkaala, T. , and Nygård, C. H. (2012). 'Relationship between perceived work ability and productivity loss'. International Journal of Occupational Safety, 18: 3, 299 – 309.

[447] Voydanoff, P. (2001). 'Incorporating community into work and family research: a review of basic relationships'. Human Relations, 54: 12, 1609 – 1637.

[448] Wayne, J. H. , Butts, M. M. , Casper, W. J. and Allen, T. D. (2017). 'In search of balance: a conceptual and empirical integration of multiple meanings of work – family balance'. Personnel Psychology, 70: 1, 1 – 62.

[449] Whitehouse, D. (2005). 'Workplace presenteeism: How behavioral professionals can make a difference'. Behavioral Healthcare Tomorrow, 14: 1, 32 – 35.

[450] Willness, C. R. , Steel, P. and Lee, K. (2007). 'A meta – analysis of the antecedents and consequences of workplace sexual harassment'. Personnel Psychology, 60 (1), 127 – 162.

[451] Wood, S. , Michaelides, G. and Totterdell, P. (2013). 'The impact of fluctuating workloads on well – being and the mediating role of work – nonwork interference in this relationship'. Journal of Occupational Health Psychology, 18: 1, 106 – 119.

[452] Yang, T. A. , Lei, R. , Jin, X, Li, Y. , Sun, Y. Y. , Deng, J. W. (2019). 'Supervisor support, coworker support and presenteeism among healthcare workers in china: the mediating role of distributive justice'. International Journal of Environmental Research and Public Health, 16: 5, 817.

[453] Yang, T. N. , Shen, Y. M. , Zhu, M. J. , Liu, Y. L. , Deng, J. W. , Chen, Q. and See, L. C. (2016). 'Effects of co – worker and supervisor support on job stress and presenteeism in an aging workforce: a structural equation modelling approach'. International Journal of Environmental Research and Public Health, 13: 1, 1 – 15.

[454] Zacher, H. (2016). 'Daily manifestations of career adaptability'. Journal of Vocational Behavior, 91: 1, 76 – 86.

[455] Zhang, L. , Lin Y. C. and Liu, F. J. (2011). 'Work support and turnover intention: The mediating roles of work – to – family conflict and facilitation'. Management Science and Engineering (ICMSE), 2011 International Conference on. IEEE.

[456] Zhang, L. , Lin, Y. and Wan, F. (2015). 'Social support and job satisfaction:

elaborating the mediating role of work – family interface'. Current Psychology, 34: 4, 781 – 790.

［457］Zhang, Y. , Xu, S. , Jin, J. and Ford, M. T. (2018). 'The within and cross do-main effects of work – family enrichment: a meta – analysis'. Journal of Vocational Behavior, 104: 2, 210 – 227.

［458］Zhou, Q. , Martinez, L. F. , Ferreira, A. I. and Rodrigues, P. (2016). 'Supervi-sor support, role ambiguity and productivity associated with presenteeism: A longitudinal study'. Journal of Business Research, 69: 9, 3380 – 3387.

第五章 医务人员工作压力与医疗服务供给

第一节 医务人员工作压力现状

我国医务人员在工作中工作压力较大，且分类别来看阻碍性压力大于挑战性压力。这一现象出现的原因在于：（1）目前社会对医务人员的需求较大，要求较高，无论是技术或是道德层面的要求均使医务人员承受巨大的压力，但医务人员来自专业的医疗院校或高校，培养周期长，医疗人员补充速度与需求不匹配，导致现存在工作岗位上的医务人员压力较大；（2）医疗资源紧张，目前人口老龄化加剧，"看病难"的问题更加突出，医疗资源供给与需求的差距导致医生工作负荷较大；（3）医疗暴力事件多发，医患关系紧张导致医务人员精神紧张，承受巨大的身体压力与心理压力。

第二节 医务人员工作压力与隐性缺勤[①]

为探究中国公立和私立医院医务人员不同类型工作压力对其健康和隐性缺勤行为的影响，并对其影响程度进行对比分析。本研究在中国中东西部分别选取著名三甲公立医院和某综合性私立医院为研究对象，随机抽取 870 名公立医院医务人员和 240 名私立医院医务人员进行问卷调查，对调查数据通过结构模型方程进行分析。研究结果显示，阻碍性工作压力（$\beta = 0.25$，$p < 0.01$）通过健康对隐性缺勤有着显著正面影响，而挑战性压力的影响（$\beta = -0.02$，$P = 0.079$）则为负面且不显著；公立医院与私立医院医务人员在挑战性压力、阻碍性压力和隐性缺勤方面存在显著的差异；私立医院医务人员的挑战性压力对健康的影响和阻碍性压力和隐性缺勤的影响不显著。工作压力对于公立医院和私立医院医务人员的影响存在差异，院方可针对各类型医院的具体情况采取有效措施进行压力干预。

一、引言

隐性缺勤是指由于健康或其他原因导致的生产力损失，其不仅具有较强的隐蔽性较难测量，还会给组织和个人带来高额的成本与负担。从许多研究中来看，员工的隐性缺勤行为会

---

① 本节内容的主要观点已发表于 2020 年第 15 期 "*Psychology, Health & Medicine*"。

增加组织的生产力损失。因此，对于组织来说，关注成员的隐性缺勤行为、降低生产力损失显得尤为重要。

在许多学术研究中，研究者发现工作压力对于隐性缺勤产生了影响。在中国，医务人员由于其工作的特殊性，工作强度大，处于高压力的环境中。长时间暴露在压力下，对于医务人员的身心健康会产生很大的影响，引发隐性缺勤行为，降低工作能力，导致生产力损失，进而影响医院整体的医疗服务质量。因此，关注压力对于隐性缺勤的影响至关重要。

目前，全国80%的医疗资源集中在大城市，其中30%流向了中国大城市的最大公立医院。同时，私立医院在解决人民健康问题方面也发挥了不可忽视的作用。公立医院与私立医院在管理模式等各个方面存在很大的差异。从现在的研究来看，很少从实证的角度来分析公立医院与私立医院之间的差异。

因此，本研究选取中国东中西部有代表性三甲公立医院和某综合性私立医院为研究对象，探究公立与私立医院医务人员不同类型工作压力对其健康和隐性缺勤行为的影响，并对比分析其影响差异。这对于医院干预医务人员的工作压力、提升健康、降低隐性缺勤行为、提升医院整体医疗服务质量有着重要的意义。

二、研究方法

（一）研究对象

本研究采用分层随机抽样的方法，在员工同意和自愿参与的基础上，于2016年7～10月在中国东中西部分别选取有代表性的三级甲等公立医院和某综合性私立医院，按照工号分别随机抽取870名与240名医务人员（包括医生/护士/药师/医技人员/医院及诊所的管理行政人员等）为研究对象。由于中国的东中西部医疗发展水平有差距，因此医院整体医务人员的状况可能有所不同。三个区域的三甲医院数量比例分别为5.2∶3.6∶3.6，因而根据5∶3∶3的比例对医务人员进行随机抽样。因此，我们从这些地区随机选择了五家（北京、广州、海口、上海、厦门）、三家（武汉、长春、郑州）和三家（重庆、喀什、西安）医院。调查内容包括：个体特征（包括年龄、性别、受教育程度、岗位、职称、科别和工龄）、工作压力、健康和隐性缺勤。采用现场填答问卷并回收的方式进行问卷调查。最终分别回收问卷859份与222份，有效问卷共891份，回收率为96.5%。

（二）研究工具

在获得被调查医务人员的知情同意后，由所抽取科室主任进行集体施测，现场发放问卷，在规定时间内填写并回收。

调查问卷由以下四个部分量表构成：（1）医务工作者基本情况问卷，内容包括性别、年龄、科室、人员系列、教育程度、职称、工作年限等7项内容。（2）挑战性—阻断性压力量表（Challenge and Hindrance - Related Self - Reported Stress Scale，C - HSS），共11项，采用五点量表对挑战性压力和阻碍性压力进行测量，在大规模人群中检验达到了较好信效度

（α＝0.93）。本研究将工作压力划分为挑战性工作压力和阻碍性工作压力两个维度，以进一步了解医务人员的工作压力及其影响。（3）8 条目健康简易量表（The 8 – Item Short Form Health Survey，SF－8）：从最近四周的健康总体自评、躯体活动功能、躯体功能对角色功能影响、疼痛活力、社会功能、心理功能、情绪对角色功能影响等八个方面对医务人员健康进行全面测量。该量表除身体疼痛是六点计分外，其余七个条目均为五点计分，该量表信效度较好（α＝0.93）。（4）工作能力量表（Perceived ability to work），该量表是 Ilmarinen 等人发明的，测量的维度包括整体维度、体力要求、精神要求和人际交往等四个方面，采用的是 10 点量表形式，在大规模人群中检验达到了较好的信效度（α＝0.94）。因为该量表已被验证测量隐形缺勤时具有较好的信效度，故在本研究中使用该量表。

（三）统计学方法

数据采用 SPSS 20.0 和 AMOS 21.0 软件对问卷数据进行描述性统计分析，并通过构建结构方程和亚组分析，探讨分析北京市公立和私立医院医务人员工作压力对其健康和隐性缺勤的影响，并对比其差异。为了使数据和实际意义结果一致，本研究对隐性缺勤和挑战性压力、阻碍性压力进行回归分析时，用 10 减去每个条目原始分值，将隐性缺勤的含义由数值越大代表隐性缺勤行为程度越低，转换为数值越大隐性缺勤行为程度越高。

三、研究结果

（一）调查对象的人口统计学信息

从整体上看，公立医院与私立医院被访医务人员的人口统计学特征分布大概一致（见表 5 － 1）。两种类型医院被访人员在性别分布上大体一致，女性人数远远多于男性。在学历方面，拥有大学本科学历的被访者在公立和私立医院占比最高，私立医院医务人员的整体学历水平要高于公立医院。在职称上，公立和私立医院被访者均以初级职称为主，这也符合医院整体的职称分布。在工龄分布上，工龄在 6 ~ 10 年的被访者在公立和私立医院占比最高。

表 5 – 1　公立医院与私立医院基于人口学特征的描述性统计分析结果

人口学特征	样本发布	
	公立医院	私立医院
性别		
男	182（21.2%）	47（21.2%）
女	631（73.5%）	168（75.7%）
系统缺失	46（5.4%）	7（3.2%）

续表

人口学特征	样本发布	
	公立医院	私立医院
年龄（岁）		
<25	147（17.1%）	12（5.4%）
25~30	368（42.8%）	82（36.9%）
31~35	192（22.4%）	58（26.1%）
36~40	64（7.5%）	22（9.9%）
41~50	40（4.7%）	34（15.3%）
51~55	3（0.3%）	9（4.1%）
56~60	4（0.5%）	1（0.5%）
>60	0（0.0%）	1（0.5%）
系统缺失	41（4.8%）	3（1.4%）
岗位		
临床医生	309（36.0%）	52（23.4%）
护理人员	346（40.3%）	74（33.3%）
管理人员	33（3.8%）	71（32.0%）
医技人员	93（10.8%）	19（8.6%）
药剂师	11（1.3%）	1（0.5%）
系统缺失	67（7.8%）	5（2.3%）
学历		
大专以下	28（3.3%）	2（0.9%）
大专	135（15.7%）	52（23.4%）
本科	372（43.3%）	104（46.8%）
硕士	213（24.8%）	38（17.1%）
博士及以上	63（7.3%）	20（9.0%）
系统缺失	48（5.6%）	6（2.7%）
职称		
见习生	63（7.3%）	2（0.9%）
初级	477（55.5%）	84（37.8%）
中级	213（24.8%）	82（36.9%）
高级	50（5.8%）	34（15.3%）
系统缺失	56（6.5%）	20（9.0%）

续表

人口学特征	样本发布	
	公立医院	私立医院
工龄（年）		
<3	274 (31.9%)	34 (15.3%)
3~5	239 (27.8%)	57 (25.7%)
6~10	175 (20.4%)	64 (28.8%)
11~20	90 (10.5%)	37 (16.7%)
>20	33 (3.8%)	25 (11.3%)
系统缺失	48 (5.6%)	5 (2.3%)

（二）工作压力、健康和隐性缺勤的相关性分析

从相关性分析结果中可以看出（见表 5-2），挑战性压力（$\beta = 0.150$，$p < 0.01$）和阻碍性压力（$\beta = 0.252$，$p < 0.01$）与健康之间存在显著的正向关系，挑战性压力（$\beta = -0.355$，$p < 0.01$）和阻碍性压力与（$\beta = -0.359$，$p < 0.01$）隐性缺勤之间呈现显著的负向相关性，健康与隐性缺勤之间呈现显著的负向关系（$\beta = -0.290$，$p < 0.01$）。挑战性压力与阻碍性压力本身呈现显著的正向相关关系（$\beta = 0.483$，$p < 0.01$）。

表 5-2 工作压力、健康和隐性缺勤相关性分析

	1	2	3	4
挑战性压力	1			
阻碍性压力	0.483**	1		
健康	-0.355**	-0.359**	1	
隐性缺勤	0.150**	0.252**	-0.290**	1

注：** 在 0.01 水平（双侧）上显著相关。

（三）公立医院与私立医院在工作压力、健康和隐性缺勤方面的差异

从差异分析的结果来看，公立医院与私立医院医务人员在隐性缺勤（$P = 0.004 < 0.05$）、挑战性压力（$P = 0.002 < 0.05$）和阻碍性工作压力（$P = 0.000 < 0.05$）三个方面存在显著差异，在健康方面（$P = 0.098 > 0.05$），差异不显著（见表 5-3）。

（四）工作压力对健康和隐性缺勤的影响分析

首先通过拟合指标来对模型的拟合程度进行分析。表 5-4 中的单因子模型拟合指标 NFI、CFI 均大于 0.9，GFI 大于 0.8，MSEA 的值小于 0.08，说明构建的结构方程模型具有很好的拟合度。

表5-3　工作压力、健康与隐性缺勤在公立医院与私立医院中的差异分析

		平方和	df	均方	F	显著性
隐性缺勤	组间	18.847	1	18.847	8.237	0.004
	组内	2468.745	1079	2.288		
	总数	2487.592	1080			
挑战性压力	组间	4.835	1	4.835	9.514	0.002
	组内	548.381	1079	0.508		
	总数	553.216	1080			
阻碍性压力	组间	22.475	1	22.475	38.212	0.000
	组内	634.636	1079	0.588		
	总数	657.111	1080			
健康	组间	1.245	1	1.245	2.749	0.098
	组内	488.592	1079	0.453		
	总数	489.837	1080			

表5-4　　　　　　　　　　　　隐性缺勤 CFA 拟合指标

	卡方/df	RMSEA	GFI	NFI	CFI
标准	1~3	<0.08	>0.80	>0.80	>0.80
单因子模型	5.09	0.062	0.913	0.912	0.928

注：df：degrees of freedom；RMSEA：Root Men Square Error of Approximation；GFI：Goodness Normed Fit Index；NFI：Normed Fix Index；CFI：Comparative Fit Index.

在构建的结构模型中（见图5-1），挑战性工作压力（$\beta = -0.20$，$p < 0.001$）与阻碍性工作压力（$\beta = -0.32$，$p < 0.001$）与医务人员的健康情况呈现显著的负相关，阻碍性工作压力越大，医务人员的健康状况越差。其次，挑战性工作压力对医务人员的隐性缺勤情况呈现温和的负向作用（$\beta = -0.05$，$p = 0.281$），但并不显著；而阻碍性工作压力对医务人员的隐性缺勤行为呈现显著正相关（$\beta = 0.21$，$p < 0.001$）。这表明，温和的挑战性压力可在一定程度上降低隐性缺勤行为，而阻碍性工作压力则只会增加医务人员隐性缺勤行为。同时，医务人员健康与医务人员隐性缺勤行为之间呈显著的负相关（$\beta = -0.25$，$p < 0.001$），即医务人员的身体健康状况越好，隐性缺勤行为越少，反之，隐性缺勤行为越多。

此外，从表5-5的亚组分析结果发现，挑战性压力对隐性缺勤的影响在公立与私立医院均不显著；其他相关关系在公立医院均一致显著；在私立医院中，仅有挑战性压力和阻碍性压力的交互影响和阻碍性压力对健康的影响两项关系中显著。

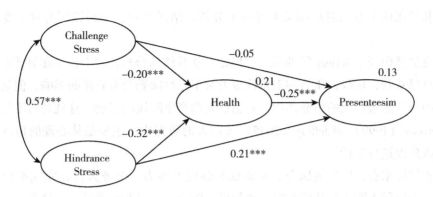

图 5 - 1　工作压力、健康和隐性缺勤之间关系的路径分析

注：*** 表示在 0.001 双侧水平上显著相关。

表 5 - 5　　　　　工作压力对健康与隐性缺勤影响的亚组分析结果

条　目	全部		公立医院		私立医院	
	β	p	β	p	β	p
挑战性压力到健康	- 0. 203	***	- 0. 194	***	0. 078	0. 295
挑战性压力到隐性缺勤	- 0. 046	0. 281	- 0. 073	0. 129	0. 047	0. 567
挑战性压力与阻碍性压力的相互影响	0. 575	***	0. 64	***	0. 509	***
阻碍性压力到健康	- 0. 316	***	- 0. 358	***	0. 447	***
阻碍性压力到隐性缺勤	0. 212	***	0. 193	***	0. 174	0. 074
健康到隐性缺勤	- 0. 246	***	- 0. 273	***	0. 218	0. 003

注：*** 表示在 0.001 水平（双侧）上显著相关。

四、讨论

本研究的目的是探究公立医院和私立医院医务人员承受的不同类型的工作压力对于身心健康和隐性缺勤的影响。

从数据分析结果来看，首先，两种工作压力类型——挑战性压力和阻碍性压力对于隐性缺勤的影响存在显著的差异。从分析结果可以看出，挑战性压力和阻碍性压力对于隐性缺勤的影响方向不同。挑战性压力对隐性缺勤有着负向的影响作用，挑战性压力越大，医务人员的隐性缺勤程度越低；阻碍性压力对于隐性缺勤有着正向的影响作用，阻碍性压力越大，医务人员的隐性缺勤程度越高。Jeffery 等（2005）在研究中指出，挑战性压力对于表现具有正向的影响作用，这与本研究获得的结果一致。在阻碍性压力对于表现的影响方面，Perrewe（1999）等认为，这种关系比较复杂，取决于动机的积极影响和紧张的消极影响。Jeffery 等也从动机和紧张两个方面对这项关系进行了分析，结果显示，阻碍性压力对于变现有消极作用。

本研究虽然印证了 Jeffery 等的观点，但是，从具体的分析角度上，存在显著的差异。从结果部分可以看到，挑战性压力和阻碍性压力对于隐性缺勤会有直接的影响，但是也会通过医务人员的身体健康情况的中介作用，对隐性缺勤产生间接的影响。这就是角度的不同点所在。在 Perrewe（1999）和 Jeffery（2005）等前人的研究中，主要是从心理的角度来看，本研究从健康角度进行分析。

从现实情况来看，中国的医务人员面临高强度的压力，医务人员在完成本职工作的同时，还要疲于应付本职工作外的影响，比如说，医疗暴力、职业晋升等，这在一定程度上也给医务人员的健康和表现带来非常不好的影响。因此，可通过工作分析等方法，明确医务人员的岗位职责；针对不同岗位的医务人员制定不同的胜任力模型；加强人身安全保护，降低不良行为的影响；完善评价晋升体系和机制等。

其次，从表 5-5 的结果中可以看出，公立医院的结果与整体的结果保持一致，但是私立医院的结果与整体结果间存在较大的差异，主要表现在两个方面：医务人员面对的挑战性压力与健康状况之间的关系不明显；阻碍性压力对隐性缺勤的影响不显著。出现这种现象，与中国医疗领域的特点密不可分。第一，中国的医院等医疗机构，由政府统一管理，但是在管理上存在差别。公立医院是中国医疗体系中一个重要的组成部分，有别于私立医院，具有一定的公益性质。私立医院也为中国的医疗事业改革和发展做出了重要的贡献，但是建立和运营管理方面，有营利和非营利之分，政府在私立医院的管理方面，与公立医院差别较大。公立医院有政府财政投入，基本免除税收，充分发挥医疗的作用。在私立医院中，主要依靠原资金投入和运营收入，基本上无财政补贴，除此之外，还要上缴税收。由于这种监管方面差别，公立医院专注于医疗问题的解决，并兼任科研创新的角色。在此基础之上，私立医院还需要通过具体的运营手段（提升服务质量，吸引病患；专注于某一科室，做强等）来保障医院的正常运行。业务导向不同也表现出，公立医院除了在"社会支持""就医环境""尊重"方面优于民营医院外，其他方面在"自主权""保密""及时关注""交流""选择性"方面均差于民营医院。另外，作为公立医院，根据业务导向，重点考核工作人员的工作能力和工作态度，但是在私立医院中，却要更多地以商业业绩的模式进行考核。因此，私立医院医务人员在面对的压力方面呈现出与公立医院不同的特点，由此会引起私立医院医务人员有别于公立医院的表现。从国家层面来看，近几年，对于全民健康和医疗体系改革的指导性政策，积极鼓励私立医院的发展，为社会的健康事业贡献自己的力量。基于我们得出的公立医院与私立医院医务人员对于工作压力的反应差异，可对相关机构的政策制定提供理论依据。对于私立医院来讲，要采用特殊的管理制度，适合私立医院的发展需要。同时，对于私立医院的扶持政策也需要进行考虑，加大监管力度，规范医院行为，对私立医院医务人员的工作内容进行规范。私立医院在其发展的道路上要根据大环境的变化，敏锐捕捉政策及市场信息，及时调整发展策略，同时积极承担社会责任，实现健康发展。

近年来，中国政府对于全民健康情况花费很大心力，在这方面投入很多精力，提出一系列政策。提出"2030 健康计划"，对于实现全民健康定下了具体的目标。国家健康事业的实现离不开医疗机构，而医疗机构的正常运转离不开医务工作者的辛勤付出。在现有情况之下，中国的医务人员培养成本高、周期长，可替代性差。但是中国的人口基数大，需要解决的健康问题从数量来说对于医务人员是个巨大的挑战，因此，中国的医务人员的工作量处于超负荷状态，严重影响他们个人的健康，进而影响工作的进行。管理者要高度重视医务人员的工作压力和健康，从而降低隐性缺勤行为的发生，减少生产力损失，更好地为全民健康服务。常见的方法包括在医院中配备健身场地，开设与工作压力和健康相关课程，定期与医务人员进行谈心，合理地安排轮休制度等，以帮助医务人员缓解工作压力，提升健康和工作能力。需要特别指出的是，工作压力对医务人员健康和隐性缺勤的影响在公立医院和私立医院有所差异。因此，公立医院和私立医院需要采取差异性的压力干预措施，公立医院需要兼顾挑战性压力和阻碍性压力，私立医院则主要关注阻碍性压力。

另外，前面提到，研究中选取的研究对象——中国医务人员群体在工作压力方面有着其特殊的群体特征，基本上处于高负荷状态，面临巨大的工作压力。由于工作压力引发的生产力的巨大损失，得到了很多人的关注，很多研究也证实了这一结论。作为中国的医务人员，是社会正常运转非常紧缺的一部分人力资源，在其他国家应该也是如此。研究医务人员的工作压力，并关注由此引发的结果，至关重要，具有明显的实践意义。从前人的研究中来看，选取医务人员作为研究对象，探究工作压力的相关影响，数量较少；从公立医院和私立医院对比的角度来进行分析，在国内来讲也属于前列。因此，本研究就一些分析结果对前人得出的结论进行验证，对相关的理论也是一个丰富。因为研究对象的特殊性，在一定程度上也具有其自身的局限性，研究中得到的结果和结论还需要在其他群体中得到进一步的论证。

针对医务人员工作压力的相关探索，在未来应更加深入，在挑战性压力和阻碍性压力的关系方面可做进一步的探究。在前人的研究中，挑战性压力和阻碍性压力对于研究对象的健康情况和隐性缺勤行为均有影响，部分研究中也指出，挑战性压力和阻碍性压力的影响方向和作用机制存在差异，因此，未来的研究中可从挑战性压力和阻碍性压力本身入手，探索两者之间的关系，对于压力相关理论和模型的丰富和发展具有重要作用。在未来的研究中，可对公立和私立医院的领导方式进行探究，探究领导方式对于医务人员的工作压力和健康的影响。从公立医院来说，是国有、院长负责制，院方的领导方式和管理理念对于医院的运行和发展具有重要的影响作用。对于领导方式的探究，探索最适合的管理模式，对现有的医疗体制改革具有重要的作用。其次，从个体的角度探究医务人员的心理，分析医务人员的性格特征，对于不同的性格人群采用不同的有针对性的压力干预措施，具有高效实际的意义。

五、结论

挑战性压力和阻碍性压力对于中国公立医院和私立医院医务人员均有影响，但在影响方向和影响程度方面存在差异。从背后的影响原因来看，主要来自两个方面，一是两种类型医院的业务导向，决定了不同的运营模式和对医务人员的考核方式。公立医院更多专注于医疗本身，在考核上更看重能力和态度；私立医院还需要面对更多经营上的问题，对于医务人员的考核更偏向于市场指标。二是管理部门的监管方向和导向。总的来说，工作压力对于公立医院医务人员的影响要明显不同于私立医院。因此，对于公立医院和私立医院医务人员的工作压力需要分类，用不同的方式进行干预。

第三节　医务人员工作压力与公共服务动机①

本研究旨在考察社会支持、工作压力与公共服务动机（PSM）之间的关系，并基于工作需求资源理论，考察社会支持和工作压力对中国公共服务动机的影响。本研究对北京、厦门、广州三地公立医院 2017 年聘用的 973 名医护人员（包括医生、护士、医务技术人员和管理人员）进行问卷调查。采用相关分析和结构方程模型（SEM）。得出相关结果：挑战压力、阻碍压力与 PSM 呈显著负相关。主管支持与 PSM 显著正相关，从同事支持到 PSM 的路径显著。主管支持与阻碍压力显著负相关，同事支持与挑战压力显著负相关。阻碍压力和挑战压力分别在主管支持与 PSM、同事支持与 PSM 之间起显著中介作用。PSM 可以通过增加主管支持和同事支持，通过限制阻碍压力和挑战压力来提高。因此，本研究建议公立医院管理者应注意医护人员的巨大工作压力，并针对挑战压力和阻碍压力进行干预。此外，公立医院管理者应鼓励和协助主管履行其领导职能，还应该强调同事的支持和良好的员工关系。

一、背景

为了将公共服务的动机基础与其他部门的传统理性动机区分开来，Perry 和 Wise 提出了公共服务动机（PSM）的概念，以理解公共组织中的行为和员工管理，例如公立医院，这在最近几十年引起了活跃的研究话题和相当大的兴趣。PSM 被定义为"致力于公共服务，追求公共利益，并渴望从事对社会有价值的工作的想法"。Witteloo Stuijn 等描述了对 PSM 的研究如何涉及两个主要角度。第一种观点侧重于私营部门会计准则本身，包括私营部门会计准则的定义、组成和衡量。第二种观点涉及私营部门管理在个人和组织层面的影响，如志愿服务和个人与组织的匹配。与将 PSM 视为自变量的现有研究相比，据我们所知，很少有研究将 PSM 视为因变量或调查 PSM 的前因，尽管已经进行了一些调查（例如，个人的人口统计信息和工作满意度）。

---

① 本节内容的主要观点已发表于 2021 年第 21 期"*BMC Public Health*"。

最近的研究已经调查了这些在 PSM 理论和实践中处理的局限性。性别、教育程度、宗教活动、志愿者工作、家庭社会化、领导风格、等级权威和繁文缛节是被广泛接受的 PSM 的前因。然而，关于这些前因的证据和有关调节是有限的。社会支持对个人动机有积极的影响，因此直接或通过其他变量影响 PSM，如工作压力，这是社会支持研究中常见的中介因素。鉴于经验压力的程度与特定的压力源有关，工作压力被分为挑战压力（例如，个人感到高度的工作超负荷、责任和时间压力）和阻碍压力（例如，个人遭受繁文缛节、任务不明确和对工作保障的担忧），这将对他们的工作满意度或自愿离职产生积极或消极的影响。因此，研究社会支持和工作压力对 PSM 的影响是必要和有趣的。

社会支持可以影响 PSM。社会支持通常发生在我们可以依靠的人表现出关心、重视和爱我们时，这可以分为主管/同事支持和非工作支持（例如，家庭支持、朋友支持和伴侣支持）。主管支持和同事支持可能是影响员工 PSM 的最重要的社会支持因素。有了足够的主管支持，员工会觉得自己是组织中的重要成员，并意识到他们的目标符合组织目标。因此，他们将更多地参与到他们的工作中，并表现出更多的利他行为、奉献精神和组织公民行为——这是 PSM 的具体表现。在同事的支持下，员工可以更好地工作，提供更好的公共服务。更重要的是，这样的员工更有可能对自己的工作感到满意，这会加强他们的 PSM。这些可以满足员工的心理需求，并增加个人和组织之间的互补契合度。因此，我们提出以下假设进行实证分析。

假设 H1：主管支持与 PSM 呈正相关。

假设 H2：同事支持与 PSM 呈正相关。

工作压力会受到社会支持的影响。工作压力通常被认为是一个多维的概念，所提出的模型通常包括各种可能的工作压力来源。一个常用的分类将工作压力分为两个因素：挑战压力和阻碍压力。挑战压力被定义为人们可以克服的有助于长期职业前景的工作压力（例如，个人感到高度的工作超负荷、责任和时间压力），而阻碍压力是一种人们无法克服的工作压力，对长期职业前景有害（例如，个人遭受繁文缛节、任务不明确和对工作保障的担忧）。在工作场所，主管支持和同事支持是与工作压力密切相关的社会支持维度，有助于支持性沟通。主管的支持可能会对员工产生信息和情感两个方面的影响。信息主管的支持有助于减少员工角色冲突和组织政治。从情感角度来看，主管的支持可能有助于提升自尊和工作安全感。在同事的帮助和配合下，员工的工作量减少，时间紧迫感降低，从而可以更好地履行他们的工作职责。反过来，他们可能获得更多的个人成就感，更少的挑战来满足他们的工作要求。更重要的是，在相同的工作文化和环境中，员工不太可能经历焦虑，并可以通过与同事交流来保持良好的心态。这一分析提出了以下研究假设。

假设 H3：主管支持与阻碍压力呈负相关。

假设 H4：同事支持与挑战压力呈负相关。

工作压力会影响 PSM，并在社会支持对 PSM 的影响中起中介作用。考虑到不同类型的工作压力，工作压力会通过两个主要机制影响 PSM。一方面，挑战压力，如工作负荷、工作责任和时间紧迫感，增加了工作人员的心理负担和精神障碍的流行，以及职业倦怠和离职倾向的可能性。然而，如果工人有足够的专业技能、职业关系和同事支持，他们可能能够适应和克服这种挑战压力。因此，挑战压力的危害会更小，甚至可能会鼓励员工提高工作控制力，积极行动起来完成工作。在这种情况下，工人会觉得他们适合工作和组织，能够执行工作，为公众利益行事，并为他人提供公共服务。另一方面，"工作中努力—回报不平衡"的感觉也会产生阻碍压力，削弱员工的 PSM。对于许多员工，特别是新员工来说，他们与上级之间关系的相互调节是非常重要的。在努力工作的同时，他们也希望得到上司和组织的认可和奖励。如果他们的努力得到了主管的积极回应，PSM 就会得到加强，他们会更加努力工作。然而，如果工人觉得主管更关注他们的社会关系和专业背景而不是他们的工作表现，或者如果工人对他们的角色责任和工作过程感到困惑，他们可能会感到沮丧和缺乏工作保障。更重要的是，由于缺乏奖励和主管的支持，员工可能会认为自己的工作停滞不前。在这些情况下，员工感到巨大的阻碍压力，他们的积极性和服务积极性会降低。这一分析提出了以下研究假设。

假设 H5：挑战压力与 PSM 呈正相关。

假设 H6：阻碍压力与 PSM 呈负相关。

假设 H7：挑战压力在同事支持对 PSM 的影响中起中介作用。

假设 H8：阻碍压力中介主管支持对 PSM 的影响。

此外，JD-R 理论进一步解释了社会支持、工作压力和 PSM 之间的关系，该理论描述了工作压力如何出现并影响员工的心理结果。这一理论认为，工作特征可以分为两个对立的类别：工作需求和工作资源。工作需求是指个体需要付出努力或代价才能完成工作的因素，如身体、心理和社会能力。工作资源被定义为能够：一是促进就业目标的实现；二是减少工作需求及相关的心理和身体成本；三是促进个人前景。一方面，工作需求导致持续的负担过重和工作压力，导致负面的心理和情感后果（例如，精疲力竭），并最终降低 PSM，因为随着时间的推移，压力水平累积将导致心理退缩。另一方面，就业资源直接或间接地激励个人。一种重要的工作资源—主管和同事支持—帮助员工克服工作压力，提高他们的 PSM，因为这种资源可以缓解工作需求的负面影响。

在中国看来，公立医院是公共部门的重要组成部分，提供了大部分医疗服务。医护人员的工作特征、职责和要求导致了这一群体对 PSM 和工作压力的研究兴趣不断增加。此外，医护人员需要足够的社会支持，以应对复杂的工作环境（例如，过度工作和暴力），并提供良好的医疗服务。因此，社会支持、工作压力和 PSM 可能是一个关键和话题关注的问题。

以前的大多数研究没有探索 PSM 的前因，他们没有考虑社会支持的影响和工作压力的中介作用。因此，在这项研究中，我们考察了工作压力对社会支持和 PSM 之间的联系的中介作用（见图 5-2），样本来自医院背景知识部分的中国医护人员（例如，医生、护士、医务技术人员和管理人员）。

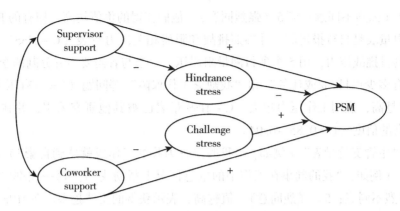

图 5 – 2 主管支持和同事支持对挑战压力、阻碍压力和公共服务动机的影响模型

二、方法

（一）参与者和设置

我们对 2017 年在北京、厦门和广州公立医院工作的医护人员（包括医生、护士、医疗技术人员和管理人员）的数据进行了横断面分析，以调查社会支持、工作压力和 PSM 之间的关系。为了遵守研究伦理委员会的要求，我们首先联系了目标医院的领导以获得批准。对于同意参与的医院，我们与相关部门合作，向参与者发送纸质问卷，并获得他们的口头同意。愿意参与的参与者将被要求返回并填写问卷。在整个过程中，我们保证所有问卷将以匿名方式填写，调查内容仅用于科学研究，以提高他们的生活和工作质量，并绝对保密。

为了确保数据的完整性和客观性，参与者是根据员工人数、年龄和职称进行随机抽样的。我们最终将每个目标医院 5% ~ 10% 的医护人员，包括医生、护士、医疗技术人员和管理人员。

调查评估了个人特征、主管支持、同事支持、工作压力和 PSM。为了测试调查中的收敛性和发散性效度，我们在问卷中使用了相似和相反的问题来检查受访者是否提供了预期的答案。如果参与者的答案不一致，他们则最终被排除在外。最后，在排除社会愿望的影响后，我们纳入了总参与者的 93.8%（973 名有效参与者，包括 315 名医生、362 名护士、108 名管理人员和 112 名医疗技术人员）。

（二）测量

PSM 是根据 Perry Deng 等（BMC Public Health）（2021）概述的最初 40 个项目改编而成的可靠五项量表进行测量的。该量表已在先前的研究中进行了验证。在我们的研究中，该量表具有很高的可靠性（α = 0.93）。参与者需要回答"有意义的公共服务对我来说非常重要"和"我经常被日常事件提醒我们彼此之间的依赖程度"等问题，并对他们的 PSM 进行评分，评分范围从1（强烈不同意）到5（强烈同意）。他们获得的价值越高，拥有的PSM就越大。

工作压力量表是自行报告的，并参照挑战和阻碍相关压力量表（C－HSS）设计。我们用6个项目测量挑战压力，用5个项目测量阻碍压力。参与者需要用五分制的李克特量表回答诸如"我有多少项目和/或任务"和"我缺乏工作保障"等问题（1＝没有压力；5＝压力很大）。数值越高，说明工作压力越大。C－HSS量表已被其他研究采用，并在本研究中被证明具有较高的信度（α＝0.85～0.94）。

用四项"主管支持量表"（例如，"我的主管为我的工作成就感到自豪"）和三项"同事支持量表"（例如，"我的同事在工作中的危急情况下帮助我"）。每一项都以5分制进行评分（1＝强烈不同意；5＝强烈同意）。值越高，表示获得的支持越多。在HRS心理工作组中，这些量表的克朗巴赫α值分别为0.92和0.90，在我们的研究中分别为0.92和0.83。这两种量表有可接受的心理测量学特性。

所有的测量方法最初都是用英语构建的，但在中国之前的研究中已被翻译和采用。工作压力量表（α＝0.824～0.840）、PSM量表（α＝0.78）和社会支持量表（α＝0.914）具有较高的信度。

（三）数据分析

我们使用了两种软件进行统计分析。SPSS 20.0中进行了描述性分析和相关性分析，而AMOS 20.0中则进行了路径分析。结构方程建模（SEM）分析用于在两个步骤中处理共同来源偏差，并检查主管支持、同事支持、挑战性压力、阻碍性压力和PSM之间的关系，这些关系被分为直接或间接。初始SEM的测量方程为：

$$y = \Lambda Y \eta + \varepsilon \tag{5.1}$$

$$x = \Lambda X \xi + \delta \tag{5.2}$$

其中，y是观察到的因变量的（p×1）列向量。x是观察到的自变量的（q×1）列向量。ΛY是η上Y的（p×m）回归系数矩阵。ΛX是X在ξ上的（q×n）回归系数矩阵。δ是x中测量误差的（q×1）列向量。

初始SEM的线性结构方程为：

$$B\eta = \Gamma \xi + \zeta \tag{5.3}$$

其中，B是（m×n）系数矩阵。Γ是（m×n）系数矩阵。η是从因变量（y）导出的构造的（m×1）列向量。ξ是从自变量（x）导出的构造的（n×1）列向量。ζ是结构方程中误差的（m×1）列向量。m是从观察到的因变量发展而来的构造（潜变量）的数量，n是从观察的自变量发展而来构造（潜变量）的数量。

在SEM中，首先使用PSM量表、C－HSS和社会支持量表的项目构建了五个潜变量：PSM、挑战性压力、阻碍性压力、主管支持和同事支持。在提出主管支持和同事支持如何影响挑战性压力、阻碍性压力和公共服务动机（PSM）的模型之前，将这些指标输入SEM中，使用相关分析确定PSM、挑战压力、障碍压力、主管支持和同事支持。通过验证性因素分析，对所有这些指标进行了检验，以确定模型是否符合数据。

当正态检验不支持被测变量的正态假设时，对非正态分布数据的适当评估方法和样本量提出了几点建议。Gold 等坚持认为，当样本超过 500 时，最大似然的期望最大化实现比在模型上使用渐近分布自由方法要好得多。由于我们的研究在大约 1000 名参与者中应用了期望最大化，用于评估模型和样本量的方法同时满足了这两个标准。

当进行模型测试时，检查局部和全局拟合的度量。基于以下标准评估模型的局部拟合度：因子信度值为 0.6 或更高；潜在变量的每个指标的指标信度值为 0.3 或更高；所有因素负荷的 p < 0.05，指标方差的平均比例值为 0.5 或更高。用于评估良好的全局拟合的标准是卡方最小自由度（CMIN/ DF < 5）、小于 0.05 的近似均方根误差（RMSEA）值、拟合优度指数（GFI）、赋范拟合指数（NFI）、比较拟合指数（CFI）和等于或大于 0.90 的 Tucker – Lewis 指数（TLI）。Sobel 检验用于检验中介效应的显著性。

为了区分不同亚组的影响是如何变化的，我们通过年龄、性别、职称、职位和资历信息进行了 5 个亚组分析。年龄分为三个亚组，如 41 岁或以上、31 ~ 40 岁和 30 岁或以下。职称分为两类，早期职业（实习生或初级工人）和中期/后期职业（中级或高级工人）。性别分为男性和女性。该职位分为三个小组，包括医生、护士和其他人员（管理人员和医疗技术人员）。资历分为 5 年以下（工作时间不到 5 年）和 5 年以上（工作时间超过 5 年）。

三、结果

（一）人口特征

我们的最终样本包括厦门 A 医院 5.35% 的医务工作者（238 名参与者），北京 B 医院的 6.40% 的医务工作者（256 名参与者），广东 C 医院和 D 医院的 9.93%（233 名参与者）和 5.39% 的医务工作者（246 名参与者）。表 5 – 6 显示了医务人员的人口统计特征。少数参与者的人口统计信息缺失（1.6% ~ 9.3%）。在 973 名参与者中，326 名（33.5%）为男性，621 名（63.8%）为女性。护士人数最多，达到 362 人（37.2%）。剩下的人中，315 人（32.4%）是医生，112 人（11.5%）是医疗技术人员，108 人（11.1%）是行政人员。就年龄组而言，25 ~ 30 岁的参与者有 286 人（29.4%），55 岁或以上的参与者只有 16 人（1.6%）。关于教育水平，411 名（42.2%）参与者是本科学位，174 名（17.9%）参与者是硕士学位，208 名（21.4%）参与者是大专毕业，39 名（4.0%）参与者是博士学位。394 名（40.5%）受访者拥有见习职称，267 名（27.4%）受访者拥有初级职称。114 人（11.7%）拥有中级职称，108 人（11.1%）是高级职称。从资历来看，182 名（18.7%）参与者的工作年限少于 3 年，226 名（23.2%）参与者工作年限为 3 ~ 5 年，229 名（23.5%）参与者工作年限为 6 ~ 10 年。

（二）均值、标准差

如表 5 – 7 所示，5 个 PSM 项目的平均值非常高，但变化范围相当大。平均值在 3.40 ~ 4.05。挑战性应激项目的平均值高于阻碍性应激项目。七名主管支持和同事支持项目的平均值相对较高。其范围为 3.39 ~ 3.93。

表 5 - 6　　　　参与医疗工作者的人口统计学特征（N = 973）

特性	普通	%
性别		
男性	326	33.5
女性	621	63.8
年龄（岁）		
< 25	70	7.2
25 ~ 30	286	29.4
31 ~ 35	243	25.0
36 ~ 40	134	13.8
41 ~ 45	95	9.8
46 ~ 50	69	7.1
51 ~ 55	44	4.5
56 ~ 60	16	1.6
职业		
医生	315	32.4
护士	362	37.2
管理员	108	11.1
医疗技术人员	112	11.5
教育		
大专以下学历	124	12.7
大专	208	21.4
本科生	411	42.2
硕士生	174	17.9
博士生	39	4.0
职称		
实习生	394	40.5
入门级	267	27.4
中级	114	11.7
年长的	108	11.1
资历（年）		
< 3	182	18.7
3 ~ 5	226	23.2
6 ~ 10	229	23.5
11 ~ 20	172	17.7
> 20	98	10.1

续表

特性	普通	%
部门		
内科医生	182	18.7
外科手术	139	14.3
产科/妇科	105	10.8
小儿科	118	12.1
中医	65	6.7
急诊科/重症监护室	51	5.2
肿瘤学	18	1.8
其他临床科室	56	5.8
医疗技术	73	7.5
行政和后勤	22	2.3
其他	71	7.3

表5-7 公共服务动机（PSM）、挑战压力（CHS）、阻碍压力（HS）、主管支持（SS）和同事支持（CS）的均值、标准差

变量	项目	均值	标准差
PSM (1~5)	PSM1. 有意义的公共服务对我来说非常重要	4.05	0.76
	PSM2. 日常事件经常提醒我，我们是多么依赖彼此	3.91	0.82
	PSM3. 改变社会对我来说比个人成就更重要	3.75	0.87
	PSM4. 我准备为社会的利益做出牺牲	3.40	1.03
	PSM5. 我不怕去争取他人的权利，即使这意味着我会被嘲笑	3.46	0.95
挑战性压力 (1~6)	CHS1. 我拥有的任务数量	3.59	0.85
	CHS2. 我花在工作上的时间	3.62	0.84
	CHS3. 必须在分配的时间内完成的工作量	3.51	0.88
	CHS4. 我经历的时间压力	3.57	0.85
	CHS5. 我的责任量	3.63	0.87
	CHS6. 我的职责范围	3.51	0.86
阻碍性压力 (1~5)	HS1. 政治而非绩效对组织决策的影响程度	2.81	1.13
	HS2. 无法清楚地理解我在工作中的期望	2.33	1.06
	HS3. 我完成工作需要经历的繁文缛节	3.18	1.06
	HS4. 我缺乏工作安全感	3.15	1.14
	HS5. 我的职业生涯似乎"停滞"的程度	3.05	1.08

续表

变量	项　　　目	均值	标准差
主管支持 （1~4）	SS1. 我的主管帮助我完成工作	3.80	0.90
	SS2. 我的上司愿意伸出援手帮助我完成任务	3.69	0.92
	SS3. 我的上级为我在工作中的成就感到自豪	3.51	0.91
	SS4. 我的上司努力让我的工作尽可能有趣	3.39	0.96
同事支持 （1~3）	CS1. 当我需要谈论与工作相关的问题时，同事会倾听我的意见	3.81	0.77
	CS2. 同事帮助我完成困难的任务	3.83	0.78
	CS3. 同事在工作中遇到危机时会帮助我	3.93	0.88

（三）相关系数矩阵

不同变量之间的相关系数（r）如表5-8所示。PSM与挑战压力和阻碍压力呈显著负相关（r = 0.39 ~ 0.45），但与同事支持和主管支持呈显著正相关（r = 0.41 ~ 0.53）。主管支持和同事支持与挑战压力（r = 0.16 ~ 0.11）和阻碍压力（r = 0.11）显著负相关0.32 ~ 0.26）。同事支持和主管支持之间的相关性显著正相关（r = 0.60）。类似地，挑战压力与阻碍压力显著正相关（r = 0.53）。

Cohen提出了相关系数不同效应值的标准。在本研究中，r = 0.60（在同事支持和主管支持之间）和r = 0.53（在PSM和主管支持之间）可以被认为是大效应。r = 0.16（同事支持和挑战压力之间）和r = 0.16（主管支持和挑战压力之间）可以被认为是小影响。其他是中等效果。

表5-8　公共服务动机（PSM）、挑战压力（CHS）、阻碍压力（HS）、主管支持（SS）和同事支持（CS）之间的相互关系

变量（均值，标准差）	变量				
	PSM	CHS	HS	SS	CS
PSM（2.33，1.40）	1	—	—	—	—
CHS（3.53，0.76）	-0.39**	1	—	—	—
HS（2.82，0.88）	-0.45**	0.53**	1	—	—
SS（3.61，0.85）	0.53**	-0.16**	-0.32**	1	—
CS（3.87，0.70）	0.41**	-0.11**	-0.26**	0.60**	1

注：** $p < 0.01$。

（四）结构方程模型

在观察结构方程模型的系数之前，我们首先分析了模型拟合。拟合优度指数和比较拟合指数的值介于 0.917 和 0.952 之间，这意味着模型很好地拟合了数据。

在模型的结果（见图 5-3）中，挑战应激（β = 0.20；p < 0.001）和阻碍应力（β = 0.24；p < 0.001）与 PSM 直接负相关。主管支持与 PSM 显著正相关（β = 0.41；p < 0.001），从同事支持到 PSM 的路径是显著的（β = 0.09；p < 0.05）。主管支持和同事支持之间存在直接的正相关（β = 0.70；p < 0.001）。监督者支持与纵向压力显著负相关（β = 0.27；p < 0.001），同事支持与挑战压力显著负相关（β = 0.15；p < 0.001）。所有的路径都是重要的，所以这些变量之间的关系确实存在。主管支持和同事支持之间的系数最大，这意味着它们之间的关系最密切。主管支持和同事支持分别解释了阻碍压力和挑战压力的 15%和 2%。当结果变量是感知、态度或行为时，低百分比的可变性是常见的。与同事支持解释挑战性压力相比，主管支持能更好地解释阻碍性压力。主管支持、同事支持、挑战压力和障碍压力解释了 PSM 中 48%的可变性。

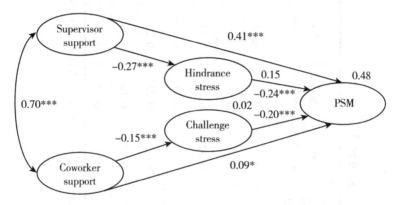

图 5-3 最终模型说明了主管支持和同事支持如何影响挑战压力、
阻碍压力和公共服务动机（PSM）

注：非粗体数字为标准化回归系数，粗体数字说明变异性卡方 = 814.315，自由度 = 0.215，p < 0.001，近似均方根误差 = 0.054，标准化拟合指数 = 0.953；比较适合指数 = 0.965。＊p < 0.05，＊＊＊p < 0.001。

关于 Sobel 检验，我们注意到主管支持和 PSM 之间有显著的间接影响（Sobel z = 5.64，p < 0.001）以及员工支持和 PSM 之间的关系（Sobel z = 8.39），其中阻碍压力和挑战压力分别起中介作用。

同事支持对挑战压力的影响、主管支持对 PSM 的影响、同事支持对 PSM 的影响以及阻碍压力对 PSM 的影响不同于最终模型的影响，这可以在分组分析中看出（见表 5-9）。更准确地说，在 41 岁或以上的参与者中，同事支持对挑战压力没有显著影响，并且在 41 岁以上和职业生涯中后期的工人、女性和工龄超过 5 年的工人中，同事的支持与 PSM 呈正相关。这意味着 41 岁或以上的参与者中不存在同事支持和挑战压力之间的关系，而在其他群体中存在这种关系。有趣的是，主管支持对 PSM 的影响在医生中并不显著。他们的 PSM 不会受到主管支持的影响。此外，除护士外，阻碍压力与 PSM 呈负相关。在这三种职业中，同事支持对 PSM 没有显著影响。该不变性可能适用于 41 岁或以上/30 岁或以下以及早期/中晚期人群，因为我们的不同测量不变性水平模型的验证性因素分析之间的差异小于 0.01。

表 5 - 9　　亚组分析

路径	30 岁以下 (n=356)	31~40 岁 (n=377)	41 岁以上 (n=224)	职业早期 (n=661)	职业中后期 (n=222)	男性 (n=326)	女性 (n=621)	<5 年 (n=408)	>5 年 (n=499)	医生 (n=315)	护士 (n=362)	其他 (n=220)
SS to HS	-0.46***	-0.46***	-0.28***	-0.44***	-0.34***	-0.38***	-0.39***	-0.33***	-0.40***	-0.45***	-0.39***	-0.42***
CS to CHS	-0.21***	-0.12***	0.288ns	-0.20***	-0.11*	-0.14*	-0.16***	-0.13*	-0.15**	-0.22**	-0.14*	-0.14*
SS to PSM	0.39***	0.39***	0.33***	0.42***	0.34***	0.32***	0.48***	0.34***	0.42***	0.051ns	0.54***	0.50***
CS to PSM	0.572ns	0.572ns	0.26**	0.294ns	0.15*	0.527ns	0.11*	0.719ns	0.14**	0.199ns	0.111ns	0.442ns
CHS to PSM	-0.29***	-0.29***	-0.17***	-0.21***	-0.21***	-0.22***	-0.23***	-0.25***	-0.28***	-0.29***	-0.23***	-0.28***
HS to PSM	-0.29***	-0.29***	-0.17***	-0.33***	-0.20***	-0.33***	-0.16***	-0.24***	-0.15***	-0.36***	0.210ns	-0.25ns
CS to HS	0.67***	0.67***	0.76***	0.62***	0.76***	0.74***	0.67***	0.73***	0.68***	0.77	0.58***	0.73***

注：PSM 公共服务动机，CHS 挑战性压力源，HS 阻碍性压力源，SS 主管支持，CS 同事支持。*p<0.05，**p<0.01，***p<0.001。ns 不显著。

第四节　医务人员工作压力与医疗服务质量①

本研究旨在探讨挑战性压力、阻碍性压力对我国医务人员医疗服务质量的影响以及公共服务动机在其中的中介作用。本研究采用挑战性—阻碍性压力量表、公共服务动机量表、医疗服务质量量表对我国东中西部地区公立医院中随机抽取的 2122 名医务人员进行调查，并使用 SPSS 22.0 和 AMOS 23.0 进行统计分析。挑战性压力与阻碍性压力间存在直接正向关联（β = 0.59；p < 0.001）；挑战性压力显著正向影响公共服务动机（β = 0.13；p < 0.001）和医疗服务质量（β = 0.15；p < 0.001），阻碍性压力显著负向影响公共服务动机（β = -0.28；p < 0.001）和医疗服务质量（β = -0.09；p < 0.001）；公共服务动机显著正向影响医疗服务质量（β = 0.61；p < 0.001），并间接中介阻碍性压力对医疗服务质量的影响。管理实践中可通过干预工作压力、提高公共服务动机水平等手段提升医疗服务质量。

一、引言

医疗服务质量是指为个体提供的医疗服务能够增加预期健康结果的可能性并且与当前专业知识保持一致的程度。医疗服务质量对医院和患者都至关重要，较低的医疗服务质量与医疗失误和护理欠佳密切相关，同时也会导致医患关系的恶化以及医患纠纷的发生。遗憾的是，长期以来，全球医疗领域一直关注如何改革获取医疗保健资源的机会，从未强调保障优质医疗保健服务。然而低质量医疗带来的危害远胜医疗资源获取不足，无法保障医疗服务质量前提下提供的诊疗服务不仅无效和浪费资源，也不符合医学伦理道德（Kruk et al.，2018）。因此，世界各地的卫生系统开始积极反思如何从限制医疗成本的增长转向提高医疗服务质量，进而为患者提供更加经济和高品质的医疗服务。

已有的研究表明，医疗服务质量受到个人因素（医务人员和患者）、组织因素和环境因素的影响。其中，医务人员是医疗服务的直接提供者，是影响医疗服务质量的关键角色。医务人员的职业倦怠和情绪压抑被认为与医疗服务质量密切相关。除此之外，工作压力也被认为是影响医疗服务质量最重要的前因变量之一，并且有研究表明，医务人员普遍承受较高的工作压力。但已有研究大多将工作压力定义为一种因工作要求与个体能力、资源、需求不匹配而出现的对身心有害的情绪反应。较高的工作压力会使个体在工作准确性方面表现较差，且更容易分心，进而导致降低工作效率和服务质量。然而，Cavanaugh 等认为工作压力也可能对个体产生积极的影响，并将工作压力划分为挑战性压力和阻碍性压力两个维度。其中，阻碍性压力指阻碍员工个人成长和个人成就的实现，给个体带来消极影响的一类压力源，包

① 本节内容的主要观点已发表于 2021 年第 21 期 "*American Journal of Health Behavior*"。

括角色模糊与冲突、组织政策和工作不安全感等；挑战性压力则指产生挑战性和自我实现成就，能给个体带来积极影响的一类压力源，如工作量、工作责任和时间紧迫性。遗憾的是，仅有少数研究从实证角度探讨了不同类型工作压力影响机制的差异。鉴于此，本研究将分别探讨挑战性压力和阻碍性压力对医疗服务质量的影响。

工作压力不仅可以直接影响医疗服务质量，还可能通过影响个体的态度和心理进而间接地影响医疗服务质量，但现有研究缺乏这一方面的探索。因此，本研究尝试引入公共服务动机作为中介变量，检验其在工作压力与医疗服务质量间发挥的作用。公共服务动机是指一种激励个体致力于公共服务、追求公共利益和对社会有价值工作的意愿与动机。公共服务动机理论认为，公共服务动机越高的人越会倾向于到公共部门工作，并表现出更好的工作绩效和服务质量。此外，有研究发现，当个体承受较高工作压力时，个体对他人的敏感程度也会相应降低，具体表现为帮助意愿、差异容忍度的降低、侵略性的提高和公共服务动机的弱化。因此，公共服务动机可能在挑战性压力、阻碍性压力和医疗服务质量间发挥重要的中介作用。工作要求—资源理论解释了工作压力、公共服务动机和医疗服务质量间的关系和影响机制。工作要求—资源理论指出，工作资源可以培养员工的内在动机和外在动机，促进员工增加工作投入，获得积极的工作结果；而工作要求则会消耗员工的能量，引发工作压力，减弱员工的工作动机，影响员工的健康和工作结果。在中国，公立医院医务人员面临众多工作要求，例如，提供医疗服务，从事科学研究，承担医学教学任务，处理与患者的关系等。一些医务人员平均每天的工作时间在 12 小时以上，面临巨大的工作压力。与此同时，公立医院没能为他们提供充足的资源，如中国医务人员的平均收入远低于发达国家的水平，而如果工作要求持续较高而且工作资源持续较低，那么员工会失去心理资源，导致公共服务动机降低，进而影响工作绩效。因此，在工作要求和工作资源不匹配的背景下，工作压力可能影响医务人员的公共服务动机，进而影响他们的医疗服务质量。

当前，中国正在开展新一轮医疗卫生体制改革，目标之一就是优化医疗资源配置，持续改进医疗服务质量，建立优质高效的医疗卫生服务体系。更为重要的是，我国改革医疗卫生体制、改进医疗服务质量不仅事关 14 亿人的健康和生命，相较于合作组织还可以为其他发展中国家提供更合适的经验借鉴。在中国，公立医院医务人员提供了 90% 以上的医疗服务，其工作环境和工作安全引起了世界的广泛关注。但现有的研究很少从医务人员的视角测量医疗服务质量，探讨医疗服务质量的影响因素。因此，本研究通过分析 2122 名中国医务人员的数据，检验公共服务动机在工作压力和医疗服务质量间的中介作用，以探索不同类型工作压力的影响差异，丰富工作压力对医疗服务质量的影响机制，并回应学界关于将公共服务动机与其他心理和态度变量联系起来的呼吁。

综上所述，本研究着重探讨工作压力、公共服务动机与医疗服务质量间的关系，具体模型见图 5-4。

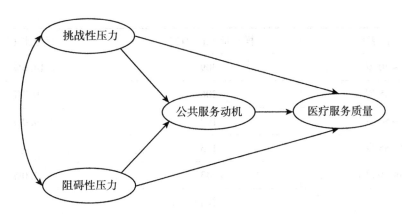

图5-4　工作压力、公共服务动机如何影响医疗服务质量的假设模型

二、方法

（一）研究样本

本研究在充分考虑地区和医院等级因素后，采用随机抽样的方法从我国东中西部68家公立医院中抽取了2145名医务人员进行调查，共回收2122份有效问卷，回收率为98.5%（样本构成见表5-10）。其中，从性别上看，36.3%是男性，60.8%是女性；按岗位划分，受访者主要是临床医生（37.3%）和护理人员（29.9%），药剂师仅占比2.6%；从年龄层来看，26.7%的医务人员在25~30岁区间，仅有2.0%的受访者年龄超过了55岁；从受教育程度来看，获得本科以上学历的样本占74.4%，并且有10.3%的医务人员获得博士学位；从职业生涯方面来看，大部分受访者（76.9%）属于其职业生涯的早期阶段，另外，仅有5.5%的受访者取得正高职称；在工龄方面，38.7%的受访者工作不足5年，并且17%的受访者工龄超过20年；从所在科室方面来看，受访者主要集中在内科（24.2%）、外科（17.2%）、妇产科（10.9%），仅有1.6%的受访者属于肿瘤科。

表5-10　　　　　　　　　　样本的人口统计学特征

人口学特征	样本量（n=2122）	百分比（%）
性别		
男性	771	36.3%
女性	1291	60.8%
年龄		
<25岁	159	7.5%
25~30岁	567	26.7%
31~35岁	504	23.8%

续表

人口学特征	样本量（n=2122）	百分比（%）
36~40 岁	309	14.6%
41~45 岁	206	9.7%
46~50 岁	192	9.0%
51~55 岁	113	5.3%
56~60 岁以上	43	2.0%
岗位		
临床医生	791	37.3%
护理人员	634	29.9%
行政管理人员	126	5.9%
医技人员	173	8.2%
药剂师	56	2.6%
受教育程度		
大专以下	99	4.7%
大专	404	19.0%
大学本科	962	45.3%
硕士	405	19.1%
博士	219	10.3%
职称		
初级	865	40.8%
中级	767	36.1%
副高	285	13.4%
正高	116	5.5%
工龄		
<3 年	385	18.1%
3~5 年	438	20.6%
6~10 年	467	22.0%
11~20 年	432	20.4%
>20 年	360	17.0%

续表

人口学特征	样本量（n = 2122）	百分比（%）
科别		
内科系列	514	24.2%
外科系列	366	17.2%
妇产科系统	231	10.9%
儿科系列	161	7.6%
中医科/康复科	116	5.5%
急诊/ICU	111	5.2%
感染科/肿瘤科	33	1.6%
其他临床科室	135	6.4%
医技系列	173	8.2%
行政后勤科室	98	4.6%
其他	128	6.0%

（二）测量工具

挑战性—阻碍性压力量表（Challenge and Hindrance – Related Self – Reported Stress Scale，C – HSS）共 11 项，包括挑战性压力（1 ~ 6）和阻碍性压力（7 ~ 11）两个分量表，通过如"我体验到的时间紧迫性""组织内，不是基于业绩而是通过'搞关系'来影响决策"等问题测量个体的工作压力。所有问题均采用 Likert 五点量表进行评分，分为"1 = 没有压力""2 = 压力较小""3 = 压力适中""4 = 压力较大""5 = 压力非常大"，得分越高，说明其工作压力越大。量表经检验达到了较好的信效度（α = 0.924 和 0.828）。

公共服务动机量表（Public Service Motivation Scale，PSMS）共 5 项，包括致力于公共服务、同情心、自我牺牲、社会公正 4 个维度，通过如"对我而言，有意义的公共服务十分重要"等问题测量个体的公共服务动机。所有问题均采用李克特 5 点量表进行评分，分为"1 = 很不同意""2 = 比较不同意""3 = 中立""4 = 比较同意""5 = 完全同意"，得分越高，说明其公共服务动机水平越高。量表经检验后达到了较好的信效度（α = 0.858）。

医疗服务质量量表（Chirurgisches Qualitätssiegel，CQS），采用杨添安等人汉化后的版本，共 13 项。医疗服务质量量表包括社会心理关怀、诊断与治疗和质量保证 3 个维度，通过如"告知患者采用该治疗方案的缘由""让患者参与诊疗过程的决策"等问题测量个体自我感知的医疗服务质量。所有问题均采用 Likert 五点量表进行评分，分为"1 = 不好""2 = 不太好""3 = 一般""4 = 好""5 = 非常好"，得分越高，说明其医疗服务质量越好。在本研究中，量表经检验后达到了较好的信效度（α = 0.946）。

医务人员人口统计学变量，包括年龄、性别、编制、职称、类别、工龄、科别和税后收入等问题。

（三）研究程序

第一步，问卷调查。本次调查通过了伦理学审查并获得了每一个调查对象的知情同意。问卷调查采用现场匿名自我报告的形式，并与调查对象约定了问卷回收的方式和时间，以保证填写准确性和问卷回收率。全部数据收集工作于 2018 年 3 月初完成。第二步，统计分析。本研究使用 SPSS 22.0 和 AMOS 23.0 对数据进行了描述性分析、相关性分析和路径分析。其中，结构方程模型被用于检验挑战性压力、阻碍性压力、公共服务动机、医疗服务质量间的关系，另外，为了检验标准化回归系数（β）是否因组别不同而具有差异，本研究对三个地区组、三个医院等级组、三个年龄组、两个职称组、男女性别组、三个职位组以及两个工龄组进行了亚组分析。

三、结果

（一）医务人员差异性比较

如表 5-11（a）、（b）所示，本研究反映了不同地区、级别公立医院人员以及不同类型医务人员阻碍性压力、挑战性压力、公共服务动机、工作绩效水平的不同。在挑战性压力方面，除性别因素外，不同地区、级别公立医院人员以及不同类型医务人员间均存在显著差异。在阻碍性压力方面，整体处于适中水平，不同地区、级别公立医院人员没有表现出明显的差异性；而不同类型医务人员的阻碍性压力得分表现出了显著差异性。在公共服务动机方面，除性别因素外，不同地区、级别公立医院人员以及不同类型医务人员间均存在显著差异。在医疗服务质量方面，整体处于较高水平，但不同地区公立医院人员没有表现出明显的差异性。

（二）工作压力、公共服务动机与医疗服务质量的相关分析

表 5-12 反映了挑战性压力、阻碍性压力、公共服务动机、医疗服务质量间的相关关系。其中，阻碍性压力与公共服务动机和医疗服务质量均呈显著负相关关系（r = -0.18 ~ -0.12），挑战性压力与医疗服务质量呈正相关关系（r = 0.08），公共服务动机的相关性并不显著（r = -0.03）。公共服务动机与医疗服务质量间呈显著正相关（r = 0.53），阻碍性压力和挑战性压力之间也存在显著的正相关关系（r = 0.49）。

（三）结构方程模型

在最终模型中，假设均得到验证，工作压力显著直接地影响了公共服务动机、医疗服务质量。其中，挑战性压力（β = 0.13；p < 0.001）正向影响公共服务动机，阻碍性压力（β = -0.28；p < 0.001）对公共服务动机产生负向影响；挑战性压力（β = 0.15；p <

表 5－11（a）　不同地区、级别公立医院人员工作压力、公共服务动机、医疗服务质量的差异

变量	东部 （n=1681）	中部 （n=201）	西部 （n=240）	P-Value	一级 （n=284）	二级 （n=383）	三级 （n=1455）	P-Value
CHS	3.54（0.74）	3.37（0.65）	3.51（0.83）	0.010	3.32（0.72）	3.46（0.79）	3.57（0.73）	0.000
HS	2.90（0.83）	2.84（0.82）	2.83（0.91）	0.396	2.86（0.78）	2.81（0.89）	2.91（0.83）	0.115
PSM	3.73（0.71）	3.59（0.63）	3.72（0.67）	0.035	3.65（0.63）	3.60（0.65）	3.76（0.73）	0.000
QHC	3.79（0.64）	3.76（0.57）	3.74（0.62）	0.411	3.71（0.58）	3.70（0.62）	3.82（0.65）	0.001

注：3.54（0.74）：Mean（SD），CHS：挑战性压力；HS：阻碍性压力；PSM：公共服务动机；QHC：医疗服务质量。

表 5－11（b）　不同类型医务人员挑战性压力、阻碍性压力、公共服务动机、医疗服务质量的差异

变量	青年 （n=726）	中年 （n=813）	老年 （n=554）	P-Value	早期 （n=1632）	中、晚期 （n=401）	P-Value	男性 （n=771）	女性 （n=1291）	P-Value	小于5年 （n=823）	大于5年 （n=1259）	P-Value	临床医生 （n=791）	护理人员 （n=634）	其他 （n=355）	P-Value
CHS	3.40 （0.68）	3.59 （0.75）	3.57 （0.79）	0.000	3.49 （0.74）	3.64 （0.79）	0.000	3.55 （0.77）	3.51 （0.73）	0.200	3.41 （0.69）	3.59 （0.77）	0.000	3.58 （0.73）	3.44 （0.75）	3.39 （0.72）	0.000
HS	2.77 （0.81）	2.95 （0.86）	2.94 （0.83）	0.000	2.86 （0.83）	2.99 （0.85）	0.005	2.98 （0.88）	2.83 （0.81）	0.000	2.81 （0.83）	2.93 （0.84）	0.001	2.92 （0.85）	2.84 （0.84）	2.78 （0.84）	0.019
PSM	3.65 （0.68）	3.66 （0.69）	3.88 （0.72）	0.000	3.69 （0.70）	3.83 （0.72）	0.000	3.74 （0.71）	3.70 （0.70）	0.160	3.66 （0.69）	3.75 （0.71）	0.002	3.71 （0.69）	3.67 （0.69）	3.80 （0.75）	0.024
QHC	3.63 （0.60）	3.79 （0.62）	3.97 （0.64）	0.000	3.73 （0.63）	4.05 （0.60）	0.000	3.87 （0.63）	3.73 （0.63）	0.000	3.68 （0.59）	3.86 （0.65）	0.000	3.86 （0.59）	3.63 （0.64）	3.76 （0.64）	0.000

注：3.54（0.68）：Mean（SD），CHS：挑战性压力；HS：阻碍性压力；PSM：公共服务动机；QHC：医疗服务质量。

0.001）正向影响医疗服务质量，阻碍性压力（β = - 0.09；p < 0.001）对医疗服务质量产生负向影响；公共服务动机（β = 0.61；p < 0.001）正向显著影响了医疗服务质量；挑战性压力与阻碍性压力之间存在直接的正向关联（β = 0.59；p < 0.001）。挑战性压力、阻碍性压力和公共服务动机共同解释了医疗服务质量变化的40%。模型拟合系数均达到普遍要求，说明修正后的模型更合适（详见图5-5）。

表5-12　　　　挑战性压力、阻碍性压力、公共服务动机、医疗服务质量间的相关性

变量	Mean（SD）	挑战性压力	阻碍性压力	公共服务动机	医疗服务质量
挑战性压力	3.52（0.74）	1			
阻碍性压力	2.88（0.84）	0.49**	1		
公共服务动机	3.71（0.71）	- 0.03	- 0.18**	1	
医疗服务质量	3.79（0.63）	0.08**	- 0.12**	0.53**	1

注：N = 2122； ** p < 0.01。

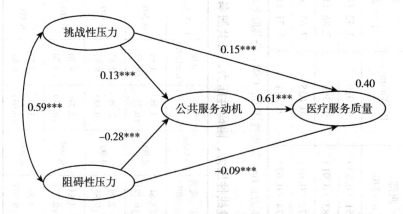

图5-5　工作压力、公共服务动机如何影响医疗服务质量的最终模型

注：卡方值 = 2187.017；自由度 = 146，p < 0.001；RMSEA = 0.056；GFI = 0.947；NFI = 0.955；CFI = 0.961； *** p < 0.001。

（四）中介效应

本研究使用 Sobel 检验验证公共服务动机的中介作用。结果发现，公共服务动机部分中介了工作压力对医疗服务质量的影响。其中，公共服务动机在阻碍性压力与医疗服务质量间发挥显著负向中介作用（Sobel z = - 6.87；p < 0.001），而在挑战性压力与医疗服务质量间中介作用不显著（Sobel z = 1.55；p > 0.05）。

（五）群组分析

为了进一步分析工作压力对公共服务动机、医疗服务质量影响的不同的模式，本研究对

三地区组、三个医院等级组、三个年龄组、两个职称组、男女性别组、两个工龄组以及三个职位组进行了亚组分析。为确保七个亚组的样本容量基本相同，亚组检验前将地区组按照标准划分为东部、中部、西部；医院等级组划分为一级、二级、三级；年龄分为老年（41岁以上）、中年（31~40岁）和年轻（30岁或以下）；职称分为早期（实习生或入门级职员）和中/晚期（中级或高级职员）；性别分为男性和女性；工龄分为少于五年（雇佣少于5年）和超过五年（雇佣超过5年）；职位分为临床医生、护理职员或其他（行政管理人员、理疗技术人员和药剂师）。表5-13（a）、表5-13（b）反映了亚组分析结果，即不同地区、等级公立医院人员以及不同类型医务人员的工作压力对公共服务动机、医疗服务质量影响的差异。在挑战性压力对公共服务动机的影响方面，东部地区和三级医院医务人员（$\beta = 0.16$；$p < 0.001$）的挑战性压力对公共服务动机产生十分显著的正向影响。在阻碍性压力对公共服务动机的影响方面，整体影响程度高，但中部地区公立医院的医务人员（$\beta = 0.09$；$p > 0.05$）阻碍性压力对公共服务动机的负向影响不显著。在挑战性压力对医疗服务质量的影响方面，除临床、护理人员以外的其他人员（$\beta = -0.003$；$p > 0.05$）结果不显著。在阻碍性压力对医疗服务质量的影响方面，整体影响程度低。

四、讨论

通过对我国东中西部公立医院2122名医务人员的调查，本研究考察了工作压力、公共服务动机以及医疗服务质量间的关系，主要研究结果如下。

第一，不同类型工作压力对医疗服务质量具有显著但不同的影响。其中，挑战性压力显著正向影响医疗服务质量，阻碍性压力则显著负向影响医疗服务质量。挑战性压力作为一种个体认为自身能够克服并且有利于自身发展的压力源，个体通常会采用积极策略应对挑战性压力，例如，通过努力工作，用良好的工作表现和服务质量促进自我价值的实现和自身职业发展。而阻碍性压力作为一种过量要求会带来相反的结果。现有研究大多将工作压力看成一个整体来探究其对个体的影响，并发现工作压力会影响整体幸福感、社会关系和家庭生活，进而导致较低的工作生产力和服务质量的下降。本研究进一步证实了阻碍性压力对医疗服务质量的消极影响，同时也验证了挑战性压力在提高医疗服务质量方面发挥的作用，为工作压力的积极影响研究提供实证依据。

值得关注的是，本研究发现阻碍性压力对医疗服务质量的影响弱于挑战性压力，这与医务人员工作的特殊性有关系。医疗服务质量直接关系到病患的健康乃至生命安全，医务人员作为医疗服务的主要提供者，在日常工作中肩负着高度的工作责任，虽然其工作效率和质量可能会受到阻碍性压力的影响，但影响水平要低于挑战性压力。因此，基于本研究发现，公立医院想要提高整体医疗服务质量，缓解医务人员工作压力尤为重要。管理者需要实施差异化压力干预措施，通过简化工作流程、改革薪酬结构、妥善处理医疗问题等方式缓解阻碍性压力的消极影响，通过制定合理工作强度、有序的责任分工等充分激发挑战性压力的积极作用。

表 5 – 13 （a）　　不同地区、级别公立医院人员亚组分析结果

路径	东部（n＝1681）	中部（n＝201）	西部（n＝240）	一级（n＝284）	二级（n＝383）	三级（n＝1455）
CHS to PSM	0.16***	-0.08（0.538）	0.14（0.113）	0.01（0.996）	0.09（0.247）	0.16***
HS to PSM	-0.31***	0.09（0.497）	-0.37***	-0.29***	-0.30***	-0.29***
PSM to QHC	0.58***	0.70***	0.61***	0.70***	0.52***	0.58***
CHS to QHC	0.15***	0.29***	0.19**	0.12*	0.31***	0.12***
HS to QHC	-0.09**	-0.33***	-0.09（0.280）	-0.09（0.184）	-0.28***	-0.05（0.189）
CHS to HS	0.60***	0.67***	0.45***	0.47***	0.55***	0.61***

注：*** p＜0.001，** p＜0.01，* p＜0.05，（0.538）：P – Value
CHS：挑战性压力；HS：阻碍性压力；PSM：公共服务动机；QHC：医疗服务质量。

表 5 – 13 （b）　　不同类型医务人员亚组分析结果

路径	年轻（n＝726）	中年（n＝813）	老年（n＝554）	早期（n＝1632）	中/晚期（n＝401）	男性（n＝771）	女性（n＝1291）	少于 5 年（n＝832）	超过 5 年（n＝1259）	临床医生（n＝791）	护理人员（n＝634）	其他（n＝355）
CHS to PSM	0.12*	0.15**	0.13*	0.16***	0.09（0.226）	0.11*	0.17***	0.13**	0.13**	0.12*	0.17**	0.04（0.604）
HS to PSM	-0.34***	-0.31***	-0.22***	-0.33***	-0.16**	-0.27***	-0.32***	-0.32***	-0.26***	-0.29***	-0.30***	-0.20**
PSM to QHC	0.52***	0.60***	0.60***	0.56***	0.65***	0.57***	0.59***	0.58***	0.58***	0.61***	0.54***	0.68***
CHS to QHC	0.15**	0.14***	0.19***	0.15***	0.18***	0.21***	0.14***	0.12**	0.18***	0.18***	0.15**	-0.003（0.948）
HS to QHC	-0.20***	-0.07（0.144）	-0.10（0.061）	-0.11***	-0.11（0.066）	-0.09（0.052）	-0.12***	-0.12**	-0.11**	-0.10*	-0.15**	-0.11*
CHS to HS	0.61***	0.57***	0.56***	0.59***	0.56***	0.60***	0.58***	0.52***	0.61***	0.61***	0.64***	0.42***

注：*** p＜0.001，** p＜0.01，* p＜0.05，（0.538）：P – Value
CHS：挑战性压力；HS：阻碍性压力；PSM：公共服务动机；QHC：医疗服务质量。

第二，公共服务动机较强的医务人员会展示出较高的医疗服务质量。公共服务动机作为个体自愿服务他人和社会的内在动机倾向，其对个体行为表现发挥着强烈的激励作用。研究表明，公共服务动机越高的人越容易受到公共部门的吸引，在动机的激励作用下会具备更好的工作表现和服务质量。虽然大量研究已经证实公共服务动机对个体和组织的积极影响，如工作满意度、工作绩效等，但关于公共服务动机与医疗服务质量的关系研究较少。因此，本研究验证了公共服务动机在提高医疗服务质量方面发挥的作用，在一定程度上丰富了公共服务动机的结果变量研究。本研究表明，提高医务人员公共服务动机水平是提高其医疗服务质量的另一有效方法，公立医院管理者应充分关注公共服务动机的激励作用。一方面，通过优化医务人员招聘录用制度吸收公共服务动机水平较高的群体进入医疗部门工作；另一方面，也可以通过加强组织内部文化建设，改善医务人员工作环境和心理状态等提高其公共服务动机，进而促进整体医疗服务质量的提高。

第三，本研究发现不同类型工作压力对公共服务动机具有显著但不同的影响。期望理论认为，个体动机产生的强度由个体对目标的把握度和目标价值两个方面决定。自身可以克服并且有利于职业发展的挑战性压力对个体来说把握度高且价值大，这就决定了挑战性压力在很大程度上能够激发公共服务动机，而阻碍性压力恰好相反，其对公共服务动机的抑制作用更强。本研究验证了挑战性压力、阻碍性压力对公立医院医务人员公共服务动机的预测作用，在一定程度上丰富了公共服务动机的前因研究。有意思的是，通过亚组分析发现，只有在东部公立医院和三级医院中，挑战性压力对医疗服务质量的正向促进作用才得以显著发挥，这可能与医务人员间的竞争相对激烈，从而激发了挑战性压力的积极作用有关。因此，公立医院管理者需要合理安排医务人员的工作负担和工作强度，以培育和激发他们的公共服务动机。

第四，公共服务动机在阻碍性工作压力与医疗服务质量之间起到了显著的中介作用。这一研究发现表明，公共服务动机不仅可以直接影响医疗服务质量，还部分中介了阻碍性压力对医疗服务质量的影响，公共服务动机水平高的医务人员能够更好地应对工作压力的消极影响，进而有效提高其医疗服务质量。因此，提高医务人员医疗服务质量，管理者一方面应着重抑制阻碍性压力的消极影响，激发挑战性压力的促进作用；另一方面也应该关注公共服务动机在工作压力与医疗服务质量间发挥的作用。

五、研究局限与未来展望

不可否认，本研究仍具有一定局限性。首先，本研究是基于一年数据进行的横断面研究，挑战性压力、阻碍性压力、公共服务动机和医疗服务质量的关系应在未来的纵向研究中得到检验。其次，本研究选择了公立医院医务人员作为研究对象，将私立医院排除在外，这在一定程度上限制了结论的普遍性，虽然公共服务动机被认为广泛存在于公共组织中，但近年来有研究发现公共服务动机作为一种内在动机也存在于私人部门，作为本研究的发展与补充，未来研究应该对私立医院医务人员进行调查。最后，如今中国越来越重视医疗服务的政策创新，相较于合作组织能更好地为其他发展中国家提供合适的经验借鉴，因此，未来研究应更多地关注中国情景中医务人员的心理健康状况和管理工作。

六、研究结论

总而言之，医疗服务质量关系到公众的健康乃至社会稳定，因此提高整体医疗服务质量尤为重要。本研究通过对我国东中西部公立医院2122名医务人员的调查发现，工作压力、公共服务动机均对医疗服务质量有显著的预测作用，并且公共服务动机在阻碍性压力和医疗服务质量关系中具有中介作用。为了更好地提高医疗服务质量，管理者应着重关注阻碍性压力、挑战性压力、公共服务动机以及医疗服务质量间的联系，干预工作压力、保持并提高医务人员高水平的公共服务动机。

参考文献

[1] Hakanen J J, SchaufeliW B, Ahola K. The Job Demands – Resources model: A three – year cross – lagged study of burnout, depression, commitment, and work engagement [J]. Work and Stress. 2008; 22 (3): 224 – 241.

[2] Lin W, Wu J, Yuan L, et al. Workplace violence and job performance among community healthcare workers in China: The mediator role of quality of life [J]. Ineternational Journal of Environmental Reaserch and Public Health. 2015; 12 (11): 14872 – 14886.

[3] Amick, B. C. III, Lerner, D., Rogers, W. H., Rooney, T., & Katz, J. N. (2000). A review of health – related work outcome measures and their uses, and recommended measures. Spine, 25 (24), 3152 – 3160.

[4] Brborović, H., Brborović, O., Brumen, V., Pavleković, G., & Mustajbegović, J. (2014). Are nurse presenteeism and patient safety culture associated: A cross – sectional study. Archives of Industrial Hygiene and Toxicology, 65 (2), 149 – 156.

[5] Burns, N., & Groove, S. (1997). The practice of nursing research: Conduct, critique, and utilization (3rd ed.). Philadelphia: Saunders.

[6] Cavanaugh, M. A., Boswell, W. R., Roehling, M. V., & Boudreau, J. W. (2000). An empirical examination of self – reported work stress among US managers. Journal of Applied Psychology, 85 (1), 65.

[7] Clarke, P., Fisher, G., House, J., Smith, J., & Weir, D. (2008). Psychosocial and lifestyle questionnaires 2006 – 2010: Documentation report core section leave – behind. Ann Arbor, MI: Survey Research Center, University of Michigan.

[8] Dai, J., Hua, Y., Zhang, H., Huang, L., & Fu, H. (2015). Association be-

tween occupational stress and presenteeism among medical staff at grade A tertiary hospitals in Shanghai, China. Chinese Journal of Industrial Hygiene and Occupational Diseases, 33 (10), 723.

［9］Eggleston, K. , Ling, L. , Qingyue, M. , Lindelow, M. , & Wagstaff, A. (2008). Health service delivery in China: A literature review. Health Economics, 17 (2), 149 – 165. Eggleston, K. , Lu, M. , Li, C. , Wang, J. , Yang, Z. , Zhang, J. , & Quan, H. (2010). Comparing public and private hospitals in China: Evidence from Guangdong. BMC Health Services Research, 10 (1), 76.

［10］Ilmarinen, J. , & Rantanen, J. (1999). Promotion of work ability during ageing. American Journal of Industrial Medicine, 36 (S1), 21 – 23.

［11］Jung, M. H. , Lee, Y. M. , & Arakida, M. (2007). Stress and presenteeism in workers of small and medium enterprises. Korean Journal of Occupational and Environmental Medicine, 19 (1), 47 – 55.

［12］Letvak, S. A. , Ruhm, C. J. , & Gupta, S. N. (2012). Nurses' presenteeism and its effects on selfreported quality of care and costs. AJN the American Journal of Nursing, 112 (2), 30 – 38.

［13］Liu, Y. , Berman, P. , Yip, W. , Liang, H. , Meng, Q. , Qu, J. , & Li, Z. (2006). Health care in China: The role of non – government providers. Health Policy, 77 (2), 212 – 220.

［14］Lofland, J. H. , Pizzi, L. , & Frick, K. D. (2004). A review of health – related workplace productivity loss instruments. Pharmacoeconomics, 22 (3), 165 – 184.

［15］Lu, Y. , & Wang, Y. (2014). Design characteristics of acute care units in China. HERD: Health Environments Research & Design Journal, 8 (1), 81 – 93.

［16］Luo, X. (2010). The responsiveness in a 3 – A hospital verus that in private hospitals. International Medicine Health Guidance News, 16 (18), 2187 – 2191.

［17］Mac Gregor, J. N. , Barton Cunningham, J. , & Caverley, N. (2008). Factors in absenteeism and presenteeism: Life events and health events. Management Research News, 31 (8), 607 – 615.

［18］McCue, J. D. (1982). The effects of stress on physicians and their medical practice. New England Journal of Medicine, 306 (8), 458 – 463.

［19］Min, K. , & Kim, S. L. (2010). The job stress and presenteeism of occupational health nurses in workplace in Korea. Korean Journal of Occupational Health Nursing, 19, 2.

［20］NHFP Commission. (2015). China health and family planning statistical digest. Beijing: Peking Union Medical College Press.

［21］Ozminkowski, R. J. , Goetzel, R. Z. , Chang, S. , & Long, S. (2004). The application of two health and productivity instruments at a large employer. Journal of Occupational and

Environmental Medicine, 46 (7), 635 – 648.

[22] Pan, J., Zhao, H., Wang, X., & Shi, X. (2016). Assessing spatial access to public and private hospitals in Sichuan, China: The influence of the private sector on the healthcare geography in China. Social Science & Medicine, 170, 35 – 45.

[23] Polit, D., & Beck, C. (2006). Nursing research: Principles and methods (6th ed.). Philadelphia: Lippincott.

[24] Prasad, M., Wahlqvist, P., Shikiar, R., & Shih, Y. – C. T. (2004). A review of self – report instruments measuring health – related work productivity. Pharmacoeconomics, 22 (4), 225 – 244.

[25] Saltman, R. B., Figueras, J. & WHO. (1997). European health care reform: Analysis of current strategies. Copenhagen: WHO Regional Office for Europe.

[26] Tang, C., Zhang, Y., Chen, L., & Lin, Y. (2013). The growth of private hospitals and their health workforce in China: A comparison with public hospitals. Health Policy and Planning, 29 (1), 30 – 41.

[27] Tang, L. (2012). The influences of patient's satisfaction with medical service delivery, assessment of medical service, and trust in health delivery system on patient's life satisfaction in China. Health and Quality of Life Outcomes, 10 (1), 111.

[28] Turnerbowker, D. M., Bayliss, M. S., Ware, J. E., & Kosinski, M. (2003). Usefulness of the SF – 8™ health survey for comparing the impact of migraine and other conditions. Qual Life Res, 12 (8), 1003 – 12.

[29] Vänni, K., Virtanen, P., Luukkaala, T., & Nygård, C. – H. (2012). Relationship between perceived work ability and productivity loss. International Journal of Occupational Safety and Ergonomics, 18 (3), 299 – 309.

[30] Wang, Q., Zhang, D., & Hou, Z. (2016). Insurance coverage and socioeconomic differences in patient choice between private and public health care providers in China. Social Science & Medicine, 170, 124 – 132.

[31] Wang, X. – P., Hua, L., Bai, H. – D., Wang, X., Wang, M., Bei, H. E., ··· & Xing, H. (2010). An analysis of characteristic occupational stressors for healthcare workers in general hospitals. Chinese Journal of Hospital Admnistration, 26 (4), 257 – 262.

[32] Wáng, Y. X. J., & Li, Y. T. (2016). AME survey – 003 A2: On the attractiveness of an medicine career in current China with a survey of 7508 medical professionals and 443 non – medical professionals. Quantitative Imaging in Medicine and Surgery, 6 (1), 84.

[33] Ware, J. E., Kosinski, M., Dewey, J. E., & Gandek, B. (2001). How to score and interpret single – item health status measures: A manual for users of the SF – 8 health survey. Lincoln, RI: Quality Metric Incorporated, 15 (10), 5.

[34] Weaver, R. (2010). Cost of presenteeism surpasses absenteeism. Retrieved, 24, 2012.

[35] Yang, T., Shen, Y. – M., Zhu, M., Liu, Y., Deng, J., Chen, Q., & See, L. C. (2015). Effects of co – worker and supervisor support on job stress and presenteeism in an aging workforce: A structural equation modelling approach. International Journal of Environmental Research and Public Health, 13 (1), 72.

[36] Zhang, J. – Y., Long, R. – Y., Yan, H., Yang, Q., & Yang, B. (2016). Policy and practice model of public – private partnership in public hospitals during the new medical reform period. Journal of BU ON: Official Journal of the Balkan Union of Oncology, 21 (2), 478 – 481.

[37] Perry JL. Bringing Society In: Toward a Theory of Public – Service Motivation. J Public Adm Res Theory. 2000; 10: 471 – 88.

[38] Perry JL, Wise LR. The Motivational Bases of Public Service. Public Adm Rev. 1990; 50: 367 – 73.

[39] Wright BE. Public Service and Motivation: Does Mission Matter? Public Adm Rev. 2007; 67: 54 – 64.

[40] Perry JL, Hondeghem A, Wise LR. Revisiting the Motivational Bases of Public Service: Twenty Years of Research and an Agenda for the Future. Public Adm Rev. 2010; 70: 681 – 90.

[41] Scott PG, Pandey SK. Red Tape and Public Service Motivation: Findings from a National Survey of Managers in State Health and Human Services Agencies. Rev Public Pers Adm. 2005; 25: 155 – 80.

[42] Van WA, Esteve M, Boyne GA. Public sector motivation ad fonts: personality traits as antecedents of the motivation to serve the public interest. J Public Adm Res Theory. 2017; 27: 20 – 35.

[43] Lee YJ. Behavioral Implications of Public Service Motivation Volunteering by Public and Nonprofit Employees. Am Rev Public Adm. 2012; 42: 104 – 21.

[44] Kim S. Does Person – Organization Fit Matter in the Public Sector? Testing the Mediating Effect of Person – Organization Fit in the Relationship between Public Service Motivation and Work Attitudes. Public Adm Rev. 2012; 72: 830 – 40.

[45] Bozeman B, Su X. Public Service Motivation Concepts and Theory: A Critique. Public Adm Rev. 2015; 75: 700 – 10.

[46] Vandenabeele W. Toward a public administration theory of public service motivation. Public Manag. Rev. 2007; 9: 545 – 56.

[47] Moynihan DP, Pandey SK. The Role of Organizations in Fostering Public Service Motivation. Public Adm Rev. 2007; 67: 40 – 53.

[48] Isaksson G, Lexell J, Skar L. Social support provides motivation and ability to participate in occupation. OTJR (Thorofare N J). 2007; 27: 23 – 30.

[49] De SS, Cicotto G, Pinna R, Giustiniano L. Engaging public servants: Public service

motivation, work engagement and work – related stress. Manag. Decis. 2016; 54: 1569 – 94.

[50] Cavanaugh MA, Boswell WR, Roehling MV, Boudreau JW. An empirical examination of self – reported work stress among U. S. managers. J Appl Psychol. 2000; 85: 65 – 74.

[51] Yang T, Guo Y, Ma M, Li Y, Tian H, Deng J. Job Stress and Presenteeism Among Chinese Healthcare Workers: The Mediating Effects of Affective Commitment. Int J Environ Res Public Health. 2017; 14: 978.

[52] Sarason IG, Henry ML, Brooklyn B, Barbara RS. Assessing social support: the social support questionnaire. J Pers Soc Psychol. 1983; 44: 127 – 39.

[53] Terry DJ, Richard R, Victor JC. The effects of social support on adjustment to stress: the mediating role of coping. Pers Relationship. 1995; 2: 97 – 124.

[54] Belrhiti Z, Damme WV, Belalia A, et al. The effect of leadership on public service motivation: a multiple embedded case study in Morocco Original research. BMJ Open, 2020; 10: 33010.

[55] Cable DM, Jeffrey RE. Complementary and supplementary fit: a theoretical and empirical integration. J Appl Psychol. 2004; 89: 822.

[56] Mayo M, Rodriguez A. Supervisor and coworker support: a source congruence approach to buffering role conflict and physical stressors. Int J Hum Resour Man. 2012; 23: 3872 – 3889.

[57] House JS. Work Stress and Social Support. Massachusetts: Addison – Wesley Publishing Company. 1981.

[58] De CD, Azeem MU, Haq IU, Bouckenooghe D. The stress – reducing effect of coworker support on turnover intentions: Moderation by political ineptness and despotic leadership. J Bus Res. 2020; 111: 12 – 24.

[59] Mark G, Andrew PS. Occupational stress, job characteristics, coping, and the mental health of nurses. Brit J Health Psych. 2012; 17: 505 – 21.

[60] Kim H, Madeleine S. Burnout and turnover intention among social workers: effects of role stress, job autonomy and social support. Admin Soc Work. 2008; 32: 5 – 25.

[61] Lepine JA, Marcie AL, Christine LJ. Challenge and hindrance stress: relationships with exhaustion, motivation to learn, and learning performance. J Appl Psychol. 2004; 89: 883.

[62] Webster JR, Terry AB, Kevin L. Extending the challenge – hindrance model of occupational stress: the role of appraisal. J Vocat Behav. 2011; 79: 505 – 16.

[63] Liu B, Tang T, Yang K. When does public service motivation fuel the job satisfaction fire? the joint moderation of person – organization fit and needs – supplies fit. Public Manag Rev. 2015; 17: 876 – 900.

[64] Siegrist J. Adverse health effects of high – effort/low – reward conditions. J Occup Health Psy. 1996; 1: 27 – 41.

[65] Ferris GR, Dwight DF, Maria CG, Zhou J, Jack LH. Perceptions of organizational

politics: prediction, stress – related implications, and outcomes. Hum Relat. 1996; 49: 233 – 66.

[66] Bakker AB. A Job Demands – Resources Approach to Public Service Motivation. Public Adm Rev. 2015; 75: 723 – 32.

[67] Giauque D, Simon AB, Frédéric V. Stress perception in public organizations: expanding the job demands – job resources model by including public service motivation. Rev Public Pers Adm. 2013; 33: 58 – 83.

[68] Tziner A, Rabenu E, Radomski R, Belkin A. Work stress and turnover intentions among hospital physicians: The mediating role of burnout and work satisfaction. Revista de Psicología del Trabajo y de las Organizaciones. 2015; 31: 207 – 13.

[69] Jensen UT, Bro LL. How Transformational Leadership Supports Intrinsic Motivation and Public Service Motivation. Am Rev Public Adm. 2017; 48: 535 – 49.

[70] Shim DC, Park HH, Eom TH. Street – level bureaucrats' turnover intention: does public service motivation matter? . Int Rev Adm Sci. 2017; 83: 563 – 582.

[71] Roh CY, Moon MJ, Yang SB, Jung K. Linking Emotional Labor, Public Service Motivation, and Job Satisfaction: Social Workers in Health Care Settings. Soc Work Public Health. 2016; 31: 43 – 57.

[72] National Bureau of Statistics of China. 2020 China Statistical Yearbook. 2020. http: // www. stats. gov. cn/tjsj/ndsj/2020/indexch. htm. [in Chinese]

[73] Perry JL. Measuring public service motivation: An assessment of construct reliability and validity. J Publ Adm Res Theory. 1996; 6: 5 – 22.

[74] Coursey DH, Yang K, Pandey SK. Public Service Motivation (PSM) and Support for Citizen Participation: A Test of Perry and Vandenabeele's Reformulation of PSM Theory. Public Adm Rev. 2012; 72: 572 – 82.

[75] Schwarz G, Eva N, Newman A. Can public leadership increase public service motivation and job performance? . Public Adm Rev. 2020; 80: 543 – 554.

[76] Deng J, Guo Y, Ma T, et al. How job stress influences job performance among Chinese healthcare workers: a cross – sectional study. Environ Health Prev. 2019; 24: 1 – 11.

[77] Jacqui S, Gwenith GF, Lindsay HR, Philippa C, House J, David RW. Psychosocial and Lifestyle Questionnaire 2006 – 2010: Documentation Report. Ann Arbor: Survey Research Center, Institute for Social Research, University of Michigan. 2013.

[78] Haynes CE, Wall TD, Bolden R, Stride C, Rick J. Measures of perceived work characteristics for health services research: Test of a measurement model and normative data. Br J Health Psychol. 2015; 4: 257 – 75.

[79] Eisenberger R, Stinglhamber F, Vandenberghe C, Sucharski IL, Rhoades L. Perceived supervisor support: Contributions to perceived organizational support and employee retention.

J Appl Psychol. 2002；87：565 – 73.

[80] Zhang GP，Liao JQ. Relationship between academic appraisal stressors and university teacher's unthical behaviors. Chinese Journal of Management. 2014；11：360 – 366. [in Chinese]

[81] Miao Q，Newman A，Schwarz G，et al. How leadership and public service motivation enhance innovative behavior. Public Public Adm Rev. 2018；78：71 – 81.

[82] Yang T，Ma T，Liu P，et al. Perceived social support and presenteeism among healthcare workers in China：the mediating role of organizational commitment. Environ Health Prev. 2019；24：55.

[83] Mcdonald RP，Ho MR. Principles and practice in reporting structural equation analyses. Psychol Methods. 2002；7：64 – 82.

[84] Franco LM，Bennett SC，Kanfer R. Health sector reform and public sector health worker motivation：a conceptual framework. Soc Sci Med. 2002；54：1255 – 66.

[85] Hu LT，Bentler PM. Fit indices in covariance structure modeling：Sensitivity to underparameterized model misspecification. Psychol Methods. 1998；3：424 – 53.

[86] Fornell C，Larcker DF. Evaluating structural equation models with unobservable variables and measurement error. J Marketing Res. 1981；18：39 – 50.

[87] Gold MS，Bentler PM，Kim KH. A Comparison of Maximum – Likelihood and Asymptotically Distribution – Free Methods of Treating Incomplete Nonnormal Data. Struct Equ Modeling. 2003；10：47 – 79.

[88] Bagozzi RP，Baumgartner H. The Evaluation of Structural Equation Models and Hypothesis Testing. Oxford：Blackwell. 1994；386 – 422.

[89] Ullman JB. Structural Equation Modeling Third ed. In：Tabachnick BG，Fidell LS，editors. New York：Harper Collins College Publishers. 1996；709 – 819.

[90] Sobel ME. Asymptotic Confidence Intervals for Indirect Effects in Structural Equation Models. Sociol Methodol. 1982；13：290.

[91] Cohen J. A power primer. Psychol Bull. 1992；112：155 – 159.

[92] Armitage CJ，Conner M. Efficacy of the theory of planned behavior：a meta – analytic review. Br J Soc Psychol. 2001；40：471 – 499.

[93] Vandenberg RJ，Lance CE. A Review and Synthesis of the Measurement Invariance Literature：Suggestions，Practices，and Recommendations for Organizational Research. Organ Res Methods. 2000；3：4 – 70.

[94] Rousseau V，Aube C. Social Support at Work and Affective Commitment to the Organization：The Moderating Effect of Job Resource Adequacy and Ambient Conditions. J Soc Psychol. 2010；150：321 – 40.

[95] Guchait P，Cho S，Meurs JA. Psychological Contracts，Perceived Organizational and Supervisor Support：Investigating the Impact on Intent to Leave Among Hospitality Employees in In-

dia. J Hum Resour Hosp Tour. 2015；14：290－315.

［96］Daniels K，Guppy A. Occupational Stress，Social Support，Job Control，and Psychological Well－Being. Hum Relat. 1994；47：1523－44.

［97］Cummins RC. Job stress and the buffering effect of supervisory support. Group Org Stud. 1990；15：92－104.

［98］Steinhardt MA，Dolbier CL，Gottlieb NH，McCalister KT. The relationship between hardiness，supervisor support，group cohesion，and job stress as predictors of job satisfaction. Am J Health Promot. 2003；17：382－389.

［99］Berwick KR. Stress among student affairs administrators：the relationship of personal characteristics and organizational variables to work－related stress. J Coll Student Dev. 1992；33：11－19.

［100］Revicki DA，Whitley TW，Gallery ME. Organizational characteristics，perceived work stress，and depression in emergency medicine residents. Behav Med. 1993；19：74－81.

［101］Lait J，Wallace JE. Stress at work：a study of organizational－professional conflict and unmet expectations. Indust Relat. 2002；57：462－487.

［102］McCalister KT，Dolbier CL，Webster JA，et al. Hardiness and support at work as predictors of work stress and job satisfaction. Am J Health Promot. 2006；20：183－191.

［103］Yang T，Shen YM，Zhu M，et al. Effects of co－worker and supervisor support on job stress and presenteeism in an aging workforce：a structural equation modelling approach. Int J Env Res Pub He. 2016；13：72.

［104］Bao Y，Zhong W. Public service motivation matters：Examining the differential effects of challenge and hindrance stressors on organizational identification and turnover intention. Public Manag Rev. 2021；23：545－566.

［105］Cohen S. Aftereffects of stress on human performance and social behavior：a review of research and theory. Psychol Bull. 1980；88：82－108.

［106］Cunningham MR，Steinberg J，Grev R. Wanting to and having to help：separate motivations for positive mood and guilt－induced helping. J Pers Soc Psychol. 1980；38：181－192.

［107］Giauque D，Ritz A，Varone F，et al. Resigned but satisfied：The negative impact of public service motivation and red tape on work satisfaction. Public Adm. 2012；90：175－193.

［108］Deng J，Li Y，Sun Y，Lei R，Yang T. Public service motivation as a mediator of the relationship between job stress and presenteeism：a cross－sectional study from Chinese public hospitals. BMC Health Serv Res. 2019；19：1－8.

［109］Li Z，Yan C，Shi L，et al. Workplace violence against medical staff of Chinese children's hospitals：a cross－sectional study. PloS One. 2017；12：e0179373.

［110］Yao AY，Jamal M，Demerouti E. Relationship of challenge and hindrance stressors with burnout and its three dimensions. J Pers Psychol. 2015；14：203－12.

［111］Qureshi I, Jamil R, Iftikhar M, et al. Job Stress, Workload, Environment and Employees Turnover Intentions: Destiny or Choice. Arch des Sci. 2012; 65: 231 – 241.

［112］Asante JO, Li MJ, Liao J, et al. The relationship between psychosocial risk factors, burnout and quality of life among primary healthcare workers in rural Guangdong province: a cross – sectional study. BMC Health Serv Res. 2019; 19: 1 – 10.

［113］Cheng WJ, Cheng Y. Minor mental disorders in Taiwanese healthcare workers and the associations with psychosocial work conditions. J Formos Med Assoc. 2017; 116: 300 – 305.

［114］Liu C, Bartram T, Leggat SG. Link of patient care outcome to occupational differences in response to human resource management: a cross – sectional comparative study on hospital doctors and nurses in China. Int J Env Res Pub He. 2020; 17: 4379.

［115］Bąk – Sosnowska M, Gruszczyńska M, Tokarz A. Well – being of nurses and working conditions—Are polish nurses different from doctors and midwives in terms of professional quality of life? . NURS OPEN. 2021; 8: 87 – .

［116］Macklin DS, Smith LA, Dollard MF. Public and private sector work stress: Workers compensation, levels of distress and job satisfaction, and the demand – control – support model. Aust J Psychol. 2006; 58: 130 – 43.

［117］Mcclellan M, Staiger D. Comparing the Quality of Health Care Providers. Forum for Health Economics & Policy. 1999; 3 (1): 150 – 153.

［118］Shanafelt T, Bradley K, Wipf J, Back A. Burnout and Self – Reported Patient Care in an Internal Medicine Residency Program. Annals of Internal Medicine. 2002; 136 (5): 358 – 367.

［119］West C, Huschka M, Novotny P, Sloan J, Kolars J, Habermann T et al. Association of Perceived Medical Errors With Resident Distress and Empathy. JAMA. 2006; 296 (9): 1071 – 1078.

［120］Verguet S, Memirie S, Norheim O. Assessing the burden of medical impoverishment by cause: a systematic breakdown by disease in Ethiopia. BMC Medicine. 2016; 14 (1): 164.

［121］Kruk M, Gage A, Arsenault C, Jordan K, Leslie H, Roder – DeWan S et al. High – quality health systems in the Sustainable Development Goals era: time for a revolution. The Lancet Global Health. 2018; 6 (11): e1196 – e1252.

［122］Ferlie E, Shortell S. Improving the Quality of Health Care in the United Kingdom and the United States: A Framework for Change. The Milbank Quarterly. 2001; 79 (2): 281 – 315.

［123］Mosadeghrad AM. Factors affecting medical service quality. Iranian Journal of Public Health. 2014; 43 (2): 210 – 220.

［124］Karadzinska – Bislimovska J, Basarovska V, Mijakoski D, Minov J, Stoleski S, Angeleska N et al. Linkages between workplace stressors and quality of care from health professionals' perspective – Macedonian experience. British Journal of Health Psychology. 2014; 19 (2): 425 –

441.

［125］Klein J, Grosse Frie K, Blum K, von dem Knesebeck O. Burnout and perceived quality of care among German clinicians in surgery. International Journal for Quality in Health Care. 2010; 22 (6): 525 - 530.

［126］West CP, Tan AD, Habermann TM, Sloan JA, Shanafelt TD. Association of resident fatigue and distress with perceived medical errors. Jama. 2009; 302 (12), 1294 - 1300.

［127］Klein J, Frie K, Blum K, von dem Knesebeck O. Psychosocial stress at work and perceived quality of care among clinicians in surgery. BMC Health Services Research. 2011; 11 (1): 109.

［128］Yang T, Guo Y, Ma M, Li Y, Tian H, Deng J. Job Stress and Presenteeism among Chinese Healthcare Workers: The Mediating Effects of Affective Commitment. International Journal of Environmental Research and Public Health. 2017; 14 (9): 978.

［129］Konstantinos N, Christina O. Factors influencing stress and job satisfaction of nurses working in psychiatric units: A research review. Health Science Journal. 2008; 2: 183 - 195.

［130］Lindholm M. Working conditions, psychosocial resources and work stress in nurses and physicians in chief managers' positions. Journal of Nursing Management. 2006; 14 (4): 300 - 309.

［131］Cohen S. Aftereffects of stress on human performance and social behavior: A review of research and theory. Psychological Bulletin. 1980; 88 (1): 82 - 108.

［132］Leveck M, Jones C. The nursing practice environment, staff retention, and quality of care. Research in Nursing & Health. 1996; 19 (4): 331 - 343.

［133］Cavanaugh M, Boswell W, Roehling M, Boudreau J. An empirical examination of self - reported work stress among U. S. managers. Journal of Applied Psychology. 2000; 85 (1): 65 - 74.

［134］LePine J, LePine M, Jackson C. Challenge and Hindrance Stress: Relationships With Exhaustion, Motivation to Learn, and Learning Performance. Journal of Applied Psychology. 2004; 89 (5): 883 - 891.

［135］Lepine J, Podsakoff N, Lepine M. A Meta - Analytic Test of the Challenge Stressor - Hindrance Stressor Framework: An Explanation for Inconsistent Relationships Among Stressors and Performance. Academy of Management Journal. 2005; 48 (5): 764 - 775.

［136］Scott P, Pandey S. Red tape and public service motivation findings from a national survey of managers in state health and human services agencies. Review of Public Personnel Administration. 2005; 25 (2): 155 - 180.

［137］Perry J, Wise L. The Motivational Bases of Public Service. Public Administration Review. 1990; 50 (3): 367 - 373.

［138］Cunningham M, Steinberg J, Grev R. Wanting to and having to help: Separate motivations for positive mood and guilt - induced helping. Journal of Personality and Social Psychology.

1980；38（2）：181 – 192.

［139］Song P, Jin C, Tang W. New medical education reform in China: Towards healthy China 2030. BioScience Trends. 2017；11（4）：366 – 369.

［140］Bakker A. A Job Demands – Resources Approach to Public Service Motivation. Public Administration Review. 2015；75（5）：723 – 732.

［141］The state council of the People's Republic of China［Internet］. 2016 October 25［cited 2018 November 2］. Health China 2030 Plan. Available from: http://www.gov.cn/xinwen/2016 – 10/25/content_5124174.htm.

［142］National Health Commission of the People's Republic of China, State Administration of Traditional Chinese Medicine of the People's Republic of China［Internet］. 2018 August 16［cited 2018 November 2］. Opinions on Adhering to People's Health as the Center to Promote the High – quality Development of Medical Services. Available from: http://www.nhfpc.gov.cn/yzygj/s3594q/201808/1e5aeaf3dbfb457487bc1d92783b43d8.shtml.

［143］Bloom G, Standing H. Future health systems: Why future? Why now? . Social Science & Medicine. 2008；66（10）：2067 – 2075.

［144］Bao Y, Fan G, Zou D, Wang T, Xue D. Patient experience with outpatient encounters at public hospitals in Shanghai: Examining different aspects of physician services and implications of overcrowding. PLOS ONE. 2017；12（2）：e0171684.

［145］Wu S, Lin S, Li H, Chai W, Zhang Q, Wu Y et al. A Study on Workplace Violence and Its Effect on Quality of Life Among Medical Professionals In China. Archives of Environmental & Occupational Health. 2014；69（2）：81 – 88.

［146］Lu L, Dong M, Wang S, Zhang L, Ng C, Ungvari G et al. Prevalence of Workplace Violence Against Health – Care Professionals in China: A Comprehensive Meta – Analysis of Observational Surveys. Trauma, Violence, & Abuse. 2018；152483801877442.

［147］Coursey D, Yang K, Pandey S. Public Service Motivation（PSM）and Support for Citizen Participation: A Test of Perry and Vandenabeele's Reformulation of PSM Theory. Public Administration Review. 2012；72（4）：572 – 582.

［148］Yang T, Ma T, Guo Y, Chen Q, Liu J, Deng J. Development and reliability and validity assessment of Chirurgisches Qualit? tssiegel – Chinese version. Chin J Public Health, 2018；34（7）：1 – 4.

［149］MacKinnon D, Lockwood C, Hoffman J, West S, Sheets V. A comparison of methods to test mediation and other intervening variable effects. Psychological Methods. 2002；7（1）：83 – 104.

［150］Sobel M. Asymptotic Confidence Intervals for Indirect Effects in Structural Equation Models. Sociological Methodology. 1982；13：290 – 312.

［151］Wallace J, Edwards B, Arnold T, Frazier M, Finch D. Work stressors, role – based performance, and the moderating influence of organizational support. Journal of Applied Psychology. 2009; 94 (1): 254 – 262.

［152］Boswell W, Olson – Buchanan J, LePine M. Relations between stress and work outcomes: The role of felt challenge, job control, and psychological strain. Journal of Vocational Behavior. 2004; 64 (1): 165 – 181.

［153］Kinzl J, Traweger C, Biebl W, Lederer W. burnout and stress disorders in intensive care doctors. Deutsche Medizinische Wochenschrift. 2006; 131 (44): 2461.

［154］Li L, Fu H. China's health care system reform: Progress and prospects. The International Journal of Health Planning and Management. 2017; 32: 240 – 253.

［155］Lin L, Siu O, Shi K, Bai X. Challenge and hindrance job demands, job resource, and their relationships with vigor and emotional exhaustion. International Journal of Psychology. 2008; 43 (3 – 4): 1098 – 1106.

［156］Taylor J. Organizational Influences, Public Service Motivation and Work Outcomes: An Australian Study. International Public Management Journal. 2008; 11 (1): 67 – 88.

［157］Vandenabeele W. The mediating effect of job satisfaction and organizational commitment on self – reported performance: more robust evidence of the PSM—performance relationship. International Review of Administrative Sciences. 2009; 75 (1): 11 – 34.

［158］Farquharson B, Allan J, Johnston D, Johnston M, Choudhary C, Jones M. Stress amongst nurses working in a healthcare telephone – advice service: relationship with job satisfaction, intention to leave, sickness absence, and performance. Journal of Advanced Nursing. 2012; 68 (7): 1624 – 1635.

［159］Kim S. Factors Affecting State Government Information Technology Employee Turnover Intentions. The American Review of Public Administration. 2005; 35 (2): 137 – 156.

［160］Pan J, Qin X, Li Q, Messina J, Delamater P. Does hospital competition improve health care delivery in China? . China Economic Review. 2015; 33: 179 – 199.

［161］Vandenabeele W. Government Calling: Public Service Motivationas an Element in Selecting Government as an Employer of Choice. Public Administration. 2008; 4 (86): 1089 – 1105.

［162］Moulton S, Feeney M. Public Service in the Private Sector: Private Loan Originator Participation in a Public Mortgage Program. Journal of Public Administration Research and Theory. 2010; 21 (3): 547 – 572.

第六章　医务人员公共服务动机与医疗服务供给

第一节　医务人员公共服务动机的现状

本节将借助问卷调查和访谈获得的数据，分析北京市公立医院医务人员公共服务动机的整体情况、分维度情况以及不同群体的情况，并揭示北京市公立医院医务人员公共服务动机存在的问题和原因。

一、北京市公立医院医务人员公共服务动机的整体分析

本项目采用均值分析的方法探究北京市公立医院医务人员公共服务动机的现状的整体情况。结果如表6-1所示，各条目的得分平均值在3.65～4.05，可以看出北京市公立医院医务人员公共服务动机整体偏高。项目组在访谈中也得到了类似的结果。"救死扶伤是医务人员的天职，我们始终坚信要把患者的健康和利益放在首位"（P12，男性，34岁，医生）。"我们选择来公立医院工作，更多考虑的就不是个人的经济利益，而是如何利用自己的专业、需求和爱好实现自己的价值，为广大患者服务"（P4，女性，29岁，护士）。"我觉得我和我的同事都具有较强的公共服务动机，都能够较好地履行自己的职责，更多地从患者的需求和利益考虑问题"（P19，女性，44岁，管理人员）。

在公共服务动机量表的5个条目中，条目"对我而言，有意义的公共服务十分重要"的平均值最高（4.05），同时其标准差最小（0.81），说明北京市公立医院医务人员整体上都较为认可公共服务具有的意义；而"我已准备好为社会的美好做出牺牲"的平均值最低（3.65），同时其标准差也最大（1.06），说明北京市公立医院医务人员整体上对于是否愿意为公共服务牺牲的意愿处于中等水平且差别相对较大。

公共服务动机是致力于服务于社会全体的一种普遍的利他动机，北京市公立医院医务人员公共服务动机整体偏高说明大部分医务人员愿意为公众服务，这可能是由于医生在我国的传统观念中，当医生肩负着救死扶伤的神圣职责，选择成为医务人员的人往往更热衷于帮助他人和服务社会。而医务人员的公共服务动机高，对其自身、患者、医院和社会都有积极正面的影响。对自身而言，公共服务动机高的医务人员会展现出更高的为他人服务的倾向，也容易产生更高的工作满意度；对患者而言，医务人员的公共服务动机高会使其更加关注患者的利益；对于医院来说，高公共服务动机的医务人员将他人、组织的发展视为更重要的事

情，就会在工作过程中做出有益的公共服务行为，自觉维护医院的工作环境和声誉；对于社会来说，医务人员的公共服务动机高会体现在其更关注患者和公共社会利益，有利于缓解医患矛盾的社会问题，促进整个社会的和谐氛围。

表6-1　　　　北京市公立医院医务人员公共服务动机的均值分析

条　目	极小值	极大值	平均值	标准差
1. 对我而言，有意义的公共服务十分重要	1	5	4.05	0.81
2. 日常事件经常提醒我，（我们）人与人之间是多么相互依赖	1	5	3.95	0.88
3. 对我而言，使社会发生变化比个人成就更加重要	1	5	3.88	0.92
4. 我已准备好为社会的美好做出牺牲	1	5	3.65	1.06
5. 即使被嘲笑，我也会去为他人争取权利	1	5	3.66	1.02

二、北京市公立医院医务人员公共服务动机的维度分析

本节采用的公共服务动机量表的5个条目，可以归因为四个维度。本项目采用均值分析的方法探究北京市公立医院医务人员公共服务动机各维度的得分情况。如表6-2所示，各维度均值在3.65~4.05，表明北京市公立医院医务人员有较强的公共服务意识、同情心、社会公正以及为公共服务自我牺牲的态度。在公共服务动机的四个维度中，致力于公共利益维度的平均值最高（4.05），同时其标准差最小（0.81），由此可以看出，随着社会快速的发展，公众社会的理念有了大步提升，公众意识已经有了显著增强，公众开始真正重视起了自身的义务与责任。医务人员是一个素质相对较高的人群，他们的社会责任感和社会服务意识会更强。在公共服务动机的四个维度中，同情心的平均值仅低于致力于公共利益维度，为4.05（SD=0.88）。富有同情心的人能够更关心人与人之间的联系，愿意为他人提供帮助改善他们的生活状况，这种基于情感层面的动机能够激发个人为实现和谐社会、帮助他人解决问题而做出努力，富有同情心的医务人员能够站在患者的角度思考问题，更好地为患者提供诊疗服务，也会促使他们在工作中更有动力，积极主动地履行自己的职责。在公共服务动机的四个维度中，自我牺牲的平均分居第三，为3.88（SD=0.92）。自我牺牲更多地体现为一种奉献精神，而医务人员的工作压力大、工作强度高、医患关系易紧张，就需要医务人员拥有更好的大局观，明确自己的责任，在大是大非面前愿意牺牲个人利益，追求他人和集体利益。在公共服务动机的四个维度中，社会公正维度分数相对最低（3.65），同时其标准差最大（0.97）。这可能是由于医务人员对于自身工作与社会公正之间的联系理解具有差异性，每个医务人员的看法差异较大，但总的来说，医务人员的公共服务动机中的社会公正维度也较高，体现了医务人员愿意以同样的服务态度和技术对待同样需要的病人，他们愿意去帮助病人维护和争取相应的权益。

表6-2 北京市公立医院医务人员公共服务动机的维度分析

维度	极小值	极大值	平均值	标准差
致力于公共利益	1	5	4.05	0.81
同情心	1	5	3.95	0.88
自我牺牲	1	5	3.88	0.92
社会公正	1	5	3.65	0.97

三、北京市公立医院医务人员公共服务动机的差异分析

为了研究不同群体医务人员公共服务动机的差异，本节使用单因素方差分析（ANOVA）作进一步分析，以探究不同医院、性别、年龄、工作年限、职业生涯阶段、岗位的医务人员在公共服务动机方面的差异。本节将医院等级划分为一级、二级、三级；性别分为男性和女性；年龄分为青年（30岁或以下），中年（31~40岁）和老年（41岁以上）；工龄分为少于5年（雇用少于5年）和超过5年（雇用超过5年）；职业生涯阶段分为早期（实习生或入门级职员）和中/晚期（中级或高级职员）；职位被分为临床医生、护理职员或其他（行政管理人员、理疗技术人员和药剂师）。

（一）医院差异分析

不同医院医务人员的公共服务动机的差异如表6-3所示，在条目"对我而言，有意义的公共服务十分重要"中，一级医院、二级医院、三级医院的得分分别为3.78、4.02、4.27，且不同医院医务人员的公共服务动机水平存在显著差异（$p<0.001$）；在条目"日常事件经常提醒我，（我们）人与人之间是多么相互依赖"中，一级医院、二级医院、三级医院的得分分别为3.70、3.87、4.21，且不同医院医务人员的公共服务动机水平存在显著差异（$p<0.001$）；在条目"对我而言，使社会发生变化比个人成就更加重要"中，一级医院、二级医院、三级医院的得分分别为3.66、3.86、4.05，且不同医院医务人员的公共服务动机水平存在显著差异（$p<0.001$）；在条目"我已准备好为社会的美好做出牺牲"中，一级医院、二级医院、三级医院的得分分别为3.34、3.64、3.86，且不同医院医务人员的公共服务动机水平存在显著差异（$p<0.001$）；在条目"即使被嘲笑，我也会去为他人争取权利"中，一级医院、二级医院、三级医院的得分分别为3.50、3.61、3.84，且不同医院医务人员的公共服务动机水平存在显著差异（$p<0.01$）；类似地，在公共服务动机的不同维度中，不同医院医务人员的公共服务动机水平也存在显著差异，例如，在社会公正维度中，一级医院、二级医院、三级医院的得分分别为3.42、3.62、3.84，不同医院医务人员的公共服务动机水平存在显著差异（$p<0.001$）。

整体上从医院级别来看，不同级别医院的医务人员公共服务动机存在显著差异，三级医院的公共服务动机最高，其次是二级医院，而一级医院的公共服务动机水平最低。一级医院

是直接向一定人口的社区提供预防、医疗、保健、康复服务的基层医院、卫生院，主要指农村乡、镇卫生和城市街道医院；二级医院是向多个社区提供综合医疗卫生服务和承担一定教学、科研任务的地区性医院，主要指一般市、县医院及省辖市的区级医院；三级医院是向几个地区提供高水平专科性医疗卫生服务和执行高等教育、科研任务的区域性以上的医院。由此可见，大多数高精尖医疗资源流向了三级医院，因此，更多的优质卫生人力资源流入了三级医院中，这类医务人员自身有着更高的目标和抱负，希望能在医疗卫生领域有所作为，且他们相对来说接受了更为全面和高端的教育和培养，树立了良好的职业态度和信念，这使三级医院的医务人员更愿意奉献自己，为实现公共利益而努力，这可能是三级医院医务人员的公共服务动机高于一级医院和二级医院的一个原因；其二，三级医院中聚集了大量不同领域的专家和人才，找到志同道合的伙伴有利于其精诚合作，有效提升工作效率，工作的顺利开展也能提高医务人员内心的满意度，进而激发其公共服务动机；其三，三级医院相较于一级医院和二级医院有更好的培养和激励体系，为医务人员提供了更加完善的管理措施，强化了医务人员的服务意识和服务能力，有效地激发了其公共服务动机。

表 6－3 不同医院的医务人员公共服务动机的差异分析

条目及维度	医院级别			p
	一级 （n = 143）	二级 （n = 284）	三级 （n = 217）	
条目 1. 对我而言，有意义的公共服务十分重要	3.78 (0.65)	4.02 (0.86)	4.27 (0.77)	0.000
条目 2. 日常事件经常提醒我，（我们）人与人之间是多么相互依赖	3.70 (0.73)	3.87 (0.95)	4.21 (0.79)	0.000
条目 3. 对我而言，使社会发生变化比个人成就更加重要	3.66 (0.76)	3.86 (0.97)	4.05 (0.91)	0.000
条目 4. 我已准备好为社会的美好做出牺牲	3.34 (0.95)	3.64 (1.14)	3.86 (0.96)	0.000
条目 5. 即使被嘲笑，我也会去为他人争取权利	3.50 (0.86)	3.61 (1.14)	3.84 (0.93)	0.004
维度 1. 致力于公共利益	3.78 (0.65)	4.02 (0.86)	4.27 (0.77)	0.000
维度 2. 同情心	3.70 (0.73)	3.87 (0.95)	4.21 (0.79)	0.000
维度 3. 自我牺牲	3.66 (0.76)	3.86 (0.97)	4.05 (0.91)	0.000
维度 4. 社会公正	3.42 (0.81)	3.62 (1.09)	3.84 (0.87)	0.000

（二）性别差异分析

不同性别医务人员公共服务动机的差异如表6-4所示，在条目"对我而言，有意义的公共服务十分重要"中，男性、女性的得分分别为3.98、4.10，且不同性别医务人员的公共服务动机水平差异不显著（p>0.05）；在条目"日常事件经常提醒我，（我们）人与人之间是多么相互依赖"中，男性、女性的得分分别为3.98、3.94，且不同性别医务人员的公共服务动机水平差异不显著（p>0.05）；在条目"对我而言，使社会发生变化比个人成就更加重要"中，男性、女性的得分分别为3.84、3.92，且不同性别医务人员的公共服务动机水平差异不显著（p>0.05）；在条目"我已准备好为社会的美好做出牺牲"中，男性、女性的得分分别为3.61、3.67，且不同性别医务人员的公共服务动机水平差异不显著（p>0.05）；在条目"即使被嘲笑，我也会去为他人争取权利"中，男性、女性的得分分别为3.71、3.64，且不同性别医务人员的公共服务动机水平差异不显著（p>0.05）；类似地，在公共服务动机的不同维度中，不同性别医务人员的公共服务动机水平也没有差异，例如，在社会公正维度中，男性、女性的得分分别为3.66、3.5，不同性别医务人员的公共服务动机水平差异不显著（p>0.05）。

表6-4   **不同性别医务人员公共服务动机的差异分析**

条目及维度	性别		p
	男（n=226）	女（n=385）	
条目1. 对我而言，有意义的公共服务十分重要	3.98（0.83）	4.10（0.79）	0.081
条目2. 日常事件经常提醒我，（我们）人与人之间是多么相互依赖	3.98（0.84）	3.94（0.89）	0.617
条目3. 对我而言，使社会发生变化比个人成就更加重要	3.84（0.89）	3.92（0.92）	0.316
条目4. 我已准备好为社会的美好做出牺牲	3.61（1.05）	3.67（1.05）	0.486
条目5. 即使被嘲笑，我也会去为他人争取权利	3.71（0.99）	3.64（1.02）	0.402
维度1. 致力于公共利益	3.98（0.83）	4.10（0.79）	0.081
维度2. 同情心	3.98（0.84）	3.94（0.89）	0.617
维度3. 自我牺牲	3.84（0.89）	3.92（0.92）	0.316
维度4. 社会公正	3.66（0.94）	3.65（0.98）	0.953

整体上从性别来看，男性和女性在公共服务动机上没有显著差异，这一结果与学者叶先宝、赖桂梅基于福建省公务员样本数据测量性别对公共服务动机的影响的结果一致，他们认为男性的公共服务动机水平显著高于女性，可能是与我国"男主外，女主内"的传统观念有关，自古以来，男性较多参与社会活动，更关注社会工作，而女性多以家庭生活为主，较

少关注社会工作。从奴隶社会后期开始，男性在社会生活中占据支配地位，也担负着养家糊口的重任，在长期的对外工作中，他们追逐权力和事业。相比之下，女性则更以家庭为中心，她们将有限的时间和精力多放在了照顾孩子、孝敬父母等家庭事业上，不像男性那样表现出强烈的对权力的渴望以及对公共利益的承诺。但随着时代的发展和社会思想的变迁，女性有了更多接受教育和参与社会服务的机会，她们也能在工作场合发挥重大的作用，越来越多的杰出女性在各行各业中涌现。另外，医务人员作为一种特殊的职业，需要极其细心且有耐心，尤其是其中的护理人员，需要为患者提供细致贴心的护理服务，而在这方面女性的性格优势较大部分男性更突出，她们在这样的工作中发挥了不可磨灭的作用，在参与公共事务中表现出较高的意愿，也更加愿意为社会做出贡献，这可能也是北京市公立医院不同性别医务人员公共服务动机没有明显差别的一个原因。

（三）年龄差异分析

不同年龄的医务人员公共服务动机的差异如表 6-5 所示，在条目"对我而言，有意义的公共服务十分重要"中，青年、中年、老年的得分分别为 3.99、4.02、4.19，且不同年龄医务人员的公共服务动机水平存在显著差异（$p < 0.05$）；在条目"日常事件经常提醒我，（我们）人与人之间是多么相互依赖"中，青年、中年、老年的得分分别为 3.78、3.94、4.20，且不同年龄医务人员的公共服务动机水平存在显著差异（$p < 0.001$）；在条目"对我而言，使社会发生变化比个人成就更加重要"中，青年、中年、老年的得分分别为 3.71、3.90、4.07，且不同年龄医务人员的公共服务动机水平存在显著差异（$p < 0.01$）；在条目"我已准备好为社会的美好做出牺牲"中，青年、中年、老年的得分分别为 3.50、3.62、3.90，且不同年龄医务人员的公共服务动机水平存在显著差异（$p < 0.01$）；在条目"即使被嘲笑，我也会去为他人争取权利"中，青年、中年、老年的得分分别为 3.55、3.58、3.95，且不同年龄医务人员的公共服务动机水平存在显著差异（$p < 0.001$）；类似地，在公共服务动机的不同维度中，不同年龄医务人员的公共服务动机水平也存在显著差异，例如，在社会公正维度中，青年、中年、老年的得分分别为 3.52、3.60、3.92，不同年龄医务人员的公共服务动机水平存在显著差异（$p < 0.001$）。

整体上从年龄来看，不同年龄阶段的医务人员公共服务动机存在显著差异，其中老年医务人员的公共服务动机最高，其次是中年，而青年的公共服务动机水平最低。这可能是因为青年（30 岁以下）个体刚刚毕业，由简单的校园生活进入复杂的社会环境，还未能充分适应这种转变。对工作的流程、目标，组织内部的规则、制度以及组织文化等没有明确的认识，在摸索中会产生困惑和畏难情绪。这些因素都会使青年医务人员感到价值观受到挑战，人生价值得不到实现，因而工作的积极性不高，公共服务动机水平低。同时，青年群体容易受到不同价值观的影响，尤其是近年来个体意识凸显，追求个体价值和个性自由，产生消费主义、物质主义倾向，缺乏自我牺牲和奉献精神，相比其他年龄阶段的医务人员更关注个人的利益。而中年（31~40 岁）医务人员逐渐适应自己身份的转变，对组织的目标、使命、制度等都有了较为明确的认知，自己的工作也越来越得心应手，在组织内部也扮演着越来越重要的角色，这些都会使其产生自我满足感，从而愿意付出更多的时间精力为公众服务，这使中年医务人员的公共服务动机水平较高。对于老年（41岁以上）的医务人员，这类医务人员大多数是医院中的中流砥柱。由于医务人员的专业程度关乎全体人民的健康，因此医务人员培养年限较其他专业更长，使他们进入职业成熟期更晚，41岁以上正是他们在职业上的高亮时期，且年龄较大的医务人员有更加坚定的为人民谋福祉的信念，使他们的公共服务动机较其他两个年龄段的水平都高。

表6-5   不同年龄的医务人员公共服务动机的差异分析

条目及维度	年龄			p
	青年 （n=215）	中年 （n=268）	老年 （n=149）	
条目1. 对我而言，有意义的公共服务十分重要	3.99（0.84）	4.02（0.75）	4.19（0.84）	0.049
条目2. 日常事件经常提醒我，（我们）人与人之间是多么相互依赖	3.78（0.93）	3.94（0.81）	4.20（0.82）	0.000
条目3. 对我而言，使社会发生变化比个人成就更加重要	3.71（0.93）	3.90（0.83）	4.07（0.97）	0.001
条目4. 我已准备好为社会的美好做出牺牲	3.50（1.09）	3.62（1.03）	3.90（1.02）	0.001
条目5. 即使被嘲笑，我也会去为他人争取权利	3.55（0.96）	3.58（1.03）	3.95（1.00）	0.000
维度1. 致力于公共利益	3.99（0.84）	4.02（0.75）	4.19（0.84）	0.049
维度2. 同情心	3.78（0.93）	3.94（0.81）	4.20（0.82）	0.000
维度3. 自我牺牲	3.71（0.93）	3.90（0.83）	4.07（0.97）	0.001
维度4. 社会公正	3.52（0.94）	3.60（0.97）	3.92（0.95）	0.000

（四）工作年限差异分析

不同工作年限的医务人员公共服务动机的差异如表6-6所示，在条目"对我而言，有意义的公共服务十分重要"中，工作年限小于5年、工作年限大于5年的得分分别为3.97、4.11，且不同工作年限医务人员的公共服务动机水平存在显著差异（$p < 0.05$）；在条目"日常事件经常提醒我，（我们）人与人之间是多么相互依赖"中，工作年限小于5年、工作年限大于5年的得分分别为3.78、4.07，且不同工作年限医务人员的公共服务动机水平存在显著差异（$p < 0.001$）；在条目"对我而言，使社会发生变化比个人成就更加重要"中，工作年限小于5年、工作年限大于5年的得分分别为3.78、3.93，且不同工作年限医务

人员的公共服务动机水平存在显著差异（p < 0.01）；在条目"我已准备好为社会的美好做出牺牲"中，工作年限小于 5 年、工作年限大于 5 年的得分分别为 3.57、3.71，不同工作年限医务人员的公共服务动机水平差异不显著（p > 0.05）；在条目"即使被嘲笑，我也会去为他人争取权利"中，工作年限小于 5 年、工作年限大于 5 年的得分分别为 3.54、3.75，且不同工作年限医务人员的公共服务动机水平存在显著差异（p < 0.05）；类似地，在公共服务动机的不同维度中，不同工作年限医务人员的公共服务动机水平也存在显著差异，例如，在社会公正维度中，工作年限小于 5 年、工作年限大于 5 年的得分分别为 3.56、3.73，不同工作年限医务人员的公共服务动机水平存在显著差异（p < 0.05）。

从工作年限来看，不同工作年限的医务人员公共服务动机整体上存在显著的差异，工作年限大于 5 年的医务人员的公共服务动机更高。这可能是因为工作年限长的医务人员一般情绪更加成熟稳定，在工作中能更为自如地处理各种正面和负面的情况，使他们在工作中能获得更高的满意度；同时，工作年限较长的医务人员往往在事业上已经取得了一定的成就，拥有较为满意的工资收益，同时还有可能在工作场所发展了个人友谊，进一步提高了其工作满意度；且较长的工作年限在一定程度上也反映出了较高的组织忠诚度，而许多实证研究都发现，个体的工作满意度和组织忠诚度都与其公共服务动机有正相关的关系。但这与一项在美国全国范围内的卫生部门所做的调查结果并不一致，在这项调查中发现工作年限越长的员工，其公共服务动机水平越低，他们认为该调查中的员工随着工作年限的增加变得更加胆怯而不愿意离职，缺乏勇气进行其他选择而不得不在现有的组织内工作，工作积极性降低，从而公共服务动机水平也降低。

表 6 - 6　　　　不同工作年限的医务人员公共服务动机的差异分析

条目及维度	工作年限		p
	<5 年 (n = 264)	>5 年 (n = 364)	
条目 1. 对我而言，有意义的公共服务十分重要	3.97 (0.83)	4.11 (0.78)	0.028
条目 2. 日常事件经常提醒我，（我们）人与人之间是多么相互依赖	3.78 (0.89)	4.07 (0.83)	0.000
条目 3. 对我而言，使社会发生变化比个人成就更加重要	3.73 (0.92)	3.98 (0.90)	0.001
条目 4. 我已准备好为社会的美好做出牺牲	3.57 (1.06)	3.71 (1.04)	0.109
条目 5. 即使被嘲笑，我也会去为他人争取权利	3.54 (0.99)	3.75 (1.01)	0.010
维度 1. 致力于公共利益	3.97 (0.83)	4.11 (0.78)	0.028
维度 2. 同情心	3.78 (0.89)	4.07 (0.83)	0.000
维度 3. 自我牺牲	3.73 (0.92)	3.98 (0.90)	0.001
维度 4. 社会公正	3.56 (0.96)	3.73 (0.96)	0.026

（五）职业生涯阶段差异分析

不同职业生涯阶段的医务人员公共服务动机的差异如表6-7所示，在条目"对我而言，有意义的公共服务十分重要"中，职业生涯早期、职业生涯中晚期的得分分别为4.00、4.09，且不同职业生涯阶段医务人员的公共服务动机水平差异不显著（p>0.05）；在条目"日常事件经常提醒我，（我们）人与人之间是多么相互依赖"中，职业生涯早期、职业生涯中晚期的得分分别为3.83、4.04，且不同职业生涯阶段医务人员的公共服务动机水平存在显著差异（p<0.01）；在条目"对我而言，使社会发生变化比个人成就更加重要"中，职业生涯早期、职业生涯中晚期的得分分别为3.76、3.97，且不同职业生涯阶段医务人员的公共服务动机水平存在显著差异（p<0.01）；在条目"我已准备好为社会的美好做出牺牲"中，职业生涯早期、职业生涯中晚期的得分分别为3.59、3.69，且不同职业生涯阶段医务人员的公共服务动机水平差异不显著（p>0.05）；在条目"即使被嘲笑，我也会去为他人争取权利"中，职业生涯早期、职业生涯中晚期的得分分别为3.61、3.70，且不同职业生涯阶段医务人员的公共服务动机水平差异不显著（p>0.05）；类似地，在公共服务动机的不同维度中，不同职业生涯阶段医务人员的公共服务动机水平也存在显著差异，例如，在同情心维度中，职业生涯早期、职业生涯中晚期的得分分别为3.83、4.04，不同职业生涯阶段医务人员的公共服务动机水平存在显著差异（p<0.01）。

表6-7　　不同职业生涯阶段的医务人员公共服务动机的差异分析

条目及维度	职业生涯阶段		p
	早期（n=271）	中/晚期（n=340）	
条目1. 对我而言，有意义的公共服务十分重要	4.00（0.82）	4.09（0.81）	0.217
条目2. 日常事件经常提醒我，（我们）人与人之间是多么相互依赖	3.83（0.91）	4.04（0.85）	0.003
条目3. 对我而言，使社会发生变化比个人成就更加重要	3.76（0.91）	3.97（0.92）	0.005
条目4. 我已准备好为社会的美好做出牺牲	3.59（1.04）	3.69（1.07）	0.225
条目5. 即使被嘲笑，我也会去为他人争取权利	3.61（0.95）	3.70（1.08）	0.316
维度1. 致力于公共利益	4.00（0.82）	4.09（0.81）	0.217
维度2. 同情心	3.83（0.91）	4.04（0.85）	0.003
维度3. 自我牺牲	3.76（0.91）	3.97（0.92）	0.005
维度4. 社会公正	3.60（0.92）	3.70（1.01）	0.236

　　从职业生涯阶段来看，不同职业生涯阶段的医务人员公共服务动机整体上存在显著的差异，且处于中晚期阶段的医务人员的公共服务动机更高。这可能是因为处于职业生涯早期的医务人员在工作中需要根据上级领导的安排完成工作任务，需要按部就班地进行工作，这在一定程度上抑制了他们在岗位上完全施展自己的才能，会影响其工作的积极性，使其公共服务水平较低。而处于职业生涯中晚期的医务人员在自己的专业领域有了更丰富更深入的积淀，更能发挥自己的所长，实现自身价值，这使他们能获得更强烈的满足感，这种内在的满足感能够激发其公共服务动机。与此同时，处于职业生涯中晚期的医务人员大多名利双收，物质生活有保障，且社会地位较高，受到业内和社会人士的认可和尊重，在工作中有较大的发言权，这也使其有能力为公共利益做贡献，从而进一步提升了其公共服务动机。

(六) 岗位差异分析

　　不同岗位的医务人员公共服务动机的差异如表6－8所示，在条目"对我而言，有意义的公共服务十分重要"中，临床医生、护理人员、其他岗位的得分分别为4.02、4.02、4.26，且不同岗位医务人员的公共服务动机水平存在显著差异（p<0.01）；在条目"日常事件经常提醒我，（我们）人与人之间是多么相互依赖"中，临床医生、护理人员、其他岗位的得分分别为3.99、3.82、4.10，且不同岗位医务人员的公共服务动机水平存在显著差异（p<0.05）；在条目"对我而言，使社会发生变化比个人成就更加重要"中，临床医生、护理人员、其他岗位的得分分别为3.83、3.86、4.03，且不同岗位医务人员的公共服务动机水平差异不显著（p>0.05）；在条目"我已准备好为社会的美好做出牺牲"中，临床医生、护理人员、其他岗位的得分分别为3.55、3.59、3.89，且不同岗位医务人员的公共服务动机水平存在显著差异（p<0.01）；在条目"即使被嘲笑，我也会去为他人争取权利"中，临床医生、护理人员、其他岗位的得分分别为3.59、3.59、3.92，且不同岗位医务人员的公共服务动机水平存在显著差异（p<0.01）；类似地，在公共服务动机的不同维度中，不同岗位医务人员的公共服务动机水平也存在显著差异，例如，在社会公正维度中，临床医生、护理人员、其他岗位的得分分别为3.57、3.59、3.90，不同岗位医务人员的公共服务动机水平存在显著差异（p<0.01）。

　　从整体上来看，不同岗位的医务人员公共服务动机整体上存在显著差异，其中其他医务人员（包含行政管理人员、理疗技术人员和药剂师）的公共服务动机最高，而临床医生和护理人员的公共服务动机水平差异不明显。这可能是因为临床医生和护理人员受到的工作压力更大，我国现有的临床医生和护理人员规模和结构都难以满足公众日益增长的医疗服务需求，仅全科医生来说，其数量与2030年我国应达到5名/万人的目标相比，缺口就逾50万。在这种情况下，只能通过提高其工作效率和质量来实现短期供需平衡，再加上临床医生和护理人员长期面临加班、倒班等昼夜颠倒的工作安排，多方面增加了其工作负载量和工作强度，使临床医生和护理人员表现出高于其他群体的工作压力，这会造成医务人员心理资源的丧失，满意度下降，从而使其公共服务动机有所降低。

表6－8   不同岗位的医务人员公共服务动机的差异分析

条目及维度	岗位			p
	临床医生 （n＝248）	护理人员 （n＝213）	其他 （n＝134）	
条目1. 对我而言，有意义的公共服务十分重要	4.02（0.76）	4.02（0.79）	4.26（0.79）	0.006
条目2. 日常事件经常提醒我，（我们）人与人之间是多么相互依赖	3.99（0.76）	3.82（0.93）	4.10（0.92）	0.011
条目3. 对我而言，使社会发生变化比个人成就更加重要	3.83（0.86）	3.86（0.90）	4.03（0.99）	0.100
条目4. 我已准备好为社会的美好做出牺牲	3.55（0.98）	3.59（1.09）	3.89（1.05）	0.007
条目5. 即使被嘲笑，我也会去为他人争取权利	3.59（0.95）	3.59（0.97）	3.92（1.07）	0.003
维度1. 致力于公共利益	4.02（0.76）	4.02（0.79）	4.26（0.79）	0.006
维度2. 同情心	3.99（0.76）	3.82（0.93）	4.10（0.92）	0.011
维度3. 自我牺牲	3.83（0.86）	3.86（0.90）	4.03（0.99）	0.100
维度4. 社会公正	3.57（0.88）	3.59（0.97）	3.90（1.01）	0.002

四、北京市公立医院医务人员公共服务动机存在的问题和原因分析

第一，从整体来看，北京市公立医院医务人员公共服务动机中的"社会公正"维度水平相对较低。这一方面可能是因为部分医务人员认为其劳动报酬不能体现其岗位的价值，认为其付出与回报不对等，从而降低了医务人员的薪酬公平感，进而对公共服务动机的"社会公正"维度产生了影响。另一方面，伴随着医疗服务需求的不断扩大，紧张的医患关系成为医务人员工作的高风险因素之一，70%的医院发生过医患冲突，社会媒体中对"伤医""辱医"的报道也屡见不鲜，这可能导致了部分医务人员心理失衡，产生不公平的感觉，从而影响了其公共服务动机中社会公正的水平。项目组在访谈中也得出了类似的结论："说实话，我们现有的工资收入与我们的工作压力和工作付出是不能完全匹配的，这在一定程度上会让我们觉得不公平，但对职业的热爱会降低这种不公平感，支持我们继续留在医院工作"（P24，女性，33岁，医技人员）；"在工作中遇到患者的不了解，甚至是言语攻击和谩骂会让我们觉得很伤心，觉得自己的付出没有得到患者的理解，而不断发生的医疗暴力事件，更是加大了我们的心理负担和工作压力，期待我们能够得到客观、公正的对待和社会认同"（P18，男性，30岁，医生）。

第二，基层医院医务人员公共服务动机总体较高，但与三级医院医务人员相比仍有差距。公立医院中一级医院和二级医院作为基层的医疗卫生机构，有着不可替代的公共卫生职能，而且国家正在大力推进分级诊疗制度，以强基层为重点完善分级诊疗服务体系，促进不同级别的医疗机构承担不同疾病的诊疗。但基层的服务质量依赖于需要人力、物力资源的支持，尤其是保障基层医务人员的素质、态度、专业性是保障分级诊疗制度实施的重要一环。而根据本项目的研究结果，一级医院、二级医院医务人员的公共服务动机水平与三级医院的还存在明显的差距。其原因可能有三，一是因为在现有社会背景中，更多卫生人才选择就职于三级医院而不是基层医院，这部分医务人员本身接受了更多的教育和专业培养，有着更高的职业道德水平，能够发扬"为人民服务"的精神，将保护人民健康作为自己的神圣职责，为实现公共利益而努力；二是由于大量优质卫生人才汇聚三级医院，使三级医院有更好的工作氛围，其特点是合作、友好和信任，有益的工作交往能有助于医务人员提升自信、实现自我认同和强化职业价值观，从而进一步激发其公共服务动机，相对来说这方面在基层医院中仍有不足；三是一级、二级医院这样的基层医院相对于三级医院，培养和激励的体系仍不完善，不能够有效激发基层医务人员的服务意识，使一级医院、二级医院医务人员的公共服务水平低于三级医院。

第三，年龄小、工作年限短、处于职业生涯早期的医务人员的公共服务动机相对较低。年龄小、工作年限短、处于职业生涯早期的医务人员是未来医疗体系中的中流砥柱，他们能否在职业初期树立良好的职业价值观、形成良好的职业道德、树立"为人民服务"的信念，对于我国医疗事业的发展有着重要的意义。但本项目的研究结果显示，年龄小、工作年限短、处于职业生涯早期的医务人员的公共服务动机水平与年龄大、工作年限长、处于职业生涯中后期的医务人员相比，还存在一定差距。这可能是由于一方面随着改革的深入和市场经济的发展，我国社会进入全面、复杂而深刻的转型时期，政治、经济等方面的巨变，引发了人们思想文化和价值观念的剧烈变动，滋生了个人主义和拜金主义价值观，传统的自强不息的奋斗精神、爱国主义精神、勇于奉献的精神受到严重的冲击。在这样的大环境中，部分医务人员难免受到影响，产生物质主义倾向，追求个体价值，缺乏自我牺牲和奉献精神，使公共服务动机水平相对较低。另一方面，年龄小、工作年限短、处于职业生涯早期的医务人员可能进入医务人员这一角色的时间较短，对于职业目标、职责、使命的认知相对浅薄，对组织内部的规则、制度、文化等也没有明确的认识，这在一定程度上抑制了他们在岗位上施展自己的才能，从而影响其工作的积极性，使其公共服务水平降低。

第四，临床医生和护理人员的公共服务动机有待提高。临床医生和护理人员是医院人力资源的核心部分，其工作动机、服务态度和质量，与患者的生命健康以及医院各项任务能否顺利完成有着密切的关系。而本项目的研究结果表明，相对其他岗位的医务人员，临床医生和护理人员的公共服务动机仍有待提高。公立医院的编制紧张，很多临床医生和护理人员都在超负荷劳动，长期处于身心疲惫的状态，且每天临床医生和护理人员要面对不同的人群、不同的疾病，终身处于继续教育的状态，精神压力也非常大，这会不利于其实现自我认同和职业认同，而这将显著地影响其为公众服务的信念和态度。已有研究表明，个体特征变量

（如年龄、性别、收入等）以及与工作相关的变量（如工作性质、角色状态、领导风格等）对公共服务动机均有显著的影响，这也进一步能够说明临床医生和护理人员的高压、需持续学习的工作性质可能会使其公共服务动机降低。同时，工作要求——资源理论认为，高工作要求会耗尽员工的精力和体力，可能因此导致健康问题或工作倦怠，甚至降低工作动机。而临床医生和护理人员面对的高工作压力就是一种高工作要求，因此，临床医生和护理人员的公共服务动机仍需进一步关注和提升。在整理访谈资料时，项目组也得出了类似的结论。"相较于医技人员、药剂人员和管理人员，临床医生和护理人员与患者面对面接触和打交道的时间最多，更有可能遇到患者的误解和医疗暴力，此外他们还面临着巨大的工作压力，在付出业务劳动的同时还要付出大量的情绪劳动，与患者和家属进行沟通，长此以往都有可能会降低他们的公共服务动机"（P22，男性，40 岁，管理人员）。

五、小结

本节基于问卷调查数据和访谈数据从不同层面分析了北京市公立医院医务人员公共服务动机的现状，并探讨了北京市公立医院医务人员公共服务动机存在的问题和原因。

首先，通过描述性统计的方法分析了北京市公立医院医务人员公共服务动机的整体情况，结果表明，北京市公立医院医务人员公共服务动机整体偏高，这可能是由于医务人员在人民心中是救死扶伤的"白衣天使"，选择成为医务人员的人往往更热衷于帮助他人和服务社会。

其次，通过描述性统计的方法分析了北京市公立医院医务人员公共服务动机在不同维度上的水平，结果表明，北京市公立医院医务人员有较强的公共服务意识、同情心、社会公正以及为公共服务自我牺牲的态度。在公共服务动机的四个维度中，致力于公共利益维度的平均值最高。这可能是由于公众意识显著增强，公众开始真正重视起了自身的义务与责任，而医务人员是一个素质相对较高的人群，他们的社会责任感和社会服务意识会更强。

再次，通过单因素方差分析的方法分析了北京市公立医院不同医务人员公共服务动机的差异性，探究不同医院、性别、年龄、工作年限、职业生涯阶段、岗位的医务人员在公共服务动机方面的差异。结果表明，不同医院、年龄、工作年限、职业生涯阶段、岗位的医务人员在公共服务动机整体上都存在显著的差异，但有趣的是，不同性别的医务人员在公共服务动机方面没有表现出明显差异。

最后，通过对北京市公立医院医务人员公共服务动机现状的分析，进一步总结了北京市公立医院医务人员公共服务动机存在的问题和原因。

第二节　新医改以来医疗服务质量改进实践

从 20 世纪 70 年代开始，我国先后开展了多轮医药卫生体制改革（以下简称医改），并在医疗服务市场化、管理权力下放、医药分开等方面进行了探索和尝试。其中任务最为艰巨、影响最为深远的就是 2006 年开始的新一轮医药卫生体制改革，其标志着我国医改进入了攻坚冲刺阶段。北京市作为我国的政治中心、文化中心、国际交往中心和科技创新中心，一直处于医改的前沿地带，深受医改政策影响。为此，在这一部分，我们将梳理新医改以来北京市医疗服务质量改进的发展历程和关键举措，总结医疗卫生体制改革对北京市公立医院医务人员公共服务动机和服务质量的影响。

一、北京市医疗服务质量改进的发展历程

2006 年 9 月，我国成立了由 11 个部委共同组成的医疗体制改革协调小组，新一轮医改正式启动。经过 2 年多的筹备和酝酿，国务院于 2009 年 1 月通过了《关于深化医药卫生体制改革的意见》和《2009～2011 年深化医药卫生体制改革实施方案》，新一轮医改方案正式落地。在相关部门的推动和医改政策的指引下，北京市公立医院不断深化改革，持续改进医疗服务质量。

（一）试点推广阶段

2010 年，北京市入选第一批公立医院改革国家联系试点城市名单（16 个城市），将门头沟区医院（二级医院）确定为本市第一家公立医院改革试点医院，探索如何在经济欠发达地区引入社会资本发展医疗卫生事业。作为医疗服务市场化改革的先行者，门头沟医院通过政府购买服务的方式，引进凤凰医疗集团，开展重组—运营—移交（ROT）改革，建设医疗服务供给的公私合作伙伴关系（Public private partnerships，PPP）。在多方的共同努力下，门头沟医院试点改革进展顺利，成效显著，初步建立起了符合现代管理理念的医院管理制度，医院基础建设和医疗仪器设备更新换代，医务人员的精神面貌和工作态度焕然一新，医疗服务质量显著改进，患者的就医体验明显改善。更为重要的是，试点改革强化了门头沟医院的公益性，患者的门诊费用和住院费用同比下降。此外，由于是否盈利不作为医院考核的标准，医务人员可以不用考虑盈利因素和绩效负担，医务人员可以更好地开展本职工作，聚焦公共利益，为患者提供医疗服务。2012 年 8 月，门头沟区再次与凤凰医疗集团合作，组建了北京市首个公立医院集团——门头沟区医院集团。

在门头沟医院试点改革的基础上，北京市在 2011 年底先后成立了首都医药卫生协调委员会和市医院管理局，分别负责议事协调和专职统管。其中，北京市医院管理局负责当时北京市内 22 家市属三级医院国有资产管理和监督、医院主要负责人的聘任，指导所属医院管理体制和运行机制改革等。医院管理局的成立，打破了一直以来北京市卫生行政部门既要管理医药卫生行业，又要开办和管理医院的困局，开启了北京市公立医院"管办分离"的序幕，明确了卫生局"管行业"、医院管理局"管医院"的新型公立医院管理模式。为了配合和推动公立医院试点改革，北京市医院管理局推行"三步走"的工作方针，第一步实现"管办分离"，第二步推行"政事分开"，第三步探索"医药分开"。在"三步走"战略的执行过程中，北京市医院管理局重点开展四项工作：（1）大力加强公立医院基础管理，兼顾

成本、效率、满意度等要素，对医疗服务行为实行规范化、专业化、精细化的基础管理，推进医院服务质量和工作效率的提升；（2）抓现代医院管理制度建设，研究建立规范的公立医院法人治理结构，实现决策、执行、监督相互分开、相互制衡的管理机制，进一步完善灵活的用人制度、以公益性为核心的绩效考核体系和绩效分配制度；（3）逐步调整医院医疗服务体系结构，建立医疗、康复和护理分级管理制度，优化医疗资源配置；（4）抓医疗服务和管理模式创新，在提高资源利用效率方面实现新突破。

门头沟医院试点改革的成功推行和市医院管理局的平稳运行，为北京市扩大公立医院试点改革规模和推行三级医院改革奠定了坚实的基础。2012年5月，北京市政府发布了《公立医院改革试点方案》，率先在全国启动大型公立医院综合改革试点，选取5家市属三甲医院进行试点。其中，北京友谊医院和朝阳医院属于综合实力较强的大型综合医院；同仁医院和积水潭医院属于专科特色明显的综合医院；儿童医院属于儿科专科医院。本次大规模试点改革的总体思路是：探索管办分开、医药分开，建立财政价格补偿调控机制、医疗保险调节机制、医院法人治理运行机制。在改革目标和措施上，5家试点医院各有侧重、略有不同，北京友谊医院、朝阳医院、儿童医院进行法人治理运行机制试点；北京友谊医院、朝阳医院、同仁医院和积水潭医院进行医保总额预付试点；5家医院都进行财政价格补偿调控机制试点。本次大规模试点改革的一大亮点是选取北京友谊医院进行"医药分开"试点，试行"药品零加成"政策，取消挂号费、诊疗费，设立医事服务费，这被看作是北京市公立医院试点改革阶段减轻患者就医负担力度最大的举措。

（二）评价总结阶段

2013～2016年是北京市公立医院改革和医疗服务质量改进的评价总结阶段，也是北京市新一轮医改中承上启下的关键阶段。其中，前两年侧重评价公立医院试点改革的成效，后两年聚焦公立医院综合改革顶层设计。

2013年初，为了回顾和总结北京市公立医院改革在试点推广阶段的各项工作，在北京市深化医药卫生体制改革领导小组办公室的牵头下，成立了由相关委办局、试点医院和专家团队组成的联合调查评估组。联合评估组通过实地调研和走访，对试点公立医院的改革情况进行了系统评估，总结了试点改革的经验与成效，分析了改革面临的主要问题，研究提出了下一步深化改革的具体建议，并于2014年发布了由政府和第三方共同完成的"1+6"评估报告（"1"是总报告，"6"是管办分开、医药分开、法人治理运行机制、医保调节机制、财政价格补偿机制、创新医疗服务模式6个专题报告）。

从2015年开始，在对前期公立医院试点改革科学评估的基础上，北京市结合国家《关于城市公立医院综合改革试点的指导意见》等政策文件，对公立医院改革进行了顶层设计，并于2016年出台了《北京市城市公立医院综合改革实施方案》，将市行政区域内所有三级、二级、一级公立医院均纳入改革范畴。《北京市城市公立医院综合改革实施方案》明确指出了下一阶段北京市医疗改革的核心内容和需要达成的目标。（1）科学合理的补偿机制初步建立。以药补医机制全面破除，医疗服务价格逐步理顺，医保支付方式改革取得突破，差别化财政投入政策进一步完善。医药费用不合理增长得到有效控制，卫生总费用增幅与本地区生产总值增幅相协调。(2) 分级诊疗制度扎实推进。医疗服务体系中不同层级、不同类型公立医院的功能定位更加清晰，就医秩序得到改善，城市三级医院普通门诊就诊人次占医疗卫生机构总诊疗人次的比重逐步降低，基层首诊、双向转诊、急慢分治、上下联动的分级诊疗模式初步构建。(3) 符合行业特点的人事薪酬制度确立雏形。编制人事制度更加合理，用人机制更加灵活，收入分配机制的激励作用更加积极有效，医务人员技术劳务价值得到合理体现。(4) 现代医院管理制度初步建立。属地化、全行业的首都医疗管理体系更加完善，公立医院考核评价和监管制度更加健全，政府与社会力量合作办医规范有序。(5) 医患满意度有效提升。医疗行为更加规范，基本医疗服务更加公平可及，就医环境更加安全有序；就医费用负担保持合理水平，个人卫生支出占卫生总费用比例保持在 20% 左右；患者和医务人员对公立医院的满意度逐步提升。

（三）全面深化阶段

《北京市城市公立医院综合改革实施方案》的出台和实施，不仅意味着改革对象由试点医院扩大到全部市属公立医院，还意味着北京市公立医院综合改革进入全面深化阶段。

进入全面深化阶段以来，北京市公立医院综合改革的内容更加全面、主体更加多元、措施更加扎实，在以下方面砥砺前行，奋力跨越：(1) 建立公立医院治理新体制，包括落实政府办医责任、深化管办分开改革、完善公立医院法人结构和治理机制、强化公立医院绩效考核和行业评价、完善多方监管机制、提高公立医院管理和服务水平等；(2) 构建公立医院运行新机制，包括大力推进医药分开改革、降低药品和医用耗材费用、完善财政投入机制、完善医药价格调节机制、强化医保支付调控机制等；(3) 推进人事薪酬制度改革，包括深化编制人事制度改革、推进薪酬制度改革等；(4) 完善医疗服务体系，包括优化公立医院布局和结构、促进京津冀医疗卫生协同发展、推进社会力量参与公立医院改革试点、持续推动建立分级诊疗制度等；(5) 强化人才培养、学科发展和信息化建设，包括完善人才培养制度、完善学科发展和科技成果转化机制、加快推进首都医疗信息化建设等；(6) 强化组织实施，包括加强组织领导、加强政策支持、加强考核督导、加强宣传引导等。

随着改革的深入发展，从 2017 年开始，北京市陆续实施了一系列医改配套方案，发展医疗卫生事业。例如，2017 年 4 月，北京市开始全面实施《北京市医药分开综合改革实施方案》。参加改革的医疗机构全部取消药品（不含中药饮片）加成和挂号费、诊疗费，所有药品实行零差率销售，设立医事服务费；规范医疗服务价格，重点提高了床位、护理、中医、手术等项目价格，降低了 CT、核磁等大型仪器设备检查项目价格；实施药品阳光采购，向所有药品生产企业公开药品质量信息，动态联动同厂家、同品规药品的全国省级药品集中采购最低中标价格。2018 年 5 月，北京市卫计委和市中医局联合公布《进一步改善医疗服务行动计划（2018～2020 年）实施方案》，加强居民健康卡、医保卡、京医通卡等就诊卡应用，计划在 2020 年底之前逐步实现患者在本市医疗机构就诊"一卡通"；大力发展医疗信息技术，推行分时段（一小时、半小时）精准预约，在各综合医联体内实现远程医疗全覆盖，实现医学影像、医学检验、病理检查等资料和信息共享，实行检查检验结果互认；在医疗机构设立医务社工岗位，负责协助开展医患沟通，提供诊疗、生活、法务、援助等患者支持服务，同时，医疗机构将以日间服务为切入点，推进实现急慢分治。2018 年 10 月，北京市科委、市卫生计生委等联合公布了《北京市加快医药健康协同创新行动计划（2018 ～ 2020 年）》，筹建统一、开放、共享的生物样本库、健康大数据中心和数字化临床研究网络；优化医院绩效评价标准，将临床试验和成果转化作为医疗机构绩效评价和人员职称评定的重要依据。2018 年 12 月，北京市卫生健康委员会颁布了《北京市改善医疗服务规范服务行为 2019 年行动计划》，明确了 2019 年北京市医改需要重点推进的诸如推进精准预约、提升一站式服务能力、严格实施"负面清单"管理等 5 类 40 项重点任务。

二、北京市医疗服务质量改进实践对公立医院的影响

公立医院是新医改的重点对象，也是北京市医疗服务质量改进的主要践行者。反过来，北京市医疗服务质量改进实践也对公立医院产生了重大而深远的影响，这体现在功能定位、补偿机制、人事薪酬制度等方面。

第一，对公立医院功能定位的影响。新医改开展以来，为了改进医疗服务质量，提升社会整体医疗服务水平，北京市公立医院纷纷开展了分级诊疗改革。分级诊疗制度的推行，使不同类型的公立医院的职能定位更加清晰、合理，三级医院偏重急诊和疑难杂症，一级医院提供更多的首诊和慢性病治疗服务，二级医院则需要做好转诊工作。分级诊疗制度推行以来，三级医院普通门诊就诊人次占总诊疗人次的比重逐步降低，基层首诊的人次逐步上升，有效缓解了不同层级公立医院间患者资源分配不均的难题。

第二，对公立医院补偿机制的影响。"药品零加成"政策的推行和"医事服务费"的设立，全面破除了北京市公立医院"以药养医"的传统局面，有效降低了公立医院经营收入中的"药占比"和"耗占比"，医药费用不合理增长得到有效控制，改变和优化了公立医院的收入结构，降低公立医院的财政风险。

第三，对公立医院人事薪酬制度的影响。人力资源是公立医院改进医疗服务质量最重要的资源之一。随着新医改的推行，北京市公立医院的编制正逐步退出历史舞台。在用人方式和标准上，公立医院将拥有更多的自主权，用人机制更加灵活多样。与此同时，北京市公立医院现行的薪酬制度，更加看重医务人员的技术能力、工作付出和服务质量，更合理地体现医务人员的技术劳务价值；并通过合理的收入差距激发医务人员的工作热情和工作动机。

第四，对公立医院管理制度的影响。在改进医疗服务质量的进程中，北京市公立医院的管理制度也发生了改变，实现了升级。通过精细化管理、全面质量管理、人力资源管理等手段，北京市公立医院降低了医院的运行成本，提高了医院的收益和竞争力。当前，北京市公立医院的管理章程更加规范和完善，决策机制更加民主和专业化，管理过程更加透明和公开，质量安全管理责任制得以推行，并不断健全全面预算管理制度，强调财务信息公开，健全科研管理制度，加强医院文化建设，落实"医学人文"建设。

第五，对公立医院社会评价的影响。得益于一系列医疗服务质量改进实践，北京市"看病难""看病贵"等现象有所缓解，社会评价趋于正面，患者满意度从 2012 年的 85.96 分逐年提升到 2017 年的 92.6 分。

三、北京市医疗服务质量改进实践对医务人员的影响

新医改以来，北京市持续开展的医疗服务质量改进实践不仅对公立医院产生了重大影响，同样对公立医院医务人员具有深远影响。医务人员是医疗服务的直接提供者和改革政策的执行者，他们对改革的认可度、接受度和参与度，直接影响改革成效和医疗服务质量。具体而言，北京市医疗服务质量改进实践对医务人员产生了以下影响。

第一，对医务人员职业发展的影响。当前，北京市公立医院正在积极创新编制管理，探索"老人老办法、新人新办法""能进能出、能上能下"人事管理制度，即老员工仍保留编制，新员工尝试推行聘任制。去编制化的推行，意味着医务人员将不再拥有"铁饭碗"，将使医务人员在行业内、医院间更好地流动起来。与此同时，医联体、分级诊疗等政策的推行，也丰富了医务人员职务流动的渠道。面临职场竞争和岗位考核带来的挑战，以及面对行业发展和公平的职业身份带来的机遇，医务人员必将重新思考和规划职业发展，寻思自己适合什么层级和种类的公立医院，寻思自己如何更好地完成聘期考核，寻思如何更好地提升医疗服务质量和职场竞争力，寻思在不同职业生涯阶段如何更好地发挥自身的职业技能等等。

第二，对医务人员薪资收入的影响。随着改革的深入，北京市公立医院医务人员的薪酬制度逐步与经济社会发展水平和医疗行业的特点相接轨。公立医院医务人员的薪资收入将主要取决于他们的岗位特点、技术劳务价值、医疗服务质量等。临床一线、业务骨干、关键岗位以及支援基层和有突出贡献的医务人员在薪资待遇上获得倾斜和优待。此外，公立医院中关键岗位的医务人员和知名专家还可以通过协议工资、项目工资等方式灵活地获取薪资收入。

第三，对医务人员公共服务动机的影响。公共服务动机理论认为，具有较高公共服务动机的员工更倾向于到公共部门工作，更容易受到公共利益的激励，并表现出更高的工作绩效。与此同时，组织的变革和发展也会影响员工的公共服务动机。在北京市公立医院改革的进程中，医务人员的工作环境、组织氛围、组织文化、人事制度和薪酬制度等都发生了显著变化，这不仅影响医务人员的职业发展和薪资收入，也会影响他们的公共服务动机。当公立医院的社会性和公益性得到凸显时，医务人员的劳动价值得到凸显，医务人员工作环境得以改善，医务人员的薪资收入得以改善，他们的公共服务动机也会进一步被激发。

第四，对医务人员服务质量的影响。一方面，绩效考核和质量管理等制度建立和完善，从外部层面督促北京市公立医院医务人员不断提升医疗服务质量；另一方面，医务人员公共服务动机的提升，也从内部层面激励他们持续改进医疗服务质量。

第三节　工作环境对医务人员公共服务动机的影响

本节基于问卷调查，使用描述性统计、差异分析、相关性分析、结构方程模型等统计方法，探究工作环境对医务人员公共服务动机的影响路径和机制。

一、描述性统计分析

表 6-9 反映了工作环境、组织承诺与公共服务动机各个条目的平均分和标准差。工作环境的整体平均分数为 3.09（SD = 0.63），这说明北京市公立医院的医护人员所处的工作环境处于中等偏低水平，需要进一步改善。这与韩付平等的研究结果相近，研究发现，急诊科护士工作环境得分处于较低水平，其中，"在这个病房里，您认为能在多大程度上发挥自身，以及所具有的知识和经验的作用？"（M = 3.22，SD = 0.80）和"当面对疑难的治疗问题，您在多大程度上觉得获得了您所需要的支持？"（M = 3.22，SD = 0.75）这两个条目的平均分数最高。"在这个病房里，您认为能在多大程度上发挥自身，以及所具有的知识和经验的作用？"体现了医护人员对于工作内容的控制感，控制感是个体知觉到的改变事件的能力，医护人员都有一种对自己所从事的工作量有发言权的心情，希望能参与与他们工作有关的决策制定，发挥自主权（如护患比率、患者护理的组织方式等），这样才能心甘情愿地为工作负责。反之，若医护人员被排除在决策之外，感到缺乏足够的控制感来履行应负的责任时，就会削弱医护人员的控制感。再者，由于医护人员工作节奏快，内容繁重，每位医护人员都具有丰富的护理专业知识及熟练的护理操作技能，并且，医疗工作自始至终都离不开医护之间不断交流、沟通以及组织的支持，而医生与护士之间良好的合作关系，医护之间关系融洽，互相尊重及信任，能使医护人员在工作中保持愉悦的心态，有效减轻医护人员的工作压力和工作紧张感，使其提高工作的积极性和主动性，从而获得较好的工作绩效和工作满意度。

此外，"您如何评价自身所承担的工作量"这一条目的平均分数最低（M = 2.80，SD = 0.66），这说明缺乏人力和物力资源仍然是护理领域最主要的问题，Aiken 等研究中显示，临床实践中，医患比例失衡将严重影响医护人员的工作满意度，每位医护人员若每增加 1 名患者照看，则会增加 15% 的临床工作不满意。这就提示管理者应增加护理人力资源以及物质支持，优化人力资源配置，为医护人员提供良好、健康的工作环境，从而减少医护人员压力，提升医护人员工作满意度。王霞的研究也发现，医护关系和对实践的控制得分最低。医护关系是医疗活动中最为基本的行为关系，和谐的医护关系是保证医护质量的重要因素，有助于降低医疗纠纷发生率，提高医护人员的工作满意度，改善医护人员的工作状态。在国内医疗机构中，"重医轻护"观念仍根深蒂固，致使医护关系难以健康发展，直接影响着临床护士对医护关系的评价。对实践的控制被看作护士通过一定的组织形式来参与影响自身利益、患者利益和医院整体利益的行为规范和政策制订的过程。人力配备紧缺和护理所需的仪器设备陈旧，势必增加护理人员的工作负荷，在一定程度上挫伤了护士对实践的控制感。

组织承诺的整体平均分数为3.67（SD=0.73），整体处于中等偏上的水平。其中，"我真的很在乎这个医院的发展"这一条目的平均分数最高（M=3.91，SD=0.84），而"我愿意一直从事现在的职业"这一条目的平均分数最低（M=3.45，SD=0.97）。这与赵利华等（2020）的研究结果相近，该研究也认为医护人员的组织承诺处于较高水平，其中规范承诺和情感承诺维度得分最高，即医护人员对职业有较高的责任感和义务感，能够较好地遵守职业道德和社会规范，并对所在医院有较深的感情和忠诚度，愿意为医院的发展付出努力，若要继续提高医务人员的情感承诺，医院管理者应做好机构文化建设，开展丰富多彩的活动，促进团队和谐，增强团队荣誉感。管理者需多花时间与医务人员交流，听取医务人员的诉求，给员工更多的人文关怀，培养医务人员与医院之间的感情，激发医务人员的工作激情和潜力，增加对医院的认同感和自豪感，提高员工的公共服务动机，同时管理者要关注医院的经济发展，保证员工的利益规范承诺强调行为与制度、职业道德相符，强调责任心、职业的忠诚度，若要继续提升医务人员的规范承诺，医院的管理者要做好员工的思想品德教育，引导员工树立正确的世界观、人生观、价值观，培养正确的职业道德。对先进事迹进行报道和学习，营造积极向上的职业道德氛围有助于提高员工的留职意愿而机会承诺维度得分较低，可能是由于医护人员的学历较高，面临的职业选择更多元，研究发现，学历水平越高，员工越有可能离开当前的组织或者职业，寻找更有成就感的工作。因此，虽然目前北京市公立医院的医护人员的组织承诺水平处于中等偏上水平，但仍有很大的提升空间，尤其提升医护人员的机会承诺十分紧迫。

公共服务动机的整体平均分数为3.65（SD=0.64），其中，"对我而言，有意义的公共服务十分重要"这一条目的平均分数最高（M=3.91，SD=0.76），而"我已准备好为社会的美好做出牺牲"这一条目的平均分数最低（M=3.41，SD=0.93）。

表6－9　　　　　　工作环境、组织承诺与公共服务动机量表
各条目平均值（Mean）与标准差（SD）

变量	条　　目	Mean	SD
工作环境	1. 您在病房里所做的事情让您有机会认清自己能力究竟有多强吗？	3.12	0.84
	2. 您在病房里所做的事情让您变得更有信心吗？	3.21	0.84
	3. 在这个病房里，您有多大程度的紧张或焦虑？[R]	3.18	0.85
	4. 您对去上班表示担忧的频率有多高？	3.05	0.77
	5. 当面对疑难的治疗问题，您在多大程度上觉得获得了您所需要的支持？[R]	3.22	0.75
	6. 在这个病房里，您认为能在多大程度上发挥自身，以及所具有的知识和经验的作用？	3.22	0.80

续表

变量	条　目	Mean	SD
工作环境	7. 您认为员工之间的冲突在何种程度上使得病人的治疗变得更加复杂？[R]	2.97	0.83
	8. 会议讨论的结果被用于推动下一阶段的任务。[R]	3.11	0.86
	9. 您如何评价自身所承担的工作量？[R]	2.80	0.66
	10. 您认为自己应该同时出现在多个地方的频率有多高？	3.01	0.82
组织承诺	1. 我真的很在乎这个医院的发展。	3.91	0.84
	2. 我愿意付出大量的、超出正常预期的努力，以帮助医院获得成功。	3.61	0.88
	3. 这个医院确实激励我要尽自己最大的努力去工作。	3.49	0.91
	4. 在报酬相同的前提下，我愿意留在目前的职业领域工作。	3.53	0.94
	5. 我愿意一直从事现在的职业。	3.45	0.97
公共服务动机	1. 对我而言，有意义的公共服务十分重要。	3.91	0.76
	2. 日常事件经常提醒我，（我们）人与人之间是多么相互依赖。	3.81	0.81
	3. 对我而言，使社会发生变化比个人成就更加重要。	3.70	0.83
	4. 我已准备好为社会的美好做出牺牲。	3.41	0.93
	5. 即使被嘲笑，我也会去为他人争取权利。	3.45	0.89

注：[R]：反向条目。

二、差异性分析

为了研究不同群体医务人员工作环境、组织承诺与公共服务动机的差异，本研究使用单因素方差分析（ANOVA）作进一步分析，以探究不同年龄、受教育程度、性别、岗位、工作年限的医务人员在工作环境、组织承诺与公共服务动机方面存在的差异。本研究将年龄分为青年（30 岁或以下），中年（31～40 岁）和老年（41 岁以上）；受教育程度分为本科及以下（大专及以下，本科）和本科以上（硕士、博士及以上）；性别分为男性和女性；岗位分为临床医生、护理职员或其他（行政管理人员、理疗技术人员和药剂师）；工作年限分为5 年以下和5 年及以上。

表6-10（a）和表6-10（b）反映了不同组别医务人员工作环境、组织承诺与公共服务动机水平的不同。在年龄的差异性检验中，除工作环境外，各变量在不同年龄阶段的医务人员群体中均表现出显著差异。其中，不同年龄医务人员在组织承诺水平上具有显著性差异，40 岁及以上的医务人员的组织承诺水平（M = 3.82，SD = 0.64）显著高于其他年龄段的医务人员，30 岁及以下的医务人员的组织承诺水平最低（M = 3.59，SD = 0.64）；不同年龄医务人员公共服务动机水平具有显著性差异，40 岁以上医务人员的公共服务动机（M = 3.73，SD = 0.72）显著高于其他年龄层医务人员，30 岁及以下的医务人员公共服务动机水

平最低（M = 3.58，SD = 0.65）。

在受教育程度方面的差异检验中，不同受教育程度的医务人员在工作环境方面存在显著差异。具体来讲，本科及以下受教育程度的医务人员的工作环境（M = 3.06，SD = 0.31）显著低于本科以上的医务人员的工作环境（M = 3.20，SD = 0.39）。

在性别方面的差异分析中，不同性别的医务人员在工作环境方面存在显著的差异。具体来看，男性医务人员的工作环境总体评分（M = 3.13，SD = 0.32）略高于女性的工作环境的总体评分（M = 3.06，SD = 0.33）。

在岗位方面，不同岗位的医务人员在公共服务动机方面存在显著的差异。其中，临床医生的公共服务动机水平最高（M = 3.71，SD = 0.62），而其他岗位（政管理人员、理疗技术人员和药剂师）的医务人员的公共服务动机水平最低（M = 3.58，SD = 0.68）。

在工作年限方面的差异分析中，不同工作年限的医务人员在组织承诺和公共服务动机方面都存在显著的差异。对于组织承诺而言，从事工作5年以下的医务人员的组织承诺（M = 3.55，SD = 0.76）显著低于工作年限在5年及以上的医务人员（M = 3.80，SD = 0.74）；对于公共服务动机而言，工作5年及以上的医务人员的公共服务动机（M = 3.73，SD = 0.67）显著高于工作5年以下的医务人员（M = 3.52，SD = 0.62）。

表 6 - 10　（a）　　不同医务人员工作环境、组织承诺与公共服务动机的差异分析

变量	年龄				受教育程度			性别		
	青年 （n = 185）	中年 （n = 222）	老年 （n = 193）	p	本科 以下 （n = 184）	本科 及以上 （n = 408）	p	男性 （n = 247）	女性 （n = 330）	p
工作环境	3.09 (0.56)	3.07 (0.73)	3.11 (0.72)	0.33	3.06 (0.31)	3.20 (0.39)	0.00	3.13 (0.32)	3.06 (0.33)	0.03
组织承诺	3.59 (0.64)	3.60 (0.65)	3.82 (0.64)	0.00	3.67 (0.74)	3.66 (0.71)	0.46	3.71 (0.73)	3.65 (0.74)	0.71
公共服务 动机	3.58 (0.65)	3.64 (0.60)	3.73 (0.72)	0.05	3.63 (0.64)	3.71 (0.67)	0.28	3.65 (0.67)	3.66 (0.63)	0.43

注：3.22（0.66）：括号内为标准差，括号外是均值。

表 6 - 10　（b）　　不同医务人员工作环境、组织承诺与公共服务动机的差异分析

变量	岗位				工作年限		
	临床医生 （n = 299）	护理人员 （n = 150）	其他 （n = 122）	p	5 年以下 （n = 216）	5 年及以上 （n = 373）	p
工作环境	3.10 (0.33)	3.06 (0.34)	3.11 (0.33)	0.91	3.08 (0.32)	3.10 (0.29)	0.94
组织承诺	3.72 (0.69)	3.57 (0.78)	3.67 (0.78)	0.62	3.55 (0.76)	3.80 (0.74)	0.00
公共服 务动机	3.71 (0.62)	3.60 (0.63)	3.58 (0.68)	0.04	3.52 (0.62)	3.73 (0.67)	0.00

注：3.33（0.69）：括号内为标准差，括号外是均值。

三、相关分析

表 6-11 反映了工作环境、组织承诺与公共服务动机之间的相关关系。其中，工作环境与组织承诺显著正相关（β=0.36，p<0.001），工作环境与公共服务动机显著正相关（β=0.35，p<0.001），组织承诺与公共服务动机显著正相关（β=0.56，p<0.001）。这说明当医务人员对工作环境感到满意时，组织就会对医务人员产生很大的吸引力，使医务人员乐意从事现有的工作，从而对组织表现出较高的忠诚度和责任义务感，即组织承诺增高。同时，组织承诺较高的医务人员由于实现自己目标的愿望较高，往往更珍惜工作环境中良好的发展机会并竭尽全力地工作，继而表现出较高的工作奉献精神及积极、主动性的工作行为，因此其工作绩效也会增高。因此，管理者提高医务人员公共服务动机的重要措施之一就是尽量满足医务人员的心理需求，为医务人员提供组织支持，提高其对组织的认同感及责任感，从而更积极地效忠于组织，创造出更高的工作绩效。

表 6-11　　　　　工作环境、组织承诺与公共服务动机间的相关性

变量	工作环境	组织承诺	公共服务动机
工作环境	1		
组织承诺	0.36***	1	
公共服务动机	0.35***	0.56***	1

注：n=600；　***p<0.001。

四、结构方程模型

在最后的结构方程模型（见图 6-1）中，χ^2/df（degrees of freedom）=4.136，RMSEA（root mean square error of approximation）=0.073，GFI（goodness normed fit index）=0.931，NFI（normed fit index）=0.904，CFI（comparative fit index）=0.925，根据以上的指标可以看出，RMSEA<0.09，GFI 大于 0.9，NFI 大于 0.9，CFI 大于 0.9，模型拟合程度良好。在最后的结构方程模型中，北京市公立医院医务人员的工作环境对组织承诺有显著的正向影响（β=0.49，p<0.001）；北京市公立医院医务人员的工作环境对公共服务动机有显著的正向影响（β=0.20，p<0.001）；北京市公立医院医务人员的组织承诺对公共服务动机有显著的正向影响（β=0.62，p<0.001）。根据结构方程模型的结果，工作环境能够解释组织承诺的 24%，组织承诺和工作环境共同解释公共服务动机的 54%。

在以组织承诺为中介变量的 bootstrap 检验中，组织承诺在工作环境与公共服务动机之间发挥了显著的中介作用（indirect effects=0.3518，SE=0.0505，95% BCa CI=0.2571~0.4562）。因此，组织氛围在工作环境影响公共服务动机过程中发挥的中介作用得到支持，即组织承诺部分中介了工作环境对公共服务动机的影响。

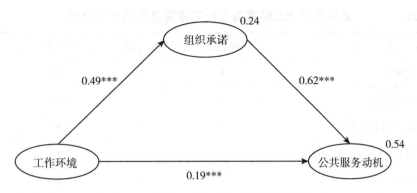

图 6 - 1　各变量间关系的结构方程模型

注：Chi square = 302. 987；自由度 = 73，p < 0. 001；RMSEA = 0. 073；GFI = 0. 931；NFI = 0. 904；CFI = 0. 925；*** p < 0. 001。

第四节　医务人员公共服务动机对医疗服务质量的影响

本节将基于问卷调查的数据，使用描述性统计、相关性分析、结构方程模型以及亚组分析的统计方法，探究公共服务动机对医疗服务质量的直接影响和间接影响，在探究间接影响的过程中引入工作满意度和组织承诺作为中介变量，揭示其在工作服务动机对医疗服务质量影响中所起的作用。

一、以工作满意度为中介变量

（一）北京市公立医院医务人员工作满意度的均值分析

本节采用均值分析的方法探究北京市公立医院医务人员工作满意度的现状。结果如表 6 - 12 所示，各条目的得分平均值在 2. 51 ~ 3. 94，可以看出北京市公立医院医务人员工作满意度处于中等水平。其中，条目"我的工作很有价值"的平均值最高（3. 94），同时其标准差最小（0. 85）；而"这份工作比大多数工作更糟糕"的平均值最低（2. 51）。需要说明的是，条目"我有时觉得我的工作是浪费时间"与条目"这份工作比大多数工作更糟糕"是两个反向条目，在进行均值分析之前对其做了反向处理。

（二）公共服务动机、工作满意度、医疗服务质量间的相关分析

从表 6 - 13 可以看出，北京市公立医院医务人员的公共服务动机与工作满意度呈现显著的正相关关系（β = 0. 49，p < 0. 001）；北京市公立医院医务人员的公共服务动机与医疗服务质量呈现显著的正相关关系（β = 0. 62，p < 0. 001）；北京市公立医院医务人员的工作满意度与医疗服务质量呈现显著的正相关关系（β = 0. 49，p < 0. 001）。

表6-12 北京市公立医院医务人员工作满意度的均值分析

条目	极小值	极大值	平均值	标准差
1. 我的工作很愉快	1	5	3.64	0.90
2. 我的工作很有价值	1	5	3.94	0.85
3. 我的工作比大多数人都好	1	5	3.63	0.93
4. 我有时觉得我的工作是浪费时间	1	5	2.60	1.21
5. 我很满意我的工作	1	5	3.67	0.92
6. 这份工作比大多数工作更糟糕	1	5	2.51	1.16

表6-13 北京市公立医院医务人员公共服务动机、
工作满意度、医疗服务质量的相关分析

变量	公共服务动机	工作满意度	医疗服务质量
公共服务动机	1		
工作满意度	0.49***	1	
医疗服务质量	0.62***	0.49***	1

注：*** p < 0.001。

（三）结构方程模型

在最后的结构方程模型（见图6-2）中，χ^2/df（degrees of freedom）= 5.780，RMSEA（root mean square error of approximation）= 0.086，GFI（goodness normed fit index）= 0.924，NFI（normed fit index）= 0.950，CFI（comparative fit index）= 0.958，根据以上的指标可以看出，RMSEA < 0.09，GFI > 0.9，NFI > 0.9，CFI > 0.9，模型拟合程度良好。在最后的结构方程模型中，北京市公立医院医务人员公共服务动机对工作满意度有显著的正向影响（β = 0.50，p < 0.001）；北京市公立医院医务人员公共服务动机对医疗服务质量有显著的正向影响（β = 0.59，p < 0.001）；北京市公立医院医务人员工作满意度对医疗服务质量有显著的

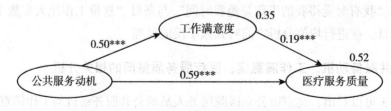

图6-2 各变量间关系的结构方程模型

注：Chi square = 352.562；自由度 = 61，p < 0.001；RMSEA = 0.086；GFI = 0.924；NFI = 0.950；CFI = 0.958；*** p < 0.001。

正向影响（β=0.19，p<0.001）。根据结构方程模型的结果，公共服务动机能够解释工作满意度的35%，公共服务动机和工作满意度共同解释医疗服务质量的52%。

在以工作满意度为中介变量的 bootstrap 检验中，工作满意度在公共服务动机与医疗服务质量之间发挥显著的中介作用（indirect effects = 0.1005，SE = 0.0163，95% BCa CI = 0.0699~0.1344）。因此，工作满意度作为中介变量在公共服务动机对于医疗服务质量影响中的作用得到支持，即工作满意度部分中介了公共服务动机对医疗服务质量的影响。

（四）亚组分析

本项目将医院等级划分为一级、二级、三级；性别分为男性和女性；年龄分为青年（30岁或以下），中年（31~40岁）和老年（41岁以上）；工龄分为少于5年（雇佣少于5年）和超过5年（雇佣超过5年）；职业生涯阶段分为早期（实习生或入门级职员）和中/晚期（中级或高级职员）；职位分为临床医生、护理职员或其他（行政管理人员、理疗技术人员和药剂师）。

表6-14（a）和表6-14（b）反映了不同类型医务人员公共服务动机和工作满意度对医疗服务质量的不同影响。首先，在不同年龄的亚组分析中，在公共服务动机对工作满意度的影响路径中，各年龄阶段医务人员的公共服务动机对工作满意度均有显著正向影响，与整体一致。在工作满意度对医疗服务质量的影响路径中，各年龄阶段医务人员的工作满意度对医疗服务质量均有显著正向影响，与整体一致。在公共服务动机对医疗服务质量的影响路径中，各年龄阶段医务人员的公共服务动机对医疗服务质量均有显著正向影响，与整体一致。

在职业生涯阶段的亚组分析中，结果表明，在公共服务动机对工作满意度的影响路径中，不同职业生涯阶段医务人员的公共服务动机对工作满意度均有显著正向影响，与整体一致。在工作满意度对医疗服务质量的影响路径中，不同职业生涯阶段医务人员的工作满意度对医疗服务质量均有显著正向影响，与整体一致。在公共服务动机对医疗服务质量的影响路径中，不同职业生涯阶段医务人员的公共服务动机对医疗服务质量均有显著正向影响，与整体一致。

在性别的亚组分析中，结果表明，在公共服务动机对工作满意度的影响路径中，不同性别医务人员的公共服务动机对工作满意度均有显著正向影响，与整体一致。在工作满意度对医疗服务质量的影响路径中，不同性别医务人员的工作满意度对医疗服务质量均有显著正向影响，与整体一致。在公共服务动机对医疗服务质量的影响路径中，不同性别医务人员的公共服务动机对医疗服务质量均有显著正向影响，与整体一致。

在岗位方面的亚组分析中，结果表明，在公共服务动机对工作满意度的影响路径中，不同岗位医务人员的公共服务动机对工作满意度均有显著正向影响，与整体一致。在工作满意度对医疗服务质量的影响路径中，不同岗位医务人员的工作满意度对医疗服务质量均有显著正向影响，与整体一致。在公共服务动机对医疗服务质量的影响路径中，不同岗位医务人员的公共服务动机对医疗服务质量均有显著正向影响，与整体一致。

在工龄的亚组分析中，结果表明，在公共服务动机对工作满意度的影响路径中，拥有不同工龄医务人员的公共服务动机对工作满意度均有显著正向影响，与整体一致。在工作满意度对医疗服务质量的影响路径中，拥有不同工龄医务人员的工作满意度对医疗服务质量均有显著正向影响，与整体一致。在公共服务动机对医疗服务质量的影响路径中，拥有不同工龄医务人员的公共服务动机对医疗服务质量均有显著正向影响，与整体一致。

表 6 – 14　（a）　　　　　　　　　亚组分析结果

条　　目	年龄			职业生涯阶段		性别	
	青年 （215）	中年 （268）	老年 （149）	早期 （271）	中晚期 （340）	男性 （226）	女性 （385）
公共服务动机→工作满意度	0.41***	0.64***	0.72***	0.50***	0.67***	0.65***	0.54***
工作满意度→医疗服务质量	0.25**	0.21**	0.24**	0.18**	0.31***	0.20**	0.28***
公共服务动机→医疗服务质量	0.40***	0.61***	0.66***	0.50***	0.57***	0.62***	0.50***

注：** $p < 0.01$，*** $p < 0.001$。

表 6 – 14　（b）　　　　　　　　　亚组分析结果

条　　目	岗位			工龄		医院类型		
	临床医生 （248）	护理人员 （213）	其他 （134）	5 年以下 （264）	5 年及以上 （364）	一级医院 （143）	二级医院 （284）	三级医院 （217）
公共服务动机→工作满意度	0.57***	0.55***	0.61***	0.47***	0.66***	0.58***	0.63***	0.50***
工作满意度→医疗服务质量	0.21**	0.29***	0.26***	0.23***	0.27***	0.14 （0.143）	0.29***	0.28***
公共服务动机→医疗服务质量	0.59***	0.35***	0.68***	0.54***	0.53***	0.72***	0.50***	0.47***

注：** $p < 0.01$，*** $p < 0.001$。

在医院类型的亚组分析中，结果表明，在公共服务动机对工作满意度的影响路径中，不同医院医务人员的公共服务动机对工作满意度均有显著正向影响，与整体一致。在工作满意度对医疗服务质量的影响路径中，不同医院医务人员的工作满意度对医疗服务质量的影响存在差异，二级医院和三级医院与整体结果一致，医务人员的工作满意度对医疗服务质量有显著正向影响，而一级医院医务人员的工作满意度对医疗服务质量的影响不再显著。在公共服务动机对医疗服务质量的影响路径中，不同医院医务人员的公共服务动机对医疗服务质量均有显著正向影响，与整体一致。

二、以组织承诺为中介变量

(一)北京市公立医院医务人员组织承诺的均值分析

本项目采用均值分析的方法探究北京市公立医院医务人员组织承诺的现状。如表 6 – 15 所示,各条目的得分平均值在 3.83 ~ 4.05,可以看出北京市公立医院医务人员组织承诺处于中等水平。其中,条目"我真的很在乎这个医院的发展"的平均值最高(4.05),同时其标准差最小(0.86);而"这个医院确实激励我要尽自己最大的努力去工作"的平均值最低(3.83),同时其标准差最大(0.98)。

表 6 – 15 　　　　北京市公立医院医务人员组织承诺的均值分析

条　　目	极小值	极大值	平均值	标准差
1. 我真的很在乎这个医院的发展	1	5	4.05	0.86
2. 我愿意付出大量的、超出正常预期的努力,以帮助医院获得成功	1	5	3.84	0.94
3. 这个医院确实激励我要尽自己最大的努力去工作	1	5	3.83	0.98

(二)公共服务动机、组织承诺、医疗服务质量间的相关分析

从表 6 – 16 可以看出,北京市公立医院医务人员的公共服务动机与组织承诺呈现显著的正相关关系($\beta = 0.67$,$p < 0.001$);北京市公立医院医务人员的公共服务动机与医疗服务质量呈现显著的正相关关系($\beta = 0.62$,$p < 0.001$);北京市公立医院医务人员的组织承诺与医疗服务质量呈现显著的正相关关系($\beta = 0.64$,$p < 0.001$)。

表 6 – 16 　　北京市公立医院医务人员公共服务动机、组织承诺、
医疗服务质量的相关分析

变量	公共服务动机	组织承诺	医疗服务质量
公共服务动机	1		
组织承诺	0.67 ***	1	
医疗服务质量	0.62 ***	0.64 ***	1

注:*** $p < 0.001$。

(三)结构方程模型

在最后的结构方程模型(见图 6 – 3)中,χ^2/df(degrees of freedom)= 5.468,RMSEA(root mean square error of approximation)= 0.083,GFI(goodness normed fit index)= 0.940,

NFI（normed fit index）= 0.961，CFI（comparative fit index）= 0.968，从以上的指标可以看出，RMSEA < 0.09，GFI > 0.9，NFI > 0.9，CFI > 0.9，模型拟合程度良好。在最后的结构方程模型中，北京市公立医院医务人员公共服务动机对组织承诺有显著的正向影响（β = 0.75，p < 0.001）；北京市公立医院医务人员公共服务动机对医疗服务质量有显著的正向影响（β = 0.36，p < 0.001）；北京市公立医院医务人员组织承诺对医疗服务质量有显著的正向影响（β = 0.44，p < 0.001）。根据结构方程模型的结果，公共服务动机能够解释组织承诺的56%，公共服务动机和组织承诺共同解释医疗服务质量的56%。

在以组织承诺为中介变量的 bootstrap 检验中，组织承诺在公共服务动机与医疗服务质量之间发挥显著的中介作用（indirect effects = 0.2329，SE = 0.0259，95% BCa CI = 0.1856 to 0.2861）。因此，组织承诺作为中介变量在公共服务动机对于医疗服务质量影响中的作用得到支持，即组织承诺部分中介了公共服务动机对医疗服务质量的影响。

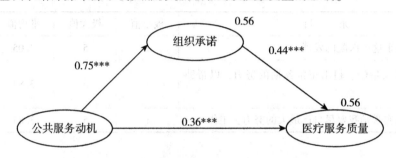

图 6 – 3　各变量间关系的结构方程模型

注：Chi square = 218.722；自由度 = 40，p < 0.001；RMSEA = 0.083；GFI = 0.940；NFI = 0.961；CFI = 0.968；*** p < 0.001。

（四）亚组分析

本项目将医院等级划分为一级、二级、三级；性别分为男性和女性；年龄分为青年（30 岁或以下）、中年（31 ~ 40 岁）和老年（41 岁以上）；工龄分为少于 5 年（雇用少于 5 年）和超过 5 年（雇用超过 5 年）；职业生涯阶段分为早期（实习生或入门级职员）和中/晚期（中级或高级职员）；职位分为临床医生、护理职员或其他（行政管理人员、理疗技术人员和药剂师）。

表 6 – 17（a）和表 6 – 17（b）反映了不同类型医务人员公共服务动机和组织承诺对医疗服务质量的不同影响。在不同年龄的亚组分析中，在公共服务动机对组织承诺的影响路径中，各年龄阶段医务人员的公共服务动机对组织承诺均有显著正向影响，与整体一致。在组织承诺对医疗服务质量的影响路径中，各年龄阶段医务人员的组织承诺对医疗服务质量均有显著正向影响，与整体一致。在公共服务动机对医疗服务质量的影响路径中，各年龄阶段医务人员的公共服务动机对医疗服务质量均有显著正向影响，与整体一致。

在职业生涯阶段的亚组分析中，结果表明，在公共服务动机对组织承诺的影响路径中，不同职业生涯阶段医务人员的公共服务动机对组织承诺均有显著正向影响，与整体一致。在组织承诺对医疗服务质量的影响路径中，不同职业生涯阶段医务人员的组织承诺对医疗服务质量均有显著正向影响，与整体一致。在公共服务动机对医疗服务质量的影响路径中，不同职业生涯阶段医务人员的公共服务动机对医疗服务质量均有显著正向影响，与整体一致。

在性别的亚组分析中，结果表明，在公共服务动机对组织承诺的影响路径中，不同性别医务人员的公共服务动机对组织承诺均有显著正向影响，与整体一致。在组织承诺对医疗服务质量的影响路径中，不同性别医务人员的组织承诺对医疗服务质量均有显著正向影响，与整体一致。在公共服务动机对医疗服务质量的影响路径中，不同性别医务人员的公共服务动机对医疗服务质量均有显著正向影响，与整体一致。

在岗位方面的亚组分析中，结果表明，在公共服务动机对组织承诺的影响路径中，不同岗位医务人员的公共服务动机对组织承诺均有显著正向影响，与整体一致。在组织承诺对医疗服务质量的影响路径中，不同岗位医务人员的组织承诺对医疗服务质量均有显著正向影响，与整体一致。在公共服务动机对医疗服务质量的影响路径中，不同岗位医务人员的公共服务动机对医疗服务质量均有显著正向影响，与整体一致。

在工龄的亚组分析中，结果表明，在公共服务动机对组织承诺的影响路径中，拥有不同工龄医务人员的公共服务动机对组织承诺均有显著正向影响，与整体一致。在组织承诺对医疗服务质量的影响路径中，拥有不同工龄医务人员的组织承诺对医疗服务质量均有显著正向影响，与整体一致。在公共服务动机对医疗服务质量的影响路径中，拥有不同工龄医务人员的公共服务动机对医疗服务质量均有显著正向影响，与整体一致。

在医院类型的亚组分析中，结果表明，在公共服务动机对组织承诺的影响路径中，不同医院医务人员的公共服务动机对组织承诺均有显著正向影响，与整体一致。在组织承诺对医疗服务质量的影响路径中，不同医院医务人员的组织承诺对医疗服务质量的影响存在差异，二级医院和三级医院与整体结果一致，医务人员的组织承诺对医疗服务质量有显著正向影响，而一级医院医务人员的组织承诺对医疗服务质量的影响不再显著。在公共服务动机对医疗服务质量的影响路径中，不同医院医务人员的公共服务动机对医疗服务质量均有显著正向影响，与整体一致。

表 6 – 17 （a）　　　　　　　　　　亚组分析结果

条 目	年龄			职业生涯阶段		性别	
	青年(215)	中年(268)	老年(149)	早期(271)	中晚期(340)	男性(226)	女性(385)
公共服务动机→组织承诺	0.62 ***	0.76 ***	0.90 ***	0.67 ***	0.81 ***	0.76 ***	0.76 ***
组织承诺→医疗服务质量	051 ***	0.27 **	0.38 *	0.42 ***	0.34 ***	0.29 **	0.48 ***
公共服务动机→医疗服务质量	0.19 *	0.53 ***	0.49 **	0.30 ***	0.49 ***	0.54 ***	0.28 ***

注：＊$p < 0.05$，＊＊$p < 0.01$，＊＊＊$p < 0.001$。

表 6 - 17 （b）　　　　　　　　　　亚组分析结果

条　　目	岗位			工龄		医院类型		
	临床医生（248）	护理人员（213）	其他（134）	5年以下（264）	5年及以上（364）	一级医院（143）	二级医院（284）	三级医院（217）
公共服务动机→组织承诺	0.71***	0.67***	0.82***	0.72***	0.76***	0.87***	0.75***	0.69***
组织承诺→医疗服务质量	0.34***	0.49***	0.48***	0.56***	0.34***	0.32（0.145）	0.40***	0.56***
公共服务动机→医疗服务质量	0.47***	0.19*	044***	0.24**	0.45***	0.51*	0.38***	0.23**

注：* p < 0.05, ** p < 0.01, *** p < 0.001。

三、以工作满意度和组织承诺为中介变量

（一）公共服务动机、工作满意度、组织承诺、医疗服务质量间的相关分析

从表 6 - 18 可以看出，北京市公立医院医务人员的公共服务动机与工作满意度呈现显著的正相关关系（$\beta = 0.49$，$p < 0.001$）；北京市公立医院医务人员的公共服务动机与组织承诺呈现显著的正相关关系（$\beta = 0.67$，$p < 0.001$）；北京市公立医院医务人员的公共服务动机与医疗服务质量呈现显著的正相关关系（$\beta = 0.62$，$p < 0.001$）；北京市公立医院医务人员的工作满意度与组织承诺呈现显著的正相关关系（$\beta = 0.50$，$p < 0.001$）；北京市公立医院医务人员的工作满意度与医疗服务质量呈现显著的正相关关系（$\beta = 0.49$，$p < 0.001$）；北京市公立医院医务人员的组织承诺与医疗服务质量呈现显著的正相关关系（$\beta = 0.64$，$p < 0.001$）。

表 6 - 18　　　北京市公立医院医务人员公共服务动机、工作满意度、
组织承诺、医疗服务质量的相关分析

变量	公共服务动机	工作满意度	组织承诺	医疗服务质量
公共服务动机	1			
工作满意度	0.49***	1		
组织承诺	0.67***	0.50***	1	
医疗服务质量	0.62***	0.49***	0.64***	1

注：*** p < 0.001。

（二）结构方程模型

在最后的结构方程模型（见图 6 – 4）中，χ^2/df（degrees of freedom）= 5.999，RMSEA（root mean square error of approximation）= 0.088，GFI（goodness normed fit index）= 0.882，NFI（normed fit index）= 0.918，CFI（comparative fit index）= 0.913。从以上的指标可以看出，模型拟合程度良好，优于单独以工作满意度或组织承诺为中介变量的模型，更全面、准确地揭示了公共服务动机对北京市公立医院医务人员医疗服务质量的影响路径。

在最后的结构方程模型中，北京市公立医院医务人员公共服务动机对工作满意度有显著的正向影响（β = 0.64，p < 0.05）；北京市公立医院医务人员公共服务动机对组织承诺有显著的正向影响（β = 0.78，p < 0.001）；北京市公立医院医务人员公共服务动机对医疗服务质量有显著的正向影响（β = 0.35，p < 0.001）；北京市公立医院医务人员工作满意度对医疗服务质量有显著的正向影响（β = 0.13，p < 0.05）；北京市公立医院医务人员组织承诺对医疗服务质量有显著的正向影响（β = 0.35，p < 0.001）。根据结构方程模型的结果，公共服务动机能够解释工作满意度的41%，公共服务动机能够解释组织承诺的61%，公共服务动机、工作满意度和组织承诺共同解释医疗服务质量的56%。

在以工作满意度为中介变量的 bootstrap 检验中，工作满意度在公共服务动机与医疗服务质量之间发挥显著的中介作用（indirect effects = 0.1005，SE = 0.0163，95% BCa CI = 0.0699 ~ 0.1344）。在以组织承诺为中介变量的 bootstrap 检验中，组织承诺在公共服务动机与医疗服务质量之间发挥显著的中介作用（indirect effects = 0.2329，SE = 0.0259，95% BCa CI = 0.1856 ~ 0.2861）。因此，工作满意度作为中介变量在公共服务动机对于医疗服务质量影响中的作用成立，即工作满意度部分中介了公共服务动机对医疗服务质量的影响。组织承诺作为中介变量在公共服务动机对于医疗服务质量影响中的作用同样成立，即组织承诺部分中介了公共服务动机对医疗服务质量的影响。

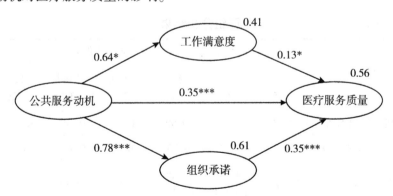

图 6 – 4　各变量间关系的结构方程模型

注：Chi square = 671.917；自由度 = 112，p < 0.001；RMSEA = 0.088；GFI = 0.882；NFI = 0.918；CFI = 0.931；*** p < 0.001，* p < 0.05。

（三）亚组分析

本项目将医院等级划分为一级、二级、三级；性别分为男性和女性；年龄分为青年（30岁或以下）、中年（31~40岁）和老年（41岁以上）；工龄分为少于5年（雇用少于5年）和超过5年（雇用超过5年）；职业生涯阶段分为早期（实习生或入门级职员）和中/晚期（中级或高级职员）；职位分为临床医生、护理职员或其他（行政管理人员、理疗技术人员和药剂师）。

表6-19（a）和表6-19（b）反映了不同类型医务人员公共服务动机、工作满意度、组织承诺对医疗服务质量的不同影响。在年龄方面的亚组分析中，结果表明，不同年龄阶段医务人员各路径系数及显著性与整体存在差异。例如，在组织承诺对医疗服务质量的影响中，青年群体表现显著，而中年和老年群体中这一路径不再显著。

在职业生涯阶段的亚组分析中，结果表明，不同职业生涯阶段医务人员各路径系数及显著性有所区别。从整体上看，处于职业生涯阶段中晚期的医务人员与整体表现一致，各路径均有显著影响。而在工作满意度对医疗服务质量的影响中，处于职业生涯早期医务人员的这一路径不再显著。

在性别方面的亚组分析中，男性组别的表现与整体基本一致，而女性组别与整体表现存在差异。例如，在公共服务动机对组织承诺的影响路径中，不同性别医务人员的公共服务动机对组织承诺均有显著正向影响，与整体一致；在公共服务动机对工作满意度的影响中，不同性别医务人员的公共服务动机对工作满意度的影响有差异。

在岗位方面的亚组分析中，结果显示，在部分影响路径中，不同岗位医务人员的表现存在差异。例如，在公共服务动机对医疗服务质量的影响中，临床医生及其他岗位的医务人员的公共服务动机对医疗服务质量的影响显著，但护理人员这一路径不再显著。在工作满意度对医疗服务质量的影响中，仅其他岗位医务人员的工作满意度对医疗服务质量有显著影响。

表6-19（a）   **亚组分析结果**

条 目	年龄			职业生涯阶段		性别	
	青年 (215)	中年 (268)	老年 (149)	早期 (271)	中晚期 (340)	男性 (226)	女性 (385)
公共服务动机→组织承诺	0.65***	0.80***	0.92***	0.70***	0.84***	0.79***	0.78***
公共服务动机→工作满意度	-0.46***	0.69*	0.75*	-0.55***	0.72***	0.70*	-0.59***
组织承诺→医疗服务质量	0.48***	0.16 (0.111)	0.26 (0.151)	0.40***	0.19*	0.21*	0.40***
公共服务动机→医疗服务质量	0.19*	0.56***	0.47*	0.30***	0.48***	0.55***	0.28***
工作满意度→医疗服务质量	-0.05 (0.553)	0.10 (0.261)	0.17 (0.127)	-0.02 (0.793)	0.21*	0.08 (0.378)	-0.12 (0.052)

注：* $p < 0.05$，*** $p < 0.001$。

表 6 – 19 （b） 亚组分析结果

条　目	岗位			工龄		医院类型		
	临床医生（248）	护理人员（213）	其他（134）	5年以下（264）	5年及以上（364）	一级医院（143）	二级医院（284）	三级医院（217）
公共服务动机→组织承诺	0.75 ***	0.71 ***	0.84 ***	0.74 ***	0.80 ***	0.94 ***	0.77 ***	0.71 ***
公共服务动机→工作满意度	– 0.42 ***	– 0.60 ***	0.65（0.240）	– 0.51 ***	0.71 **	– 0.66 ***	0.67 **	– 0.54 ***
组织承诺→医疗服务质量	0.25 **	0.43 ***	0.38 **	0.52 ***	0.22 **	0.05（0.911）	0.30 ***	0.51 ***
公共服务动机→医疗服务质量	0.49 ***	0.17（0.103）	0.46 ***	0.25 **	0.45 ***	0.79（0.088）	0.34 ***	0.23 *
工作满意度→医疗服务质量	– 0.08（0.296）	– 0.11（0.227）	0.12（0.347）	– 0.05（0.433）	0.14（0.072）	0.02（0.822）	0.18 *	– 0.07（0.351）

注：* p < 0.05，** p < 0.01，*** p < 0.001。

在工龄的亚组分析中，结果显示，在大部分路径中，不同工龄医务人员的表现均与整体一致，例如，在公共服务动机对组织承诺的影响中，各工龄医务人员的公共服务动机对医疗服务质量均有显著影响。但在公共服务动机对工作满意度的影响路径、工作满意度对医疗服务质量的影响路径中存在差异。

在医院类型的亚组分析中，不同医院医务人员的各路径表现与整体存在一定差异。例如，在组织承诺对医疗服务质量的影响中，二级、三级医院医务人员组织承诺对医疗服务质量仍有显著影响，而一级医院医务人员的这一路径不再显著。在公共服务动机对医疗服务质量的影响中，二级、三级医院医务人员公共服务动机对医疗服务质量仍有显著影响，而一级医院医务人员的这一路径不再显著。

四、综合讨论

（一）北京市公立医院医务人员的工作满意度、组织承诺现状

根据以上数据分析结果，北京市公立医院医务人员工作满意度的总体得分为 3.33 ± 0.58，说明当前北京市公立医院医务人员的工作满意度水平不高，还有很大的改善空间，这与国内学者冉曦、左宗力等人的研究结果一致。这可能是由多种原因导致的。第一，北京市公立医院医务人员处于超负荷状态，且公立医院医务人员不仅要提供医疗服务，还要承担一定的科研和教学任务，增大了其工作压力。且近年来医患冲突愈演愈烈，医务人员面临愈加

紧张的医患关系，增加了其工作的风险，使北京市公立医院的医务人员处于身心俱疲的状态，因此使北京市公立医院的医务人员满意度不高。第二，北京市公立医院医务人员的薪酬福利待遇未达期望水平，员工的付出—回报失衡，且目前医务人员的福利主要体现在"五险一金"、带薪休假等，但这些福利尚未完全满足医务人员的需要，进而使其工作满意度受到影响。第三，北京市公立医院医务人员的晋升难度较大，现有晋升制度难以体现一些基层医务人员的工作特点，使其较难达到职称评定的一些标准，使医务人员的工作满意度降低。

根据数据分析结果，北京市公立医院医务人员组织承诺的总体得分为 3.91 ± 0.84，说明当前北京市公立医院医务人员的组织承诺处于中等水平，这与国内学者的研究结果一致。这可能与以下原因有关：第一，虽然大多数患者对医务人员的工作是认可的，但随着患者要求的日益提高，目前医疗体系不够完善、制度不够健全导致人民看病难、看病贵，医患事件频发，致使医务人员容易产生疲惫的现象，使医务人员的组织承诺不高。第二，医务人员的工作是救死扶伤，爱护生命是医务人员的责任和使命，其接受的教育是将爱岗敬业作为成为合格医务人员的基本素养，但少数医务人员缺乏责任感和对医院的归属感，使职业承诺处于中等水平。第三，我国医疗需求与医疗资源严重不匹配，且医务人员储备不足，这无疑给医务人员群体带来了巨大的身心压力，使医务人员的职业承诺不高。

（二）北京市公立医院医务人员的公共服务动机对医疗服务质量存在显著影响

研究结果显示，北京市公立医院医务人员的公共服务动机对医疗服务质量有显著正向影响，即公共服务动机较强的医务人员会展示出较高的医疗服务质量。公共服务动机作为个体自愿服务他人和社会的内在动机倾向，其对个体行为表现发挥着强烈的激励作用。研究表明，公共服务动机越高的人越容易受到公共部门的吸引，在动机的激励作用下会具备更好的工作表现和服务质量。虽然大量研究已经表明公共服务动机对个体和组织的积极影响，如工作满意度、工作绩效等，但关于公共服务动机与医疗服务质量的关系研究较少。因此，本项目验证了公共服务动机在提高医疗服务质量方面发挥的作用，在一定程度上丰富了公共服务动机的结果变量研究。研究表明，提高医务人员公共服务动机水平是提高其医疗服务质量的一种有效方法，公立医院管理者应充分关注公共服务动机的激励作用。值得注意的是，在最后模型的亚组分析结果中，一级医院医务人员的公共服务动机对医疗服务质量的影响不再显著，这可能是因为一级医院医务人员的素质相对比二三级医院差，其自愿投身公共服务的意愿相对低，因此不能够对其医疗服务质量产生显著影响。

（三）工作满意度在公共服务动机对医疗服务质量的影响中起中介作用

研究结果显示，公共服务动机不仅能直接对医疗服务质量产生影响，还能通过工作满意度间接对医疗服务质量产生影响，即工作满意度在公共服务动机对医疗服务质量的影响中起部分中介作用。公共服务动机的影响因素及其结果变量已经成为一个重要的课题，工作满意度作为个体对其工作各个方面的综合感受，在一定程度上反映了医务人员对其工作经历的愉悦程度，与公共服务动机密切相关。有学者发现，个体对从事公共服务的意愿越高，其对工作、同事、领导的满意度也越高。美国的学者经过调研发现，公共服务动机对工作满意度有显著的影响。与此同时，有研究认为，医务人员的工作满意度与患者的满意度密切相关，且医务人员的工作满意度决定了医疗服务的质量和卫生人力资源的稳定性。医务人员的工作满意度对医疗卫生服务整体功能的正常运转有着重要的影响。还有研究表明，对工作不满意、工作态度消极的护士可能影响其为患者提供的护理质量，甚至对工作不满意还可能使护士不愿服从医院的管理、旷工增多，甚至离开工作岗位。因此，结合国内外的相关研究及本项目的研究结果可以发现，人民对医院的医疗服务质量要求在不断提升，作为医院的核心组成部分，作为医疗卫生服务的主要提供者，医务人员的公共服务动机水平会通过影响其工作满意度情况进一步对医疗服务质量产生影响。

（四）组织承诺在公共服务动机对医疗服务质量的影响中起中介作用

研究结果表明，不仅工作满意度可中介公共服务动机对医疗服务质量的影响，组织承诺也在公共服务动机对医疗服务质量的影响中起部分中介作用。有学者研究表明，公共服务动机可作为影响组织承诺的前因变量，即公共服务动机会对组织承诺有正向影响。另外，医务人员的稳定性影响着医疗服务的质量，然而近年来医务人员的稳定性堪忧。对医院来说，组织承诺是反映医务人员稳定性的一个重要指标，是影响医疗服务质量的一个重要因素。有研究发现，医护人员的组织承诺与其医疗服务质量高度正相关，具有较高组织承诺的医务人员较其他人会有更高的工作积极性，并把工作作为实现个人需要的过程，也更愿意努力实现组织的目标和价值，表现出较高的工作绩效和医疗服务质量。随着医疗改革的进一步深入，医务人员的身心状态需要得到格外的关注，才能进一步实现医改的目标。而提供优质的医疗服务质量作为医改的重要目标之一，结合本项目的研究结果，即医务人员的公共服务动机可以通过组织承诺进一步影响其提供的医疗服务质量，相关管理者需要关注医务人员的公共服务动机水平以及组织承诺水平来进一步医疗服务质量。值得注意的是，在最后模型的亚组分析结果中，中年和老年群体中组织承诺对医疗服务质量的影响不再显著，这可能是因为中年和老年群体由于在医院工作的时间更长，与组织建立的情感维系和认同组织价值观的时间也越长，会对组织产生更浓厚的感情，因此，其组织承诺水平普遍较高，从而对医疗服务质量的影响会降低且不显著。

五、小结

本节基于644名医务人员的数据通过描述性统计、相关性分析、结构方程模型探索了北京市公立医院医务人员公共服务动机对医疗服务质量的影响机制，并对分析结果进行了深入讨论。

首先，通过描述性统计、相关性分析以及结构方程模型探索了工作满意度在公共服务动机对医疗服务质量的影响路径中的中介作用，并进一步通过亚组分析探索了在不同群体中公共服务动机对工作满意度和医疗服务质量影响的差异。

其次，通过描述性统计、相关性分析以及结构方程模型探索了组织承诺在公共服务动机对医疗服务质量的影响路径中的中介作用，并进一步通过亚组分析探索了在不同群体中公共服务动机对职业承诺和医疗服务质量影响的差异。

最后，结合国内外相关研究以及对医务人员的访谈分析医务人员公共服务动机对医疗服务质量的影响及产生这种影响的原因，从"北京市公立医院医务人员的工作满意度、组织承诺现状""北京市公立医院医务人员的公共服务动机对医疗服务质量存在显著影响""工作满意度在公共服务动机对医疗服务质量的影响中起中介作用""组织承诺在公共服务动机对医疗服务质量的影响中起中介作用"这四个方面进一步对本项目的研究结果进行讨论。

参考文献

［1］Liu B，Tang N，Zhu X. Public service motivation and job satisfaction in China：an investigation of generalisability and instrumentality［J］. International Journal of Manpower，2008，684－699.

［2］叶先宝，赖桂梅. 公共服务动机：测量、比较与影响——基于福建省样本数据的分析［J］. 中国行政管理，2011（8）：107－111.

［3］Crewson P E. Public－service motivation：building Empirical Evidence of Incidence and Effect［J］. Journal of Public Administration Research and Theory，1997，7（4）：499－518.

［4］Bright L. Does Public Service Motivation Really Make a Difference on the Job Satisfaction and Turnover Intentions of Public Employees?［J］. The American Review of Public Administration，2008，38（2）：149－166.

［5］Taylor J. The impact of public service motivation on work outcomes in Australia：A comparative multi－dimensional analysis［J］. Public Administration，2007，85（4）：931－959.

［6］Moynihan D P，Pandey S K. The role of organizations in fostering public service motivation［J］. Public Administration Review，2007，67（1）：40－53.

［7］刘可，尤黎明，陈少贤，等. 中国医院护士组织支持的现状及相关因素调查［J］. 中华护理杂志，2011，46（10）：1009－1011.

［8］Zhang M，Yang R，Wang W，et al. Job satisfaction of urban community health workers after the 2009 healthcare reform in China：a systematic review［J］. International Journal for Quality in Health Care，2016，28（1）：14－21.

［9］Wu J，Liu J，Zhu B，et al. Does China's new medical reform improve health equity of rural residents? evidence from household surveys before and after the implementation of new medical reform in Shaanxi province，China［J］. Value in Health，2015，18（7）：A526－A526.

［10］凤凰医疗集团是我国最大的股份制医院投资管理集团之一，始创于1988年，拥有20多年大型综合医院投资、管理的成功经验，是国内参与公立医院改革数量最多、规模

最大的社会资本办医企业，也是北京市最大的股份制医疗集团。

［11］公私合作伙伴关系是公共基础设施项目（如新的电信系统、机场和电厂）的一个资助模式。公共合作伙伴的代表是地方和国家政府；私营合作伙伴可以是私营企业、国营公司或特定专业领域的企业财团。

［12］韩琮林．门头沟医改启示录［EB/OL］．和讯新闻，2013 – 03 – 11. http：//news. hexun. com/2013 – 03 – 11/151910119. html.

［13］温蕾，蒋彦鑫．北京医管局拟明日挂牌 专管市属 22 家三级医院［EB/OL］．腾讯新闻，2011 – 07 – 27. https：//news. qq. com/a/20110727/000270. htm.

［14］黄海．北京成立医院管理局推动公立医院改革［EB/OL］．中国频道，2011 – 07 – 28. http：//news. eastday. com/c/20110728/u1a6022330. html.

［15］朱竞若，王明浩，王君平．《公立医院改革试点方案》公布，北京市在五家市属三甲医院启动试点北京打响医改"攻坚战"［EB/OL］．网易新闻，2012 – 05 – 22. http：//news. 163. com/12/0522/04/82352KLN00014AED. html.

［16］北京医改方案公布内容［EB/OL］．搜狐新闻，2016 – 03 – 18. http：//www. sohu. com/a/64127314_385599.

［17］本市出台城市公立医院综合改革实施方案［EB/OL］．北京市政府信息公开专栏，2018 – 01 – 10. http：//www. beijing. gov. cn/zfxxgk/110002/gzdt53/2018 – 01/10/content_a06cc53665fc4a20b2c45d58f4c4353d. shtml.

［18］《北京市医药分开综合改革实施方案》正式实施［J］．中国药店，2017（05）：20.

［19］刘欢．北京发布改善医疗服务三年计划 推进互联网 + 医疗［EB/OL］．健康界，2018 – 05 – 03. https：//www. cn – healthcare. com/article/20180503/content – 502964. html.

［20］北京市发布医药健康协同创新三年行动计划［EB/OL］．中华人民共和国中央人民政府，2018 – 10 – 13. http：//www. gov. cn/xinwen/2018 – 10/13/content_5330184. htm.

［21］北京市卫生健康委员会关于印发《北京市改善医疗服务规范服务行为 2019 年行动计划》的通知［EB/OL］．北京市卫生健康委员会，2018 – 12 – 27. http：//www. bjchfp. gov. cn/zwgk/fgwj/wjwfw/201812/t20181227_260987. htm.

［22］北京市医院管理局．北京市属公立医院患者满意度提升至 92. 6 分［EB/OL］．搜狐新闻，2018 – 11 – 06. https：//www. sohu. com/a/273533206_452205.

［23］韩付平，王志稳．急诊科护士工作环境与职业生涯成功感的相关性研究［J］．中国护理管理，2017，17（004）：511 – 515.

［24］Aiken, L. H. , Patrician, P. A. Measuring organizational traits of hospitals：the revised nursing work index. Nurse Res, 2000, 49（2）：146 – 153.

［25］赵利华，韩玉萍，王佳，等．职业幸福感在护士疲劳与组织承诺间的中介效应［J］．护理管理杂志，2020，20（11）：7 – 13.

［26］Rekha, T. , Sarala, K. C. , Nilam, R. , &Anita, C. .（2018）. Predictors of organizational commitment among university nursing faculty of kathmandu valley, nepal. Bmc Nursing, 17 (1), 30.

[27] 冉曦, 唐宗顺, 何中臣, 等. 重庆市主城区社区卫生服务人员工作满意情况调查 [J]. 现代预防医学, 2015, 42 (10): 1791 – 1793, 1802.

[28] 左宗力, 隆素素, 席娜娜, 等. 四川省医务人员工作满意度及影响因素分析 [J]. 现代预防医学, 2016, 43 (07): 1183 – 1186.

[29] 邱方远. 青岛市崂山区乡镇卫生院医务人员工作满意度研究 [D]. 青岛: 青岛大学, 2013.

[30] 黄苏丽. 医务人员社会支持、核心自我评价与组织承诺的现状及其关系研究 [D]. 桂林: 广西师范大学, 2017.

[31] Taylor J. Organizational Influences, Public Service Motivation and Work Outcomes: An Australian Study [J]. International Public Management Journal, 2008, 11 (1): 67 – 88

[32] Vandenabeele W. The mediating effect of job satisfaction and organizational commitment on self – reported performance: more robust evidence of the PSM—performance relationship [J]. International Review of Administrative Sciences, 2009, 75 (1): 11 – 34.

[33] Spector P E. Measurement of Human Service Staff Satisfaction: Development of the Job Satisfaction Survey [J]. American Journal of Community Psychology, 1985, 13 (6): 693 – 713.

[34] Rainey H G. Reward Preferences among Public and Private Managers: In Search of the Service Ethic [J]. American Review of Public Administration, 1982, 16 (4): 288 – 302.

[35] Naff K C, Crum J. Working for America: Does Public Service Motivation Make a Difference? [J]. review of public personnel administration the journal of public human resource management, 1999, 19 (4): 5 – 16.

[36] Tzeng H M, Ketefian S, Redman R W. Relationship of nurses' assessment of organizational culture, job satisfaction, and patient satisfaction with nursing care [J]. international journal of nursing studies, 2002, 39 (1): 79 – 84.

[37] 唐缪, 刘毅, 周艳阳. 医务人员工作满意度调查 [J]. 中国卫生事业管理, 2002 (02): 108 – 110.

[38] 童俐俐, 骆宏. 医务人员工作满意度研究分析 [J]. 中国医院管理, 2003 (05): 7 – 8.

[39] Aron S. Relationship between Nurses' Job satisfaction and quality of healthcare they deliver [J]. Dissertations & Theses Gradworks, 2015.

[40] Carsten J M, Spector P E. Unemployment, job satisfaction, and employee turnover: A meta – analytic test of the Muchinsky model [J]. Journal of Applied Psychology, 1987, 72 (3): 374 – 381.

[41] 王群. 临床护士工作满意度的调查分析 [J]. 中华护理杂志, 2002 (08): 33 – 34.

［42］吴绍宏. 公务员的工作满意度、组织承诺与公共服务动机的关系探讨——以澳门特区政府公务员为例［J］. 中国人力资源开发，2010（09）：104 – 106.

［43］尹文强，王克利，傅华. 社区卫生服务职工工作满意度与稳定性研究［J］. 中华医院管理杂志，2003（06）：35 – 39.

［44］左红梅，杨辉. 护士组织支持感与组织承诺的关系研究［J］. 护理研究，2009，23（15）：1341 – 1343.

第七章　医患关系与医疗服务供给

第一节　医疗暴力对医务人员身心健康和离职倾向的影响

一、背景

医务人员的离职倾向和隐性缺勤是医疗服务可持续发展所关注的两个重要维度，同时医务人员隐性缺勤和离职倾向均受医疗暴力的重要影响。近年来，医疗暴力事件在我国多地频发。据不完全统计，仅在 2016 年 5 月，全国至少有 8 起暴力伤医事件见诸报端，甚至在一天之内发生 2 起。5 月 5 日，广州一名口腔科医生在家中被 20 多年前治疗过的病人袭击，因伤势严重而死亡；5 月 10 日凌晨，因患者拒绝医生汪某的清创手术建议后发生争执，患者持刀将医生汪某刺成重伤后逃跑；5 月 18 日 13 点 40 分左右，41 岁的湖南邵东县人民医院五官科医生王某在接诊过程中被患者家属殴打，导致重伤后死亡，就在王某去世后的 5 小时，南京江宁医院一名 30 岁超声科女医生，被患者家属掌掴、抓扯、踢踹、殴打……我国严重医疗暴力事件已经引发国际关注，国际顶级期刊柳叶刀（*Lancet*）和英国医学杂志（*BMJ*）都对这一系列事件进行了追踪和评论。

医疗暴力不仅包括身体上的伤害，也包括语言和精神上的暴力。这不仅严重危害了医务人员的健康与安全，也严重影响了医务人员工作的开展。2014 年，中国医师协会的调查结果显示，59.8% 的医务人员曾遭受到过语言暴力，13.1% 的医务人员遭遇过身体上的伤害，仅有 27.1% 的医务人员从未遭遇过暴力事件。国家卫计委的统计数据显示，2014 年底，全国 289 万执业医师，一年要应对 76 亿人次的患者。高强度的工作压力和一份无法得到体面生活的收入，让医生们备感疲惫和颓唐。而对患者而言，一次两三分钟的诊疗，需要经历若干小时的等待，一旦医生态度欠佳，矛盾随时可能爆发。在北京，301 医院、北京大学人民医院、同仁医院等公立医院均曾出现过"医疗暴力"事件，严重干扰了医生的正常问诊和工作，使其无法专心从事自身的工作，因而造成医务人员较为严重的隐性缺勤，也使很多医务人员离职倾向加重，这会从整体上降低北京市医疗服务质量，严重影响北京市的医疗服务可持续发展。

国内外顶级研究对医疗暴力对医疗服务质量的影响机制给予高度关注，并进行了一系列探索。国际顶级期刊新英格兰医学杂志曾有文章指出，医务人员每天都承受着压力，遭受医疗暴力的医务人员则会压力倍增，造成身体和心理的健康状况下降，提供的医疗服务质量降低，并产生强烈的离职倾向和隐性缺勤等反生产力行为，对医疗服务可持续发展造成长久的影响。随着多起伤医、杀医等医疗暴力事件的连续发生，医务人员最初发生的是心理恐惧，加上医务人员工作强度大并且每天处于职业危险的暴露下的职业特点，都可能使医护人员身体与心理的健康状况严重下降，进而增加医务人员的隐性缺勤行为，加剧医务人员渴望离职的心理，并显著降低医务人员所提供医疗服务的质量。柳叶刀杂志曾撰文指出，作为医疗服务质量的重要指标，医务人员的身心健康显著受到工作压力影响，医疗暴力则是工作压力的一个重要方面。医务人员保持身心健康不仅有利于医务人员个体，更加有利于高质量医疗服务供给和医疗服务可持续发展的良好态势，对一个完善的医疗服务体系也有着十分重要的意义。因而，研究医疗暴力对医务人员身心健康、医疗服务质量、离职倾向和隐性缺勤就显得十分重要。

综上所述，当前国内外学者对医疗暴力事件的成因、危害开展了相关探索，对国际相关经验进行了系统性梳理，在干预策略和法规完善等方面达成了一定共识，但在医疗暴力如何通过影响医务人员的身心健康，尤其具体到某一城市，如以北京市为例，医疗暴力最终在多大程度上影响北京市公立医院医疗服务质量及医疗服务可持续发展等问题上，仍然缺乏相关的实证研究。北京作为我国的首都，医务人员总量大、医疗水平高，医疗资源总体上高于全国直辖市和省会城市平均水平，同时北京发生医疗暴力的频率也高于全国其他地区。在这样的情况下，北京市公立医院医务人员将不可避免地承受更多对医疗暴力的恐惧，导致其身心健康受损，从而进一步导致北京市公立医院产生更多的隐性生产力损失，降低这些医院的医疗服务质量，从而对医疗服务可持续发展产生消极影响。因此有必要围绕医疗暴力对北京市公立医院医疗服务质量和医疗服务可持续发展的影响开展研究，并提出相应建议。

二、理论基础与研究假设

（一）医疗暴力

1. 医疗暴力的定义。

世界劳工组织（ILO）、国际护理协会（ICN）、世界卫生组织（WHO）以及公共服务国际组织（PSI）于2002年联合发布了《针对医疗场所暴力行为的指导意见》（以下简称《指导意见》）。《指导意见》采纳了欧洲委员会对"工作场所暴力"的定义：员工在工作环境中，包括上下班的过程中，受到辱骂、威胁或攻击，以至于对他们的安全、福利与健康造成直接或潜在的影响。工作场所暴力包括身体性与心理性暴力，并且经常同时发生。形式上具体包括攻击、侵犯、辱骂、欺侮、聚众骚扰、性骚扰、种族骚扰、威胁等。工作场所暴力现象具有结构性特征，体现在社会性、机构性、个人性等多方面因素互相影响。《指导意见》强调医务人员这一群体面临的暴力风险尤为显著。在全部工作场所暴力事件中约25%发生在医疗场所；有超过50%的医务人员在工作中经历过暴力事件；心理暴力比身体暴力发生更频繁；40%~70%的受害者感受到明显压力；应对暴力事件需要消耗医疗卫生总资源的30%左右。结合国内外相关研究，本研究的医疗暴力是指医务人员在其工作场所受到辱骂、威胁或袭击，从而造成对其安全、幸福和健康明确或潜在的挑战。

2. 医疗暴力的危害。

"医疗暴力"会显著影响医疗服务质量。世界医学会（WMA）认为对医务人员施以暴力，影响所及不仅有个人层次，更包含整个医疗服务系统：工作环境的质量将因暴力行为而发生改变，进而可能使患者的医疗质量恶化。红十字国际委员会（ICRC）发现，在贫困和落后地区，针对医务人员的暴力会进一步导致地区医疗卫生服务的可及性、分配公平性和质量下降。《指导意见》建议对工作场所暴力的治理，在方法上要具有整合性、参与性、文化敏感性、性别敏感性、反歧视性和系统性。WMA则认为，将医疗场所暴力行为进行清晰定义；应当实施医疗场所暴力零容忍政策；事先拟订行动方案，使医务人员在暴力事件发生时能有所依据；事先拟订医疗场所安保方案；建立暴力事件通报与记录系统，通报对象包括警务与政府机构；确保相关人员通报暴力事件后免于报复。

3. 医疗暴力的相关研究。

（1）美国的调查与建议。

JAMA最早在1892年就发表过一篇名为《对医生的攻击》的社论。文章指出："无论多么勤勉与小心，没有医生可以预见到自己会在何时不会成为无端袭击、恶毒诽谤、敲诈勒索或诉讼戕害的目标。""现在医学界对于疯狂的个人或患者袭击医生已经见怪不怪，但幸运的是，来自正常人的袭击非常罕见。"面对暴力，"医疗经验教会了我们：尊严、沉默和忍耐"。当前，美国发生的针对医务人员的暴力现象也不容乐观。Goodman等调查发现，1980~1990年，共有552名医务人员死于工作相关的伤害，其中106名医务人员死于他杀，占总数20.3%；美国劳动部统计数据显示，1997~2009年，美国共发生8127起工作场所他杀案件，有73起与医疗体系相关，20起发生在医院，17起发生在医师办公室和诊所；Gates总结了美国近年医疗场所暴力现象的4个特征：实施口头和身体暴力在各种医疗场所都呈上升趋势，大众媒体对枪支滥用的报道提高了公众对暴力事件不良后果的关注，暴力行为对医务人员工作产生明显影响，表现为工作满意度降低、职业压力增加、医疗服务质量下降，越来越多的医务人员将暴力现象视为一个可以解决的问题，而拒绝接受其为"工作的一部分"。为了有效解决针对医务人员的暴力，Morrison等强调此项工作的系统性与多学科性，并指出医疗机构管理者和医学教育家首先要正视现状，承担起职责。

在政策层面，美国司法部和劳动部职业安全健康管理局（OSHA）在全国层面都发布过专门的指导意见，美国医学会（AMA）也出版过预防性意见。美国卫生部疾病控制与预防中心（CDC）所属的国家职业安全与健康研究院（NIOSH）所发布的《暴力：医院中的职业危险》研究报告指出，医院中精神科、急诊科、等候区域、老年病房是暴力现象的高发区。同时，以下因素也是导致暴力现象发生的风险点：患者有精神疾病或暴力行为史；人力不足的时间段，特别是用餐时间和探视时间，转院来的患者，等候时间过长，等候区域过于拥挤和不适，医务人员独自工作时，硬件环境不佳，安保不健全，医院缺乏防控暴力培训，对方有药物滥用和酗酒史，枪支管理不严，公众随意出入，照明不佳的走廊、房间、停车场等区域等。

（2）英国的全国调查与建议。

英国早在 1978 年就专门讨论过针对医生的暴力问题。针对英国的医疗场所暴力现象，Hobbs 和 Keane 认为虽然数量上表现为个案，但对整个医疗执业群体都有广泛影响。调查发现英国的医务人员和患者对暴力行为有不同的认识，患者认为医疗场所环境不佳和医务人员沟通能力不足是引发侵犯现象的主要原因，而医务人员认为患者的精神疾病是导致暴力行为的首要因素。在全国层面，英国医师协会（BMA）分别在 2003 年和 2007 年举行过两次系统调查，并发表了《工作中的暴力：英国医师的经历》的调查报告，指出有半数受访医生认为暴力构成了对工作的挑战，很多医生对披露患者施暴感到内疚或尴尬，对自身能力自责，强调体制问题是问题的主因。三分之一的受访医生表示，对暴力"零容忍"是不可能实现的，因为这种政策实施难度大，并与医生义务（即不论患者条件如何，都给予治疗）相冲突，而且还会受到医疗体制和卫生资源的制约。

针对调查发现，BMA 也提出一些政策建议：降低暴力现象必须依靠健全的风险评估和管理，要依据当地政策实施。暴力的定义标准要制定清楚，避免歧义和误解。针对医生不主动上报暴力事件的普遍性，要鼓励对暴力事件进行记录，要有正规的备案制度。医疗场所要营造支持性环境，使医务人员上报时不会产生负疚感。报告后，必须采取相应的行动，实施要有制度保障。处理对医疗人员的暴力问题要与当地警方、相关部门和媒体保持合作。加强对患者义务和可接受行为的教育。要向医师提供处理暴力事件的培训，培训要覆盖所有医务人员，内容要包括如何克制，有效沟通和处理挑衅等方法。

（3）中国的研究与建议。

中国学者对于医疗暴力的研究一直是医院管理领域的重点。近年来，引起社会大众广泛关注的医疗暴力事件屡屡发生。中国医师协会的"医院场所暴力伤医情况调查"结果显示，在调查的 30 个省的 316 家医院中，96% 的医院有医务人员遭到过谩骂和威胁，64% 的医院有医生遭到过患者的袭击并且有明显人身伤害。诸如 2013 年 10 月 25 日的"温岭袭医案"，2015 年 5 月 5 日的"广东省人民医院口腔科主任医师被砍案"，2016 年 10 月 3 日"莱钢杀医案"，2017 年 1 月江苏省人民医院肝胆科医生在办公室被砍伤，事件均造成医生死亡或身体受到严重伤害，并产生了沉重的社会影响。医疗暴力事件不仅扰乱医疗秩序和社会秩序，还对医务工作者的人身安全造成极大威胁，成为严重的社会问题。

学者对医疗暴力产生的原因进行了详细梳理，医疗暴力的发生包括医患关系、医患双方自身因素、健康观念及社会环境等多方面的原因。医患关系是指患者在医疗过程中，与医疗单位、医生之间产生的特殊关系人际关系，可以认为是医疗暴力发生的内因。医方因素表现为医务人员自身的服务意识，特别表现在与患者沟通技巧方面的不足是医疗暴力发生的一大诱因。同时，行业相关法律意识淡薄，也是导致医院暴力事件不断发生的重要原因。有的医疗机构面对医疗纠纷不是积极解决，而是能躲则躲，不管有错没错，只求息事宁人。患方因素是随着社会经济的发展，人们健康意识的提高，患者认为医生对未能治愈疾病负有直接的责任。而某些虚假医疗广告的过度宣传，也给人们造成了没有不能治愈疾病的错误印象。当疾病没有治好或者未达到患者期望的目的时，病人就可能认为医疗过程中服务态度和服务方式存在不妥之处，进而导致医疗纠纷和医疗暴力。

针对中国国情下的医疗暴力，学者给出一些建议：①医患双方共同努力，建立和谐的医患关系。②重视医疗纠纷的处理，医疗纠纷与医疗暴力有着千丝万缕的联系，因此要高度重视医疗纠纷的妥善处理。医院要采取有效措施，加强医疗纠纷的防范意识，如可以设立专门部门或专人接受和处理投诉。③运用法律手段维护医方合法权益，对于无理取闹、破坏正常医疗秩序和侵犯医护人员合法权利的患者及其家属，尤其是那些希望通过暴力或极端的行为来达到从医疗活动中获取经济利益的群体而言，要依照《刑法》关于扰乱社会秩序罪的规定，追究刑事责任，给予严厉的惩治。④提高医方应对医疗暴力的能力，医院应该有专门领导分管普法工作，加强对工作中潜在的法律问题的研究力度，设立专职或兼职的法律顾问，举办专题讲座和培训班，把普法工作与职业道德教育和继续教育相结合，联系现实存在的典型案例进行相关法律知识的讲座。对医务人员定期进行相关政策、制度及能力方面的培训，包括应对暴力事件的预防、报告、支持系统流程的培训，教会医务人员如何评估和识别可能发生暴力的有关因素和信号，提升警惕及预防意识，学会自我保护方法，如适当的防卫技术、脱离和回避的技巧等，提高医护人员应对暴力的能力。此外，医院还可以安装监控装置，组建保安部门，以有效地从内部积极防范医疗暴力事件的发生。⑤政府和社会的支持，医疗暴力的减少与防范需要全社会各个方面的广泛参与，要加快当今医疗体制的改革，扩大医疗保障的覆盖面，切实降低医疗卫生服务中药品费用所占的比例，通过健康教育使社会公众认识到医学的高度复杂性及不确定性，为医疗服务提供一个良好的社会环境；同时，有关政府部门还应该配合医疗机构采取有效措施应对新闻媒体的采访，对某些报道及时向有关部门反映，对相关媒体及报道者做出处罚，从而创造一个良好的舆论环境。

（二）健康

1. 健康的定义。

世界卫生组织将健康（Health）定义为完整的身体、心理和社会福祉的状态，不仅是没有疾病或状态虚弱。同时，世卫组织对于健康有一个更加全面的指标，包括握力、肺功能、平衡、认知功能、身体和心理功能上的障碍，以及每个被调查者日常生活中的困难。因此，根据世界卫生组织的定义，本研究中提到的健康指全面健康，既包括心理层面也包括生理层面，不仅仅是没有疾病或不稳定。在本研究中，图表中的健康统一用 H 表达。同时，本研究健康的存在范围依据职业健康（Occupational Health）的解释，认为健康是工作环境中的身心健康。

2. 健康的相关研究。

本研究叙述的健康的相关研究，主要是在于工作中的职业健康范围内。因此相关研究主要与工作压力、工作负荷、工作环境恶化等所导致的身心健康受到损害相联系。学界有研究指出过高工作压力的存在会使个体产生焦虑、慢性病等心理和生理上的疾病。也就是说，工作压力过高将会危害到人们的健康。通过将工作压力分为挑战性压力和阻碍性压力，学者们对于工作压力及其引发的结果之间的关系有了更加全面的了解。学者们通过研究发现，挑战性压力和阻碍性压力均能导致情绪枯竭、抑郁和紧张的心理性紧张现象，且与心理性紧张之间呈现正相关。在由工作压力引发的态度和行为方面，挑战性压力和阻碍性压力表现出不同的影响。这是由于自我认知会将挑战性压力与阻碍性压力区别开来，挑战性压力会对组织成员的身心健康、工作满意度和组织承诺等有益的态度和行为产生积极的影响，同时也会增加员工的组织参与度，激发生产力，增加活力；阻碍性压力则会导致不利的态度和行为。

（三）医疗服务质量

1. 医疗服务质量的定义。

1933 年，Jones 和 Lee 就开始了医疗服务质量的研究，两位学者的研究具有开创性的意义。两位学者的研究表明，良好的医疗服务应具有七部分特征：所有的服务均以理性的医学实践为基础；应突出预防的作用；将患者视为有个性特征的个体，而不应该仅是某种疾病的载体；医生和患者之间应当建立适度和可持续的亲密关系；协调医学和其他社会职能之间的关系；协调不同性质和类型医疗服务之间的关系；现代医学科学中所有相关的服务需要应用到有需要的个体身上。两位学者的研究为医疗服务质量的深入探究奠定了基础。在生物—心理—社会医学模式的建立之后，世界卫生组织对医疗质量从供方角度进行定义。医疗质量是卫生部门及其机构，利用一定的卫生资源向居民提供医疗卫生服务，以满足居民隐含需求的能力的综合。同时，医疗服务质量在国外从需方角度定义为：患者实际获得医疗服务质量与期望获得之间的差距。宏观上说，医疗服务质量是医院全面质量管理的重要方面。微观来说，医疗服务质量主要为医疗投入、医疗服务过程与医疗产出三个方面直接相关的水平进行测量。但整体来说，医疗服务质量应该涵盖投入、过程与产出三个方面，并且结合供、需双方的概念，既包含医疗机构的各项医疗服务满足居民隐性和显性需求的能力，又包含患者对于医疗机构实际提供服务与预期之间的差距的分析。医疗服务质量既包含质又包含量，但更加侧重于质的方面。

2. 医疗服务质量的相关研究。

（1）关于医疗服务质量改进方法的研究。

在国外，Dckers 等介绍了荷兰医院质量管理的发展历程，以及广泛采用的方法和技术。Secanel 等介绍了欧洲 7 国开展医院质量管理的历程、所使用的方法和技术以及取得的效果。在国内，周涛等提出，开展医院质量管理需要健全管理组织，加强领导，提高领导人员专业素质；制订可行的质量管理制度，并确保执行；加大质量检查力度，丰富质检内容；强化质量意识，加大奖惩力度；加强部门合作，更新技术；等等。富国宁（2012）认为，改进医疗服务质量，需要加强领导力、抓好科室建设、加强人才建设、培育医德医风、妥善处理医患纠纷。具体而言，医疗服务质量改进的方法主要包括以下几种：卓越绩效管理、全面质量管理、ISO 9000 质量管理体系、六西格玛管理、医疗质量实时控制、零缺陷管理、信息化和大数据等。

（2）关于医疗服务质量改进流程的研究。

现有医疗服务质量改进（医院质量管理）的流程都是在企业质量管理模式（如 PCDA 循环、全面质量管理、卓越质量管理等）基础上衍生和建立起来的。董军等按照 PCDA 循环，提出了医疗服务质量改进的 6 个关键环节，即文件控制、记录控制、内部审核、不合格管理、纠正措施和预防措施。还有学者从整体护理的角度提出了医疗服务质量改进的流程，包括对病人进行评估、诊断、计划、实施、评价、改进等。孔抗美等借助 ISO9001：2000 标准，将医疗服务质量改进分解为管理决策、全员参与、建立文件化质量体系、形成统一的质量管理平台等 4 个流程。

（3）医疗服务质量的影响因素。

医疗服务质量在 19 世纪 70 年代开始就引起了学者的重视，影响医疗服务质量的因素也随之成为一些学者研究的切入点。由于医疗服务质量的定义侧重点不同，学界也出现了从不同角度进行影响因素分析的资料，医疗服务质量覆盖宏观与微观两个方面，既看重"质"又看中"量"。因此从不同角度对医疗服务质量的影响因素总结为：①需求方，即患者方面。患者信任和患者满意度是两个重要的指标。在卫生部 2008 年公布的第 4 次国家卫生服务调查中，我们发现，认为医疗费用过高的患者占 22%、认为医疗条件和就医环境较差的患者占 10%。每年我国医疗纠纷案件数目超过百万起，每年每家医疗机构平均医疗纠纷数量在 40 起左右。患者满意度较差，患者信任较低。患者信任是从医疗服务前期的预期方面影响医疗服务质量，患者的满意度是从医疗服务机构提供服务后的评估来影响医疗服务质量。并且患者信任与患者满意度具有相关关系，患者信任与患者满意度的提升可以促进医患关系的进步，从而提升医疗服务质量。②供给方，即医务人员方面。这方面的影响因素较多。首先，医务人员的知识储备与技术能力会影响医疗服务质量。其次，医务人员的工作压力大造成健康状况较差是导致医疗服务质量降低的重要因素。医务人员的过度劳动、睡眠不足、倦怠等身体或心理的问题会直接影响健康。柳叶刀杂志曾指出，健康状况差的医务人员会对医疗服务系统运行产生消极影响，会对医疗服务质量产生负面效应。同时，员工对于医院和自身工作的满意度，也会影响医疗服务质量。员工满意度变化在一定程度上可以反映医院医疗服务质量和管理决策的问题，同时也对医院开展民主化决策管理提供了一种有效方法的思路。③管理方，即政府、卫生部门以及医疗机构。首先，监控组织、措施和奖惩不严不规范、监控项目以及质量判定标准不一致等许多问题，影响了医疗质量和医疗服务效益的提高。其次，医疗风险防控不力会对医疗服务质量产生巨大的影响，也会对医院以及医疗体系造成巨大的损失。

（4）医疗服务质量的测量。

医疗服务质量的测量目前研究大多通过专业性指标和服务性指标来评估。专业性指标方面，世界卫生组织欧洲办事处于 2003 年实施了一个绩效改进项目，此项目用于发展和推广医院绩效评价方法。这一方法结合绩效多维度评价，超越了以往基于绩效和财务指标的评价方式。PATH 是通过专业性指标来评估医疗服务质量的范例。

服务型指标目前对于医疗服务质量的评价主要是对于服务提供者，从质的方面进行评估。因此量表主要从医务人员自身评价的角度切入：①SERVQUAL 量表为消费者对于服务的评价量表，来测量服务质量。国外学者将 SERVQUAL 量表用于医疗卫生领域，发现其具有良好的信度效度。利用五点量表让医务人员自身来评分，1~5 分别从"完全不同意"到

"完全同意",测量五个维度"有形资产""可靠性""责任感""保障性"和"移情作用"。②Klein综合CQS（German self-assessment instrument）与PAR（Physician Achievement Review）的结论研究出从医务人员的绩效角度测量医疗服务质量。医务人员自身通过对自身绩效的表现打分，从1~5分别表示"非常不好"到"非常好"，从"社会心理医护""诊断"和"质量保证"三维度测量，如"选择合适的诊疗方式""对病人及其家属表现同情心"等。

对国内外测量方式进行对比，主要得出以下结果。在国外，有研究针对如何基于患者满意度评价医疗服务质量，分析了患者满意度评价的稳定性和有效性。1985年，美国马里兰州医院协会建立了国际医疗质量指标体系（International Quality Indicator Project，IQIP），目前这是国际上使用范围最广的医疗服务质量评价指标体系。Klingenberg和Klein等则通过Chirurgisches Qualitätssiegel（CQS）、Canadian Physician Achievement Review（PAR）展开了基于医务人员绩效（performance）的医疗服务质量评估。在国内，薛迪介绍了社区医疗服务质量评价的意义和方法。牛宏俐、杨佳等人应用SERVQUAL评价方法设计了医疗服务质量评价指标体系。谢冬华等人利用几种常用综合评价方法对长沙市三级医院的医疗服务质量进行了评价。曹艳清和胡靖琛等应用TOPSIS方法对湖北省2004~2010年三级医院的医疗服务质量进行了评价。赵小龙等构建了医疗服务质量评价的满意度模型，并进行了实证分析。彭林梅等基于BYOD技术及SERVQUAL理论构建了医疗服务质量评价体系。吕娴佳基于我国情况修正了SERVQUAL量表，形成一套评价医疗服务质量的患者预期与实际感知问卷。

由于目前国内鲜有从医务人员的绩效角度测量医疗服务质量的先例，因此本研究团队对Chirurgisches Qualitätssiegel（CQS）医疗服务测量量表进行了汉化，开创性地将从医务人员的绩效角度测量医疗服务质量方式引入中国，本研究也运用此量表来进行医疗服务质量的测量。

（5）研究趋势。

综上所述，国内外学者围绕医疗服务质量改进的方法、医疗服务质量改进的流程、医疗服务质量评价等方面开展了相应的研究。但现有的研究还主要停留在医疗服务质量管理的阶段，没有体现出医疗社会化和以患者为中心的特点；现有的研究也没有突出这个医疗服务质量改进的突破口。因此，今后的研究需要重点关注以下几个方面：一是说明医疗服务的质量改进与传统的医院质量管理有何区别；二是说明如何开展医疗服务质量改进，这其中包括医疗服务质量改进的参与主体（如服务的直接提供者等），以及所需要使用的改进工具；三是设计和应用医疗服务质量评价指标体系。

（四）隐性缺勤

1. 隐性缺勤的定义。

在早期的出版物中，隐性缺勤（又译为出勤主义，presenteeism）被当作是缺勤（absenteeism）的反义词或者是优秀的出勤表现。国际上真正对隐性缺勤展开的相关研究始于20世纪90年代后期。起初，隐性缺勤仅被定义为由于身体不适而仍坚持去工作。Hemp，Hummel，Whitehouse等从更广泛的层面对其进行了定义：作为一种隐蔽性较强的生产力损失，隐性缺勤是员工由于健康或生活中其他原因，不能全身心地投入工作而造成的生产力损失。这也是本项目对隐性缺勤的广义概念。隐性缺勤不仅普遍存在于日常的生产生活中，还造成了较高的经济和社会负担。Aronsson 等在调查中发现，53%的人曾在过去 12 个月中出现过隐性缺勤。其中，隐性缺勤在 38%的受访者中出现过 2~5 次，在 15%的受访者中出现过 5 次以上。在美国，每位员工仅由疾病导致的隐性缺勤的成本就高达每年 255 美元。这一数据分别是医疗和旷工主义成本的 3 倍和 1.8 倍。如能找出隐性缺勤主要影响因素并进行干预控制，将可大大降低企业的运营成本，提升企业整体生产效率。但隐性缺勤在国外的研究尚属较新的研究领域，在我国学界尚未引起足够的关注。

2. 隐性缺勤相关研究。

（1）隐性缺勤的影响因素。

国内外学术界对于隐性缺勤的研究时间相对较短且成果数量较少。目前已有的对于隐性缺勤的研究，大致可分为四个类别，分别为：医疗条件与隐性缺勤，健康危机与隐性缺勤，隐性缺勤的成本和负担，隐性缺勤的测量工具和方法。在对隐性缺勤的具体研究中，Aronsson（2005）通过研究发现，家庭医生、护士相较于其他职业群体产生隐性缺勤的概率要高 3~4 倍。Martinez 和 Ferreira（2012）通过研究发现，个体的健康状况对隐性缺勤产生消极影响，个体的身体状况越差，隐性缺勤程度越高。Macgregor（2008）在对影响因病缺勤和隐性缺勤的生活因素和健康因素的研究中，指出过高的工作压力的存在会使个体产生焦虑，以及其他心理和生理上的慢性疾病，从而带来员工工作效率的下降，继而产生隐性缺勤。Huff（2016）采用定性调查的方式对巴西大学医院的护理人员进行深度访谈，通过了解员工的工作和健康状态，来研究工作压力和隐性缺勤的关系。结果显示医院护理人员较大的工作压力加重了其隐性缺勤情形。杨添安（2015）对老年性工作场所工作压力和隐性缺勤关系的研究也发现，工作压力会对隐性缺勤产生显著影响。因此工作压力被认为与隐性缺勤最密切相关。在一些学者的研究中可以发现，医疗暴力作为一种不安全因素，会带来工作压力，进而对隐性缺勤产生影响。Vahtera 等学者发现在员工工作自主性减少、社会支持减少与工作需求增加时，均会出现生产力损失现象，亦即隐性缺勤。糟糕的健康状态同样也可导致隐性缺勤。在一些研究中，人格也被认为与隐性缺勤有关。Aronsson 等发现，在逆境和承诺的境况下员工出现隐性缺勤与较强的毅力有关。Heuvel，Karlsson，杨添安等学者也得出了相似的结论。

（2）隐性缺勤的测量。

国际上，不同学者开发出了测量隐性缺勤的不同工具。其中，世界卫生组织健康与工作绩效量表、斯坦福隐性缺勤量表和工作限制量表较为常用。Kessler 等学者在与 The World Health Organization 和 Harvard Medical School 的合作研究中开发了世界卫生组织健康与工作绩效量表（The World Health Organization Health and Work Performance Questionnaire，HPQ），这个量表用于估计工作场所中由于健康问题导致的在工作绩效降低、因病旷工、工伤事故等方面的生产力损失。世界卫生组织健康与工作绩效量表包括 24 个项目。例如，其中一个项目是："请用 0~10 为你自己通常的工作绩效打分：0 分为与您就职于相似工作的员工的最差表现，10 分则为最佳表现"。经过验证，世界卫生组织健康与工作绩效量表达到了较高的信度和效度。Koopman 等学者开发了斯坦福隐性缺勤量表（Stanford Presenteeism Scale, SPS6），这个量表用于估计健康原因引发的隐性缺勤现象所造成的工作损失，同样具有较好的信度和效度。此外，Lerner 等学者开发了工作限制问卷（The Work Limitations Questionnaire, WLQ），用于测量员工慢性疾病所带来的生产率损失，同样具有较好的信度和效度。相对来说，工作限制问卷和斯坦福隐性缺勤量表都是分析对工作各种功能的影响，但前者对隐性缺勤的测量表现出了更强的敏感性；同时，不论是工作限制量表还是斯坦福隐性缺勤量表，两者均将所测量的生产力损失全部建立在被测者出现了健康问题的前提下，这与对于隐性缺勤最新的定义并不完全一致，较少有信效度较好的量表在隐性缺勤的最新定义基础上全面测量。目前，我国对隐性缺勤的测量处于起步阶段，本土化通用量表报道较少。

目前国内对于隐性缺勤的研究，运用的测量是通过可感知工作能力量表（Perceived ability to work Scale, PAWS）进行的，该量表共包含 4 个条目，让受访者对自己的工作能力状态进行打分，分数越高，则工作能力/工作绩效越强，隐性缺勤程度越低，因为本研究均为医务人员供给侧自评量表，所以也使用这一量表，由被试者自身感知打分以保证研究维度的统一。

（五）离职倾向

1. 离职倾向的定义。

学界对离职倾向的研究从 19 世纪就开始，离职倾向也被学者视为预测员工离职行为的最有效指标。关于离职倾向的定义，Porter 和 Steers 提出，"离职倾向"是当员工经历了不满意以后的下一个退缩行为；Mobley 认为，员工经历了不满意以后的下一个阶段就是产生离职念头，而离职倾向则在好几个其他阶段（离职念头、寻找工作机会、评估比较其他工作机会）之后，是实际离职行为前的最后一个步骤；Mobley 等则认为，离职倾向是工作不满意、离职念头、寻找其他工作倾向与找到其他工作可能性的总和表现。本研究认为离职倾向是指个体在一定时期内变换其工作的可能性。离职分为主动离职和被动离职，员工的离职倾向主要与主动离开工作岗位相联系，与被解雇、被辞退联系不大，离职倾向对应的离职行为主要为主动离职。

2. 离职倾向的相关研究。

影响离职倾向的因素有很多，大体可以分为五类：宏观经济因素（如经济发展水平、劳动力场状况、用工制度等）、企业因素（如企业规模、报酬体系、企业管理模式等）、个体对工作的态度（如工作满意感、工作压力感、组织承诺等）、个体的人口统计变量及个人特征因素（如年龄、性别、受教育程度等），以及与工作无关的个人因素（如配偶、家庭负担等）。在对于离职倾向的研究中，个体就工作的态度对离职倾向的影响是学者比较关注的方面，研究也主要从这一角度展开。工作满意指个人对其工作所具有的总的积极情感的程度。某人有较高的工作满意感，意味着他对工作有较高的评价和积极的情感。工作压力感是个人对工作环境中不良的或者新出现的因素作用的反应，造成压力感的因素称为压力源。组织承诺是员工对于特定组织及其目标的认同，并且希望维持组织成员身份的一种状态。

在目前的研究中，学者多倾向于研究离职倾向与工作满意度、职业倦怠、组织承诺等构念的关系，工作满意度和组织承诺被普遍认为是离职倾向的最主要前因变量。多数学者发现工作满意度与离职倾向负相关，与留任倾向正相关。但是实证发现工作不满意对离职的解释变异经常低于16%。Porter等指出，组织承诺相对于工作满意度而言，是一个较整体和持久的评估反应，而工作满意度仅是对于某项工作短暂的情绪反应，工作不满意可能反映出员工对当前工作的否定，但不能推断出其对组织的否定，低组织承诺比低工作满意度更能影响离职倾向和行为。而最新的研究发现，工作压力、组织外发展机会、工作绩效、组织支持感、人格特质对离职倾向均存在一定的预测作用。

（六）现有研究述评

前面从医疗暴力、健康、医疗服务质量、隐性缺勤和离职倾向的前因和结果角度对前人部分相关研究进行了综述，发现存在以下几点稍显不足之处。

一是关于医疗暴力研究不系统不全面。医疗暴力作为工作压力的重要来源，是不安全感的一个最显著的指标。首先，目前学界对于医疗暴力的研究仅存在于单一维度，只研究了因果关系，对于中介效应缺乏研究；其次，医疗暴力的影响不仅存在于时点，而且存在于长期，医疗暴力的影响是横向和纵向延伸的；最后，大多数学者对于医疗暴力的研究关注更多在于社会影响，忽视了对于医疗暴力的直接接触者——医务人员这一群体自身的感知和影响，也较少涉及由此造成的医疗服务可持续发展的损失。

二是关于医疗暴力对医疗服务质量、离职倾向和隐性缺勤影响的直接研究不多。对于医疗暴力和隐性缺勤的研究，大多与健康、工作压力相关联，也有学者直接将医疗暴力归入工作压力中进行研究，但将医疗暴力量化作为一个维度的研究较少，也鲜有研究医疗暴力对于医疗服务质量和医疗服务可持续发展的间接研究。本研究中将医疗暴力单独作为自变量，探究其对医务人员身心健康的影响，进而探究其对医疗服务现状和发展趋势的影响，也就是医疗服务质量和医疗服务可持续发展的影响。

三是对于医疗服务的研究少有同时关注现状和发展趋势两个方面的。从前人的研究来看，在关于医务人员医疗服务的研究中，较多关注集中于医疗服务质量，也就是医疗服务质量在某一时点的情况，对于医疗服务可持续发展的趋势展望则较少。在本研究的机制研究中，同时研究医疗服务的两个状态，其一是时点状态，即医务人员的医疗服务质量；其二是发展趋势，即医疗服务可持续发展，并将两种状态与医务人员自身感知的医疗暴力和健康状态联系。

四是对于医疗服务可持续发展研究较少，对医疗服务可持续发展缺乏相关界定与测量方式，对医疗服务质量的外延和内涵也少有涉及。但从国家发展的大方向看，医疗服务可持续发展能力是我国"健康中国2030规划"成功实施的重要保障，也是我国医疗体制发展的源头活水。因此本研究参考国内外文献，结合中国发展"又好又快"的需求，创造性地对医疗服务可持续发展进行概念与测量方式的定义，从"质"和"量"两个方面界定医疗服务可持续发展的内涵。"质"的方面对应医务人员隐性缺勤状况，聚焦医务人员是否具有长期稳定提供优质医疗服务的工作能力；"量"的方面对应医务人员数量，聚焦是否具有提供优质医疗服务的人力资源数量。本研究也从该方面对医疗服务可持续发展进行量化。

（七）研究假设

由上述文献综述可知，"医疗暴力"的消极影响十分严重，目前学界研究从许多方面阐述了"医疗暴力"的消极一面，"医疗暴力"不仅对医务人员的健康产生影响，更不利于当下和未来医疗事业的发展。学界鲜有人关注到医疗服务质量和医疗服务的可持续发展，如上述背景中提到的，医疗服务质量和医疗服务可持续发展是关乎医疗体制健康和国计民生的大事，关乎社会稳定和国家进步。因此，本研究从"医疗暴力"入手，研究其对医疗服务现状和未来可持续发展的影响。

1. 研究模型一。

假设 H1：医务人员的医疗暴力、健康、医疗服务质量在不同的个体特征方面存在差异；

假设 H2：在控制个体特征情况下，医务人员感知的医疗暴力对健康存在负向影响；

假设 H3：在控制个体特征情况下，医务人员感知的医疗暴力对医疗服务质量存在负向影响；

假设 H4：在控制个体特征情况下，医务人员的健康对医疗服务质量存在正向影响；

假设 H5：医务人员感知的医疗暴力对医疗服务质量具有直接效应，还可以通过健康产生间接效应。

2. 研究模型二。

假设 H6：医务人员的医疗暴力、健康、隐性缺勤和离职倾向在不同的个体特征方面存在差异；

假设 H7：在控制个体特征情况下，医务人员感知的医疗暴力对健康存在负向影响；

假设 H8：在控制个体特征情况下，医务人员感知的医疗暴力对隐性缺勤存在正向影响；

假设 H9：在控制个体特征情况下，医务人员感知的医疗暴力对离职倾向存在正向影响；

假设 H10：在控制个体特征情况下，医务人员的健康对隐性缺勤存在负向影响；

假设 H11：在控制个体特征情况下，医务人员的健康对离职倾向存在负向影响；

假设 H12：医务人员感知的医疗暴力对隐性缺勤具有直接效应，还可以通过健康产生间接效应；

假设 H13：医务人员感知的医疗暴力对离职倾向具有直接效应，还可以通过健康产生间接效应。

三、研究设计

（一）抽样

本研究选取医疗暴力多发的北京地区公立医院的医务人员作为研究对象。在选取调研对象的过程中，本研究在北京市范围内共抽取公立医院12所，研究为横断面研究，在获得伦理学审查委员会批准的前提下，征得调研对象同意，在其自愿参与的基础上进行。以医院全体员工为基本抽样对象，在每个医院中进行随机抽样，对于符合条件的医务人员在知情同意后纳入研究。在院方的配合下，进行广泛动员，由随机抽取的医务人员自主完成问卷，知情同意书作为问卷的封面告知受访者具有的权利和义务，并承诺对问卷填写内容进行保密。在院方的积极配合下，共发放问卷600份，回收有效问卷586份，回收率97.7%。

（二）调查

1. 问卷。

本研究考虑到医务人员工作安排与工作轮转的特殊性，发现医务人员难以集中填写完成所有问卷。因此，在问卷调查之前，将问卷进行统一设计、印制和编号，再由集中培训过的调查员将这些问卷分发给各科室、部门的负责护士长以及相关领导，并对其进行再次统一培训，由各部门负责人利用早会、午餐会和茶话会的时间安排所负责科室、部门的医务人员完成问卷填写。为了保证问卷填写的信息客观性和有效性，要求受访者采用自我填写的方式，一次性完成整份问卷的填写。在此过程中，如有问卷内容难以理解的情况可随时咨询调查员。需要声明，调查员仅提供对问卷文字进行解释的权利，不得用导向性强的话语提供涉及问卷答案的内容，更不得引导或误导受访人的问卷填写过程。待全部问卷填写完毕，由发放问卷的科室、部门负责人回收问卷，并当场核查无回收遗漏和填答遗漏后，方可将受访者工号与问卷编号相对应编制花名册。

2. 访谈。

问卷调查的同时，本研究也进行访谈调查。在与院方沟通配合下，本研究相关调查人员随机抽取调查医院内的医务人员、护士、行政人员和科主任或相关负责人，依照调查前设计的提纲进行访谈。由研究相关人员负责记录访谈内容，并在经过被访者同意后，用录音笔对访谈进行录音，之后整理成文字访谈记录。

3. 伦理学审查。

本研究的研究问题、研究调查方法、所用研究量表及访谈提纲均获得伦理委员会的认可和批准，经证明没有任何违反伦理道德的情况。

（三）变量及测量

在获得被调查医务工作者的知情同意后，由所抽取科室主任或诊所负责人进行集体施测，现场发放问卷，在规定时间内填写并回收。调查问卷内容包括以下内容。

医务工作者基本情况问卷，内容包括性别、年龄、科室、教育程度、职称、工作年限、所在单位医疗暴力严重程度等7项内容。

医疗暴力测量用一个问题来表示，所在单位医疗暴力严重程度为单条目问题，分数越高表明受访医务人员因医疗暴力导致的压力越大。

健康状况测量量表（Short form - 8 Health Survey，SF - 8），包括生理功能、生理职能、

社会功能、躯体疼痛、精神健康、情感职能、活力、总体健康等八个方面，得分越低表示受访者越健康。在该量表的运用中，我们采用反向条目转换，以分数越高表示受访者越健康。该量表在大规模人群中检验后，达到了较好的信效度（α=0.93）。

医疗服务质量量表（CQS），由13个条目构成，包括社会心理医护、诊断方法和质量保证3个维度。社会心理医护维度涵盖5个问题，包括"对患者及家属的同情""及时告知患者诊疗方式"等，强调医务人员对患者及其家属的心理安慰；诊断方法维度涵盖4个问题，包括"实施手术""诊断病情"等，侧重于评估医务人员的知识和技术水平；质量保证维度涵盖4个问题包括"医疗记录的维护""最大限度地利用医疗资源"等，强调辅助支持医疗整个过程的相关因素。研究对象通过Likert五点量表进行自我评分，"1=非常不好，2=不好，3=一般，4=好，5=非常好"，打分越高表示医务人员提供医疗服务质量越好。在本研究中，经过大规模人群检验，量表整体和各维度的Cronbach's α系数为0.910~0.959。

隐性缺勤的测量运用工作能力量表（Perceived ability to work），该量表是Ilmarinen发明的国际高信效度量表，从整体维度、体力要求维度、精神要求维度和人际交往要求维度对受访者的工作能力进行测量，采用的是10点量表形式，从1~10表示从"完全没有能力工作"到"最佳工作能力"，分数越高表示隐性缺勤水平越低，在研究中我们采取反向条目计分，以分数越高表示隐性缺勤水平越高。该量表在大规模人群中检验后，达到了较好的信效度（α=0.94）。离职倾向的测量采用的是Singh（1996）测试的离职倾向量表，共有三个问题，"明年我可能积极寻找一份新工作""我经常考虑辞职""明年我会找一份新工作"，采用的是5点量表形式，从1~5分别表示"很不同意"到"比较同意"，分数越高表示离职倾向越高。该量表在大规模人群中检验后，达到了较好的信效（α=0.94）。

（四）质量保证

本研究在问卷设计中均采用目前国际上的通用量表，或者是经过学者检验并获得过顶级期刊发布的量表。其中医疗服务质量量表，采用的是经过本项目组根据中国情况进行适度翻译汉化后的德国CQS量表，确保问卷的信度和效度。问卷调查开始前，选择适当时间对调查员进行统一集中培训，同时明确调查规范，逐一讲解调查问卷各量表中各条目的含义，规范调查程序和步骤，调查问卷进行统一编号。调查进行中，每份调查问卷需要设置专门负责人进行核验，记录问卷编号和被调查者工号并编制出花名册。调查结束时，收集问卷后立即检查核对，对不合格问卷及时进行立刻修正，严重缺陷的问卷废弃不用。规定应答率不低于85%，排除因故无法调查的对象外，总体无应答率应低于20%。数据录入采用双盲录入法，以保证数据的真实性有效性，在后续数据加工和分析过程中，采用科学的处理软件与方法，确保数据分析结果的客观、真实以及有效。

（五）统计分析

应用SPSS 20.0和AMOS 21.0进行统计处理。具体的分析包括：

信度分析。用数据分析得来的 Cronbach's α 系数对健康、医疗服务质量、隐性缺勤和离职倾向量表的信度进行测量。

描述性统计。采用均值和百分比等统计量了解医务人员的基本人口学特性及分布情况，以均值和方差分析医务人员感知的医疗暴力、健康、医疗服务质量、隐性缺勤和离职倾向现状和不同层次间的差异。

变量相关性分析。分别检验医疗暴力、健康、医疗服务质量之间的相关关系，医疗暴力、健康、隐性缺勤和离职倾向之间的相关关系。

结构方程模型分析。主要目的用来检验潜变量和外显变量之间及数个潜变量之间的关系。本研究中，潜变量为医疗暴力、健康，外显变量为医疗服务质量。

隐性缺勤和离职倾向。用结构方程模型来检验，健康在工作压力对医疗服务质量的影响机制，健康对隐性缺勤和离职倾向影响机制中的作用。

四、研究结果

（一）研究对象的人口学特征分布

本研究在主要北京市公立医院分别随机抽取医务人员，进行问卷调查。本研究在北京某公立医院共发放问卷 600 份，回收有效问卷 586 份，回收率 97.7%。

表 7–1 展示了样本的人口统计学变量特征。在人口学信息统计中，少数受访者的信息缺失，在 2426 名参与者中，34.9% 是男性（209 人），59.4% 是女性（356 人）；从年龄层来看，小于 25 岁的占 7.2%（43 人），27.7% 的医务人员在 25~30 岁（166 人），31~35 岁的医务人员占 26.4%（158 人），36~40 岁的医务人员占 14.9%（89 人），41~50 岁的医务人员占 8.2%（49 人），50~55 岁的医务人员占 3.5%（21 人），仅有 3.0% 的样本超过了 55 岁（18 人）；从受教育程度来看，大专以下的医务人员占比较少，仅为 7.0%（42 人），大专学历的医务人员为 21%（126 人），获得本科学历的样本占 39.2%（235 人），18.2%（109 人）的医务人员获得了硕士学历，12.4%（74 人）的医务人员获得博士学位；从职业生涯方面来看，初级职称的医务人员人数最多，占比 43.7%（262 人），中级职称医务人员占 40.1%（240 人），副高级职称占 7.7%（46 人），正高级占 3.5%（19 人）；在工龄方面，18.7%（112 人）的医务人员工龄小于 3 年，22.2%（133 人）的医务人员工龄在 3~5 年，27.4%（164 人）的医务人员工龄在 6~10 年，18.4%（110 人）的医务人员工龄在 11~20 年，10.7%（64 人）的医务人员工龄超过了 20 年；从所在科室方面来看，受访者主要集中在内科、外科、妇产科，内科系列医务人员占 28.5%（171 人），外科系列医务人员占 13.7%（82 人），妇产科系列医务人员占 10.2%（61 人），儿科系列医务人员占 1.8%（11 人），中医科/康复科医务人员占 6.0%（36 人），急诊/ICU 医务人员占 3.2%（19 人），感染科/肿瘤科医务人员占 3.2%（19 人），其他临床科室占 8.2%（49 人），医技系列医务人员占 5.5%（33 人），行政后勤科室占 4.8%（29 人）。

表 7 - 1　　　　　　　　　　**人口统计学变量特征**

人口学特征	数量（n = 586）	百分比（%）
性别		
男	209	34.9%
女	356	59.4%
年龄（岁）		
<25	43	7.2%
25 ~ 30	166	27.7%
31 ~ 35	158	26.4%
36 ~ 40	89	14.9%
41 ~ 45	49	8.2%
46 ~ 50	42	7.0%
50 ~ 55	21	3.5%
>55	18	3.0%
岗位		
临床医生	233	38.9%
护理人员	206	34.4%
管理人员	61	10.2%
医技人员	45	7.5%
药剂师	14	2.3%
学历		
大专以下	42	7.0%
大专	126	21.0%
本科	235	39.2%
硕士	109	18.2%
博士及以上	74	12.4%
职称		
初级	262	43.7%
中级	240	40.1%
副高	46	7.7%
正高	19	3.2%

续表

人口学特征	数量（n = 586）	百分比（%）
工龄（年）		
<3	112	18.7%
3～5	133	22.2%
6～10	164	27.4%
11～20	110	18.4%
>20	64	10.7%
科别		
内科系列	171	28.5%
外科系列	82	13.7%
妇产科系统	61	10.2%
儿科系列	11	1.8%
中医科/康复科	36	6.0%
急诊/ICU	19	3.2%
感染科/肿瘤科	19	3.2%
其他临床科室	49	8.2%
医技系列	33	5.5%
行政后勤科室	29	4.8%
其他	73	12.2%

（二）研究对象的医疗暴力、健康、医疗服务质量、隐性缺勤和离职倾向的状况分析

表 7 - 2 显示了参加调查的医务人员医疗暴力、健康、医疗服务质量、隐性缺勤和离职倾向均值。医疗暴力总体得分 2.98。在健康方面，总体分数为 2.43（SD = 0.82），其中，"过去 4 周，您有过什么程度的身体疼痛"一项得分最高，为 2.82（SD = 1.22），"过去 4 周，因为身体健康问题您在进行日常工作（包括在家和外出）时遇到多大困难"一项分数最低为 2.12（SD = 0.93）。在医疗服务质量方面，总体得分为 3.92（SD = 0.69），其中，在"实施手术"方面得分最低 3.54（SD = 1.09），在"医疗记录的维护""告知患者采用该治疗方案的缘由""对患者及其亲属表示同情"和"更好地按照官方医疗指南执行医疗服务"得分均为 4.01（SD = 0.78～0.84）。隐性缺勤总体得分为 4.17（SD = 2.34），其中得分最高的条目为"您的工作需要有体能要求，您给自己工作的体能能力打多少分?"，得分为 4.26（SD = 2.44），得分最低的条目为"您工作需要有人际交往能力，您给自己的人际交往能力

打多少分?",得分为 4.07(SD = 2.41)。在离职倾向方面,总体得分 2.37(SD = 0.88),其中得分最高的"明年我可能会积极地寻找一份新的工作",为 2.41(SD = 0.95),得分最低的"明年我可能会找一份新工作"为 2.32(SD = 0.95)。

表 7 - 2　　　　　北京公立医院医务人员医疗暴力、健康、
医疗服务质量、隐性缺勤和离职倾向均值

变量	条　目	均值	标准差
医疗暴力	医闹事件多发	2.98	1.22
健康 (2.34,0.82)	1. 总体上,您如何评价您过去 4 周的健康状况	2.45	0.93
	2. 过去 4 周,身体健康问题多大程度上限制了您的身体活动(例如,行走或爬楼梯)	2.15	0.96
	3. 过去 4 周,因为身体健康问题您在进行日常工作(包括在家和外出))时遇到多大困难	2.12	0.93
	4. 过去 4 周,您有过什么程度的身体疼痛	2.83	1.22
	5. 过去 4 周,您的精力状态	2.48	0.99
	6. 过去 4 周,身体健康和情绪问题多大程度上限制了您和家人或朋友的日常社交活动	2.22	0.94
	7. 过去 4 周,您在多大程度上受到了情绪问题的困扰(例如,感到焦虑、抑郁或易怒	2.33	0.92
	8. 过去 4 周,个人或情绪问题在多大程度上使您无法进行工作、学习或其他日常活动	2.20	0.91
医疗服务质量 (3.92,0.69)	1. 实施手术	3.54	1.09
	2. 评估症状信息	3.87	0.82
	3. 做出正确的诊断	3.93	0.80
	4. 选择合适的治疗方案	3.93	0.86
	5. 医疗记录的维护	4.01	0.81
	6. 告知患者采用该治疗方案的缘由	4.01	0.84
	7. 考虑该类疾病的社会心理因素	3.97	0.82
	8. 最大限度地有效利用医疗资源	4.00	0.81
	9. 在评估医疗文献的基础上优化临床诊疗决策	3.91	0.88
	10. 参与并实施医疗服务质量改进项目	3.86	0.84
	11. 对患者及其亲属表示同情	4.01	0.81
	12. 让患者参与诊疗过程的决策	3.87	0.81
	13. 更好地按照官方医疗指南执行医疗服务	4.01	0.78

续表

变量	条　目	均值	标准差
隐性缺勤 (4. 17，2. 34)	1. 假如将您现在的工作能力处于最佳状态记作 10 分，您会给您现在的工作能力打多少分	4. 13	2. 56
	2. 您的工作需要有体能要求，您给自己工作的体能能力打多少分	4. 26	2. 44
	3. 您工作需有稳定的心理状态，您给自己工作的心理能力打多少分	4. 23	2. 53
	4. 您工作需要有人际交往能力，您给自己的人际交往能力打多少分	4. 07	2. 41
离职倾向 (2. 37，0. 88)	1. 明年我可能会积极地寻找一份新的工作	2. 41	0. 95
	2. 我经常考虑辞职	2. 39	0. 94
	3. 明年我可能会找一份新工作	2. 32	0. 95

（三）相关性分析

1. 医疗暴力、健康和医疗服务质量的相关性分析。

模型一反映的是医疗暴力和健康对医疗服务的时点性影响，即医疗服务对质量的影响（见表 7 - 3）。表 7 - 3 反映了医疗暴力、健康和医疗服务质量间的相关关系，其中，医疗暴力与健康呈显著负相关关系（$r = -0.06 \sim -0.24$），健康与医疗服务质量间呈显著正相关（$r = 0.23$）。

表 7 - 3　　　　　　　医疗暴力、健康和医疗服务质量的相关关系

变量（Mean，SD）	医疗暴力	健康	医疗服务质量
医疗暴力（2. 98，1. 22）	1		
健康（2. 34，0. 82）	- 0. 23[**]	1	
医疗服务质量（3. 92，0. 69）	- 0. 06	0. 20[**]	1

注：** $p < 0.01$。

2. 医疗暴力、健康、隐性缺勤和离职倾向的相关性分析。

模型二反映的是医疗暴力和健康对医疗服务的未来发展趋势影响，即医疗服务可持续发展的影响，通过隐性缺勤和离职倾向表现。表 7 - 4 反映了医疗暴力、健康、隐性缺勤和离职倾向间的相关关系，其中，医疗暴力与健康呈显著的负相关关系（$r = -0.23$），医疗暴力与离职倾向呈显著正相关（$r = 0.29$），健康与离职倾向呈显著的负相关关系（$r = -0.37$），隐性缺勤与离职倾向间呈显著的正相关关系（$r = 0.11$）。

表7-4　　　　医疗暴力、健康、隐性缺勤和离职倾向的相关关系

变量（Mean，SD）	医疗暴力	健康	隐性缺勤	离职倾向
医疗暴力（2.98，1.22）	1			
健康（2.34，0.82）	-0.23**	1		
隐性缺勤（4.17，2.34）	-0.04	-0.06	1	
离职倾向（2.37，0.88）	0.29**	-0.37**	0.11**	1

注：** p < 0.01。

（四）共线性检验

根据表7-3、表7-4中的相关性检验，在研究中需要考虑到其中可能存在共线性的问题，运用SPSS进行共线性检验，发现多个维度的特征根（Eigenvalue）不为0，且条件指数（Condition Index）在可接受的范围内，因此维度中不存在多重共线性，相关关系成立。

（五）医疗暴力对北京市医疗服务可持续发展的影响机制

1. 医疗暴力对北京市医疗服务现状的影响。

进行结构模型方程验证之前，测量模型的分析表明，模型与数据拟合较好，各个测量工具的拟合优度指数（GFI；goodness normed fit index）和比较拟合指数（CFI；comparative fit index）值均在0.80以上。如图7-1所示，医疗暴力对健康呈显著的负向影响（r = -0.24），医疗暴力水平高则健康水平较低，医疗暴力水平较低，则医务人员健康水平较好。健康对医疗服务质量呈显著的正向影响（r = 0.25），医务人员健康水平越高，提供的医疗服务质量越好。医疗暴力对医疗服务质量被完全中介。本研究使用Sobel检验验证健康作为中介变量的中介作用。结果发现，健康完全中介了医疗暴力对医疗服务质量的影响。医疗暴力对医疗服务质量的间接作用显著（Sobel z = -3.693；p < 0.001）。因此，健康作为中介变量在医疗暴力对于医疗服务质量的影响中发挥着完全中介作用。这与前人研究结果存在一定不同，杨添安等对于全国范围内的研究发现，工作压力对医疗服务质量的消极影响可以通过健康部分中介，但本研究中发现医疗暴力对医疗服务质量的消极作用经过健康完全中介。同时，健康对医疗暴力的解释程度为6%，医疗暴力和健康对医疗服务质量的解释程度为6%。

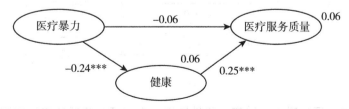

图7-1　医疗暴力、健康、医疗服务质量关系的结构方程模型

注：卡方值 = 935.335；p = 0.000；RMSEA = 0.084；NFI = 0.906；CFI = 0.924；TLI = 0.911；***，p < 0.001。

经过结构方程模型检验，根据表 7 - 5 可以发现此模型拟合较好。在最终结果中，卡方值 χ^2/df（degrees of freedom）= 935.335，显著性 p = 0.000，各指标均达到要求：RMSEA（root mean square error of approximation）= 0.084；NFI（normed fit index）= 0.906；CFI（comparative fit index）= 0.924，TFI = 0.911。在各条路径上，医疗暴力显著直接地影响了健康、医疗服务质量。其中，医疗暴力（β = - 0.24；p < 0.001）对健康产生负向影响，同时（β = 0.06；p > 0.05）对医疗服务质量产生负向影响（不显著）；健康（β = 0.25；p < 0.001）正向显著影响了医疗服务质量，医疗暴力能够解释健康变化的 6%，医疗暴力和健康共同解释了医疗服务质量变化的 6%。模型拟合系数均达到普遍要求，说明修正后的模型更合适。因此，假设 H1、H2、H4 成立，假设 H3 不成立，假设 H5 部分成立。

表 7 - 5   CFA 拟合指标

	卡方/df	RMSEA	NFI	CFI	TLI
标准	1 ~ 3	< 0.08	> 0.80	> 0.80	> 0.80
单因子模型	935.335	0.084	0.906	0.924	0.911

2. 医疗暴力对北京市医疗服务发展的影响。

进行结构模型方程验证之前，测量模型的分析表明，模型与数据拟合较好，各个测量工具的拟合优度指数（GFI；goodness normed fit index）和比较拟合指数（CFI；comparative fit index）值均在大于 0.80。如图 7 - 2 所示，医疗暴力对健康呈显著的负向影响（r = - 0.24），健康对隐性缺勤呈负向影响但不显著（r = - 0.003），医疗暴力对隐性缺勤呈显著的负向影响但不显著（r = - 0.05）。这与前人的研究结果有不同，相关研究中健康对隐性缺勤的影响呈显著的负相关关系，医疗暴力对隐性缺勤呈显著的负相关关系。对于离职倾向作为因变量的中介模型中，健康对离职倾向呈显著的负相关关系（r = - 0.35），健康程度越高，离职倾向越低；健康程度越差，离职倾向越高。同时，医疗暴力对于离职倾向存在不显著的正向作用，这说明健康在医疗暴力和离职倾向中存在完全中介作用。本研究使用 Sobel 检验验证健康作为中介变量的中介作用。结果发现，健康完全中介了医疗暴力对离职倾向的影响。医疗暴力对离职倾向的间接作用显著（Sobel z = 4.482；p < 0.001）。因此，健康作为中介变量在

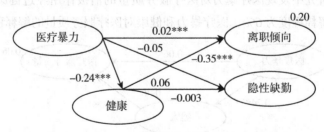

图 7 - 2　医疗暴力、健康、隐性缺勤、离职倾向关系的结构方程模型

注：卡方值 = 494.190；p = 0.000；RMSEA = 0.086；NFI = 0.930；CFI = 0.943，TLI = 0.932；***，p < 0.001。

医疗暴力对于离职倾向影响中发挥着完全中介作用。医疗暴力对隐性缺勤的间接作用不显著（Sobel z = 0.057；p > 0.05）。因此，健康作为中介变量在医疗暴力对于隐性缺勤的影响中不发挥中介作用。同时，医疗暴力和健康对离职倾向的解释程度为2，医疗暴力和健康对隐性缺勤的解释程度为0。这说明医疗暴力和健康对隐性缺勤的作用效果不显著。

经过结构方程模型检验，根据表7-6可以发现此模型拟合较好。在最终结果中，卡方值 χ^2/df（degrees of freedom）= 494.190，显著性 p = 0.000，各指标均达到要求：RMSEA（root mean square error of approximation）= 0.086；NFI（normed fit index）= 0.930；CFI（comparative fit index）= 0.943，TFI = 0.932。在各条路径上，医疗暴力直接地影响了健康、离职倾向、隐性缺勤。其中，医疗暴力（β = -0.24；p < 0.001）对健康产生负向影响，同时医疗暴力（β = 0.20；p < 0.20）对离职倾向产生显著正向影响，医疗暴力（β = -0.05；p > 0.05）对隐性缺勤产生负向影响（不显著）；健康（β = -0.35；p < 0.001）负向显著影响了离职倾向，健康（β = -0.003；p > 0.05）负向影响了隐性缺勤（不显著）。医疗暴力能够解释健康变化的6%，医疗暴力和健康共同解释了离职倾向变化的20%。模型拟合系数均达到普遍要求，说明修正后的模型更合适。因此假设 H6、H7、H9、H11、H13 成立，假设 H8、H10 不成立，假设 H12 部分成立。

表7-6　　　　　　　　　　　CFA 拟合指标

	卡方/df	RMSEA	GFI	NFI	CFI	TLI
标准	1~3	<0.08	>0.80	>0.80	>0.80	>0.80
单因子模型	494.190	0.086	0.887	0.930	0.943	0.932

（六）亚组分析

1. 性别差异分析。

（1）医疗暴力、健康对医疗服务质量影响机制性别差异分析。

在医疗暴力、健康对医疗服务质量影响机制中，如表7-7所示，可以发现男性群体中，医疗暴力对健康呈显著的负向影响（r = -0.37，p < 0.001），即医疗暴力水平高则健康水平变差，医疗暴力水平越低，则健康水平越高。健康对医疗服务质量呈显著的正向影响（r = 0.35，p < 0.001），医务人员健康状况越好，医疗服务质量水平越高；医务人员健康水平越差，他们提供的医疗服务质量越低。医疗暴力对医疗服务质量呈显著的负向影响（r = -0.20，p < 0.01），即男性医务人员的医疗暴力水平越高，医疗服务质量越低；医疗暴力水平越低，提供医疗服务质量越高。同时，在男性群体中，医疗暴力对医疗服务质量的影响中，健康在其中的间接中介作用明显。这是由于男性在社会分工中充当着主要角色，医疗暴力对男性医务人员的健康和医疗服务质量影响较大，且目前发现的医疗暴力经过统计大多是针对男性医生的，因此医疗暴力对男性医生的健康和医疗服务质量影响较为显著且较大。这与前人的研究是相互印证的，男性由于角色原因展现出刚毅、身体和心理较为强大的特点，

因此，在面对工作压力时，会更加灵活积极地应对，男性群体展现出的抗压能力较好。医疗暴力作为压力的一部分是可以被解释的。

在医疗暴力、健康对医疗服务质量影响机制中，如表7-7所示，可以发现女性群体中，医疗暴力对健康呈显著的负向影响（$r = -0.17$，$p < 0.01$），即医疗暴力水平高则健康水平变差，医疗暴力水平越低，则健康水平越高。健康对医疗服务质量呈显著的正向影响（$r = 0.21$，$p < 0.001$），医务人员健康状况越好，医疗服务质量水平越高；医务人员健康水平越差，她们提供的医疗服务质量越低。医疗暴力对医疗服务质量呈不显著的负向影响（$r = -0.01$，$p > 0.05$）。同时，在女性群体中，医疗暴力对医疗服务质量的影响中，健康在其中的完全中介作用明显。在角色理论中，女性在社会中扮演主管家庭的角色，医疗暴力对其身心的伤害更大，直接影响医疗服务质量，因此健康在医疗暴力和医疗服务质量的影响机制中起到一个完全中介作用，这与前人的研究是相互印证的，男性由于角色原因展现出刚毅、身体和心理较为强大的特点，因此在面对工作压力时，会更加灵活积极地应对，男性群体展现出的抗压能力较好。医疗暴力作为压力的一部分是可以被解释的，这与前人的研究也是相互印证的，即女性由于心理、身体承受较男性弱，因此在面对工作压力尤其是医疗暴力时会产生身体和心理健康状况较差的行为，在应对医疗暴力能力方面也表现较差，受到身体或心理伤害后，更容易产生创伤性应激障碍（PTSD），因此这一现象是可以被解释的。

在医疗暴力、健康对医疗服务质量影响机制中，男性与女性不同之处在于，男性的三条路径影响皆显著，女性群体医疗暴力对医疗服务质量影响不显著。而且男性群体中健康充当一个部分中介的作用，女性群体中健康起到完全中介的作用。这是由于男女性特质的不同，导致亚组分析结果不同。男性在社会角色上显得更加刚毅，身体更加强壮，医疗暴力可能直接影响医疗服务质量，而不会导致自身健康状况的下降，因此健康在其中充当部分中介的作用。而女性在社会角色中较为柔弱，心理和身体承受压力的能力较差，因此医疗暴力首先会使女性医务人员产生害怕、畏惧的情形，因此医疗暴力作用于健康，使健康状况下降，进而造成医疗服务质量的降低，健康在医疗暴力和医疗服务质量中发挥着完全中介的作用。

（2）医疗暴力、健康对离职倾向、隐性缺勤影响机制性别差异分析。

在医疗暴力、健康对离职倾向、隐性缺勤影响机制中，如表7-8所示，可以发现男性群体中，医疗暴力对健康呈显著的负向影响（$r = -0.37$，$p < 0.001$），即医疗暴力水平高则健康水平变差，医疗暴力水平越低，则健康水平越高。健康对离职倾向呈显著的负向影响（$r = -0.31$，$p < 0.001$），医务人员健康状况越好，医务人员渴望离开本单位的意愿越低；医务人员健康水平越差，他们渴望离开本单位的意愿越高。医疗暴力对离职倾向呈显著的正向影响（$r = 0.20$，$p < 0.01$），即男性医务人员的医疗暴力水平越高，他们渴望离开本单位的意愿越高；医疗暴力水平越低，他们渴望离开本单位的意愿越低。健康对隐性缺勤呈不显著的负向影响（$r = -0.14$，$p > 0.05$），医疗暴力对隐性缺勤呈不显著的负向影响（$r = -0.003$，$p > 0.05$）。由此可知，在男性群体中，医疗暴力对离职倾向的影响中，健康在其中的间接中介作用明显。而在医疗暴力对隐性缺勤的影响机制中，健康的中介作用不明显。这是由于男性的角色造成的——医疗暴力对健康的负向影响是众多研究中有目共睹的；而男性群体作为自我意识较强的一类，随着医疗暴力的加深和健康状况的降低，男性医务人员的尊严受到践踏，获得感降低，离职倾向相应增强。而医疗暴力对隐性缺勤的影响不显著，同时健康在医疗暴力和隐性缺勤的影响机制中中介作用不显著。这是由于男性群体的研究发现，男性群体受到伤害后更容易"及时止损"，同时加之男性群体在社会分工中的重要地位，他们是更加被需要的一部分。因此，在单位受到医疗暴力的威胁较高时，更加容易选择离开，选择更加安全与有意义的地方来工作。这一结果在前人的研究中较少涉及，因为少有将离职倾向与隐性缺勤放在一起探讨的研究，当隐性缺勤代表医疗服务可持续发展的"质"、离职倾向代表医疗服务可持续发展的"量"时，男性群体较倾向于选择"两害相权取其轻"，他们宁愿离开原单位而不愿意长时间受到医疗暴力的威胁。由此观之，对于男性医务人员，医疗服务的可持续发展在于控制"量"的稳定，即保证男性医务人员的总量流失处于一个较小的水平。

在医疗暴力、健康对离职倾向、隐性缺勤影响机制中，如表 7 - 8 所示，可以发现女性群体中，医疗暴力对健康呈显著的负向影响（$r = -0.17$，$p < 0.01$），即医疗暴力水平高则健康水平变差，医疗暴力水平越低，则健康水平越高。健康对离职倾向呈显著的负向影响（$r = -0.37$，$p < 0.001$），医务人员健康状况越好，医务人员渴望离开本单位的意愿越低；医务人员健康水平越差，他们渴望离开本单位的意愿越高。医疗暴力对离职倾向呈显著的正向影响（$r = 0.22$，$p < 0.001$），即女性医务人员的医疗暴力水平越高，她们渴望离开本单位的意愿越高；医疗暴力水平越低，她们渴望离开本单位的意愿越低。健康对隐性缺勤呈显著的负向影响（$r = -0.14$，$p < 0.05$），即健康水平越高，女性医务人员隐性缺勤水平越低；健康水平越差，女性医务人员隐性缺勤水平越高。医疗暴力对隐性缺勤呈不显著的正向影响。对于女性医务人员来说，健康在医疗暴力和离职倾向中起到间接中介的作用，在医疗暴力和隐性缺勤中起到完全中介的作用。这说明女性医务人员受到医疗暴力威胁会造成离职倾向增加和隐性缺勤水平提升两个方面的消极影响，女性的健康状况显得尤为重要。女性在社会中始终处于柔弱的地位，尽管许多研究指出，目前女性正在走向和男性同样的地位，但女性在职场和社会中仍处于一个相对弱势的地位。女性的心理、身体承受能力是离职倾向和隐性缺勤的重要中介，也是提升医疗服务可持续发展能力的重要一环。因此对于女性，医疗服务的可持续发展"质"和"量"均受到医疗暴力的显著影响，保证女性医务人员的医疗服务可持续发展在于保证女性健康，保证女性健康对于缓解离职倾向、降低隐性缺勤情况都具有积极作用。

在医疗暴力、健康对隐性缺勤、离职倾向的影响机制中，男性与女性不同之处在于，男性群体中健康对隐性缺勤和医疗暴力对隐性缺勤均无显著的影响，健康在医疗暴力对隐性缺勤的影响机制中的中介效应不显著，而女性群体健康对隐性缺勤有显著的负向影响，健康在医疗暴力对隐性缺勤的影响机制中具有完全中介的作用。在以上分析中已经提到，男性的性格特点和社会角色赋予了他们更加果断、善于取舍的特质，因此面对医疗暴力或者身处医疗暴力多发的环境中，男性医务人员会更加倾向"另寻出路"，选择更加安全的工作环境。而女性则更加追求"稳定"，相关研究也可以看出，女性相对于男性更加不愿意更换工作，同时女性在劳动力市场的竞争力也弱于男性，因此女性医务人员在医疗暴力对离职倾向的影响机制中作用相对于男性较弱。同时女性的性格特质也决定了面对医疗暴力的威胁，她们的身体和心理承受能力会较弱于男性，因此在遭受医疗暴力时，离职倾向和隐性缺勤的水平都会较高，相关研究也可以印证这一结论。

2. 年龄差异分析。

（1）医疗暴力、健康对医疗服务质量影响机制年龄差异分析。

在医疗暴力、健康对医疗服务质量影响机制中，如表 7-7 所示，可以发现 30 岁及以下年龄亚组中，医疗暴力对健康有显著的负向影响（$r = -0.37$，$p < 0.001$），即医疗暴力水平高则健康水平变差，医疗暴力水平越低，则健康水平越高。健康对医疗服务质量和医疗暴力对医疗服务质量均存在不显著的影响。健康在医疗暴力对医疗服务质量影响机制中的中介作用不显著。这是由于 31 岁及以下的医务人员在工作中处于初期阶段，且提供医疗服务水平均处于一个中等水平。通过调查发现，北京公立三级医院的主治医师学历水平大多为硕士研究生及以上，若完成医学博士学业大多超过 30 岁，因此 30 岁以下的医务人员本身面临的医疗暴力就比较少，医疗暴力事件对 30 岁及以下的医务人员只是身体和心理的恐惧，不会造成医疗服务质量的降低。

在医疗暴力、健康对医疗服务质量影响机制中，如表 7-7 所示，可以发现 31~40 岁年龄亚组中，医疗暴力对健康有显著的负向影响（$r = -0.17$，$p < 0.05$），即医疗暴力水平高则健康水平变差，医疗暴力水平越低，则健康水平越高。健康对医疗服务质量呈显著的正向作用（$r = 0.33$，$p < 0.001$），即健康水平越好，医疗服务质量越高；健康水平越差，医疗服务质量越差。医疗暴力对医疗服务质量呈显著的负向影响（$r = -0.14$，$p < 0.01$），即医疗暴力水平越高，医疗服务质量越差；医疗暴力水平越低，医疗服务质量越高。健康在医疗暴力对医疗服务质量的影响机制中起到显著的间接中介作用。这是由于 30~40 岁的医务人员正处于人生的上升期，对于医疗服务质量的要求决定了其未来职业发展的态势，是一个十分重要且敏感的时期，医疗暴力的影响会直接对健康和医疗服务质量产生负向作用。

在医疗暴力、健康对医疗服务质量影响机制中，如表 7-7 所示，可以发现 40 岁以上年龄亚组中，医疗暴力对健康呈显著的负向影响（$r = -0.19$，$p < 0.05$），即医疗暴力水平高则健康水平变差，医疗暴力水平越低，则健康水平越高。健康对医疗服务质量呈显著的正向作用（$r = 0.36$，$p < 0.001$），即健康水平越好，医疗服务质量越高；健康水平越差，医疗服务质量越差。医疗暴力对医疗服务质量呈不显著的负向影响，健康在医疗暴力对医疗服务质量的亚组中发挥着显著的完全中介作用。这说明对于 40 岁以上的人，步入中年更加在意自己的身体健康，医疗暴力对于医疗服务质量的影响是通过健康完全中介的。因此对于 40 岁以上的医务人员应该更加重视他们的健康，缓解医疗暴力的消极影响。

在医疗暴力、健康对医疗服务质量的影响机制中，30 岁及以下、31~40 岁，40 岁以上的医务人员不同在于，30 岁及以下的医务人员，医疗暴力只对健康状况产生影响，31~40 岁的医务人员，三条路径作用均显著，并且健康在医疗暴力对医疗服务质量的作用机制中发挥着部分中介的作用，41 岁及以上的医务人员，健康在医疗暴力和医疗服务质量的影响机制中发挥着部分中介的作用。这是由于 30 岁及以下的医务人员处于职业初期，其医疗服务水平均处于一个有待提升的状态，而医疗暴力主要发生在诊断或大病未愈等情况，其医疗服务水平还未到能够医治较为严重病症时，因此医疗暴力为他们带来更多的是心理的恐慌和身体的恐慌。31~40 岁的医务人员处于职业的黄金期，其医疗水平有了一定提升，并且也更加想达到更高水平，因此医疗暴力的发生会使其较为敏感，对身心健康和医疗服务质量均产生影响。41 岁及以上的医务人员处于较为有知识储备且阅历丰富的阶段，随着接触到的疑难病症增多，医疗暴力带给他们更多的是身体和心理的恐惧，而心理的恐惧则会造成医疗服务质量的下降。这与相关研究具有共同点，年龄越大的医务人员，他们的责任也就越重，对于工作压力的处理也就越迫切，心理和身体压力也就越大，年纪大的医务人员对自己身体健康和职业安全的在意程度就会越高于年轻人。因此，对于不同年龄段的医务人员都要注重健康，对于 40 岁以上的医务人员要尤其注意。

（2）医疗暴力、健康对离职倾向、隐性缺勤影响机制年龄差异分析。

在医疗暴力、健康对离职倾向、隐性缺勤影响机制中，如表 7-8 所示，可以发现在 30 岁及以下亚组中，医疗暴力对健康呈显著的负向影响（r=-0.34，p<0.001），即医疗暴力水平高则健康水平变差，医疗暴力水平越低，则健康水平越高。健康对离职倾向呈显著的负向影响（r=-0.39，p<0.001），医务人员健康状况越好，医务人员渴望离开本单位的意愿越低；医务人员健康水平越差，他们渴望离开本单位的意愿越高。医疗暴力对离职倾向呈显著的正向影响（r=0.19，p<0.01），即医务人员的医疗暴力水平越高，他们渴望离开本单位的意愿越高；医疗暴力水平越低，他们渴望离开本单位的意愿越低。健康对隐性缺勤具有不显著的影响，医疗暴力对隐性缺勤呈不显著的影响。健康在医疗暴力和离职倾向影响机制中起到间接中介作用。这是由于 30 岁及以下医务人员处于工作初期，对于工作单位归属感较低，因此在遭受医疗暴力时更容易选择离开原单位。这与学界相关研究具有共同点，目前 30 岁及以下的医务人员大多为"85 后"和"90 后"员工，在相关研究中发现"85 后"和"90 后"员工的稳定性和归属感较低，更容易跳槽。因此年轻员工在遭受医疗暴力或受到医疗暴力威胁时更偏向选择离开单位，对隐性缺勤的影响不大。对于 30 岁及以下的医务人员，要更加关注医疗服务可持续发展的"量"，关注于如何留住年轻医务人员，关注于如何储备更多的年轻医务人员后备队伍。

在医疗暴力、健康对离职倾向、隐性缺勤影响机制中，如表 7-8 所示，可以发现在 31~40 岁亚组中，医疗暴力对健康呈显著的负向影响（r=-0.17，p<0.05），即医疗暴力水平高则健康水平变差，医疗暴力水平越低，则健康水平越高。健康对离职倾向呈显著的负向影响（r=-0.19，p<0.01），医务人员健康状况越好，医务人员渴望离开本单位的意愿越低；医务人员健康水平越差，他们渴望离开本单位的意愿越高。医疗暴力对离职倾向呈显著的正向影响（r=0.29，p<0.001），即医务人员的医疗暴力水平越高，他们渴望离开本单位的意愿越高；医疗暴力水平越低，他们渴望离开本单位的意愿越低。健康对隐性缺勤呈不显著的影响，医疗暴力对隐性缺勤呈不显著的影响。健康在医疗暴力和离职倾向影响机制中起到间接中介作用。31~40 岁年龄亚组与 30 岁及以下亚组基本一致，健康都在其中起到间

接中介作用。但31~40岁的医务人员与30岁及以下不同的一点是家庭的负担让他们更怕遭受医疗暴力，因此离职倾向更多的是来自家庭的责任和重担，照顾父母和孩子的责任使他们选择更加安全的工作环境，这是中国文化一直以来奠定的社会传统。因此对于31~40人的医务人员，保证医疗服务可持续发展的"量"在于为其家人考虑，保证医务人员的健康，保证医务人员家人的平安，是减轻其离职提升医疗服务可持续发展能力的重点。

在医疗暴力、健康对离职倾向、隐性缺勤影响机制中，如表7-8所示，可以发现在40岁以上亚组中，医疗暴力对健康呈显著的负向影响（$r = -0.19$，$p < 0.05$），即医疗暴力水平高则健康水平变差，医疗暴力水平越低，则健康水平越高。健康对离职倾向呈显著的负向影响（$r = -0.59$，$p < 0.001$），医务人员健康状况越好，医务人员渴望离开本单位的意愿越低；医务人员健康水平越差，他们渴望离开本单位的意愿越高。医疗暴力对离职倾向呈不显著的影响，健康对隐性缺勤呈不显著的影响，医疗暴力对隐性缺勤呈不显著的影响。健康在医疗暴力和离职倾向影响机制中起到完全中介作用。随年龄的增加，对于自身健康的重视越来越强，因此医务人员的离职倾向受到健康的完全中介作用。

在医疗暴力、健康对隐性缺勤、离职倾向的影响机制中，30岁及以下、31~40岁，40岁以上的医务人员不同在于，30岁及以下和31~40岁医务人员的医疗暴力对离职倾向影响机制受到健康的间接中介作用，40岁及以上的医务人员医疗暴力对离职倾向影响机制受到健康的完全中介作用。并且在三个亚组中，医疗暴力和健康对隐性缺勤的影响均不显著。这说明在遭受医疗暴力或受到医疗暴力威胁时，各个年龄段都倾向于选择规避风险，离开受到威胁的工作环境，因此隐性缺勤表现不明显而离职倾向却十分显著。在提升医疗服务的可持续发展能力过程中，更多地需要关注到医务人员的离职倾向，提升医疗服务可持续发展"量"的储备是当务之急。

3. 工作年限差异分析。

（1）医疗暴力、健康对医疗服务质量影响机制工作年限差异分析。

在医疗暴力、健康对医疗服务质量影响机制中，如表7-7所示，可以发现工作5年以下的亚组中，医疗暴力对健康呈显著的负向影响（$r = -0.26$，$p < 0.001$），即医疗暴力水平高则健康水平变差，医疗暴力水平越低，则健康水平越高。健康对医疗服务质量和医疗暴力对医疗服务质量均呈不显著的影响。健康在医疗暴力对医疗服务质量影响机制中的中介作用不显著。这是由于工作5年以下及以下的医务人员在工作中处于初期阶段，且提供医疗服务水平均处于一个中等水平，他们更渴望在工作中能够取得长足的进步，因此医疗服务质量不会存在明显的降低。

在医疗暴力、健康对医疗服务质量影响机制中，如表7-7所示，可以发现工作5年以上的亚组中，医疗暴力对健康呈显著的负向影响（$r = -0.24$，$p < 0.001$），即医疗暴力水平高则健康水平变差，医疗暴力水平越低，则健康水平越高。健康对医疗服务质量呈显著的正向影响（$r = 0.37$，$p < 0.001$），医疗暴力对医疗服务质量呈不显著的影响。健康在医疗暴力对医疗服务质量影响机制中发挥完全中介的作用。这是由于工作5年以上的医务人员在工作中已经积累了一定的医疗知识和阅历，也被安排到更加重要的岗位上，面对更多的复杂病

人，这部分医务人员的压力增多，对医疗暴力的刺激更加敏感，医疗服务质量就产生下降的现象。

在医疗暴力、健康对医疗服务质量的影响机制中，工作 5 年以上和 5 年以下的医务人员不同在于，工作 5 年以下的医疗暴力只对身心健康产生一定的影响，而工作 5 年以上的健康会对医疗服务质量产生显著消极影响。这是由于 5 年以下的医务人员虽然感受到医疗暴力的威胁，但是始终自身能力尚未达到，在职业生涯初期还是会不断提升医疗服务质量。但对于工作 5 年以上的医务人员，其工作能力增加相应带来责任和威胁的增加，因此会造成健康和医疗服务质量都受到消极影响。这与相关的研究有共同之处，医疗暴力作为工作压力的一个表现，会造成工作压力的增加，进而导致健康和医疗服务质量的下降。

表 7 - 7　　　　　　　　　　亚组分析结果（模型 1）

条目	性别				年龄						工作年限			
	男		女		<31		31～40		>40		5 年以下		5 年以上	
	β	p	β	p	β	p	β	p	β	p	β	p	β	p
path														
MV to H	-0.37	***	-0.17	**	-0.34	***	-0.17	*	-0.19	*	-0.26	***	-0.24	***
H to QHC	0.35	***	0.21	***	-0.01	—	0.33	***	0.36	***	0.05	—	0.37	***
MV to QHC	-0.20	**	-0.01	—	-0.14	—	-0.14	*	0.09	—	0.03	—	0.08	—

注：MV，医疗暴力；H，健康；QHC，医疗服务质量。***，$p < 0.001$；**，$p < 0.01$；*，$p < 0.05$。

（2）医疗暴力、健康对离职倾向、隐性缺勤影响机制工作年限差异分析。

在医疗暴力、健康对离职倾向、隐性缺勤影响机制中，如表 7 - 8 所示，可以发现在工作 5 年以下亚组中，医疗暴力对健康呈显著的负向影响（$r = -0.25$，$p < 0.001$），即医疗暴力水平高则健康水平变差，医疗暴力水平越低，则健康水平越高。健康对离职倾向呈显著的负向影响（$r = -0.45$，$p < 0.001$），医务人员健康状况越好，医务人员渴望离开本单位的意愿越低；医务人员健康水平越差，他们渴望离开本单位的意愿越高。医疗暴力对离职倾向呈显著的正向影响（$r = 0.25$，$p < 0.001$），即医务人员的医疗暴力水平越高，他们渴望离开本单位的意愿越高；医疗暴力水平越低，他们渴望离开本单位的意愿越低。健康对隐性缺勤呈不显著的影响，医疗暴力对隐性缺勤呈不显著的影响。健康在医疗暴力和离职倾向影响机制中起到间接中介作用。工作 5 年以上的亚组总体情况相似，医疗暴力对健康呈显著的负向影响（$r = -0.24$，$p < 0.001$），健康对离职倾向呈显著的负向影响（$r = -0.28$，$p < 0.001$），医疗暴力对离职倾向呈显著的正向影响（$r = 0.17$，$p < 0.01$），健康对隐性缺勤呈不显著的影响，医疗暴力对隐性缺勤呈不显著的影响。健康在医疗暴力和离职倾向影响机制中起到间

接中介作用。

这说明无论在工作 5 年以下还是工作 5 年以上的亚组中，医疗暴力都对离职倾向有直接和间接的作用，对隐性缺勤影响不显著。这也表明，不论工作多久的医务人员，更倾向于在遭受医疗暴力和受到医疗暴力威胁时离开原单位。因此，医疗服务可持续发展的改善重点在于留住人才，或者储存足够的医务人员后备力量。

表 7 - 8   亚组分析结果（模型 2）

条目	性别				年龄						工作年限			
	男		女		<31		31~40		>40		5 年以下		5 年以上	
	β	p	β	p	β	p	β	p	β	p	β	p	β	p
path														
MV to H	-0.37	***	-0.17	**	-0.34	***	-0.17	*	-0.19	*	-0.25	***	-0.24	***
H to TI	-0.31	***	-0.37	***	-0.39	***	-0.19	**	-0.59	***	-0.45	***	-0.28	***
MV to TI	0.20	**	0.22	***	0.19	**	0.29	***	-0.01	—	0.25	***	0.17	**
H to P	-0.14	—	-0.14	*	-0.08	—	-0.03	—	-0.11	—	-0.12	—	-0.08	—
MV to P	0.003	—	0.07	—	-0.08	—	-0.05	—	-0.01	—	0.06	—	-0.10	—

注：MV，医疗暴力；H，健康；TI，离职倾向；P，隐性缺勤。***，$p < 0.001$；**，$p < 0.01$；*，$p < 0.05$。

第二节 医疗服务可持续发展面临的挑战

北京市拥有极为丰富的医疗资源，却也面临医疗事业上的诸多问题，如公立医院的各项机制不能满足医疗资源的需求、医疗暴力发生率属全国前列等。在此情形下，北京市对医务人员及其提供的医疗服务十分关注，于 2017 年 4 月 8 日正式推行医药分开综合改革（以下简称北京医改），改革内容主要为：（1）取消了医院挂号费和诊疗费，设立了差异化的医事服务费；（2）实施药品阳光采购；（3）规范调整了 435 项医疗服务项目和价格，其中有升有降等。其亮点与核心是通过设立医事服务费补偿医疗机构部分运行成本，凸显医务人员的劳动价值，同时，通过差异化的医保报销政策，推动分级诊疗，凸显了对医务人员劳动价值的尊重。北京医疗体制改革走在全国前列，体现了医务人员的重要性以及在医疗服务中的核心作用，这一医疗体制运作方式，将有机会带来医疗服务可持续发展的转变。因此，本研究从北京公立医院入手，紧紧围绕供给侧结构性改革这一思路，从医务人员自身入手，聚焦北京医疗暴力发生情况，探究医疗暴力对医疗服务可持续发展的影响，为北京市医疗可持续发展进一步推进提供实证参考。从数据分析可以看出，北京医务人员各项指标具有一定代表性。

一、医疗暴力潜在威胁较大，严重阻碍医疗服务质量可持续发展

通过以上研究，医疗暴力总体得分为 2.98，处于中等水平，但在不同群体中医疗暴力的水平呈现出不同情况。医疗暴力在不同性别、不同年龄、不同职称水平和不同科室中的水平存在差异，且差异性显著。医疗暴力在男性医务人员中的得分为 3.14，在女性医务人员中得分为 2.90，且差异显著 $p < 0.05$，这表明男性医务人员在职业中更容易受到医疗暴力的威胁。医疗暴力在 36 ~ 40 岁的医务人员中评分最高，得分为 3.13，在 25 岁以下医务人员中评分为 2.84，25 ~ 30 岁医务人员评分为 2.96，30 ~ 35 岁医务人员中评分为 3.04，41 ~ 45 岁医务人员中评分为 2.98，46 ~ 50 岁医务人员中评分为 2.79，51 ~ 55 岁医务人员中评分为 2.95，56 岁以上医务人员评分为 2.89，在不同年龄的医务人员中，医疗暴力的差异性不显著。医疗暴力在不同科室的差异性不显著，但在众多科室中，感染科/肿瘤科的医务人员医疗暴力水平最高，得分 3.51，明显高于其他科室，这说明感染科/肿瘤科的医务人员在工作中面临更大的责任，也面临更严重的医疗暴力。在职称方面，医疗暴力的差异性不显著，除初级职称以外，中级以上职称的医务人员均面临大致相同的医疗暴力，评分为 3.00 ~ 3.07。

由此可知，影响医疗暴力发生的因素多样。本研究显示，医务人员的职业类型、学历、工作年限是医疗暴力发生的危险因素。医生和护士发生工作场所暴力事件的概率大于医技人员，可能与医生和护士直接给患者提供治疗和护理、接触患者更频繁有关。学历越高，越不容易遭受暴力事件，考虑医务人员学历越高，预防和处理暴力事件的能力越强。工作年限长的医务人员更容易遭受工作场所暴力，考虑三甲医院多采用组长负责制分组模式，在暴力事件还处于潜伏期时，高年资医务人员就介入其中，导致高年资医务人员更容易接触到暴力事件，不过有待进一步的研究考证。相关研究发现，医务人员心理暴力的发生率明显高于身体暴力的发生率，辱骂是最常见的暴力类型。其中医生更容易遭受威胁和身体暴力，护士更容易遭受辱骂，检验医技人员无论心理暴力还是身体暴力，发生率均低于医生和护士，这与医生护士和检验医技人员的工作环境和工作内容不同有关。

医疗暴力的消极影响显著。医疗暴力对医务人员产生严重的影响。医务人员遭受工作场所暴力后，除了会产生一系列如委屈、愤怒、焦虑等的不良心理体验外，相当一部分的医务人员出现失眠的症状，甚至出现自杀的念头，严重地影响医务人员的生活。另外，暴力事件使医务人员的工作热情下降不敢单独上班，隐性缺勤情况严重，甚至出现离职的想法，不利于公立医院医疗服务质量稳定提升，更不利于医疗服务可持续发展。

二、医务人员健康状况不容乐观，制约医疗服务可持续供给

从上述的研究结果中可看出，健康状况大多处于一个中等的水平，平均值为 2.34，但在不同亚组中，可以发现各个性别、年龄和工作年限亚组的医务人员对健康的重视十分突出。尤其是女性群体，保证女性医务人员的医疗服务可持续发展在于保证女性健康，保证女性健康对于缓解离职倾向，降低隐性缺勤情况都具有积极作用。同时对于 31～40 岁的医务人员，保证医疗服务可持续发展的"量"在于为其家人考虑，保证医务人员的健康，保证医务人员家人的平安，是减轻其离职提升医疗服务可持续发展能力的重点。医疗暴力对医务人员医疗服务质量除了直接作用外，还有通过健康这一中介起间接作用。

健康对医疗服务质量呈显著的正向影响（r=0.25），医务人员健康水平越高，提供的医疗服务质量越好。医疗暴力对医疗服务质量被完全中介。本研究使用 Sobel 检验验证健康作为中介变量的中介作用。结果发现，健康完全中介了医疗暴力对医疗服务质量的影响。医疗暴力对医疗服务质量的间接作用显著（Sobel z = −3.693；p < 0.001）。因此，健康作为中介变量在医疗暴力对于医疗服务质量的影响中发挥着完全中介作用。

由此可知，健康是十分重要的方面，但目前对于医务人员健康的相关措施和保护制度处于一个较差的水平，亟待提升。目前中国的健康管理在世界上仍处于落后水平，除了个别几家大公司以外，对健康管理的重视普遍不足。健康对医疗服务质量有显著的影响，健康状况的下降会使医务人员工作绩效与医疗服务质量均下降，对医院的管理与运行，乃至医疗服务质量会产生消极影响。

三、医疗服务质量总体较好，诊断和治疗需关注细节

从本研究结果可以看出，北京市公立医院医疗服务质量整体情况较好，均值为 3.92。"实施手术"平均得分为 3.54，"评估症状信息"得分为 3.93，"做出正确的诊断"得分为 3.87，"选择合适的治疗方案"得分为 3.93，"医疗记录的维护"得分为 4.01，"告知患者采用该治疗方案的缘由"得分为 4.01，"考虑该类疾病的社会心理因素"得分为 3.97，"最大限度地有效利用医疗资源"得分为 4.00，"在评估医疗文献的基础上优化临床诊疗决策"得分为 3.91，"参与并实施医疗服务质量改进项目"得分为 3.86，"对患者及其亲属表示同情"得分为 4.01，"让患者参与诊疗过程的决策"得分为 3.87，"更好地按照官方医疗指南执行医疗服务"得分为 4.01。可以看出，其中医疗服务质量整体情况较好。

医疗服务质量的测量运用的是经过本研究团队汉化过的医疗服务质量量表，并且经过了信效度分析。信度分析采用内部一致性系数 Cronbach's α 系数和组合信度 CR 值（composite reliability）作为信度指标，结果发现总量表的 Cronbach's α 系数为 0.959，量表整体具有良好的信度。同时，各个维度的 Cronbach's α 系数均较高：社会心理关怀为 0.916，诊断与治疗为 0.910，质量保证为 0.914。同时，所有维度的组合信度均在可接受的阈值

范围内，总体的组合信度为 0.959，各维度分别为 0.756、0.85553 和 0.925，说明该量表信度较高。效度分析通过 AMOS 进行效度检验，运用最大似然法进行验证性因子分析以检验结构方程模型的拟合情况。使用平均方差提取量（average variance extracted，AVE）测量各项对潜在因子变异的解释力，其值越高，说明潜在因子具有越好的收敛效度。分析结果显示，各维度 AVE 值分别为 0.400、0.597 和 0.521，表明该量表具有良好的收敛效度。RMSEA = 0.076，GFI = 0.947，IFI = 0.976，CFI = 0.976，TLI = 0.965，NFI = 0.972。此外，各条目对因子负荷系数情况较好，结合模型对数据的拟合程度，说明该模型在各维度构建上效度较好。

对于北京市公立医院医务人员医疗服务质量的各维度，诊断和治疗维度包含四个问题，"实施手术"得分为 3.54，"评估症状信息"得分为 3.93，"做出正确的诊断"得分为 3.87，"选择合适的治疗方案"得分为 3.93，此维度得分最低，因此北京公立医院亟须提升诊断和治疗的能力。

四、关注医务人员健康与承受的医疗暴力，提升医院内部管理水平

北京公立医院医务人员的离职倾向均分为 2.37，处于一个中等偏下的情况，其中，"明年我可能会积极地寻找一份新的工作"平均得分为 2.41，"我经常考虑辞职"得分为 2.39，"明年我可能会找一份新工作"得分为 2.32。这说明未来离职倾向是最为严重的一个要素，要未雨绸缪进行应对。并且北京公立医院医务人员遭受医疗暴力会显著对医疗服务可持续发展的"量"产生消极影响，也就是离职倾向会受到显著的影响。因此为了医疗卫生事业的发展、医疗服务可持续发展，还需要积极提升对医务人员健康与承受的医疗暴力的重视程度，搞好医疗人力资源储备，积极引进人才，提升医院内部管理能力，将医务人员离职率控制在合理水平。

五、注意缓解隐性缺勤，降低医院隐性生产力损失

从整体来看，北京公立医院隐性缺勤状况一般，"假如将您现在的工作能力处于最佳状态记作 10 分，您会给您现在的工作能力打多少"得分为 4.13，"您的工作需要有体能要求，您给自己工作的体能能力打多少分"得分为 4.26，"您工作需有稳定的心理状态，您给自己工作的心理能力打多少分"得分为 4.23，"您工作需要有人际交往能力，您给自己的人际交往能力打多少分"得分为 4.07，由于隐性缺勤是反向计分，评分越高隐性缺勤程度越低，因此评分隐性缺勤程度最高的应该是"您工作需要有人际交往能力，您给自己的人际交往能力打多少分"。在今后的工作中应注重培养人际交往能力。医疗暴力与隐性缺勤没有十分显著的联系，因此医疗服务可持续发展的"质"的方面较为稳定。

第三节　医疗暴力对医务可持续医疗服务的影响

一、医疗暴力严重威胁医务人员身心健康

从总体模型情况分析，医疗暴力对医务人员健康有显著的消极影响。且这种消极影响是不因性别、工作年限、年龄等因素所改变的。相关研究发现，近几年的医疗暴力后果十分严重，医暴事件多以急诊科最常见，施暴者文化程度低，经济状况较差，在行为上多表现为谩骂、殴打医护人员，破坏医院财物等，法院判决医暴事件以寻衅滋事罪最多。而医务人员的健康受到威胁会直接威胁到医疗服务可持续发展的最重要因素——人。在亚组分析中可以发现，医务人员对于健康的重视程度都非常高，健康决定了他们能否以正常的能力投入工作，决定当下医疗服务质量和医疗服务可持续发展的趋势。

二、医疗暴力显著降低医务人员提供的医疗服务质量

从整体看医疗暴力对于医疗服务质量的影响大多是通过健康作为完全中介发生的，虽然直接作用较弱但仍然存在。在前人的研究中，医疗暴力作为工作压力的一方面，在挑战性压力和阻碍性压力分类的标准下被视为阻碍性压力，这就说明医疗暴力对于人的伤害是绝对消极的。工作压力过大对于医疗服务质量产生显著的消极影响，并且也通过健康作为中介产生间接作用。这与前人的研究是一致的。医疗服务质量中具有三个维度，其中社会心理学因素指的是对患者及其家属有较强的共情能力，当医疗暴力给自己造成较大的心理压力时，更多人会有消极情绪，社会心理学维度的能力会降低，使医疗服务质量下降。

三、医疗暴力对隐性缺勤的影响较弱

从模型结果看，医疗暴力对隐性缺勤的影响不显著。医疗暴力的发生大多伴随着辱骂，是有征兆的，在医务人员遭受较为消极的对待时，都会产生心理的畏惧，从而提升医疗服务，对相关的病人更加关心，以避免医疗暴力的真实发生。当遭受医疗暴力后，医务人员更多的是考虑离开原来的工作环境，不让相关人员找到自己以谋求安全。同时医疗暴力消极影响的显现通常会有时间上的滞后，而隐性缺勤则是一个时点性的变量，因此医疗暴力实际表现在隐性缺勤上的影响可能较小；加之由于目前学界对于隐性缺勤的研究较多，政府和医院逐渐对医务人员的隐性缺勤现象提高重视程度，进而采取了一系列措施来改善相关情况，如对工作轮岗制度进行调整，注重缓解医务人员工作压力，为医务人员提供更多身心关怀等，这些举措以及相关政策的修改或出台都为缓解医务人员隐性缺勤情况做出了贡献。因此医疗暴力对医务人员的隐性缺勤影响不显著。这与相关影响不同之处在于，研究隐性缺勤多与工

作压力相联系，工作压力与隐性缺勤呈正相关关系，但将医疗暴力这一要素单独研究还较少，因此医疗暴力对隐性缺勤影响不显著是一个较为新颖的发现。

四、医疗暴力显著增加医务人员的离职倾向

从整体情况与亚组分析结合来看，医疗暴力对离职倾向的作用是十分显著的，健康在其中发挥部分或完全中介作用。相关研究指出，医疗暴力在中国有愈演愈烈之势，表现为有医疗事实、预谋策划、明确目的、固定场所、攻击对象、常见形式等六个特征，在法律性质上属于攻击型私力救济行为。产生医疗暴力的原因涉及现有医疗体制及机制不合理、医务人员人文精神缺失、患者对风险认识不足、救济制度不完善、不信任习惯化和舆论偏颇等因素，与医院管理存在一定联系，并且遭受医疗暴力后医务人员会从心理上对院方失去归属感，因此医疗暴力对离职倾向呈十分显著的正向关系。

五、医疗暴力通过医务人员健康对医疗服务可持续发展产生显著的不利影响

从总体模型与亚组分析中可以得出，健康在总体模型和各亚组中的中介作用显著，说明健康是提及医疗暴力不可忽视的一方面，健康状况受到威胁，进而导致医疗服务质量降低、离职倾向增加、隐性缺勤出现。因此健康作为一个核心因素，既关乎当前的医疗服务质量，也关乎医疗服务的可持续发展，尤其是在医疗服务可持续发展"量"的方面，有着十分直接的作用。

参考文献

[1] 杨添安，马腾阳，郭轶伦，等. 医疗服务质量量表汉化及信效度检验 [J]. 中国公共卫生，2018（8）：1083 – 1086.

[2] 郑新. 医务人员压力状况及对策 [J]. 中国公共卫生，2012，28（01）：35 – 36.

[3] 苗双虎，医务人员工作压力调查及其原因剖析 [J]. 中国卫生事业管理，2011（05）：339 – 340.

[4] 李东，郭世春，李军，等. 影响医务人员健康的危险因素分析 [J]. 人民军医，2005，48（12）：176 – 178.

[5] 李晓琳，刘聚源，蔡虻，等. 某三甲医院医务人员健康危险因素与健康相关工作效率低下关系的研究 [J]. 中华健康管理学杂志，2015，9（04）：301 – 305.

[6] 蔡文智，邓凌，陈美伦，等. 医务人员亚健康状态及相关因素的调查研究 [J]. 中华护理杂志，2009，44（10）：869 – 873.

[7] 蒙世佼，闫宇翔，刘佑琴，等．医务人员亚健康状态及其影响因素的研究 [J]．中国全科医学，2013，16（1A）：61-64.

[8] 柳红，李国红，张智若，等．我国不同地区三甲医院护士工作压力现状调查 [J]．医学与社会，2013，26（05）：94-96.

[9] 王媛媛，刘薇薇，张志红，等．工作压力对三级综合医院医务人员生活质量的影响路径研究 [J]．中国全科医学，2010，13（7A）：2134-2137.

[10] 刘芳，罗力，舒蝶，等．医疗卫生人员的工作满意度现况调查和比较研究 [J]．中国医院管理，2011，31（07）：20-22.

[11] 柴茂昌．出勤主义研究述评与未来展望 [J]．现代管理科学，2013（05）：45-48.

[12] 孙健敏，张晔骏．工作场所的出勤主义行为：组织管理研究的新课题 [J]．心理科学进展，2015，23（04）：654-668.

[13] 彭林梅，等．基于 BYOD 技术及 SERVQUAL 理论构建医疗服务质量评价体系 [J]．现代医院，2015（05）：140-141，144.

[14] 吕娴佳．基于患者期望与感知的医疗服务质量评价与改进研究 [D]．广州：广州中医药大学，2015.

[15] 董军，等．推进医院质量管理体系建设 [J]．中国医疗管理科学，2014（01）：42-46.

[16] 富国宁．新形势下加强医院质量管理的探讨 [J]．临床合理用药杂志，2012（35）：173.

[17] 赵小龙，等．医疗服务质量满意度评价模型的实证分析 [J]．医疗卫生装备，2011（07）：111-112，114.

[18] 李滔，王秀峰．健康中国的内涵与实现路径 [J]．卫生经济研究，2016（01）：4-9.

[19] 曾钊，刘娟．中共中央、国务院印发《"健康中国2030"规划纲要》[J]．中学政史地（高中文综），2016（12）：9-11.

[20] 赵茜，卞鹰．中国私立医院运营管理与发展策略分析 [J]．中国卫生产业，2015（08）：139-141，144.

[21] 陶敏芳，鲍勇，郭永瑾．医疗服务质量评估的理论基础 [J]．卫生经济研究，2010（08）：21-24.

[22] 李曙光，尹爱田，曹艳民．医疗服务质量评价解析 [J]．中华医院管理杂志，2004，20（11）：661-663.

[23] 鲍勇，董恩宏．医疗服务质量感知、维度及测量标准综述 [J]．现代管理科学，2011（10）：105-107.

[24] 蔡乐，郑秋莹．医疗服务中过程质量与结果质量对患者满意度的影响 [J]．中国卫生产业，2014，11（16）：164-165.

［25］鲍勇，刘威．患者信任对医疗服务质量的影响［J］．中华医院管理杂志，2010（06）：422-426.

［26］朱岁松，吴凡伟，宋淑英．医院员工对医疗服务质量满意度影响因素的信度与效度评价［J］．现代医院．2010，10（10）：155-156.

［27］翟鸿雁，尹曦华，李争．加强医疗质量监控 提高医疗服务效益［J］．中华医院管理杂志，2003，19（05）：279-280.

［28］苗元江，黄海容．综合医院医务工作者幸福感及影响因素分析［J］中国公共卫生，2009，25（06）．

［29］杨可，程文玉，张婷，等．近5年我国法院审理判决的医疗暴力案件分析［J］．中国医院管理，2016，36（04）：80-82.

［30］我国三级甲等医院急诊医务人员遭受工作场所暴力的现状及影响因素分析［J］．中华急诊医学杂志，2017（03）．

［31］田丰．医疗暴力：原因及应对［J］．医学与哲学（A），2014（08）：90-93.

［32］杨国斌，易学明，干振华．论现代医疗服务质量管理的创新思维［J］．中国医院管理，2009，29（12）：1-3.

［33］陈晓阳．现代医院管理创新的理论研究［D］．武汉：武汉理工大学，2003.

［34］张健．应用精益管理提升手术室工作效率的实践［J］．中国实用护理杂志，2015（31）．

［35］王敏怡，黄淇敏．医疗服务中顾客满意度的概念与评估［J］．中华医院管理杂志，2004，20（01）：46-48.

［36］蔡铜山，钟德富，张海林．推行医疗风险管理，提高医疗服务质量［J］．解放军医院管理杂志，2001（05）：28-29.

［37］马彬，杨克虎，刘雅莉．英国医疗风险监管体系的循证评价及其对我国医疗风险管理的启示——关注病人安全，预防医疗差错，提高医疗质量［J］．中国循证医学杂志，2006，6（07）：514-522.

［38］任静．医疗风险识别与防范［J］．中国卫生质量管理，2015（03）：36-38.

［39］梁鸿，王云竹．公共财政政策框架下基本医疗服务体系的构建［J］．中国卫生经济，2005，24（10）：8-11.

［40］王陇德．从医患关系看医疗服务改革［J］．求是，2007（05）：60-62.

［41］王小万，刘丽杭．"以病人为中心"医疗服务模式的理念与发展［J］．医学与哲学，2004，23（03）：24-27.

［42］方鹏骞，周尚成．医疗服务监管的理论必然与现实制约——基于我国新医改格局的思考［J］．中国医院管理，2010（01）：9-12.

［43］Editorial. Chinese doctors are under threat［J］. Lancet, 2010, 376：657.

［44］Editorial. Ending violence against doctors in China［J］. Lancet, 2012, 380：647-648.

［45］Editorial. Violence against doctors: Why China? Why now? What next? ［J］. Lancet, 2014, 383: 1013.

［46］Hesketh, T. , Wu, D. , Mao, L. , et al. Violence against doctors in China ［J］. BMJ, 2012, 345: e5730.

［47］Vahtera, J. , Kivimäki, M. , Pentti, J. , et al. Organisational downsizing, sickness absence, and mortality: 10 - town prospective cohort study ［J］. BMJ, 2004, 328.

［48］Shirom, A. , Nirel, N. , Vinokur, A. D. , Overload, autonomy, and burnout as predictors of physicians' quality of care. J Occup Health Psychol, 2006. 11: p. 328 - 342.

［49］Yang, T. , Liu, Y. , Chen, Q. , Zhu, M. , Deng, J. Challenge or hindrance: job stress leads to reduction of presenteeism in Chinese context, really? Academy of Management 2017 Annual Meeting. 2016. Atlanta, USA.

［50］Yang, T. , Deng, J. , Liu, Y. , Chen, Q. , Chen, Z. , Shen, Y. M. What makes medical staffs from public hospitals to Private hospitals? Work; Age, Health and Employment - Evidence from Longitudinal Studies. 2016. Wuppertal.

［51］Feng, Z. , Li, T. Guideline for preventing violence at hospitals in China (2011 - 2012) ［J］. Am J Med Qual, 2013, 28: 169 - 171.

［52］Secanell, et al. Deepening our understanding of quality improvement in Europe (DU-QuE): overview of a study of hospital quality management in seven countries. International Journal for Quality in Health Care Journal of the International Society for Quality in Health Care. 2014, 26 Suppl 1 (4): 5 - 15.

［53］Hiidenhovi, P. , Laippala, K. , Nojonen. Development of a patient - orientated instrument to measure service quality in outpatient departments. Journal of Advanced Nursing, 2001, 34 (5): 696 - 705.

［54］Sower, et al. The dimensions of service quality for hospitals: development and use of the KQCAH scale. Health Care Management Review. 2001, 26 (2): 47 - 59.

［55］Klingenberg, A. , Klemperer, D. , Betzler, M. , Rothmund, M. , Szecsenyi, J. Bewertung des Chirurgischen Qualitätssiegels (CQS), eines neuen Verfahrens zur Kontinuierlichen Professionellen Entwicklung von Chirurgen, durch die Teilnehmer ［Evaluation of a multidimensional performance assessment instrument for surgeons in Germany by the participants. Results of a pilot study］. 2006 ［http: //www. dgch. de/attachments/145_Chirurgisches_Qualitaetssiegel. pdf］.

［56］Betzler, M. , Rothmund, M. , Ansorg, J. : Das chirurgische Qualitätssiegel (CQS). 2007, 30: 3 ［http: //www. bdc. de/index _ level3. jsp? documentid = 75407EFF93B5B3ABC 12573020033D23F&form = Dokumente］.

［57］Hall W, Violato C, Lewkonia R, Lockyer J, Fidler H, Toews J, Jennett P, Donoff M, Moores D: Assessment of physician performance in Alberta: the physician achievement review. CMAJ 1999, 161: 52 - 57.

［58］ Selye, H., The Stress of Life. 1956, New York, NY: McGraw – Hill.

［59］ Selye, H., The stress concept: past, present, and future, in Stress Research, C. L. Cooper, Editor. 1983, Wiley: New York, NY. p. 1 – 20.

［60］ Le Fevre, M., Matheny, J., Kolt, G. S., Eustress, distress, and interpretation in occupational stress. Journal of Managerial Psychology, 2003. 18: 726 – 744.

［61］ Violato C, Lockyer J, Fidler H: Multisource feedback: a method of assessing surgical practice. BMJ 2003, 326: 546 – 548.

［62］ Lepine, J. A., Podsakoff, N. P., Lepine, M. A., A Meta – Analytic Test of the Challenge Stressor – Hindrance Stressor Framework: An Explanation for Inconsistent Relationships Among Stressors and Performance. ACAD MANAGE J, 2005, 48 （5）: 764 – 775.

［63］ Bhagat, R. S., Mcquaid, S. J., Lindholm, H., Segovis, J., Total life stress: A multimethod validation of the construct and its effects on organizationally valued outcomes and withdrawal behaviors. Journal of Applied Psychology, 1985. 1985 （70）: 1.

［64］ Cavanaugh, M. A., Boswell, W. R., Roehling, M. V., Boudreau, J. W., An empirical examination of self – reported work stress among U. S. managers. Journal of Applied Psychology, 2000. 85 （1）: 65 – 74.

［65］ Yang, T., Shen, Y. M., Zhu, M., Liu, Y., Deng, J., Chen, Q., See, L. C., Effects of Co – Worker and Supervisor Support on Job Stress and Presenteeism in an Aging Workforce: A Structural Equation Modelling Approach. Int. J. Environ. Res. Public Health （SCI）, 2016, 13 （1）: 72.

［66］ Yang, T., Zhu, M., Xie, X., The Determinants of Presenteeism: A Comprehensive Investigation of Stress – related Factors at Work, Health and Individual Factors among Aging Workforce. Journal of Occupational Health （SCI）, 2016, 58 （1）: 25 – 35.

［67］ Rodríguez, I., Kozusznik, M. W., Peiró, J. M., Development and validation of the Valencia Eustress – Distress Appraisal Scale. International Journal of Stress Management, 2013, 20 （4）: 279 – 308.

［68］ Elfering A. Work – related outcome assessment instruments ［J］. European Spine Journal, 2006, 151: S32 – S43.

［69］ Hunter JE, Hunter RF. Validity and utility of alternative predictors of job – performance ［J］. Psychological Bulletin, 1984, 96 （1）: 72 – 98.

［70］ Sackett PR. The structure of counterproductive work behaviors: Dimensionality and relationships with facets of job performance ［J］. International Journal of Selection and Assessment, 2002, 10 （1 – 2）: 5 – 11.

［71］ Lin W, Wu J, Yuan L, et al. Workplace violence and job performance among community healthcare workers in China: The mediator role of quality of life ［J］. Ineternational Journal of Environmental Reaserch and Public Health, 2015, 12 （11）: 14872 – 14886.

［72］Wallace J E, Lemaire J B, Ghali W A. Physician wellness: a missing quality indicator ［J］. Lancet, 2009, 374 (9702): 1714 – 1721.

［73］Qiao Z, Chen L, Chen M, et al. Prevalence and factors associated with occupational burnout among HIV/AIDS healthcare workers in China: a cross – sectional study ［J］. BMC Public Health, 2016, 16 (335).

［74］Li L, Fu H. China's health care system reform: Progress and prospects ［J］. International Journal of Health Planning and Management, 2017, 32 (3SI): 240 – 253.

［75］Hall W, Violato C, Lewkonia R, et al. Assessment of physician performance in Alberta: the physician achievement review ［J］. CMAJ, 1999, 161 (1): 52 – 57.

［76］Klingenberg A, Klemperer D, Betzler M, et al. Evaluating the "Surgery Quality Seal" (CQS), a new method of continuous professional development of surgeons, by participants. Results of a pilot study ［J］. Der Chirurg; Zeitschrift fur alle Gebiete der operativen Medizen, 2006, Suppl: 181 – 186.

［77］Donabedian A. Research on the quality of medical care ［J］. Salud publica de Mexico, 1986, 28 (3): 324 – 327.

［78］Mant J. Process versus outcome indicators in the assessment of quality of health care ［J］. International Journal for Quality in Health Care, 2001, 13 (6): 475 – 480.

［79］Donabedian A. The quality of care – How can it be assessed? ［J］. Archives of Pathology and Laboratory Medicine, 1997, 121 (11): 1145 – 1150.

［80］Butt M M, de Run E C. Private healthcare quality: applying a SERVQUAL model. ［J］. International Journal of Health Care Quality Assurance, 2010, 23 (7): 658 – 673.

［81］Bentzler M, Rothmund M, Ansorg J. The surgical quality seal (SQS) ［J］. Der Chirurg; Zeitschrift fur alle Gebiete der operativen Medizen, 2007, Suppl: 231 – 232.

［82］Fontana D. Intrinsic motivation and self – determination in human – behavior ［J］. British Journal of Educational Psychology, 1986, 56 (2): 226 – 228.

［83］Yang T, Shen Y, Zhu M, et al. Effects of co – worker and supervisor support on job stress and presenteeism in an aging workforce: A structural equation modelling approach ［J］. International Journal of Environmental Research and Public Health, 2016, 13 (1): 72.

［84］Yang T, Guo Y, Ma M, et al. Job stress and presenteeism among chinese healthcare workers: The mediating effects of affective commitment ［J］. International Journal of Environmental Research and Public Health, 2017, 14 (9): 978.

［85］Friend K E. Stress and performancw: Effects of subjective work load and time urgency ［J］. 1982, 35 (3): 623 – 633.

［86］Cohen S, Wills T A. Stress, social support, and the buffering hypothesis ［J］. Psychol Bull, 1985, 98 (2): 310 – 357.

［87］Klein J, Frie K G, Blum K, et al. Psychosocial stress at work and perceived quality of care among clinicians in surgery [J]. BMC Health Services Research, 2011, 11 (109).

[88] Yang T, Ma M, Zhu M, et al. Challenge or hindrance: Does job stress affect presenteeism among Chinese healthcare workers? [J]. Journal of Occupational Health, 2018, 60 (2): 163 – 171.

[89] Cavanaugh M A, Boswell W R, Roehling M V, et al. An empirical examination of self – reported work stress among US managers [J]. Journal of Applied Psychology, 2000, 85 (1): 65 – 74.

[90] Johns G. Presenteeism in the workplace: A review and research agenda [J]. Journal of Organizational Behavior, 2010, 31 (4): 519 – 542.

[91] Yang T, Zhu M, Xie X. The determinants of presenteeism: a comprehensive investigation of stress – related factors at work, health, and individual factors among the aging workforce [J]. Journal of Occupational Health, 2016, 58 (1): 25 – 35.

[92] Williams E S, Skinner A C. Outcomes of physician job satisfaction: A narrative review, implications, and directions for future research [J]. Health Care Management Review, 2003, 28 (2): 119 – 139.

[93] Shanafelt T D, West C, Zhao X H, et al. Relationship between increased personal well – being and enhanced empathy among internal medicine residents [J]. Journal of General Internal Medicine, 2005, 20 (7): 559 – 564.

[94] Lu L, Dong M, Wang S, et al. Prevalence of workplace violence against health – care professionals in China: A comprehensive meta – analysis of observational surveys [J]. Trauma, Violence & Abuse, 2018, 74642845.

[95] Wu S, Lin S, Li H, et al. A study on workplace violence and its effect on quality of life among medical professionals in China [J]. Archinves of Environmental and Occupational Health, 2014, 69 (2): 81 – 88.

[96] Bandura A. Self – efficacy mechanism in human agency [J]. American Psychologist, 1982, 37 (2): 122 – 147.

[97] Gist M E, MitchellI T R. Self – efficacy – A Theoretical – analysis of its determinants and malleability [J]. Academy of Managemnt Review, 1992, 17 (2): 183 – 211.

[98] Park J. Work Stress and Job Performance [J]. Perspectives on Labour and Income, 2008, 20 (1): 7 – 19.

[99] Gatchel R J, Schultz I Z. Handbook of Occupational Health and Wellness ‖ Theories of Psychological Stress at Work [J]. 2012, 10. 1007/978 – 1 – 4614 – 4839 – 6 (Chapter 2): 23 – 38.

[100] Podsakoff N P, Lepine J A, Lepine M A. Differential challenge stressor – hindrance stressor relationships with job attitudes, turnover intentions, turnover, and withdrawal behavior: A meta – analysis [J]. Journal of Applied Psychology, 2007, 92 (2): 438 – 454.

［101］Örtqvist D，Wincent J，Institutionen S，et al. Prominent consequences of role stress：A Meta – Analytic Review ［J］. International Journal of Stress Management，2006，13 （4）：399 – 422.

［102］Eatough E M，Chang C，MiloslavicI S A，et al. Relationships of role stressors with organizational citizenship behavior：A meta – analysis ［J］. Journal of Applied Psychology，2011，96 （3）：619 – 632.

［103］Frese M Z D. Action as the core of work psychology：A German approach ［J］. H. c. triandis M. d. dunnette & L. m. hough Handbook of Claessens Et Al，1994.

［104］Lazarus R F S. Stress，appraisal and the coping process ［M］. 1984.

［105］SelyeH. Stress concept – reply ［J］. Canadian Medical Association Journal，1976，115 （8）：718.

［106］Deng J，Guo Y，Ma T，et al. How job stress influences job performance among Chinese healthcare workers：a cross – sectional study ［J］. Environ Health Prev Med，2019，24 （1）：2.

［107］Lepine J A，Lepine M A，Jackson C L. Challenge and hindrance stress：Relationships with exhaustion，motivation to learn，and learning performance ［J］. Journal of AppliedP Psychology，2004，89 （5）：883 – 891.

［108］Bosell W R，Olson – buchananL J B，Lepine M A. Relations between stress and work outcomes：The role of felt challenge，job control，and psychological strain ［J］. Journal of Vocational Behabior，2004，64 （1）：165 – 181.

［109］Webster J R，Beehr T A，Christiansen N D. Toward a better understanding of the effects of hindrance and challenge stressors on work behavior ［J］. Journal of Vocational Behavior，2010，76 （1）：68 – 77.

［110］Sze S. WHO：from small beginnings ［J］. World Health Forum，1988，9 （1）：29 – 34.

［111］Macgergor J N，Barton Cunningham J，Caverley N. Factors in absenteeism and presenteeism：life events and health events ［J］. Management Research News，2008，31 （8）：607 – 615.

［112］Yang T，Guo Y，Ma M，et al. Job stress and presenteeism among Chinese healthcare workers：The mediating effects of affective commitment ［J］. International Journal of Environmental Research and Public Health，2017，14 （9）：978.

［113］Roemer M I，Montoya – aguilar C. Quality assessment and assurance in primary health care ［J］. WHO offset publication，1988 （105）：1 – 78.

［114］Babakus E，Mangold W G. Adapting the SERVQUAL scale to hospital services：an empirical investigation ［J］. Health Service Resesrch，1992，26 （6）：767 – 786.

［115］Teshnizi S H，Aghamolaei T，KahnoujiK，et al. Assessing quality of health services with the SERVQUAL model in Iran. A systematic review and meta – analysis ［J］. International

Journal for Quality in Health Care, 2018, 30 (2): 82 – 89.

[116] Klein J, FrieK G, Blum K, et al. Psychosocial stress at work and perceived quality of care among clinicians in surgery [J]. BMC Health Services Research, 2011, 11 (1): 109.

[117] Karasek. Coworker and Supervisor support as moderators of associa – tions between task characteristics and mental strain [J]. Journal of Organizational Behavior, 2010, 2 (3): 181 – 200.

[118] Weinberg A, Creed F. Stress and psychiatric disorder in healthcare professionals and hospital staff [J]. LANCET, 2000, 355 (9203): 533 – 537.

[119] Ware J E. Improvements in short – form measures of health status: Introduction to a series [J]. Journal of Clinical Epidemiology, 2008, 61 (1): 1 – 5.

[120] Laddu D R, Wertheim B C, Garcia D O, et al. 36 – Item Short Form Survey (SF – 36) Versus Gait Speed As Predictor of Preclinical Mobility Disability in Older Women: The Women's Health Initiative [J]. Journal of The American Geriatrics Ssociety, 2018, 66 (4): 706 – 713.

[121] Turner – Bowker D M, Bayliss M S, Ware J E, et al. Usefulness of the SF – 8 (TM) Health Survey for comparing the impact of migraine and other conditions [J]. Quality of Life Research, 2003, 12 (8): 1003 – 1012.

[122] Hakanen J J, SchaufeliW B, Ahola K. The Job Demands – Resources model: A three – year cross – lagged study of burnout, depression, commitment, and work engagement [J]. Work and Stress, 2008, 22 (3): 224 – 241.

[123] Rasskazova E, IvanovaT, Sheldon K. Comparing the effects of low – level and high – level worker need – satisfaction: A synthesis of the self – determination and Maslow need theories [J]. Motivation and Emotion, 2016, 40 (4): 541 – 555.

[124] Hayward R A, Hofer T P. Estimating hospital deaths due to medical errors – Preventability is in the eye of the reviewer [J]. JAMA – Journal of the American Medical Association, 2001, 286 (4): 415 – 420.

[125] Seibert. A social capital theory of career success. [J]. The Academy of Management Journal, 2001, 2 (44): 219 – 237.

第八章 卫生政策与医疗服务评价

第一节 "药品零加成"政策扩散的动因分析①

政策扩散动因是政策扩散理论的一个重要研究方向，目的是揭示政策扩散的驱动力与影响因素。关于政策扩散动因理论层面的研究已较为成熟，但适用于我国的政策扩散动因分析框架仍相对缺乏，在一定程度上存在理论与实际的脱节。此外，针对具体政策扩散的实证研究和案例分析仍相对匮乏，不利于对已有观点的检验和完善。因此，在文献研究的基础上，结合我国的领导体制、府际关系、治理体系等方面的特点，梳理出一个具有中国特色的政策扩散动因分析框架。同时，选择"药品零加成"政策作为分析案例，结合实地访谈、新闻报道等资料，对"药品零加成"政策在我国 30 个城市间扩散的动因及这些动因所发挥的作用进行分析。研究发现，"药品零加成"政策扩散是典型的"试点 + 推广"模式，是内在驱动和外在拉动共同作用的结果，此政策扩散动因分析框架对其具有很强的解释力。在框架所列的 8 种动因中，模仿、学习、竞争、行政指令、公民和媒体这 6 种动因发挥了显著作用，而社会组织和公共事件并未产生重要影响力。同时，行政指令这一外在动因具有特殊性和优先性，是对该政策影响最大的动因。从整体上看，内部驱动的作用大于外部拉动的作用，内在动因起主要驱动作用，其他外在动因起支持辅助的拉动作用。

一、问题的提出

一项公共政策的出台很难在地域开放、信息技术发达的现代社会孤立前行；反之，会以不同的路径与效率逐渐扩散，并产生一种运用范围更为广泛的政策效果。罗杰斯对政策扩散做过一个代表性的界定，他认为，"一项创新通过某种渠道随着时间流逝在一个社会系统的成员之间被沟通的过程"就是政策扩散。西蒙斯等人进一步指出"扩散是国家之间在进行政策选择时相互依赖的过程"。王浦劬对政策扩散的内涵进行了更加本土化的解释，他认为"所谓政策扩散是指一种政策活动从一个地区或部门扩散到另一个地区或部门，被新的公共政策主体采纳并推行的过程"。政策扩散动因是政策扩散理论的一个重要研究方向，目的是揭示政策扩散的驱动力与影响因素。

关于政策扩散动因，国内外学者建构了不同的分析框架。西方学者普遍采用四分法进行

---

① 本节内容的主要观点已发表于 2021 年第 3 期《深圳社会科学》。

分析。斯潘和沃登认为政策扩散主要受四种动因的影响，包括向早期的政策接纳者学习、邻近城市之间的经济竞争、大城市之间的模仿和州政府的强力推进。马什和沙曼认为学习、竞争、强制和模仿在政策扩散中发挥主要作用。多宾等人认为建构主义理论、强制理论、竞争理论和学习理论这四种理论可以解释政策扩散。托本则从效仿、社会化、学习和外部性这四个角度对政策扩散动因进行划分。国内学者关于政策扩散动因的本土化研究则略显贫乏，较完整的解释有王浦劬和赖先进的五分法，即学习机制、竞争机制、模仿机制、行政指令机制和社会建构机制。杨代福从影响因素和机制两方面进行了分析，其中，影响因素包括动机因素、资源/障碍因素、其他政策、外部因素和政策创新属性；机制包括强制、诱致、学习、竞争、模仿和社会化。由此可知，虽然国内外学者从不同的视角解释政策扩散动因，但在学习、模仿、竞争、社会化等影响因素方面却具有一致性。与此同时，朱旭峰、朱亚鹏、张克、李健等学者还结合具体政策检验了政策扩散的动因理论。

纵观政策扩散动因的研究现状，正如汤川等人所言，"目前对于扩散机制分类的研究已经取得了丰硕的成果，但对于研究这些机制在何时、以怎样的方式发挥作用的尝试却很少"，缺乏政策实践对扩散动因分析框架的检验与修正，缺乏中国视野下政策扩散的动因分析，缺乏对具有全国影响力的政策如何扩散的深入分析，在一定程度上存在理论与实际的脱节。因此，今后研究的重点是通过实证研究和案例分析演绎和检验已有的理论和框架，归纳并发现新的视角和动因。"药品零加成"政策是本研究的分析案例。2009 年公布的《中共中央、国务院关于深化医药卫生体制改革的意见》提出，"推进医药分开，积极探索多种有效方式，逐步改革以药补医机制。通过实行药品购销差别加价、设立药事服务类等多种方式逐步改革或取消药品加成政策"①。在政策稳步推行 8 年之后，2017 年 4 月公布的《关于全面推开公立医院综合改革工作的通知》明确指出，"9 月 30 日前，全面推开公立医院综合改革，所有公立医院全部取消药品加成（中药饮片除外）"。截至 2017 年 6 月，这项政策已经涵盖全国各省（自治区、直辖市）200 多个主要城市。具体而言，本研究选择"药品零加成"政策作为分析案例主要基于以下四点原因：第一，这项政策的背景是改变市场经济体制下的"以药养医"现象，促进公立医院回归公益属性，消除"看病贵"等社会问题，其影响涉及全国各级公立医院、患者以及整个医疗卫生事业的改革和发展，具有重大的理论与实际研究价值。第二，我国的政策扩散模式从空间维度看基本可分为垂直与水平两个方向：垂直上分为自上而下的"全面铺开"模式、"试点＋推广"的扩散模式与自下而上的"吸纳—辐射"模式；水平上包括同一层级政府和不同发展水平间的区域政府的扩散模式。但实际上，"社会科学家和政治学家一般都将政策扩散视为一种复杂的现象去理解，却很少将其作为一种复杂的系统进行研究"。然而政策扩散是一个相互依赖的过程，不仅仅是从一个地方政府扩散到另一个地方政府。政策扩散现象往往存在于一个立体的政策扩散网络中，兼具垂直与水平的扩散模式。遗憾的是，这种源自不同依赖关系的"非线性扩散"研究相对匮

---

① 我国于 1954 年正式出台药品价格加成政策，截至 2009 年共推行了 55 年，并成为医院创收的重要途径，但也导致了"以药养医""看病贵"等社会问题。

乏，更多的是针对某一扩散模式或路径的研究。"药品零加成"政策扩散的过程是垂直扩散和水平扩散的结合体，可以很好地检验政策扩散动因框架的解释力。第三，我国虽然还存在其他一些典型的政策扩散案例，如"二孩"政策，其对应的是行政指令驱动型的"全面铺开"模式；抑或"楼市调控"政策，其代表的是地域集中型的扩散模式。但这些政策或囿于扩散动因的单一，或受限于扩散区域过于集中，作为政策扩散动因分析的案例缺乏完整性和代表性。反之，"药品零加成"政策是国家意志和地方创新共同作用的产物，是内外因共同作用的结果，它实施周期较长且涉及社会各界，可以较为全面地反映整个政策扩散过程中各动因的影响与变化情况。第四，目前有关"药品零加成"政策的研究主要集中在政策的实施效果以及对政策自身的思考两个方面。如取消药品加成是否真正降低了患者的医疗费用、政府补助何以弥补取消药品加成产生的效益缺口、公立医院的正常经营能否维持、如何实现与其他补偿政策的同步实现等。鲜有研究从政策扩散的角度去分析为何这项政策得以推广、其扩散动因有哪些，这些动因如何发挥作用，故本研究具有一定的创新性。

综合以上分析，本研究将在已有研究成果基础上，结合我国的领导体制、府际关系、治理体系等方面的特点，梳理出一个具有中国特色的政策扩散动因分析框架，并以此剖析"药品零加成"政策如何在我国30个城市间扩散，试图说明不同动因在我国政策扩散的过程中发挥的作用，检验已有的动因能否充分解释我国的政策扩散，以及不同的政策扩散路径是否应当采用不同的动因分析等。

二、分析框架

本研究在借鉴国内外政策扩散动因理论和分析框架，尤其是王浦劬和赖先进五分法的基础上，对政策扩散动因分析框架进行了重新梳理，使其更贴合我国的特点。其主要的改进是将社会建构机制进行了具体化，与西方研究相比，加入了公共事件这一动因。具体而言，以动因是否产生于政策主体为标准，将政策扩散动因分为内在动因与外在动因两部分（见图8-1）。由政策主体主动推进政策扩散发生的是内在动因，包括模仿、学习和竞争，它们

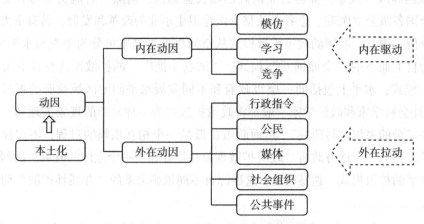

图8-1 政策扩散动因分析框架

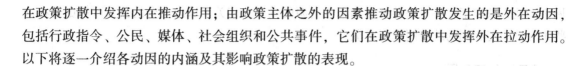

在政策扩散中发挥内在推动作用；由政策主体之外的因素推动政策扩散发生的是外在动因，包括行政指令、公民、媒体、社会组织和公共事件，它们在政策扩散中发挥外在拉动作用。以下将逐一介绍各动因的内涵及其影响政策扩散的表现。

（一）内在动因

1. 模仿。模仿是政策制定者直接套用某一辖区内政府创新政策的"政策克隆"过程，表现为一定的跟风效仿。在我国，政策模仿一般发生于地方政府之间，尤其是在省级政府出台一项新政策后，其辖区内的各市级、县级政府都会纷纷模仿。从行政体制追溯，这源于自上而下的行政安排，地方政府在权力归属、权力关系和权力运作方面都有很强的相似性，甚至呈现出"同构"的特色；这种在政治上异质性较弱的特点为地方政府间的政策交流提供了便利条件。因此，地方政府也最有可能从其同类组织中学习和效仿，进而推动政策扩散。这也是中国政府不同于西方的重要政策表现。

2. 学习。政策学习与政策模仿在概念界定和政策行为上有很大的相似性，都表现为对成功政策经验的借鉴。其不同之处在于，政策学习是一种"教训—汲取"的特殊类型，"面对共同的问题，城市、地方政府和国家可以从相对应的决策者那里学习如何应对"。或者说，学习关注的是行动，模仿关注的是行动者。由学习动机主导的政策扩散在我国极其普遍，主要存在以下几种情况：第一，同一行政层级的地方政府往往面临相似的公共政策问题，政策学习的沟通方式更易促进公共政策的相互扩散；第二，不同发展水平间的地方政府，公共政策具有由发达地区向欠发达地区扩散的梯度性，例如，我国西部地区向东部地区的政策学习就体现了这种位势差；第三，地理位置的邻近总带有区域性政策的明显特征，我国因地理位置形成的环渤海、长三角和珠三角经济圈都有各自经济发展的区域性、产业型特征，在各自经济优势范围内所形成的产业政策，可以在政策成本和扩散阻力较低的情况下实现政策扩散；第四，各级、各区域的地方政府总存在不同的亲近程度，而地方政府间频繁的政治交往和经济合作都在很大程度上为政策扩散提供了优先条件。

3. 竞争。所谓竞争，即地方政府竞争，是指地方政府在政府利益的驱动下展开的对流动性稀缺资源直接或间接的竞争。竞争机制如何影响政策扩散，可以从竞争压力的角度进行分析。中国地方政府的竞争压力主要源于上级政府，如绩效考核和人事管理制度，而非西方的政治舆论和政党选举压力。当然，对劳动力、资本、技术等流动性生产要素的竞争始终是地方政府不竭的追求动力；除此之外，机会作为一种稀缺且一定程度排他的资源，也已成为一种竞争要素。由竞争驱动的政策扩散主要表现为以下几个层次：第一，同一层级的地方政府，其中省级政府的竞争尤为激烈，除此之外，直辖市政府间的政策竞争也很突出，如"京沪之争"；第二，同一发展水平的地方政府，特大城市、大城市、小城市等处于同一发展层次的地方政府往往面临相似的公共政策问题，地位与发展机会之争也成为政策竞争的主要驱动力，其中，省会竞争就是对政治资源和发展优先权争夺的重要体现，如"青济之争"；第三，相邻的城市政府，聚集效应常常引起对公共产品和公共服务的政策竞争，"成渝之争"就是西南区竞争的典型范例；第四，职能相同的城市政府，旅游型城市、文化型城市的地方政府都存在对旅游资源和文化资源的竞争，相关领域内出台的公共政策更易在这些主导性职能相同的政府间进行扩散。

（二）外在动因

1. 行政指令。行政指令是带有中国本土色彩的说法，在西方国家的政策动因分析中更倾向于将其表述为"强制"。在我国，地方政府的权力来源于中央政府，一切重大事务的决策权也由中央享有，地方不过是行政指令的传导中介。虽然地方政府也可以自主选择政策创新，但可能面临最终不被中央政府认可的风险。因此，在压力与合法性的驱动下，上级政府尤其是中央政府更易通过权威性的行政指令促进公共政策在全国范围内的扩散与推行。"金字塔"式政府架构使中国的府际关系拥有不同于西方联邦制的特点。其中，中央领导下的垂直关系就是行政指令影响政策扩散的重要基础，而"地方试点 + 全国推广"便成为一种典型的政策扩散模式。我国行政指令对政策扩散的作用主要体现在：第一，上级政府及部门通过"红头文件"直接嵌入下级政策制定者的政策议程活动，推进政策扩散；第二，上级政府及部门直接介入政策本身，推动公共政策内容的直接扩散。

2. 公民。公民作为社会建构机制的重要组成部分，在我国，虽然其赖以生存的"公民性"发育程度并不成熟，但其政策主体地位却随着过去 30 多年公众社会的发展逐渐提升。在具体的政策影响力主要表现为：当一项公共政策足以引起公众的广泛关注并讨论时，公众往往会毫不吝啬地行使自己的政治权力，通过各种途径、采取各种形式的支持或抵制行为影响政策扩散，可以说，从政策采纳到推行都有公众力量的显著影响。如福建厦门的 PX 项目就是以市民群体抵制，直到厦门市政府宣布暂停工程而告终，留下了政府与公众互动的经典范例。

3. 媒体。媒体作为大众传播媒介，在现代社会中已发展成公众进行信息沟通的主要渠道，被称为第四、第五媒体的互联网和手机更是成为最适合中国国情的政府治理工具。媒体作为政策扩散过程中公众意见的交流平台，其作用主要是将公众的政策意见带到政策制定者的决策系统中，在网络平台实现多方信息的聚集效应，进而整合成政策决策者所需的"民意"资源。媒体影响政策扩散基本遵循如下路径：政府发布一项与公众相关的政策内容，非专业的普通公众借助媒体平台广泛讨论并互动，进而上升为热度公众议题，对政府的政策制定形成一股舆论压力；公众的自由表达与媒体传播的时效性促使政府关注相关问题，甚至纳入政策系统中；政府基于媒体所表达的公众意见寻求与借鉴其他城市的政策创新。《关于深化医药卫生体制改革的意见（征求意见稿）》就是政府通过网络媒体，问政于民，从而进行政策制定的过程。当然还存在另一种路径，即公众通过网络媒体自觉跟踪、发表针对某个社会问题的看法，介绍已有的典型政策，进而在网络上不断发酵，形成网络舆论，给予相关政策主体压力，从而推动政策问题的不断更新与解决。

4. 社会组织。本研究所指的社会组织主要是社会非营利组织，是介于政府和市场之间的"第三部门"。但社会组织的现实发展并未与学术界的关注成正比。相反，由于制度、资金等支持力度的缺乏，不仅其自身发展出现"瓶颈"，也难以发挥对政策扩散的建构作用。

社会组织对政策扩散的影响力主要表现在两个方面，即集体力量的发挥和桥梁中介的作用。一方面，作为一个有组织目标、专业性强的社团，对特定社会问题往往具有更高的敏感度与关注度；并与不同区域、不同团体有着频繁的民间往来，这是政府官方渠道不能代替的重要政策沟通方式。因此，在政策扩散过程中，社会组织可能会对有关本行业、本部门的政策问题比政府组织拥有更灵敏的把握与关注，也可能先于政府部门提出更有针对性的政策意见或建议，进而影响政策扩散进程。另一方面，社会组织也是沟通政府与公众的桥梁，把公众对政府的要求、愿望、建议和批评等集中起来，通过发表意见、提出建议和协调对话的形式传递给政府，从而参与到政策制定中，实现社会组织与公众、媒体对政策扩散共同的建构作用。但在目前的中国社会，这两种功能都未得到正常发挥。

5. 公共事件。所谓公共事件，主要指突然发生的，对社会公众产生生命、财产、环境、社会安全等方面消极影响的社会性紧急事件，主要发生在自然灾害、环境卫生和公共安全等领域。我国已进入公共事件突发的高峰期，从政策角度看，公共事件是将重大社会问题转化为政策问题的重要契机。尤其是在公众与媒体的双重推动下，公共事件已成为政策扩散发生的重要驱动因素。公共事件的群体性、危害性和公共性使公共事件的影响力总能突破地域限制，发生空间上的扩散。由此形成的制度化危机管理、应急管理政策也能发挥较为长久的稳定性，为同类公共事件的应急处理提供及时的制度保障以及人员、资金和设施的支持。从而尽可能减少或消除社会危害，防止公众的过度恐慌情绪，达到及时处理问题并且稳定社会的目的。上述 2 类动因、8 种因素共同建构起了我国的政策扩散动因分析框架。总而言之，各要素很难单独发挥影响力，而是在相互作用中共同影响政策扩散。本研究将在第三部分利用该动因解释框架对"药品零加成"政策进行具体分析。

三、"药品零加成"政策扩散的动因分析

(一) 研究对象和数据来源

"药品零加成"政策从 2009 年出台至今，其实施范围已基本覆盖全国各个省区市。其中，具有代表性和示范性的城市有 200 个，包括国家正式公布的四批试点城市（第一批 16 个、第二批 17 个、第三批 66 个、第四批 100 个，共 199 个），以及作为全国"药品零加成"政策样板的北京市。以上这 200 个城市构成了我国"药品零加成"政策实施和政策扩散的缩影，也是本研究选取研究对象的来源。综合考虑样本量大小、城市间的地区分布平衡、经济发展差异、城市代表性等因素，采用分层随机抽样的方法，本研究从 200 个城市中选择了 30 个作为研究对象，包括 11 个东部城市、10 个中部城市和 9 个西部城市，并具体划分为 4 个政策扩散阶段（详见表 8 - 1）。需要特别指出的是，研究对象主要来源于"药品零加成"政策的示范城市，但这并不意味着它们都是受国家政策的影响才开始改革。统计分析显示，在选取的研究对象中，有 9 个（大约 30%）城市在被列为国家试点之前就已经施行"药品零加成"改革。例如，南京在 2011 年便开始在县级医院推行改革，但直到 2015 年才被确定为第三批试点城市；济南在 2012 年也开始推行改革，但直到 2016 年才被确定为第四批试点

城市，以此推动"药品零加成"政策在山东全省的推广。除此之外，改革先于试点或自主推行改革的城市还包括唐山、重庆、东莞、合肥、嘉兴、襄阳和北京。这说明了试点并不是"药品零加成"政策扩散的唯一原因，而是多种因素作用的结果，值得对其动因进行分析。

表8-1 研究样本构成与分布

阶段	时间	东部城市	中部城市	西部城市	总数
第一阶段	2010. 2. 23	厦门，上海，北京	芜湖，株洲	西宁，遵义	7个
第二阶段	2014. 5. 9	天津，珠海	唐山，长春	重庆，鄂尔多斯	6个
第三阶段	2015. 5. 21	威海，南京，东莞	齐齐哈尔，合肥，武汉	呼和浩特，贵阳，吐鲁番	9个
第四阶段	2016. 5. 12	济南，嘉兴，中山	张家口，襄阳，湘潭	拉萨，哈密	8个
总数		11个	10个	9个	30个

资料来源：《卫生部等五部委部署公立医院改革试点工作》《关于确定第二批公立医院改革国家联系试点城市及有关工作的通知》《关于确定第三批公立医院改革国家联系试点城市及有关工作的通知》《关于确定第四批公立医院改革国家联系试点城市及有关工作的通知》。

注：北京在2012年便开始推行"药品零加成"政策，其改革经验也将在全国进行示范推广，具有代表性，故将其列为研究对象，纳入政策扩散的第一阶段。

本研究将基于前面提出的政策扩散动因分析框架，综合使用国家政策文件、地方政策文件、学术论文、新闻报道、访谈记录①等一手和二手数据资料，分析"药品零加成"政策在30个样本城市间扩散的动因，以及这些动因发挥了什么作用。

（二）"药品零加成"政策扩散的内在动因分析

政策扩散内在动因包括模仿、学习和竞争三种。其中，模仿与学习在理论上属于两种不同的动因机制，但在实际的政策分析中很难将两者完全区分。总体而言，在研究对象中，第一批试点城市在开展"药品零加成"改革时完全受行政指令驱动，没有任何政策经验可供模仿和学习。然而，从第一阶段试点到第二阶段试点中间相隔了4年多的时间。在此期间，第一批试点城市已经在不同区域形成了可供模仿和学习的阶段性的政策实施经验。因此，从第二批试点城市开始，它们在实施"药品零加成"政策的过程中不再是完全的"摸着石头过河"，都或多或少地模仿和学习了第一批试点城市的经验。换言之，除厦门、上海、芜

---

① 课题组于2016年5月至2017年6月，在北京、武汉、厦门等地的三甲医院，围绕"药品零加成"政策、医务人员工作压力、医务人员工作绩效等主题开展了深度访谈，访谈对象包括医院管理者、行政人员、医生、护士、药剂师、医护人员等。

湖、株洲、西宁和遵义 6 个城市外，其余的 24 个样本城市的政策扩散都受到了学习与模仿动因的影响，比例高达 80%。其中，通过比较各城市出台"药品零加成"政策的时间可知，唐山、重庆、南京、东莞、合肥、济南、嘉兴和襄阳 9 个城市在被国家正式确立为试点城市之前主动进行了政策扩散，是受模仿和学习动因主要驱动的城市，占到 26.7%。这 9 个城市的新闻媒体对第一批试点城市的改革进行了大量报道，它们出台的"药品零加成"政策与第一批试点城市的政策有很强的相似性，可见模仿和学习在政策扩散中发挥了重要作用。

　　从地域上看，模仿和学习对"药品零加成"政策在研究对象间扩散的影响具有以下特点。在政策扩散的第一阶段，东、中、西部地区分别形成了以厦门和上海、芜湖和株洲、西宁和遵义为核心的政策圈，由此达到先积累政策经验、再实现大范围推广的试点目标。在此之后的政策扩散阶段呈现出明显的区域扩散特征，"邻近效应""聚集效应"表现明显，即"某城市所在省份内其他城市采纳社会政策的比例越高，该城市采纳该社会政策的概率也会越高"。东部地区具体可分为环渤海、长三角和珠三角 3 个"药品零加成"政策圈，这与经济圈的划分是完全一致的。环渤海"药品零加成"政策圈以北京和天津为政策核心，其所做出的政策示范具有很强的导向作用，在实施方案与进度的选择上也相对完整成熟，因此带动了整个华北地区，包括威海、济南等城市的政策模仿和学习。长三角"药品零加成"政策圈以上海为核心，其模仿和学习效益主要波及了江苏和浙江两个省份，包括南京、嘉兴等城市。其中，2015 年 5 月，江苏省在全国率先将营利性民营医院纳入"药品零加成"政策，在政策扩散过程中实现了政策创新，是一种全新的政策学习成果。珠三角"药品零加成"政策圈以厦门和珠海为核心，快速扩展到了包括东莞、中山等城市在内的福建省和广东省。同样，中部和西部地区也遵循着中心带动边缘区域的扩散路径，如唐山、张家口所在的华北区，长春、齐齐哈尔所在的东北区，芜湖、合肥、株洲、武汉、襄阳、湘潭的所在华中区，西宁、鄂尔多斯、呼和浩特、吐鲁番、拉萨、哈密所在的西北区，以及遵义、重庆和贵阳所在的西南区。由此可知，案例中的政策模仿和学习主要在同类政府中发生，政策也相应在水平区域的政府间实现扩散；此外，市级政府对省级政府的政策模仿以及一般的市级政府对省会城市或特大城市的模仿也十分明显。正如一位受访者所言："省里出台一项政策之后，市里会组织学习相关精神，并紧跟着出台相应的政策，政策思想和主体内容基本一致，只是在具体规定上会结合地区实际情况略加调整"（访谈记录 WH/20161002/04）①。

　　与此同时，模仿和学习对"药品零加成"政策的影响不仅表现在不同城市之间，也反映在各个城市政策执行的不同阶段。我们发现各地政府往往会结合考虑本地医院的发展情况和政策执行的目标，对"药品零加成"政策做出部分调整，如试点医院的区域和等级选择、取消药品加成比例的选择等，这都是政策学习的重要体现。例如，厦门市公立医院改革便对药品加成实施了逐步取消的方案，先于 2011 年 7 月取消药品加成 5%；再到 2013 年 3 月彻底取消。这样做既实现了政策目标，又为改革提供了足够的缓冲余地，避免了可能引起的改

---

　　① 访谈记录编码说明：WH 为城市的简称，20171002 为访谈的具体时间，04 为访谈对象序号，下文的访谈记录采用相同的方式编码。

革争议，是一次有效的政策学习示范。

除模仿与学习外，竞争是另一个重要的政策扩散内在动因。我国的政府竞争表现为多种形式，但究其根本是源自绩效考核。绩效考核和竞争压力使管理者十分重视政策扩散，因为一项成功的政策模仿和政策学习就有可能提升城市和部门的竞争力，甚至会对个人的绩效考核和职务晋升产生重要的影响。在"药品零加成"扩散中，竞争扮演着重要的角色。例如，厦门作为首批试点城市，于2013年率先在全市公立医院取消药品加成。这虽然在一定程度上影响了医院的收益，但却为医院吸引来了更多的就诊人数，扩大了医院的影响力，进一步巩固和凸显了厦门作为闽西南地区医疗中心的地位。正如一位受访者所言："自厦门开始推行政策后，许多大型公立医院的就诊人数出现了明显的结构变化，外地就诊患者比例明显增加，外地来厦门购药的患者人数显著增多，这无疑给周边城市的医院造成了无形的巨大压力"（访谈记录XM/20170608/09）。由此可见，"药品零加成"政策在厦门的实施，加剧了闽西南地区医疗资源的竞争，也因此促使"药品零加成"政策从厦门扩散到省内的福州、泉州、三明，甚至是广东省的珠海、深圳等城市。这也证明了朱旭峰的观点，"当一个城市政府采纳了一项政策创新，对于处于相同晋升竞争环境中的省内其他城市来说，就形成了一种'横向竞争压力'，从而导致其他城市也纷纷采纳类似的政策"。

与此同时，竞争是一种更为内在的驱动机制，在具体的政策扩散过程中，可能会以政策模仿或政策学习的形式表现，但竞争更加强调政策资源的稀缺性、公共性和流动性，会从实质上加速政策扩散的进程，改变政策扩散的方向与范围。在本案例中，如北京、上海等特大城市对全国性医疗资源的竞争；重庆、贵阳等大城市对西南地区医疗资源的竞争；合肥和芜湖、鄂尔多斯和呼和浩特以及威海和济南等城市对各省医疗资源的竞争都加速了"药品零加成"政策扩散的进程，并不断扩大其影响范围。简言之，除第一批试点（不包括北京）的6个城市外，其他城市都受到竞争因素不同程度的影响。其中，天津、珠海、长春、重庆、南京、合肥、武汉、呼和浩特、贵阳、济南这10个省会城市与大城市表现得更为明显，这些城市的"药品零加成"政策也推行得更加彻底。

（三）"药品零加成"政策扩散的外在动因分析

政策扩散外在动因包括行政指令、公民、媒体、社会组织和公共事件五种。"药品零加成"政策扩散是典型的"试点＋推广"的模式，行政指令在其中发挥着不可替代的关键作用。本研究的30个研究对象全部受到了行政指令的影响，达到了100%的比例。在推行"药品零加成"改革的过程中，中央政府和地方各级政府通过发布行政指令，传递改革的指导思想和顶层设计，推动政策自上而下、由点及面的扩散。在国家层面，最具代表性的行政指令包括启动期的《中共中央、国务院关于深化医药卫生体制改革的意见》、试点期的《卫生部等五部委部署公立医院改革试点工作》《关于确定第二批公立医院改革国家联系试点城市及有关工作的通知》《关于确定第三批公立医院改革国家联系试点城市及有关工作的通知》《关于确定第四批公立医院改革国家联系试点城市及有关工作的通知》以及推广期的《关于全面推开公立医院综合改革工作的通知》等。以上行政指令在宏观层面规划了"药品零加成"政策的实施时间与实施地点，构建了政策扩散的整体框架。在此基础上，省级政府又在各自辖区出台了地方性文件，在微观层面将政策进一步具体化、细则化，奠定了政策扩散基础。例如，湖南省卫生计生委于2015年1月发布的《湖南省推进县级公立医院综合改革实施意见》规定，"全省87个县（市）公立医院、中医医院（含中西医结合医院、民族医院）分三批启动全面综合改革，取消药品加成"。至此，包括长沙、湘潭等城市纷纷响应省政府政策开始推行或全面推广"药品零加成"政策。此外，从政策合法性的角度看，省政府的政策出台更加坚定了地方政府进行政策扩散的决心并加强了推广力度。2015年7月，福建省医改办、卫计委、财政厅等部门联合出台了《关于控制公立医院医药费用过快增长的实施意见》，要求降低全省药占比，并对公立医院控费工作进行考核评估，其结果与院长年薪和医技人员的工资挂钩。在中央政府以及省政府的双重政策压力下，福建省的各城市也纷纷走向了政策改革之路。正如一位受访者所言，"政策之前，是否推行相关改革还可以自由选择；在政策出台之后，就是行政指令，是政治任务，必须坚定地观察执行上级的政策"（访谈记录GZ/20170426/07）。

在传统观点中，与内外动因和行政指令相比，其他外在动因政策扩散过程中的作用要弱得多。由此，很多学者都将包括公众、媒体、社会组织和公共事件等在内的因素统称为社会建构机制，并不进行具体区别与分析。但是，随着国家治理体系和治理能力现代化的推进，公众、媒体、社会组织都将成为重要的治理主体，对政策扩散发挥更重要的影响。这一趋势在本案例中已经有所体现。"药品零加成"政策处于一个立体交互的政策扩散网络中，从政策的制定和出台再到推行和扩散，这整个过程都要受到公众、媒体、社会组织和公共事件的不同程度的影响。"药品零加成"政策的狭义影响对象是患者，广义影响对象则是全体公众。取消药品加成将直接降低患者的医疗支出，但也有可能对医务人员的收入产生负面影响，进而降低医疗服务质量。因此，"药品零加成"政策能否缓解"看病贵"的问题，公众对"药品零加成"政策是否支持，都将影响政策的扩散。从实际情况看，患者对于"药品零加成"政策整体上持赞同和较为满意的态度。在实际调研中，有85%的受访患者表示"药品支出有所下降，减轻了他们的费用负担"。除此之外，医药卫生体制改革的专家学者在其中也发挥了关键作用。例如，"药品零加成"政策扩散的第一阶段和第二阶段相隔4年多，在此期间，专家学者对政策内容、实施效果以及可能存在的问题做了深入严谨的分析，其研究成果和意见是政策扩散的重要依据。

在现代社会，媒体作为中介平台，进一步提升了公众的政策参与度。因此，媒体在"药品零加成"政策扩散中同样发挥了举足轻重的作用。媒体公布的展现政策实施效果的数据，如药占比的下降比例、患者医疗支出的下降比较、医院的效益变化等都是对政策实施效果的间接证明。除了对政府政策的分析与解读外，媒体还对实施改革的公立医院医务人员以及前来就诊的患者进行调查、访谈，这种反映医疗费下降对患者和医院影响的报道几乎占到我们所搜集的新闻报道的40%。例如，《经济参考报》的记者在已经取消药品加成的福建、湖南、四川等省采访发现：群众就医负担普遍减轻，但一些地方由于改革"单兵突进"，也出现了配套补偿举措不到位导致公立医院"自掏腰包"填缺口、取消药品加成导致低价药

"招标死"等现象。这项报道从正反两面剖析了"药品零加成"政策对群众和公立医院的不同影响，从而为政策主体在决定是否采纳这项政策时提供了更加具体真实的有效信息，对政策扩散产生实质影响。此外，借助自身的影响力，媒体将医院、患者和政府的相关信息整合发布，可以使公众、行业专家等不同群体对这项政策形成一个更加全面客观的认识；也有利于将不同地区的政策经验进行交流总结，为其他相对落后、还未进行政策改革的地区政府提供建议与方向，改变其观望态度，从而进一步推动政策扩散。因此，虽然媒体在政策扩散中的作用是辅助性的，但却能对扩散的范围与进度产生显著影响。正如一位受访者所言，"在媒体的报道下，公民对于'药品零加成'政策已经有了基本的认识，也加强了他们对这一政策的关注度，这对于没有实行改革的政府和医院都是一种压力"（访谈记录 BJ/20160802/05）。

虽然公众和媒体的作用有所提升，但社会组织在我国的发展仍处于缓慢并脆弱的发展时期。试图让一个"弱势力"去影响公共政策，在现阶段显然比较困难。因此，社会组织在本案例中所起的作用微乎其微。除此之外，还存在一个客观因素，因为改革涉及的主要是公立医院的药品定价，尚没有专业的社会组织，与其他社会组织的关联性不强。至于公共事件，前面曾提到我国已进入了公共事件高发期，医疗领域又是公共事件的频发领域——"医闹事件"就是一个缩影。2005 年，哈尔滨 550 万元天价医药费事件将"看病贵"和乱收费问题无情地披露出来，引起了政府和媒体的广泛关注，这在一定程度上促成了"药品零加成"政策的出台。在"药品零加成"政策实施后，媒体并未报道由于药价、医疗费用等问题而爆发的医患冲突，这从该层面反映了政策实施的效果。然而，2016 年的湘雅医院天价医疗费事件，也使我们认识到"药品零加成"政策仍任重而道远，需要在政策扩大的同时，强化政策执行和政策创新。总而言之，公共事件一般在政策扩散中起到导火索作用，而非决定性作用；若在政策实施过程中并未发生严重的公共事件，则说明了这项政策的有效性与可行性。正如一位受访者所言，"当前，不论是医院改革还是医生的言行都十分谨慎，就怕一不小心引发公共事件，从而对医院和个人造成不可逆的打击和伤害"（访谈记录 XM/20160608/11）。

虽然社会组织与公共事件在本案例中没有显著影响力，但在其他的政策扩散案例中却产生了决定性作用：如 2003 年的"非典"事件促成了我国的应急管理以及一系列公共卫生安全解决措施与制度的实施，并自上而下在全国范围内建立了应急预案管理系统。2003 年，以"绿家园""云南大众流域"为代表的社会组织发起了一场"怒江保卫战"的运动，广泛发动媒体、公众和社会各界力量，最终搁置了箭在弦上的怒江建坝工程，从实质上改变了建坝政策的实施，并为其他同类的政策扩散提供了社会组织参与的典型示范。

四、结论

基于文献研究，本研究构建了具有中国特色的政策扩散动因分析框架，对 30 个城市"药品零加成"政策扩散进行了分析。研究发现，第一，"药品零加成"政策扩散是内外因共同作用的结果。从整体上看，内部驱动的作用要大于外部拉动的作用，但外部动因中的行政指令是内外部所有动因中对"药品零加成"政策影响最大的动因，这符合我国"试点 + 推广"政策扩散模式的动因影响规律。第二，本研究构建的政策扩散动因分析框架对于"药品零加成"政策扩散具有较强的解释力。在框架所列的 8 种动因中，模仿、学习、竞争、行政指令、公众和媒体这 6 种动因发挥了显著作用；而社会组织和公共事件则并未在本案例中产生重要影响力，这说明我们在分析中国公共政策的扩散时可以使用这一理论框架，从 8 种内外部动因入手解释政策扩散的过程。第三，政策扩散往往会形成一个立体的政策沟通网络，政策扩散内外部动因并不单独发挥影响力，而是基于政策扩散模式，在相互作用中共同塑造并改变着政策行为、扩散进度与扩散结果。如"试点 + 推广"模式一般以行政指令为主要动因；由地方自主创新引起的自下而上的推广模式则以学习、模仿或者竞争为主要推动力。

与此同时，本研究也存在一些不足之处有待在今后的研究中进一步完善。第一，"药品零加成"政策实施至今已经覆盖 200 多个城市，本研究采用分层随机抽样的方式选取 30 个城市作为分析样本。虽然在样本选取时尽量考虑了样本的代表性，但囿于样本数量较小，样本的代表性仍存在一定的问题。第二，本研究在进行案例分析时，尽可能地收集和使用了多种一手和二手资料，但仍可能存在资料收集不全的问题。第三，本研究基于前人的研究，从内部动因和外部动因两个维度所包括的 8 个方面构建了中国特色的政策扩散动因分析框架，并对"药品零加成"政策扩散的动因进行了分析。虽然研究表明，本研究构建的政策扩散动因分析框架具有较强的解释力，适用于中国公共政策扩散分析，但我们也意识到"药品零加成"政策扩散的动因可能并不仅局限于以上 8 个方面，仍存在我们尚未挖掘的动因。

第二节　新医改背景下医疗服务质量的评价[①]
——基于通用评估框架的探索与应用

评价和改进医疗服务质量是我国新一轮医药卫生体制改革的重要目标，这需要建立在拥有一套科学和完善的评价指标体系基础之上。然而，我国现有的医疗服务质量评价指标体系滞后于医疗卫生体制改革实践，缺乏系统的理论框架，仅侧重于医院等级评价和业务考察，而没有将评价看作是一个系统的过程，也就难以促进医疗服务质量的持续改进。本研究尝试将广泛应用于公共部门绩效评价的通用评估框架引入医疗卫生服务领域，开发了一套包含三个评价层级共 27 个指标的医疗服务质量评价指标体系，并以北京 S 医院为例进行了应用和完善。研究表明，通用评估框架可以为我国医疗卫生质量评价提供新的思路，在实际应用中具有较好的效果，可以准确地呈现医院医疗服务质量的结果和影

---

① 本节内容的主要观点已发表于 2020 年第 1 期《人口与发展》。

响医疗服务质量的因素，但也需要在今后的应用中不断更新评价指标，聚焦新医改的任务，增加客观性指标。

一、引言

医疗服务质量是衡量国家医疗卫生事业发展程度和评价医院管理水平的重要标准。如何评价和改进医疗服务质量已经上升为国家发展的重要战略与政策部署，是我国新一轮医药卫生体制改革的重要内容。《全国医疗卫生服务体系规划纲要（2015～2020年）》《医疗质量管理办法》《国务院深化医药卫生体制改革领导小组关于进一步推广和深化医药卫生体制改革经验的若干意见》《关于全面推开公立医院综合改革工作的通知》等政策明确提出，深化医改正逐步由打好基础向提升质量转变，要不断健全质量监控考评体系，促进医疗质量持续改进；公立医院应当回归公益属性，要以提高医疗服务质量为主要目标；建立以质量为核心、公益性为导向的医院考评机制。实现以上目标的关键在于拥有一套科学和完善的医疗服务质量评价指标体系。

医疗服务质量评价体系是上级卫生行政部门或医院管理层检查医院及科室医疗服务质量的关键。我国医疗服务质量评价始于20世纪70年代，大体经历了三个阶段：第一阶段以评价医院经营和经济效益为主，赵要军、周文贞、李毅萍等学者做了前期探索；第二阶段以"患者为中心"，强调医疗质量与患者利益相结合，开发了"中国医疗质量指标体系"（CHQIS）；第三阶段开始强调过程评价与结果评价并重，出现了一些体现综合评价的指标体系。

整体上看，虽然我国医疗服务质量评价指标体系在逐步完善，但仍滞后于医疗卫生体制改革实践，缺乏系统的理论框架，侧重于医院等级评价和业务考察，没有将评价看作是一个系统的过程，难以促进医疗服务质量的持续改进，亟待进行全新的探索和思考。通用评估框架（Common Assessment Framework，CAF）是一种有效的评价指标体系开发模型，符合我国新一轮医药卫生体制改革的需要和方向，兼顾投入、过程和结果，从医院经营、患者导向和社会效益等多个方面对公立医院进行综合评价，从而发现问题，为改善医疗服务质量提供参考和建议。本研究将通用评估框架引入医疗卫生领域，开发评价指标体系，并以北京S医院为例进行应用，基于应用结果完善评价指标体系，以回应新医改背景下科学评价医疗服务质量的迫切需求。

二、理论基础：通用评估框架

通用评估框架是2000年由欧洲质量基金会（European Foundation for Quality Management，EFQM）和德国施派耶尔行政学院（Speyer Academy）在欧洲卓越绩效模型基础上开发而成的。其充分吸纳了全面质量管理、平衡计分卡和卓越绩效模型等企业绩效管理工具中的合理要素，并融入公共管理经验，已成为公共组织绩效评价和质量管理的先进工具。通用评估框架旨在提供一种简便易行的自我评估工具，通过组织管理和绩效诊断，降低评估成本，剔除烦琐程序，从而提高部门的工作绩效和服务质量。

到目前为止，通用评估框架共发布了三个版本，即 2000 年试用版、2002 年修改版和 2006 年最终版。在最终版本中，通用评估框架的逻辑框架由一级指标、二级指标和三级指标构成，层层递进，逐层细分。其中，一级指标包括"促进因素（Enabler）"和"结果因素（Result）"两大类。二级指标包括"领导力（促进因素）""战略规划（促进因素）""员工（促进因素）""伙伴关系和资源（促进因素）""流程（促进因素）""以顾客为导向的结果（结果因素）""员工结果（结果因素）""社会结果（结果因素）""关键绩效结果（结果因素）"9 个小类。三级指标是 28 个示例指标，并不固定，其内容由评价组织自行认定，仅供评价组织在开发具体评价指标和给第二级标准打分时参考。

通用评估框架自 2000 年发布以来，在欧盟大多数成员国与有关机构的支持推广下，得到了极大的发展。在地域方面，已从中西欧扩展到了东欧的罗马尼亚、亚洲的中国、非洲的摩洛哥等国家；在应用领域方面，从最初的政府绩效评价逐渐延伸到了高校、儿童福利事业等单位，并开始尝试引入医疗机构。

通用评估框架在我国已经实现了从理论引进到实践应用的过渡，除了广泛应用于政府部门外，还在医院等机构得到了试点应用。基于通用评估框架开展医疗服务质量评价探索与实践具有两个优势：一方面，通用评估框架具有"自我审视、内部诊断、自我改进"的特点，有助于减少医院的评估成本，提高管理效率；另一方面，通用评估框架将绩效评价和质量改进看作是一个持续的过程，十分重视质量产生的过程和质量的长期投入，这很好地体现了医疗服务专业性强和周期性长的特点，响应了新医疗医药卫生体制改革不断健全质量监控考评体系、持续改进医疗服务质量的目标。因此，通用评估框架为新医改背景下医疗服务质量评价提供了理论基础和改革思路。

三、基于通用评估框架的医疗服务质量评价指标体系的开发

构建科学的指标体系是绩效考核规范化、制度化的基础，关系到绩效管理目标能否顺利实现，是整个绩效管理过程的核心。本研究将严格遵循通用评估框架的评价逻辑，依据新医疗医药卫生体制改革的目标，在一致性、完备性、独立性、可测性、可比性和简约性等原则的指导下，通过指标的初步选取、指标的再次修改、指标的最终完善和指标的权重赋予 4 个步骤，开发医疗服务质量评价指标体系。

（一）指标的初步选取

指标的初步选取主要经过两个步骤：第一，开展文献调研，将已有研究中使用频率高、具有代表性的指标归纳整合，作为本研究的参考指标；第二，依据通用评估框架中提供的三级指标示例，进行自主研发设计。经过以上两个步骤，本研究初步选取了 62 个指标作为备选指标（详见表 8 - 2）。

表 8 – 2 　　基于通用评估框架的医疗服务质量评价指标体系的初步选取

二级指标	三级指标
领导力	院长质量查房制度；导医制度；医德医风制度；员工管理、激励制度；考核制度；门诊预约制度；对新政策的支持
战略规划	医院的（短期、中期、长期）发展规划；对政策的响应度；对研发的投资；对新设备、新技术的投资；对人才的招聘和培养
员工	医务人员的专业知识和技能；对医护人员的对话和授权；人员培训；平均日工作时长；平均周值班次数；医务人员的专业自主性；医务人员的奉献精神
伙伴关系和资源	政府财政支持；社会捐赠；与高校医学院的科研合作；与其他社会组织的合作
流程	有无楼层、科室指示牌；地面每天清扫次数；有无制冷、取暖设施；门诊/大厅有无专职人员巡视；有无残疾人通道、专用设施；医疗设备的及时检查和维修
以顾客为导向的结果	治愈率；诊断符合率；死亡率；院内感染率；服务态度；对患者需求的回应度；护理数量；门诊次均费用；人均住院费用；平均术前住院日；出院者平均住院日
员工结果	平均每职工年业务收入；其他福利待遇；工作压力；身体、精神状态；员工关系；对工作环境的满意度；晋升率；离职率
社会结果	对医疗卫生事业发展做出的贡献（当地、全国、某一疾病领域内）；社会公益性目标的实现；对口支援、外援情况；应急救治突发公共卫生事件的效果；科研成果及发表论文水平（平均年科研项目数量、发表核心期刊论文数）；医疗纠纷发生率
关键绩效结果	治愈率；每日接诊人数；平均出院时间；人均门诊业务量；医疗收入；医院的效益；资产流转率；药品收入占医疗收入百分比

（二）指标的再次修改

　　为了弥补知识和视野的不足，进一步完善评价指标体系，笔者选取了 10 名相关领域的专家，通过头脑风暴法，完成了对评价指标的再次修改，删除了不符合通用评估框架要求和难以获取数据的指标，替换和增加了必要的新指标。

　　具体而言，本研究主要对医疗服务质量评价指标体系进行了以下修改：（1）"领导力"维度侧重推动组织发展的领导能力；（2）"战略规划"维度侧重医院的医疗服务质量管理制度；（3）"员工"维度侧重员工发展和员工关系；（4）"伙伴关系和资源"维度侧重社会关系与资源；（5）"流程"维度以医院的具体工作流程为导向；（6）"顾客导向的结果"和"员工导向的结果"维度侧重满意度测量；（7）"社会结果"维度突出公立医院的公益属性；（8）"关键绩效结果"维度从目标与财务两个角度全面把握。修改后的评价指标体系由 100 个三级指标构成（详见表 8 – 3）。

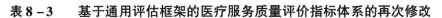

表 8 – 3　　基于通用评估框架的医疗服务质量评价指标体系的再次修改

二级指标	三级指标
领导力	开发和传递医院使命的能力；政策的执行力；开发和实施医院管理系统的能力；激励和支持医务人员担当起恰当角色的能力；与下属的沟通能力；与相关利益人的协调能力；感召力；决策力
战略规划	收集与患者当前和未来需求有关的信息；收集与其他相关利益人当前和未来有关的信息；开发战略规划；评估战略规划；修正战略规划；实施战略规划；调整战略规划；终结战略规划；扩散战略规划
员工	规划和改进医院的人力资源；开发和运用医务人员的能力；面向医务人员开展对话和授权；医务人员的服务态度；医务人员的招聘；医务人员的培训；医务人员的激励；医务人员的考核；医务人员的奉献精神；医务人员的专业能力
伙伴关系和资源	开展和实施关键的合作伙伴关系；开展和实施与政府的合作伙伴关系；开展和实施与其他医院的合作伙伴关系；开展和实施与高校医学院的合作伙伴关系；开展和实施与社区的合作伙伴关系；开展和实施与公益组织的合作伙伴关系；开展和实施与患者的合作伙伴关系；专业技术的管理；医疗设备的管理；财务管理；医院规模的管理；医院环境的管理
流程	分级诊疗；导医流程；门诊预约流程；挂号、收费流程；检查、化验流程；药房流程；行政管理工作流程；临床科室工作流程；医技科室工作流程抢救工作流程；护理部工作流程；财务后勤保障工作流程；感染管理/预防保健工作流程；查房流程
以顾客为导向的结果	患者对治疗效果的满意度；患者对医疗服务的满意度；患者对诊疗费用的满意度；患者对住院费用的满意度；患者对护理的满意度；患者的投诉情况；医疗纠纷情况；患者对就诊等待时间的满意度；患者对住院等待时间的满意度；患者对就诊流程的满意度；患者对医院环境的满意度
员工结果	医务人员对收入的满意度；医务人员对福利待遇的满意度；医务人员对工作内容的满意度；医务人员对员工关系的满意度；医务人员对工作环境的满意度；医务人员专业技能的提升情况；医务人员的晋升情况；医务人员的离职情况；医务人员的身体状况；医务人员的精神状况
社会结果	对当地医疗事业发展的贡献情况；对当地医疗技术进步的贡献情况；对当地人才培养的贡献情况；医院的科研水平；政策的执行情况；医疗纠纷的发生率
关键绩效结果	治愈率；每日接诊人数；人均门诊业务量；医院战略目标的取得；人才引进目标的取得；医改目标的取得；净产收益率；总资产报酬率；总资产周转率；流动资产周转率；资产负债率；收入成本率；每床年业务收入；每百元固定资产收入；医疗收入增长率；人均医疗收入增长率；新业务收入占总收入比例；新增医疗人群收入占总收入比例；新投入大型设备占总收入比例；医疗设备回报率等

（三）指标的最终完善

如果指标数量过多，通常不利于评价实践的开展，或需要支付巨额的评价成本。因此，为了得到更加准确和精简的评价指标，本研究还借助德尔菲法对指标进行了最终完善。首先，选取咨询专家。本研究对在国内从事绩效评价、医疗卫生管理、质量管理研究，并在核心期刊发表过相关学术论文三篇以上的高校教师和学者确定为咨询专家。通过查找个人网页，共选取210名留有邮箱的专家。其次，设计调查问卷。问卷共有9个问题构成，每一个问题对应一个二级评价指标。在问卷中，本研究要求专家从每一个二级指标下设的三级指标中选取出5个最能体现二级指标内涵和我国新一轮医药卫生体制改革目标的三级指标。再次，发放和回收问卷。通过发放210份问卷，回收有效问卷40分，回收率为19.05%。鉴于专家的意见较为统一，本研究仅开展一轮专家咨询。最后，确定评价指标。基于专家咨询的结果，在每一个二级指标下选取3个得分最高的三级指标。如果有两个或多个指标得分相同，则由笔者进行取舍。最终在100个指标中确定了27个三级指标，构成最终的医疗服务质量评价指标体系（详见表8-4）。

表8-4　　　　　**基于通用评估框架的医疗服务质量评价**

指标体系（指标权重系数和100）

一级指标	权重	二级指标	权重	三级指标	权重
促进因素	50	领导力	8	激励和支持医务人员担当起恰当角色的能力	4.75
				政策的执行力	1.99
				与相关利益人的协调能力	1.26
		战略规划	10	开发战略规划	2.49
				实施战略规划	5.94
				收集与其他相关利益人当前和未来有关的信息	1.57
		员工	12	医务人员的专业能力	5.92
				规划和改进医院的人力资源	3.73
				开发和运用医务人员的能力	2.35
		伙伴关系和资源	8	开展和实施关键的合作伙伴关系	5.39
				开展和实施与其他医院的合作伙伴关系	1.80
				开展和实施与政府的合作伙伴关系	0.81
		流程	12	挂号、收费流程	7.64
				门诊预约流程	1.26
				检查、化验流程	3.10

续表

一级指标	权重	二级指标	权重	三级指标	权重
结果因素	50	以顾客为导向的结果	12.5	患者对治疗效果的满意度	8.97
				患者对医疗服务的满意度	1.10
				患者对住院费用的满意度	2.43
		员工结果	12.5	医务人员对收入的满意度	8.42
				医务人员对工作内容的满意度	2.82
				医务人员对福利待遇的满意度	1.26
		社会结果	12.5	对当地医疗事业发展的贡献情况	6.24
				对当地医疗技术进步的贡献情况	3.13
				对当地人才培养的贡献情况	3.13
		关系绩效结果	12.5	治愈率	7.96
				医院战略目标的取得	3.23
				人均门诊业务量	1.31

（四）指标的权重赋予

评价指标体系开发的最后一项重要工作就是赋予评价指标权重。目前指标赋权的方法繁多，主要包括主观赋权法和客观赋权法两大类。基于医疗服务的专业性和评价指标的数据特点等方面的考量，本研究主要采取主观赋权法。首先，通过头脑风暴法，由10名相关领域的专家赋予一级指标和二级指标权重。经过讨论和协商，专家一致认为，一级指标中的"促进因素"和"结果因素"同等重要，在权重总和为100的情况下，各占50。二级指标中，"领导力"维度的权重为8，"战略规划"维度的权重为10，"员工"维度的权重为12，"伙伴关系和资源"维度的权重为8，"流程"维度的权重为12，"以顾客为导向的结果"维度的权重为12.5，"员工结果"维度的权重为12.5，"社会结果"维度的权重为12.5，"关键绩效结果"维度的权重为12.5。其次，借助层次分析法，通过构建判断矩阵，赋予了三级指标权重，具体的指标权重详见表8-4。

四、基于通用评估框架的医疗服务质量评价指标体系的应用

（一）研究对象

为了验证前面理论探索的准确性，本研究以北京S医院为例，对开发的医疗服务质量评价指标体系进行了应用。S医院位于北京市朝阳区，是一所公立二级综合医院。之所以选取S医院作为研究对象是基于其具有以下四个特点：第一，S医院较好地执行了新改革的政策，是北京市"分级诊疗""三医联动"等医疗改革的试点单位；第二，S医院具有改革和

创新的勇气与魄力，在国家推行"药品零加成"政策前就已开始试行"医药分开"。比较容易尝试和接受新的医疗服务质量评价模式；第三，S 医院的医疗改革很好地体现了通用评估框架的理念，例如，对医务人员的绩效考核重视多维评价，逐步取消了行政编制，探索建立了同工同岗同酬的人事制度等；第四，S 医院的规模和体量适中，便于开展实地调查，容易挖掘医院医疗服务质量管理中存在的问题。

（二）数据来源

本研究的数据来源于以下两个方面：（1）医务人员问卷调查数据。评价医院的医疗服务质量需要熟悉医院的内部管理和运行情况，并需要具备一定的医学知识。囿于各方面的限制，笔者无法组织专家组对 S 医院开展医院服务质量评价。与 S 医院沟通后，决定选取医院的医务人员参与评价。医务人员熟知医院的各项改革举措，熟悉医疗卫生事务，是合适的评价主体。为此，本研究首先设计调查问卷。问卷由两部分构成，第一部分采用李克特 5 点量表的形式，调查医务人员对"领导力""战略规划""员工结果"等 9 个二级指标、27 个三级指标的满意程度，1~5 是分值区间，分值越大，代表满意度越高。问卷第二部分，调查医务人员的人口统计学信息。随后，在 S 医院随机抽检了 200 名不同科室的医务人员匿名填写问卷，并回收有效问卷 126 份，问卷有效率 62%。受访者的年龄集中在 25~40 岁（79.4%）；女性数量是男性的 2.5 倍；受教育水平以本科为主（54.8%）；初级职称占大多数（59.5%）；岗位多为医生和护士（76.2%）；工作时间以 6~10 年最多（41.3%）；内科和外科是主要的科别（62%）；收入水平集中于 11 万~15 万元（49.2%）。调查对象的人口统计学特征与 S 医院医务人员的整体情况基本吻合，样本具有代表性。（2）患者满意度问卷调查数据。我们随机选取了 130 名患者对 S 医院的治疗效果、医疗服务、住院费用的满意度进行测量（回收有效问卷 124 份），以评价 S 医院"以顾客为导向的结果"。

（三）调查结果

在对问卷调查数据进行统计分析后，本研究依据统计分析的结果，分析了 S 医院在相关指标上的得分情况，评价了其现有的医疗服务质量（详见表 8-5）。

从"促进因素"上看，"领导力"维度的得分为 36.07 分，下设指标中评价最好的是"领导激励和支持医务人员担当起恰当角色的能力"；"战略规划"维度的得分为 45.03 分，下设指标评价最好的是"开发战略规划"；"员工"维度的得分为 52.64 分，下设指标的评价普遍偏低，最好的是"医务人员的专业能力"；"伙伴关系和资源"维度的得分为 34.87 分，下设指标的评价普遍偏低，最好的是"开展和实施关键的合作伙伴关系"；"流程"维度的得分为 53.22 分，下设指标中评价最好的是"检查、化验流程"。通过咨询专家，分析可知 S 医院在"领导力""战略规划"和"流程"方面得到了医务人员的认可，但在"员工"和"伙伴关系和资源"方面得到的认可度较低。

从"结果因素"上看，"以顾客为导向的结果"维度的得分为 54.74 分，最好的是"患者对医疗服务的满意度"；"员工结果"维度的得分为 52.1 分，医务人员对收入、工作内容和福利待遇的评价都很低；"社会结果"维度的得分为 53.44 分，下设指标的评价普遍偏低，最好的是"对当地医疗事业发展的贡献情况"和"对当地人才培养的贡献情况"；"关键绩效结果"维度的得分为 53.79 分。这表明，S 医院在"以顾客为导向的结果"和"关键绩效结果"方面得到医务人员和患者的认可，但在"员工结果"和"社会结果"方面的认可度较低。

综上所述，S 医院的医疗服务质量评价整体较好，但也存在医疗服务投入尚未有效转换为医疗服务产出、忽视员工队伍建设、忽视社会资源和社会结果等问题，需要采取以下措施进一步改进医疗服务质量：（1）加强对投入资源的管理和有效利用，转换出更好质量的医疗服务；（2）改善医务人员薪资待遇，优化工作内容与结构，提高医务人员的满意度，促进良好的员工结果；（3）着力开发伙伴关系和资源，加强与关键伙伴关系的合作；（4）重视医院对当地医疗卫生事业的贡献和社会效益。

表 8-5 北京 S 医院的医疗服务质量评价结果

二级指标	权重	得分	得分区间	三级指标	权重	均值	得分	得分区间
领导力	8	36.07	8~40	激励和支持医务人员担当起恰当角色的能力	4.74	4.52	21.47	4.74~23.70
				政策的执行力	1.99	4.50	8.96	1.99~9.95
				与相关利益人的协调能力	1.26	4.48	5.64	1.26~6.30
战略规划	10	45.03	10~50	开发战略规划	2.49	4.53	11.28	2.49~12.45
				实施战略规划	5.94	4.51	26.79	5.94~29.70
				收集与其他相关利益人当前和未来有关的信息	1.57	4.43	6.96	1.57~7.85
员工	12	52.64	12~60	医务人员的专业能力	5.92	4.40	26.05	5.92~29.60
				规划和改进医院的人力资源	3.73	4.39	16.37	3.73~18.65
				开发和运用医务人员的能力	2.35	4.35	10.22	2.35~11.75
伙伴关系和资源	8	34.87	8~40	开展和实施关键的合作伙伴关系	5.39	4.36	23.50	5.38~26.95
				开展和实施与其他医院的合作伙伴关系	1.80	4.35	7.83	1.80~9.00
				开展和实施与政府的合作伙伴关系	0.81	4.37	3.54	0.81~4.05
流程	12	53.22	12~60	挂号、收费流程	7.64	4.40	33.62	7.64~38.20
				门诊预约流程	1.26	4.44	5.59	1.26~6.30
				检查、化验流程	3.10	4.52	14.01	3.10~15.50

续表

二级指标	权重	得分	得分区间	三级指标	权重	均值	得分	得分区间
以顾客为导向的结果	12.5	54.74	12.5 ~ 62.5	患者对治疗效果的满意度	8.97	4.41	39.56	8.97 ~ 44.85
				患者对医疗服务的满意度	1.10	4.44	4.88	1.10 ~ 5.50
				患者对住院费用的满意度	2.43	4.24	10.30	2.43 ~ 12.15
员工结果	12.5	52.1	12.5 ~ 62.5	医务人员对收入的满意度	8.42	4.16	35.03	8.42 ~ 42.10
				医务人员对工作内容的满意度	2.82	4.19	11.82	2.82 ~ 14.10
				医务人员对福利待遇的满意度	1.26	4.17	5.25	1.26 ~ 6.30
社会结果	12.5	53.44	12.5 ~ 62.5	对当地医疗事业发展的贡献情况	6.24	4.25	26.52	6.24 ~ 31.20
				对当地医疗技术进步的贡献情况	3.13	4.30	13.46	3.13 ~ 15.65
				对当地人才培养的贡献情况	3.13	4.30	13.46	3.13 ~ 15.65
关键绩效结果	12.5	53.79	12.5 ~ 62.5	治愈率	7.96	4.29	34.15	7.96 ~ 39.80
				医院战略目标的取得	3.23	4.35	14.05	3.23 ~ 16.15
				人均门诊业务量	1.31	4.27	5.59	1.31 ~ 6.55

注：得分区间计算方法：最大值＝最大权重×最高分；最小值＝最小权重×最低分（最高分是5，最低分是1）。

五、基于通用评估框架的医疗服务质量评价指标体系的完善

前面的分析表明，通用评估框架可以为我国医疗卫生质量评价提供新的思路。基于通用评估框架开发的评价指标体系在实际应用中具有较好的效果，可以准确地呈现医院医疗服务质量的结果和影响医疗服务质量的因素。与此同时，该评价指标体系也存在评价指标的主观性强、可操作性有待提高等问题。本研究认为，可以从以下 3 个方面继续完善评价指标体系，以满足新一轮医药卫生体制改革的需求。

首先，兼顾患者满意度和医院发展，定期更新指标体系。当前，我国新一轮医药卫生体制改革正在如火如荼地开展，不断涌现出新的改革任务和目标，医疗卫生事业快速发展和变化。例如，2008 ~ 2016 年，我国医院数量从 19712 家增加到了 29140 家；卫生技术人员从 51754478 人增加到 8454403 人。外部形势和内部环境的变化势必影响医院医疗服务质量的发展重点和改进内容。因此，本研究构建的医疗服务质量评价指标体系也应当充分结合医院的发展现状、社会环境和医改目标，定期更新，保证指标的连续性、时代性、代表性和实用性。

其次，聚焦新医改的任务，开发针对性的指标。我国从 2009 年开始推行新一轮医药卫生体制改革，在 8 年多的时间里，逐步形成了分级诊疗制度、现代医院管理制度、编制人事制度、薪酬制度、医疗费用制度等若干重点任务。这些重点任务为医院持续改进医疗服务质量指明了方向，也是医疗服务质量评价的重要内容。然而，囿于指标数量有限、专家学者的

意见取舍、医改目标的不断更新等原因，本研究构建的医疗服务质量评价指标体系没有完全覆盖新一轮医药卫生体制改革的任务和目标。需要在今后的研究中聚焦新医改的任务，开发针对性的指标。

最后，在原有主观评价的基础上，增加一些体现医疗技术的客观指标。通用评估框架与以往的医疗服务质量评价理念的区别在于，其强调服务而不是专业技术，强调主观评价而不是客观评价，这在一定程度上凸显了医疗卫生行业的服务性，彰显了医务人员和患者在医疗服务质量评价中的重要作用。但也存在主观性过强，缺乏专业性、不利于医院间的横向比较等弊端，需要在原有主观评价的基础上，增加一些体现医疗技术的客观指标，实现主观评价与客观评价的有效凝合，提高评价结果的有效性和可信度。

第三节　如何实施医疗服务质量第三方评价？[①]
——日本 JCQHC 医院审查政策及其借鉴

医疗服务质量事关国计民生，是执政能力和治理水平的重要体现。当前，我国医疗事业发展的重点是开展质量监控与评价，持续改进医疗服务质量。与其他评价方式相比，第三方评价不受利益约束，结果更加客观和公正，是一种备受推崇的医疗服务质量评价方式。日本 JCQHC 医院审查是世界上医疗服务质量第三方评价最为成功的典范之一，拥有 20 年的实施经验，值得我们加以研究。研究发现，JCQHC 医院审查政策有着深刻的现实背景，建立起了完善的运行机制，不断修订和完善评价标准，取得了显著的实施成效，极大地改进了日本的医疗服务质量。以此为鉴，我国需要从成立权威的第三方评价机构，完善评价流程，设计科学的标准和给予相应的政策支持四个方面推进医疗服务质量第三方评价。

一、引言

21 世纪是质量的世纪，质量将成为社会发展的强大驱动力。医疗服务与人们的身体健康密切联系，迫切需要开展质量评价。《国务院深化医药卫生体制改革领导小组关于进一步推广和深化医药卫生体制改革经验的若干意见》指出，我国医疗事业今后发展的重点是提升医疗服务质量，健全质量监控考评体系。第三方评价是目前比较先进的医疗服务质量评价方式，可以克服传统政府部门自我评价既当"裁判员"又是"运动员"的缺陷，有助于确保评价结果的客观公正。根据评价主体的不同，医疗服务质量第三方评价又可以划分为高校专家评价、专业公司评价、社会代表评价和公众参与评价四种形式。

日本 JCQHC 医院审查是世界范围内医疗服务质量第三方评价最为成功的典范之一，拥有 20 年的实施经验，享有很高的声誉。因此，本研究将通过查找和收集政府网站、研究报

[①] 本节内容的主要观点已发表于 2018 年第 2 期《中国行政管理》。

告、学术论文、统计资料等方面的最新资料，分析 JCQHC 医院审查政策的实施动因，探究 JCQHC 医院审查政策的运行机制，探讨 JCQHC 医院审查政策的评价标准，总结 JCQHC 医院审查政策的实施效果，提炼推进我国医疗服务质量第三方评价的经验。

二、JCQHC 医院审查政策的实施动因

20 世纪 50 年代，日本医疗卫生事业发展遭遇"瓶颈"，逐步暴露出医疗资源（床位、医务人员、药品）短缺、医疗资源分配不均、全社会医疗费用过高等问题。为了帮助国民获取自身所需要的医疗资源和医疗服务，日本政府在大力发展医疗卫生事业的同时，不断扩大医疗保险的覆盖范围，并于 1961 年正式建立了全民医疗保险制度。但在政策执行的过程中却出现了许多预想之外的情况。首先，日本人口老龄化程度加速。20 世纪 70 年代，日本正式步入老龄化社会，对医疗资源的需求急速增加。与此同时，日本政府在 1972 年颁布了《老年福利法》，为老年人提供免费的医疗服务，这无疑成倍地放大了人口老龄化的影响。其次，医疗保险覆盖范围急剧扩大。全民医疗保险推行之初，医疗保险只需负担参保人 50% 的医疗费用，1968 年这一比例上升到 70%。1973 年，日本政府将费用昂贵的医疗保健纳入医疗保险，并导致该年成为医疗费用上升比例最高的一年。最后，医疗资源的过度使用。受益于医疗保险制度的保障，患者到医院检查、就诊、治疗比例大幅上升，有的甚至要求医生多开大处方，进行不必要的医疗检查。医务人员在多劳多得的薪酬分配模式下，也倾向于让患者多消费以获取自身利益。在以上因素的共同作用下，20 世纪 70～80 年代日本的医疗费用急速膨胀，政府、医院和公众间的矛盾日益突出。

因此，日本政府从 20 世纪 80 年代中期开始推行医疗卫生事业改革，强化对医疗保险利益相关者的审查，以降低医疗费用，改进医疗服务质量。一是加强对参保者的审查。保险部门严格追查患者的医疗记录和账目明细，重点关注某段时间内频繁和大量就医的患者，审查他们是否存在骗取医疗保险、浪费医疗资源、将医疗保险挪作他用等问题。二是加强对医务人员的审查。审查他们是否存在多开处方、多用药、多做手术、多安排检查等过度使用医疗资源的行为。三是加强对医院的审查。成立了医疗保健机构审查联合委员会（JCAHO）等机构研制医院审查标准，召开研讨会，出版研究报告。

日本医院审查制度真正建立的标志是 1995 年日本医疗保健质量委员会（JCQHC）的出现。JCQHC 被设定为非营利性的独立第三方评价机构，也是唯一获得日本政府授权开展医院质量审查的权威机构。该机构的使命是秉承中立、科学的立场，重视道德和规则在医院审查中的价值，致力于为日本公众提供高品质的医疗服务和安全可靠的医疗保健系统。JCQHC 被认为可以在减少医疗保健体系中的不公平性和非均等化、支持医院的医疗服务质量改进实践、改善医患关系等方面发挥积极的作用。经过两年的研究和试行，1997 年，JCQHC 正式发布了《医院质量审查方案》，开始推行医院审查政策。2001 年，日本政府在修订版的《医学事业法》中明确规定医疗服务提供者（医院）必须提供医院质量评价机构（JCQHC）出具的审查合格证书或 ISO 质量标准证书，才能够继续营业。在这一规定的推动下，JCQHC

医院审查政策在日本迅速发展起来。

三、JCQHC 医院审查政策的运行机制

再好的公共政策也需要有效的执行才能实现预定的目标，而公共政策的有效执行离不开科学合理的运行机制。运行机制是指事物构成因素的功能和相互关系，以及这些因素产生影响、发挥功能的作用过程、原理及其运行方式。JCQHC 在推行医院审查的过程中，通过借鉴其他发达国家的医院审查制度，结合日本医疗卫生体系的特点，设计了一套由参与主体、审查流程、资金来源、政策支持 4 个方面构成的运行机制。

首先，JCQHC 医院审查的参与者。参与者是公共政策执行的关键因素，参与者的态度、素质和能力等因素对政策执行效果具有直接的影响。JCQHC 医院审查参与者可以分为审查者和被审查对象两大阵营。在审查者方面，为了凸显第三方评价的优点，真正做到基于学术的视角对医院进行中立的评价，并为其改进医疗服务质量提供技术指导和支持，JCQHC 专门成立了评审委员会（Evaluation Committee）。评审委员会主要由以下六大类人员构成：（1）专业医务人员，需要具有 5 年以上的工作经验，并且是科室的负责人；（2）律师；（3）保险公司从业人员；（4）国家经济组织成员；（5）国家劳动组织成员；（6）医疗服务受众，即患者。评审委员会下设若干评审小组，负责不同医院的现场评审。每个评审小组通常包括 4 ~ 7 名成员，即 1 名领导者、1 ~ 2 名医生、1 ~ 2 名护士、1 ~ 2 名医院行政人员。

需要特别注意的是，评审委员会并没有招募任何医院协会（Hospital Associations）的人员，这就确保了评审工作较少受到单位利益和行政干预的干扰。除了身份上的严格限定外，参与评审工作的成员还需要接受初步培训（Initial Training）、现场培训（On Site Training）和场外培训（Off Site Training），以熟悉医院评审工作。此外，成员还需要接受一系列的考核，包括绩效考核、同行评议和被审查医院的反馈等。

在被审查对象方面，从理论上讲，日本国内所有医院都是 JCQHC 审查的对象。JCQHC 根据医院的类型（全科、专科）和规模（床位数）对审查对象进行划分，并制定了不同的审查方案。接受 JCQHC 的审查对于医院而言并不是一项必需的工作，也不是一项行政任务，完全是一种自愿行为。

其次，JCQHC 医院审查的流程。JCQHC 医院审查从开始到结束需要经历五个步骤：第一步，申请阶段。由各家医院自愿向 JCQHC 提出评审申请，JCQHC 对申请的医院进行登记，并告知审查过程中的注意事项和时间安排。第二步，文件审阅阶段。在此阶段，接受审查的医院需要提交医院的运营、临床文件和自我评价报告。评审委员会围绕文件是否齐全、规范，自我评价报告是否真实，自我评价报告体现的服务质量等进行审阅。第三步，现场调查阶段。评审小组入驻医院，依据评价标准对医院的服务质量进行考核。每个专家的考核内容基本相同，但也有所侧重。依据医院规模的不同，现场调查的时间短则 2 天，长则 3 天。现场调查结束之后，评审小组会出具一份包括详细评审意见、每个项目具体得分、医院的优势和劣势等内容的调查报告。第四步，委员会决议阶段。评审委员会对调查报告进行讨论和

最终裁定。如果评审委员会对调查报告存在疑问和争议，将重新派驻评审小组进行现场调查。第五步，认证阶段。评审委员会向通过审查的医院发放证书，予以认证。

再次，JCQHC 医院审查的资金来源。独立的第三方机构，不以营利为目的，但仍需要确保资金的充足，才能公正地履行职权。JCQHC 基本实现了自主经营，其医院审查的资金主要来源于顾客（主要是医院）和政府（卫生部），前者约占 66.9%，后者约占 33.1%。其中，来源于顾客的资金包括医院审查项目收取的评审和认证费用，以及无过失补偿制度（No-fault Compensation System）收取的管理费。来源于政府的财政资助主要用于评审成员的招聘和培训、评审委员会的科研和发展、循证医学的发展、预防医疗不良事件以及收集近期医疗事故信息等。

最后，JCQHC 医院审查的政策支持外。除了资金上的支持外：日本政府还从以下三个方面给予 JCQHC 医院审查政策支持：第一，日本政府规定任何医院要想获得保守治疗的资格（Palliative Care Qualification）必须通过医疗服务质量的审查和认证；第二，日本政府允许通过 JCQHC 医院审查的医院对其所获得的资质和认证成果进行宣传；第三，日本政府规定通过 JC-QHC 医院审查，医院的院长或部门主任可以由非医学专业背景的人员担任。以上政策支持激发了医院参与 JCQHC 医院审查的积极性，也提升了审查政策的权威性和影响力。

四、JCQHC 医院审查的评价标准

评价标准是评价活动的依据与核心，是评价结果准确与否的关键。为了确保审查活动的准确有效，从 1997 年正式推行医院审查起，JCQHC 先后颁布和修订了 7 个版本的评价标准。目前，JCQHC 医院审查使用的是 2012 年颁布的最新评价标准（见图 8-2）。

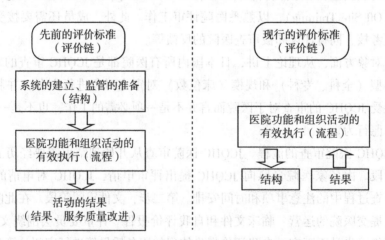

图 8-2 新旧 JCQHC 医院审查政策的比较

资料来源：Japan council for quality health care. A New Framework for Evaluation of Hospital Functions. http://www.en.jcqhc.or.jp/files/ANewFrameworkForEvaluationOfHospitalFunctions.pdf.

JCQHC 医院审查严格遵循多纳伯迪安（Donabedian）有关医疗服务质量的界定，从结

构（Structure）、流程（Process）和结果（Outcome）三个维度测量医疗服务质量，并演化出具体的评价标准和指标。在前 6 个版本中，JCQHC 医院审查的评价标准包括六个方面的内容：（1）医院的运营和所承担的角色；（2）患者权利、患者安全和诊疗服务质量；（3）疗养环境和患者服务；（4）组织管理；（5）追求质量和安全的护理过程；（6）医院管理。其中，"医院的运营和所承担的角色"和"医院管理"评价的是医院的可持续性（Sustainable）功能；"患者权利、患者安全和医疗服务质量""组织管理"和"追求质量和安全的护理过程"评价的是医院的质量性（Quality）功能；"患者权利、患者安全和医疗服务质量"测量的是医院的安全性（Safety）功能；"疗养环境和患者服务"测量的是医院的宜居（Livable）功能。2012 年，将评价理念由原先的供给导向转变为需要导向，更加突出患者在改进医疗服务质量中的作用，并将评价标准进一步凝练成四个方面：（1）推广以患者为中心的医疗保健服务（标准 A）；（2）优质的医疗服务实践（Ⅰ）（标准 B），例如，审查医院做出的决定在治疗和护理过程中是否以安全、可靠的方式执行；（3）优质的医疗服务实践（Ⅱ）（标准 C），例如，审查医院各部门是否执行了提供安全、可靠的治理和护理服务所必需的职能；（4）为了实现目标的组织管理（标准 D）。

此外，与先前的评价标准从结构到流程再到结果的逻辑不同，新的评价标准侧重于从医院的服务流程评价医疗服务质量，兼顾结构和结果。评价层级从高层指标（Large Items）、中层指标（Intermediate Items）、下层指标（Small Items）和附属指标（Subordinate Items）简化为高层指标和中层指标，指标数量也有了大幅精简。更为重要的是，新的评价标准首次将医院细分为普通医院、地区医院、康复医院、慢性病护理医院和精神病医院五类，各类医院的评价标准在高层指标、中层指标和评价要素方面略有差异。

具体而言，普通医院的评价标准下设 16 个高层指标、88 个中层指标和 383 个评价要素。其中 16 个高层指标分别是：按照病人意愿提供医疗保健、传播信息并与当地社区合作、保障患者安全、与医疗保健有关感染的控制措施、质量持续改进的措施、医疗环境的改善和便利性，对应评价标准 A；医疗保健的质量和安全保证、通过团队协作实施医疗保健，对应评价标准 B；构成优质医疗服务的第一类职能、构成优质医疗服务的第二类职能，对应评价标准 C；医院管理以及管理者和执行者的领导力、人力资源和劳动力管理、教育和培训、商业经营、设施和设备管理、医院危机管理，对应评价标准 D。与普通医院相比，地区医院的评价标准同样下设 16 个高层指标和 88 个中层指标，只是在评价要素上存在差异，包含 293 个评价要素。康复医院的评价标准下设 16 个高层指标、89 个中层指标和 405 个评价要素。与普通医院相比，其在"质量持续改进的措施"这一高层指标下增加了"采用新的医疗事件、治疗方法和技术是关注其安全和道德"这一中层指标，并增加的 22 个评价要素。慢性病护理医院的评价标准下设 16 个高层指标、89 个中层指标和 399 个评价要素。与普通医院相比，其在"质量持续改进的措施"这一高层指标下增加了"采用新的医疗事件、治疗方法和技术是关注其安全和道德"这一中层指标，并增加 16 个评价要素。精神病医院的评价标准下设 16 个高层指标、91 个中层指标和 409 个评价要素。与普通医院相比，精神病医院在中层指标上有较大差异，不仅在"质量持续改进的措施"这一高层指标下增加了"采用新的医疗事件、治疗方法和技术是关注其安全和道德"这一中层指标，也在"通过团队协作实施医疗保健"这一高层指标下调整了多个中层指标。此外，还增加了26个评价要素。

五、JCQHC 医院审查政策的实施效果

JCQHC 医院审查政策自1997年正式推行以来，已经实施了20多年。在此期间，JCQHC 医院审查不断发展完善，并配套推行了一系列医疗服务质量保障项目。总体而言，JCQHC 医院审查政策取得了令人瞩目的成效。

首先，众多医院主动接受审查，政策的影响力不断扩大。从图8-3可以看出，通过审查的医院数量逐年上升，从1997年的50家上升到2009年的2574家，并达到最高值。之后常年保持在2400家左右，即日本有30%左右的医院通过审查，获得认证。首次参加审查的医院数量1997~2004年逐年递增，之后逐年递减，这是在日本医院整体数量有限（约8800家）的情况下的必然趋势。1997~2013年，已经有超过3200家医院首次参与审查，约占日本医院总数的36.7%。更重要的是，在认证有效期满后有许多医院选择再次参加审查，以获得认证。其占全年参与审查医院数量的比例从2002年的7%上升到2013年的88.2%。以上数据充分说明，在日本国内，越来越多的医院开始接触和了解JCQHC 医院审查政策，渴望通过审查并获得认证。JCQHC 医院审查政策已经成为日本国内知名度和参与率最高，具有重大社会影响的第三方医疗服务质量评价项目。

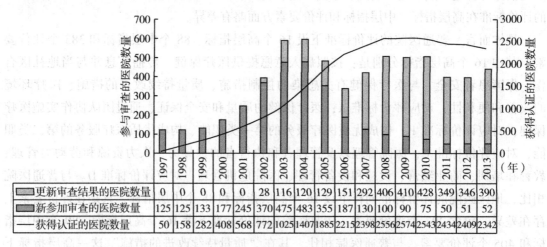

图8-3 JCQHC 医院审查年度数据的变化趋势

资料来源：Japan Council for Quality Health Care. Approach 2014：For the Improvement of Quality and Safety in Haelth Care Service. http：//www. en. jcqhc. or. jp/files/JCQHC_2014_Approach. pdf.

其次，审查的成效得到了参与医院的广泛认同。2010年，JCQHC 针对医院审查的效果开展了一次大规模的问卷调查，共有1716家接受审查的医院回答了调查问卷。结果显示，有86.5%的医院表示，审查过后制定了明确的目标和基本政策；有82.7%的医院表示，

审查过后制定了明确体现以患者为中心的规定；有74%的医院表示，审查过后制定了明确的禁烟规定；有72.6%的医院表示，审查过后制定了医疗服务和相关工作的协议；有72.3%的医院表示，审查过后制定了有关身体抑制（Body Suppression）的规定和协议；有71.9%的医院表示，审查过后制定了有关知情同意的政策和协议；有71.4%的医院表示，审查过后调整了信息公告；有71.3%的医院表示，审查过后制定了实践教学的协议；有70.6%的医院表示，审查过后对感染性废弃物进行了妥善处理。由此可见，JCQHC医院审查政策的实施效果得到了参评医院的广泛认同。

最后，审查显著改进了日本医院的医疗服务质量。当前，日本的医疗服务质量得到了世界的广泛认同。在世界卫生组织发布的世界各国医疗体系排行榜中，日本因为在"高品质的医疗服务""医疗负担的平等程度""国民平均寿命"等方面的突出表现，从2013年起连续4年居各国首位，被看作是医疗服务质量管理的标杆。2017年5月，国际权威医学研究学术期刊"Lancet"发布了国家"医疗可及性和质量指数"（Healthcare Access and Quality，HAQ）"。这一指数基于各国32种可防、可适宜治疗疾病在1990~2015年的死亡率建立了一套评价指标体系。日本在这一评选中表现优异，居全球第11位，在各大国中排名居首，并且在近几年中进步显著。此外，日本国民对医疗服务质量的满意度也长期保持在较高的水平。虽然日本医疗卫生事业的发展和医疗服务质量的改进是多项措施共同作用的结果，但JCQHC医院审查制度无疑在其中发挥了直接的重要作用。

六、JCQHC医院审查政策的经验借鉴

我国医疗服务质量第三方评价尚处于起步阶段，还存在很多的问题和不足，亟待改进。日本JCQHC医院审查是世界上医疗服务质量第三方评价的典型代表，在长期的推行过程中形成了比较完善的模式，积累了许多成功的做法和经验，值得我们加以学习和借鉴。

首先，成立权威的医疗服务质量第三方评价机构。2011年，我国首次认可第三方评价机构参与医院评审，但是并没有明确第三方评价机构与卫生行政部门之间的关系，也没有明确获得政府授权的第三方评价机构的数量和名称。这就导致我国虽然已经存在一些医疗服务质量第三方评价机构，但往往独立性较差，影响力范围多停留在地方层面，评价结果缺乏公信力和权威性。与此不同，JCQHC是唯一获得日本政府授权的、独立的医疗服务质量评价机构，机构运行受到政府支持，评价结果得到了《医学事业法》等法律法规的认同，具有很强的权威性。许多日本医院将获得JCQHC医院质量认证看作是与同行竞争的重要砝码。为此，我国可以尝试成立非营利性的中国医疗机构服务质量委员会，并由卫生部授权其独立开展医疗服务质量评价；在《医院评审暂行办法》中增加中国医疗机构服务质量委员会的职能和评价结果的效用等内容，使委员会成为具有全国影响力和权威性的评价机构，逐步成为医疗服务质量评价的主要承担者。

其次，完善医疗服务质量评价流程。JCQHC医院审查拥有成套的评价流程，涵盖评价申请、文件评价、现场调查、委员会评价和评价结果公布五个阶段。经过长期的摸索和尝

试，我国在《医院评审暂行办法》中初步设计了一套医院评审流程。第一，医院开展不少于6个月的自评工作；第二，医院向拥有评审权的卫生行政部门提出评审申请，提交评审申请材料；第三，卫生行政部门接受评审申请，向医院发出受理通知，并在5个工作日内通知评审组织；第四，评审组织接到通知后，组建评审小组，并规定评审完成时间；第五，评审小组对医院开展书面评价、医疗信息统计评价、现场评价和社会评价；第六，评审小组在评审结束后5个工作日内完成评审报告，并提交给评审组织；第七，评审组织审核评审结果，并将其报卫生行政部门，由卫生行政部门在30个工作日内做出评审结论。与JCQHC医院审查相比，我国的审查流程更加烦琐，评审周期较长，今后可以进一步简化评审流程，缩短每一个评审环节的时间，提高评审效率。与此同时，借鉴JCQHC医院审查的发展趋势，我国可以尝试将审查的有效期缩短为3年，并在期间开展不定期调查和暗访调查。

再次，设计科学的医疗服务质量评价标准。2006年，中国医院协会制定了"医院评价评估标准方案"，指出了医院服务质量评价的大体方向。2009年初，我国开发了"中国医疗质量指标体系（China Healthcare Quality Indicators System，CHQIS）"。该评价标准包括"住院死亡相关""非计划重返相关""不良事件相关"3大维度11类1级指标和33个2级指标，下设单项指标730个，复合指标4610个。《医院评审暂行办法》规定，医院审查的评价标准涉及专科评价、技术评价、医疗信息统计评价、不良事件评价、行风评议、患者满意度、是否坚持以患者为中心等。不难发现，我国现有的医疗服务质量评价标准仍以临床指标和财务指标为主，指标数量繁多，操作难度大。为此，我国可以学习日本JCQHC医院审查的做法，针对不同类型的医院设计略有区别的评价标准；精简评价指标，降低评价难度，使其更便于操作；丰富评价的维度，在保留坚持结果评价的基础上，增加医疗服务流程、优质的医疗服务实践等评价内容。

最后，给予第三方评价机构必要的支持。日本政府虽然不直接参与JCQHC医院审查，但在其发展和推广的过程中给予了大量的支持。这些支持体现在人力、财力、制度等方面。以此为鉴，我国政府在保障医疗服务质量第三方评价机构独立性的前提下，可以从以下几个方面基于支持。一是定期举办评审专家的线上、线下培训活动，辅助其强化专业技能，熟悉评价标准和评价流程；二是给予评价机构一定的财政补助，凸显其非营利组织的特性；三是完善医疗服务质量第三方评价的规章制度，规范医疗服务质量评价的行为，提升审查效力。

参考文献

[1] Rogers E M. Diffusion of innovations [M]. 2nd ed. New York：Greenwood Press，2003：5.

[2] Simmons B A, Dobbin F, Garrett G. Introduction：the international diffusion of liberalism [J]. International Organization, 2006, 60 (4)：781 – 810.

[3] 王浦劬，赖先进. 中国公共政策扩散的模式与机制分析 [J]. 北京大学学报（哲

学社会科学版），2013，50（6）：14 - 23.

［4］Shipan C R，Volden C. The mechanisms of policy diffusion［J］. American Journal of Political Science，2008，52（4）：840 - 857.

［5］Marsh D，Sharman J C. Policy diffusion and policy transfer［J］. Policy Studies，2009，30（3）：269 - 288.

［6］Dobbin F，Simmons B，Garrett G. The global diffusion of public policies：social construction，coercion，competition，or learning？［J］. Annual Review of Sociology，2007（33）：449 - 472.

［7］Heinze T. Mechanism - Based thinking on policy diffusion：a review of current approaches in political science［C］. KFG Working Paper Series，2011，12（34）：34.

［8］杨代福. 中国政策创新扩散：一个基本分析框架［J］. 地方治理研究，2016（02）：3 - 11.

［9］朱旭峰，赵慧. 政府间关系视角下的社会政策扩散——以城市低保制度为例（1993—1999）［J］. 中国社会科学，2016（8）：95 - 116，206.

［10］朱亚鹏，丁淑娟. 政策属性与中国社会政策创新的扩散研究［J］. 社会学研究，2016，31（05）：88 - 113，243.

［11］张克. 政策扩散视角下的省直管县财政改革——基于20个省份数据的探索性分析［J］. 北京行政学院学报，2017（01）：17 - 26.

［12］李健. 公益创投政策扩散的制度逻辑与行动策略——基于我国地方政府政策文本的分析［J］. 南京社会科学，2017（02）：91 - 97.

［13］Yukata T，Yoshimoto I，YAMAKAGE S. Social network and international policy diffusion：a multiagent simulation analysis［EB/OL］.（2011 - 03）［2020 - 10 - 10］. http：//yamakage - ken. com/wp/wp - content/uploads/2014/05/wpartisoc38 _ yukawa _ yoshimoto _ yamakage _ 2011. pdf

［14］中华人民共和国中央人民政府. 中共中央、国务院关于深化医药卫生体制改革的意见［EB/OL］.（2009 - 03 - 17）［2020 - 10 - 10］. http：//www. gov. cn/gongbao/content/2009/content_1284372. htm.

［15］中华人民共和国国家卫生健康委员会. 关于全面推开公立医院综合改革工作的通知［EB/OL］.（2017 - 04 - 24）［2020 - 10 - 10］. http：//www. nhc. gov. cn/cmssearch/xxgk/getManuscriptXxgk. htm？id =0563e06eff4441ffa9772dc30b487848.

［16］周望. 连接理论与经验：政策扩散理论与中国的"政策试验"［A］. 中国行政管理学会2011年年会暨"加强行政管理研究，推动政府体制改革"研讨会论文集［C］. 2011：741 - 746.

［17］Luyet S. From meso decisions to macro results：an agent - based approach of policy diffusion［J］. Interdisciplinary Applications of Agent - Based Social Simulation and Modeling，2014：143 - 164.

［18］郑格琳，郑蕾，杨安，等．取消药品加成政策起源分析［J］．中国卫生经济，2015，34（02）：37 - 40.

［19］马亮．府际关系与政府创新扩散：一个文献综述［J］．甘肃行政学院学报，2011（06）：33 - 41，123.

［20］干咏昕．政策学习：理解政策变迁的新视角［J］．东岳论丛，2010，31（09）：153 - 156.

［21］朱旭峰，张友浪．地方政府创新经验推广的难点何在——公共政策创新扩散理论的研究评述［J］．人民论坛·学术前沿，2014（17）：63 - 77.

［22］于东山．转型期中国地方政府竞争研究［D］．沈阳：东北大学，2011.

［23］金太军．当代中国中央政府与地方政府关系现状及对策［J］．中国行政管理，1999（07）：3 - 5.

［24］马运瑞．中国政府治理模式研究［M］．郑州：郑州大学出版社，2007：24.

［25］高丙中．"公民社会"概念与中国现实［J］．思想战线，2012，38（01）：30 - 38.

［26］童兵．突发公共事件的信息公开与传媒的宣泄功能［J］．南京社会科学，2009（08）：37 - 44.

［27］东南网．彻底取消药品加成与挂号费，适当调高医生的诊察费［EB/OL］．（2013 - 02 - 27）［2020 - 10 - 12］．http：//xm. fjsen. com/2013 - 02/27/content_10720724. htm.

［28］湖南省卫生和计划生育委员会．湖南省推进县级公立医院综合改革实施意见［EB/OL］．（2016 - 04 - 06）［2020 - 10 - 12］．http：//wjw. hunan. gov. cn/wjw/xxgk/tzgg/201501/t20150104_3649256. html.

［29］新华网．药品零加成政策落地"有喜有忧"，医院"倒贴"补缺［EB/OL］．（2017 - 05 - 15）［2020 - 10 - 12］．http：//news. xinhuanet. com/politics/2017 - 05/15/c_1120971081. htm.

［30］我国公立医院综合改革全面推开：取消药品加成、优化薪酬制度［EB/OL］．新浪网新闻中心，2017. 10. 12. http：//news. sina. com. cn/o/2017 - 10 - 12/doc - ifymvece1729080. shtml.

［31］国务院深化医药卫生体制改革领导小组关于进一步推广和深化医药卫生体制改革经验的若干意见［EB/OL］．新华社，2016. 11. 8. http：//www. gov. cn/xinwen/2016 - 11/08/content_5130271. htm.

［32］周保利，李军，谢苗荣．北京公立医院医疗质量评价推荐指标体系试点研究［J］．中华医院管理杂志，2011，27（04）：257 - 259.

［33］赵要军，王仲阳，李建军，等．国外公立医院绩效评价对我国的启示［J］．中国卫生经济，2012（02）：93 - 96.

［34］周文贞．有关医院绩效评价的几个问题［J］．中国卫生经济，2003（07）：22 - 23.

［35］李毅萍．建立公立医院绩效考核评价体系的探讨［J］．中国卫生经济，2008（07）：71 - 73.

[36] 马谢民. 国际医疗质量指标体系及其特点 [J]. 中国医院管理, 2007 (11): 22 –
24.

[37] 伍志刚, 沈敏学, 胡明, 等. 湖南省三甲医院服务质量评价体系的构建研究
[J]. 中国卫生统计, 2012 (03): 382 –384.

[38] 王丹, 侯宇橙. 医疗机构绩效评价理论及其对中国公立医院绩效评估的启示
[J]. 中国卫生信息管理, 2015 (03): 254 –259.

[39] 李瑛, 杜逢明. 通用评估框架的价值理念——基于组织学角度的分析 [J]. 兰州
学刊, 2010 (01): 94 –96.

[40] 李荣华, 卓盛邦. 欧洲通用评估框架导入我国政府公共服务体系的价值和难点分
析——基于深圳市龙岗区政府导入 CAF 的实践及延展式思考 [J]. 行政论坛, 2011 (04):
89 –94.

[41] 孙迎春, 周志忍. 欧盟通用绩效评估框架及其对我国的启示 [J]. 兰州大学学报:
社会科学版, 2008 (01): 34 –43.

[42] Benhanana E, Houfaidi S. Using the CAF model for amelioraton of service quality in
Moroccan public administration [J]. Asian Journal of Management Research, 2015, 6 (2):
330 –343.

[43] Matei A, Bălăceanu E B. Performance through the Common Assessment Framework: a
critical review for Romania [J]. ProcediaSocial and Behavioral Sciences, 2014 (143): 862 –
866.

[44] 刘华. 公共部门绩效考核指标体系的构建 [J]. 东南学术, 2013 (02): 71 –
78. RR

[45] 李建明, 曲成毅, 刘庆欧. 主客观赋权合成指标权重及其在公共卫生综合评价中
的应用 [J]. 数学的实践与认识, 2007, 37 (05): 1 –6.

[46] 中国统计年鉴 [DB]. http://www. stats. gov. cn/tjsj/ndsj/2017/indexch. htm.

[47] [美] 约瑟夫·M. 朱兰, 约瑟夫·A. 德费欧著. 朱兰质量手册 (第五版) [M].
焦叔斌, 等, 译. 北京: 中国人民大学出版社, 2003.

[48] 中国医科大学附属盛京医院: 引入社会监督评价 [J]. 中国卫生, 2009 (10).

[49] Hirose, M, Imanaka, Y, Ishizaki, T, Evans, E. How Can We Improve the Quality of
Health Care in Japan? Learning from JCQHC Hospital Accreditation. Health Policy, 2003 (1).

[50] Janpan Council for Quality Health Care. Mission and Values of Japan Council for Quality
Health Care [EB/OL]. http://www. en. jcqhc. or. jp/files/MissionAndValues. pdf.

[51] 杨克虎, 马彬, 田金徽, 等. 日本医疗风险监管体系评价 [J]. 中华医药管理杂
志, 2008 (1).

[52] 滕苗, 吕富荣, 徐玲等. 医院评审评价中的患者安全 [J]. 中国医院, 2016 (12).

[53] 杨锋. 论构建有效的公共政策执行机制 [J]. 辽宁行政学院学报, 2008, 10 (02).

[54] 章丹丹, 涂荣军. 城市社区卫生服务运行机制研究 [J]. 卫生经济研究, 2006

(09).

［55］钱再见. 影响公共政策执行主体的深层机制探究［J］. 江西行政学院学报，2001 (03).

［56］Shinko, I. Evaluation of Health Care Service in Japan: From the Viewpoint of Patient - Centered Health Care. Journal of Philosophy and Ethics in Health Care and Medicine, 2006 (7).

［57］公益财団法人日本医療機能評価機構医療事故防止事業部. 医療事故情報収集等事業第 33 回報告書（平成 25 年 1 月 ~3 月）医療事故情報収集等事業について：第 33 回報告書の内容を中心に. 医療の質・安全学会誌, 2013 (8).

［58］孙元钰. 慈善基金会多元化监管问题研究［D］. 上海：华东理工大学，2015.

［59］Short, J. P. The Importance of Strong Evaluation Standards and Procedures in Training Residents. Academic Medicine Journal of the Association of American Medical Colleges, 1993 (7).

［60］赤居正美. 医院服务的质量管理［A］. 中国康复研究中心. 第八届北京国际康复论坛论文集（下册）［C］. 中国康复研究中心，2013.

［61］Janpan Council for Quality Health Care. A New Framework for Evaluation of Hospital Functions. http://www.en.jcqhc.or.jp/files/ANewFrameworkForEvaluationOfHospitalFunctions.pdf.

［62］Janpan Council for Quality Health Care. Hospital Accreditation Standards by Functional Category: Hospital Type1. http://www.en.jcqhc.or.jp/files/HospitalAccreditationStandards (Hospitaltype1). pdf.

［63］Janpan Council for Quality Health Care. Hospital Accreditation Standards by Functional Category: Hospital Type2. http://www.en.jcqhc.or.jp/files/HospitalAccreditationStandards (HospitalType2). pdf.

［64］Janpan Council for Quality Health Care. Hospital Accreditation Standards by Functional Category: Rehabilitation Hospital. http://www.en.jcqhc.or.jp/files/HospitalAccreditationStandards (Rehabilitation). pdf.

［65］Janpan Council for Quality Health Care. Hospital Accreditation Standards by Functional Category: Long - term Care Hospital. http://www.en.jcqhc.or.jp/files/HospitalAccreditationStandards (Longtermcare). pdf.

［66］Janpan Council for Quality Health Care. Hospital Accreditation Standards by Functional Category: Psychiatric Hospital. http://www.en.jcqhc.or.jp/files/HospitalAccreditationStandards (Psychiatric). pdf.

第九章　数字化挑战与智慧赋能

第一节　数字化时代工作场域的新挑战①

随着数字化时代的发展，企业投入了大量的财力物力发展信息系统，以期在行业竞争中生存下去。而创新性工作行为与工作绩效正是企业发展核心竞争力，维持企业生存的重要保障。因此本研究基于积极情绪的拓展—构建理论，在信息系统价值链基础上，探究终端用户计算满意度通过高激活的积极情绪与创新性工作行为对员工绩效的影响；证实企业信息系统对员工的积极作用，为企业提高员工绩效、创新，增强企业核心竞争力，适应数字化时代变化提供决策依据。

一、引言

随着数字化时代的发展，企业投入了大量的财力物力发展信息系统。在当今数字化时代中，企业每年都会有大量的投资倾注在信息系统上，为了提高公司的资源分配以及决策能力，最终提高企业绩效。但是这个信息系统是否真的成功，这个投资是否真的取得了回报依旧是亟待解决的问题。因为评估信息系统是否成功是一个非常复杂的现象，我们很难直接用定量的方式去衡量系统的成功。因此，学者们通常使用一些间接的方式进行评估，而终端用户计算满意度（EUCS）通常被作为替代的方式去衡量系统的成功。EUCS 是指与信息系统直接交互的人对于这一计算机应用程序的情感态度。根据 Doll 和 Torkzadeh 提出的"系统价值链（System to value chain）"，目前大多数的研究都把目标集中在了如何提高增强信息系统的质量进而提高 EUCS 上，而忽略了 EUCS 作为一种情感态度所引起的行为化效果和产生的经济效益。这可能会导致一些企业因为不知道 EUCS 所带来的好处而忽略了信息系统的重要性，进而减少对于信息系统的投资导致其在经营、管理、策略方面上不能发挥作用，难以适应数字化时代，失去了在行业中竞争优势。因此，我们十分有必要研究终端用户满意度上所产生的行为化效果与社会经济影响（例如工作绩效），维持甚至增强企业在数字化时代的竞争优势。

因为信息系统具有高度的企业卷入度（business involvement）以及内外部的信息整合能力，可以通过支持新的市场战略、建立新的流程、创造新的产品服务，帮助企业实现创新这

---

① 本节内容的主要观点已发表于 2022 年第 136 期"*Computers in Human Behavior*"。

一战略目标。已经有研究在组织层面证明了信息系统可以促进组织的创新和绩效。而员工的创新性工作行为是组织进行创新的基础，想要理解组织为什么可以创新，就要先研究员工的创新行为如何被激发。但目前很少有研究从个人层面出发，探究终端用户满意度究竟是如何影响员工的创新性工作行为和绩效。这有碍于我们对信息系统作用机制的了解，以及出台干预创新行为的相关决策，引发人们对于信息系统效用的质疑，妨碍信息系统的应用和企业的发展。因此，我们有必要从员工对于信息系统的态度出发——EUCS，探究其对于创新性工作行为的作用机制，发挥信息系统和创新性工作行为的作用。

在当今不确定且复杂的经济环境中，各个行业都需要不断地创新，来保持并提升他们的竞争优势。因此，研究创新性行为对于企业的成功至关重要。在过去的几十年中，组织心理学家和人力资源管理学者对于创新性工作行为（IWB）进行了漫长的探索，将其定义为一系列复杂的行动，旨在产生、促进和实现工作场所中的新想法。在通常情况下，创新性工作行为都会产生积极的结果，因此，大多数的研究都把它当作研究的终点，并关注其影响因素。一方面，呼吁我们继续探究 IWB 的前因，尤其是情绪相关的变量；另一方面，要求我们检验他是否真的可以影响员工的工作绩效，起到积极的作用。

为了解决上述的研究不足，我们不只把 EUCS 作为评估信息系统是否成功的标准，而是把他作为态度的一种，集中于其定义及个人层面之上。通过明确一种与绩效相关的行为——创新性工作行为，并结合积极情绪的拓展与构建理论（Broaden - and - Build Theory of Positive Emotions），发展了系统价值链的下游，将原有的理论框架转化为实际的模型并进行验证。理论指出积极情绪拓宽了人们瞬时的思想行动，有助于建立个人物质、智力、社会和心理资源。具体来说，这种积极的情绪拓宽了人们的注意力和认知范围，使人能够灵活和创新性地思考。而 EUCS 作为对于信息系统的一种情感态度，这种满足感本身就可以作为一种积极情绪，促进员工创新性的思考与工作，提高员工绩效，也可以作为高激活积极情绪的前因，间接影响员工的注意力与认知范围，促进员工的创新性工作行为，优化工作流程，提高员工的绩效。因此我们假设 EUCS 既可以直接影响到员工绩效，也可以通过高激活积极情绪和 IWB 影响员工的绩效。本研究通过对北京市各类企业从业人员的调查，对上述假设进行了实证验证。

本研究有着理论、实证与现实上的贡献，主要包括四点：第一，相较于以往探究 IWB 的研究，往往都集中于领导风格或组织氛围，而在我们的研究中引入了管理信息系统学中的变量 EUCS，我们发现这个变量确实可以被视为员工的一种情感态度影响员工的行为，为管理学领域引入了新的学科进行融合。第二，我们基于 Broaden - and - Build Theory of Positive Emotions，引入了高激活的积极情绪，从理论上解释了 EUCS 对创新性工作行为和工作绩效的作用机制，回应了学界对于情绪前因的呼应。第三，基于原有的 System to value chain，我们实证检验了 EUCS 对于高激活的积极情绪、IWB 的和绩效的直接和间接影响机制，并且引入了情绪变量，验证并且拓展了原有的 value chain。第四，本研究可以提醒企业信息系统的重要性，帮助企业更好地发展并应用信息系统，并且作为企业干预员工创新和绩效的参考，帮助企业更好地实现竞争优势。

本节将按照下列顺序进行发展：在下一部分，我们将总结理论背景并提出我们的假设。第三个部分，我们将介绍研究的方法以及相关的数据。下一部分是模型得到的结果。之后的部分我们将详细地讨论这些结果，并在最后一部分给出研究得到的结论。

二、理论背景与研究假设

（一）理论背景

1. 系统价值链（System to value chain）理论。

EUCS 被放在结果之上，研究要么讨论有什么影响因素能够影响 EUCS，进而提高这些影响因素，实现在信息系统上投入的原始目的。要么就是测试 EUCS 的衡量方法在不同国家地区，或者是在一些信息系统下是否是有效的。而目前这些关于 EUCS 的研究，其实都是在系统价值链的框架下进行的。现代信息技术的进步提高了信息系统对创新的影响效果，今天，企业能够实现创新，形成竞争性优势，在很大程度上依赖信息技术和互联网。因此，信息系统对员工创新性工作行为和绩效的影响是毋庸置疑的。系统价值链的后端研究也同样具有重要意义。

随着 EUCS 概念的诞生以及测量量表的开发，Etezadi - Amoli 和 Farhoomand 对原有的理论假设产生了质疑。为了解决相关的疑虑，Doll 和 Torkzadeh 提出了"System to Value Chain"，以期解决 EUCS 是因变量还是自变量，是评估信息系统还是用来预测行为。从图 9 - 1 中我们可以看出，这是一个关于 EUCS 的因果链，作为核心变量，EUCS 在上游中既可以作为因变量，被一些因素和信念影响，也可以在下游作为自变量，去影响一个人的行为，创造经济或社会价值。这个框架很好地总结了 EUCS 可能存在的发展方向，而作者也提到其关键就是个人的研究兴趣，并且肯定了两个方向的研究价值，只不过下游的发展在当时缺少相关的理论与行为，所以没有得到很好的发展。时至今日，只有个别文章涉及下游领域的研究内容，但缺乏了这个理论框架的指导。仍然没有能够用实证去检验之前提出的框架。

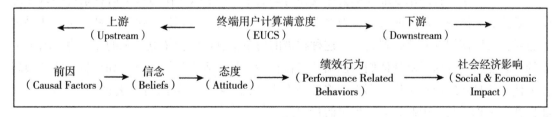

图 9 - 1 系统价值链理论

受到了这个理论框架的启发，既然价值链的下游具有很强的研究价值并且没有得到学界应有的重视，伴随着现有理论和相关行为的不断产生，我们已经有能力去发展下游，为学界和企业做出相应的贡献。

2. 积极情绪的拓展与构建理论（The Broaden - and - Build Theory of Positive Emotions）。

积极情绪的拓展与构建理论于 1998 年和 2001 年被 Fredrickson 提出。在这个理论被发展之前，消极情绪（如愤怒、害怕、厌恶等）得到了大量心理学家的研究，被认为会缩小人们的注意力，在危险情况下唤起特定的行为倾向。而 Fredrickson 认为积极情绪必定有不同于消极情绪的使用意义，并对其进行了探索。总的来说，积极情绪的拓展与构建理论认为，积极情绪能够拓展个体的瞬间思维—行动范围，进而构建持久的个人资源（如智力、生理、心理、社会资源），从而给个体带来长期的适应性益处。典型的十种积极情绪，分别是快乐、兴趣、满足、爱、自豪、感激、希望，娱乐开心、灵感、敬畏（joy，interest，contentment，love，pride，gratitude，hope，amusement，inspiration，awe），与之相关的还有两个辅助假设。第一个是 undoing hypothesis，即积极情绪能够撤销消极情绪的持续效应（lingering effects），第二个是 the upward spiral hypothesis，即积极情绪可以给个体带来益处，进而体验到积极情绪，形成循环。目前，该理论被广泛应用，积极情绪已经被证明和很多工作结果变量相关（如创造力、顾客服务质量、对组织变革的支持，以及团队绩效等）。而本研究模型中的 EUCS 既可以看作是积极情绪的一种（contentment），也可以看作是使用信息系统满足的态度，进而引起了内心的积极情绪。

（二）研究假设

EUCS 是与信息系统直接交互的人对此信息系统的认知态度，用户分别对信息系统的 Content，Accuracy，Format，Ease of use，Timeliness 5 个维度进行评估，最后反映出对于信息系统是否满意。而情绪则是一种对于事物或经历的一种反映，并且与动机、期望和态度等变量相互作用。Bagozzi 的研究显示，一个人对事物的认知与评估是先于情感反映的，也就是说，员工对于信息系统的评估或态度之后可以体现在员工的情绪上，并且这种满意度与情绪之间是互补且不同的两种结构。具体在工作场所中，员工对于信息系统的使用比较顺利，可以以相对较快的速度完成手头的工作，进而体验到一种积极情绪。因此我们提出了假设 H1：

H1：终端用户计算满意度正向影响高激活积极情绪。

一个人对于事物的态度最终都会体现在行动之上。而 EUCS 作为对于信息系统的认知态度，必然也会体现在员工的具体行为之上。因为满意也是十大积极情绪的一种，所以如果员工能对自己所使用的系统感到满意，这种积极的情绪很有可能会拓宽员工的注意力，增强员工的创新能力，进而影响到他们的创新性工作行为。具体到工作情景下，如果员工能够很轻松地使用信息系统应对工作，那么他将有精力去考虑一些角色外的行为去进一步优化工作，如创新性工作行为。因此我们提出了假设 H2：

H2：终端用户计算满意度正向影响创新性工作行为。

工作绩效是指组织员工在一定时间内完成所有任务的总和，是组织期待员工个体行为的总价值。因为它总是关系到整个组织活动的效率，所以对于组织内的人力资源管理十分重要。从根本上来说，它是员工成果的累积，以结果最大化和努力最小化为导向，员工需要通过最少的时间和努力高效地完成任务。而每年都会有巨大的资金注入信息系统的开发中，其主要的作用就在于合理化公司资源的分配和控制，对运营的监控和对业务战略决策的支持。

EUCS 作为评估信息系统成功的一种替代方式，满意度越高意味着信息系统越好。而一个好的信息系统可以帮助组织和个人更好地进行资源上的管理，改善决策和规划，所以也能够进一步提高个人的工作绩效，实现用尽可能少的资源完成尽可能多的任务。因此我们提出了假设 H3：

H3：终端用户计算满意度正向影响工作绩效。

激活指的是"准备行动或消耗精力（readiness for action or energy expenditure）"，因此，被激活的状态通常包括感兴趣、有动机、进行反应，而低激活则是不活跃的、被动的，让人冷漠和反思。在高激活的积极情绪（例如，热情、受鼓舞、兴奋）中，高激活意味着人们具有高动机，并且倾向于做一些以改变为导向的行为。而创新性工作行为要求人们有挑战工作环境现状的意愿，这与以变化为导向的行为是相似的。因此我们可以预见到，在工作时体验到积极和充满活力的员工，更有可能会展开创造性思维，并在强烈的动机和行动倾向下将他们的想法实施出来，即体现出创新性工作行为。因此我们提出了假设 H4：

H4：高激活积极情绪正向影响创新性工作行为。

当员工对组织表现出积极的情绪时，他们就会表现出组织公民行为，并在一定程度上认同组织公民行为，从而提高他们的生产力和完成任务的愿望。然而，在对工作场所产生负面情绪的情况下，员工会表现出适得其反的行为。不仅如此，在前面提到的 the undoing hypothesis 中，积极情绪可以在一定程度上抵消消极性带来的影响，在组织中维持合理的积极—消极情绪比例是十分必要的，并且在高积极情绪—消极情绪之比下，团队内的连接性明显升高，团队间的配合让个人的效率也有了相应的提升，最终产生了相对较高的工作绩效。因此我们提出了假设 H5：

H5：高激活积极情绪正向影响工作绩效。

绩效是能力和动机的函数。而创新性工作行为反映了个体通过改变自己或工作环境来适应工作的能力，这意味着创新的工作行为可以提高员工的能力——绩效的一个方面，并且可以让员工与环境更加匹配进而表现得更加出色，增加员工的绩效。另外，创新行为的组成部分（如想法产生和想法落地）其实都决定了员工的绩效。研究表明，在工作中富有创新想法的员工，个人表现也会相对较好。而因为引进了新的技术和工作方法，比现有的技术方法都会更好，可以提高效率和效果，也是与个人绩效息息相关的。因此我们提出了假设 H6：

H6：创新性工作行为正向影响工作绩效。

我们通过 EUCS 对于高激活的积极情绪、IWB 的影响，推断出 EUCS 对于工作绩效的间接影响，并且 System to value chain 和 The Broaden – and – Build Theory of Positive Emotions 都可以解释这种关系。在 System to value chain 中，下游的起点是态度即 EUCS，而绩效相关的行为则为 IWB，对于社会和经济的影响则是员工的绩效行为。而对于 The Broaden – and – Build Theory of Positive Emotions 来说，首先，EUCS 可以作为满意的情绪，去拓展个人的思维和注意力，促进员工的 IWB，进而提高绩效。其次，EUCS 也可以作为对于信息系统的认知和态度，引起员工的高激活积极情绪，抵消消极情绪影响，增强团队配合和绩效；或者EUCS 在引发了高激活积极情绪的状态下，激发创新的想法和意识，促进创新性行为，优化原有的工作流程，最终提升员工的工作绩效。因此我们提出了假设 H7：

H7a：创新性工作行为中介了终端用户计算满意度与工作绩效的关系；

H7b：高激活积极情绪中介了终端用户计算满意度与工作绩效的关系；

H7c：高激活积极情绪与创新性工作行为中介了终端用户计算满意度与工作绩效的关系。

图 9 - 2 表示出上述各概念间的理论关系。

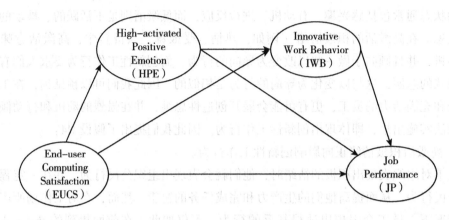

图 9 - 2 研究假设模型

三、研究方法

（一）样本选择和数据收集

首先我们向行业中的相关企业发送电子邮件，邀请他们参与研究。在电子邮件中包含对于此次问卷的保密性及匿名性声明及相关要求。对于同意的企业，我们将向相关部门发放纸质版问卷，在征得员工的同意之后，由员工进行填写并提交问卷。问卷中除了包括上述提到的终端用户计算满意度、高激活积极情绪、创新性工作行为、工作绩效四个关键变量外，还有人口统计学变量（如年龄、性别、教育水平、职业年龄）。为了确保我们研究中收敛和发散的效度，我们在问卷中使用了相似问题或相反问题作为测试项。回答者将被评估两次作答是否相符，否则会被排除。最终，我们收集到了 632 份问卷，其中有 110 份为无效问卷，522 份为有效问卷，问卷的有效率是 82.6%。关于参与者的描述性统计信息将会在表 9 - 1 中进行展示。

（二）变量测量

研究中的变量使用的是李克特量表，分数越高，代表程度越大。测量量表均是来源于被许多研究广泛引用的成熟量表。所有的问题都经过翻译适宜中国受访者进行回答。所有具体的条目，平均值标准差以及 Cronbach's α 值都会在表 9 - 2 进行汇报。

1. 终端用户计算满意度。

该变量的测量方式采用 Doll and Torkzadeh 的 Model for Measuring End – user Computing Satisfaction11 using five – point 李克特量表（1 = Almost never；5 = Almost always）。该量表共包含内容（Content）、准确性（Accuracy）、格式（Format）、易用性（Ease of Use）、及时性（Timeliness）五个维度，12 个条目，并且经过了之前文献的检验。

2. 高激活积极情绪。

该变量是 Warr（1990）开发出的，其中提供了关于四种情绪的环状模式（Circumplex model），分别是高激活积极情绪、低激活积极情绪、高激活消极情绪和低激活消极情绪四种。高激活积极情绪包含热情的（Enthusiastic）、鼓舞的（Inspired）、激动的（Excited）三个方向，均为五点李克特量表（1 = 从不；5 = 几乎总是），同时也被其他文献使用过。

3. 创新性工作行为。

我们采用了 Janseen 开发的 IWB 量表。其中共涉及了三个部分，分别是想法产生（Generation of ideas）、想法推广（Promotion of ideas）及想法实现（Realization of ideas），共 9 个条目。参与者需要用七点李克特量表（1 = 从不；7 = 总是）回答"在工作中，你多久会做出这样的行为？"其中第一个条目的因子载荷偏低（0.57），因此我们在该研究中删除了第一个条目。

4. 工作绩效。

工作绩效采用的是 Yousef 的量表，共涉及 4 个条目，分别是对工作质量、工作绩效以及对自己和他人表现的评价。参与者需要用五点李克特量表（1 = 不好；5 = 非常好）评估他们的工作绩效，得分越高，证明他们的工作绩效越好。

（三）数据分析

我们使用了 SPSS 和 AMOS 两种软件进行数据分析。描述性分析、相关性分析以及中介效应的检验主要通过 SPSS 26.0，模型和数据拟合度的检验以及结构方程模型分析主要通过 AMOS 21.0。

Bootstrapping technique 被用来检测模型的中介效应，设置置信区间为 95，bootstrap 的样本量设置为 5000，当产生的置信区间不包括 0 时，模型的中介效应显著，这是一个非常有信服力的检测方法。首先是关于量表的可信度情况，标准规定关于模型与数据的拟合情况，标准规定 CMIN/DF < 5，GFI、NFI、CFI、TLI 均应大于 0.90，RMSEA 则应小于 0.08。

四、数据分析

（一）描述统计

表 9-1 提供了样本的人口统计学特征，我们可以看到样本中的男性超过了半数（60.3%），大多数人都处于 25～35 岁（57.3%），整体比较年轻。绝大部分人的教育水平都达到了本科及以上，只有少数人的学历处于高中及以下（22.2%）。从业人员的工龄除了

大于 20 年的都比较平均，但小于 3 年的还是占了最多（26.3%）。

尽管在分析中我们用了 AMOS，因此潜变量在这个研究中被使用，但是量表条目得分的平均值和方差还是在表 9 - 2 中被展示出来，用以提供可以与其他研究对比的样本统计量。另外，为了检验这些变量的信度，我们测量了 Cronbach's alpha。根据准则，如果它的 alpha 值大于 0.7，我们就认为它是有信度的。如表 9 - 2 所示，所有的 alpha 值都大于 0.8，也就是说，每个变量的条目具有相同的协方差和测量相同的基本概念。

终端用户计算满意度、创新性工作行为、高激活积极情绪、工作绩效的相关性系数在表 9 - 3 被提供，变量之间的相关性系数都是显著正相关的。

表 9 - 1   参与者的人口统计学特征

类别	内容	NO.
性别	男	315（60.3%）
	女	207（39.7%）
年龄（岁）	<25	56（10.7%）
	25 ~ 30	173（33.2%）
	31 ~ 35	126（24.1%）
	36 ~ 40	75（14.4%）
	41 ~ 45	31（5.9%）
	46 ~ 50	24（4.6%）
	51 ~ 55	19（3.6%）
	56 ~ 60	16（3.1%）
	>60	2（0.4%）
教育水平	大专以下	17（3.2%）
	大专	99（19.0%）
	本科	286（54.8%）
	硕士研究生	100（19.2%）
	博士研究生	20（3.8%）
年资（年）	<3	137（26.3%）
	3 ~ 5	101（19.4%）
	6 ~ 10	126（24.1%）
	11 ~ 20	113（21.6%）
	>20	45（8.6%）

表9-2 条目内容、均值、标准差和 Cronbach's α

变量	条　目	均值	标准差	Cronbach's α
End-user Computing Satisfaction (EUCS)	EUCS 1. Does the system provide the precise information you need?	3.80	0.803	0.973
	EUCS 2. Does the information content meet your needs?	3.72	0.855	
	EUCS 3. Does the system provide reports that seem to be just about exactly what you need?	3.66	0.858	
	EUCS 4. Does the system provide sufficient information?	3.74	0.835	
	EUCS 5. Is the system accurate?	3.79	0.767	
	EUCS 6. Are you satisfied with the accuracy of the system?	3.82	0.778	
	EUCS 7. Do you think the output is presented in a useful format?	3.82	0.820	
	EUCS 8. Is the information clear?	3.87	0.754	
	EUCS 9. Is the system user friendly?	3.81	0.858	
	EUCS 10. Is the system easy to use?	3.80	0.813	
	EUCS 11. Do you get the information you need in time?	3.80	0.813	
	EUCS 12. Does the system provide up-to-date information?	3.78	0.849	
High-activated Positive Emotion (HPE)	HPE 1. How much of the times has your job made you feel enthusiastic over the past few weeks?	3.84	0.712	0.880
	HPE 2. How much of the times has your job made you feel inspired over the past few weeks?	3.63	0.750	
	HPE 3. How much of the times has your job made you feel excited over the past few weeks?	3.54	0.786	
Innovative Work Behavior (IWB)	IWB 1. I create new ideas for difficult issues. (Removed)	4.96	1.219	0.952
	IWB 2. I search out new working methods, techniques or instruments.	5.23	1.146	
	IWB 3. I generate original solutions for problems.	5.06	1.127	

续表

变量	条 目	均值	标准差	Cronbach's α
Innovative Work Behavior (IWB)	IWB 4. I mobilize support for innovative ideas.	4.98	1.175	0.952
	IWB 5. I acquire approval for innovative ideas.	4.89	1.183	
	IWB 6. I make important organizational members enthusiastic for innovative ideas.	4.88	1.176	
	IWB 7. I transform innovative ideas into useful applications.	4.92	1.175	
	IWB 8. I introduce innovative idea into the work environment in a systematic way.	4.92	1.194	
	IWB 9. I evaluate the utility of innovative ideas.	4.98	1.181	
Job Performance (JP)	JP 1. Quality of your performance.	3.85	0.641	0.845
	JP 2. Your productivity on the job.	3.88	0.669	
	JP 3. How do you evaluate the performance of your peers at their jobs compared with yourself doing the same kind of work?	3.76	0.740	
	JP 4. How do you evaluate the performance of yourself at your job compared with your peers doing the same kind of work?	3.87	0.658	

表 9 - 3 　　　　　　　　变量的均值、标准差及变量间的相关性

变量 （均值，标准差）	条目			
	EUCS	HPS	IWB	JP
EUCS (3.79, 0.72)	1			
HPS (3.79, 0.73)	0.315[**]	1		
IWB (4.98, 1.00)	0.346[**]	0.511[**]	1	
JP (3.84, 0.56)	0.372[**]	0.500[**]	0.569[**]	1

注：**p < 0.01；EUCS，终端用户计算满意度；HPS，高激活积极情绪；IWB，创新性工作行为；JP，工作绩效。

（二）结构方程模型评估

在进行 AMOS 路径分析之前，我们先对量表中各个条目的因子载荷进行而来判断。如前面提到的，创新性工作行为的第一个条目因子载荷小于 0.6，因此我们删除了这个条目。除此以外，为了判断数据和模型有良好的拟合度，我们测试了模型适配度。CMIN/DF = 2.353

小于 3，GFI = 0.904，NFI = 0.950，CFI = 0.970，TLI = 0.967，四个值都大于 0.9，RMSEA = 0.051 小于 0.08。上述测试证明了数据和模型具有良好的拟合度。

根据图 9 - 3 的结果显示，终端用户计算满意度正向影响高激活积极情绪（β = 0.34，p < 0.001）、创新性工作行为（β = 0.20，p < 0.001）和工作绩效（β = 0.1，p < 0.005），因此 H1、H2、H3 被支持。除此以外，高激活积极情绪正向影响创新性工作行为（β = 0.49，p < 0.005）、工作绩效（β = 0.27，p < 0.005），因此，H4、H5 被证明。最后，创新性工作行为正向影响工作绩效（β = 0.40，p < 0.005），也就是说 H6 被支持。所有的路径都是显著的，因此这些变量间的关系确实是存在的。此外，11% 的高激活积极情绪的方差，35% 的创新工作行为的方差，41% 的工作绩效在该模型中被解释。

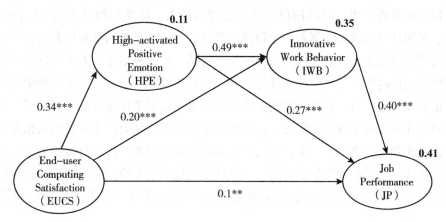

图 9 - 3 最终模型（n = 522）

注：不加粗的数字是标准化回归系数，加粗的数字为可解释的变异性。CMIN/DF = 2.353，GFI = 0.904，NFI = 0.950，CFI = 0.970，TLI = 0.967. RMSEA = 0.051，** p < 0.01，*** p < 0.001。

接下来检验中介效应运用 Bootstrapping technique 来检验中介效应，在 95% 置信区间的情况下，EUCS 可以通过 HPE 影响 JP（B = 0.0623，95% 置信区间 [0.035，0.098]），H5 被证明。EUCS 同样可以通过 IWB 影响 JP（B = 0.0617，95% 置信区间 [0.034，0.092]），H6 被证明。最后链式中介 EUCS 可以通过 HPE 影响 IWB 最终影响到 JP（B = 0.042，95% 置信区间 [0.026，0.060]），H7 中的三个子假设也被证明。所有的 bootstrap 测试中，置信区间都不包括 0，也就是说三种中介效应均存在（见表 9 - 4）。

表 9 - 4　　　　　　　标准化间接效应和 95% 置信区间（CI）

模型路径	估计系数	95% CI	
		Lower	Upper
EUCS - HPE - JP	0.0623	0.035	0.098
EUCS - IWB - JP	0.0617	0.034	0.092
EUCS - HPE - IWB - JP	0.042	0.026	0.060

注：EUCS，终端用户计算满意度；HPS，高激活积极情绪；IWB，创新性工作行为；JP，工作绩效。

五、讨论

本研究不仅将终端用户计算满意度作为衡量企业信息系统成果的标准，还把它作为情绪态度变量，验证并拓展了关于终端用户计算满意度的"系统价值链"的下游，并提出了 7 个假设。最终发现了它与工作绩效——这一经济相关的结果间的作用机制，并从积极心理拓展理论做出了解释。我们收集了客观数据以测试模型和相关假设，最终产生了 3 个重要的发现。

首先，我们发现了终端用户计算满意度可以作为信息系统成功的标志，通过员工的积极情绪影响最终的绩效水平。终端用户计算满意度高的人，证明他们对于系统的内容、准确性、格式、易用性以及及时性都有一个较高的评价，而对于系统的这种满意则会在之后反映到员工的具体情绪之上，产生一种高激活的积极情绪。而这种情绪一方面可以帮助员工认同组织，帮助他们提高生产力和完成任务的愿望，验证了以往的研究，即积极情绪与工作绩效之间存在正相关关系；另一方面，抑制了消极情绪对于员工工作绩效的负面作用。有研究显示，员工只有在积极情绪较低的情况下，消极情绪才与工作绩效产生明显的负相关关系。也就是说，在现实的工作之中，一个良好的信息系统不仅可以帮助员工直接解决工作上的问题以提高工作绩效，还可能因为信息系统的顺利使用能促进员工的积极情绪进而影响员工的工作绩效。这进一步说明了企业中信息系统的重要程度，证明了开发信息系统的投资是值得的。

其次，我们发现，终端用户计算满意度本身可以作为一种积极情绪和态度，通过影响员工的创新性工作行为，最终提高员工的工作绩效。因为一个人的行为会受到其态度情绪的影响，终端用户计算满意度作为对于信息系统的认知态度，必然也会影响员工在工作时的行为。满意作为积极情绪的一种，根据积极情绪的拓展理论，可以帮助人们发散思维，产生一些新奇的想法去应对工作中的困难，探索出一些原始性的解决方式去应对问题，这些都是创新性工作行为的想法产生的组成部分，提高员工的创新性工作行为。而它作为信息系统成功的衡量因素，好的信息系统灌输了一种新的组织纪律文化，人们实现了维持标准化流程和数据的机制，这种标准化的流程给了人们更多的机会去做其他想做的事情，他们有更多的精力去思考如何在工作上进行创新。而研究表明，当员工拥有自己的想法时，其个人表现会相对较好。并且因为引进了新的技术和工作方法，这原本就是一种提升，有助于提高员工的效率和效果，最终提升个人的工作绩效。也就是说，信息系统不仅可以因为内外部信息整合，通过开发新的市场战略、研发不同的流程和产品服务从企业层面提升创新，还可以通过员工使用信息系统的满意度，从个人层面上影响员工的创新性工作行为，最终提高绩效，也说明了创新性工作行为确实可以带来现实的收益效果。

最后，我们发现，终端用户计算满意度可以通过高激活的积极情绪和创新性工作行为这种链式中介影响到员工的工作绩效。前面我们提到，终端用户计算满意度高的企业信息系统能够给员工带来良好的工作体验，帮助员工产生积极的情绪，而这种积极的情绪则可以拓宽员工的注意力，发散员工的思维，促使员工在工作中思考用新的方式去解决问题，提升员工的创新性工作行为。而拥有这种想法的人通常会在工作中表现得更好，并且因为工作方法和流程上的更新进步，本来就会提高员工工作的效率最终影响到工作绩效。其中终端用户计算满意度作为态度，可能会影响像创新性行为这样的绩效相关行为，最终会对社会经济产生影响（如工作绩效），这便是系统价值链的下游。即使下游的研究具有现实意义，但在被开发出至今都没有得到良好的发展，更多的学者都局限在研究其量表的有效性进而评判信息系统是否成功，忽略了信息系统使用过程中在个人层面带来的心理影响而产生的相关效果。而本次研究则是对这个模型的实践，验证了模型在现实中的可行性。不仅如此，为了响应学者对于创新性行为情绪前因的呼吁，我们加入了高激活的积极情绪这样的变量，拓展了原有的价值链，扩展了创新性工作行为的影响机制，并且证明了这种行为可以产生实际的经济和社会效果。

六、研究局限与未来展望

与所有的研究一样，这项研究也有其局限性，出于数据可及性的考虑，我们研究只选用了北京各企业中的员工作为样本，在未来的工作中，我们将试图通过增加其他地域的样本或从总体中提取不同的亚组组成的样本来缓解这一限制。另一个局限性是本研究中所选择的研究结果即相关影响因素。关于这个价值链中的相关行为是没有穷尽的，但是之前的研究认为当今对于信息系统和创新性行为的研究是十分重要的，除此以外，情绪作为中介，相较于以往的压力和动机等中介更加外显，容易被观察和干预，可以为企业提供更好的决策依据。因此我们根据研究进行了最优的选择，而之后的研究可以从其他行为入手，探究其中的影响机制。最后，本研究基于纵向数据开展研究，只能判断其相关性，而无法验证其因果关系。之后的研究可以通过多年的纵向对上述关系进行印证，以得到更强的因果关系。

七、结论

本研究的目的是了解企业的信息系统对于员工个人层面的影响机制。该研究通过探究终端用户计算满意度、高积极情绪、创新性工作行为和工作绩效验证并拓展了系统价值链理论框架。终端用户计算满意度会产生高激活的积极情绪，进而增加员工的创新性工作行为提高工作绩效。我们发现，信息系统除了可以通过程序设计直接帮助员工简化工作流程、提高工作效率和工作绩效外，还可以通过使用时的满意度影响员工工作时的心理和情绪，最终反映到员工的行为和绩效之上。该研究强调了企业中信息系统的个人层面的心理学作用，证明了企业信息系统带来的额外作用，提醒企业要重视自己的信息系统建设，避免因为忽视其作用而减少关注，最终丢失在行业中的竞争性优势。

第二节 信息化终端特点与医疗服务供给

医务人员的创新性工作行为对于医院管理越来越重要，其往往会给现代医院带来更大的利益。医务人员需要不断学习应用新药物、新器械、新手段，进行更多的临床科研。在新冠肺炎疫情持续不断的背景下，医务人员的创新性工作行为是提供特殊需求治疗护理的重要保障。因此探讨如何提高医护人员的创新性工作行为对于提升医疗服务供给水平具有重要意义。

以往工作挑战被认为是激发员工创新的重要因素，同时工作挑战对创新性工作行为的影响机制在过去的研究中仍未有充分的探讨。新冠肺炎疫情的巨大挑战也促进了信息系统的进一步发展。在新冠肺炎疫情暴发期间，新兴卫生技术和数字实践在卫生保健中的应用，如人工智能、远程医疗等，已成为防控疫情的强大"武器"。在新冠肺炎疫情期间，医务人员面临的巨大挑战促进了信息系统的进一步发展，从而医务人员对信息系统的满意度也得到了提升。因此本研究基于工作要求—资源理论考虑信息系统终端用户满意度等因素的中介作用。

本研究采用横断面研究设计，从我国的医院中随机选取 617 名医务工作者为研究对象。研究发现：（1）工作挑战和终端用户满意度对创新性工作行为都有显著的积极影响，隐性缺勤对创新性工作行为有显著的消极影响；（2）工作挑战对终端用户满意度有显著的积极影响，与隐性缺勤则有显著的消极影响；（3）终端用户满意度与隐性缺勤之间有显著的消极影响；（4）隐性缺勤部分中介于工作挑战和创新性工作行为之间，终端用户满意度部分中介于工作挑战和隐性缺勤之间。

一、研究背景

创新性工作行为对于现代医院而言意味着为患者提供更大的利益。为了提高患者保留率和患者转诊率以及提高医疗护理质量，这些指标往往意味着提供更加个性化、可靠的患者护理、更快的治疗响应、更有效的沟通和协调，医院会更加注重提升员工的创新性工作行为。创新性工作行为被定义为员工在工作角色、工作小组或组织内有意引入、推广和实现新的想法、产品、流程和程序，以利于角色绩效、小组或组织。更特别地，当医务人员面对罕见疾病时，会面临缺乏治疗选择、缺乏具体的指导方针等问题，因此创新的工作行为成为医务人员的核心需求。也正是由于医学领域仍然存在许多难点、患者的需求也越来越多，近些年来，国家与医学领域越来越强调要关注我国医务人员的创新。2016 年，卫健委联合五部门提出的指导意见中指出，要强调医疗卫生机构及其人员在卫生与健康科技创新中的主体地位，激发医务人员的创新。2021 年 11 月，重庆举办了"健康中国重庆行"院长高峰论坛，期间，钟南山院士提到要加强医务人员的创新精神，中国工程院院士于金明也指出医院生存之本是规范诊疗和学术创新。

创新性工作行为在新冠肺炎疫情的暴发初期到目前的常态化防控阶段都起着重要的作用。在新冠肺炎疫情暴发初期，医务人员对于这种疾病的了解十分有限，缺少有效的治疗方案，并且新型冠状病毒的强传染性以及对医疗资源的挤兑现象也是之前许多医务人员没有遇到过的，因此，医生创新性地寻求更多的远程医疗来帮助其他疾病在家的患者，还有为了更快追踪密切接触者，医务工作者也采取了创新性的追踪方式。另外，在中国广东省的一家三级医院中也将基于网络的新冠肺炎疫情服务平台部署在原有的医疗保健系统中，以实现对新冠肺炎自动筛查、相关症状监测、网络咨询和心理支持等一系列功能。这样一系列的快速的创新性工作行为，加速了对流行病的布控速度，遏制了新冠肺炎疫情的传播。最近，随着疫苗的大范围接种，美国的疾病预防与控制中心（Centers for Disease Control and Prevention）推出了一款名为 V－safe 的智能手机上的应用以此来跟踪记录疫苗接种的副作用，一款类似的名为 the Yellow Card 的智能手机应用也在英国被应用。如此多的例子表明，在应对突如其来的烈性传染病时，医务工作者不仅需要维持常规的诊疗任务，还需要不断创新才能更好地随着患者与疾病防控的要求完成其工作任务。

在传统观念中，医务人员的创新性工作行为往往是不被提倡的。正如 Sharma 等呼吁的，过去对于医学生的教育强调护理标准，但现在缺乏基于需求的创新，而这些创新会在危机时刻帮助到医生和患者。另外，在我国目前的社会主流意识中，民众对于医疗行为往往采用较保守的就医行为，对于创新的或者不了解的治疗手段往往持保守态度。这也进一步影响了医务人员在诊疗中采取创新手段的主观意愿。因此，从学术和实践意义上看，我们都需要从医疗机构管理的角度寻找促进医务人员采取创新性工作行为的方式。

目前已有一些研究在探究工作挑战对员工创新的影响，工作挑战与员工创新性行为的关系可以从内在动机的角度来理解。有创造力的员工会在工作环境中寻找有挑战性的工作，反过来，有挑战的工作也会不断激发员工的内在创造力。内在动机对创新性的工作行为有积极的影响，甚至工作越复杂和具有挑战性，员工就越有创造力。另外，我们也可以根据工作需求—资源模型（Job demands－resources model，JD－R）理论来理解，Demerouti 也指出，艰巨的任务和高风险的环境会激发企业员工认识到机会的来临，进而愿意改变方式，尝试新的行动。

在新冠肺炎疫情背景下，我们希望探究如此巨大的工作挑战是否仍然可以促进员工的创新性工作行为。2020 年新冠肺炎疫情的全球暴发，给医务工作者的心理和工作上带来了似乎相比以往更加巨大的挑战。截至 2022 年 4 月 5 日，我国本土累计的新冠肺炎确诊人数已达到 48 万多人次，全球累计已突破 4.9 亿人次，给全球的医疗系统带来了巨大的冲击。随着新冠病毒的不断变种，德尔塔、奥密克戎以及最新的 XE 病毒不断改变着形态冲击着世界的医疗资源。根据《人民日报》健康端的调查，从 2022 年 2 月 6 日至 2022 年 4 月 19 日，上海的这轮新冠肺炎疫情已累计报告本土感染者超过 30 万例，甚至超过了开始阶段武汉的疫情感染人数，由此可见随着新冠病毒的变种拥有更强的传播力，更加严峻地冲击着医疗系统。医务工作者作为对抗新冠肺炎疫情的中坚力量，他们的日常工作受到了极大冲击。他们面临着许多的挑战，这些挑战来自多个方面。第一，新冠肺炎疫情对医务工作者的心理造成巨大挑战，抗击疫情一线的医务工作者面临更大心理健康风险，没有传染病专业知识的医务工作者有更大的心理健康风险。第二，医务人员的身体层面也面临巨大的挑战，医务人员面对可能的传染即使是在炎热的天气下不得不穿着防护服，并且需要减少大小便的频次以减少更换防护服的频次。第三，疫情的暴发也对危重病医学带来巨大挑战，很多其他部门的医务工作者对传染性重症监护方面几乎没有临床经验，他们需要接受额外的培训。第四，对于门诊科医生，他们不得不每天上班时佩戴口罩，以防止潜在的无症状感染者造成疫情的传播。对于护士的工作，在疫情暴发期间住院的患者不允许由家庭成员陪护，即使是在疫情稳定时，也仅允许一位固定的家庭成员进行陪护，这给护士的工作增加了额外的挑战，以弥补家庭成员对患者的护理和心理支持。所有这些都构成了新冠肺炎疫情给医务工作者增加的工作挑战。在这样的背景下，工作挑战能否更加激发医务人员的创新性工作行为成为我们关注的问题。

另外，过往的研究很少会关注工作挑战对创新性工作行为影响的机制。对于医务人员群体，大多数岗位职责内的工作挑战往往是由客观因素所决定的。例如，患者的病情复杂程度、患者与家属的情绪安抚等。因此，在组织管理中通过工作内容的设计来合理强化医务人员的工作挑战可能是较为困难的。探究工作挑战对创新性工作行为的影响机制有助于管理者从其他角度做出改进来促进员工的创新性工作行为。在以往的研究中，更多的是从其他的角度去探讨对员工创新的影响因素，如从信息系统满意度可能会通过增加使用者的获取信息量促进根本性的革新、同事的隐性缺勤行为影响员工自身的创新等。但是根据工作要求—资源模型的角度，他们之间可能会是互相影响的关系。因此我们希望探究可能存在的多方面角度的内在联系。这对于我们理解与提高员工的创新性工作行为会起到帮助。

在新冠肺炎疫情的背景下，医务工作者的工作挑战似乎也通过影响终端用户满意度的方式影响创新性工作行为。为了应对突如其来的新冠肺炎疫情，各省医疗机构通力合作，但是依旧存在医疗资源短缺的现象，因此国家与医院采取各种的方式来强化医院的信息化建设，例如，预检分诊信息系统、互联网医疗等，在短时间内为医务人员提供了帮助，因此本研究认为，医务人员对信息系统的终端用户满意度将会随着疫情带来的挑战。我们采用终端用户满意度这一概念来衡量医务人员对信息系统建设的总体满意程度。同时，我们也希望探究终端用户满意度对创新性工作行为的影响。根据工作资源—需求模型，终端用户满意度可以被认为是工作资源的一种，工作资源会为员工的工作目标实现提供支持，并且也会减少相应的成本。工作挑战通过影响终端用户满意度进而影响工作行为这一过程可理解为是组织环境通过影响社会心理进而影响行为的过程，反映了工作内容对员工行为影响的内在逻辑。另外，研究终端用户满意度体现了对医务工作者的关注，弥补了以往研究对医疗信息系统关注重点的缺憾。

另外，我们还希望探究工作挑战是否可以通过影响隐性缺勤进而影响员工的创新性工作行为。近些年来，学界开始逐渐意识到隐性缺勤带来的巨大的经济成本，希望通过各种方式减少组织中存在的隐性缺勤现象，隐性缺勤在医务工作者中的爆发率也明显高于其他行业的从业者。以往的研究也指出工作挑战所带来的挑战性压力对员工的隐性缺勤会产生抑制作用，这与工作资源—需求模型理论中所指明的挑战性需求会带来的积极动力进而提高员工生产力也是一致的。但是，需要注意的是，根据以往的文献，挑战性需求在个人无法利用自我效能和个人资源来应对时，也会转变为阻碍性需求。例如，Bakker 和 Sanz – Vergel 发现护士感受到的工作压力是一种阻碍性需求，而不是一种挑战性工作需求。同时我们也可以注意到隐性缺勤行为所意味的生产力降低，员工精力的耗竭，也会导致员工难以发挥创造力，采取创新性的工作行为。除此之外，工作挑战也可能通过影响终端用户满意度进而由于工作资源的增加减少隐性缺勤行为的产生，最终影响医务人员的创新性工作行为。

首先，目前新冠肺炎疫情仍在全球蔓延，虽然新冠疫苗已经大范围接种，但是对于不断更新的新冠变种病毒，医务工作者仍然面临巨大的挑战，医疗资源被持续挤压，疫情防控形势仍然十分严峻。新冠病毒的变种导致更强的传播力和感染性，疫苗的有效性也面临巨大的考验。所有这些表明，医生仍然面临巨大挑战，医生的创新性工作行为仍然显得十分重要。其次，在常规医院诊疗中，医务工作者的创新也由于患者的需求上升而被国家和医院管理者反复强调需要加强。因此迫切需要通过各种方式来提高医务人员的创新工作行为。另外，信息系统对医务人员行为的影响目前也存在研究缺口，需要更多的研究来丰富我们对于信息系统的理解。因此本研究的主要目的是提高医务人员的创新性工作行为、了解工作挑战对医务人员创新性工作行为的影响机制以及了解在面对工作挑战时医务工作者对信息系统的态度是否能够更好地帮助他们促进良好的工作表现。

二、文献综述

(一) 工作挑战

1. 概念。

工作挑战（Job Challenge）的概念最初来源于创造性的环境量表。在以前，人们认为创造性的工作是由有创造力天赋的人完成的。这种观点在 20 世纪六七十年代一直主导着人们关于创造力的研究，这方面的研究几乎都集中在以人为核心上。在之后的研究中人们开始逐渐意识到环境对创造性工作的重要性，这其中既包括宏观的社会环境，也包括微观的工作环境。后来形成了比较全面的关于创造性的环境量表，其中就包括工作挑战这一维度。工作挑战是指由于感知的工作难度或复杂性而必须努力工作的感觉。

一份具有挑战性的工作可以满足一个人的内在需求。员工认为具有挑战性的工作应该说服他们更加努力地工作，以成功应对工作带来的需求。富有挑战性的工作环境鼓励员工将更多的认知和情感资源投入工作中，这通常会带来更多、更有意义的工作体验。

2. 测量。

工作挑战的测量方式采用的是"创造性的环境"中的测量方式，包括 4 个条目来评估员工必须在面对具有挑战性的任务和重要项目上努力工作的感觉，如"在工作中，我每天都感到受到挑战""我经常处理难以解决的问题""我的工作需要我所有的技巧和能力"等。

条目按照李克特五点量表进行评分，从 1 代表"非常同意"到 5 代表"非常不同意"。总分越高，说明员工认为自己的工作越富有挑战性。

3. 相关研究。

因为工作挑战这一变量主要来源于创造性的环境这一概念，而创造性的环境这一变量的研究主要与员工创新相联系，因此目前关于工作挑战的研究，集中于它与创新之间关系的研究。当员工面临挑战时，他们会更有动力。具有挑战的工作内容往往意味着员工可以受到内在和外在因素的激励。外在激励因素包括加薪、奖金等激励。内在的激励因素包括参与获得的激励（与绩效没有直接关系），并被期待对提出建议和付诸实施产生更显著的影响。例如，销售人员认为的具有挑战性的工作会说服他们更加努力地工作，这份工作会带来明显的需求。因此工作挑战会促进员工更多地尝试创新。

（二）隐性缺勤

1. 概念。

员工的生产力损失，即雇主的间接成本，主要来源于员工的显性缺勤即旷工和员工的隐性缺勤行为（Presenteeism）。所谓显性缺勤就是指员工本该在规定的时间去工作但是却没有在工作。显性缺勤的判断比较简单且统一，其造成的经济损失也比较容易衡量。但隐性缺勤则不然，隐性缺勤具有一定的隐蔽性，且目前被认为它所造成的经济损失要大于显性缺勤。也正因为如此，隐性缺勤引起了公司组织以及学术界学者的广泛关注。

但是目前隐性缺勤的定义仍存在一定的争议。Presenteeism 一词最初来源于马克·吐温（1892），但是其定义确实一直在变化之中，在 20 世纪初曾被定义为出色的出席率，但是随着时代的发展，人们更加关注在不合适时仍然选择继续出席工作。例如，隐性缺勤曾被定义为："尽管感觉不健康，但仍然选择去工作；尽管感觉不健康或者正经历某些可能引起缺勤的事件但仍然坚持去工作。"这种定义的进化将更多的身体和健康因素涵盖在隐性缺勤的定义之中，更加全面且更有指导意义。21 世纪初，学者们开始将生产力损失的概念逐渐融入隐性缺勤的概念，例如，Turpin 等将其定义为由于健康问题所导致的生产力损失；Hummer 等将其定义为由于健康问题或者其他干扰工作的事件所导致的生产力损失。隐性缺勤的这样一种定义的进化也显示了人们对于隐性缺勤所造成的生产力损失，即雇主间接成本提高的关注，这正是企业组织所看中的。

在本研究中，我们将隐性缺勤定义为：由于健康不佳或其他原因导致的隐性生产力或工作能力损失的行为。这样的定义与目前的许多研究保持一致，并且也符合目前隐性缺勤概念发展的潮流。

2. 测量。

目前，我国在测量隐性缺勤行为时的主要做法采取的是引入国外成熟量表进行汉化，并检验其信效度。目前主流的隐性缺勤量表包括，斯坦福隐性缺勤量表（the Stanford Presenteeism Scale）、工作生产力和活动损伤问卷（Work Productivity and Activity Impairment Questionnaire，WPAI）、工作受限情况调查问卷（Work Limitations Questionnaire，WLQ）、可感知工作能力量表（Perceived ability to work Scale，PAWS）。

斯坦福隐性缺勤量表由斯坦福大学编制，用于因健康产生隐性缺勤状况而导致的生产力损失的测量工具，该表共包含六个条目，容易操作，故被学者们广泛应用。工作生产力和活动损伤问卷由 Reily 等学者开发，主要用于测量员工整体健康状况或特定症状对工作产出的影响。来自美国塔夫茨大学医学研究中心的 Lerner 等也研制了工作受限情况调查问卷，该问卷可以用于测量员工因健康问题所带来的执行工作所需角色能力带来效率的影响。可感知工作能力量表是通过对自己的目前的工作能力作评判来确定被测者的隐性缺勤状况，已在美国的全国性调查中验证了其有效性。该问卷包含 4 个条目（例如，"假如将您现在的工作能力处于最佳状态记作 10 分，您会给您现在的工作能力打多少分？" "您的工作需要有体能要求，您给自己工作的体能能力打多少分？"）。受访者被要求评估他们目前的工作能力（0 = "目前根本不能工作" 到 10 = "目前的工作能力是一生中最好的"）。总分越高，员工的感知工作状态越好，隐性缺勤程度越低。我们用 10 减去原来的 PAWS 分数，以保证分数反映隐性缺勤的水平。

3. 相关研究。

目前关于隐性缺勤的研究主要集中于隐性缺勤带来的危害、隐性缺勤的成因、隐性缺勤的干预措施以及隐性缺勤目前的国内研究进展。

第一，关于隐性缺勤带来的危害。一方面，隐性缺勤所带来的生产力损失，即雇主的间接经济成本，虽然仍然无法准确衡量，但还是有一些学者做了一些尝试，均认为隐性缺勤相比于缺勤带来了更大的经济损失；另一方面，隐性缺勤可能对员工自身的健康造成伤害。通过推迟病假，员工可能会患上更严重的疾病。在某些职业中，隐性缺勤甚至会危及生命，如建筑行业。最近的研究也显示，由于人体在感染新型冠状病毒的患病初期症状轻微，医务人员坚持在身体不适的情况下上班可能造成病毒的扩散。

第二，关于隐性缺勤的成因。对于可能导致隐性缺勤的因素，Miraglia 和 Johns（2016）的一篇整合了 170000 余名参与者的元分析中给出了比较全面的概括。他们的研究指出旷工、工作不安全感、生产力损失、抑郁情绪、个人财务问题等对隐性缺勤有正向影响。另外，包括工作量、客户数量、身体需求等的角色需求与隐性缺勤行为也存在正相关关系。压力与隐性缺勤的关系也得到探讨，他们指出，阻碍性压力、骚扰、歧视、情绪衰竭等因素均对隐性缺勤有显著的正向影响。

第三，关于隐性缺勤的干预措施。目前学术界对于如何降低隐性缺勤在员工中的发生率，除了减少上述可能刺激员工出现隐性缺勤的因素外，讨论最多的便是领导支持、同事支持、组织承诺。

第四，关于隐性缺勤在国内的研究进展。隐性缺勤引入我国的时间并不长，对于隐性缺勤的研究不是十分广泛，目前关注的群体与国外的研究保持同步，都主要集中在医护人员，这也是因为医护人员的隐性缺勤率比其他行业员工更高。研究的影响因素主要包括共情疲劳、职业倦怠、职业压力、职业承诺等。

（三）终端用户满意度

1. 概念。

终端用户满意度可以描述为信息系统最终用户对信息系统体验到的与消费相关的满足的愉悦程度的总体情感和认知评估。Cyert 和 March 首先提出了用户信息满意度（UIS）的概念，作为系统成功的替代，他们建议满足用户需求的信息系统可以增强用户对系统的满意度。用户信息满意度通常被用作用户对信息系统有效性感知的指标，并与系统分析和设计的其他重要结构相关。

终端用户满意度可能是目前衡量信息系统是否成功最广泛使用的标准。一方面，由于过去的研究人员开发了可靠的工具，满意度有很高的有效性；另一方面，大多数其他衡量标准要么在概念上薄弱，要么在经验上难以验证。

2. 测量。

Doll 和 Torkzadeh（1998）发明了终端用户满意度量表，包含内容、精确性、格式、易用性、及时性 5 个维度，通过 12 个条目来进行评估，如"系统能提供我需要的准确信息?""我对系统的准确性满意""我能及时得到我需要的信息""系统对用户是友好的"等，目的是评价信息系统终端使用者一般性的满意度。信息内容是指满足用户需求的准确、充分的数据；准确性意味着收到的信息是正确的；格式是指以清晰有用的方式呈现的信息；及时性是按时获取信息或拥有提供最新信息的系统的可能性；易用性指的是用户友好性。条目按照李克特五点量表进行评分，从 1 代表"非常同意"到 5 代表"非常不同意"。总分越高，终端用户对系统的满意度越高。后来大量的研究证实了 EUCS 在不同领域均具有内部一致性信度、再测信度、内部效度、结构效度和外部效度，并且该量表在中国的语境下也得到了验证。

3. 相关研究。

目前，关于终端用户满意度的研究可以划分为：量表的验证、对信息系统的评估以及少数的终端用户满意度对行为的影响。

终端用户满意度最早提出于 1988 年，之后的十几年时间里，有许多的学者对该量表的信效度进行了验证，以及该量表在不同语言环境下有效性的验证。这些研究都证明了该量表测量方式的有效性。同时，也有一些学者对不同的信息系统进行了评价，其中包括某企业内部员工系统、医院信息系统等。在此之后，逐渐有学者开始关注终端用户满意度对使用者行为的影响；Hou 研究了其对系统使用和个人绩效的影响；Dominguez – Escrig 等研究了终端用户满意度对根本性创新的影响。虽然学者们做了不同程度的努力，但是信息系统已经成为现代职业工作中必不可少的设备，在未来这种情况将只增不减，随着工业 4.0 时代的到来，越来越多的工作将被自动化系统、信息系统所代替，工作人员将更多负责系统的操作、监视、检查工作，终端用户满意度作为一种社会心理因素，对于行为的研究仍然显得很少，只有多进行这样的研究才能全面评判信息系统的作用。

（四）创新性工作行为

1. 概念。

基于 West 和 Farr 的定义，创新性工作行为是指在一个工作的角色、小组或组织有意地创造、引进和采用新的思想，以利于自己的角色、小组或组织的表现。创新带来的利润可以包括组织更好的运作，以及劳动个体或群体的心理利益，如工作满意度的提高等。

工作场所的创新性工作行为是由三个不同的步骤所组成的系列行为：想法产生、想法推广和想法实现。个人创新始于想法的产生，感知到的与工作相关的问题、不协调、不连续性和新的趋势通常是新思想产生的源动力。创新的下一个阶段是向潜在的同伴推广自己的想法，形成某种程度的支持者联盟，为其提供必要的动力。最终任务是通过产生创新的原型或模型来实现想法。简单的创新通常由相关的个体工人完成，而更复杂的通常需要有不同背景成员的团队来合作完成。

2. 测量。

目前，结合对以往文献的回顾，可以发现针对创新性工作行为的测量方法主要有三种形式：工作日志评价分析、智力测试和创新性工作行为的心理量表，目前在实证研究中采用更多的是创新性工作行为的心理量表。

Scott 和 Bruce（1994）结合创新行为三阶段理论编制了个体创新行为量表，共包含 6 个条目，但是只有单一维度。后来 Janssen（2000）在此基础上，将其划分为创新想法产生、创新想法推广和创新想法实现，创新性工作行为量表包括九个项目，有三个项目涉及想法产生，三个项目涉及想法推广，三个项目涉及想法实现（例如，"我为困难的问题提出新的想法""我动员对创新想法的支持""我将创新的想法转化为有用的应用"）。条目按照李克特七点量表进行评分，从 1 代表"从不"到 5 代表"总是"。总分越高，员工越多地表现出创新性工作行为。该量表在中国的语境下也得到过实证研究的验证。

3. 相关研究。

高绩效的组织促进和重视创新性工作行为，是利用组织创新的必要条件。虽然许多学者认为，员工行为的创新结果在一定程度上是由各种背景和个人因素提前决定的，如人的创造力。但最近的研究已经开始在个人层面探索创造力和创新。

工作特征理论的最新研究表明，任务和社会环境直接或通过与个体差异变量的互动，极大地影响了员工的创造力和创新行为。另外，创新性工作行为也可以看作一个重要的绩效提升因素，可以将其视为工作要求，也可以视为成就目标。这一成就目标是由眼前的工作环境和具体的工作属性定义和形成的，指的是个人追求特定任务的目的或原因。

三、模型构建与理论假设

（一）工作要求—资源模型

根据工作需求—资源模型，生活中的任何工作所具有的特征都可以被划分为工作要求和工作资源两个部分。

按照定义，工作需求是指工作所具有的特征对个人身体、心理和社会能力的需求。它要求每个员工付出相应的努力或某些成本来完成工作。随着工作资源—需求理论的发展，Rich等将工作需求的定义扩大划分为阻碍性和挑战性工作需求，最初评估需求为挑战或障碍的结果会影响随后的情绪和认知，进而影响一个人如何应对需求。其中挑战性工作需求可能促进个人成长和未来收益，并往往被视为学习的机会，可以激发积极的动力。但当满足这些需求需要付出很大的努力，而员工还没有完全恢复时，它们可能会变成工作压力源，即成为阻碍性工作需求。这种阻碍性的工作要求会耗尽员工的精神和身体资源，从而导致员工紧张，进而降低组织的成果。

工作资源是指工作中与生理、心理、社会或组织等方面相关且具有以下某项或多项功能的因素：促进工作目标的实现，减少工作要求和与之相关的心理、生理成本，促进个人成长、学习和发展。工作资源可以驱动对员工的激励过程，根据定义，工作资源促进了员工的成长、学习和发展或者因为他们是实现工作目标的工具。在前一种的情况之下，工作资源满足了基本的人类需求，如自治、能力提升、与他人联系的需求；在后一种情况下，提供丰富资源的工作环境会激发员工的意愿，让他们更愿意付出努力。在这样的氛围中，任务会更有可能成功。

（二）工作挑战与创新性工作行为

根据工作资源—需求模型，工作挑战可能会促进员工的创新性工作行为；根据工作资源—需求理论，工作挑战可以被认为是工作需求的一种因素——工作对个体的生理、心理、社交能力等方面的要求，需要个体付出相应的成本才能完成工作的因素。随着工作资源—需求理论的发展，Rich等将工作需求的定义扩大划分为阻碍性和挑战性工作需求，其中挑战性工作需求可能促进个人成长和未来收益，并往往被视为学习的机会，可以激发积极的动力。同时，Demerouti也指出，当面临艰巨的任务和高风险的情况时，员工可能会认识到这些时刻是真正的机会，并愿意改变他们的传统方式，尝试不同的方法和果断的行动。考虑到以上研究，可以假设工作挑战会促进员工的创新性工作行为。

（三）工作挑战、隐性缺勤与创新性工作行为

从工作资源—需求理论模型的角度出发，如前所述，挑战性需求可以激发积极的动力，我们认为工作挑战会减少员工的隐性缺勤，后者在我们的研究中被定义为由于疾病或其他原因所导致的工作场所的生产力损失，该定义与之前的一些研究保持一致。最近的研究也显示，由于人体在感染新冠病毒后的患病初期症状轻微，医务人员坚持在身体不适的情况下上班可能造成病毒的扩散，因此在疫情期间减少隐性缺勤也是至关重要的。另外，需要指出，员工的创新性工作行为可以被视为一个具体的积极主动的行为，注重新奇的事物，而当员工产生隐性缺勤时，他的生产力受到了损失，会降低他们对于尝试其他方法的精力投入。因此，我们认为隐性缺勤也会对创新性工作行为产生消极的影响。

（四）工作挑战、终端用户满意度与创新性工作行为

新冠肺炎疫情的巨大挑战也促进了信息系统的进一步发展。在新冠肺炎疫情暴发期间，新兴卫生技术和数字实践在卫生保健中的应用，如人工智能、远程医疗或远程保健、移动卫生、大数据、5G 和物联网，已成为抗击疫情和为疫情预防和控制提供有力支持的强大"武器"。例如，强有力的电子卫生信息系统（EHIS）为疫情提供了有效监测；中国应用了大量数字工具，来全方位地控制疫情，减轻患者的死亡率。因此，在新冠肺炎疫情期间，医务人员面临的巨大挑战，促进了信息系统的进一步发展，从而医务人员对信息系统的满意度得到了提升。

根据工作资源—需求理论模型，我们突破性地将对信息系统的终端用户满意度看作工作资源。目前学术界将工作资源定义为"工作中与生理、心理、社会或组织等方面相关且具有促进实现工作目标、减少工作需求以及与之相关的心理或生理成本、可以促进个人的成长、学习和发展中的某项或多项功能的因素"。不仅如此，对信息系统的满意度提高意味着员工积极情绪的提高，可以让个体的思维变得富有创造力，拓展个体的行动倾向，因此，终端用户满意度的提高可以提升员工的创新性工作行为。

（五）工作挑战、终端用户满意度与隐性缺勤

如前所述，疫情期间的巨大挑战在客观上促进了对医院的信息系统的升级、优化，因此工作挑战间接促进了医务人员对医院信息系统的终端用户满意度，感到满意的心理状态可以被理解为一种积极情绪，而积极情绪往往在过去的研究中被证明与更好的身体健康、心理健康、职业健康等有相关关系，而上述三者也往往是导致医务人员生产力损失，出现隐性缺勤状况的主要原因，因此本研究也假设了工作挑战促进了医务人员对信息系统的终端用户计算满意度，进而可以降低员工的生产力损失，即隐性缺勤水平。

（六）研究模型与假设

在工作资源—需求理论模型中，挑战性的工作需求往往能够起到正向的促进作用，抑制生产力的降低，产生更高的工作表现，它满足了人类自身发展所需要的内在驱动力，符合人们想要自我提高成长的需求。高工作要求也让组织开始思考提高员工的工作资源以帮助员工，工作资源作为一种可以减少工作成本或者心理成本的因素，促进他们做出更好的工作表现。因此，在本研究中结合工作资源—需求理论模型，将工作挑战看作挑战性的工作需求、终端用户满意度看作工作资源，从而与隐性缺勤和创新性工作行为之间产生影响，以此建立本研究的研究模型。

具体来说，员工的工作挑战能激发员工的内在驱动力，从而减少隐性缺勤，提高员工生产力，增加创新性工作行为。同时，工作挑战在客观上促进了信息系统的进一步进化，提升了信息系统的终端用户满意度，一种情绪上的积极提升以及可能带来的决策行为的改进都可能进一步提升员工的创新性工作行为（见图9-4）。

基于对以往研究的整理与分析，在工作资源—需求理论模型的指导下，依据研究的目的，本研究提出如下假设：

假设 H1：医务人员的工作挑战与创新性工作行为呈正相关关系；

假设 H2：医务人员的工作挑战与隐性缺勤行为呈负相关关系；

假设 H3：医务人员的隐性缺勤行为与创新性工作行为呈负相关关系；

假设 H4：医务人员的隐性缺勤行为在工作挑战与创新性工作行为之间起中介作用；

假设 H5：医务人员的工作挑战与信息系统的终端用户满意度呈正相关关系；

假设 H6：医务人员的信息系统终端用户满意度与隐性缺勤行为呈负相关关系；

假设 H7：医务人员的信息系统终端用户满意度与创新性工作行为呈正相关关系；

假设 H8：医务人员的信息系统终端用户满意度在工作挑战与创新性工作行为之间起中介作用。

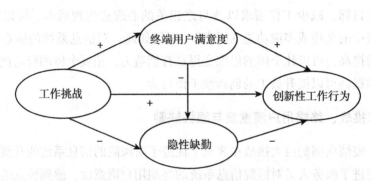

图 9 - 4　研究假设模型

四、研究方法

（一）样本抽样

为了确保调查对象的代表性，本研究根据我国地理位置的划分方式，选取了来自中部、西部、东部和东北部的 10 家三甲医院的医务工作者作为研究对象。三甲医院在疫情期间肩负更多的工作任务，更符合本研究的背景，同时，三甲医院的信息化建设更完善，医务人员对其的满意度更具有代表性。本研究于 2020 年 8 月开展了问卷调查，最终得到横截面数据。本研究在开始之前已经获批、通过伦理学审查，同时本着知情同意与自愿参与的原则，本研究涉及的所有调查工作均事先向参与者阐述了性质与目的，在得到参与者的同意之后开展。本研究使用随机抽样的原则，根据员工的编号随机选择参与者。首先向选定的医院的负责人发出邀请，由他们协助经过培训的调查员组织参与者在会议室完成调查问卷，并且调查员会负责向参与者解释问卷内容。但调查员不被允许对参与者进行引导，以保证问卷结果的客观性和有效性。每个参与调查的员工都会收到一份象征性的礼物，同时在问卷的封面还承诺调查对象的问卷内容仅用于研究并承担保密的任务，以此有效提高问卷回收的质量。由调查员在被试者作答完毕后统一收集问卷,由研究员将数据输入电脑。最终共获得 617 份问卷,通过筛除每个项目回答时间小于两秒的问卷,最终获得的数据样本来自中国的 599 名医务工作者。

问卷分为三个部分,分别为:前言、研究变量测量和人口统计学变量调查。首先,前言包括问候语、介绍研究目的、问卷的内容构成和作答无负面影响声明等;其次,研究变量测量包括终端用户满意度的测量、隐性缺勤的测量、创新性工作行为的测量和工作挑战的测量;最后,人口统计学变量调查内容包括年龄、性别、受教育程度和从事职业时间。

(二)变量测量

本研究总共涉及 4 个变量,分别为工作挑战、终端用户满意度、隐性缺勤和创新性工作行为。另外,本研究也对几个人口统计学变量进行了采集,包括调查对象的性别、年龄、教育程度等。

终端用户计算满意度量表从内容、精确性、格式、易用性、及时性 5 个维度,通过 12 个条目来进行评估(例如,"这个系统为我提供了准确的信息""我对系统的准确度满意"等)。条目按照李克特五点量表进行评分,具体来说,1 = "非常不同意",2 = "比较不同意",3 = "中立",4 = "比较同意",5 = "非常同意"。总分越高,终端用户对系统的计算满意度越高。

挑战量表包括 4 个条目来评估员工必须在具有挑战性的任务和重要项目上努力工作的感觉(例如,"在工作中,我每天都感觉有挑战""我经常处理难以解决的问题"等)。条目按照李克特五点量表进行评分,具体来说,从 1 = "非常不同意",2 = "比较不同意",3 = "中立",4 = "比较同意",5 = "非常同意"。总分越高,员工认为自己的工作越富有挑战性。

我们遵循最近的一些研究,隐性缺勤被定义为由于在工作时健康状况不佳或其他因素所导致的生产力损失的行为。并且隐性缺勤由感知工作能力量表(PAWS)来衡量,包含 4 个条目(例如,"假如将您现在的工作能力处于最佳状态记作 10 分,您会给您现在的工作能力打多少分?"等)。并且可以十分可靠且有效地衡量感知的生产力损失。受访者被要求评估他们目前的工作能力(0 = "目前根本不能工作"到 10 = "目前的工作能力是一生中最好的")。总分越高,员工的感知工作状态越好,隐性缺勤程度越低。我们用 10 减去原来的 PAWS 分数,以保证分数反映隐性缺勤的水平。

创新性工作行为量表包括九个项目,有三个项目涉及创意产生,三个项目涉及创意推进,三个项目涉及创意实现(例如,"我会对困难问题产生新的想法""我能动员他人支持创新的想法""我把创新的想法转化为实际的应用"等)。条目按照李克特七点量表进行评分,具体来说,1 = "从不",2 = "几乎从不",3 = "有时",4 = "不确定",5 = "经常",6 = "通常",7 = "总是"。总分越高,员工越多地表现出创新性工作行为。

(三)研究方法

本研究使用数据分析软件 SPSS 26.0(IBM Corp.;Armonk,NY,USA)和 AMOS 21.0

（IBM Corp.；Armonk，NY，USA）来对本研究的数据进行进一步的统计分析处理，具体包括：

1. 描述性统计。采用百分比和均值等统计数据了解被调查对象的基本人口学特性，以均值和方差分析被调查的医务工作者的工作挑战、终端用户满意度、隐性缺勤和创新性工作行为现状。

2. 信效度分析。使用因子载荷λ、克隆巴赫α系数、组合信度（CR）、平均方差抽取量（AVE）等数据分析结果对工作挑战、终端用户满意度、隐性缺勤和创新性工作行为进行信效度检验。

3. 相关性分析。使用SPSS分别检验工作挑战、终端用户满意度、隐性缺勤和创新性工作行为之间的相关关系。

4. 中介效应分析。为了检验终端用户满意度和隐性缺勤在工作挑战和创新性工作行为之间的中介作用，本研究使用结构方程模型来测试这种中介作用，评估标准为近似误差的平方根（Root Mean Square Error of Approximation）、均方根残差（Root Mean Square Residual）小于0.08，标准拟合指数（Normed Fit Index）、比较拟合指数（Comparative Fit Index）、拟合优度指数（Goodness Normed Fit Index）和塔克—刘易斯指数（Tucker Lewis Index）等于或大于0.90。另外，还进一步采用Sobel检验方式以验证变量之间的中介效应是否成立。

五、研究结果

（一）研究对象的人口学特征分布

通过对受访者的人口统计学变量进行描述性统计分析，来了解受访者的基本情况，并判断样本的代表性。本研究通过数据筛选，使用的数据样本共599个，采用SPSS 26.0（IBM Corp.；Armonk，NY，USA）对问卷调研收集到的研究样本数据进行描述性统计分析。

本研究涉及的被调查对象的人口学统计结果分布如表9-5所示。具体分析结果如下：

（1）从研究对象的性别分布情况来看，女性的比例明显高于男性。女性有446人，占总研究对象的74.5%，男性为153人，占总研究对象的25.5%。

（2）从研究对象的年龄分布情况来看，以31～40岁为主要年龄段，占总研究对象的55.8%。具体来看，年龄小于25岁的共50人，占8.3%；25～30岁的共127人，占21.2%；31～35岁的共194人，占32.4%；36～40岁的共140人，占23.4%；41～45岁的共36人，占6.0%；46～50岁的共32人，占5.3%；51～55岁的共10人，占1.7%；56～60岁的共7人，占1.2%；60岁以上的共3人，占0.5%。

（3）从研究对象的教育程度来看，本科毕业占据一半以上的比例。具体来看，大专以下学历的共26人，占4.3%；大专学历的共96人，占16%；大学本科学历的共301人，占50.3%；硕士学历的共138人，占23.0%；博士及以上学历的共38人，占6.3%。

410

表9-5 研究对象的人口学特征分布

人口学特征	分类	样本量（n=599）	百分比（%）
性别	男性	153	25.5%
	女性	446	74.5%
年龄	25岁以下	50	8.3%
	25~30岁	127	21.2%
	31~35岁	194	32.4%
	36~40岁	140	23.4%
	41~45岁	36	6.0%
	46~50岁	32	5.3%
	51~55岁	10	1.7%
	56~60岁	7	1.2%
	60岁以上	3	0.5%
教育程度	大专以下	26	4.3%
	大专	96	16.0%
	大学本科	301	50.3%
	硕士	138	23.0%
	博士及以上	38	6.3%

（二）研究对象的工作挑战、终端用户满意度、隐性缺勤和创新性工作行为状况分析

本研究对被调查的医务工作者的工作挑战、隐性缺勤、创新性工作行为以及对信息系统的终端用户满意度的现状描述如表9-6所示。

医务工作者在疫情期间感受到的工作挑战总体平均得分为3.59。四项关于工作挑战的测量条目得分都很高，平均数从3.41（"我的工作是我的生命"；SD=0.95）到3.76（"我的工作需要我所有的技巧和能力"；SD=0.78），说明医务工作者普遍面临较大的工作挑战。

医务工作者对于医疗信息系统的终端用户满意度总体平均得分为4.14。12项关于终端用户满意度的测量条目评分都很高，平均数从4.07（"信息内容满足了我的需求"；SD=0.91）到4.21（"提供的信息是清楚的"；SD=0.80）。这说明医务人员对于目前医院中所使用的医疗信息系统是比较满意的。其中，在测量的"信息内容"维度上，平均分最低为4.1分，因此我们需要关注医疗信息系统目前的内容层面是否迎合医务人员未来的需要。

医务工作者的隐性缺勤水平总体得分为2.88。4项关于隐性缺勤的测量条目平均数从2.83（"您工作假如需要有稳定的心理状态，您给自己工作的心理能力打多少分？（反向）"；SD=1.72）到2.94（"您的工作能力假如需要有体能要求，您给自己的工作体能能力打多少分？（反向）"；SD=1.61）。隐性缺勤总体得分较低的情况说明医务工作者的隐性缺勤情况比较严重，因此我们需要关注并干预医务工作者的隐性缺勤行为。

医务工作者的创新性工作行为总体平均得分为 5.01，可以看出医务工作者的创新性工作行为整体处于一个中高水平，但仍有提高的空间。测量条目的平均数从 4.95（"我会把创新的想法转化为实际的应用"；SD = 1.41）到 5.12（"我会寻找新的工作方法、技术、工具"；SD = 1.33）。在医务工作者创新性工作行为的创意实现维度的平均得分为 4.97，是三个维度中最低的。这说明医务工作者在产生了创意后，因为各种各样的原因没有将其实现。

表 9-6　　　　　工作挑战、隐性缺勤、终端用户满意度和
创新性工作行为的平均值和标准差

变量	条　目	均值	标准差
工作挑战（1~4）	（1）在工作中，我每天都感觉有挑战	3.67	0.77
	（2）我经常处理难以解决的问题	3.51	0.85
	（3）我的工作需要我所有的技巧和能力	3.76	0.78
	（4）我的工作是我的生命	3.41	0.95
终端用户满意度（1~12）	（1）这个系统为我提供了准确的信息	4.12	0.86
	（2）信息内容满足了我的需求	4.07	0.91
	（3）系统提供的报告正好是我所需要的	4.11	0.87
	（4）系统能提供足够的信息	4.10	0.90
	（5）系统是准确的	4.18	0.82
	（6）我对系统的准确度满意	4.18	0.80
	（7）我认为输出的内容格式有用	4.15	0.83
	（8）提供的信息是清楚的	4.21	0.80
	（9）系统对用户是友好的	4.15	0.87
	（10）系统是容易使用的	4.13	0.87
	（11）我能及时得到我需要的信息	4.12	0.90
	（12）系统能提供最新信息	4.15	0.87
隐性缺勤（1~4）	（1）假如将您现在的工作能力处于最佳状态记作 10 分，您会给您现在的工作能力打多少分？（反向）	2.84	1.56
	（2）您的工作能力假如需要有体能要求，您给自己的工作体能能力打多少分？（反向）	2.94	1.61
	（3）您的工作假如需要有稳定的心理状态，您给自己工作的心理能力打多少分？（反向）	2.83	1.72
	（4）您的工作假如需要有人际交往能力，您给自己的人际交往能力打多少分？（反向）	2.92	1.70

续表

变量	条　目	均值	标准差
创新性工作行为 （1~9）	（1）我会对困难问题产生新的想法	5.00	1.27
	（2）我会寻找新的工作方法、技术、工具	5.12	1.33
	（3）我能想出问题的原始解决方案	5.05	1.31
	（4）我能动员他人支持创新的想法	5.03	1.42
	（5）我能获得他人对于创新想法的认可	5.03	1.38
	（6）我让重要的组织成员对创新的想法充满热情	5.02	1.38
	（7）我会把创新的想法转化为实际的应用	4.95	1.41
	（8）我会系统地将创新理念引入工作环境中	4.97	1.40
	（9）我会评估创新思想的效用	4.99	1.38

（三）研究变量的信度、效度分析

为确定所采用的量表具有足够的稳定性、可靠性和准确性，我们需要进行信效度分析。首先，对于信度的检验比较常用的是 Cronbach α 系数，以体现量表的内部一致性。若 α≥0.70，说明采用的量表具有较高的稳定性和可靠性。除此之外，本研究还采用组合信度（Construct Reliability，CR）来衡量建构信度，组合信度反映了潜变量中的条目是否一致性地解释了潜变量，若 CR≥0.70 则说明量表具有较好的建构信度。计算结果如表 9-7 所示，具体来看，工作挑战量表具有较高的信度（Cronbach α = 0.98；CR = 0.91），终端用户满意度量表具有较高的信度（Cronbach α = 0.87；CR = 0.98），隐性缺勤量表具有较高的信度（Cronbach α = 0.98；CR = 0.95），创新性工作行为量表具有较高的信度（Cronbach α = 0.93；CR = 0.98）。由此可见，工作挑战、终端用户满意度、隐性缺勤和创新性工作行为均具有较高的信度。

表 9-7　各研究变量的 Cronbach α、CR、AVE、KMO 结果汇总

变量	Cronbach α	CR	AVE	KMO
标准值	≥0.70	≥0.70	≥0.50	≥0.60
工作挑战	0.98	0.91	0.73	0.82
终端用户满意度	0.87	0.98	0.84	0.97
隐性缺勤	0.98	0.95	0.83	0.86
创新性工作行为	0.93	0.98	0.86	0.95

本研究对量表的效度进行了检查，常用 KMO 值来衡量量表效度，若 KMO≥0.60 时，说明可以进一步进行因子分析。除此之外，本研究还采用平均方差提取值（Average Variance Extracted，AVE）来衡量研究变量的收敛效度，若其≥0.50 时，说明量表的收敛效度较好。

计算结果如表 9 - 7 所示，具体来看，工作挑战量表具有较高的效度（KMO = 0.82；AVE = 0.73），终端用户满意度量表具有较高的信度（KMO = 0.97；AVE = 0.84），隐性缺勤量表具有较高的效度（KMO = 0.86；AVE = 0.83），创新性工作行为量表具有较高的效度（KMO = 0.95；AVE = 0.86）。由此可见，工作挑战、终端用户满意度、隐性缺勤和创新性工作行为均具有较高的效度。

（四）工作挑战、终端用户满意度、隐性缺勤和创新性工作行为的相关性分析

本研究通过相关分析对研究变量两两间进行相关关系研究。采用 SPSS 26.0（IBM Corp.；Armonk，NY，USA）计算两个变量之间的皮尔森相关系数以确定变量间相关的方向和显著性水平 p 值，初步检验假设模型，分析结果如表 9 - 8 所示。具体而言，终端用户满意度与工作挑战呈显著正向的相关关系（r = 0.496，p < 0.001）、与创新性工作行为同样呈显著正向的相关关系（r = 0.396，p < 0.001）、与隐性缺勤呈显著负向的相关关系（r = -0.653，p < 0.001）。工作挑战与隐性缺勤呈显著负向的相关关系（r = -0.513，p < 0.001），与创新性工作行为呈显著正向的相关关系（r = 0.577，p < 0.001）。隐性缺勤与创新性工作行为呈显著负向的相关关系（r = -0.464，p < 0.001）。

表 9 - 8　工作挑战、终端用户满意度、隐性缺勤和创新性工作行为之间的相关性

变量	Challenge	EUCS	Presenteeism	IWB	M	SD
Challenge	1				3.59	0.71
EUCS	0.496***	1			4.14	0.79
Presenteeism	-0.513***	-0.653***	1		2.88	1.50
IWB	0.577***	0.396***	-0.464***	1	5.01	1.27

注：n = 599，Challenge，工作挑战；EUCS，终端用户满意度；Presenteeism，隐性缺勤；IWB，创新性工作行为；M，均值；SD，标准差，*** p < 0.001。

（五）工作挑战对创新性工作行为的影响机制

我们使用 AMOS 21.0（IBM Corp.；Armonk，NY，USA）软件通过结构方程模型来检验隐性缺勤和终端用户满意度对工作挑战和创新性工作行为之间的中介作用（见图 9 - 5）。在最后得到的结构方程模型拟合度结果中，$\chi^2/df = 3.15$、RMSEA = 0.060、RMR = 0.045、GFI = 0.923、NFI = 0.953、CFI = 0.967、TLI = 0.963，说明本研究采用的假设模型与数据拟合得很好。如图 9 - 5 所示，工作挑战与创新性工作行为呈显著正相关（β = 0.47，SE = 0.077，p < 0.001），与终端用户满意度呈显著正相关（β = 0.50，SE = 0.054，p < 0.001），与隐性缺勤呈显著负相关（β = -0.25，SE = 0.082，p < 0.001）。终端用户满意度与隐性缺勤呈显著负相关（β = -0.55，SE = 0.069，p < 0.001），但与创新性工作行为并未发现显著的相关关系。隐性缺勤与创新性工作行为呈显著负相关（β = -0.24，SE = 0.040，p < 0.001）。

本研究使用 Sobel 检验两组中介效应，以验证隐性缺勤和终端用户满意度作为中介变量的中介作用。结果发现，隐性缺勤部分中介了工作挑战对创新性工作行为的影响，工作挑战与创新性工作行为的间接影响显著（Sobel z = 2.72，p < 0.01）；终端用户满意度部分中介了工作挑战对隐性缺勤的影响，工作挑战对隐性缺勤的间接影响显著（Sobel z = −6.04，p < 0.001）。因此，终端用户满意度部分中介于工作挑战和隐性缺勤之间，隐性缺勤部分中介于工作挑战和创新性工作行为之间。

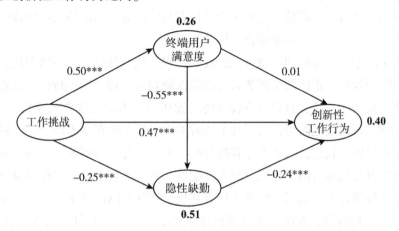

图 9 – 5　各变量间关系的结构方程模型

注：Chi square = 1140.758；自由度 = 362，p < 0.001；RMSEA = 0.060；RMR = 0.045；GFI = 0.923；NFI = 0.953；CFI = 0.967；TLI = 0.963；*** p < 0.001。

六、研究讨论

基于在 2020 年 599 名我国医务人员群体中收集的横截面数据，本研究调查了在 2020 年新冠肺炎疫情常态化防控期间，医务工作者面临的工作挑战对其创新性工作行为的影响及影响机制。通过描述性统计分析、相关分析、结构方程模型以及中介作用分析，对上述问题进行研究。结果显示，新冠肺炎疫情常态化防控期间医务工作者的工作挑战会激发医务工作者的创新性工作行为，医疗信息系统的终端用户满意度部分中介于工作挑战和隐性缺勤之间的关系，此外，隐性缺勤部分中介于工作挑战和创新性工作行为之间的关系。

(一) 工作挑战、终端用户满意度、隐性缺勤和创新性工作行为现状

第一，关于医务工作者在 2020 年疫情期间所面临的工作挑战现状，根据前面的统计分析结果可以看到，在疫情常态化防控期间，医务工作者仍面临较大的工作挑战。首先，这与我们的社会实践感受保持一致，新冠肺炎疫情对医疗资源系统造成的影响给医务人员带来了巨大的心理、身体、工作内容上的挑战。医务工作者的工作内容与工作量也有很大幅度的变化和增加，例如，医务人员不得不在进行常规诊疗的同时防范可能的新冠病毒传播，不得不面临就诊患者及陪同人员的质疑与不解。其次，这与疫情以来许多的研究发现保持一致，例

如，一项研究表明，在疫情期间，接受调研的新晋住院医生情绪经常出现波动，负面情绪明显增多。

第二，关于医务工作者对于目前所使用的医疗信息系统满意度，根据统计分析结果可以看到，总体而言，医务工作者的满意度还处于较高的水平。平均得分较低的是对医疗信息系统提供的报告信息。这其实是与我国当前的医疗信息系统提供方式有关，我国目前的医疗信息系统主要是由第三方的软件公司设计提供，这导致个性化订制的成本较高且很难针对医院的个别需求做出有针对性的调整。这种生产设计方与使用方不匹配的现状导致医疗信息系统最终提供的信息内容无法完全满足医务工作者的需求。

第三，关于医务工作者目前的隐性缺勤现状，根据统计分析结果可以看到，感知的隐性缺勤整体平均得分较低，正体现了医务人员的隐性缺勤水平较高这一特征。首先，因为医务人员承担着救死扶伤的责任，且背负着较高的道德压力，因而经常会放弃自己的休息时间，我们经常会看到有新闻报道医生在做了几个小时的手术后累倒在手术台前，他们出于利他主义而忽视了个人健康。其次，医务工作者的分配不公平得分是较低的，这与医务人员需要经过长时间的培训以及高压力的工作状态是不匹配的。分配不公平也在以往的研究中证明可能激发员工的隐性缺勤行为。最后，医务工作者在疫情期间暴露的概率，另外，在非疫情期各类特殊设备，如 X 射线等，对医务人员的健康威胁也很大，也可能增加医务人员隐性缺勤的概率。

第四，关于医务工作者目前的创新性工作行为现状，根据统计分析结果可以看到，整体得分较高，其中得分较低的维度来源于创意最后的实现落地。这也是由于医务工作者本身的工作属性和我国国情所导致的。医务工作者自身的工作，常常需要承担一部分风险，在医患矛盾突出的背景下，还要考虑到患者是否愿意承担风险，因此医务工作者很难在实际的工作中愿意做出创新性的改变。同时，我国的三甲医院大多是公立医院，制度上未能充分鼓励医务工作者实施创新。但是疫情的爆发，使医务工作者要面对未知的疾病，因此他们被鼓励也需要去在一定范围内进行创新，因此本研究所得出的医务工作者创新性工作行为总体得分较高。

（二）医务工作者的工作挑战对其他变量具有显著影响

我们的实证研究表明，在新冠肺炎疫情的背景下，医务工作者的工作挑战促进了员工的创新性工作行为（$\beta = 0.47$，$SE = 0.077$，$p < 0.001$），这证明假设 H1 是成立的。与过去对于创新的研究保持一致，都证明了工作挑战与创新的正相关关系，这表明，无论是否有疫情，我们依旧可以通过适当的工作设计来提高医务工作者日常的工作挑战，以激发他们在工作中的创新行为。另外，对于 Sharma 等呼吁的对于医学生关于创新的培养也可以通过一定的工作挑战来实现。这样的假设成立原因在于，工作挑战可以激发起人内在的动力，作为一种内在的激励因素，使人认为可以通过自己的努力使情况发生变化，促进员工的创新。但是我们也应该注意如果工作挑战过大，超出了员工所拥有的能力和资源的应对范围，有可能使员工产生了强烈的阻碍性压力，是可能对员工的创新性工作行为产生消极影响的。

另外，根据本研究发现，工作挑战不仅对员工创新有积极的影响，还对隐性缺勤有显著抑制影响（β = 0.50，SE = 0.054，p < 0.001），由此可知，假设 H2 得到了证实。根据工作资源与需求模型我们可以知道，工作挑战作为一种积极的工作需求，意味着能够激发起员工内在的动力，让员工通过完成有挑战的工作来获得成就感，感受到更强烈的积极情绪，以更充沛的精神状态应对工作，抑制其隐性缺勤行为的产生。在疫情期间，工作挑战也意味着医务工作者有更强烈的社会责任，激发医务工作者的利他主义行为，从而医务工作者愿意将精力投入现有工作中，抑制了员工的隐性缺勤行为。

工作挑战对终端用户满意度也有显著促进影响（β = -0.25，SE = 0.082，p < 0.001），假设 H5 得到了证实。这说明，疫情带来的工作挑战也促进了信息系统的进一步发展，使员工的信息系统满意度得到了提高。这是符合疫情期间医疗系统的现实情况的，在疫情期间，医院为了应对面临的医疗资源短缺挑战、应对医务人员工作内容的增加与变化，需要更好地对患者进行分流、转诊，提高诊疗护理效率，因此采取了大量措施优化医院信息系统，大量的新型信息设备投入使用，线上就诊、远程医疗等形式也在有条件的医院中推广开来。因此，本研究有理由认为新冠肺炎疫情的工作挑战客观上导致了医务工作者对信息系统的满意度提高。

（三）终端用户满意度具有显著中介作用

从研究结果可以看出，终端用户满意度对隐性缺勤有显著的抑制作用（β = -0.55，SE = 0.069，p < 0.001），证实了假设 H6。首先，信息系统终端用户满意度作为一种工作资源，也属于积极的情绪，有助于员工保持一个高效的工作能力和积极的心理。其次，医疗信息系统终端用户满意度的提高意味着医疗信息系统的不断优化，所带来的结果是可以优化医务工作者工作流程、提高医务工作者工作效率，进而间接减少了医务工作者日常事务的工作量，减少了医务工作者心理和身体层面的资源耗竭，促进身心健康。在这两个层面上均有益于减少医务工作者的隐性缺勤行为，提高医务工作者的生产力水平。因此，对于医院的信息系统开发者而言依然要从各个方面提高信息系统的整体质量，以提高医务工作者对信息系统使用的终端用户满意度。

经过 Sobel 检验，证实了医务人员对信息系统终端用户满意度在其工作挑战与创新性工作行为之间起中介作用（Sobel z = -6.04，p < 0.001），因此假设 H8 得到证实。说明疫情期间，工作挑战不仅可以直接减少医务工作者的隐性缺勤行为，也可以通过提高医务工作者对医院信息系统的满意度，来减少他们的隐性缺勤行为。既说明了优化工作内容的重要性，也说明了让医务工作者对医院信息系统感到满意的重要性。

（四）隐性缺勤具有显著中介作用

从研究结果还可以看出，隐性缺勤对创新性工作行为有显著消极影响（β = -0.24，SE = 0.040，p < 0.001），证实了假设 H3。隐性缺勤意味着由于身心健康欠佳等原因导致的生产力损失。个人所拥有的资源或者说精力是有限的，可以贡献给工作的个人资源也是有限的，因此，在工作期间对创新的投入会由于其他工作事项不断消耗精力而减少。若医务工作者由于身体、心理健康或者情绪等其他原因导致生产力有所损失，出现隐性缺勤，则其能够

提供的创新能力自然也会有所损失。

经过 Sobel 检验，发现医务人员的隐性缺勤行为在工作挑战与创新性工作行为之间起中介作用（Sobel z = 2.72，p < 0.01），因此假设 H4 得到证实，这与本研究的观点，医务工作者的工作挑战的提高可以通过抑制隐性缺勤进而促进员工的创新性工作行为，保持一致。说明新冠肺炎疫情期间，增加的工作挑战不仅可以直接促进医务工作者增加创新性工作行为，也可以通过减少医务工作者的隐性缺勤、减少资源耗竭从而提高他们的生产力，来提高他们的创新性工作行为。以上既说明了我们在允许的范围内对医务工作者优化其工作内容的重要性，也说明了降低医务工作者的隐性缺勤水平不仅可以关怀其身心健康、减少其可能出现的工作失误、提高工作效率，也可以促进员工发挥其潜力，做出有创新性的工作行为。

但是我们并没有发现信息系统的终端用户满意度与创新性工作行为之间的显著关系，因此假设 H7 未得到验证。可能的解释是，虽然终端用户满意度可以被认为是一种来自工作资源导致的积极的情绪，并且积极的情绪可能会促进员工的创新性工作行为，但积极的情绪是包含复杂的、多因素共同作用的，对信息系统感到满意的积极情绪会受到个人其他情绪的影响，也就是说仅从对信息系统的满意不能用以支持医务工作者需要为创新性工作行为所付出的巨大努力。除此之外也可能是由于本研究所调研的样本群体的因素限制而导致该假设未得到验证。虽然这一点最初的假设未被证实，但这并不妨碍本研究所带来的理论和实践贡献。

七、医务人员创新行为的管理实践改进启示

根据上述研究进行的分析与讨论，发现在新冠肺炎疫情常态化防控期间，针对医务工作者群体，主观感知的工作挑战对创新性工作行为有显著的正向影响，工作挑战会显著降低员工的隐性缺勤水平，也会显著提升医务工作者对医疗信息系统的终端用户满意度，而终端用户满意度的提高会显著降低员工的隐性缺勤水平，隐性缺勤行为的增加会显著降低员工的创新性工作行为；对于中介作用的研究，本研究发现隐性缺勤能够部分中介于工作挑战和创新性工作行为之间，终端用户满意度部分中介于工作挑战和隐性缺勤之间。以上得出的结果和讨论对于以往的研究有以下的丰富和拓展：（1）研究证实了若想要提高医务工作者的创新性工作行为能力，可以通过提高工作中的挑战性、减少医务工作者的隐形缺勤现象的方式来实现。这响应了 Sharma 等想要提高医务工作者创新性能力的呼吁。（2）证实了终端用户满意度可以对隐形缺勤产生抑制的作用，这拓展了工作要求—资源理论的边界，也丰富了信息系统对行为的研究。

目前，在我国的医院管理中仍然存在若干问题，其中本研究对以下四个问题提出可能的解决方法：第一，目前医务工作者的创新在医院管理过去的观点中似乎是不被提倡的甚至是被抑制的，但随着医学的进步与客观的需要，医院管理者应该采取哪些措施来激发医务工作者的创新性工作行为；第二，医务人员的工作内容往往是客观被需求的，很难在医院管理中优化，那还可以采取哪些方式来增加工作挑战，激发医务工作者的内在动力；第三，医疗信息系统的更新迭代似乎忽略了医生的社会心理因素和可能对诊疗行为产生的影响，但随着信

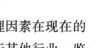

息系统的普及与其在工作中的角色加重，探究医生与信息系统有关的社会心理因素在现在的医院管理中这可能是必要的；第四，隐性缺勤在医务人员中发生概率显著高于其他行业，鉴于其可能造成的损失，亟待减少隐性缺勤行为的出现。基于以上的研究结果和讨论发现，本研究提出以下四点实践建议以期望优化医疗机构的管理。

（一）创造良好条件，激发医务工作者创新性工作行为

自新冠肺炎疫情暴发以来，医务工作者采用先进的诊疗手段、优化诊疗模式、提升转诊效率、提高诊疗水平等一系列创新性工作行为为新冠肺炎疫情的诊疗与防控贡献了巨大力量。同时，我们也不应该忽视在日常生活中对医务工作者创新性工作行为的肯定。首先，一切生产力的进步均离不开创新，医学的大厦也是通过一点一滴的创新努力建立起来的；其次，在医学技术高度发达的今天，患者的要求也相应提高，这就要求医务工作者在日常工作中要使用新方式、新方法来应对患者的新要求；最后，临床科研与基础科研应是紧密联系、环环相扣的，因此临床科研对于医务工作者也是必要且必须的。2016 年，卫健委联合五部门提出的指导意见中也指出，要强调医疗卫生机构及其人员在卫生与健康科技创新中的主体地位，激发医务人员的创新。2021 年 11 月，重庆举办了"健康中国重庆行"院长高峰论坛，期间，钟南山院士提到要加强医务人员的创新精神，中国工程院院士于金明也指出医院生存之本是规范诊疗和学术创新。根据前面的结果与讨论，我们可以看出激发医务工作者创新性工作行为可以通过"合理设计工作内容，提升工作挑战性""优化医疗信息系统，关注医生主体社会心理因素""从组织出发，降低医务工作者隐性缺勤水平"等方式实现。另外，我们还需要为医务工作者的创意想法落地创造良好条件，具体而言包括两点：（1）创造良好的社会环境。公众媒体、社会舆论应给予医务工作者更多的理解和宽容，提升医患之间的信任感，防范恶性医患矛盾的事件的发生，为医务工作者敢于实现创新提供积极的社会背景。根据 2019 年《进一步改善医疗服务行动计划》的评估结果显示，医患双方均不同程度认为医患关系在好转，但是双方都认为医患缺乏沟通是造成医患关系紧张的重要原因。另外，由于目前医学是处在不断进步发展的阶段，许多新兴治疗手段、新兴药物被应用在诊疗过程中，但是由于过去的思想深深根植在患者心中，因此拒绝采取治疗。例如，在过去的医疗中，患者体内如果有植入的钛合金，是不能接受核磁共振检测的，但是随着医学的发展，目前在某些情况下，采用合理降低核磁共振功率的方式，核磁共振检查并不会对患者身体产生影响。还不应该忽视的一点是，应加强对普通民众的公众教育。公众需要了解到医学创新的根本目的是给患者提供更好的诊疗，需要患者的积极配合，并且不会给患者带来负面的影响。具体来说可以通过以下几种形式：利用电视屏幕播放录像、发放公众教育资料、举办专题讲座、对特定人群开展一对一服务、发挥医院宣传栏的作用。在疫情防控期间，医院应注重与患者和公众的持续沟通，发挥信息技术的优势，普及医院创新诊疗的理论依据与效益，为医务工作者创造良好的创新环境。（2）改良医院管理制度。医院不仅应保证医疗服务的规范性，但也不应以扼杀医务工作者创新的激情为代价。为此应优化医院对于医务工作者的创新行为的管理制度。一方面，鼓励引导医务工作者进行创新，提升医院的组织承诺水平。

新冠肺炎疫情期间的一项研究显示，组织承诺与医务人员的创新之间有正向的相关关系，因此尤其是在疫情期间，医院管理者应努力提升直接参与救治的医务人员的组织支持、公平性、组织的可依赖性、新思想的接纳程度等。另一方面制订完善的创新实施框架。做到既维护患者的权益，也做到激发医务工作者创新的积极性。首先，医院应加强对医务工作者的宣传教育，激发医务人员对患者、医院、社会的责任感，对自己工作应尽的责任，从思想上避免创新的不规范性造成可能的医疗事故；其次，应在医院内建立合理的创新流程制度，依据医学研究的正式规范，严格按照流程进行医学创新。在疫情防控期间，医院制度应根据实际灵活调整，在坚持原则下灵活运用创新诊疗手段、创新药物使用。

（二）合理设计工作内容，提高工作挑战性

从新冠肺炎疫情暴发以来，医务工作者面临的挑战是巨大的，虽然疫情经历过平稳的防控阶段，但随着新冠病毒的变种，防控压力只增不减，即使在疫情前期，医务工作者也始终被认为是高压人群。但与其他职业不同，医务群体大多面临的工作挑战本身是外界客观赋予的，并不像其他职业是可以通过组织管理进行设计的。首先，在疫情期间，医务工作者面临巨大的心理和生理上的挑战。一方面，无论是诊疗新冠的医务工作者还是门诊负责医院正常运转的医生都需要时刻防范新冠病毒的感染，他们既承担着救死扶伤的责任，也承担着保持健康对家人的承诺；另一方面，由于新冠肺炎疫情的影响，他们在日常诊疗过程中需要一直佩戴口罩，参与新冠救治的医务工作者需要时刻面临病情未知的变化。其次，医务工作者无论在何时都会面临医患关系的挑战，由于我国长期以来"看病难、看病贵"的现状，导致医患互相猜忌、信任缺失，2020年初的陶姓医生被砍事件也引起舆论热议。最后，医务工作者还要面临日夜颠倒、持续的学习等情况。

综上所述，不难发现，医务工作者的很多挑战是由客观环境背景所带来的，并非通过医院管理时所谓医务工作者设计实现的。但是，对于本身工作挑战不高的医务岗位，其实可以通过合理地设计工作内容来提高工作挑战性。例如，在社区医务工作站，目前医务人员的职责要求主要包括社区预防保健、慢病管理、健康教育等，整体来说工作挑战水平较低，当然在疫情防控阶段，社区医生也会承担更大的工作挑战。因此可以采取强化落实家庭医生服务制，加强社区医生的责任感，强化基层医务人员与上级医院医生的双向交流，落实术后康复的基层责任，参与患者的全程诊疗。分级诊疗的有效实施不仅意味着基层医务人员的活力被激发，在疫情期间也会有效缓解医疗资源被严重挤兑的现象。同时，我们也需要防范工作挑战带来的挑战性压力转变为阻碍性压力。具体来说，合理的工作挑战能够激发员工斗志，获得持续的鼓励和收获，但是，如果工作挑战超出员工的负荷，员工无法用已有的能力应对，转而感受到抑郁、无力等消极情绪，将会产生负面效果。在给医务工作者安排任务方面，上级领导应评估任务的挑战性以及可完成性，制订合理的、有效的项目进程安排，给他们提供资源上的支持和职业能力的指导，给医务人员提供安全的以及可以持续学习进步的工作环境，并且及时关注医务工作者的工作进展，在必要时增添人手，减少挑战性压力对医务人员可能带来的负面影响。尤其是在疫情防控过程中，应注意避免挑

战需求转化为阻碍需求，从医务工作者视角出发，思考其工作内容是否超过其能力的应对范围，关注他们的心理变化。

（三）优化医疗信息系统，关注医生主体社会心理因素

医疗信息化蓬勃发展，但针对医疗信息系统的医生主体社会心理因素却没有得到足够的发展。中国的医疗信息化建设最早开始于 1995 年，经过 20 余年的发展，我国目前三级医院已全面实现基于电子病历的信息化建设，未来将朝向 "互联网医疗" "智慧医疗" 以及远程医疗、区域医疗等新形式、新形态发展。虽然信息化建设欣欣向荣，但是我们也应该看到背后可能隐含的问题。我们现阶段忽略了信息化建设对医务工作者可能存在的社会心理乃至行为上的影响。首先，需要明确医务工作者是提供诊疗、护理的行为方，是为患者提供医疗服务的主体。我们需要关注医疗信息系统对于医务工作者社会心理因素的影响，后者是影响到其服务行为的重要因素。从本研究以上的结果和讨论可以看到医务工作者对医疗信息系统的终端用户满意度会影响到医务工作者的隐性缺勤水平，后者会造成生产力的损失，并且可能会对医务工作者本身或患者造成损害。社会技术的相关理论也认为，如果不仔细考虑技术与护理人员的 "契合度"，就不能成功地设计或实施卫生信息系统。在疫情防控过程中，应根据医务人员的需要持续提升信息技术的服务能力，通过信息技术，优化工作流程、提高工作效率、减少重复劳动。例如，通过信息技术为核酸检测收集流调信息，减少人力消耗。

结合终端用户满意度的描述性统计分析结果可以看到，医疗信息系统提供的信息内容方面仍然有较大的进步空间。从宏观角度来看，目前我国的医疗信息化发展现状主要存在行业标准不统一，未形成更全面的互联互通，以及智慧医疗系统与智慧城市网络平台脱轨，医疗数据未在监督下得到充分利用。针对行业标准不统一的问题，卫健委及各省级卫生机关应联合提供医疗信息系统的各软件公司、头部三甲医院，商讨共同制订统一的行业标准，便于医疗数据互通有无且加强对患者医疗数据的安全性保护。针对与智慧城市建设脱轨问题，同样也应从政策角度着手，促进地区、全国范围的智慧医疗的建设需要全社会的参与，智慧医疗不应仅停留在医院范围内，还应积极探索外界环境的参与，这就需要国家、省、市等范围内的政府管理机构联起手来，从智慧城市的构建、完善城市治理体系等角度出发，思考如何将智慧医疗融入城市建设，城市生活融入智慧医疗中来。从微观角度来看，目前医院采用的信息系统主要是由第三方的软件公司提供的，如东软、北大医信、上海腾程等软件公司。这些软件 IT 公司制作的医疗信息系统有些是根据医院具体情况提供个性化定制，但对于绝大多数医院采用的软件无法做到兼顾个性化，需要医院来适应软件的情况。这也正反映了目前医务工作者对软件提供的信息内容、形式等无法足够满意的原因。因此，要解决这个问题，首先，应转变对于医疗信息系统的理念，医疗信息系统应以医务工作者为服务对象，输出的内容应以医务工作者为核心，坚持辅助诊疗的作用定位。在当前短期内，应加强医院与软件供应商的配合程度，对医务工作者提出的需求积极评估、响应。从长期来看，应在全国范围内针对综合类医院推广具有普遍效果的医疗信息系统，针对各类专科医院采取个性化定制的方式，在此基础上，医院应定期评估医院信息系统的适用性，收集一线医务工作者对软件的反

馈，与软件服务提供商保持联系，做到后期的技术维护与更新跟随医疗方式与技术的进步，保持医疗信息系统"不掉队、不拖后腿"。另外，目前存在医院在落实智慧医疗建设时过度重视硬件建设而忽略医疗资源优化配置的现象。目前很多医院加强医院信息系统的建设主要从建设完善的医院网站和手机客户端、医院自助一体机、全覆盖的无线网络等入手，而忽略了智慧医疗真正的目的是优化医疗配置、提升医院管理水平、加强患者服务，导致硬件投入未达到预期效果，消耗了大量的人力财力。从这个角度来说，医院管理层应首先从思想上发生改变，纵然硬件的提升是智慧医疗建设的前提，但硬件设施的优化不是终点，硬件设施应以需要为前提，有需求才有优化，进一步思考医院、医务人员、患者的需求是什么，应该通过什么样的方式得以满足，例如，社区医院经常面对转诊病人的情况，手工转诊耗时长、程序烦琐，针对此问题，社区医院可以与其他上级医院开通信息化患者转诊平台，提高转诊效率、释放医务人员生产力。

（四）从组织出发，降低医务工作者隐性缺勤水平

根据本研究得到的结果，可以看出医务工作者的隐性缺勤水平会阻碍医务工作者的创新。同时，在以往的研究中，也发现医务工作者的隐性缺勤爆发率明显高于其他行业从业者，护士群体的隐性缺勤将对生产力产生严重的影响，其中包括可能造成用药错误、病人跌倒和错过病人的护理等。因此我们需要关注医务工作者的隐性缺勤水平，并及时地予以干预，这也与以往的研究保持一致。在本研究中，我们可以发现，通过对医务工作者的工作进行增加工作挑战的工作设计以及提高终端用户满意度的方式可以降低医务人员隐性缺勤的发生。除此之外，我们还可以采取其他的手段来减少隐性缺勤的产生，具体来说，针对医务人员的干预措施可能包括以下几点：（1）弹性安排医务工作者的工作时间。由于医务工作者的工作性质，不同的手术工作量有多有少、手术时间有长有短，某些医院存在劳动时间计算不合理的情况。2018年一项调查显示，81.5%的医务人员表示有在平时晚上及节假日加班的情况。因此弹性安排医务工作者的工作时间是具有现实意义的。首先，医院的管理者应坚持与医务工作者保持坦诚，认真聆听对方的想法与需要。其次，医院应建立相应的管理制度，确保医务工作者的弹性工作有制度保障。另外，国家层面也应在制度上切实起到维护医务工作者身心健康的监督责任，充分保障其权益。在疫情防控过程中，也需要合理安排医务工作者的工作时间，增加轮班频率、调休时间，避免在高压、高强度下劳累工作。（2）加强对医务工作者的支持与关怀。以往的研究证明了来自领导和同事的社会支持可以调节压力等因素对隐性缺勤的影响，医院不仅要以患者为中心，还要注重对医务工作者的支持。领导应作为医务人员的后盾，为医务人员提供必要的资源保障和支持，承担起组织和员工之间"润滑剂"的作用。领导应及时对医务人员给予支持和肯定，让医务人员充分放心、全身心地投入工作中。医务人员的薪酬水平低长期以来与其付出的精力成本长期不对等，针对医务人员的薪酬，2021年8月，人社部等五部委联合发布指导意见，也明确了公立医院薪酬水平改革方向。医疗机构切实保障医务人员的薪酬，也是缓解医务人员隐性缺勤的重要途径。另外，从整体社会环境来看，社会需要树立起对医务人员职业的尊敬。一方面，媒体应以负

责任的态度引导社会大众，如《人民日报》曾在 2013 年发表的一篇文章《尊重医生就是尊重生命》；另一方面，医院应加强医务人员奉献精神的宣传，目前医院的宣传主要集中在对医务人员专业性、高能力的宣传，但缺少对医务工作者人文关怀能力的宣传。在疫情防控过程中，应注意为医务工作者做好后勤保障工作，提供足够防护面罩、防护服、口罩等，及时做好医务工作者的心理工作，为其家人提供充足保障，减少后顾之忧。（3）加强人才的储备与培养。想要组织有能力为医务人员缓解压力，就需要有充足的人才储备，想要医务人员有能力应对工作中可能遇到的挑战，就需要为医务人员提供必要的培训与指导，形成良性循环。具体来说，可以通过考虑医务人员的年龄、教育水平、科研需求、个人特质、职业规划等方面的差异，具体制订差异化的人才培养方案，做到因材施教、因岗施教。

八、结论与展望

本研究关注疫情期间医务工作者感知的工作挑战对其创新性工作行为的影响，探究终端用户满意度和隐性缺勤的中介作用。医务工作者作为疫情期间冲锋陷阵的主力军，为疫情形势稳定做出了不可磨灭的贡献。关注医务工作者的行为因素以及其影响因素既是为了提高最终的医疗服务质量也是为了医务工作者自身的身心健康。本研究依据工作要求—资源理论，主要得出以下结论：第一，疫情期间医务人员的工作挑战对于创新性工作行为呈显著的正向影响；第二，疫情期间医务人员的工作挑战对隐性缺勤呈显著的负向影响；第三，疫情期间医务人员的工作挑战对医疗信息系统的终端用户满意度呈显著正向影响；第四，医务人员的医疗信息系统的终端用户满意度对隐性缺勤呈显著的负向影响；第五，医务人员的隐性缺勤对其创新性工作行为呈显著的负向影响；第六，隐性缺勤部分中介于工作挑战与创新性工作行为之间。第七，医疗信息系统的终端用户满意度部分中介于工作挑战和隐性缺勤之间。

虽然我们的实证研究在理论拓展和实践建议方面存在一定的贡献，但并非十全十美，也不可避免地具有若干条局限性，本研究为后续的研究提供若干思路和展望，供研究者参考。首先，本研究采用的是横截面数据研究，反映的是变量间的相关关系，并不足以解释变量之间的因果关系，在未来的研究中可以使用纵向的研究设计或者现场实验等研究方式以更好地揭示变量间的因果关系。其次，本研究的变量数据收集方式采用的是主观自我报告的形式，由于被试者的隐瞒、环境的影响、回忆的不全面等因素均可能导致数据与实际之间有偏差，可能不足以全面客观地反映被试者的真实情况。因此，在未来的研究中，研究员可以使用主客观结合的方式来设计研究、收取变量数据。再次，本研究的数据收取范围主要集中在中部、西部、东部和东北部的三甲医院，对于国内的基层医院、国外的医疗系统等未做统计，无法做到数据覆盖的全面性，未来的研究可以在更大范围内进行数据收集，以期得到更具有普遍性的研究结果。最后，本研究的数据是在 2020 年疫情常态化防控期间收集的，在疫情暴发期、非疫情期间以及 2022 年 3～4 月新一轮疫情暴发期内由于医务工作者的心理、环境因素变化等，可能会存在偏差。未来的研究可以针对不同的时间背景重复进行研究，考察不同的情况下研究结果是否会有变化。

第三节 智慧医疗的概念构建

一、概念由来

20世纪开始的信息技术革命让世界变得截然不同，医疗保健行业也进入了一个全新的时代。在过去的几十年里，医疗保健领域逐渐出现了各种新概念，如远程医疗、数字医疗、电子医疗等。由于信息技术的快速发展，这些概念在近些年汇总于一个新的术语——智慧医疗，之前的概念也成为智慧医疗的基础和重要组成部分。

智慧医疗（Smart healthcare）最初源于IBM公司的智慧地球（Smart planet）战略，希望通过三个"I"，即仪器化（Instrumentation）、互联化（Interconnectedness）、智能化（Intelligence）重塑基础设施、提升流程的效率和响应能力。涉及的六大领域包含智慧电力、智慧医疗、智慧城市、智慧交通、智慧供应链以及智慧银行。智慧医疗即为其中重要一环，当前已被广泛应用于医疗卫生事业中。虽然智慧医疗在政府文件和新闻中经常出现，但仍没有一个明确的定义。从概念研究的角度来说，智慧医疗是一个缺乏理论基础的领域。

本研究初步汇总了目前文献中最流行的定义，并尝试从中梳理出智慧医疗的关键主题（见表9-9）。

表9-9 智慧健康的定义和主要主题

序号	文献	定义	主题
1	（Lee，2021）	A healthcare system that enables patients and doctors to communicate with each other and remotely exchange information monitored, collected, and analyzed from patients' daily activities via the IoT.	技术服务高效
2	（Lohachab，2022）	Smart healthcare can be defined as an integration of patients and doctors onto a common platform for intelligent health monitoring by analyzing day–to–day human activities.	技术服务
3	（Tian等，2019）	Smart healthcare uses a new generation of information technologies, such as the internet of things (IoT), big data, cloud computing, and artificial intelligence, to transform the traditional medical system in an all–round way, making healthcare more efficient, more convenient, and more personalized.	技术高效健康信任可持续
4	（Arulananthan和 Hanifa，2017）	Smart Health provides healthiest living environment by way of empowering the quality of life. Collaborating the disruptive technologies (Internet of Things (IoT) + Cloud Computing +. Smart Sensing + Big Data technologies), a paradigm shift in the field of ICT to promote and render right solution, right care coordination in the collaborative management called "smart health".	技术服务管理健康高效

续表

序号	文献	定　义	主题
5	（Bedón - Molina 等，2020）	The emerging s - health are isolated intelligent customized health services, usually with sensor data gathering and cloud processing.	技术服务
6	（Solanas 等，2014）	Smart health is the provision of health services by using the context - aware network and sensing infrastructure of smart cities.	技术服务
7	（Holzinger 等，2015）	A term, inherently integrating ideas from ubiquitous computing and ambient intelligence applied to the future P4 - medicine concept, thus tightly connected to concepts of wellness and wellbeing, and including big data, collected by large amounts of biomedical sensors and actuators, to monitor, predict and improve patients' physical and mental conditions.	技术高效健康
8	（Xue 等，2021）	Intelligent medicine refers to the construction of an interactive platform for medical information sharing based on electronic health records and the comprehensive use of IoT, internet, cloud computing, big data and other technologies, so as to realize the interaction of patients, medical institutions, medical personnel and medical equipment, and intelligently match the needs of the medical biosphere.	技术服务高效可持续
9	（Pramanik 等，2017；Röcker 等，2014）	The infrastructure and technology of smart cities reconstruct the thinking behind existing healthcare systems (e.g. m - health, e - health) and telemedicine to create a new and comfortable ubiquitous concept that is called smart health.	技术思维
10	（Röcker 等，2014）	smart health integrates ideas from ubiquitous computing and ambient intelligence applied to predictive, personalized, preventive and participatory healthcare systems	技术高效健康信任可持续
12	（Clancy 等，2016）	smart health defines not only ICT development, but also a state - of - thinking, a way of lifestyle and approach, and a vow for connected entities to improve healthcare facilities in the home, city, country and globe with the aid of a number of intelligent agents	技术服务思维高效

　　几乎所有的定义都将智慧医疗作为一个过程，而不是一种结果。同时所有定义都表现了一种积极的影响。智慧医疗允许患者和专业人员"做以前不可能的事情"。已发表的定义均未表明电子健康本身可能具有任何负面、有害影响，仅表现一种对于使用可能性的担忧。有趣的是，有两篇文章提到了"thinking"的概念。虽然这些文章没有对于这个词语进行扩展解释，但我们可以猜测，思维包含了智慧医疗开发者的设计思维、医生对智慧医疗的接受度、公民对智慧医疗的了解和使用习惯等。

二、驱动视角

(一) 技术层面

近10年来，智慧医疗的概念已演变为在医疗系统的设计、开发、运营和管理中几乎任何形式的基于技术的创新。智慧医疗是医疗保健领域信息技术应用的一个新阶段。有学者认为智慧医疗是建立在医疗信息化的基础上，借助物联网与传感器技术；也有学者认为智慧医疗是在区域医疗信息平台（RHIP）的基础上开发的；甚至有学者认为智慧医疗是建立在对大量数据的管理基础上的。

一部分学者从技术的角度探讨了物联网、人工智能、可穿戴设备、大数据对智慧医疗发展的影响，智慧技术使移动用户能够应用智能传感器和执行器，以不显眼的方式检测和响应环境条件，并且检测结果可以无线传输到后端服务中心。根据 Baig 和 Gholamhosseini 的调查，已经发明了不少于 50 种智慧医疗监测系统。这些智慧医疗监测系统可自动执行患者监测任务并促进工作流程管理，而智慧传感器可以通过 LOT 连接，从而便于聚合各种信息源，准确判断用户的健康问题。同时将大数据纳入智慧医疗保健系统实现现有卫生系统的创新，可以做到降低成本和提高效率。虽然智慧医疗的技术不断发展，但也不可否认，智慧医疗技术的开发仍处于起步阶段，在广泛应用前还存在许多障碍。

(二) 服务层面

多数定义中提出了一种或多种医疗服务模式的改变。可见，智慧医疗是一种新的医疗保健系统，新的管理模式和新的医疗思维。智能医疗通过分析日常人类活动将患者和医生集成到一个智能健康监测的通用平台上。通过这些平台，智能设备产生的数据可以由医生、医疗人员和医疗保健人员分析，对于患者给出个性化的解决方案。这也是将患者置于服务中心，重构护理和医疗模式的新体现。同时，智慧医疗通过移动平台，使患者和医生能够相互通信，也能够跨地区、跨国家诊疗，真正实现了移动医疗与远程医疗。由于人工智能技术的发展，智慧医疗体系下不仅可以防范疾病，还能自动给出合理的治疗方案。通过自动分析使用者的健康数据，系统可以预测可能发生的疾病并及时给出提醒。通过分析患者的健康数据，系统可以判断患者的疾病类型，并辅助医生进行治疗和干预。

(三) 管理层面

部分学者研究了智慧医疗服务对于居民健康水平的影响，认为在经济发达或者城市地区，智慧医疗的服务起到了更大的作用。也有学者提出智慧医疗在环境和经济的影响。Zonneveld 指出智慧医疗对资源配置有显著的优化效应。数字化的引入提高了组织绩效，包括提高生产力和降低成本。可以有助于医院的盈利，例如，通过减少纸质图表和文件运输，减少医疗错误，并可能降低医疗责任成本以及减少后台办公费用。因此，通过技术进步有助于使智慧医疗下的分配模式可持续并为所有利益相关方带来利润。通过数字化可以实现重要的节约，可以产生额外的利润，从而增加总体利润。在全新分配模式的基础上，智慧医疗下的营销是一种基于大数据和数据供应链的全新营销模式，专注于消费者个性化、动态化的需求。

第四节　互联网医院的实践探析

一、政策背景

互联网医院是指实体医疗机构依托互联网等信息技术，将医疗资源相关健康服务的内容从医院内部经由云端网络传送至用户端，集问诊、处方、支付及药物配送为一体的一站式互联网医疗服务平台模式，其内容主要以慢性病和常见病的复诊和常规咨询为主。互联网医院目前主要包括3种形式：（1）实体医疗机构第二名称的互联网医院；（2）依托实体医疗机构独立设置的互联网医院；（3）不依靠线下医院而建立的互联网医院。

2018年4月，国务院办公厅印发《关于促进"互联网+医疗健康"发展的意见》，提出健全"互联网+医疗健康"服务体系，强调发展"互联网+"医疗服务，允许依托医疗机构发展互联网医院，这是首次将"互联网医院"正式写入国家层面的政策文件里[1]。随后，2018年7月国家卫生健康委和国家中医药管理局联合印发《互联网诊疗管理办法（试行）》《互联网医院管理办法（试行）》《远程医疗服务管理规范（试行）》等3个文件，首次提出互联网医院的准入标准、执业规则以及相应的监督管理机制[2]。政策上对于发展互联网医院的定调支持，包括互联网医院性质、准入条件、工作要求等，都实现了突破性进展，给互联网医院规范发展提供了框架和方向指导。

北京市随着"科技创新"中心建设步伐的推进，为完善卫生健康领域创新后劲不足、运行机制不活、信息集成度不高等短板，2020年12月北京市卫健委等部门印发了《北京市关于加强医疗卫生机构研究创新功能的实施方案（2020～2022年）》，文件指出在促进信息资源共享和开发利用方面，要通过政府统筹，以医疗机构为主体、以企业技术为支撑，积极鼓励引导互联网医院建设。

2021年2月，北京市卫生健康委员会联合北京市中医管理局颁布了《关于北京市互联网医院许可管理有关工作的通知》，进一步明确了互联网医院的准入标准。并且指出互联网医院提供医疗服务应当符合分级诊疗相关规定，与依托的实体医疗机构功能定位相适应；鼓励三级医院通过互联网医院与偏远地区医疗机构、基层医疗卫生机构、全科医生与专科医生

---

① 国务院办公厅关于促进"互联网+医疗健康"发展的意见（国办发〔2018〕26号）http：//www. gov. cn/zhengce/content/2018 - 04/28/content_5286645. htm.

② 卫生健康委 中医药局关于印发互联网诊疗管理办法（试行）等3个文件的通知_ http：//www. gov. cn/gongbao/content/2019/content_5358684. htm.

的数据资源共享和业务协同，促进优质医疗资源下沉。随着相关政策措施的出台，为互联网医院的新业态的建设和发展提供了规范框架和方向指导。

二、北京市互联网医院建设运营概况

2015 年中国首次出现"互联网医院"的概念，2018 年国家卫健委印发了《互联网医院管理办法及标准（试行）》文件，首次明确了互联网医院的准入规范，短短几年，全国多地已纷纷试水互联网医院，实现了个位数到千位数的增长[1]。

为方便患者就医，结合疫情防控的背景，北京市医院管理中心积极推动市属医院开展互联网诊疗服务，在线开展部分常见病、慢性病复诊和药品配送等服务。截至 2021 年 8 月，友谊医院、天坛医院、中医医院、儿童医院、安贞医院等 29 家市属医院均可以为参保人员提供"互联网 +"相关的诊疗服务。

2020 年 3 月，为贯彻落实新冠肺炎疫情防控工作的决策部署，方便广大参保人员就医购药，减少人群聚集和交叉感染风险，基于国家医保局、国家卫生健康委《关于推进新冠肺炎疫情防控期间开展"互联网 +"医保服务的指导意见》精神，北京市医保局发布《关于开展"互联网 +"医保服务的通知》，这是关于北京市实体医院开始试水互联网诊疗服务的首个正式文件。到 2021 年 8 月，北京市医保局又发布《关于公布 2021 年第二批开展"互联网 +"医保服务定点医疗机构名单的通知》，新增首都医科大学附属北京安贞医院、北京德胜门中医院 2 家定点医疗机构，截至 2021 年 8 月，北京市共有协和医院、宣武医院、广安门医院、儿童医院、安贞医院等 29 家医院可以为参保人员提供北京市基本医疗保险下"互联网 +"相关的诊疗服务[2]。具体名单如表 9 – 10 所示。

表 9 – 10　　北京市 2021 年"互联网 +"医保服务定点医疗机构名单（29 家）

序号	机构编码	机构名称	所在区	等级	类型
1	11110001	北京燕化医院	房山	三级	对外综合
2	02155001	中国医学科学院阜外医院	西城	三级	对外专科
3	06110027	北京长峰医院	丰台	二级	对外综合
4	01110002	中日友好医院	朝阳	三级	对外综合
5	04110001	首都医科大学宣武医院	西城	三级	对外综合
6	01110003	中国医学科学院北京协和医院	东城	三级	对外综合
7	05110001	首都医科大学附属北京朝阳医院	朝阳	三级	对外综合

---

① 《2021 中国互联网医院发展报告》发布 https://www.cn – healthcare.com/article/20210522/content – 554983.html.

② 新增 2 家，北京市"互联网 +"医保服务定点医疗机构共 29 家 https://view.inews.qq.com/a/20210821A0C34000? startextras = 0_0343c56b1364f&from = ampzkqw.

续表

序号	机构编码	机构名称	所在区	等级	类型
8	01110005	北京医院	东城	三级	对外综合
9	04151001	中国中医科学院广安门医院	西城	三级	对外中医
10	01151002	首都医科大学北京中医医院	东城 丰台	三级	对外中医
11	02153001	首都医科大学附属北京安定医院	西城 东城	三级	对外专科
12	08110002	首都医科大学附属北京世纪坛医院	海淀 西城	三级	对外综合
13	08155001	北京肿瘤医院、北大肿瘤医院	海淀	三级	对外专科
14	02110005	北京市肛肠医院	西城	三级	对外中医
15	08110008	航天中心医院	海淀	三级	对外综合
16	05110011	北京中医药大学第三附属医院	朝阳 海淀	三级	对外中医
17	03110001	首都医科大学北京天坛医院	东城 丰台	三级	对外综合
18	06110001	国家电网公司北京电力医院	丰台	三级	对外综合
19	06151001	北京中医药大学东方医院	丰台 大兴	三级	对外中医
20	26151053	北京市平谷区国医堂中医门诊部	平谷	未评	对外中医
21	05110095	首都儿科研究所附属儿童医院	朝阳 西城	三级	对外专科
22	05110009	北京市垂杨柳医院	朝阳	三级	对外综合
23	04110002	首都医科大学附属北京友谊医院	西城 通州	三级	对外综合
24	02110006	北京市第二医院	西城	二级	对外综合
25	01152001	首都医科大学附属北京妇产医院	东城 朝阳	三级	对外专科
26	14153001	北京回龙观医院	昌平	三级	对外专科
27	09151001	北京市门头沟区中医医院	门头沟	二级	对外中医
28	05110002	首都医科大学附属北京安贞医院	朝阳	三级	对外综合
29	02151002	北京德胜门中医院	西城	一级	对外中医

然而，截至2021年10月，真正获得"互联网医院"运营资质的才17家，除了2018年9月在《互联网医院管理办法（试行）》以及互联网诊疗、远程医疗等管理办法出台后，北京地区首个三甲医院互联网医院——北京医院互联网医院，其余均在2021年获批，具体包括：2021年3月首家获得资质的北京协和医院互联网医院、首都医科大学宣武医院互联网医院、北京天坛医院互联网医院；4月通过资质评审的中国中医科学院广安门医院互联网医院、首都医科大学附属北京朝阳医院互联网医院、首都医科大学附属北京中医医院（首家中医互联网医院）、北京大学第三医院互联网医院、首都儿科研究所附属儿童医院互联网医院、首都医科大学附属北京安定医院互联网医院；5月通过资质评审的北京清华长庚医院互联网医院、中日友好医院互联网医院；6月通过资质评审的北京大学首钢医院互联网医院、北京大学人民医院互联网医院；8月通过资质评审的航天中心医院互联网医院以及10月通

过资质评审的首都医科大学附属北京儿童医院互联网医院和首都医科大学附属北京胸科医院互联网医院等，共17家。

2021年上半年我国新增了约500家互联网医院，目前我国也已拥有1600余家大大小小的互联网医院。2021年也是北京市互联网医院总数迅猛增长的一年，它们在便利患者就医及慢性病管理、弥补医疗资源不均衡及新冠肺炎疫情及后疫情期间的健康科普与问诊等方面均发挥了重要作用。然而纵观发展现状，似乎还未达到预期的局面，如中日友好医院副院长崔勇2021年10月所言，现在平均每天也只有55人次的线上诊疗量，相比线下门诊，显得十分冷清。总体而言，已投入运营的互联网医院运行效率和积极性并未达到理想预期状态，出现一定程度"叫好不叫座"的状况。

三、北京市公立医院互联网医院服务质量满意度调查

前面主要通过定性访谈的方法重点探究北京市公立医院互联网医院的现状与问题。以下将基于问卷调查，从定量角度以及广大患者用户视角探究互联网医院运营过程中的患者对其服务质量的满意度状况。

互联网医院服务质量满意度借鉴候雄的观点，主要涵盖保证性、有形性、可靠性、反应性、关怀性等5个维度，共21个测量题项。其中，保证性是指互联网医院的相关服务人员的专业技能、服务态度，使患者产生安全感和信任感；有形性是指互联网医院的服务设施、软件系统、人员配置、药品配备等患者直接感知到的要素；可靠性是指互联网医院安全、准确地履行服务承诺的能力；反应性是指互联网医院快速响应患者的服务需求并帮助患者解决问题的能力；关怀性是指互联网医院服务人员对患者的关心、照顾，提供个性化服务的能力。

课题组的问卷调研，主要于2021年11月分了三次去了中国医学科学院北京协和医院、中国中医科学院广安门医院、首都医科大学宣武医院等多家医院线下随机发放，共回收有效问卷72份。调研结果的描述性统计如表9-11所示。

表9-11　北京市公立医院互联网医院服务质量满意度（样本量为72份）

维度	均值	标准差	最大值	最小值
保证性	5.28	1.14	7.00	2.00
有形性	5.08	1.26	7.00	2.00
可靠性	4.53	0.93	6.40	2.60
反应性	4.99	1.22	7.00	1.50
关怀性	5.28	1.20	7.00	2.75

由上述描述性和统计显示，互联网医院的服务质量满意度的五个维度中，可靠性和反应性分值均低于5分，说明患者们对于这两个方面仍存在不同程度的不信赖。

可靠性是指互联网医院安全、可靠、准确地履行服务的能力，主要对在线问诊系统的数据安全性、电子处方审查的专业性、导诊功能的准确性等做出评价。说明大家对于新形式问诊下的安全性、个人信息隐私性、问诊的准确性存在担忧。

反应性指的是互联网医院快速响应患者的服务需求并帮助患者解决问题的能力，主要对在线问诊系统的接诊等待时长、转诊至实体医院的便捷程度、患者咨询回复的及时性以及医保结算的便捷性进行评价。说明患者对于新技术背景下的诊疗服务的及时性存在不满意。诚如质性访谈得到的结论，有些医院的互联网诊疗服务是坐班制，而有些则是医生利用空余时间进行问诊，加上相应 App 提醒功能缺失和友好性不足，以及激励机制的缺失，导致医生不能及时响应患者的需求。

因此，互联网医院在未来的发展运营过程中，除了继续提升保证性、有形性和关怀性等方面的服务质量外，更要着重从制度设计和技术支撑上不断夯实医疗服务的可靠性与响应的及时性。

四、基于 SPO 框架的北京市互联网医院发展中的主要问题

（一）重点访谈案例概况

在此次双百调研中，课题组基于 2017～2021 年依次主持的四个国家自然科学基金项目的合作医院，展开重点案例访谈。重点访谈了 3 家公立三甲医院互联网医院的筹建组成员。为满足受访者匿名要求、保护受访者隐私，本报告略去具体医院和受访者姓名。

三家医院的互联网医院的建设的基本情况分别如下。

第一家：该医院是三甲对外综合型医院。2020 年 4 月，该医院通过互联网诊疗业务验收，成为北京市医管中心系统首家通过北京医保在线支付审核的医院。2021 年 3 月，该医院顺利通过互联网医院的资质评审。慢性病、常见病的复诊患者，可通过下载 App 进行在线问诊、复诊预约、药品物流配送等在线诊疗服务。该受访人是该院互联网医院筹建队伍的负责人，同时也是该院的神经外科的一名主治医生（访谈时长：29 分钟）。

第二家：该医院也是一家三甲对外综合型医院。自 2020 年 5 月，该医院也能为北京市参保人员提供北京市基本医疗保险"互联网 +"医保服务。2021 年 3 月，该医院互联网医院通过北京市卫健委委审核，成为北京市最早获批的互联网医院之一。医院可为心内科、内分泌科、皮肤科等多个科室的部分常见病、慢性病患者提供复诊服务，支持在院病例调阅、在线问诊，检查检验、处方开具等功能，北京市医保患者可在线进行互联网复诊费的脱卡直接支付。该受访人是该院信息中心的职员，一直从事医疗信息化相关工作（访谈时长：27 分钟）。

第三家：该医院是一家三甲对外中医型医院。2020 年 6 月，该院互联网医疗医保服务正式上线，能为参保人员提供北京市基本医疗保险"互联网 +"医保服务，持北京市医保卡患者可在该院互联网诊疗服务中实现挂号费、药费医保报销结算。同样也是主要针对慢性病、常见病的复诊患者，通过互联网全面实现预约、挂号、复诊、调方、缴费及药品配送等

优质中医医疗服务。2021年4月，通过互联网医院资质评审，成为少数的中医医院互联网医院。上线至今，共有25个科室的160余名临床专家以及护理、药学专业人员，累计在线咨询3万余人次、复诊2.4万人次、快递送药1.8万次，服务范围覆盖31个省区市。与此同时，手机预约挂号、在线缴费、在线预约检查及智慧药房等功能逐一上线，为打造全流程网络化、智慧化互联网医院打下坚实基础（访谈时长：26分钟）。

（二）基于SPO框架的北京市互联网医院发展中的主要问题

SPO模型是由美国医疗质量管理之父Donabedian于1966年首创用以评估医疗服务质量的框架模型，涵盖三个方面要素，即S（结构面）、P（过程面）、O（结果面），S聚焦于医疗机构中各类资源的静态配置关系与效率，如制度机制、信息化建设、人力配置、服务平台建设等；P反映出医疗机构动态运行的质量与效率，如服务流程和诊疗活动的监督管理等；O则是针对结构与过程要素的成效测评，如患者口碑、满意度等。基于此框架，结合目前北京市互联网医院的建设实践，从结构面、过程面和结果面展开深入剖析。根据对三家医院受访人的访谈信息，基于SPO框架做了相应梳理。

1. 结构面。

第一，首诊限制。受访人表示，互联网医院诊疗这块，有一些痛点问题，如它会限制首诊的病人，只有在医院看过病的病人才能使用这个App，这就大大限制了好多患者，如河南患者有个小问题想问我，问不到。实操中，他们多数是不管有没有看过具体的科室，只要半年之内在该医院有过就诊记录，就可以开始各种各样的诊疗行为，这个不管你看什么科，所以也在打一些"擦边球"。

第二，系统终端设计的友好性不足。其中一家受访人有反映是与"北大医信"合作开发系统的，现在的问题就是软件的友好性不足，大部分医生其实是年纪偏大的医生，手机应用如果不做得很友好，则患者和医生使用起来都不方便。因为互联网医疗对安全等级要求很高，密码都得有大小写、数字，光这一个密码设置，就难倒一半的人。"北大医信"主要精力是开发各种各样的功能。

第三，医保政策对接受限。受访人均表示这是一个比较困难的模块。其中一位受访人表示他们是全国第一个能够落实到这个医保的，在他们的App上买药问诊什么都是可以医保的，所以当他发朋友圈说医院互联网医疗能直接医保时，很多人说他们医院太落后。实际上互联网医疗很早就有，但是能支持医保的互联网医疗，他们是第一家，挂号费就与线下挂号费一样的。好大夫、春雨医生那些是不支持医保的。但未来京外患者的医保对接问题可能还有待完善。

第四，医生供给和激励问题。受访者表示有全员参与，也有自愿参与，具体的诊疗模式各略有不同，有些是利用业余空闲时间，而有些则是坐班制。两种模式有利有弊，时间相对更宽泛一点的，就没有时效性。同时，医生参与的积极性是个问题，积极性肯定不高，挂号费可能会对一些人有一些小小的触动，但是总体来说不会有太大的经济上的吸引，如挂号费对于考核激励机制，算是科室的一项任务指标，完成目标值，科室成员的奖金绩效可能会好一些。

2. 过程面。

第一，药品种类及物流受限。受访者反映，现在有一些药是买不到的，如管控药物，主要涉及物流的原因和国家政策的原因。

第二，诊疗安全与纠纷管理等法律规范不到位。医疗卫生行业存在一定的特殊性，事关生命健康。互联网诊疗目前主要还是针对日常慢性病的复诊，但凡存在不确定的地方，医生是不会轻易乱下结论乱开药的。受访者表示，现在互联网医院还在起步阶段，患者就医风险防范管理、线上医疗纠纷管理等方面的法律规范还不够完善。

3. 结果面。

第一，患者满意度有待提升。受访者表示，尤其对于一些中老年患者用户，App 不够友好，难注册，需要设复杂的密码。受访者还表示，诊疗过程由于媒介形式目前仅支持图文，有时候会限制患者的表达，满意度大打折扣。

第二，医患互动的及时性有待提升。对于患者来讲，医生响应不及时是个大问题，受访者表示他这种的医生是响应比较及时的，对于非坐班制的互联网诊疗，响应不及时是最主要问题之一。受访者还反映，对于医生端，App 有时候提醒不了，没有及时的弹窗提醒。

4. 问题小结。

以上结构面、过程面、问题面反映出来的问题可简单概括为政策制度、信息化建设、医生选取与激励、患者体验等方面。第一，对于政策制度，主要体现在服务范畴和病种的限定、不同职称级别医生的诊疗服务定价缺乏差异化、异地医保结算仍存在困难以及诊疗纠纷管理等法律规范还不够完善。第二，信息化建设方面，不同医院与不同服务商合作，缺乏统一的行业技术标准。医疗数据的互联互通性较差，容易形成单家医院的"信息孤岛"，此外，App 用户体验的友好性有待提高，尤其针对中老年用户。第三，现有统一的收费定价难以激发医护人员的积极性，激励措施有待体系化。第四，患者体验，除了 App 使用友好性外，服务响应的及时性亦有待提升。

参考文献

［1］Aggelidis, V. P., & Chatzoglou, P. D.（2012）. Hospital information systems：Measuring end user computing satisfaction（EUCS）. Journal of Biomedical Informatics, 45（3）, 566 – 579.

［2］Ajzen, I.（2002）. Perceived behavioral control, self – efficacy, locus of control, and the theory of planned behavior. Journal of Applied Social Psychology, 32, 665 – 683.

［3］Anderson, J. C., Rungtusanatham, M., & Schroeder, R. G.（1994）. A theory of quality management underlying the Deming management method. Academy of Management Review, 19（3）, 472 – 509.

［4］Arvanitis, S., & Loukis, E. N.（2016）. Investigating the effects of ICT on innovation and performance of European hospitals: An exploratory study. The European Journal of Health Economics, 17 (4), 403 – 418.

[5] Bagozzi, R. P. (1992) The self – regulation of attitude, intentions, and behavior. Social Psychology Quarterly, 55, 178 – 204.

[6] Bagozzi, R. P., Gopinath, M., & Nyer, P. U. (1999). The role of emotions in marketing. Journal of the Academy of Marketing Science, 27 (2), 184 – 206.

[7] Basso, M. R., Schefft, B. K., Ris, M. D., & Dember, W. N. (1996). Mood and global – local visual processing. Journal of the International Neuropsychological Society, 2, 249 – 255.

[8] Benner, M. J., & Tushman, M. L. (2003): Exploitation, exploration, and process management: The productivity dilemma revisited. Academy of Management Review, 28 (2), 238 – 256.

[9] Bindl, U., Parker, S. K., Totterdell, P., & Hagger – Johnson, G. (2012). Fuel of the self – starter: How mood relates to proactive goal regulation. Journal of Applied Psychology, 97 (1), 134 – 150.

[10] Bokhari, R. H. (2005). The relationship between system usage and user satisfaction: A meta – analysis. Journal of Enterprise Information Management, 18 (2), 211 – 234.

[11] Buck, R. (1985). Prime theory: An integrated view of motivation and emotion. Psychological Review, 92 (3), 389.

[12] Chen, T., Li, F., & Leung, K. (2016). When does supervisor support encourage innovative behavior? Opposite moderating effects of general self – efficacy and internal locus of control. Personnel Psychology, 69 (1), 123 – 158.

[13] Dalal, R. S., Lam, H., Weiss, H. M., Welch, E. R., &Hulin, C. L. (2009). A within – person approach to work behavior and performance: Concurrent and lagged citizenship counterproductivity associations, and dynamic relations with affect and overall job performance. Academy of Management Journal, 52, 1051 – 1066.

[14] De Dreu, C. K., Baas, M., & Nijstad, B. A. (2008). Hedonic tone and activation level in the mood – creativity link: Toward a dual pathway to creativity model. Journal of Personality and Social Psychology, 94 (5), 739.

[15] Deng, X., Doll, W. J., Al – Gahtani, S. S., Larsen, T. J., Pearson, J. M., & Raghunathan, T. S. (2008). A cross – cultural analysis of the end – user computing satisfaction instrument: A multi – group invariance analysis. Information & Management, 45 (4), 211 – 220.

[16] Doll, W. J., & Torkzadeh, G. (1988). The measurement of end – user computing satisfaction. MIS Quarterly, 12 (2), 259 – 274.

[17] Doll, W. J., & Torkzadeh, G. (1991). The measurement of end – user computing satisfaction: Theoretical and methodological issues. MIS Quarterly, 5 – 10.

［18］ Doll, W. J. , Deng, X. , Raghunathan, T. S. , Torkzadeh, G. , & Xia, W. (2004). The meaning and measurement of user satisfaction: A multigroup invariance analysis of the end – user computing satisfaction instrument. Journal of Management Information Systems, 21 (1), 227 – 262.

［19］ Domínguez – Escrig, E. , Broch, F. F. M. , Lapiedra, R. , & Chiva, R. (2018). Promoting radical innovation through end – user computing satisfaction. Industrial Management & Data Systems.

［20］ Etezadi – Amoli, J. , & Farhoomand, A. F. (1991). On end – user computing satisfaction. MIS Quarterly, 1 – 4.

［21］ Fox, S. , & Spector, P. E. (2000). Relations of emotional intelligence, practical intelligence, general intelligence, and trait affectivity with interview outcomes: It's not all just 'G'. Journal of Organizational Behavior, 21, 203 – 220.

［22］ Fredrickson, B. L. (1998). What good are positive emotions? Review of General Psychology, 2 (3), 300 – 319.

［23］ Fredrickson, B. L. , Mancuso, R. A. , Branigan, C. , &Tugade, M. M. (2000). The undoing effect of positive emotions. Motivation and Emotion, 24 (4), 237 – 258.

［24］ Fredrickson, B. L. (2001). The role of positive emotions in positive psychology: The broaden – and – build theory of positive emotions. American Psychologist, 56 (3), 218.

［25］ Fredrickson, B. L. (2013). Positive emotions broaden and build. In Advances in experimental social psychology (Vol. 47, pp. 1 – 53). Academic Press.

［26］ Gnoth, J. (1997). Tourism motivation and expectation formation. Annals of Tourism Research, 24 (2), 283 – 304.

［27］ Gong, Y. , Huang, J. C. , & Farh, J. L. (2009). Employee learning orientation, transformational leadership, and employee creativity: The mediating role of employee creative self – efficacy. Academy of Management Journal, 52 (4), 765778.

［28］ Hammer, M. , & Stanton, S. (1999). How process enterprises really work. Harvard Business Review, 77 (6), 108 – 118.

［29］ Happ, E. , Hofmann, V. , & Schnitzer, M. (2021). A look at the present and future: The power of emotions in the interplay between motivation, expectation and attitude in long – distance hikers. Journal of Destination Marketing & Management, 19, 100527.

［30］ Janssen, O. (2000). Job demands, perceptions of effort – reward fairness and innovative work behaviour. Journal of Occupational and Organizational Psychology, 73, 287 – 302.

［31］ Janssen, O. , Van de Vliert, E. , & West, M. (2004). The bright and dark sides of individual and group innovation: A special issue introduction. Journal of Organizational Behavior, 25 (2), 129 – 145.

［32］ Jha, A. K. , & Bose, I. (2016). Innovation research in information systems: a commentary on contemporary trends and issues. Information & Management, 53 (3), 297 – 306

［33］Jordan, E. J., Spencer, D. M., & Prayag, G. (2019). Tourism impacts, emotions and stress. Annals of Tourism Research, 75, 213 – 226.

［34］Judge, T. A., Erez, A., & Bono, J. E. (1998). The power of being positive: The relation between positive self – concept and job performance. Human Performance, 11 (2), 167 – 187.

［35］Judge, T. A., & Larsen, R. J. (2001). Dispositional affect and job satisfaction: A review and theoretical extension. Organizational Behavior and Human Decision Processes, 86, 67 – 98.

［36］Koopmans, L., Bernaards, C. M., Hildebrandt, V. H., Van Buuren, S., Van der Beek, A. J., & De Vet, H. C. W. (2014). Improving the individual work performance questionnaire using Rasch analysis. Journal of Applied Measurement, 15, 160 – 175.

［37］Kumar, D., Upadhyay, Y., Yadav, R., & Goyal, A. K. (2022). Psychological capital and innovative work behaviour: The role of mastery orientation and creative self – efficacy. International Journal of Hospitality Management, 102, 103157.

［38］Larsen, T. J. (2009). A multilevel explanation of end – user computing satisfaction with an enterprise resource planning system within an international manufacturing organization. Computers in Industry, 60 (9), 657 – 668.

［39］Li, M., & Hsu, C. H. (2016). A review of employee innovative behavior in services. International Journal of Contemporary Hospitality Management, 28 (12), 2820 – 2841.

［40］Losada, M., & Heaphy, E. (2004). The role of positivity and connectivity in the performance of business teams: A nonlinear dynamics model. American Behavioral Scientist, 47 (6), 740 – 765.

［41］Madrid, H. P., Patterson, M. G., Birdi, K. S., Leiva, P. I., & Kausel, E. E. (2014). The role of weekly high – activated positive mood, context, and personality in innovative work behavior: A multilevel and interactional model. Journal of Organizational Behavior, 35 (2), 234 – 256.

［42］Markus, M. L., & Tanis, C. (2000). The enterprise systems experience – from adoption to success. Framing the domains of IT research: Glimpsing the future through the past, 173, 207 – 173.

［43］Martin, L., & Omrani, N. (2015). An assessment of trends in technology use, innovative work practices and employees' attitudes in Europe. Applied Economics, 47 (6), 623 – 638.

［44］McHaney, R., Hightower, R., & Pearson, J. (2002). A validation of the end – user computing satisfaction instrument in Taiwan. Information & Management, 39 (6), 503 – 511.

［45］Melone, N. P. (1990). A theoretical assessment of the user – satisfaction construct in information systems research. Management Science, 36 (1), 76 – 91.

[46] Motowidlo, S. J. (2003). Job performance. Handbook of psychology: Industrial and organizational psychology, 12, 39 – 53.

[47] Muñoz – Pascual, L., & Galende, J. (2020). Ambidextrous relationships and social capability as employee well – being: The secret sauce for research and development and sustainable innovation performance. International Journal of Environmental Research and Public Health, 17, 3072.

[48] Opoku, M. A., Choi, S. B., & Kang, S. W. (2019). Servant leadership and innovative behaviour: An empirical analysis of Ghana's manufacturing sector. Sustainability, 11 (22), 6273.

[49] Parker, S. K., Bindl, U., & Strauss, K. (2010). Making things happen: A model of proactive motivation. Journal of Management, 36 (4), 827 – 856.

[50] Popovič, A., Hackney, R., Coelho, P. S., & Jaklič, J. (2014). How information – sharing values influence the use of information systems: An investigation in the business intelligence systems context. The Journal of Strategic Information Systems, 23 (4), 270 – 283.

[51] Rackoff, N., Wiseman, C., & Ullrich, W. A. (1985) Information systems for competitive advantage: Implementation of a planning process. MIS Quarterly, 9, 285 – 294.

[52] Russell, J. A. (2003). Core affect and the psychological construction of emotion. Psychological Review, 110 (1), 145 – 172.

[53] Saether, E. A. (2019). Motivational antecedents to high – tech R&D employees' innovative work behavior: Self – determined motivation, person – organization fit, organization support of creativity, and pay justice. The Journal of High Technology Management Research, 30, 100350.

[54] Sainio, L. M., Ritala, P., & Hurmelinna – Laukkanen, P. (2012). Constituents of radical innovation – Exploring the role of strategic orientations and market uncertainty. Technovation, 32 (11), 591 – 599.

[55] Scott, S. G., & Bruce, R. A. (1994). Determinants of innovative behavior: A path model of individual innovation in the workplace. Academy of Management Journal, 38, 1442 – 1465.

[56] Seo, M. G., Barrett, L. F., & Bartunek, J. M. (2004). The role of affective experience in work motivation. Academy of Management Review, 29 (3), 423 – 439.

[57] Shang, S., & Seddon, P. B. (2002). Assessing and managing the benefits of enterprise systems: The business manager's perspective. Information Systems Journal, 12 (4), 271 – 299.

[58] Somers, T. M., Nelson, K., & Karimi, J. (2003). Confirmatory factor analysis of the end – user computing satisfaction instrument: Replication within an ERP domain. Decision Sci-

ences, 34 (3), 595 – 621.

[59] Stevens, J. P. (2012). Applied multivariate statistics for the social sciences. Routledge.

[60] Thayer, R. E. (1996). The origin of everyday moods: Managing energy, tension, and stress. Oxford University Press.

[61] Vacharkulksemsuk, T. , & Fredrickson, B. L. (2013). Looking back and glimpsing forward: The broaden – and – build theory of positive emotions as applied to organizations. Advances in Positive Organizational Psychology, 1, 107 – 143.

[62] Varshney, D. , & Varshney, N. K. (2020). Workforce agility and its links to emotional intelligence and workforce performance: A study of small entrepreneurial firms in India. Global Business and Organizational Excellence, 39 (5), 35 – 45.

[63] Verma, S. , & Singh, V. (2022). Impact of artificial intelligence – enabled job characteristics and perceived substitution crisis on innovative work behavior of employees from high – tech firms. Computers in Human Behavior, 131, 107215.

[64] Victoria, S. , & Bentler, P. M. (2006). Structural equation modeling. In Corsini encyclopedia of psychology. Wiley.

[65] Vn Yperen, N. W. (2003). On the link between different combinations of negative affectivity (NA) and positive affectivity (PA) and job performance. Personality and Individual Differences, 35 (8), 1873 – 1881.

[66] Vroom, V. H. (1964). Work and motivation. Wiley.

[67] Warr, P. (1990). The measurement of well – being and other aspects of mental health. Journal of Occupational Psychology, 63 (3), 193 – 210.

[68] Williams, J. , & Mackinnon, D. P. (2008). Resampling and distribution of the product methods for testing indirect effects in complex models. Structural Equation Modeling: A Multidisciplinary Journal, 15, 23 – 51.

[69] Woodruff, R. B. (1997). Customer value: The next source for competitive advantage. Journal of the Academy of Marketing Science, 25, 139 – 153.

[70] Yousef, D. A. (2000). Organizational commitment: A mediator of the relationships of leadership behavior with job satisfaction and performance in a non – western country. Journal of Managerial Psychology.

[71] Yuan, F. , & Woodman, R. W. (2010). Innovative behavior in the workplace: The role of performance and image outcome expectations. Academy of Management Journal, 53 (2), 323 – 342.

[72] Zhou, Z. , & Verburg, R. (2020). Open for business: The impact of creative team environment and innovative behaviour in technology – based start – ups. International Small Business Journal, 38 (4), 318 – 336.

［73］Masood M, Afsar B. Transformational leadership and innovative work behavior among nursing staff ［J］. Nursing inquiry, 2017, 24 (4): e12188.

［74］Duarte N T, Goodson J R, Dougherty T M P. Managing innovation in hospitals and health systems: Lessons from the Malcolm Baldrige National Quality Award Winners ［J］. Journal of Management & Marketing in Healthcare, 2013, 7 (1): 21 – 34.

［75］Scott S G, Bruce R A. Determinants of Innovative Behavior: A Path Model of Individual Innovation in the Workplace ［J］. Academy of Management Journal, 1994, 37 (3): 580 – 607.

［76］Kessel M, Hannemann – Weber H, Kratzer J. Innovative work behavior in healthcare: The benefit of operational guidelines in the treatment of rare diseases ［J］. Health policy, 2012, 105 (2 – 3): 146 – 153.

［77］Venkataraman N, Poon B H, Siau C. Innovative use of health informatics to augment contact tracing during the COVID – 19 pandemic in an acute hospital ［J］. Journal of the American Medical Informatics Association, 2020, 27 (12): 1964 – 1967.

［78］Lian W, Wen L, Zhou Q, et al. Digital Health Technologies Respond to the COVID – 19 Pandemic in a Tertiary Hospital in China: Development and Usability Study ［J］. Journal of medical Internet research, 2020, 22 (11): e24505.

［79］Health T L D. Can technology increase COVID – 19 vaccination rates? ［J］. The Lancet. Digital Health, 2021.

［80］Sharma A A, Lee K C, Garibyan L. A call to action: why medical education curriculum needs to encourage young physicians to innovate ［J］. Archives of Dermatological Research, 2021: 1 – 3.

［81］孙健敏, 陈乐妮, 尹奎. 挑战性压力源与员工创新行为: 领导 – 成员交换与辱虐管理的作用 ［J］. 心理学报, 2018, 50 (04): 14.

［82］Carmeli A, Cohen – Meitar R, Elizur D. The Role of Job Challenge and Organizational Identification in Enhancing Creative Behavior Among Employees in the Workplace ［J］. The Journal of Creative Behavior, 2007, 41 (2).

［83］Demerouti E. Design your own job through job crafting ［J］. European Psychologist, 2014, 19 (4): 237 – 247.

［84］Maunder R, Hunter J, Vincent L, et al. The immediate psychological and occupational impact of the 2003 SARS outbreak in a teaching hospital ［J］. Cmaj, 2003, 168 (10): 1245 – 1251.

［85］Lee S M, Kang W S, Cho A R, et al. Psychological impact of the 2015 MERS outbreak on hospital workers and quarantined hemodialysis patients ［J］. Comprehensive psychiatry, 2018, 87: 123 – 127.

［86］Liu S, Yang L, Zhang C, et al. Online mental health services in China during the COVID – 19 outbreak ［J］. The Lancet Psychiatry, 2020, 7 (4): e17 – e18.

[87] Liu Q, Luo D, Haase J E, et al. The experiences of health – care providers during the COVID – 19 crisis in China: a qualitative study [J]. The Lancet Global Health, 2020, 8 (6): e790 – e798.

[88] Domínguez – Escrig E, Broch F F M, Lapiedra R, et al. Promoting radical innovation through end – user computing satisfaction [J]. Industrial Management & Data Systems, 2018.

[89] Yang T, Liu R, Deng J. Does co – worker presenteeism increase innovative behavior? Evidence from IT professionals under the 996 work regime in China [J]. Frontiers in Psychology, 2021, 12: 2526.

[90] Schaufeli W B, Bakker A B, Van Rhenen W. How changes in job demands and resources predict burnout, work engagement, and sickness absenteeism [J]. Journal of Organizational Behavior: The International Journal of Industrial, Occupational and Organizational Psychology and Behavior, 2009, 30 (7): 893 – 917.

[91] 胡志萍，黄瑞哲，代泉，等. 针对 COVID – 19 的电子预检分诊系统在口腔专科医院中的应用及效果评价 [J]. 护士进修杂志, 2020, 35 (10): 3.

[92] 石晶金，胥婷，于广军. 互联网医疗在我国新型冠状病毒肺炎疫情防控中的探索与实践 [J]. 中国卫生资源, 2021, 24 (2): 5.

[93] Demerouti E, Bakker A B, Nachreiner F, et al. The job demands – resources model of burnout [J]. Journal of Applied psychology, 2001, 86 (3): 499.

[94] Evans – Lacko S, Knapp M. Global patterns of workplace productivity for people with depression: absenteeism and presenteeism costs across eight diverse countries [J]. Social psychiatry and psychiatric epidemiology, 2016, 51 (11): 1525 – 1537.

[95] Letvak S A, Ruhm C J, Gupta S N. Nurses' presenteeism and its effects on self – reported quality of care and costs [J]. AJN The American Journal of Nursing, 2012, 112 (2): 30 – 38.

[96] Yang T, Ma M, Zhu M, et al. Challenge or hindrance: Does job stress affect presenteeism among Chinese healthcare workers? [J]. Journal of occupational health, 2017: 17 – 0195 – OA.

[97] Van Woerkom M, Bakker A B, Nishii L H. Accumulative job demands and support for strength use: Fine – tuning the job demands – resources model using conservation of resources theory [J]. Journal of Applied Psychology, 2016, 101 (1): 141 – 150.

[98] Bakker A B, Sanz – Vergel A I. Weekly work engagement and flourishing: The role of hindrance and challenge job demands [J]. Journal of Vocational Behavior, 2013, 83 (3): 397 – 409.

[99] Wee L E, Sim X Y J, Conceicao E P, et al. Containment of COVID – 19 cases among healthcare workers: The role of surveillance, early detection, and outbreak management [J]. Infection Control & Hospital Epidemiology, 2020, 41 (7): 765 – 771.

［100］Helson R. Childhood interest clusters related to creativity in women ［J］. Journal of Consulting Psychology, 1965, 29（4）: 352.

［101］Torrance E P. The art of thought ［M］. New York: Harcourt, Brace, 1966.

［102］Stein M I. Stimulating creativity ［M］. New York: Academic Press, 1974: Vol 1.

［103］Simonton D K. Sociocultural context of individual creativity: a transhistorical time – series analysis ［J］. Journal of personality and social psychology, 1975, 32（6）: 1119.

［104］Amabile T M, Gryskiewicz N D. The creative environment scales: Work environment inventory ［J］. Creativity research journal, 1989, 2（4）: 231 – 253.

［105］Holmes T L, Srivastava R. Effects of job perceptions on job behaviors: Implications for sales performance ［J］. Industrial Marketing Management, 2002, 31（5）: 421 – 428.

［106］Amabile T M. A model of creativity and innovation in organizations ［J］. Research in organizational behavior, 1988, 10（1）: 123 – 167.

［107］Hemp P. Presenteeism: at work – but out of it ［J］. Harvard business review, 2004, 82（10）: 49 – 58.

［108］Wang J L, Schmitz N, Smailes E, et al. Workplace characteristics, depression, and health – related presenteeism in a general population sample ［J］. Journal of occupational and environmental medicine, 2010, 52（8）: 836 – 842.

［109］Twain M. The American Claimant ［J］. The Idler; an illustrated monthly magazine, 1893, 2: 86 – 97.

［110］Canfield G W & Soash D G. Presenteeism—A constructive view ［J］. Personnel Journal, 1955, 34: 94 – 97.

［111］Aronsson G, Gustafsson K, Dallner M. Sick but yet at work. An empirical study of sickness presenteeism ［J］. Journal of Epidemiology & Community Health, 2000, 54（7）: 502 – 509.

［112］Evans C J. Health and work productivity assessment: state of the art or state of flux? ［J］. Journal of Occupational and Environmental Medicine, 2004, 46（6）: S3 – S11.

［113］Turpin R S, Ozminkowski R J, Sharda C E, et al. Reliability and validity of the Stanford Presenteeism Scale ［J］. Journal of occupational and environmental medicine, 2004, 46（11）: 1123 – 1133.

［114］Hummer J, Sherman B, Quinn N. Present and unaccounted for ［J］. Occupational health & safety, 2002, 71（4）: 40 – 40.

［115］Wan H C, Downey L A, Stough C. Understanding non – work presenteeism: Relationships between emotional intelligence, boredom, procrastination and job stress ［J］. Personality and Individual differences, 2014, 65: 86 – 90.

［116］Yang T, Ma T, Liu P, et al. Perceived social support and presenteeism among healthcare workers in China: the mediating role of organizational commitment ［J］. Environmental health and preventive medicine, 2019, 24 (1): 1-9.

[117] D'Abate C P, Eddy E R. Engaging in personal business on the job: Extending the presenteeism construct [J]. Human Resource Development Quarterly, 2007, 18 (3): 361-383.

[118] Paschoalin H C, Griep R H, Lisboa M T L, et al. Transcultural adaptation and validation of the Stanford Presenteeism Scale for the evaluation of presenteeism for Brazilian Portuguese [J]. Revista Latino-Americana de Enfermagem, 2013, 21: 388-395.

[119] Reilly M C, Zbrozek A S, Dukes E M. The Validity and Reproducibility of a Work Productivity and Activity Impairment Instrument [J]. Pharmaco Economics, 1993, 4 (5): 353-365.

[120] Lerner D, Reed J I, Massarotti E, et al. The Work Limitations Questionnaire's validity and reliability a mong patients with osteoarthritis [J]. Journal of Clinical Epidemiology, 2002, 55 (2): 197 208.

[121] Ilmarinen J, Rantanen J. Promotion of work ability during ageing [J]. American Journal of Industrial Medicine, 2010, 36 (S1): 21-23.

[122] Schultz A B, Chen C Y, Edington D W. The Cost and Impact of Health Conditions on Presenteeism to Employers [J]. Pharmacoeconomics, 2009, 27 (5): 365-378.

[123] Demerouti E, Le Blanc P M, Bakker A B, et al. Present but sick: a three-wave study on job demands, presenteeism and burnout [J]. Career Development International, 2009.

[124] Rye B. Presenteeism is endangering workers [J]. Occup. Health (Auckl). 2016, 68 (1): 6-6.

[125] Wee L E, Sim X Y J, Conceicao E P, et al. Containment of COVID-19 cases among healthcare workers: The role of surveillance, early detection, and outbreak management [J]. Infection Control & Hospital Epidemiology, 2020: 1-7.

[126] Miraglia M, Johns G. Going to work ill: A meta-analysis of the correlates of presenteeism and a dual-path model [J]. Journal of Occupational Health Psychology, 2016, 21 (3): 261-283.

[127] Lu L, Lin H Y, Cooper C L. Unhealthy and present: motives and consequences of the act of presenteeism among Taiwanese employees [J]. Journal of Occupational Health Psychology, 2013, 18 (4): 406-416.

[128] Zhou Q, Martinez L F, Ferreira A I, et al. Supervisor support, role ambiguity and productivity associated with presenteeism: A longitudinal study [J]. Journal of Business Research, 2016, 69 (9): 3380-3387.

[129] 吴越, 张文燕, 王雪梅, 等. 急诊科护士共情疲劳与隐性缺勤的关系研究 [J]. 护理管理杂志, 2021, 21 (10): 726-729.

[130] 贺玲玲, 蒲川, 黄礼平, 等. 重庆市家庭医生团队职业倦怠与隐性缺勤关联性研究 [J]. 中国全科医学, 2021, 24 (19): 2452-2458.

[131] 张宝月, 侯尚妍, 吕孝臣. 成都市三级甲等医院神经外科护士良心压力现状及

其对隐性缺勤的影响 [J]. 职业与健康, 2021, 37 (19): 2643 – 2646.

[132] 郑席磊. 工作压力对商业银行员工隐性缺勤影响的研究 [D]. 北京: 电子科技大学, 2021.

[133] Chin W W, Lee M K O. On the formation of end – user computing satisfaction: a proposed model and measurement instrument [C] //International Conference on Information Systems. Proceedings of the twenty first international conference on Information systems. Brisbane. 2000, 553: 563.

[134] James C R M. A Behavioral Theory of the Firm Englewood Cliffs [J]. 1963.

[135] Doll W J, Torkzadeh G. The measurement of end – user computing satisfaction [J]. MIS quarterly, 1988: 259 – 274.

[136] Bailey J, Pearson S. Development of a tool for measurement and analyzing computer user satisfaction [J]. Manage Sci 1983, 29 (5): 530 – 45.

[137] Doll W J, Raghunathan T S, Lim J S, et al. A confirmatory factor analysis of the user information satisfaction instrument [J]. Information Systems Research, 1995, 6 (2): 177 – 188.

[138] DeLone W, McLean E. The DeLone and McLean model of information systems success: a ten – year update [J]. J Manage Inform Syst 2003, 19 (4): 9 – 30.

[139] Doll W J, Xia W, Torkzadeh G. A confirmatory factor analysis of the end – user computing satisfaction instrument [J]. MIS quarterly, 1994: 453 – 461.

[140] Hendrickson A R, Glorfeld K, Cronan T P. On the repeated test – retest reliability of the end – user computing satisfaction instrument: A comment [J]. Decision Sciences, 1994, 25 (4): 655 – 665.

[141] 谭光兴, 徐峰, 徐萱. 基于 EUCS 的高校门户网站用户满意度研究 [J]. 中南大学学报 (社会科学版), 2012, 18 (06): 182 – 186.

[142] Torkzadeh G, Doll W J. Test – retest reliability of the end – user computing satisfaction instrument [J]. Decision Sciences, 1991, 22 (1): 26 – 37.

[143] Kim S, McHaney R. Validation of the end – user computing satisfaction instrument in case tool environments [J]. Journal of Computer Information Systems, 2000, 41 (1): 49 – 55.

[144] McHaney R, Hightower R, Pearson J. A validation of the end – user computing satisfaction instrument in Taiwan [J]. Information & Management, 2002, 39 (6): 503 – 511.

[145] Huang J H, Yang C, Jin B H, et al. Measuring satisfaction with business – to – employee systems [J]. Computers in human behavior, 2004, 20 (1): 17 – 35.

[146] Larsen T J. A multilevel explanation of end – user computing satisfaction with an enterprise resource planning system within an international manufacturing organization [J]. Computers in Industry, 2009, 60 (9): 657 – 668.

[147] Aggelidis V P, Chatzoglou P D. Hospital information systems: Measuring end user

computing satisfaction (EUCS) [J]. Journal of biomedical informatics, 2012, 45 (3): 566 – 579.

[148] Hou C K. Examining the effect of user satisfaction on system usage and individual performance with business intelligence systems: An empirical study of Taiwan's electronics industry [J]. International Journal of Information Management, 2012, 32 (6): 560 – 573.

[149] West M A, Farr J L. Innovation at work: Psychological perspectives [J]. Social behaviour, 1989, 4: 15 – 30.

[150] Janssen O. Job demands, perceptions of effort – reward fairness and innovative work behaviour [J]. Journal of Occupational and organizational psychology, 2000, 73 (3): 287 – 302.

[151] Drazin R. "Innovation and Entrepreneurship: Practice and Principles", by Peter F. Drucker (Book Review) [J]. Human Resource Management, 1985, 24 (4): 509.

[152] Kanter R M. When a thousand flowers bloom: Structural, collective, and social conditions for innovation in organizations [J]. Knowledge Management and Organisational Design, 1988, 10 (1): 93 – 131.

[153] Kanter R M. When a thousand flowers bloom: Structural, collective, and social conditions for innovation in organizations [J]. Knowledge Management and Organisational Design, 1988, 10 (1): 93 – 131.

[154] 陈浩, 惠青山. 社会交换视角下的员工创新工作行为——心理所有权的中介作用 [J]. 当代财经, 2012 (06): 69 – 79.

[155] Naglieri J A, Kaufman J C. Understanding intelligence, giftedness and creativity using the PASS theory [J]. Roeper review, 2001, 23 (3): 151 – 156.

[156] Baer M. Putting creativity to work: The implementation of creative ideas in organizations [J]. Academy of Management Journal, 2012, 55 (5): 1102 – 1119.

[157] Anderson N, Potočnik K, Zhou J. Innovation and creativity in organizations: A state – of – the – science review, prospective commentary, and guiding framework [J]. Journal of management, 2014, 40 (5): 1297 – 1333.

[158] Yuan F, Woodman R W. Innovative behavior in the workplace: The role of performance and image outcome expectations [J]. Academy of management journal, 2010, 53 (2): 323 – 342.

[159] Pintrich P R. An achievement goal theory perspective on issues in motivation terminology, theory, and research [J]. Contemporary educational psychology, 2000, 25 (1): 92 – 104.

[160] Broetje S, Jenny G J, Bauer G F. The key job demands and resources of nursing staff: An integrative review of reviews [J]. Frontiers in Psychology, 2020, 11: 84.

[161] Rich B L, Lepine J A, Crawford E R. Job engagement: Antecedents and effects on job performance [J]. Academy of management journal, 2010, 53 (3): 617 – 635.

［162］LePine J A, Podsakoff N P, LePine M A. A meta – analytic test of the challenge stressor – hindrance stressor framework: An explanation for inconsistent relationships among stressors and performance ［J］. Academy of management journal, 2005, 48 (5): 764 – 775.

［163］Kim S, Christensen A L. The dark and bright sides of personal use of technology at work: A job demands – resources model ［J］. Human Resource Development Review, 2017, 16 (4): 425 – 447.

［164］Deng J, Guo Y, Shi H, et al. Effect of discrimination on presenteeism among aging workers in the United States: moderated mediation effect of positive and negative affect ［J］. International journal of environmental research and public health, 2020, 17 (4): 1425.

［165］Parker S K, Collins C G. Taking stock: Integrating and differentiating multiple proactive behaviors ［J］. Journal of management, 2010, 36 (3): 633 – 662.

［166］Abstein A, Heidenreich S, Spieth P. Innovative Work Behaviour: The Impact of Comprehensive HR System Perceptions and the Role of Work – Life Conflict ［J］. Industry & Innovation, 2014, 21 (2): 91 – 116.

［167］Ye J. The role of health technology and informatics in a global public health emergency: practices and implications from the COVID – 19 pandemic ［J］. JMIR Medical Informatics, 2020, 8 (7): e19866.

［168］Khubone T, Tlou B, Mashamba – Thompson T P. Electronic health information systems to improve disease diagnosis and management at point – of – care in low and middle income countries: a narrative review ［J］. Diagnostics, 2020, 10 (5): 327.

［169］Kalhori S R N, Bahaadinbeigy K, Deldar K, et al. Digital Health Solutions to Control the COVID – 19 Pandemic in Countries With High Disease Prevalence: Literature Review ［J］. Journal of Medical Internet Research, 2021, 23 (3): e19473.

［170］Fredrickson B L. What good are positive emotions? ［J］. Review of general psychology, 1998, 2 (3): 300 – 319.

［171］Fredrickson B L. Positive emotions broaden and build ［M］//Advances in experimental social psychology. Academic Press, 2013, 47: 1 – 53.

［172］Pressman S D, Cohen S. Does positive affect influence health? ［J］. Psychological bulletin, 2005, 131 (6): 925.

［173］Schutte N S. The broaden and build process: Positive affect, ratio of positive to negative affect and general self – efficacy ［J］. The Journal of Positive Psychology, 2014, 9 (1): 66 – 74.

［174］王殿玺. 工作满意度、生活幸福感与警察职业健康——基于有序多分类 Logistic 回归模型 ［J］. 调研世界, 2019 (02): 43 – 48.

［175］Huang J L, Curran P G, Keeney J, et al. Detecting and Deterring Insufficient Effort Responding to Surveys ［J］. Journal of Business & Psychology, 2012, 27 (1): 99 – 114.

［176］Yang T，Shi H，Guo Y，et al. Effect of work environment on presenteeism among aging american workers：The moderated mediating effect of sense of control ［J］. International journal of environmental research and public health，2020，17（1）：245.

［177］Burton W N，Chen C Y，Li X，et al. The association of self – reported employee physical activity with metabolic syndrome，health care costs，absenteeism，and presenteeism ［J］. Journal of occupational and environmental medicine，2014，56（9）：919 – 926.

［178］Li W，Frank E，Zhao Z，et al. Mental Health of Young Physicians in China During the Novel Coronavirus Disease 2019 Outbreak ［J］. JAMA Network Open，2020，3（6）：e2010705.

［179］林玲，李红英，张新庆. 9 省 45 家医院医务人员薪酬公平感状况及诱因分析 ［J］. 中国医院管理，2015，35（1）：26 – 27.

［180］McCue J D. The effects of stress on physicians and their medical practice ［J］. New England Journal of Medicine，1982，306（8）：458 – 463.

［181］Yang T，Lei R，Jin X，et al. Supervisor Support，Coworker Support and Presenteeism among Healthcare Workers in China：The Mediating Role of Distributive Justice ［J］. International journal of environmental research and public health，2019，16（5）：817.

［182］Bani – Melhem S，Zeffane R，Albaity M. Determinants of employees' innovative behavior ［J］. International Journal of Contemporary Hospitality Management，2018.

［183］孙静，马晶，胡琳琳，等. "进一步改善医疗服务行动计划"第三方评估（2016—2019）［J］. 中国研究型医院，2020，7（01）：2 – 7，101 – 109.

［184］朱鹏瞻，黄燕，王崇锋，等. 重大突发公共卫生事件下医务人员组织承诺与创新行为关系研究 ［J］. 中国医院管理，2021，41（01）：70 – 73.

［185］张宝库，李馨. 抓住机遇加强我国卫生信息化建设——跨世纪中国医院信息网络大会综述 ［J］. 中国医院管理，1999，19（02）：56 – 58.

［186］Kutney – Lee A，Sloane D M，Bowles K H，et al. Electronic health record adoption and nurse reports of usability and quality of care：the role of work environment ［J］. Applied clinical informatics，2019，10（01）：129 – 139.

［187］徐若然，周博雅，朱伯健，等. 一体化智慧医疗体系的构建与发展策略研究 ［J］. 中国医院管理，2018，38（01）：3.

［188］Rainbow J G，Steege L M. Presenteeism in nursing：An evolutionary concept analysis ［J］. Nursing outlook，2017：615.

［189］王黔艳，唐昌敏. 三级医院医务人员过劳状态及其影响分析 ［J］. 中国医院管理，2018，38（10）：59 – 61.

［190］白剑锋. 人民日报不吐不快：尊重医生就是尊重生命 ［EB/OL］. http：//opinion. people. com. cn/n/2013/0517/c1003 – 21515283. html，2013 – 05 – 17.

［191］Zheng，X.；Rodríguez – Monroy，C. The Development of Intelligent Healthcare in

China. Telemedicine and e – Health 2015, 21, 443 – 448, doi: 10. 1089/tmj. 2014. 0102.

[192] Martin, J. L. ; Varilly, H. ; Cohn, J. ; Wightwick, G. R. Preface: Technologies for a Smarter Planet. IBM J. Res. & Dev. 2010, 54, 1 – 2, doi: 10. 1147/JRD. 2010. 2051498.

[193] IBM100 – Smarter Planet Available online: http: //www. ibm. com/ibm/history/ ibm100/us/en/icons/smarterplanet/ (accessed on 28 August 2022).

[194] Lee, Y. K. Review of the Role of the Internet of Things (IoT) on the Consumer Market: Focusing on Smart Tourism, Healthcare, and Retailing. Examining the Socio – Technical Impact of Smart Cities 2021, 180 – 198, doi: 10. 4018/978 – 1 – 7998 – 5326 – 8. ch009.

[195] Lohachab, A. Bootstrapping Urban Planning: Addressing Big Data Issues in Smart Cities. In Research Anthology on Big Data Analytics, Architectures, and Applications; IGI Global, 2022; pp. 1329 – 1358.

[196] Tian, S. ; Yang, W. ; Grange, J. M. L. ; Wang, P. ; Huang, W. ; Ye, Z. Smart Healthcare: Making Medical Care More Intelligent. Global Health Journal 2019, 3, 62 – 65, doi: 10. 1016/j. glohj. 2019. 07. 001.

[197] Arulananthan, C. ; Hanifa, S. M. Smart Health – Potential and Pathways: A Survey. In Proceedings of the IOP Conference Series: Materials Science and Engineering; IOP Publishing, 2017; Vol. 225, p. 012065.

[198] Bedón – Molina, J. ; Lopez, M. J. ; Derpich, I. S. A Home – Based Smart Health Model. Advances in Mechanical Engineering 2020, 12, 1687814020935282, doi: 10. 1177/1687814020935282.

[199] Solanas, A. ; Patsakis, C. ; Conti, M. ; Vlachos, I. ; Ramos, V. ; Falcone, F. ; Postolache, O. ; Perez – martinez, P. ; Pietro, R. ; Perrea, D. ; et al. Smart Health: A Context – Aware Health Paradigm within Smart Cities. IEEE Commun. Mag. 2014, 52, 74 – 81, doi: 10. 1109/mcom. 2014. 6871673.

[200] Holzinger, A. ; Röcker, C. ; Ziefle, M. From Smart Health to Smart Hospitals. In Smart Health; Holzinger, A. , Röcker, C. , Ziefle, M. , Eds. ; Lecture Notes in Computer Science; Springer International Publishing: Cham, 2015; Vol. 8700, pp. 1 – 20 ISBN 978 – 3 – 319 – 16225 – 6.

[201] Xue, X. ; Zeng, Y. ; Zhang, Y. ; Lee, S. ; Yan, Z. A Study on an Application System for the Sustainable Development of Smart Healthcare in China. IEEE Access 2021, 9, 111960 – 111974, doi: 10. 1109/access. 2021. 3099806.

[202] Pramanik, M. I. ; Lau, R. Y. K. ; Demirkan, H. ; Azad, Md. A. K. Smart Health: Big Data Enabled Health Paradigm within Smart Cities. Expert Systems with Applications 2017, 87, 370 – 383, doi: 10. 1016/j. eswa. 2017. 06. 027.

[203] Röcker, C. ; Ziefle, M. ; Holzinger, A. From Computer Innovation to Human Integration: Current Trends and Challenges for Pervasive HealthTechnologies. In Pervasive health;

Springer, 2014; pp. 1 – 17.

[204] Clancy, C. M. Getting To 'Smart' Health Care: Comparative Effectiveness Research Is a Key Component of, but Tightly Linked with, Health Care Delivery in the Information Age. Health Affairs 2006, 25, W589 – W592, doi: 10. 1377/hlthaff. 25. w589.

[205] Altman, M. ; Huang, T. T. K. ; Breland, J. Y. Design Thinking in Health Care. Prev. Chronic Dis. 2018, 15, 180128, doi: 10. 5888/pcd15. 180128.

[206] Sekhon, M. ; Cartwright, M. ; Francis, J. J. Acceptability of Healthcare Interventions: An Overview of Reviews and Development of a Theoretical Framework. BMC Health Serv Res 2017, 17, 88, doi: 10. 1186/s12913 – 017 – 2031 – 8.

[207] Yusof, M. Mohd. ; Kuljis, J. ; Papazafeiropoulou, A. ; Stergioulas, L. K. An Evaluation Framework for Health Information Systems: Human, Organization and Technology – Fit Factors (HOT – Fit). International Journal of Medical Informatics 2008, 77, 386 – 398, doi: 10. 1016/j. ijmedinf. 2007. 08. 011.

[208] Zhu, H. ; Wu, C. K. ; Koo, C. H. ; Tsang, Y. T. ; Liu, Y. ; Chi, H. R. ; Tsang, K. – F. Smart Healthcare in the Era of Internet – of – Things. IEEE Consumer Electron. Mag. 2019, 8, 26 – 30, doi: 10. 1109/mce. 2019. 2923929.

[209] Nasr, M. ; Islam, Md. M. ; Shehata, S. ; Karray, F. ; Quintana, Y. Smart Healthcare in the Age of AI: Recent Advances, Challenges, and Future Prospects. IEEE Access 2021, 9, 145248 – 145270, doi: 10. 1109/access. 2021. 3118960.

[210] Chui, K. ; Alhalabi, W. ; Pang, S. ; Pablos, P. ; Liu, R. ; Zhao, M. Disease Diagnosis in Smart Healthcare: Innovation, Technologies and Applications. Sustainability 2017, 9, 2309, doi: 10. 3390/su9122309.

[211] Pramanik, M. I. ; Lau, R. Y. K. ; Demirkan, H. ; Azad, Md. A. K. Smart Health: Big Data Enabled Health Paradigm within Smart Cities. Expert Systems with Applications 2017, 87, 370 – 383, doi: 10. 1016/j. eswa. 2017. 06. 027.

[212] Curtis, D. W. ; Pino, E. J. ; Bailey, J. M. ; Shih, E. I. ; Waterman, J. ; Vinterbo, S. A. ; Stair, T. O. ; Guttag, J. V. ; Greenes, R. A. ; Ohno – Machado, L. SMART—an Integrated Wireless System for Monitoring Unattended Patients. Journal of the American Medical Informatics Association 2008, 15, 44 – 53, doi: 10. 1197/jamia. m2016.

[213] Baig, M. M. ; Gholamhosseini, H. Smart Health Monitoring Systems: An Overview of Design and Modeling. Journal of medical systems 2013, 37, 1 – 14, doi: 10. 1007/s10916 – 012 – 9898 – z.

[214] Kalarthi, Z. M. A Review Paper on Smart Health Care System Using Internet of Things. International Journal of Research in Engineering and Technology 2016, 5, 8084.

[215] Varshney, U. Pervasive Healthcare: Applications, Challenges And Wireless Solutions. CAIS 2005, 16, doi: 10. 17705/1CAIS. 01603.

[216] Röcker, C.; Ziefle, M.; Holzinger, A. From Computer Innovation to Human Integration: Current Trends and Challenges for Pervasive Health Technologies. In Pervasive Health; Holzinger, A., Ziefle, M., Röcker, C., Eds.; Human – Computer Interaction Series; Springer London: London, 2014; pp. 1 – 17 ISBN 978 – 1 – 4471 – 6412 – 8.

[217] Chen, Y.; Zhang, L.; Wei, M. How Does Smart Healthcare Service Affect Resident Health in the Digital Age? Empirical Evidence From 105 Cities of China. Front. Public Health 2022, 9, 833687, doi: 10. 3389/fpubh. 2021. 833687.

[218] Manga, V. E.; Forton, O. T.; Mofor, L. A.; Woodard, R. Health Care Waste Management in Cameroon: A Case Study from the Southwestern Region. Resources, Conservation and Recycling 2011, 57, 108 – 116, doi: 10. 1016/j. resconrec. 2011. 10. 002.

[219] Govind, R.; Chatterjee, R.; Mittal, V. Timely Access to Health Care: Customer – Focused Resource Allocation in a Hospital Network. International Journal of Research in Marketing 2008, 25, 294 – 300, doi: 10. 1016/j. ijresmar. 2008. 07. 005.

[220] Zonneveld, M.; Patomella, A. – H.; Asaba, E.; Guidetti, S. The Use of Information and Communication Technology in Healthcare to Improve Participation in Everyday Life: A Scoping Review. Disability and Rehabilitation 2020, 42, 3416 – 3423, doi: 10. 1080/09638288. 2019. 1592246.

[221] Moro Visconti, R.; Morea, D. Healthcare Digitalization and Pay – For – Performance Incentives in Smart Hospital Project Financing. IJERPH 2020, 17, 2318, doi: 10. 3390/ijerph17072318.

[222] Eijkenaar, F.; Emmert, M.; Scheppach, M.; Schöffski, O. Effects of Pay for Performance in Health Care: A Systematic Review of Systematic Reviews. Health Policy 2013, 110, 115 – 130, doi: 10. 1016/j. healthpol. 2013. 01. 008.

[223] 郭维淋, 赵春琰, 黄泽成, 等. 基于SPO模型的互联网医院建设研究 [J]. 中国卫生事业管理, 2021, 38 (08): 570 – 573.

[224] 周莉, 吴琴琴, 廖邦华, 等. 互联网医院运行现状与发展思路 [J]. 中国医院管理, 2019, 39 (11): 58 – 60.

[225] 国务院办公厅关于促进"互联网 + 医疗健康"发展的意见（国办发〔2018〕26号）http: //www. gov. cn/zhengce/content/2018 – 04/28/content_5286645. htm.

[226] 卫生健康委 中医药局关于印发互联网诊疗管理办法（试行）等3个文件的通知_ http: //www. gov. cn/gongbao/content/2019/content_5358684. htm.

[227] 《2021中国互联网医院发展报告》发布 https: //www. cn – healthcare. com/article/20210522/content – 554983. html.

[228] 新增2家, 北京市"互联网 +"医保服务定点医疗机构共29家 https: //view. inews. qq. com/a/20210821A0C34000? startextras = 0_0343c56b1364f&from = ampzkqw.

[229] 互联网医院缘何叫好不叫座? https: //view. inews. qq. com/a/20211011A0EDTC00.

[230] 互联网医院如今已有 1600 家，为何盈利仍然很难？https：//new. qq. com/omn/20211011/20211011A0E6CL00. html.

[231] 候雄. 互联网医院服务质量评价及改进策略研究［D］. 广州：南方医科大学，2020.

第十章　健康促进与可持续发展

第一节　扩大健康知识传播效果[①]

　　社交媒体逐渐成为人们日常生活中获取健康信息的渠道，传播效果除了与居民自身的健康素养有关外，更在于知识供给方的传播影响力。在当今复杂的网络环境中，社交媒体要想增加健康知识传播影响力，就需要整合不同社会和技术系统因素。然而，现有研究并没有全面调查账户传播影响力的机制，而多数是集中在社会或技术因素的某一个方面。我们将此归因于复杂的因果关系问题和传统的对称回归方法之间的不匹配。在本节内容中，我们采用了非对称组态视角（Asymmetric Configurational Perspective），使我们能够检验产生强和不强传播影响力不同条件的复杂因果关系模型。我们使用模糊集定性比较分析（fsQCA）检验了三个社会系统特征（是否属于肿瘤相关科室、是否属于公立医院、是否注重评论互动）和两个技术系统特征（即远程临场感效果和是否有视频合辑设置）的不同组合构型对 63 位中国老年医生（60 ~ 92 岁）的抖音账户传播影响力的机制。研究结果显示，存在两条会产生强传播影响力不同社会技术因素相互作用的条件组态及存在三条会产生非强传播影响力的不同社会技术因素相互作用的条件组态。研究结果证实，单一的前因条件本身并不能产生强社交媒体传播影响力，传播效果的提升需要依靠多个相互关联的条件的共同作用。研究结果为健康科普类社交媒体的运营和为扩大其健康传播效果提供了一个更全面的图景，并调和了文献中零散的结果，我们还展示了组态理论和方法如何被用来分析社交媒体平台的复杂性。

一、引言

　　世界各地越来越多的卫生机构在其社交媒体账户上发布有关体育活动、健康营养、缓解压力、口腔卫生、疫苗接种和伤害预防的视频。他们的目的是提高初级预防和公众的健康素养。在中国，健康传播（Health Communication）正在通过互联网视频进行，即公众、患者和卫生专业人员使用抖音等社交媒体平台就健康相关问题进行交流传播的过程，健康中国战略和 5G 技术为健康科普视频的发展也提供了政策指导和技术支持。截至 2021 年 6 月，中国有 10.11 亿网民，是世界上最大的数字社会。根据艾媒咨询的数据，2021 年中国的微视频

① 本节内容的主要观点已发表于 2022 年第 19 期 "*International Journal of Environmental Research and Public Health*"。

用户数量达到 8.08 亿。抖音成立于 2017 年，是发展最快的微视频社交媒体平台之一，来自不同领域的专业视频分享者通过抖音社区的垂直发展风格制作内容。2021 年，抖音的中文和国际版在全球应用商店的总下载量已超过 30 亿次，蝉联全球下载冠军。它的日活跃用户超过 6 亿，日视频搜索量超过 4 亿。不难看出，抖音已经成为最具代表性的公共卫生传播渠道之一，为用户提供与健康相关的微视频。在中国，抖音上一些受欢迎的健康账户是由知名的老年医生运营的，包括北京协和医院乳腺外科 89 岁的黄汉源教授、西安交通大学第二附属医院妇产科 80 岁的田莲珍教授、中日友好医院中医肿瘤科 92 岁的张代钊。越来越多的公共卫生部门、医疗机构和卫生工作者开始在抖音上发布与健康有关的科普视频。虽然健康科普知识也在微博、微信等传统社交媒体上传播，但以抖音为代表的微视频社交媒体的用户群正在逐步扩大，其中越来越多的中老年用户也成为主要用户群体之一。加上其视频内容编辑制作简单、社交性强、沉浸感强等优势，逐渐成为人们社交互动和医护人员健康知识传播的主要平台。在新冠肺炎疫情期间，它在健康知识传播和健康教育方面也发挥了重要作用。因此，本研究主要关注抖音而不是其他传统的社交网络平台。

在个人层面，以老年医生为代表的医疗机构利用抖音传播健康知识，有助于提高观看者的疾病意识，提高他们在日常生活中的一级、二级、三级预防能力。在国家层面，老年医生通过抖音发布健康视频，不仅是对互联网医疗资源的补充，也有助于《国民经济和社会发展第十四个五年规划和 2035 年远景目标纲要》中所倡导的盘活中国的老年力量资源。因此，调研抖音账号影响力的驱动机制，尤其是老年医生的账号，具有重要的现实意义。

有效沟通是任何卫生系统的重要功能目标，社交媒体加强了卫生机构和个人之间的联系，有可能加强公共卫生沟通。在公共卫生行动中，社会媒体可以用来教育人们了解健康问题，促进行为的改变，并形成社区伙伴关系，开展与健康有关的行动。随着互联网技术的不断发展，以计算机为媒介的交流的常见形式已经超越了文字、图像和音频，包括视频和直播。具有高媒体丰富性的形式使信息的传递和理解更加容易，从而增加了在线环境中的信任和互动。然而，Robert 和 Dennis 用分心冲突理论研究了媒体丰富度的悖论，即高媒体丰富度在增强人们处理信息的动机的同时，也削弱了人们处理信息的能力，从而影响了信息的传输效率。因此，像抖音这样媒体丰富度高的平台是否比媒体丰富度低的传统社交媒体平台（即以文字和图片为主）具有更高的信息传播效率，目前还不清楚。因此，有必要研究抖音账号在社交网络中的影响力，即一个账号在多大程度上影响了网络上的信息传播，影响了他人的观点、情绪和行为。关于账号影响力的前因后果的研究主要包括社会和技术特征。然而，大多数研究通过传统的对称性、方差导向的统计分析方法，且多数只考察了社会或技术系统的某一类因素，而同时包括这两方面因素的综合性研究则相对缺乏。

在这项研究中，我们旨在解决以下核心研究问题：发布健康相关科普视频的老年医生的TikTok 账户如何实现强影响力（或避免弱影响力）？微视频是具有技术和社会特征的复杂互动系统，我们将应用非对称组态方法（即模糊集定性比较分析，fsQCA）来探究影响微视频社交媒体传播影响力的不同技术和社会特征组合作用的条件组态。

二、文献回顾和理论框架

(一) 社交媒体账号影响力的前因研究

在现有文献中，账号影响力的前因主要包括社会系统和技术系统两类因素。在社会系统方面，Chai 和 Kim 讨论了社交网站上用户的知识贡献行为。他们发现，互联网的系统结构技术保证 (如加密) 对人们的知识贡献行为没有明显的影响，而社会关系和社会系统的道德文化对用户的知识贡献行为有明显的正向影响。其他研究表明，社交媒体内容的来源可信度对消费者的消费和贡献行为有积极影响；后者既包括点对点的内容，如对帖子的评论，也包括点对点的互动，如将帖子转发给其他人。

关于技术系统方面，一些研究已经探讨了视频格式和类型如何影响社交媒体的用户参与。Li 等探讨了 TikTok 上 COVID - 19 相关视频的格式和类型如何影响用户参与。他们发现，有标签和字幕的视频比没有标签的视频分享得更多，也更容易传播；就视频类型而言，舞蹈视频比幻灯片、纪录片、动画信息图、口头演讲或新闻分享得更多。Chung 研究了Twitter 在戒烟活动中的作用，发现在活动相关的推文中使用提及 (Mentions)、转贴 (Reposts) 和标签 (Hashtags) 等对话工具，使 Twitter 用户更容易找到相关信息，并促进了Twitter 用户之间的互动。Wang 等研究了 Facebook 上的社会用户参与度，发现帖子的长度与分享的数量呈正相关。一些关于影响力前因的研究考察了媒体特征的丰富性所带来的影响。Cao 等研究了消费者在社会化媒体中的参与行为，发现媒体的丰富性对用户的参与行为有积极的促进作用，包括消费、贡献和创造行为。Chen 等系统地研究了中国政府在 COVID - 19危机期间如何利用社交媒体 ("健康中国"，中国国家卫生健康委员会的官方新浪微博) 来促进公民参与公共卫生工作。他们特别调查了社交媒体的技术特征的作用。他们发现，高度的媒体丰富性和提供的对话循环功能大大增强了公民的参与行为。

现有社交媒体账户影响力的前因研究主要考察了社会和技术特征。然而，大多数研究都只探究了社会或技术系统的单一方面，少数综合考虑两者的研究也只是基于传统的对称性、方差导向的方法。尽管短视频社交媒体社区是一个复杂的互动系统，包括多种形式的信息技术和各种社会特征，但很少有研究从非对称配置的视角来研究这些场景中的复杂因果关系。

(二) 社会技术系统理论

社会技术理论视角可以追溯到第二次世界大战后塔维斯托克研究所 (Tavistock Institute)为英国煤炭工业进行的研究。它作为一种新的思维方式出现，挑战了技术推动社会转型的主流观点。Cherns 概述了一套社会技术设计的原则，涉及组织中社会和技术元素的相互关系。社会技术系统的观点认为任何组织都是一个工作系统，有两个相互关联的子系统：技术系统和社会系统。社会系统主要包括人与人之间的关系和他们的属性，如他们的技能、态度或价值观；而技术系统则包括产生特定产出的任务、流程和技术。在这种方法中，技术系统和社会系统都不占主导地位，一个组织是这两部分之间相互作用的结果。一个成功的系统是技术和社会因素的组态。

作为一个理论框架，社会技术系统理论在通信和信息系统领域被广泛使用。Tapia 和 Maitland 使用社会技术系统理论来解释和预测人道主义救援和发展组织中的技术选择和使用。Chai 和 Kim 用这个框架讨论了社交网站上用户的知识贡献行为。Wan 等用这一观点研究了如何影响用户对社交媒体内容创作者的捐赠意愿。

在这些研究的基础上，本研究采用了社会技术系统方法，并使用 fsQCA 方法来研究影响账户影响力的社会和技术要素的条件配置。也就是说，我们旨在确定哪些条件使一些老年医生的 TikTok 账户有能力基于 TikTok 系统界面来影响人们的思想、情感和行动。研究框架如图 10 - 1 所示。

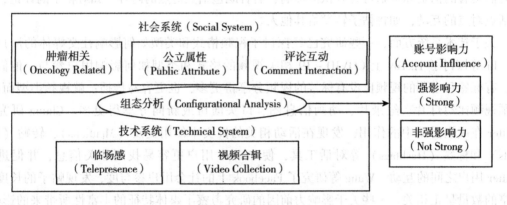

图 10 - 1   组态模型

三、研究方法

（一）研究样本

对于模糊集定性比较分析，我们使用了截至 2021 年 2 月抖音平台上 63 位老年医生（60 岁以上，最大年龄为 92 岁）的账户样本。这些医生主要来自中国东部城市，如北京、上海、广州、济南和南京等，还有少量来自郑州、武汉、长沙等中部城市以及少量来自如西安等西部城市的公立和私立医院，他们在不同的医疗部门工作，包括内科、妇科、泌尿科、骨科、眼科、内分泌科、儿科和皮肤科等科室（见表 10 - 1）。

表 10 - 1   样本描述

Medical Departments（# of Doctors）	Cities（# of Doctors）	Age（Frequency）
Gynaecology and Obstetrics（12）	Beijing（44）	60 - 65（24）
Traditional Chinese Medicine（10）	Shanghai（5）	66 - 70（8）
Andrology & Urology（6）	Zhengzhou（4）	71 - 75（13）
Oncology（6）	Guangzhou（3）	76 - 80（8）

续表

Medical Departments (# of Doctors)	Cities (# of Doctors)	Age (Frequency)
Internal Medicine (4)	Changsha (2)	81 – 85 (6)
Paediatrics (4)	Wuhan (2)	86 – 90 (3)
Nephrology (4)	Nanjing (1)	91 – 95 (1)
Endocrinology (2)	Jinan (1)	
Cardiovascular (2)	Xi' an (1)	
Health Care (2)		
Orthopaedics & Sports Medicine (2)		
Other (Ophthalmology/Dermatology/Breast Surgery/Otorhinolaryngologic/etc.) (9)		

(二) 模糊集定性比较分析的方法

我们使用 fsQCA 展开分析检验。FsQCA 非常适用于不对称和复杂的组态问题。这种方法来自复杂性理论，并以组合性（Conjunction）、平等性（Equality）、因果不对称性（Causal Asymmetry）等原则为基础。组合性准则意味着条件的运作是相互依存的，而不是离散的或通过这些条件之间简单的双向或三向互动；平等性意味着多个不同的配置可能导致相同的结果，而因果不对称性则意味着在一个配置中导致特定结果的条件，在另一个导致相同结果的配置中可能完全不同。

我们使用以下符号来报告我们的结果。●和⊗分别代表核心条件的存在和不存在；●和⊗分别代表外围条件的存在和不存在；空白处表示焦点条件的存在或不存在对结果没有影响。核心条件是那些同时存在于中间解和准解中的条件（或必要条件）。周边条件是指那些存在于中间方案中，但不存在于拟合方案中的条件。

(三) 数据测量与校准

在进行组态效应分析之前，我们对每个条件变量进行了校准（Calibration）。校准是一个在集合中分配隶属度（Membership）的过程。本研究涉及两种集合：清晰集（0 或 1，非隶属于 = 0；完全隶属于 = 1）和模糊集（0 和 1 之间）。按照 Ragin 的说法，模糊集的校准通常使用三个阈值将变量转换为隶属度：完全隶属于（设置为 1）、交叉点（设置为 0.5）、完全非隶属于（设置为 0）。模糊集的校准有两种主要方法：直接校准和间接校准。直接法依赖于三个定性锚点（完全隶属于、完全不隶属于和交叉点的阈值）设置相关的值，而间接法则依赖于研究者根据案例在目标集中的隶属关系对其进行赋值。本研究直接使用 0 或 1 来校准清晰集隶属度，使用三个锚点对其他变量进行校准。

第一，结果变量校准。

我们使用"抖查查"平台提供的指数来衡量账号影响力。它是反映一个账号的总价值和影响力的指标变量，包括点赞数、分享数等截至某一时间点的数据。表10-2显示了本研究变量的阈值。参照其他学者，我们使用直接校准方法的百分位数计算，并将前25百分位数作为完全隶属于门槛（1013）；第50百分位代表交叉点（940）；而将后25百分位数作为完全不隶属于的门槛（860.5）。

第二，前因条件变量校准。

有4个变量是清晰集，如肿瘤学相关（Oncology Related，OR），指医生账户主页上的简介提到了肿瘤或癌症相关信息；公立属性（Public Attribute，PA），指医生账户主页上显示的所属医疗机构是公立医院）；评论互动（Comment Interaction，CI），指医生在账户的评论区回答了粉丝的问题；视频合辑（Video Collection，VC），指账户主页有视频合辑相关的页面模块设置。使用直接赋值法，我们将完全隶属于（即条件存在）设为1，完全非隶属于（即条件不存在）设为0，详见表10-2。而对于远程临场感（Telepresence，TP），如表10-2所示，我们并非只使用两个值（0和1），而是对其赋予了第三个值0.5，以表示既不完全隶属也不完全非隶属的交叉点。TP指的是由媒介创造的沉浸感，角度和距离是TP的重要决定因素。因此，使用各种拍摄角度和镜头距离的抖音视频（例如，医生和病人之间互动的特写镜头）的TP值为1；不注重拍摄角度和镜头距离的被赋值为0（例如，医生只对着镜头说话的视频）；在拍摄角度和镜头距离上偶尔有一些变化的视频被赋值为0.5（例如，医生和病人之间偶尔有互动）。此外，按照以前的研究，我们将0.5改为0.499，因为如果一个条件被赋予0.5的值，fsQCA软件将在分析过程中自动删除它。

表10-2 **变量及校准**

Variables	Thresholds		
	Full Non - Membership	Cross - Over Point	Full Membership
OR	0	—	1
PA	0	—	1
CI	0	—	1
TP	0	0.499	1
VC	0	—	1
Account influence	860.5	940	1013

注："-"represents blank. We changed 0.5 to 0.499 because the fsQCA software automatically deletes observations with a value of 0.5.

四、研究结果

（一）必要条件分析

按照既定的QCA的程序，我们参考0.90的一致性标准对必要条件进行了分析（见表10-3）。我们没有发现OR、PA、CI、TP或VC中的单一因素能产生强传播影响力。

表 10 - 3　　　　　　　　　　　必要条件分析

Sets of Conditions	Strong Account Influence		~ Strong Account Influence	
	Consistency	Coverage	Consistency	Coverage
OR	0. 216	0. 451	0. 260	0. 549
~ OR	0. 784	0. 513	0. 740	0. 487
PA	0. 837	0. 505	0. 814	0. 495
~ PA	0. 163	0. 465	0. 186	0. 535
CI	0. 881	0. 532	0. 771	0. 468
~ CI	0. 119	0. 341	0. 229	0. 659
TP	0. 527	0. 518	0. 582	0. 575
~ TP	0. 567	0. 574	0. 512	0. 521
VC	0. 575	0. 623	0. 346	0. 377
~ VC	0. 425	0. 392	0. 654	0. 608

注：~ means the absence of. For example, ~ OR = absence of OR.

(二) 组态效应分析

按照既定的 QCA 的程序，我们参照频率基准≥1、原始一致性（raw consistency）基准 ≥0. 8、比例减少不一致性（Proportional Reduction in Inconsistency，PRI）≥0. 70 的标准，报告了两组结果：导致账号强传播影响力（2 条）与非强传播影响力（3 条）的不同社会因素与技术因素相互作用的条件组态（见表 10 - 4）。

表 10 - 4　　　　　　　　　　　组态效应分析

Causal Conditions	SAI		Absenceof SAI		
	S1	S2	NS1	NS2	NS3
Social System					
OR		●		●	⊗
PA	●	●	⊗	●	●
CI	⊗		●		⊗
Technical System					
TP	⊗	⊗	⊗	⊗	●
VC	●	●	⊗	⊗	●
Consistency	0. 9467	1	0. 9960	1	0. 91
Raw coverage	0. 0453	0. 0638	0. 0789	0. 0476	0. 0288
Unique coverage	0. 0293	0. 0478	0. 0789	0. 0476	0. 0288
Overall solution consistency	0. 9734		0. 9800		
Overall solution coverage	0. 0931		0. 1552		

注：SAI = Strong Account Influence；S1 and S2 are abbreviations of SAI；NS1, NS2 and NS3 are abbreviations of Negation of SAI；● = core causal condition present；⊗ = core causal condition absent；● = peripheral condition present；⊗ = peripheral condition absent.

第一，导致账号强传播影响力的组态有两条。在第一个解（S1）中，PA 是边缘条件，VC 的存在和 CI 或 TP 的不存在均为核心条件，OR 对账户影响力没有影响。换句话说，尽管没有参与评论互动，临场感也不佳，但如果该账号属于公立医院，并且存在视频采集设置，则可以看到较强的账号影响力。在第二个解（S2）中，TP 的不存在与 OR 及 VC 均为核心条件，PA 为边缘条件，CI 与强账户影响力无关。换句话说，尽管临场感较差，但只要该账号属于公立医院的肿瘤相关科室，并且该部门也有视频合辑的设置，那么该账号依旧可以产生强影响力。

表 10-4 的结果显示，解决方案的总体覆盖率为 0.093，这表明两种解决方案解释了大约 10% 的具有强影响力的账户。总体解的一致性表明，充分性水平为 0.973，大大高于 Ragin 建议的普遍接受的阈值 0.75。原始覆盖率指的是给定组态覆盖结果案例的比例，唯一覆盖率指的是剔除与其他组态共同部分后，单个组态解释结果的程度。在表 10-4 中，单个组态的原始覆盖率范围为 0.045~0.064，单个组态的唯一覆盖率范围为 0.029~0.048，对应的一致性范围为 0.947~1。三条组态的相关指标均满足了所需的阈值。

第二，导致账号非强传播影响力的组态有三条。在第一个解（NS1）中，PA、TP 和 VC 的不存在均为核心条件，CI 存在是边缘条件，OR 对非强影响力没有影响。换言之，无论医生是否属于肿瘤相关科室，即使注重了互动氛围，只要不是公立医院的医生，临场感差，没有视频合辑的设置，就会造成账号强影响力的缺失。在第二个解（NS2）中，PA 的存在是边缘条件，OR 的存在是核心条件，TP 和 VC 的不存在的核心条件，而 CI 是不重要的条件。换言之，无论是否关注与用户评论的互动，即使医生属于肿瘤相关科室，且来自公立医院，只要远程临场感不好，在页面上也没有视频合辑的设置，都会造成账号强影响力的缺失。在第三个解（NS3）中，PA 的存在是边缘条件，OR 的不存在是边缘条件，CI 的不存在和 TP 及 VC 均为核心条件。换言之，即使有良好的远程临场感和视频合辑的设置，而且医生也是来自公立医院的，但是，只要医生不属于肿瘤相关科室，且不重视与用户的互动，同样也会造成账号强影响力的缺失。

表 10-4 的结果还显示，总体解覆盖率为 0.155，这表明一定比例的高账户影响可以由上述三种解来解释。整体解决方案的一致性值为 0.980，明显高于 0.75 的阈值。单个组态的原始覆盖率和唯一覆盖率从 0.029 到 0.079 不等，相应的一致性从 0.910 到 1 不等。三条组态的相关指标均满足了所需的阈值。

五、结论与讨论

本研究中，我们使用 fsQCA 来研究三个社会系统特征（肿瘤学相关属性、医院公立属性和评论互动）和两个技术系统特征（远程临场感和视频合辑设置）的不同组合对抖音账号传播影响力的影响。研究结果显示，存在两条会产生强传播影响力的不同社会技术因素相互作用的条件组态，以及三条会产生强影响力缺失的不同社会技术因素相互作用的条件组态。

本研究的理论贡献在于：第一，将社会技术系统理论应用于社交媒体健康科学视频领域，我们开发了一个综合分析框架来解释账户影响力的驱动机制。第二，我们确定了一些可以产生强社交媒体影响力的不同社会与技术要素的组合作用的条件组态，超越了非此即彼（Either/Or Paradigm）的单一式解释范式；第三，我们通过考察因果不对称性，扩展了以往关于社交媒体影响力的研究，揭示了强影响力和非强影响力之间新的不对称性影响路径；第四，本研究使用社会技术系统理论和组态视角来识别不同条件组合的协同效应，进一步扩展了社会技术系统理论在解释"因果复杂性"问题上的应用。

本研究结果对于提高健康科普视频账号传播的影响力也具有实践意义。本研究发现了社会和技术系统因素的多种组合形成的两条通往强影响力和三条通往非强影响力的条件组态。这证实了社会系统、技术系统和账户传播影响力之间的因果关系的复杂性。因此，社交媒体平台上的健康科普账号应避免采取"一刀切"的策略，应该依靠构成社交媒体平台环境的社会和技术系统的不同元素的组合。

另外，本研究也存在一些局限性。首先，样本量相对较小，且样本都来自一个单一的平台。条件组合数会随着所包含条件的数量呈指数增长（即 2^n，n 为前因条件的数量），较多的前因条件和异质性不够高的样本容易导致"有限的多样性（Limited Diversity）"。因此，未来的研究应涉及更多的异质性样本，除了抖音外，还有其他的短视频社交媒体平台，如快手、腾讯微视、微信视频号等。其次，除了增加异质性样本外，未来的研究可以通过整合其他理论视角，可以考虑其他同样重要的一些条件变量，在模型设计上做进一步的扩展。最后，本研究使用的是横断面数据，不能很好地反映动态属性。未来的研究应该收集更多的纵向数据，以便分析在 fsQCA 框架下的时间效应。

第二节　提升疫苗接种意愿

一、研究背景

作为预防和控制 COVID - 19 大流行最有希望公共卫生干预措施之一，疫苗接种工作的持续推进是实现群体免疫并有效保护民众的关键。尽管很多国家考虑到封闭措施对经济发展的严重冲击已经逐步放松了限制措施，希望通过自然免疫度过新冠肺炎疫情，然而新冠肺炎疫情带来的生命损失与经济损失并没有因此得到缓解。当前，全球每日新增病例仍然超过 40 万，全球疫情形势仍不容乐观。面对经济发展和疫情防控的冲突，COVID - 19 疫苗的接种是在保证经济正常运行之下预防重症、减少死亡的最具有成本效益的手段。研究表明，目前各类疫苗预防重症发生的有效率均能达到 89% 以上，部分能达到 100%。因此，为了让人们从根本上不再受限制政策干扰、降低患病风险、回归正常生活，疫苗接种仍然是长期疫情防控的必要之举。

本研究基于 KAP 理论，旨在探索民众向特定人群和非特定人群推荐 COVID - 19 疫苗的行为意向及影响因素，并通过构建中介效应模型探索健康信息素养、疫苗犹豫、感知疫苗信息与 COVID－19 疫苗推荐意愿之间的影响机制。相较于现有的研究，本研究主要有以下三点贡献：首先，本研究从源头揭示了影响个人疫苗认知、态度以及疫苗推荐意愿的影响机制，为解释相关 COVID－19 预防感染行为的产生补充了强有力的理论基础；其次，本研究将 KAP 模型中的知识维度延伸到健康信息素养维度，强调在信息流行病背景下正确运用健康信息比掌握知识更为重要，这拓展了分析疫苗推荐意愿的影响因素的理论框架，为解释健康行为决策的产生和变化提供新的研究思路；最后，本研究首次将疫苗推荐意愿按照被推荐人群的特殊性进行区分，对面向不同人群制定有针对性的疫苗推广政策和宣传策略具有一定的借鉴意义。

二、研究方法

（一）研究设计和样本

本研究结合现有成熟量表与 KAP 理论设计了调查问卷，调查内容包括疫苗接种的推荐意愿、健康信息素养、疫苗犹豫、感知疫苗信息、人口学特征等情况。调查问卷经过专家咨询论证后，在正式调查前选取 30 名 MBA 学生进行了一项试点研究。这 30 名参与者并不参与后续正式的调查。根据试点研究的情况，完善了部分问题的描述，以保证问卷的框架与信息容易理解与回答。完成问卷需要 10～15 分钟的时间，因此问卷的长度较为合适。

我们于 2022 年 5 月对中国 28 个省级行政区的成年人（年龄大于 18 岁）进行了一项横断面匿名在线调查。在疫情防控常态化背景下，尽管中国从 2021 年开始推行全民大规模疫苗接种运动并实现了较高的 COVID－19 疫苗接种覆盖率，但该疫苗接种策略并未优先考虑到特定人群。自疫情发生以来，中国政府实行严格的防控措施使特定人群面临较低的感染风险。这导致在中国的特定人群的疫苗覆盖率与普通人群相比仍然还有需要提升的空间。向特定人群推荐接种 COVID－19 疫苗从而进一步提高其 COVID－19 疫苗接种率成为下一阶段中国疫苗接种工作的重点。因此，本研究选择中国居民作为研究对象，以此从 COVID－19 疫苗推荐的角度为中国以及其他拥有同样问题的国家进一步推进疫苗接种提供实证证据。

本次调查通过中国的专业数据收集平台（Credamo）进行数据收集。该平台的样本数据库包括：280 万名中国会员，他们的个人信息得到确认，社会经济背景各异。本研究按照年龄和地点进行分层随机抽样，在 Credamo 数据库中匹配符合要求的中国成年人。纳入标准包括：（1）年龄为 18 岁以上；（2）没有处于备孕期、孕期、哺乳期；（3）没有任何急性病症，包括慢性疾病的急性发病期。在正式调查开始前，明确介绍了研究的目的、程序以及自愿和匿名性质，还指出提交问卷意味着知情同意参与调查。因此，参与者能够在充分了解调查的情况下做出参与决策。每个移动设备只允许访问在线问卷一次，以避免重复回答。完成后，向符合要求的参与者发送了 5 元人民币（0.75 美元）的报酬。所有数据都存储在 Credamo 的在线服务器中，并受密码保护。

本次在线调查共发放调查问卷 977 份。在删除了作答时长过短（n = 38）、测试条目未通过（n = 32）以及不符合纳入标准的个体（n = 4）之后，共收回有效问卷 903 份，有效问卷率为 92.42%。根据 PASS 16.0，假设推荐 COVID - 19 疫苗接种意愿的频率在 30% ~ 90%，903 的样本量能够实现 1.24 ~ 1.43 的最小可探测的优势比（OR）（power of 0.90 and alpha of 0.05, two - sided）。因此，本研究在 OR 值为 1.24 ~ 1.43 的范围内具有至少 0.90 的良好统计效力。本研究的样本量是足够的。

（二）测量方法

1. 向特定人群推荐 COVID - 19 疫苗接种的意愿。

本研究通过李克特 5 点量表对参与者向特定人群推荐 COVID ~ 19 疫苗接种的意愿进行了调查。项目包括"您会推荐身边的特定人群（6 - 23 月龄的婴幼儿、孕妇、60 岁以上老年人、患有慢性和影响免疫的疾病的人群等）接种 COVID - 19 疫苗吗？"（1 = 一定不会 to 5 = 一定会）。回答"可能会"或"肯定会"的人被定义为具有向特定人群推荐 COVID - 19 疫苗接种的行为意图（IRCVSG）。

2. 向非特定人群推荐 COVID - 19 疫苗接种的意愿。

本研究通过李克特 5 点量表对参与者向非特定人群推荐 COVID - 19 疫苗接种的意愿进行了调查。"除了上述特殊群体之外，您会推荐身边其他符合接种要求的人接种 COVID - 19 疫苗吗？"（1 = 一定不会 to 5 = 一定会）。回答"可能是"或"肯定是"的人被定义为具有向非特定人群推荐 COVID - 19 疫苗接种的行为意图（IRCVNSG）。

3. 健康信息素养。

本研究使用 Norman 和 Skinner 开发的量表，从 8 个条目来评估参与者的健康信息素养。回复包括从"1 = 非常不同意"到"5 = 非常同意"。条目内容包括"我知道如何找到有用的健康信息""我知道如何使用健康信息回答我的健康问题""我知道有哪些健康信息是可获取的""我知道在哪里可以找到有用的健康信息""我知道如何利用找到的健康信息来帮助我""我拥有评估健康信息所需的技能""我可以区分高质量和低质量的健康信息""我对利用健康信息做出健康决策充满信心"。信度检验结果表明克隆巴赫 α = 0.859，说明本量表信度良好。

4. 安全性犹豫。

本研究使用一个单独的项目对疫苗安全性犹豫进行测量，"您是否因为担心疫苗的安全性而不愿意推荐身边人接种 COVID - 19 疫苗？"回答包括 1 = "是的"，0 = "不是"。

5. 有效性犹豫。

本研究使用一个单独的项目对疫苗安全性犹豫进行测量，"您是否因为担心疫苗的有效性而不愿意推荐身边人接种 COVID - 19 疫苗？"回答包括 1 = "是的"，0 = "不是"。

6. 感知疫苗信息充分性。

本研究使用一个单独的项目对感知疫苗信息的充分性进行测量，"您认为您目前获得的关于 2019 冠状病毒疾病疫苗接种的信息是否足以让您决定是否推荐 2019 冠状病毒疾病疫苗?"。回答包括 1 = "非常不足", 2 = "稍微不足", 3 = "中性", 4 = "稍微足够", 5 = "非常足够"。

7. 感知疫苗信息有用性。

本研究使用一个单独的项目对感知疫苗信息的有用性进行测量,"您认为您目前获得的关于 2019 冠状病毒疾病疫苗接种的信息是否足以帮助您决定是否推荐 2019 冠状病毒疾病疫苗?"。回答包括 1 = "一点没用", 2 = "稍微不足", 3 = "中性", 4 = "稍微足够", 5 = "非常足够"。

8. 背景信息。

背景信息包括人口学特征,有性别、4 个年龄组 (18~30 岁; 31~40 岁; 41~50 岁; 大于 50 岁)、3 个水平的受教育程度 (高中或以下; 本科; 硕士研究生及以上)、2 类婚姻状况 (已婚; 未婚)、5 种职业组 (一线工人; 管理人员; 自由职业者; 失业人员; 学生)、3 类居住地区 (东部; 中部; 西部)、5 个平均个人月收入组 (<3000 元; 3000~4999 元; 5000~6999 元; 7000~9999 元; ≥10000 元)。

(三) 数据分析

本研究首先运用了单变量 Logistic 回归分析法,以研究背景变量、影响因素 (即健康信息素养、疫苗安全性犹豫、疫苗有效性犹豫、疫苗感知有用性、疫苗感知充分性) 与两个二元因变量 (即 IRCVSG 和 IRCVNSG) 之间的粗略关联并通过卡方检验比较了 IRCVS 与 IRCVNS 之间的差异。其次,本研究运用多变量 logistic 回归分析法,针对单变量分析中与因变量显著相关的背景变量进行调整,计算出调整后的优势比 (AOR) 用于评估每个影响因素与两个因变量之间的相关性。最后,本研究采用加权最小二乘均值和方差调整估计的路径分析来检验假设的中介模型,并对显著的背景变量进行调整。本研究报告了健康信息素养通过疫苗安全性犹豫、疫苗有效性犹豫、感知疫苗信息充分性和感知疫苗信息有效性对因变量的直接和间接影响。间接效应的 95% 偏差校正的置信区间 (CI) 是根据 2000 次 bootstrap 自助样本估算的。本研究的数据使用 SPSS 26.0 软件进行分析。双侧 P 低于 0.05 被认为具有统计学意义。

三、研究结果

(一) 人口统计学结果

本研究共有 903 名参与者被纳入分析 (见表 10-5)。大多数参与者是女性 (64.1%), 年龄在 18~40 岁 (92%), 接受过本科或以上教育 (95.9%), 已婚 (69.1%), 居住在东部地区 (70.3%), 在一线工作 (46.8%), 个人月收入在 5000 元以上 (75.2%)。

表 10 - 5　　　　　　　　研究对象的人口统计学特征（N = 903）

总体 N (%)		IRCVSG, N（%）		IRCVNSG, N（%）		IRCVSG 和 IRCVNSG 差异对比	
		是, N = 546 (60.5)	否, N = 357 (39.5)	是, N = 840 (93.0)	否, N = 63 (7.0)	χ^2 (总体 = 23.367)	P – Value (总体 = 0.000 ***)
年龄		$\chi^2 = 13.158$, p = 0.004 **		$\chi^2 = 2.260$, p = 0.520			
18 ~ 30 岁	438 (48.5)	244 (55.7)	194 (44.3)	402 (91.8)	36 (8.2)	6.105	0.013 *
31 ~ 40 岁	393 (43.5)	261 (66.4)	132 (33.6)	370 (94.1)	23 (5.9)	21.857	0.000 ***
41 ~ 50 岁	45 (5.0)	29 (64.4)	16 (35.6)	42 (93.3)	3 (6.7)	0.007	0.934
>50 岁	27 (3.0)	12 (44.4)	15 (55.6)	26 (96.3)	1 (3.7)	0.831	0.362
性别		$\chi^2 = 0.170$, p = 0.680		$\chi^2 = 0.426$, p = 0.514			
男性	324 (35.9)	193 (59.6)	131 (40.4)	299 (92.3)	25 (7.7)	6.248	0.012 *
女性	579 (64.1)	353 (61.0)	226 (39.0)	541 (93.4)	38 (6.6)	17.522	0.000 ***
受教育水平		$\chi^2 = 3.529$, p = 0.171		$\chi^2 = 0.223$, p = 0.895			
高中或以下	37 (4.1)	19 (51.4)	18 (48.6)	35 (94.6)	2 (5.4)	2.003	0.157
本科 （含大专）	707 (78.3)	422 (59.7)	285 (40.3)	658 (93.1)	49 (6.9)	18.499	0.000 ***
硕士研究生 及以上	159 (17.6)	105 (66.0)	54 (34.0)	147 (92.5)	12 (7.5)	9.746	0.002 **
婚姻状况		$\chi^2 = 34.194$, p = 0.000 ***		$\chi^2 = 8.870$, p = 0.003 **			
其他（单身, 离异或丧偶）	279 (30.9)	129 (46.2)	150 (53.8)	249 (89.2)	30 (10.8)	5.179	0.023 *
已婚	624 (69.1)	417 (66.8)	207 (33.2)	591 (94.7)	33 (5.3)	14.586	0.000 ***
居住地区		$\chi^2 = 11.046$, p = 0.004 **		$\chi^2 = 3.785$, p = 0.151			

续表

总体 N（%）		IRCVSG, N（%）		IRCVNSG, N（%）		IRCVSG 和 IRCVNSG 差异对比	
		是, N = 546 (60.5)	否, N = 357 (39.5)	是, N = 840 (93.0)	否, N = 63 (7.0)	χ^2 (总体 = 23.367)	P – Value (总体 = 0.000***)
东部	635 (70.3)	406 (63.9)	229 (36.1)	584 (92.0)	51 (8.0)	18.726	0.000***
中部	193 (21.4)	99 (51.3)	94 (48.6)	185 (95.9)	8 (4.1)	0.028	0.868
西部	75 (8.3)	41 (54.7)	34 (45.3)	71 (94.7)	4 (5.3)	1.870	0.171
职业		$\chi^2 = 28.998$, p = 0.000***		$\chi^2 = 11.810$, p = 0.019*			
一线工人	423 (46.8)	285 (67.4)	138 (32.6)	404 (95.5)	19 (4.5)	5.780	0.016*
管理人员	290 (32.1)	176 (60.7)	114 (39.3)	269 (92.8)	21 (7.2)	9.789	0.002**
自由职业者	25 (2.8)	12 (48.0)	13 (52.0)	22 (88.0)	3 (12.0)	0.294	0.588
失业人员	7 (0.8)	2 (28.6)	5 (71.4)	6 (85.7)	1 (14.3)	0.467	0.495
学生	158 (17.5)	71 (44.9)	87 (55.1)	139 (88.0)	19 (12.0)	3.026	0.082
个人月收入		$\chi^2 = 28.349$, p = 0.000***		$\chi^2 = 9.632$, p = 0.047*			
<3000 元	139 (15.4)	61 (43.9)	78 (56.1)	121 (87.1)	18 (12.9)	2.178	0.140
3000～4999 元	85 (9.4)	43 (50.6)	42 (49.4)	81 (95.3)	4 (4.7)	0.001	0.981
5000～6999 元	115 (12.7)	70 (60.9)	45 (39.1)	108 (93.9)	7 (6.1)	1.015	0.314
7000～9999 元	213 (23.6)	133 (62.4)	80 (37.6)	202 (94.8)	11 (5.2)	6.117	0.013*
≥10000 元	351 (38.9)	239 (68.1)	112 (31.9)	328 (93.4)	23 (6.6)	16.063	0.000***

注：*** p < 0.001，** p < 0.01，* p < 0.05。

（二）向不同群体推荐 COVID - 19 疫苗接种的意愿对比

总的来说，840 名（93.0%）参与者报告了具有向非特定人群推荐 COVID - 19 疫苗接种的意愿（IRCVNSG），而只有 546 名（60.5%）报告了具有向非特定人群推荐 COVID - 19 疫苗接种的意愿（IRCVSG）。卡方检验的结果显示，在不同年龄、婚姻状况、居住地区、职业和个人月收入水平的人群中，IRCVSG 有明显的差异。IRCVNSG 在不同年龄和居住地区的人群中也有显著的差异。IRCVSG 与 IRCVNSG 的对比结果显示，年龄在 18 ~ 40 岁、女性、接受过本科（含大专）以上的教育、居住在东部地区、从事管理人员或一线工作、个人月收入在 7000 元以上的参与者，在 IRCVS 与 IRCVNS 之间具有明显不同。

（三）与 IRCVSG / IRCVNSG 相关的影响因素的分布情况

表 10 - 6 显示了与 IRCVS 和 IRCVNS 相关的因素分布情况，包括健康信息素养、安全性犹豫、有效性犹豫、感知疫苗接种信息充分性、感知疫苗接种信息有用性。本研究利用主成分分析，将健康信息素养的八个项目合并为健康信息素养得分。健康信息素养各项目均值和标准差也显示在表 10 - 6 中。在参与者中，19%（N = 171）的调查对象表现出对 COVID - 19 疫苗接种的安全性犹豫，14%（N = 126）的调查对象表现出对 COVID - 19 疫苗接种的有效性犹豫。感知疫苗接种信息的充分性和感知疫苗接种信息的有用性的平均水平为 3.98（SD = 0.74）和 4.27（SD = 0.77）。

表 10 - 6　　与 IRCVSG/IRCVNSG 相关的自变量的分布（N = 903）

变量	Mean	S. D.
1. 健康信息素养（1 = totally disagree - 5 = totally agree）	NA	NA
1.1 我知道如何找到有用的健康信息。	4.16	0.66
1.2 我知道有哪些健康信息是可获取的。	4.19	0.67
1.3 我知道在哪里可以找到有用的健康信息。	4.19	0.72
1.4 我拥有评估健康信息所需的技能。	3.91	0.86
1.5 我可以区分高质量和低质量的健康信息。	3.98	0.76
1.6 我知道如何使用健康信息回答我的健康问题。	4.13	0.73
1.7 我知道如何利用找到的健康信息来帮助我。	4.17	0.69
1.8 我对利用健康信息做出健康决策充满信心。	4.08	0.79
2. 安全性犹豫（1 = 是，0 = 否）	0.19	0.39
3. 有效性犹豫（1 = 是，0 = 否）	0.14	0.35
4. 感知疫苗信息充分性（1 = 完全不同意 - 5 = 完全同意）	3.98	0.74
5. 感知疫苗信息有用性（1 = 完全不同意 - 5 = 完全同意）	4.27	0.77

注：S. D.，标准差。

（四）影响 IRCVSG/IRCVNSG 的背景变量的单因素分析

表 10 – 7 展示了单变量 Logistic 回归分析的结果。对 IRCVSG 具有的显著影响的背景因素包括年龄、婚姻状况、居住地区、职业和个人月收入水平。31～40 岁人群（ORc = 1.572，95% CI［1.186～2.084］），已婚人群（ORc = 2.342，95% CI［1.756 – 3.125］）、高收入的群体对 IRCVS 具有正向联系，中部地区人群（ORc = 0.594，95% CI［0.429 – 0.823］）和学生群体（ORc = 0.395，95% CI［0.272 – 0.574］）则和 IRCVS 有负向的联系。对 IRCVNSG 具有的显著影响的背景因素包括婚姻状况、居住地区、职业和个人月收入水平。已婚人群（ORc = 2.158，95% CI［1.288 – 3.615］）、高收入的群体对 IRCVS 具有正向联系，学生群体（ORc = 2.518，95% CI［0.24 – 0.98］）则和 IRCVS 有负向的联系。

表 10 – 7　影响 IRCVSG/IRCVNSG 的背景变量的因素分析（N = 903）

	IRCVSG		IRCVNSG	
	ORc (95% CI)[a]	p value	ORc (95% CI)[a]	p value
年龄				
18～30 岁	（Reference group）			
31～40 岁	1.572 (1.186 – 2.084)	0.002**	1.441 (0.838 – 2.477)	0.187
41～50 岁	1.441 (0.761 – 2.730)	0.262	1.254 (0.370 – 4.246)	0.716
>50 岁	0.636 (0.291 – 1.391)	0.257	2.328 (0.307 – 17.661)	0.414
性别				
男性	（Reference group）			
女性	1.060 (0.803 – 1.400)	0.680	1.190 (0.705 – 2.010)	0.515
受教育水平				
高中或以下	（Reference group）			
本科（含大专）	1.403 (0.724 – 2.719)	0.316	0.767 (0.179 – 3.285)	0.721
硕士研究生及以上	1.842 (0.894 – 3.797)	0.098	0.700 (0.150 – 3.271)	0.650
婚姻状况				
其他（单身，离异或丧偶）	（Reference group）			
已婚	2.342 (1.756 – 3.125)	0.000***	2.158 (1.288 – 3.615)	0.003**
居住地区				
东部	（Reference group）			
中部	0.594 (0.429 – 0.823)	0.002**	2.019 (0.941 – 4.333)	0.071
西部	0.680 (0.420 – 1.102)	0.118	1.550 (0.544 – 4.417)	0.412

续表

	IRCVSG		IRCVNSG	
	ORc (95% CI)[a]	p value	ORc (95% CI)[a]	p value
职业				
一线工人	(Reference group)			
管理人员	0.748 (0.548 – 1.020)	0.067	0.602 (0.318 – 1.142)	0.120
自由职业者	0.447 (0.199 – 1.005)	0.051	0.345 (0.095 – 1.254)	0.106
失业人员	0.194 (0.037 – 1.011)	0.052	0.282 (0.032 – 2.463)	0.252
学生	0.395 (0.272 – 0.574)	0.000 ***	0.344 (0.177 – 0.669)	0.002 **
个人月收入				
<3000 元	(Reference group)			
3000 ~ 4999 元	1.309 (0.762 – 2.249)	0.329	3.012 (0.984 – 9.227)	0.053
5000 ~ 6999 元	1.989 (1.203 – 3.288)	0.007 **	2.295 (0.923 – 5.706)	0.074
7000 ~ 9999 元	2.126 (1.376 – 3.284)	0.000 ***	2.732 (1.248 – 5.978)	0.012 *
≥10000 元	2.729 (1.823 – 4.084)	0.000 ***	2.121 (1.106 – 4.068)	0.024 *

注：CI，置信区间；aORc：粗 OR 值；*** $p < 0.001$，** $p < 0.01$，* $p < 0.05$。

（五）影响 IRCVSG/IRCVNSG 的自变量的因素分析表

表 10 – 8 展示了自变量对 IRCVSG/IRCVNSG 的单变量 Logistic 回归分析结果和调整所有其他因素后的多变量 Logistic 回归结果，包括健康信息素养、安全性犹豫、有效性犹豫、感知的疫苗接种信息充分性和感知的疫苗接种信息有用性。健康信息素养是 IRCVSG（ORa = 1.698，95% CI [1.392 – 2.072]）和 IRCVNSG（ORa = 2.365，95% CI [0.22 – 0.59]）的显著影响因素。安全性犹豫对 IRCVSG（ORa = 0.468，95% CI [0.331 – 0.663]）和 IRCVNSG（ORa = 0.337，95% CI [0.196 – 0.577]）具有显著的负面影响，而有效性犹豫主要对 IRCVNSG 具有显著的负面影响（ORa = 0.218，95% CI [0.125 – 0.380]）。感知疫苗接种信息的充分性和感知疫苗接种信息的有用性与 IRCVSG（ORa = 1.798，95% CI [1.465 – 2.205]；ORa = 2.531，95% CI [1.881 – 3.405]）和 IRCVNSG（ORa = 1.683，95% CI [1.388 – 2.039]；ORa = 3.791，95% CI [2.733 – 5.269]）具有显著的正向联系。

（六）IRCVSG 和 IRCVNSG 的中介模型

本研究所提出的 IRCVSG 中介模型如图 10 – 2 所示。首先，健康信息素养对 IRCVSG 具有显著的正向的直接效应（标准化系数 = 0.082，$p < 0.01$）。其次，健康信息素养分别对感知疫苗信息充分性（标准化系数 = 0.487，$p < 0.001$）和感知疫苗信息有用性（标准化系数 = 0.545，$p < 0.001$）具有显著的正向的影响，同时感知疫苗信息充分性（标准化系数 = 0.066，$p < 0.05$）和感知疫苗信息有用性（标准化系数 = 0.053，$p < 0.05$）对向 IRCVSG 具

有显著的正向影响。通过感知疫苗信息充分性（标准化系数 = 0.032，95% CI [0.010 ~ 0.095]）和感知疫苗信息有用性（标准化系数 = 0.029，95% CI [0.003 ~ 0.087]），健康信息素养对 IRCVS 具有显著的正向间接效应。最后，健康信息素养分别对疫苗安全性犹豫（标准化系数 = -0.097，p < 0.001）具有显著的负向的影响，同时疫苗安全性犹豫（标准化系数 = -0.119，p < 0.001）对向 IRCVSG 具有显著的负向影响。通过削弱疫苗安全性犹豫（标准化系数 = 0.012，95% CI [0.005 ~ 0.033]），健康信息素养对 IRCVSG 具有显著的积极的间接效应。图 10 - 2 显示了模型各途径的标准化系数和统计显著性。

表 10 - 8　影响 IRCVSG/IRCVNSG 的自变量的因素分析（N = 903）

变量	IRCVSG，ORc (95% CI)[a]	IRCVNSG，ORc (95% CI)[a]	IRCVSG，ORa (95% CI)[b]	IRCVNSG，ORa (95% CI)[b]
健康信息素养	1.925 (1.592 - 2.328)***	2.546 (1.907 - 3.398)***	1.698 (1.392 - 2.072)***	2.365 (1.743 - 3.207)***
安全性犹豫	0.434 (0.310 - 0.606)***	0.307 (0.180 - 0.522)***	0.468 (0.331 - 0.663)***	0.337 (0.196 - 0.577)***
有效性犹豫	0.743 (0.510 - 1.081)	0.238 (0.108 - 0.523)***	0.754 (0.509 - 1.117)	0.218 (0.125 - 0.380)***
感知疫苗信息充分性	1.928 (1.583 - 2.347)***	2.694 (2.024 - 3.585)***	1.798 (1.465 - 2.205)***	2.531 (1.881 - 3.405)***
感知疫苗信息有用性	1.815 (1.510 - 2.182)***	3.945 (2.863 - 5.436)***	1.683 (1.388 - 2.039)***	3.791 (2.733 - 5.269)***

注：CI，置信区间；aORc：粗 OR 值；bORa：校正后的 OR 值；*** p < 0.001。

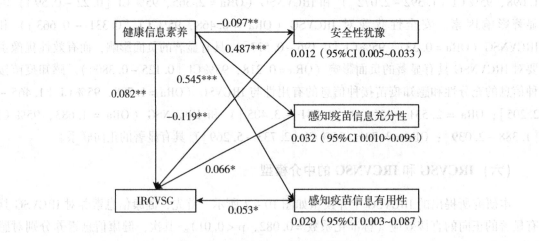

图 10 - 2　IRCVSG 中介模型

注：*** p < 0.001，** p < 0.01，* p < 0.05。

在 IRCVNSG 的中介模型中，健康信息素养的间接和直接影响与 IRCVSG 模型略有不同（见图 10 - 3）。首先，健康信息素养分别对感知疫苗信息充分性（标准化系数 = 0.487，p < 0.001）和感知疫苗信息有用性（标准化系数 = 0.545，p < 0.001）具有显著的正向的影响。感知疫苗信息有用性（标准化系数 = 0.083，p < 0.05）对 IRCVNS 具有显著的正向影响，但感知疫苗信息有用性（标准化系数 = 0.053，p < 0.05）对 IRCVNSG 具有的影响不显著。通过感知疫苗信息有用性（标准化系数 = 0.029，95% CI [0.003 ~ 0.087]），健康信息素养对 IRCVSG 具有显著的正向间接效应。其次，健康信息素养分别对疫苗安全性犹豫（标准化系数 = −0.097，p < 0.001）和疫苗有效性犹豫（标准化系数 = −0.079，p < 0.001）具有显著的负向的影响。疫苗有效性犹豫（标准化系数 = −0.071，p < 0.001）对 IRCVNSG 具有显著的负向影响，而疫苗有效性犹豫（标准化系数 = −0.010，P > 0.05）对 IRCVNSG 的影响不显著。通过增强感知疫苗信息有用性和削弱疫苗有效性犹豫（标准化系数 = 0.012，95% CI [0.005 − 0.033]），健康信息素养对 IRCVSG 具有显著的积极的间接效应。此外，健康信息素养对 IRCVNSG 直接效应并不显著（标准化系数 = 0.015，P > 0.05）。这表明健康信息素养完全通过感知疫苗信息有用性和疫苗有效性犹豫影响 IRVNSG。

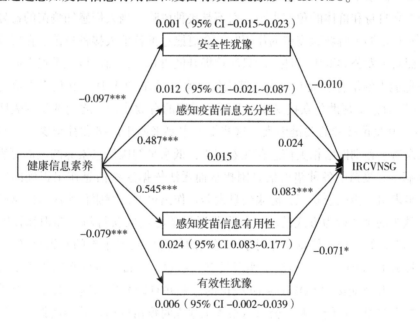

图 10 - 3　IRCVNSG 模型

四、讨论与建议

本研究基于 KAP 理论，以中国公众为研究对象，调查了健康信息素养、疫苗犹豫、疫苗信息的感知和向其他人推荐 COVID - 19 疫苗意愿之间的关系。研究结果表明，拥有更高健康信息素养、更低的疫苗的安全性和有效性犹豫和更好的感知疫苗信息充分性和有用性的公众更有可能向其他人推荐 COVID - 19 疫苗。此外，本研究进一步探索了健康信息素养对疫苗推荐意愿的两大影响机制。我们发现，健康信息素养能够削弱疫苗犹豫和提升疫苗信息的感知，从而增强公众向其他人推荐 COVID－19 疫苗意愿。据我们所知，这是第一个探索健康信息素养与疫苗推荐意愿的关系的研究，并额外关注了向特定群体推荐 COVID－19 疫苗的意愿。我们的研究发现对于 COVID－19 疫苗在特定人群中的推广和引导公众正确应对重大公共卫生事件具有启示意义。

本研究最大的贡献是从理论层面和实践层面验证了健康信息素养对 COVID－19 疫苗推荐意愿的正向影响。在理论层面，本研究第一次把健康行为理论（KAP 理论）应用到了 COVID－19 疫苗推广实践中，以健康信息素养为视角构建了 COVID－19 疫苗推荐意愿的行为意图模型，解决了临床实践中 COVID－19 疫苗在公众中推广受阻的困境。我们的研究支持了先前关于健康信息素养和 COVID－19 疫苗接种相关的行为。例如，此前的研究发现，健康信息素养与 COVID－19 疫苗的接受程度呈正相关。此外，一项关于全身性自身免疫性疾病（SAD）患者的健康素养调查表明，具有高水平的健康信息素养的患者更倾向于接种 COVID－19 疫苗。健康信息素养和疫苗推荐意愿的联系可能归因于公众对于 COVID－19 疫苗益处的认知。高水平的健康信息素养能够让公众意识到更多接种疫苗的益处和了解到更多的事实，如提高自身和群体的免疫水平，而不是接种风险。当人们感知疫苗的益处高于感知疫苗的风险并且足够了解新冠疫苗的作用时，会更愿意推荐他人接种疫苗。在实践层面，本研究揭示了面对突发公共卫生事件不能只注重提升健康知识，而应该把重点引向公众健康信息服务和信息能力的培育。提升公众的健康信息素养是在 COVID－19 病毒大流行所导致的"信息流行病"背景下帮助公众接受疫苗并预防疾病的有效途径。之前的研究表明，知识是提升 COVID－19 疫苗接种的关键因素。这些知识主要来源于网络和社交媒体。然而，有研究显示，公众对于甄别网络相关信息存在着困难，低水平健康信息素养的人群更容易被关于 COVID－19 病毒和疫苗的各种错误信息困扰从而无法依据这些信息作出正确的决定。我们的发现进一步表明，相比于知识，健康信息素养是作出更好的健康行为决策的基础。这对于 KAP 理论所认为的个体行为方式的改变首先是通过学习获取获得新的知识和技能的观点的补充，因为具有良好的健康信息素养对于从复杂的信息中获取正确的知识是必要的。此外，本研究对于提升 COVID－19 疫苗推广实践具有启示意义。目前各国政府投入了大量的资金通过金钱激励提升公众接种 COVID－19 疫苗的意愿并有研究证明这种策略是有效的。但这一方式的影响力有限，可能不利于公众从根本上建立对疫苗的信任并会面临一些道德问题的质疑。先前的研究表明，健康信息素养与 COVID－19 预防行为相关并有助于公众理解接种疫苗等公共卫生建议。因此，从长期的角度出发，政府应该实施更多的干预措施帮助公众提升健康信息素养，从而使公众正确认识 COVID－19 疫苗。另外，对于增强不同群体的健康信息素养应该采取不同的措施，及早针对不同层次文化水平的对象制定特有的科普内容。在疫苗推广过程中，我们需要鼓励居民去获取健康信息，强调健康信息和疫苗接种的重要性，从而进一步提高新冠疫苗的覆盖率。

本研究的另一个重要贡献是，从健康传播学和健康行为学的视角来看，在疫苗接种和推广的临床实践中我们需要排除误导信息并及时提供权威信息来帮助公众削弱疫苗犹豫并增强疫苗信息的感知，从而提升 COVID－19 疫苗的接种意愿。一方面，本研究发现疫苗安全性犹豫和有效性犹豫是个人推荐意愿的重要影响因素，这与之前的研究结果相一致。此外，许多研究证实了健康信息素养与疫苗安全性和有效性的担忧存在显著的负相关关系。本研究的结果同样支持这一观点。高水平的健康信息素养人群能够甄别关于新冠疫苗的虚假信息并获取真实信息，从而形成对于新冠疫苗正确的认识并逐渐削弱对疫苗安全性和有效性的担忧。这使他们对新冠疫苗更加信任，从而向其他人推荐接种新冠疫苗。我们的发现表明，削弱消极的态度（例如疫苗犹豫）同样能够改变一个人的行为意图。这对于 KAP 理论所认为积极信念和态度是改变行为的动力的这一观点的延伸。消除公众对 COVID－19 疫苗的消极态度将会是提升公众 COVID－19 疫苗推荐意愿的重要途径。目前，中国国家卫生健康委员会发布了《新冠病毒疫苗接种技术指南（第一版）》并专门对特定人群给出了接种建议。这些政府官方机构公布的针对性建议可能会减少公众对疫苗安全性的担忧，进而提高公众推荐新冠疫苗的行为意图。同时，政府还应该尽可能地消除网络上关于疫苗安全性和有效性的错误信息。政府部门可以建立权威信息发布平台，对 COVID－19 疫苗信息进行日常科普并实时对网络上流行的错误信息进行辟谣，以减弱公众对疫苗安全性和有效性的担忧。另一方面，我们的研究结果进一步支持了健康信息素养对于获取健康信息的积极影响。之前的研究发现，有更高水平的健康信息素养的人们能够获得更充分的健康信息并对疫苗信息有用性更强的感知。此外，我们发现增强感知疫苗信息充分性和感知疫苗信息有用性能够提升 COVID－19 疫苗推荐意愿。这一发现与之前疫苗接种相关的研究结果相似。例如，一项关于中国大学生的研究发现，社交媒体的接触和同伴讨论可能会提升感知信息充分性，从而提高疫苗接种意愿。另一项关于流感疫苗接种意愿的研究显示，媒体曝光可以通过感知信息有用性影响公众的意愿。这些发现启示政府在疫苗推广中需要增强公众对疫苗信息的感知。实验表明，在实施感知信息有用性的干预后，如阅读疫苗相关的学术文章，观看医生访谈和阅读预防病毒的机构传单，人们推荐疫苗的意愿显著增强。因此，政府和医疗机构可以借助专业队伍构建提供健康信息与支持服务的在线平台，以保证公众在获取关于疫苗的专业建议和必要的信息支持，以提升公众对于新冠疫苗的推荐意愿。

本研究的一个有趣的发现是，在临床实践中削弱公众对疫苗安全性犹豫能够更有效解决特定人群的 COVID－19 疫苗接种困境。研究结果显示，当被推荐对象是特定人群时，疫苗安全性、感知疫苗信息充分性、感知疫苗信息有用性发挥了中介作用，而当被推荐对象是非特定人群时，疫苗安全性犹豫的影响并不显著。这一发现与父母为儿童接种 COVID－19 疫苗的研究结果相似。此前的研究报告表明，相比于疫苗的有效性，父母在为儿童接种疫苗时更加担忧疫苗的安全性。本研究进一步证明，当公众向特定人群推荐新冠疫苗时，会更加重视新冠疫苗的安全问题，并在充分了解新冠疫苗的相关信息的基础上进行推荐。这意味着疫苗的安全性的证明对于特定群体接种 COVID－19 疫苗是极为必要的。因此，在疫苗宣传过程中，我们需要格外注意特定群体对于疫苗安全性的特殊担忧并避免夸大副作用，并且尝试将他们的关注点从疫苗安全性的担忧转变到 COVID－19 疫苗接种的保护性上来。未来的研究需要进一步证明 COVID－19 疫苗接种对特定群体健康是低风险的，并及时向公众提供

COVID－19 疫苗安全性、有效性和公共卫生影响等数据。此外，在进行疫苗推荐时，推荐人需要全面了解特定人群的健康状况和疫苗的潜在副作用并强调疫苗的安全性，才能进一步提升特定人群的 COVID－19 疫苗覆盖率。

　　本研究调查了中国公众向特定人群或非特定人群推荐 COVID－19 的意愿并发现了两种意愿之间存在差异，这一发现启示我们在实现群体免疫和推广 COVID－19 疫苗的过程中需要关注不同人群的推广效果，尤其是特定人群。我们的研究结果表明，公众中有 93.0% 的人具有向非特定人群推荐新冠疫苗的行为意图，这一比例高于埃塞俄比亚医务人员对新冠疫苗的推荐意愿（86.1%），泰国医院医生对家人和病人的新冠疫苗推荐意愿（78.6% 和 81.3%）和一项多国研究中医务人员对新冠疫苗推荐（79.6%）。然而，具有向特定人群推荐新冠疫苗的行为意图的公众仅占样本的 60.5%，但这一比例高于澳大利亚护士向特定人群（孕妇）推荐新冠疫苗的意愿（46%）。这些发现表明，为了更好地实现群体免疫从而保护自己和他人，人们可能会有较高的愿意向身边的人推荐接种新冠疫苗。但公众向特定人群推荐接种新冠疫苗时会更为谨慎。对疫苗副作用的担忧可能是阻碍公众向特定人群推荐的关键阻碍。考虑到新冠疫苗可能产生的不良反应，尤其是特定人群有着相对较高的使用风险，公众的推荐意愿会明显削弱。人们出于自我保护，为避免因疫苗的安全问题或不良反应而受到牵涉，从而表现出较低的向特定群体推荐新冠疫苗的意愿。面对各国特定人群 COVID－19 疫苗接种率低的现象，提升公众对特定人群的 COVID－19 疫苗推荐意愿是未来努力的方向，因为针对特定人群的疫苗接种建议能够显著增加其疫苗接种率。此外，Moghtaderi 等的研究结果显示，医务人员有效的推荐比政府单纯开展疫苗接种项目以及健康教育更有效。因此，疫苗推广过程中我们需要更加重视专业人士的推荐作用，并加强医务人员的专业培训，提高专业人士对特定群体的疫苗推荐意愿从而尽快实现群体免疫。从疫苗推广的营销视角对人群的细分而不是把所有人视为一个整体，我们能有效地关注不同群体的需求差异，从而全面提高不同人群的疫苗接种率以实现群体免疫。

　　此外，本研究还检验了中国公众 COVID－19 疫苗推荐意愿的影响因素。年龄、婚姻状态、地区和职业是影响 COVID－19 疫苗推荐意愿的显著因素。我们发现 31～40 岁、已婚人群和高收入人群具有显著的高水平的 COVID－19 疫苗推荐意愿。已婚个人出于集体家庭责任感可能会向其他人推荐 COVID－19 疫苗。在中国，31～40 岁人群的家庭中通常都拥有小孩和 60 岁以上的老人。出于更好地保护家庭中的儿童和老人的目的，他们有更高水平的推荐意愿。然而，学生群体和中部地区居民的推荐意愿则相对较低。研究发现，年轻的学生群体会低估 COVID－19 的感染风险。从 2022 年以来，相对于东部地区，中部地区的疫情防控压力较小，居民对 COVID－19 感染风险感知较低。因此，他们表现的推荐 COVID－19 疫苗的意愿较低。

　　本研究有一定的局限性。首先，本研究采取的横截面研究设计，因此结构方程模型对变量之间因果关系的解释能力有限。未来需要设计纵向研究方法来进一步验证因果关系。其次，参与者可能由于社会期望没有表现出自己真实意愿，从而导致在自我报告的结果中存在偏差。为了保证信息的机密性，该问卷由中国公众在网络平台中匿名作答。最后，研究结果的可推广性值得进一步验证，因为研究仅限于中国公众的调查结果，不同国家的文化、宗教信仰等因素可能因为对公众的疫苗推荐产生影响。

五、研究结论

总之，本研究以健康信息素养为视角，依据 KAP 理论首次调查了中国公众对 COVID - 19 疫苗推荐意愿的影响因素。研究发现健康信息素养能够削弱疫苗犹豫并增强疫苗信息的感知，从而提升公众对 COVID - 19 疫苗的推荐意愿。我们的发现拓宽了 KAP 理论中 KAP 的因果链。此外，当被推荐对象是特定群体时，公众对 COVID - 19 疫苗的推荐意愿相对较低并会更加关注疫苗的安全性。这些发现提醒我们在 COVID - 19 大流行背景下，提升公众的健康信息素养对于疫苗推广和实现群体免疫尤为重要。在向特定人群推广疫苗时需要重视疫苗的安全性。在未来科研机构应当针对特定人群研发更加安全有效的 COVID - 19 疫苗。

第三节　构建可持续就业能力

本节内容目的在于明确可持续就业能力的定义和衡量维度，推动后续的相关研究，缓解老龄化背景下的劳动力短缺问题。在回顾评价了被引用最广泛的定义以及最新的定义维度之后，其中依旧存在着定义属性不清和衡量方式不确定的问题。而关于就业能力的动态链（Dynamic chain）在总结了目前就业能力的组成框架下，反映了就业能力的可持续性，成为很好的定义和衡量基础。我们基于动态链，结合内在工作价值对于可持续性的体现，开发出了可持续就业能力的定义及衡量维度，这可以作为之后开发量表的基础，便于相关实证研究的开展。

区别于工作能力，可持续就业能力并非完全的个人特征，而是个人与环境交互下形成的。当工作环境具有较高的内在价值时，人们更想要继续从事原来的工作，而一个人通过工作转移，确保并扩大原有的个人移动资本，最终提高自我对于就业能力的感知，进而促进人们在工作场所中进行转移，三者互相促进，保持一个人的就业能力在工作环境中没有减弱，形成了可持续的就业。其实，动态链中提供的三个视角：工作转移、个人移动资本、感知的就业能力本身就存在互相影响的关系，体现了就业能力的可持续性，而内在工作价值则更加强调了环境的影响，两者的融合与就业能力的可持续性非常吻合。

一、可持续就业能力的重要性

可持续就业能力通常是指员工一生中在工作和劳动力市场上发挥作用的能力，而这种能力无论对于个人、组织还是社会都至关重要，值得我们的关注。对个人来说，工作提供了人生的意义、经济保障以及社会联系，是人们日常生活的重要组成部分。对于组织来说，他们需要有生产力的员工提高组织绩效，在激烈的市场竞争中存活下来。而社会需要尽可能多的人参与劳动力市场以维持经济福利，保障社会稳定。鉴于目前的人口老龄化、非年轻化（dejuvenization），未来可能出现劳动力市场短缺的情况，我们更应该关注员工的可持续就业能力的定义和衡量方式，进而研究什么因素可以干预员工的可持续就业能力，延长他们的工作寿命，直至甚至超过他们的正式退休年龄，解决未来劳动力市场上可能出现的危机。

以医疗部门为例，劳动力老龄化和非年轻化导致医务人员的总体数量不断减少。除此以外，患者数量不断增加，繁重的工作量致使许多医务人员面临身体、精神以及情感上的压力。越来越多的医护工作者遇到了精神健康方面的问题，因为在正式退休年龄之前就很难胜任自己的工作，许多人选择了离职或变更部门，这导致医务人员数量进一步缩减。而还在工作的医务人员则可能由于身体状况欠佳而造成生产力下降，并且团队内成员辞职调换，员工群体不够稳定，其医疗服务质量也会有相应的下降。这种医疗资源的缩减与需求的增加对于整个医疗组织和社会都是十分紧迫的问题。而可持续就业能力可以延长员工在医疗行业的职业生涯，保障医务人员的工作能力，留住那些受过培训的专家，让那些难以替代的技能和专业知识在团队中继续发挥作用，帮助医疗组织建立一支稳定健康的员工队伍，使员工、组织、社会受益。

二、可持续就业能力的发展和不足

然而对于可持续就业能力的定义和测量还是有许多空白和不足的。其定义首先被 Klink 等人在国际杂志中提出，他们认为可持续就业能力（SE）意味着："在他们的工作生活中，工人可以以一套能力的形式获得切实的机会。他们还享有必要的条件，使他们能够通过现在和将来的工作做出宝贵的贡献，同时保障他们的健康和福利。这一方面需要为他们提供便利的工作环境，另一方面需要利用这些机会的态度和动机。"该定义一经提出，就被之后的研究广泛应用。它将可持续就业能力描述为一个多维的概念，并且意识到了员工和工作特征的重要性，在一定程度上意识到了该概念的纵向性，但 Flueuren 等人依旧认为此定义存在一些遗漏。他们提出：（1）此定义没有阐明哪些就业方面构成了一个人的 SE；（2）不能反常地将 SE 同时视为工作特征与雇员特征；（3）不能基于未经充分检验的假设，就断言实现工作价值就会导致 SE；（4）定义方式应该使 SE 能够适用于那些 Unemployed 个人；（5）应该强调 SE 的纵向属性。其中，第一个缺点在之后的研究中尤其明显，例如，Roczniewska 等与 Hazelzet 等同样在研究可持续就业能力前因时，都承认了 Klink 所提出的定义，但是在量化阶段，前者主要从生产力、身心健康、幸福感三个维度进行衡量，而后者则将幸福感替换为有价值的工作以及长期视角两个维度。也就是说，因为定义中没有给出明确的衡量方式，不同的研究对于同一个定义的理解不同，其测量方法也会出现偏差，无法标准化，造成了不同研究成果之间无法进行直接比较，难以对概念形成一个综合的认知。

之后的研究中，Flueuren 等根据前面提出的问题进行了自己的定义，他认为可持续就业能力是指个人在工作和劳动力市场上的工作能力，或者就业能力不会受到个人就业状况的负面影响（最好是正面影响）。这种能力可以通过将 9 个指标（感知健康状况、工作能力、恢复需求、疲劳、工作满意度、工作动力、感知就业能力、技能差距和工作绩效）结合来进行捕获，描述了一个人在整个工作生活的不同阶段可以被雇佣的程度。对比前面提出的原有定义的缺陷，首先该定义明确提出了构成可持续就业能力的 9 个维度，便于之后对于该定义的测量。并且剔除了原有定义中实现工作价值就会导致可持续就业能力的意思，强调了可持续就业能力是一个具有时间维度的纵向概念。但这种就业能力是否为一种个人特征，其定义是否覆盖了所有人其实并没有得到很好的解决。相应地，其衡量方式也有一些冗杂和遗漏的指标。

一些研究认为，可持续就业能力不是一个个人概念，而是雇佣者与环境之间的交互，这与 Flueuren 的定义截然相反，认为它是一个个人特征。本研究更倾向于前者的观点，因为可持续就业能力包括劳动力市场特征的概念，而就业本身的概念也包括个人和组织特征作为输入变量，这也正是工作与就业之间的重要区别。如果单纯地将可持续就业能力看作个人特征而不是工作环境、劳动市场与个人的交互，则忽略了它与可持续工作能力之间的重要差别。因此，为了更好地区分相近的概念，本研究认为可持续就业能力是个人与环境之间的交互，而非单纯的个人特征。其次，Flueuren 的定义虽然关注到了部分 Unemployed 的个人，但是却忽略了那些年龄较大或已经退休的个人，没有做到将定义适用于全部群体。如果可持续就业能力按照定义中的 9 个方面进行测量而忽略了进入劳动力市场的机会（环境特征），则可能会过高地估计一个年龄较大或已经退休的员工的就业能力。这些人虽然（例如医务人员、教师）可能因为知识和经验的积累而保持着较高的工作能力，但是组织中存在对于年龄的歧视，更少的欣赏与投资会显著减弱他们进入劳动市场的机会，从而即使拥有工作能力却不能实现就业，其实际的就业能力也是相对较低的。但是 Flueuren 的定义中没有考虑到这个层面，可能会过高地估计这部分群体的可持续就业能力，因此并不能广泛地适应所有群体。最后关于 Flueuren 提出的 9 个测量指标，虽说每一个指标都有其选择的原因，但是指标体系之间的逻辑联系并不强，无法将指标体系进行合理分类。

为了解决上述提到的问题，本节内容打算从就业能力的定义和衡量出发，基于就业能力的动态链对可持续就业能力重新进行定义，将环境因素考虑在内，同时让定义适用于退休和高龄员工，并且简化原有的衡量方式，帮助之后的研究更简便地测量此变量，方便之后研究可持续就业能力的干预措施，最终应对老龄化和非年轻化所带来的劳动力短缺问题。

三、可持续就业能力的建立

(一) 可持续性

可持续的这个形容词用于描述一些事情 "that is able to continue at the same level for a period of time"。一些人也提出，可持续性在保持原有的水平上，也暗示着对于环境和利益相关者的积极发展与增加值上。相似地，PubMed 将可持续发展定义为 "A process of change in which the exploitation of resources, the direction of investments, the orientation of technological development; and institutional change are all in harmony and enhance both current and future potential to meet human needs and aspirations."

具体到就业能力的可持续性来说，如果工人认为他们所处的工作或工作环境是有价值的，我们就认为这个就业能力是可持续的。对于现代社会中的许多人来说，工作已经变得琐碎并且没有吸引力。应更加关注对人类生存至关重要的价值，并且意义、认可等价值可以在工作场所得到满足，人们之后也会想继续从事工作。根据自我损耗理论，一个人执行意志活动（例如，控制过程、主动选择、发起行为和克服反应等）中需要消耗资源，而这种资源往往是有限的，在执行意志活动的过程中，资源越充沛越容易执行成功。对于员工的可持续就业来说，需要员工强烈的动机去继续从事这个行业。结合自我决定理论，基本心理需求的满足对于个人内在动机至关重要，而一份有价值的工作可以满足员工的追求，这些都是心理需求的组成部分，进而促进个人的工作动机，让人们更加愿意持续工作。并且已经有研究证明，当工作被认为是有意义的并且可以给员工提供认可，人们更有可能保持他们的就业能力以增加工作保障。同时结构方程模型分析表明，内在工作价值与所有年龄段的雇员的可持续就业的三个指标（e.g., workers' employability, work engagement and affective commitment）都有很强的正相关作用。因此，结合自我损耗理论与自我决定理论，我们解释了 Jonathan Holslag 提出的工作价值对于就业持续性的影响，并在之后可持续就业能力的定义中加入内在工作价值，为原本的就业能力提供可持续性。

（二）就业能力

就业能力最初被定义为一个人获得并维持就业以及生产力的能力，其实从这个定义中的"维持和获得"就可以看到可持续性的含义。之后的发展研究中，就业能力根据个人在内部或外部劳动力市场上的工作机会来界定。在这个定义的影响下，人们关注于这种"机会"是由什么构成的。有些人从灵活性的角度评估这种机会的实现，有些人则侧重于知识、技能和态度等方面的个人优势对于这种机会的影响，还有人利用个人对于这一机会的评估来探究。为了解决这种混乱的局面，Forrier 提出了一个动态链，其中共包含三个维度，即工作转移（Job transitions）、移动资本（Movement capital）、感知就业能力（Perceived employability）。工作转型扩大了一个人的流动资本，而流动资本提高了一个人所感知到的就业能力，最终感知就业能力会鼓舞员工实现进一步的工作转型，以此构成了就业能力动态链。

（三）可持续就业能力

动态链三个维度本身就是互相影响互相促进的关系，这本身符合可持续性的定义，即通过三个维度间的互相作用，这种就业能力可以在某一时间段内保持不变甚至增加。再具体到就业能力的可持续性，我们更新了关于就业能力的动态链，在原有的框架中加入了员工认可的"内在工作价值"，使员工更愿意也更有能力继续就业，实现就业能力上的可持续。在此基础上，我们认为可持续就业能力是指：

"个人一生中，保持较高的内在工作价值，愿意继续就业，并且通过工作转移扩大个人移动资本，最终提高自身对于就业能力的感知，鼓舞自己进一步实现工作转移。三者之间不断循环促进，让个人在劳动力市场中保持或提高原有工作机会的能力。"

首先，此概念体现出了可持续就业能力是环境与个人交互下的一种特征，较好地区分了工作能力与就业能力之间的差别；其次，工作转移与就业能力感知的引入可以证明一个人在劳动力市场中的机会，更好地适应了那些年龄较大或退休的员工，避免过高地估计自己的就业能力；最后，该概念明确提出了其衡量方式，并且相较于之前的衡量办法来说更加简略、有逻辑、有依据。

四、可持续就业能力的四个部分

（一）内在工作价值

当任务责任被视为有意义、具有挑战性和发展性，并且员工的贡献得到认可时，工作被视为具有内在价值。目前的研究集中在员工对四个工作方面的看法：意义、认可、挑战和学习价值。当工作意味着成就感、目的和贡献时，它被认为是有意义的；认可指的是认可一个人对组织的贡献，通常被视为激励员工的非物质奖励的一部分；挑战是指有些困难的任务要素，要求员工发挥他们的潜力，激发好奇心、创造力和解决复杂问题的乐趣；学习价值是指存在于工作环境中的发展经验，并导致员工能力的发展。

（二）工作转移

工作转移代表了劳动力市场中个人的机会，意味着就业状况的任何变化以及工作内容上的巨大变化。这些变化可以在同一组织之内，即内部工作转移，也可以在跨越不同组织，即外部工作转移。其具体测量的指标可以按前面描述分为内部工作转移和外部工作转移，也可以分为横向工作转移与纵向工作转移。

（三）移动资本

个人的优势会增加他们在劳动力市场上的机会，因为这些优势可以帮助个人有效地应对劳动力市场的变化。而移动资本则包括这些不同的个人优势，即"影响职业流动的个人技能、知识、能力和态度"四个维度，分别为人力资本、社会资本、自我意识以及适应能力。人力资本指的是个人满足特定职业业绩预期的能力；社会资本则反映了职业生涯中社会网络的价值；自我意识关注的是对过去和现在在职业生涯的反思，并为未来的职业机会提供方向；适应性指的是为了相应环境要求而进行的行为、情感、思想上的改变。四个维度从以人为本的角度对就业能力进行了解释，在早期研究中十分受到重视。

（四）感知就业能力

感知就业能力则是从个人对现有就业机会的看法来探究就业能力的。倡导者认为，它抓住了个人因素和环境因素之间的互相作用，因为人们在评估自己就业能力时，也考虑了如劳动力市场条件等环境因素。对于就业能力的感知可以根据目前的雇主（即感知的内部就业能力）与其他雇主（即感知的外部就业能力）进行确定，这两种不同的维度经常被其他研究提出并引入实证研究之中。

五、理论和实践意义

首先，这个可持续就业能力的定义解决了之前遗留下来的问题，更加确定了其并非一种个人特征概念，而是个人与环境之间交互产生的，这进一步说明了国家是可以通过相关政策干预个人的可持续就业能力，企业也可以通过减少组织内的年龄歧视，增加个人的就业机会，影响到个人的可持续就业能力，而并不是单纯地通过个人的努力进行提升。这拓宽了可持续就业能力的研究范围，又开发更多途径提高员工的工作年限，解决现在劳动力市场短缺的问题。

除此以外，这个可持续就业能力可以覆盖到退休和年龄较大的人群，而想要解决目前老龄化下劳动力短缺的问题，能够重新激活这些人群的劳动力是十分重要的，我们的定义和衡量方式可以评估现有阶段这部分群体的可持续就业能力，从而可以选取相对较高的个体进行再就业，增加进入劳动力市场的资源，解决人才短缺的问题。

并且在新提出的定义中也明确给出了测量的方向，避免了衡量方式的混杂，进而导致不同文献间的不可比。不仅如此，测量方向的确立有利于之后定量研究的开展，而这也是目前定性研究中的方向。之后关于可持续就业能力的干预研究可以为企业提升员工可持续就业能力提供理论参考，增加员工的就业年限。同时，这还有利于研究可持续就业能力的后因结果，为该领域研究提供更多的现实意义。

动态链作为就业能力的模型，其模型本身就是一个环状，彼此之间互相促进发展。在此基础上，结合自我决定理论与自我损耗理论，解释了内在工作价值对于就业能力可持续性的重要作用，在原有的就业能力模型中加入了内在工作价值，形成了可持续就业能力。这不仅扩展了动态链的原有模型内容，也拓宽了其应用范围。同时，我们将自我损耗理论与自我决定理论相融合，解释了内在价值与就业能力可持续性的关系，实现了不同理论间的结合。

六、结论

我们已经处于老龄化的时代，劳动力短缺的问题也已经逐渐显现，虽然可持续就业能力能够延长员工们的工作寿命，解决劳动力市场中出现的问题，但是关于这个能力的定义和衡量还并不清楚。最新的定义在解决了之前通用定义的基础上还是存在一些遗漏等有待解决。将可持续就业能力定义为一种个人特征，忽略了环境因素，与工作能力的定义产生混淆，缩小了可以进行研究的范围。同样也是对于环境因素（如就业市场）的忽略，导致一些退休或年龄较大的员工无法在原有的理念框架中被很好地考虑和衡量。最后，目前由 Flueuren 提出的衡量方式有九个指标，而这九个指标的提出并没有一个很好的逻辑框架，更像是一个指标的整合，并不具有充足的说服力。因此，本研究基于就业能力的研究框架——动态链提出了可持续就业能力的定义，结合自我损耗理论与自我决定理论，解释了就业能力的可持续性，形成了新的可持续就业能力定义。该定义考虑到了环境因素的影响并且简化了该变量的衡量问题，使整体更具有逻辑联系，帮助学界解决了上述的问题，方便了之后定量研究，为未来国家和企业应对老龄化、劳动力市场短缺问题提供了参考。

第四节　供给儿科医生

近五年来"二孩""三孩"等优化生育政策的落地实施，在一定程度上促进了生育率的回升，儿童在人口结构中的占比有了一定提升，这引发日益增长的儿科医疗服务需求与长期短缺的儿科医疗资源现状之间形成了严重不对称的矛盾。当前我国儿科人力资源供给侧的可持续发展问题是儿科医学发展和儿童健康事业中亟待解决的重大问题，也是公众热切期盼实施的优化生育政策相应配套方案之一。对此，亟须加强政策引导，高效利用各层级与区域儿科人力资源，弥补儿科医生资源缺口，着重提升医疗服务技术水平，化解优化生育政策调整传递的儿科卫生人力资源供给端的压力。

一、儿科医生供给侧存在的问题

（一）儿科医生资源总量不足，供需缺口暴露明显

从儿科医疗服务情况来看，据国家卫健委数据，2019 年我国医疗卫生机构儿科门急诊占所有科室8.99%（约5.43亿人次），而儿科执业（助理）医师仅占所有执业（助理）医师的4.1%（约15.85万人次），每千名儿童拥有儿科执业（助理）医师数为0.63人次，与同时期我国每千人拥有执业（助理）医生数27.7人相比，儿科医疗卫生服务体系供需严重失衡。受"二孩"政策影响，我国0～14岁儿童占比在2020年达到了17.95%，较2010年上升1.35个百分点，因此有限的儿科医疗服务资源难以满足日益增长的儿科就医需求。占北京市儿童门急诊人数近一半的北京儿童医院天天都上演着"春运式"的拥挤，不到千名的医师承担了近300万人次的年门诊量和8万余次的年住院量。清华大学玉泉医院作为北京市一家三级中西医结合医院，儿科仅有四名医师。随着"二孩""三孩"等优化生育政策的开放，儿童人口的持续增长将要求有更多的儿科专业医师提供匹配的医疗服务。

（二）儿科医生配置分布不均，资源利用效率低下

受市场价值驱动及地方经济条件制约，儿科医生在地方的编制名额较少，在设有儿科的医院当中，病满为患的公立三级综合性医院占了大多数，基层及社区儿科医疗资源相对薄弱。北京市坐拥 800 多家医院，其中儿童专科医院仅有 13 家，妇幼和儿科性质加起来仅 45 家，还做不到每个行政区有 1 所儿童专科医院，县级往往没有儿童医院，而在农村、社区等基层也没有儿科诊所。基层儿科医生疲于儿内科常见病、多发病的诊疗，缺乏对儿科细分专科诊疗服务，如癫痫、哮喘、生长发育问题或涉及儿外科、耳鼻喉科等疾病，家长只能去儿童专科医院就医。不仅如此，受社会风气积累的影响，农村地区的老百姓都愿意选择技术水平较高、服务条件较好的公立综合型医院就诊。然而，每年到大型医院就诊的儿科患者中，有 60%～70% 都属于乡镇基层医院能解决的常见病、多发病患者，导致儿科医生负担严重的同时浪费了优质的儿科医疗资源。

（三）儿科医生培养力度不足，供给质量难以保障

儿科涵盖了内科、外科、五官科及其他所有成人专科科目，对儿科医务人员的专业水平要求较高，培养周期也相对较长，一般需要完成 5 年本科、3 年规培、3 年专科医生培养，共 11 年。虽然北京中医药大学和首都医科大学纷纷于 2016 年和 2017 年新增独立儿科学专业方向，最早的一批儿科毕业生至今尚未能拿到医师执照，并不能有效缓解儿科"人才荒"的现状，每年培养的儿科医生与实际需求存在巨大缺口。除了儿科人才队伍结构呈现年轻化特点之外，儿科医生职称结构整体偏低，学士学位及以下的儿科医生所占比例超过了总量的 2/3，医院人员素质同样存在较大的提升空间。截至目前，我国儿科界一共只出现过三位院士，均在北京市儿童医院就职，现在也仅剩下中国小儿外科创始人、今年已 100 岁的张金哲院士健在。

二、儿科医生资源供给侧配套措施支持

（一）扩大儿科医学专业招生，但不忽视本科系统教育

从政策上重视儿科医学教育，根据各地区儿科专业医疗卫生人才的供需动态监测信息提前部署儿科医学教育招生规模与结构，鼓励开设儿科专业的各大院校采用分发奖学金、免费定向培养儿科等方式吸引更多学生报考儿科专业，从源头上增加儿科专业人数。将儿科专业前移到本科教育阶段的同时，不能忽略将内科、外科、妇幼保健等与儿科相辅相成的科目合理纳入儿科专业的培养方案当中，开阔学生的诊治思路，持续开展一体化儿科医生培养。在本科教育加快培养紧缺儿科人才的基础上，将儿童专科医师的培养建设重心放在硕士博士阶段，或者放于儿科医师规范化培训的 3 年期间，以此优化教育资源的分配结构。

（二）放宽儿科人才门槛，但不降低考核标准

鼓励各级政府将儿科医师纳入紧缺岗位人才目录，完善紧缺岗位人才政策，放宽年龄、学历、技术资格、转岗培训等门槛，争取对引进符合条件的儿科岗位专业人才给予一次性生活补助，加大儿科紧缺人才的引进力度。在此基础上，督促医疗卫生机构针对儿科医师的培训标准不降低，加快落实儿科培养规划，修订并出台《儿科医生岗位胜任力指南》，充分利用网络继续教育、资深教授讲座、医学院校进修、高级医师带徒等多种方式加强初级儿科医生的培训和学习，保障在临床实践前至少接受为期 1~2 个月的理论知识培训，至少经过 2 次考核以及日常培训手册的综合评比。

（三）开展多方合作与交流，提升儿科诊疗技术综合水平

一是通过儿联体和医共体建设，申请远程或现场儿科会诊，选派医疗技术骨干下沉到各镇分院开展对口支援和技术帮扶，通过专家指导帮助绝大多数病人免于转诊转院，实现"病人不动医生动"。各地可单独设立儿科职称评审委员会或评审组，要求儿科卫生专业技术人员晋升为副高级职称的，应当有累计一年以上在县级以下或者对口支援的医疗卫生机构提供医疗卫生服务的经历。二是组建儿科青委会、打造青年医师论坛、县市区域学术联动活动，如疑难病诊断的讨论、基础知识考试、演讲比赛等，推广核心儿科诊疗技术应用，扩展儿科医生的职业发展空间。三是鼓励医药型企业携手儿科医生开展教育论坛、专题培训等活动推动儿童健康理念的普及以及合理用药水平的提升。

（四）整合儿科数据信息进行多角度赋能、实现诊断流程智能化管理

构建由高级儿科医师与相关研究人员组成的专家团队并给予基金支持，利用信息化时代的智能医学建立各种诊断模型，将导诊、预问诊、诊前检验及智能辅助诊断等多个 AI 应用融入诊疗全流程，争取实现 90% 以上的常见病和多发病通过机器给予诊断并提供治疗方案，解决儿童不能表达疾病症状、诊断时间较长等效率低下的问题；建议市区优质儿科医院对基层医疗机构进行集中且有针对性的培训，尤其帮助他们能够有效应对流感季患儿数量剧增的局面以及组建"儿科大家庭"等微信群，随时为基层医院的医生解答诊疗中遇到的问题；建议政府层面加强儿童用药引导，通过编写《儿童用药目录》根据儿童的人口统计学等相关指标监测用药品种、用药量以及用药速度，并适当给予资金补贴药商进行儿童专用药生产。

第五节　落地分级诊疗

在抗击新型冠状病毒肺炎的斗争中，我们不仅需要关注疫情的防控和患者的救治，也需要重视和反思疫情引发的次生医疗卫生问题。疫情暴发初期，发热病人扎堆大型医院，在一定程度上导致了疫情的扩散和防控难度的加大；随着疫情发展，医院的正常医疗服务也受到

影响，大型医院调整了门诊安排，或存在较大的感染发现，而基层医疗机构诊疗水平有限，儿童、老年、妇女等重点人群，以及肿瘤、尿毒症等重点患者的基本医疗需求难以满足。这些问题背后的症结和根源在于尚未建立起完善的分级诊疗制度。作为首批医改国家级示范城市，北京着力推行分级诊疗，取得了一定成效。然而，调研显示，北京推进分级诊疗过程中仍存在一些问题，亟待加快基层首诊、双向转诊、急慢分治、上下联动的分级诊疗制度建设。

一、推进分级诊疗过程中存在的问题

第一，宣传渠道不够丰富，宣传形式不够新颖，仍有不少市民不了解分级诊疗。研究发现，虽然分级诊疗的范围不断扩大，但仍有 22.2% 的受访者表示不了解分级诊疗，其中绝大多数处于 21~40 岁。与此同时，不少受访者表示，他们只是在新闻媒体上看过相关报道，并未做深入了解。

第二，绝大多数急性病和慢性病患者仍优先选择三级医院就诊。研究发现，54.5% 的急性病患者和 50.6% 的慢性病患者仍优先选择三级医院就诊。因此，除了加强政策宣传外，还需要刚柔并济，引导患者合理选择就诊医院。

第三，大多数市民对基层医疗机构的认同度较低。研究发现，82.7% 的受访者认为"基层医疗机构医生水平不如大医院"；79.7% 的受访者认为"基层医疗机构能看病种有限，不能满足需求"；76.9% 的受访者认为"基层医疗机构设备较差，技术水平较低"。

第四，全科医生数量不足且待遇不优，家庭医生签约率较低，存在"签而不约""被签约"等现象。研究发现，受访者对全科医生数量和家庭医生签约率的满意度为 3.55 分（满分 5 分），是得分最低的一项。我国的全科医生收入与社会平均收入基本持平，仅有 4% 左右的医生年收入超过 10 万元。与英国、法国等发达国家全科医生收入在社会平均收入水平 3~4 倍的情况差距非常大。

二、推进分级诊疗的政策建议

（一）丰富宣传渠道，创新宣传形式，加深市民对分级诊疗的认知

一方面丰富宣传渠道，多采用微博、微信、抖音等青年人日常使用的新媒体平台宣传分级诊疗，鼓励社区组织工作人员和志愿者深入居民家中讲解分级诊疗政策要点和积极影响，让村卫生室、乡镇卫生院、社区医院和各级综合医院的医生，都成为居民的健康顾问，普及基本医疗常识；另一方面创新宣传形式，开发分级诊疗政策舞台剧、小品、动漫视频、漫画、文化墙等市民喜闻乐见的宣传形式，加深市民对分级诊疗的认知。

（二）刚柔并济，引导患者合理选择就诊医院，夯实基层首诊

一方面，从制度上明确规定基层首诊的病种，建立基本医疗保险的强制首诊、转诊机制；另一方面，采用不同诊疗层级差异性医疗保险报销制度，提高基层医疗机构医疗保险的

报销比例，降低基层首诊患者的医疗保险起付线，通过经济行为夯实基层首诊。可要求居民接受公立医院的医疗服务时必须经签约的全科医生同意转诊，否则医保不予报销，医院也不予收治，并通过立法予以保证。与此同时，将更多三级医院的专家号优先供给基层医疗机构转诊的患者。

（三）强化基层医疗机构服务能力，提高市民对基层医疗机构的认同度

一方面，加快和完善医联体建设，督促三级医院选派技术专家和业务骨干驻点医联体内的基层医疗机构开展技术指导、业务培训和定期坐诊，组织基层医疗机构人员进修，复制和推广三级医院的诊疗经验。各地可单独设立职称评审委员会或评审组，要求执业医师晋升为副高级职称的，应当有累计一年以上在县级以下或者对口支援的医疗卫生机构提供医疗卫生服务的经历。或将各层级医疗机构的合作管理纳入医生的综合考评。例如，市三甲医院必须由一名副院长专门负责管理 5 家社区卫生服务中心，其运营成果纳入绩效考核。另一方面，进一步增加基层医疗机构常备药品目录，延长慢性病患者可开具处方药量的天数。可采取各级医疗服务机构签约模式，市级医院用药医嘱、处方药品均可延续，区级医疗机构或社区卫生服务中心没有的药通过第三方物流实现配送。

（四）加强全科医生培养，提升家庭医生签约率和使用率

一方面，需要加强全科医生的培养，帮助全科医生更多在基层医疗机构就职；鼓励三级医院为基层医疗机构培训全科医生；将全科医生的定位明确在健康管理、服务大众患者层面，而专科医生应当专注于技术提升、治疗细分专业的疑难杂症。另一方面，进一步提高家庭医生签约率，争取实现重点人群的全覆盖。与此同时，提高家庭医生的使用率，从"签而不约"变为"签而有约"，充分发挥健康咨询、疾病诊治、政策宣传等功能。

（五）建设互联网＋分诊制度，提升分级诊疗的便捷性和时效性

互联网技术的发展为推广分级诊疗提供了全新的路径，可以有效提升分级诊疗的便捷性和时效性。因此，可以尝试在医联体内建设统一的医疗信息化平台。借助这一平台，患者可以进行在线预约和转诊、在线咨询、自助查阅检测报告；医生可以在线共享医学影像，查阅患者的健康档案，进行远程诊疗，有效减低患者的时间成本和机会成本。通过扎实的临床数据分析等技术以及全科信息系统来不断提高基层医生的临床诊疗水平，吸引病人到基层医疗机构来就诊，实现 80% 的门、急诊在基层解决，以此作为分级诊疗实现的基础。

第六节　改善隐性缺勤

医务人员作为医疗保健服务的提供者，其生产力水平制约着国家卫生事业的发展。因此，关注医务人员的隐性缺勤状况，并支持与协助员工的工作进程，以便其更好地完成工作

目标具有重要的意义。本研究依据资源保护理论，深入探究我国医务人员的隐性缺勤现状，并通过探究工作场所中的社会支持对其隐性缺勤水平的影响，进一步挖掘工作压力在社会支持与隐性缺勤的关系中的中介作用。

本研究采用纵向研究设计，从我国各地区的私立、公立医院中随机选取 312 名医务人员为研究对象，于 2017 年与 2018 年进行两次问卷调研。调研内容包括领导支持、同事支持、挑战性压力、阻碍性压力、隐性缺勤以及受访者人口统计学特征的情况。本研究应用 SPSS 20.0 与 MPlus 8.3 软件进行相关统计处理与建模分析，采用信效度分析、描述性分析、相关性分析和潜差分模型进行假设检验。

从潜差分模型结果来看，模型拟合度良好。在受访者中，医务人员感知到的领导支持负向影响隐性缺勤（$\beta = -0.474$，$p < 0.001$）；感知到的同事支持对隐性缺勤的影响并不显著（$\beta = 0.035$；$p > 0.05$）；挑战性压力正向影响隐性缺勤（$\beta = 0.212$，$p < 0.001$），阻碍性压力对隐性缺勤也产生正向显著影响（$\beta = 0.232$；$p < 0.001$）。在潜差分模型中，挑战性压力在领导支持与隐性缺勤的关系中中介效应显著（$\beta = -0.013$，$p < 0.05$），而阻碍性压力在同事支持与隐性缺勤的关系也具有显著的中介作用（$\beta = -0.043$，$p < 0.001$）。

结果表明，第一，工作场所的社会支持显著影响医务人员的隐性缺勤水平，但不同来源的社会支持对隐性缺勤的影响效果不同；第二，工作场所的社会支持显著影响其工作压力水平，但领导支持与同事支持分别对挑战性压力与阻碍性压力的影响效果存在差异；第三，不同压力源的工作压力既可以直接影响隐性缺勤，也可以在社会支持与隐性缺勤的关系中起到中介作用。据此，本研究更好地解释了社会支持与隐性缺勤之间的因果关系，并可以从加强医务人员感知社会支持角度出发，合理疏导不同压力源的工作压力，以达到改善医务人员的隐性缺勤状态、减少生产力损失的目的。

一、文献综述

（一）同事支持和领导支持

1. 概念。

在组织行为学发展历程中，学者们积极关注员工与组织的关系发展，如组织承诺、组织忠诚等。而员工与组织的关系是相互依靠的，除了员工对组织有所付出，组织在工作中也应当对员工的工作有所承诺。Eisenberger 关注于影响员工作为雇主对组织奉献的稳定性和强度的因素，认为组织支持感是员工对组织重视自身贡献和关心他们福祉程度的感知。组织对待员工的立场和情感态度影响员工为组织付出的动机、绩效与出勤率。

然而，组织作为非自然人，无法为员工带来与自然人类似的情感交流与情感互动。Levinson 指出，员工倾向于将组织代理的行为视为组织本身的行为，领导或主管作为组织的拟人化代表，被认为代表了组织的意愿。在互动沟通中，领导支持代替组织支持，展现出更为密切的联系。并且学者们也指出，获得组织支持的数据源头，大多数情况下也依赖于员工上级领导的评价。在上述基础上，Kottke 界定了领导支持（supervisor support）的范畴，即员工对上级对自身的福利重视、贡献承认程度的总体感知。

除领导以外，组织中员工最看重他们亲近人的反馈里还包含同事的反应，同事也是员工在工作场所中的密切接触者。Susskind 等将同事支持（coworker support）定义为员工认为他们的同事愿意在多大程度上为他们提供与工作相关的帮助，以帮助他们执行基于服务的职责。Wei 等认为，同事支持反映了员工互相之间感知到的同事或组内成员在运用培训所学的水平能力。

除此之外，另一部分学者更认同领导支持与同事支持是社会支持的一部分，由社会支持发展而来。社会支持可以来自朋友、家人、同事以及工作领导，主要体现在四个方面：一是信息性，在遇到关键问题时可以从支持者处获得有效的指导、建议；二是情感性，在身处弱势境地时可以依靠他人的帮助，也可以在别人需要时付出关心与信任；三是工具性，在同一氛围环境中可以协助他人完成任务；四是评价性，除了为成员提供协助之外，还有对其表达正确的评价与反馈，肯定个人价值。社会支持的关键因素在于营造文化，使人们在这种文化影响下保有内心的安全感与信赖感，并在这样的关系中分享关切与困苦。其中具体形式包括组织进修、小组讨论、同事或领导激励与汇报等。Thotis 认同上述组织成员是社会支持中不可分割的一部分，基于社会支持的观点，当员工得到来自组织成员的物质、情感以及信息支持时，员工将感受到较高程度的社会支持。当组织成员是员工上级时，即为领导支持。而同事支持最早被定义为通过情感支持、工具支持和信息支持而建立起的一种组织环境中的人际交往关系。它体现了社会支持的三个维度：情感、工具和信息支持。戴春林对已有概念理论梳理的理解更接近于大众认知，认为同事支持是组织中水平地位相当的个体互相提供支持与协助，可以被视为双赢或缓解危机矛盾的积极方式。

综上所述，本研究认同领导支持与同事支持视为工作场所中社会支持的观点。采用 Thotis 对领导支持的概念，个体在工作中获得来自领导的物质或情感帮助与支持即为领导支持。采用戴春林对同事支持的概念，组织中水平地位相当的个体互相提供支持与协助，可以被视为双赢或缓解危机矛盾的积极方式。两个变量均侧重于工作中提供资源与协助以弥补自身资源缺失。

2. 测量。

领导支持的测量较为完善。最常用的领导支持量表是 Kottke 等人改良后的量表。其以"领导（supervisor）"替换组织支持量表原条目中的"组织（organization）"一词，得到延续组织支持内涵的领导支持量表。采用李克特七点量表，从"1 = 非常不同意"到"7 = 非常同意"，包含"领导重视我对公司福利的贡献""领导关心我的意见"等 16 个条目。同时，测量条目中积极项与消极项均存在，可以有效控制被试者的一致反应偏差状况。另外，La-palme 等简化 Eisenberger 等开发的组织支持量表为 4 条目量表，包含"当我遇到问题时，我的领导会帮助我"等，在实践使用中也表现出较好的信效度。

同事支持虽看似与领导支持一脉相承，但是其研究还尚处于起步阶段，学者们对同事支持的量表开发各自做了不同努力。Ganster 等改编、Caplan 等开发的同事支持量表，只有同属一个维度的四个条目，如"遇到棘手任务时，我可以信任同事帮我解决"等。其优点在于避开特定背景因素，使其在国内外背景下均可广泛适用。邵芳和樊耘区分同事支持的情感性维度与工具性维度。其中，工具性同事支持量表通过访谈形成，共包含4个条目；情感性同事支持由 Eisenberger 等开发的量表改编。

3. 同事支持和领导支持的相关研究。

领导支持的重要性使大量学者对其影响都产生了极大的关注，并进行积极探索。首先，当领导支持在内涵界定上被视为由组织支持发展而来时，员工将领导视为组织具象化代表，因而组织支持感导致了员工对领导支持的感受。但是，学界也存在不同考量，认为领导支持也会影响员工在组织中感知的组织支持。Rhoades 和 Eisenberger 回顾了55个报告中的73个独立研究结果，使用元分析总结出报酬公平感、领导支持、组织报酬以及工作条件都是影响组织支持感的主要原因。

其次，领导支持也与工作压力密切联系，Barry 和 James 认为同事参与和领导支持是组织中支持性工作环境的特征。这些支持性的工作环境可以改善工作场所的员工态度与生产力行为。他们通过对零售业员工的研究结果表明，员工对同事参与和领导支持的认知可以减轻员工工作压力，提高工作满意度。

而在其他与工作行为相关方面，一方面，Sandral 和 Thomas 认为来自领导、同事以及其他与工作相关的积极协助行为被视为社会支持，通过层次回归分析表明，在高感知负荷下，拥有高社会支持的员工比低社会支持的员工参与更多的应对工作行动，感到更少的紧张焦虑。中国学者也有类似发现，领导支持对组织成员的知识分享起到比组织支持更重要的作用。另一方面，在消极生产力行为如离职倾向问题上，大多研究都表示出领导支持与离职倾向的负相关关系。Stinglhamber 和 Vandenberghe 认为领导支持提高了员工对于领导的情感依赖，在具体研究中采用纵向研究，以238名员工为样本，表明了员工工作满意度、对上级的情感承诺在领导支持与离职倾向之间的中介作用，这使员工保有继续供职于本组织的信念，降低了离职倾向。

同事支持研究可以追溯到社会支持范畴，但同事支持作为社会支持的重要一环，其实证研究还尚未完善。已有结果表明，同事支持与员工工作投入、组织承诺等呈现正相关关系，对缓解压力、降低离职率具有积极作用。Guillermor 等的研究显示，同事支持能够减轻护士不良情绪，缓解护士去人格化，从而激发其工作热情。韦彩捌等探索同事支持与护士心理健康状况的关联，佐证了同事支持促进同事关系的优良表现，以及对护士建立积极的健康意识做好支持帮助。并且有效的同事支持在减少同事矛盾，提高员工工作应对能力，在构建一个团结协作的团队中具有重要意义。

综上所述，各路学者都肯定了领导支持与同事支持的积极贡献以及在管理实践中的重要作用。通过增强领导支持或同事支持提升员工组织承诺，提升员工良好关系，为团队协作带来利好引导。其美中不足在于，虽有研究对领导支持与同事支持对工作压力或消极行为的关系进行分析，但大多情况下仅分别探讨了一方的影响，并且在对隐性缺勤的影响研究上还略显稀少。

(二) 工作压力

1. 概念。

自 Connon（1932）将压力（stress）引入心理学领域以来，学者们从各自的研究角度出发不断充实工作压力的范畴。但学界迄今为止并没有给工作压力一个统一的概念定义。

Caplan 等认为压力是指工作环境中对个人构成威胁的任何特质，如无法满足员工需求或是对员工需求的满足供应不足。随后，French 等以个人 – 环境匹配理论为基础，界定人的技能和能力与工作要求相匹配的程度是一种契合，而在工作环境中满足人们需求的程度是另一种契合的方式。因此，工作压力被概念化为员工与工作环境之间的任何一种关系不匹配的结果。同样，当任何一种失配威胁到个人的福祉时，就会产生压力。Margolis 和 Kroes 将工作压力定义为一种与员工特征相互作用而破坏心理或生理稳态的工作状态。这种因果的情景条件就是工作压力源，而被破坏的稳态是工作相关的紧张。

部分学者研究基于个体应对工作压力形成时发挥的作用，认为工作压力属于消极因素，导致工作场所的消极影响。其将工作中遇到的特殊情况，如角色冲突等定义为工作压力。而更多学者开始从不同维度进行研究，表明工作压力并非单一维度的因素，更可能是一个多维概念。

McCauley 认为一些工作压力尽管会给个体带来压力感知，但同样能够促进个体的成长，并将此类型的工作压力定义为挑战性的工作需求。Cavanaugh 等在 McCauley 研究的基础之上正式提出了挑战性—阻碍性工作压力的研究框架，并且在学界得到了广泛的认可。Hessle 等从认知评价视角看待工作压力，通过构建工作需求—控制模型认为在工作压力产生的压力源中存在可以促进个人成长的挑战性压力源和阻碍个人发展的阻碍性压力源。

本研究采用的是 Cavanaugh 将压力区分为挑战性和阻碍性压力的定义，该学者认为工作压力不仅是消极影响，也会具有积极的一面。挑战性压力源为与工作相关的需求或环境，尽管存在压力，但对个人潜能的激发具有好处，由此挑战性压力即指那些个人觉得能够克服，并且能够有助于职业发展和目标实现的压力，如一定量的工作负担、工作责任等。挑战性压力源的典型例子是高工作要求、时间压力和高水平的责任。与之对应的阻碍性压力是指那些对于个人来说难以克服，并且对个人的职业发展和目标实现起到阻碍作用的压力，如工作职责模糊等。阻碍性压力源的典型例子包括情景约束、麻烦、社会冲突、角色模糊和角色冲突。

2. 测量。

职业压力量表（Occupational Stress Inventory revised edition，OSI）形成于 1981 年，侧重于因工作压力给员工带来的改变。其包括共 140 题，由个人应变水平量表、身体压力反应量表以及职业压力感量表构成。采用 5 点量表测量，从 "1 = 很少或者从未出现" 到 "5 = 大部分时间都是"。量表的得分越高，说明困难程度越高。

付出 – 回报平衡量表（Effort – Reward Imbalance Scale，ERI）中文版被用于评定职业压力。ERI 量表共 23 个条目，被分为三大部分，包括外在努力（effort）6 项、获得奖励（reward）11 项以及过度承诺（overcommitment）6 项。前两项的评估首先询问被试者对当前工作状况的态度，随后评估在工作中的痛苦程度，采用 5 点评分，"1 = 没有相应的压力经历"到"5 = 压力非常大"。而过度承诺采用 4 点评分，从"1 = 绝对不同意"到"4 = 绝对同意"。员工外在努力值与获得奖励值的比值越高表明职业压力失衡水平越高，过度承诺分布上 30% 被定义为高危状态。中国 ERI 量表的信度和效度在职业群体中得到了广泛的证实。

挑战性—阻碍性工作压力量表（Challenge - Hindrance Stress Scale）由 Cavanaugh 等编制，考虑不同压力源的影响，并得到学者的广泛应用。共 16 项与工作相关的条目，询问给员工造成了多大的工作压力。最终形成挑战性压力量表 6 项，阻碍性压力量表 5 项，其他类型压力 5 项。采用李克特 5 点量表，从"1 = 没有压力"到"5 = 很大压力"。量表得分越高，表明该项压力越大。

3. 工作压力的相关研究。

在影响工作压力的前因因素方面，工作安全感、社会支持是工作压力的重要前因变量。但这些概念中，工作压力大多时候被视为一种阻碍因素，瞄准员工在工作环境中受到的生理与心理的痛苦程度。需求控制—支持模型（Demand Control - Support）假设工作压力是员工高的工作需求和低的工作控制共同作用的结果，而工作中的社会支持在工作需求和控制的交互作用中起到缓冲作用。Caplan 等早期通过对 200 名男性管理人员、工程师和科学家进行调研，发现社会支持与工作压力存在相互作用。另外，Zhang 探讨人格特质对中国大学生工作压力的预测能力，其中，神经质对工作压力的预测能力最强，较高神经质的人更易出现角色超载和心理紧张；而亲和性对工作压力的影响最小。

工作压力在很大程度上与工作满意度、工作绩效、离职倾向等行为意图有关。但具体而言稍有不同，挑战性压力与员工的工作满意度具有正相关关系，而阻碍性压力与工作满意度具有负相关关系。具体而言，挑战性压力激励员工在工作中的创新与能力提升，而阻碍性压力则打击员工自信。近年来，工作压力与员工身心健康的关系也被不断证实，并且无论是挑战性压力或是阻碍性压力都易引起焦虑、挫败、愤怒等不良情绪，或是与医务人员的健康状况密切相关。除此之外，Yong 等学者在 653 人的样本研究中发现感受到的压力与工作能力具有强烈负相关关系。

综上所述，针对工作压力，大量研究将工作压力聚焦在消极影响上，与工作绩效类变量相关联。无论是何种影响导向，都致力于工作压力对生产力的负面影响。在工作压力潜在的积极方面过多忽视，对挑战性压力与阻碍性压力的具体情况研究还有很大的提升空间。

（三）隐性缺勤

1. 概念。

缺勤是指在规定时间内应当上班而没有上班工作的行为。国内外文献中将其主要分为显性缺勤与隐性缺勤。显性缺勤的判断较为统一，可以通过技术手段获知员工是否有缺岗行为，如迟到、早退等。而隐性缺勤具有较高的隐蔽性，作为生产力损失的重要方面受到组织与学者的广泛关注。

有关隐性缺勤的概念界定，各国学者从不同角度切入，不断完善隐性缺勤的概念内涵。隐性缺勤（Presenteeism）最早由英国 Cooper 教授于 1996 年提出，被认为是一种员工在工作场所里身体在岗，但是工作能力缺席或效率下降的情况。随着研究深化，已有的西方发达国家经验表明，对于雇主而言，隐性缺勤带来的损失可能比旷工的代价更令人惋惜。而后，有较多学者将隐性缺勤界定为员工坚持"带病上岗"的行为，即尽管自身当前身体状况不健康，但是不表露出自身生病缺勤的行为，通常与生产力损失等负面影响伴随而至。

部分学者将隐性缺勤的应用从单纯疾病方面扩展至健康心理领域，认为隐性缺勤是雇员尽管生病或有任何生理或心理问题，但仍在工作的行为状态。特别是在以医学及社会心理健康研究为主的学者研究中，关注个体身心健康对生产力损失的消耗，即为"由于健康或其他情况（如压力、分配不公等）使员工无法充分发挥其能力而导致的生产力下降"。

除了疾病与健康之外，张丽还从公司监管视角切入，她认为隐性缺勤是指在公司制度不能约束或技术测评不能控制的情况下员工发生的缺勤，如网络旷工。D'Abate 从个人社会交往特性着手，认为隐性缺勤的内涵中也包括工作中处理个人事务，如处理私人邮件、支付账单等带来的工作效率缺失。本研究将隐性缺勤定义为：由于供给工作的资源不足或疲于应付复杂工作任务等使员工无法充分发挥工作效率的事件，导致工作效率下降，从而导致极高的经济和社会负担的行为。

2. 测量。

在对隐性缺勤进行测量中，研究员开发出了不同的自我报告量表。因而可从工作能力与生产效率两个方面进行衡量。

工作生产力和活动损伤问卷（Work Productivity and Activity Impairment Questionnaire，WPAI）侧重于员工整体健康状况或特定症状对工作产出的影响，由 Reilly 等学者于 1993 年开发。此问卷包括一般健康（WPAI – GH）版本、特定健康（WPAI – SHP）版本以及组合版本，计算由于身体健康状况不佳或应答者所指症状而造成工作损伤的程度。通过计算在过去 7 天中，员工因健康问题的缺勤天数与缺勤时数、工作日数与小时数、工作困难的天数以及员工自身工作受限程度（工作损伤）得出，最终得分通过实际工作时间与工作日工作效率的百分比衡量。其中工作效率总分的计算方法是将工作时间的百分比乘以工作效率。问卷的最后还有两项关于健康对生产力产生的影响附加问题。由于 WPAI 问卷不针对特点疾病类型或就业类型，对所有职业与疾病领域均具有较好的适应性。

工作受限情况调查问卷（Work Limitations Questionnaire，WLQ）用来测量员工与健康相关问题带来员工在执行工作角色能力方面效率低下的状况，由美国塔夫茨大学医学研究中心 Lerner 教授等研制。问卷采用自我报告的方式，分为四大方面：（1）完成工作任务的体力需求量表，评价包括身体力量、运动、耐力、协调性和灵活性；（2）时间管理需求量表，解决处理工作时间和计划需求的困难；（3）人际关系需求量表，解决认知需求和工作中的社交互动需要；（4）产出需求量表，衡量对工作效率降低的担忧。根据以上方面，让员工评价过去 2 周内完成的特定 25 个工作任务时因健康问题在执行中工作能力下降的时间。采用 5 分制量表，分别为"0 = 从未""1 = 有一小段时间""2 = 有些时候（约 50%）""3 = 大部分时间"和"4=全部时间（100%）"。每个量表都单独评分，量表分数从数学上转换为0（无限制）到100（大多数限制），分数越高，说明工作受限情况越严重。随后，董小方等学者对工作受限情况调查问卷进行汉化处理，信效度也得到很好验证。分为时间管理、体力要求、脑力/人际交往及产出要求四个维度，共25个条目，采用5点量表，从"1=从未遇到困难"到"5=一直存在困难"。总体分数越高，说明困难程度越高。其优点在于可以得到综合指数，便于多方面评价员工生产力损失中因健康问题带来的下降程度。

斯坦福隐性缺勤量表（the Stanford Presenteeism Scale）是特别用于因健康产生隐性缺勤状况而导致生产力损失的工具，由斯坦福大学编制。其共包含6个条目，如"难以承受的工作压力""无法在工作中感受快乐""没有完成任务的动力"等。采用李克特5点量表，从"1=完全不同意"到"5=完全同意"。得分越高，说明隐性缺勤导致的生产力损失越严重。该表简短精悍，操作方便，被学者们广泛应用。

可感知工作能力量表（Perceived Ability to Work Scale，PAWS）通过评判自己在工作中的工作能力来测量隐性缺勤状况。包含4个条目，如"将你目前的工作能力与你一生中最好的能力进行比较"等，从"0=完全没有工作能力"至"10=工作能力目前处于最后状态"。量表分数越高代表工作能力越好，将其进行反向处理后，分数越高隐性缺勤越严重。

3. 隐性缺勤的相关研究。

期初，学者们对隐性缺勤定义为员工没有实质性缺勤，依旧出现在工作场所中，但是生产力表现如同缺勤一般，或者隐性缺勤被视为"在生病期间参加工作"或者"尽管健康状况不佳仍然带病工作"的行为。后来，学者们将隐性缺勤的研究范围延伸至健康领域，认为隐性缺勤是员工由于健康或者其他原因无法全身心投入工作导致的生产力损失，隐性缺勤涉及了生产力损失的范畴。本研究将从生产力损失的角度定义隐性缺勤为由于供给工作的动力不足或疲于应付复杂工作任务等使人无法充分发挥工作效率的事件，导致工作效率下降，从而导致极高的经济和社会负担的行为。Wang等针对航空公司预定代表、电信公司客服代表、汽车制造厂的行政人员以及铁路工程师四类职业人群调查，发现隐性缺勤比旷工带来更多的绩效损失，并且慢性疾病对隐性缺勤具有重要影响。Burton等对7026名全国性金融服务公司员工进行两波调研，采用WLQ简化量表进行测量，发现健康风险变化和自我报告的隐性缺勤之间具有强正相关关系也印证了这一观点。

隐性缺勤引入国内的时间不长，研究成果有极大的完善空间。当前研究主要关注隐性缺勤的测量、医疗卫生、健康、职业倦怠、职业认同、心理资本等方面。Ryu等在关于韩国1099名铁路工人的Logistic回归分析中验证了高工作压力对隐性缺勤的危害。而Deng等使用HRS数据库对老龄化工作者进行研究，发现工作场所中的愤世嫉俗的敌意也可能介导了工作环境与隐性缺勤的关系。杨添安对老年性工作场所工作压力和隐性缺勤关系的研究也发现，工作压力会对隐性缺勤产生显著影响。

综上所述，隐性缺勤与生产力息息相关，现有研究已取得颇丰成果，但已有文献中多基于截面数据研究，在变量间的因果关系上还不甚清楚，有待进一步完善。

二、理论假设与模型构建

（一）资源保护理论

资源保护理论（The Conservation of Resource Theory）由 Hobfoll 提出。所谓资源，就是那些被个人高度重视的对象或是获得个人高度重视之事物的手段，其对人们具有工具价值与象征价值，有助于员工在组织中的角色定位。资源按其属性可以划分为以下四类：满足衣、食、住、行等需求的基于稀缺性和价值性且与社会经济状况有关的实物资源；婚姻美满、社会关系、工作任期与资历和工作投入等受到个体重视和追求的条件资源；由自尊、技能等个体特质所构成的个体资源；时间、金钱、知识和支持等能量资源。资源保护理论认为，人们具有保存、保护及建立其所重视的资源的基本动机。当个人面对工作负荷时，若遭到资源丧失的威胁，遭到实际资源的丧失，或在投入资源后却无法获得资源时，便会感到心理上的不适。一般人们努力获取、保留、保护并促成有价值的资源，使能导致资源损耗的任何威胁最小化。当人们的资源接近于消磨殆尽时，个体会进入非理性的防御抵抗模式以保护自我。通常个体资源损耗的威胁主要来自角色需求以及为了符合角色需求而花费的精力和努力。员工把自己一定的资源投资到工作需求的实现上，期望获得积极的结果作为奖励，并试图通过这些资源在任何时刻都是对自己有帮助的从而保护这些资源。例如，性格坚忍的人面对工作需求更加得心应手，甚至认为工作是充满令人兴奋的挑战的事情，因为他们拥有丰富的心理资源应对环境事件带来的要求，并致力于谋求好的结果。

资源保护理论是目前对劳动内在机制最具影响的一种理论，该理论既能解释心理资源在劳动中的消极结果，也能对心理资源在劳动中的积极效果给予说明。在繁复工作中，员工为了表现出有效的工作成果与工作态度，需要消耗自身的资源，若损失的资源没有得到弥补，就会出现资源的失衡，从而导致消极结果，如工作倦怠等。相反，当员工付出的资源得到补充甚至额外得到补偿时，劳动可能产生积极的效果，员工的工作满意度及幸福感会增加。

因此，当个体通过保有更多资源并互相配合时，员工会有更强的动力投入工作，任务很可能会完成得更加出色，更易实现组织的工作目标。

（二）领导支持与挑战性压力

员工会对领导给予他们贡献的物质或情感帮助与支持形成一般性的看法，即感知的领导支持。根据资源保护理论，领导支持属于社会关系类的条件资源，为员工完成组织的高工作需要提供资源动力。学者们发现感知领导支持对工作需求匹配的重要性。领导可以通过传递给员工积极的信号与支持对员工的生产积极性产生影响。而挑战性压力源来自组织工作要求，如工作责任重大、领导认可的出众能力和高度责任，则会带来更强的责任感与奉献精神，适度的挑战性压力可能会激励员工坚持在工作中探求价值，有利于激发个人潜能达到更进一步的目标。已有一些研究报告了截面调查中领导支持与工作压力之间的影响，美中不足的是还不确定它们之间的因果关系方向，并且尚未对不同工作压力源进行区分，未有直接证据表明领导支持对挑战性压力的影响。基于个人对成功的追求与信念感，本研究猜测领导支持对挑战性压力可能具有正向影响。

（三）同事支持与阻碍性压力

同事支持定义为员工认为他们的同事愿意在多大程度上为他们提供与工作相关的帮助，以帮助他们执行基于服务的职责。阻碍性压力源于员工工作中遇到的过多束缚、阻碍自我价值实现的障碍等，带来员工对职业生涯的担忧，逃避责任逃避现实的潜在后果。这与工作不安全感息息相关，很需要从员工关系状态上予以调整。已有研究发现了同事支持与工作压力之间的负向联系，但同事支持与阻碍性压力的关系有待进一步证明。

（四）工作压力与隐性缺勤

任何事物都具有两面性，积极心理学认为并非所有的压力都是坏事，压力也可以导致竞争优势迫使员工做出积极改变。因压力源不同即可区分为挑战性压力和阻碍性压力。挑战性压力虽然也是压力，但被视为有益的工作经验，值得为此付出不舒适压力的代价。它带来更强的责任感与奉献精神，适度保有挑战性压力可能会激励员工坚持在工作中探求价值。而阻碍性压力源来自员工工作中遇到的过多束缚、阻碍自我价值实现的障碍等，带来员工对职业生涯的担忧，引发逃避责任逃避现实的潜在后果。因此，即使工作压力对隐性缺勤可能具有影响，不同压力带来的影响也可能存在差异。因此本研究猜测：挑战性压力对隐性缺勤具有负向影响，而阻碍性压力对隐性缺勤可能具有正向影响。

（五）社会支持、工作压力、隐性缺勤与资源保护理论

员工感知的社会支持将影响个体资源的获得而改变员工在工作场所的工作行为与态度。个人于社会中并非独立的个体，具有与他人互相联系的社会性。个人可以利用社会联系来创建自己可维持的资源获得库，以应对自身资源损失带来的风险。在工作场所中，领导支持与同事支持更易被员工获取与保存，成为支持其工作运行的重要资源保障。领导支持能强化工作责任、给予更多的重任等（如增强挑战性压力），而同事支持可以使他们注重工作表现、具有工作安全感等（如减缓阻碍性压力）。而这些感知继而会影响员工的工作场所表现，即隐性缺勤。

个体资源也可以与条件资源相关，互相激励得到积极的结果。激励过程是由资源的可利用性驱动的，资源在工作场所中扮演激励角色，究其原因在于资源可以促使员工在工作中得到成长、发展与自我成就的升华，并且更有利于促进员工实现组织目标。例如，领导为员工提供更为明晰的岗位责任和支持，其分别满足了员工工作自主性和成就感的需要，激励员工自信心增强。同事为员工提供情感上的安抚与实际工作任务的协助，愿意在员工工作的危难之际伸以援手，缓解阻碍性压力。领导支持与同事支持在工作中为员工创造了具有丰富资源的工作环境、培养员工对工作任务投入努力和能力的意愿，排解过度消耗个体资源的困境，

从而激励员工的工作斗志，降低隐性缺勤。

因此，个体无论是通过基于保护原有资源或是通过资源互相激励的过程都有可能增加实现工作目标的可能性。本研究认为，领导支持很可能会激励员工工作中的挑战性压力，并降低员工的隐性缺勤；同事支持则会通过缓和员工工作中的阻碍性压力以降低隐性缺勤。

（六）研究假设与模型

基于对前人研究的回顾与分析，依据本研究的研究目的与研究内容，根据 COR 模型，将领导支持与同事支持归属于医务人员保有的工作资源，有助于帮助医务人员实现工作目标，从不同方向疏导医务人员因繁复高压的工作要求所造成的生理和心理激励与负担，以激励个人的工作发展，降低隐性缺勤的影响。若医务人员具有充分的工作资源以匹配工作需要时，在很大程度上可以促进员工工作积极性，从而抵御隐性缺勤的影响，以具有更好的创造力。因此，本研究提出以下假设（见图 10 - 4）：

假设 H1：在控制人口统计学变量下，医务人员领导支持与隐性缺勤具有负向的潜水平效应或潜差分效应；

假设 H2：在控制人口统计学变量下，医务人员领导支持与挑战性压力具有正向的潜水平效应或潜差分效应；

假设 H3：在控制人口统计学变量下，医务人员挑战性压力与隐性缺勤具有负向的潜水平效应或潜差分效应；

假设 H4：在控制人口统计学变量下，医务人员挑战性压力中介了领导支持与隐性缺勤的关系；

假设 H5：在控制人口统计学变量下，医务人员同事支持与隐性缺勤具有负向的潜水平效应或潜差分效应；

假设 H6：在控制人口统计学变量下，医务人员同事支持与阻碍性压力具有负向的潜水平效应或潜差分效应；

假设 H7：在控制人口统计学变量下，医务人员阻碍性压力与隐性缺勤具有正向的潜水平效应或潜差分效应；

假设 H8：在控制人口统计学变量下，医务人员阻碍性压力中介了同事支持与隐性缺勤的关系。

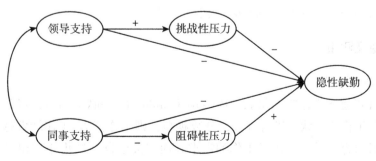

图 10 - 4　研究模型假设

三、研究设计

（一）抽样

本研究在获得伦理委员会的道德批准（包括医生、护士、医疗技术人员）后，于 2017 年与 2018 年分别进行了 2 次问卷调研以获取纵向数据。由于不同地区经济发展水平与医疗资源需求量有差异，因而医院整体医务人员的状况可能有所不同。基于我国公立医院与私立医院的数量，兼顾调查问卷及数据的可及性，本研究数据来源于 4 家公立医院与私立医院，其中公立医院 2 家，私立医院 2 家。为保证调研结果的代表性，在发放问卷之前对调查科室的特点进行了研究，并选取目前在这些医院工作的医务人员。具体研究过程与相关信息被仔细清晰且准确无误地解释给参与者知晓。坚持知情同意与自愿参与的原则，并告知被调查者享有的相关权利与义务。对医务人员进行问卷调研时，所有信息完全匿名被严格保密。每家医院均以全部医务人员为样本整体，按照员工的编号随机抽取 2.5% ~10% 的医务人员，并使用统一问卷匿名自填回收，保证数据的完整性和客观性。为了调查中国医务人员的领导支持、同事支持、工作压力和隐性缺勤之间的因果关系，本研究以我国医务人员为研究对象，调查对象包括医生、护士、医技人员等，全问卷均使用国际通用的已经过良好验证的量表进行测量，两年数据最终回收样本 341 份，有效样本 312 份，回收率 91.5%。

（二）调查

首先，在问卷制定好后，为使问卷效果更加准确与严谨，由统一培训的调查员对问卷进行统一印刷、统一装订、统一编号并统一打包，最终负责将纸质版问卷发放至医院科室护士长手中。其次，因医务人员工作特性所限，无法同时同一时段召集所有成员集中完成填写，遂以各个科室为单元、以护士长为责任纽带人，并对各个医院各个科室的责任纽带人针对问卷设置结构、填写方式、条目意思、研究回收用途进行统一培训与说明。再次，责任纽带人选择合适的晨会或午餐时间组织填写。为保证数据真实、客观、有效，在填写过程中，被调查者可以针对不理解的条目向责任纽带人提问，而责任纽带人仅负责任针对问卷文字进行真实、客观地解释，不得包含感情色彩或个人情绪偏向，不得回答涉及问卷填涂答案的内容。最后，被调查者回答完毕后由责任纽带人将被调查者工号与问卷编号对应制册，将填写完毕的问卷与未作答剩余问卷分别统一收齐、装订、密封。

（三）变量及测量

1. 隐性缺勤的测量。

隐性缺勤（可感知工作能力量表，Perceived Ability to Work Scale），包含 4 个条目。让受访者对自己的工作能力状态进行打分，分数越高，则工作能力/工作绩效越强，隐性缺勤程度越低。条目内容包括"在满足工作的需求方面您会给自己打几分"和"假如您的工作能力最佳状态是 10 分，您给您现在的工作状态打几分"等。在实际的数据分析中，为了确

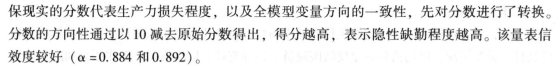

保现实的分数代表生产力损失程度，以及全模型变量方向的一致性，先对分数进行了转换。分数的方向性通过以 10 减去原始分数得出，得分越高，表示隐性缺勤程度越高。该量表信效度较好（$\alpha = 0.884$ 和 0.892）。

2. 社会支持的测量。

考察工作场所的社会支持状况，包含领导支持和同事支持两项。

领导支持（领导支持量表，Supervisor Support Scale），包含 4 个条目，用以测量医务人员在工作组织中感受到的上级支持情况。设置"我的领导对我完成工作有帮助""我的领导愿意拓展自身工作从而帮助我履行工作""在工作中，我的领导以我的工作成就引以为傲"等。采用李克特 5 点量表进行评分，由"1 = 很不同意"至"5 完全同意"，得分越高，表明医务人员在当前工作岗位上领导向其传递了更多的支持感。本研究采用均值来描述测量个人的领导支持情况，该量表在经过本研究大规模人群检验后，达到了较好的信效度（$\alpha = 0.936$ 和 0.932）。

同事支持（同事支持量表，Coworker Support Scale），包含 3 个条目，用以测量医务人员在工作组织中感受到的同事支持情况。包含"当我需要谈论与工作有关的问题时，我的同事都会倾听"等。采用李克特 5 点量表进行评分，由"1 = 很不同意"至"5 = 完全同意"，得分越高，表明医务人员在当前工作岗位上同事向其传递了更多的支持感。本研究采用均值来描述测量个人的同事支持情况，该量表在经过本研究大规模人群检验后，达到了较好的信效度（$\alpha = 0.898$ 和 0.910）。

3. 工作压力的测量。

工作压力，采用挑战性—阻碍性压力量表（Challenge and Hindrance – Reported Stress Scale，C – HSS），共 11 项，用以测量研究对象的工作压力水平。该量表包括挑战性压力（1~6）、阻碍性压力（7~11）两个分量表。例如"我所承担的所有责任""为完成工作我需要经历的烦琐流程"等条目，采用 Likert 五点量表进行评分，分为"1 = 没有压力"至"5 = 压力非常大"，得分越高，表明医务人员的挑战性或阻碍性工作压力越大。本研究采用均值来描述测量群体的工作压力情况，量表在经过本研究大规模人群检验后，达到了较好的信效度（$\alpha = 0.941$ 和 0.928；$\alpha = 0.853$ 和 0.884）。

4. 人口学变量。

人口学个体特征调查包括年龄、性别、受教育程度、职称、岗位、从业时间、科别和税后年收入。

（四）统计分析

1. 模型质量保证。

本研究应用 SPSS 20.0 与 MPlus 8.3 软件进行相关统计处理与建模分析。首先，为了验证不同结构的有效性，对两次时点的领导支持、同事支持、工作压力和隐性缺勤进行了验证性因子分析；其次，为了验证结构的效度，计算并比较了各变量的克隆巴尔系数（Cronbach's α）、信度系数（Composite Reliability，CR）与平均抽取变异量（Average Variance Extracted，AVE）；最后，估计共同方法偏差的影响，判断是否存在严重的共同方法偏差。

2. 建模分析。

首先，对全体样本进行描述性统计。采用频数和百分比以展示医院员工样本数据的人口学特性与分布情况，以均值和方差反映医院员工领导支持、同事支持、工作压力和隐性缺勤的现状。

其次，对 5 大变量进行相关性分析。分别检验领导支持、同事支持、工作压力和隐性缺勤之间的相关关系。

最后，使用潜差分模型（Latent – Difference – Score Model）构建两波中介模型进行验证，主要目的用来检验两年纵向数据潜变量之间的关系。其优势在于潜差分模型在结构方程模型的基础上，考虑了测量误差和自回归效应对两波数据模型的影响。通过 MPlus 8.3 软件进行建模分析，使用保留缺失值极大似然估计法（MLMV）和经过均方差调整的卡方检验统计量，这些统计量对非正态性的数据具有稳健性。建模过程一是构建潜变量，由时点 1（2017年）和时点 2（2018 年）的两个观察项确定一阶潜在水平因子（first – order latent – level factors）用以估计二阶潜差分因子（second – order latent – difference – score factors）。构建的二阶潜差分因子表示每个构念的真实得分随时间的增加或减少。二是估计潜差分变量之间的相互关系。潜差分模型可以用于估计潜差分效应（the change – change effect），即员工的给定变量在一段时间内的潜在变化是如何与另一个变量在一段时间内的潜在变化相互关联的，如Δ 领导支持与Δ 隐性缺勤的关系。并同时估计了一阶潜在水平因子之间和二阶潜差分因子之间的潜水平效应（level – change effect）。最终结果使用 bootstrapping test 自举 1000 次来测试间接效应的统计显著性。

模型拟合用近似均方根误差（RMSEA）、比较拟合指数（CFI）、Tucker – Lewis 指数（TLI）以及卡方与自由度的比值（χ^2/df）进行评估。当 RMSEA 小于 0.08、CFI 大于 0.8、TLI 大于 0.8 以及 χ^2/df 小于 3 时，模型拟合具有意义。

3. 潜差分模型。

潜差分模型（The Latent – Difference – Score Model）的详细信息可参考 Seling 和 Preacher 的著作。在此以领导支持为例，简要介绍潜差分模型的构建过程。通过对基于时点 1 与时点 2 中领导支持观测到的条目值得到一阶潜在水平因子，而时点 2 与时点 1 的差异构成了二阶潜差分因子（Δ 领导支持$_{[t1-t2]}$）。领导支持的潜差分因子可以表示为在时点 1 的一阶潜在水平因子（领导支持$_{t1}$）与在时点 1 和时点 2 之间测量的领导支持的潜在变化影响的系数（β_{t1}）的结果。其公式表达为：

$$\Delta 领导支持_{[t1-t2]} = \beta_{t1} \times 领导支持_{t1} \qquad (10.1)$$

也可以理解为，领导支持在时点 2 的一阶潜在水平因子（领导支持$_{t2}$）是领导支持在时点 1 的一阶潜在水平因子和二阶潜差分因子（Δ 领导支持$_{[t1-t2]}$）的总和。其公式表达为：

$$领导支持_{t2} = 领导支持_{t1} + \Delta 领导支持_{[t1-t2]} \qquad (10.2)$$

并且，领导支持一阶潜在水平因子在时点 1 与二阶潜差分因子的方差是自由估计的，而领导支持二阶潜在水平因子在时点 2 的方差固定为 0，这可确保领导支持二阶潜在水平因子仅由前两个因子所决定。本研究的假设模型中用到的所有变量均以此形式构造。

四、研究结果

(一)研究对象的人口学特征分布

如表 10 - 9 所示，本研究调查对象具有以下特征。在对同一对象的两次调研中本研究选用第一次调研时采集的人口学信息为基准进行描述统计分析。在年龄分布中，以 25 ~ 40 岁的青壮年医务人员为主，涉及少量（1.6%）56 岁及以上的中老年医务人员。在性别分布上，有女性受访者 247 人，占 79.2%，男性受访者 65 人，占 20.8%。在教育水平分布上，受访者学历水平整体较高，具有大学本科以上学历的医务人员占全体的 76.2%。在职称分布上，初级职称拥有者占大多数（51.9%），其次为中级职称者（36.9%），副高与正高职称者占 11.2%。在岗位分布上，有 108 位临床医生（占 34.6%）、167 位护理人员（占 53.5%）以及行政管理与医技人员（占 11.8%）参与本次研究。在从业时间上，总体上，工作在 10 年以下的医务人员约占总人数七成；从业时间在 11 ~ 20 年的医务人员有 69 位，占 22.1%；从业时间在 20 年以上的有 27 位，占 8.7%。在科室分布上，各科室均有分布，受访比例较高的前三位分别是内科系列（49%）、外科系列（8.7%）、医技系列（7.4%）；受访比例较低的后三位分别是感染科/肿瘤科（0.3%）、行政后勤科室（2.6%）以及妇产科系统（3.8%）。在税后年收入上，过半数（53.2%）医务人员的薪资待遇集中在 11 万 ~ 15 万元/年，年收入在 25 万元以上的医务人员比例不高，仅有 2.5%。

表 10 - 9　　　　　　　　研究对象人口学特征分布表

人口学特征	频数	百分比（%）
年龄		
25 岁以下	31	9.9
25 ~ 30 岁	102	32.7
31 ~ 35 岁	89	28.5
36 ~ 40 岁	40	12.8
41 ~ 45 岁	21	6.7
46 ~ 50 岁	12	3.8
51 ~ 55 岁	12	3.8
56 ~ 60 岁以上	5	1.6
性别		
女性	247	79.2
男性	65	20.8

续表

人口学特征	频数	百分比（%）
教育程度		
大专以下	16	5.1
大专	58	18.6
大学本科	168	53.8
硕士	53	17
博士及以上	17	5.4
职称		
初级	162	51.9
中级	115	36.9
副高	23	7.4
正高	12	3.8
人员类别		
临床医生	108	34.6
护理人员	167	53.5
行政管理人员	11	3.5
医技人员	26	8.3
从业时间		
3 年以下	57	18.3
3~5 年	64	20.5
6~10 年	95	30.4
11~20 年	69	22.1
20 年以上	27	8.7
科室		
内科系列	153	49
外科系列	27	8.7
妇产科系统	12	3.8
儿科系列	19	6.1
中医科/康复科	18	5.8
急诊/ICU	16	5.1
感染科/肿瘤科	1	0.3

续表

人口学特征	频数	百分比（%）
科室		
其他临床科室	14	4.5
医技系列	23	7.4
行政后勤科室	8	2.6
其他	21	6.7
税后年收入（万元）		
≤10	72	23.1
11~15	166	53.2
16~20	46	14.7
21~25	20	6.4
26~30	2	0.6
30~35	4	1.3
36~40	1	0.3
≥50	1	0.3

（二）研究对象的社会支持、工作压力和隐性缺勤的状况分析

表 10-10 展现了两次调研中医务人员社会支持、工作压力以及隐性缺勤的现状。领导支持时点 1 的总体均值为 3.65（SD=0.76），时点 2 的为 3.86（SD=0.53）；时点 1 领导支持中条目"我的主管对我完成工作有帮助"得分最高为 3.83，"我的主管会尽可能地使我的工作有趣"得分最低为 3.49；时点 2 领导支持的最高得分条目和最低得分条目与时点 1 调查相同，分别为 4.01（SD=0.54）与 3.70（SD=0.76）。在同事支持中，总均值分别为 3.95（SD=0.53）与 3.99（SD=0.51），这两次调研中"我的同事在工作危急的情况下会对我伸出援手"得分最高，分别为 4.04（SD=0.65）与 4.05（SD=0.59）；时点 1 调研中"我的同事帮我处理困难的任务"得分最低为 3.89（SD=0.69），而时点 2 调研中"当我需要谈论与工作有关的问题时，我的同事都会倾听"得分最低为 3.95（SD=0.59）。

挑战性压力的总均值分别为 3.49（SD=0.58）与 3.42（SD=0.43）；在时点 1 时，"我所承担的所有责任"得分最高为 3.60（SD=0.76），"在规定时间内必须完成的工作量"得分最低为 3.42（SD=0.80）；在时点 2 时最高分与最低分条目发生了变化，分别为"我在工作上花的时间"（3.49，SD=0.49）与"在规定时间内必须完成的工作量"（3.35，SD=0.60）。阻碍性压力在两次调研中总均值分别为 2.75（SD=0.79）与 2.88（SD=0.68），"为完成工作我需要经历的烦琐流程"条目在两次调研中得分均最高，分别为 3.08（SD=

1.21）与 3.08（SD = 0.93）；"搞不清我在这个岗位上该做什么"条目在两次调研中得分均最低，分别为 2.23（SD = 1.12）与 2.54（SD = 1.12）。

隐性缺勤测量以工作能力的测量条目进行反向，两次调研的总均值分别为 2.27（SD = 1.99）与 2.02（SD = 1.68）；时点 1 调研的最高分条目为"您的工作需要有体能要求，您给自己工作的体能能力打多少分（反向）"，得分为 2.52（SD = 3.38）；时点 2 调研的最高分条目为"您工作需要有人际交往能力，您给自己的人际交往能力打多少分（反向）"，得分为 2.12（SD = 2.45）；两次调研中最低分条目均为"假如将您现在的工作能力处于最佳状态记作 10 分，您会给您现在的工作能力打多少（反向）"，得分为 2.17（SD = 2.76）与1.91（SD = 1.94）。

表 10 - 10　　两次调研中社会支持、工作压力和隐性缺勤的现状

N = 312	时点 1Q		时点 2R	
	均值	方差	均值	方差
领导支持	**3.65**	**0.76**	**3.86**	**0.53**
我的主管对我完成工作有帮助	3.83	0.89	4.01	0.54
我的主管愿意拓展自身工作从而帮助我履行工作	3.71	0.92	3.96	0.58
在工作中，我的主管以我的工作成就引以为傲	3.60	0.82	3.78	0.65
我的主管会尽可能地使我的工作有趣	3.49	1.02	3.70	0.76
同事支持	**3.95**	**0.53**	**3.99**	**0.51**
当我需要谈论与工作有关的问题时，我的同事都会倾听	3.93	0.58	3.95	0.59
我的同事帮我处理困难的任务	3.89	0.69	3.98	0.64
我的同事在工作危急的情况下会对我伸出援手	4.04	0.65	4.05	0.59
挑战性压力	**3.49**	**0.58**	**3.42**	**0.43**
我所承担的工作（或任务、项目）的数量	3.50	0.76	3.41	0.51
我在工作上花的时间	3.51	0.77	3.49	0.49
在规定时间内必须完成的工作量	3.42	0.80	3.35	0.60
我所承受的时间紧迫感	3.47	0.73	3.36	0.63
我所承担的所有责任	3.60	0.76	3.48	0.65
我职务包含的责任范围	3.46	0.72	3.42	0.61
阻碍性压力	**2.75**	**0.79**	**2.88**	**0.68**
单位更看重背景、关系而不是工作表现	2.62	1.28	2.88	0.85

续表

N = 312	时点1Q		时点2R	
	均值	方差	均值	方差
搞不清我在这个岗位上该做什么	2.23	1.12	2.54	1.12
为完成工作我需要经历的繁琐流程	3.08	1.21	3.08	0.93
缺乏工作安全感	2.91	1.33	2.89	1.05
我的职业生涯停滞不前	2.94	1.30	2.99	0.98
隐性缺勤	**2.27**	**1.99**	**2.02**	**1.68**
假如将您现在的工作能力处于最佳状态记作10分，您会给您现在的工作能力打多少分（反向）	2.17	2.76	1.91	1.94
您的工作需要有体能要求，您给自己工作的体能能力打多少分（反向）	2.52	3.38	2.09	2.47
您工作需有稳定的心理状态，您给自己工作的心理能力打多少分（反向）	2.21	2.39	1.97	2.04
您工作需要有人际交往能力，您给自己的人际交往能力打多少分（反向）	2.19	2.19	2.12	2.45

（三）社会支持、工作压力和隐性缺勤的一阶潜水平因子与二阶潜差分因子之间的相关性分析

本研究建立了一个潜差分模型来检验时点1的一阶潜在水平因子以及二阶潜差分因子之间的相关性。该模型仅存在结构之间的相关性，没有变量间的路径关系。表10-11显示，医务人员在时点1的水平相关性上，领导支持与同事支持呈正相关（r=0.673，p<0.001），与挑战性压力（r=-0.207，p<0.001）、阻碍性压力（r=-0.429，p<0.001）以及隐性缺勤（r=-0.315，p<0.001）分别呈负相关关系。同事支持与两种工作压力均为负相关（r=-0.162，p<0.01，r=-0.350，p<0.001），与隐性缺勤也呈负相关关系（r=-0.324，p<0.001）。挑战性压力与阻碍性压力（r=0.645，p<0.001）、隐性缺勤（r=0.261，p<0.001）之间呈正相关。最后阻碍性压力与隐性缺勤呈正相关关系（r=0.386，p<0.001）。所有变量之间的关系均显著。

如表10-12所示，所有二阶潜差分因子之间都有显著差异。领导支持与同事支持呈正相关（r=0.317，p<0.001），与挑战性压力（r=-0.197，p<0.001）、阻碍性压力（r=-0.230，p<0.001）以及隐性缺勤（r=-0.386，p<0.001）呈负相关关系。同事支持与两类工作压力（r=-0.108，p<0.001；r=-0.276，p<0.001）以及隐性缺勤（r=

-0.157，$p < 0.001$）均呈负相关关系。挑战性压力与阻碍性压力（$r = 0.351$，$p < 0.001$）和隐性缺勤（$r = 0.259$，$p < 0.001$）具有正相关关系。阻碍性压力同样与隐性缺勤表现出正相关关系（$r = 0.333$，$p < 0.001$）。并且上述变量间的关系在统计学含义上彼此之间都有显著相关关系。

表 10 – 11　一阶潜在水平因子之间的标准化相关性（时点 1：2017 年）

	领导支持 t1	同事支持 t1	挑战性压力 t1	阻碍性压力 t1	隐性缺勤 t1
领导支持$_{t1}$	1				
同事支持$_{t1}$	0.673***	1			
挑战性压力$_{t1}$	-0.207***	-0.162**	1		
阻碍性压力$_{t1}$	-0.429***	-0.350***	0.645***	1	
隐性缺勤$_{t1}$	-0.315***	-0.324***	0.261***	0.386***	1

注：潜在水平分数之间的相关性是标准化的，** $p < 0.01$，*** $p < 0.001$。

表 10 – 12　　　　　　　　二阶潜差分之间的标准化相关性

	Δ 领导支持	Δ 同事支持	Δ 挑战性压力	Δ 阻碍性压力	Δ 隐性缺勤
Δ 领导支持$_{[t1-t2]}$	1				
Δ 同事支持$_{[t1-t2]}$	0.317***	1			
Δ 挑战性压力$_{[t1-t2]}$	-0.197***	-0.108***	1		
Δ 阻碍性压力$_{[t1-t2]}$	-0.230***	-0.276***	0.351***	1	
Δ 隐性缺勤$_{[t1-t2]}$	-0.386***	-0.157***	0.259***	0.333***	1

注：二阶潜差分之间的相关性是标准化的。*** $p < 0.001$。

（四）医务人员社会支持、工作压力与隐性缺勤的潜差分模型估计

首先，本研究对两次时点的 5 个变量进行了验证性因子分析，时点 1 的条目因子载荷在 0.667～0.971，时点 2 的条目因子载荷在 0.726～0.954，均大于 0.6 的标准，表明量表结构具有有效性。其次，两次时点各变量的 Cronbach's α 值大于 0.853 与 0.884，AVE 值在 0.538～0.793 与 0.608～0.771，CR 值在 0.852～0.941 与 0.885～0.932，均满足 Cronbach's α 值大于 0.7，AVE 值均大于 0.5，CR 值均大于 0.7 的标准，代表变量具有较好的信效度。最后，采用 Harman 单因素检验估计共同方法偏差，提取的第一个因子的方差解释率为 20.256%，没有超过临界值 40%，可以认为不存在严重的共同方法偏差。

本研究对数据进行预处理后，对领导支持、同事支持、挑战性压力、阻碍性压力以及隐性缺勤的潜差分模型进行了拟合度检验，各项指标的结果均符合标准。χ^2/df（Degrees of Freedom）为 1.657，RMSEA（Root Mean Square Error of Approximation）为 0.046，CFI

（Comparative Fit Index）为 0.839，TLI（Tucker – Lewis Index）为 0.825。

在潜差分模型中（见表 10 – 13），在控制了医务人员教育水平、职称、从业时间以及税后年收入后，领导支持对隐性缺勤在潜水平效应（β = − 0.399，p < 0.001）与潜差分效应（β = − 0.474，p < 0.001）上都具有消极的显著影响，假设 H1 得到验证。

领导支持与挑战性压力具有显著消极的潜差分效应（β = − 0.063，p < 0.05），但在潜水平效应上并不显著（β = 0.030，p > 0.05），两者之间存在消极关系但是与假设 H2 的预估方向不一致。

挑战性压力对隐性缺勤在潜水平效应（β = 0.196，p < 0.001）与潜差分效应（β = 0.212，p < 0.001）上同样具有显著的正向影响，但这与假设 H3 的预估方向相反。

同事支持对隐性缺勤在潜水平效应（β = 0.034，p > 0.05）与潜差分效应（β = 0.035，p > 0.05）上均不具有显著影响，假设 H5 没有得到支持。

同事支持与阻碍性压力具有显著消极的潜水平效应（β = − 0.096，p < 0.05）与潜差分效应（β = − 0.184，p < 0.001），假设 H6 得到验证。

阻碍性压力对隐性缺勤在潜水平效应（β = 0.076，p > 0.05）上没有统计学上的显著性，但在潜差分效应（β = 0.232，p < 0.001）上具有显著的正向影响，假设 H7 得到支持。

表 10 – 13　　基于理论的五因素潜差分模型的标准化参数估计表

N = 312	标准化系数		
	Δ 挑战性压力[t1 – t2]	Δ 阻碍性压力[t1 – t2]	Δ 隐性缺勤[t1 – t2]
潜差分效应			
Δ 领导支持[t1 – t2]	− 0.063*		− 0.474***
Δ 同事支持[t1 – t2]		− 0.184***	0.035
Δ 挑战性压力[t1 – t2]			0.212***
Δ 阻碍性压力[t1 – t2]			0.232***
潜水平效应			
领导支持[t1]	0.030		− 0.399***
同事支持[t1]		− 0.096*	0.034
挑战性压力[t1]	− 0.729***		0.196***
阻碍性压力[t1]		− 0.690***	0.076
隐性缺勤[t1]			− 0.689***
教育水平	0.033	− 0.085**	− 0.008
职称	0.043	0.067	− 0.050
从业时间	− 0.027	− 0.019	− 0.033
税后年收入	− 0.037	− 0.048	0.086*

注：均为标准化系数，* p < 0.05，** p < 0.01，*** p < 0.001。

如表 10 - 14 所示，在二阶潜差分因子构造的潜差分模型中，挑战性压力对领导支持与隐性缺勤关系的潜差分效应量具有显著的中介效应（β = -0.013，p < 0.05），假设 H4 的中介作用得到支持。而阻碍性压力在同事支持与隐性缺勤关系的潜差分效应量也具有显著的中介作用（β = -0.043，p < 0.001），但由于表 10 - 13 结果中显示同事支持对隐性缺勤在潜水平效应（β = 0.034，p > 0.05）与潜差分效应（β = 0.035，p > 0.05）上均不具有显著影响，故而阻碍性压力在同事支持与隐性缺勤的关系上在本研究中表现为拟合上的完全中介关系，假设 H8 得到支持。

表 10 - 14　　　　社会支持预测隐性缺勤的潜差分因子中介效应值表

	中介变量的间接影响	
	Δ 挑战性压力[t1-t2]	Δ 阻碍性压力[t1-t2]
Δ 领导支持[t1-t2]	-0.013*	
Δ 同事支持[t1-t2]		-0.043***

注：均为标准化系数，*p < 0.05，***p < 0.001。

五、讨论

本研究基于公私立医院收集的 312 份问卷，深入解析了医务人员的人口学特征信息、领导支持、同事支持、挑战性压力、阻碍性压力以及隐性缺勤的当前现状，并在潜差分模型中考虑在较长时点上变量间的变化关系。同时，本研究以工作场所挑战性压力的动态变化为中介变量探究领导支持的动态变化与隐性缺勤的动态变化之间的中介作用；以工作场所阻碍压力的动态变化为中介变量探究同事支持的动态变化与隐性缺勤的动态变化之间的作用机制。

（一）我国医务人员社会支持、工作压力、隐性缺勤现状

基于上述分析，本研究将从医务人员的社会支持、工作压力、隐性缺勤方面进行阐述。

一是我国医务人员的工作场所社会支持现状。在变量状况分析中，医务人员感知的领导支持均值在时点 1 为 3.65 分，时点 2 为 3.86 分；而感知的同事支持在时点 1 的均值为 3.95 分，时点 2 为 3.99 分。由此可以看出，我国医务人员整体工作场所感知的社会支持处于中上水平，并且有向好发展的趋势。这与学者们在针对护理方面的研究中表明领导与同事的支持对员工在工作中的重要意义结果一致。因此，无论是领导支持还是同事支持都应在维持当前水平状况下可以有稳步提升。在本研究中，一方面，医务人员的领导支持在相对增长空间上高于其同事支持。领导支持对医务人员完成工作有帮助在两年调查中均具有很高的评价，而领导在拓展自身工作从而帮助医务人员履行工作方面变化最为强烈，均值提升

0.25分。这可能的原因是领导在组织中负责管理协调组内工作以及人力资源的分配，合理的分配方式使员工在工作时面临较小的阻力。领导在组织中掌握更多的分配资源，其自身也拥有更深厚的经验积累，能给予医务人员日常工作中工作方式以点拨。并且领导对于员工而言一般具有榜样或指示作用，员工对其言行举止的变化具有更高的敏感度。另一方面，医务人员感知的同事支持的程度强于感知到的领导支持。究其原因可能在于同事与员工属于平等关系，双方均面临相差无几的工作任务、工作强度以及工作难度，在工作配合与任务处理方式上有更强的相似性，其提供的支持动作更为直观可感。但是基于个体的自身能力与资源不可能在一段时期内快速提高或充裕起来，故同事对员工的支持力度在短期内都很可能维持在一个相对水平上，没有过多精力分配给他人，或是增加支援的力度没有达到引起较大变化的程度。

二是我国医务人员工作压力的现状。本研究与传统研究的区别在于将工作压力细化为挑战性压力和阻碍性压力。挑战性压力源于个人能够自己克服并帮助个人成长的压力源，通常采用积极的方式应对挑战性压力。而阻碍性压力则较为消极，往往过重的工作要求会带来适得其反的效果。在变量状况分析中，医务人员感知的挑战性压力均值在时点1为3.49分，时点2为3.42分；而感知的阻碍性压力在时点1的均值为2.75分，时点2为2.88分。而在同期中，我国某房地产员工的挑战性压力均值为3.30分，阻碍性压力为2.64分。相较之下，我国医务群体的工作压力偏高，挑战性压力虽有回落，但是变化量极小，绝对值仍是偏高；而阻碍性压力有向强发展的苗头。上述表现向外反馈出急需控制防止挑战性压力与阻碍性压力水平向不利方向发展的信息。从访谈与数据分析结果来看，这可能的原因在于：首先，我国近些年来对医疗卫生事业的高度重视，加快了发展医疗卫生事业的步伐，连续多次发布"健康中国2030"的规划安排，激增的社会任务使社会对医疗资源的需求进一步加强，医疗需求与供给医疗资源之间不匹配，而较低的群体替代性则把医疗事业前行的希冀变为医务人员沉重的负担。其次，医患关系紧张的状况还未得到完全解决，近年来医疗暴力事件层出不穷，患者及其家属在承担高额的医疗费用与治疗过程的痛苦煎熬后，心理情绪未得到及时疏导容易发生极端行为。医务人员的职业特殊性使其必须承担救死扶伤的重任，但是个人生命健康安全受到的威胁也无形中加大了医务人员的身心压力。再次，智慧医疗在医院开始普及，医务人员需要学习智能仪器的使用并在工作中体现双方交互的价值，在患者治疗前、治疗中以及治疗后均有详细要求与说明。但以运用最广泛的电子病历系统为例，已有研究表明医生需在病例上花费49%的时间记录、书写、重复叙述，仅花27%的时间用于患者的病情交流与嘱托。信息技术在临床运用中并非被所有医务人员都集成到工作流程中，烦琐的流程与对工作状况的不明晰、对工作内容的不了解使临床工作任务重复或是任务时间划分不佳，消耗了医务人员对当前工作的认可程度。最后，晋升制度的要求迫使医务人员在临床与科研中分身乏术，进一步加剧了医务人员的工作强度与压力。除此之外，不公平的晋升、论资排辈等隐性条件也加剧了医务人员的晋升难度，事业停滞不前带来与自我追求的高度落差促使阻碍性压力进一步加剧。

三是我国医务人员隐性缺勤的现状。在变量状况分析中，医务人员感知的隐性缺勤均值在时点1为2.27分，时点2为2.02分，且每位医务人员均表现出了不同程度的隐性缺勤状况，体现了医务人员是隐性缺勤爆发的主要人群之一的特征。这与其他学者的观点相同。首先，医者仁心、救死扶伤就是在与时间赛跑，我国传统的"人命关天"的价值观使医务人员将患者安危放在首位，忽视了自身的健康状况。其次，医务人员职业暴露的概率很大，而后果也是十分严重的，各类特殊设备的安全危机对健康的影响也可能增加医务人员隐性缺勤的概率。最后，过于劳碌与枯燥的工作环境也可能会激发个人本能的厌烦情绪，医务人员也是独立的个体，每天面对大量生老病死案例冲击心理防线，对工作的不满、工作的超负荷透支了个人资源的支出，其心理健康问题未得到及时疏导也可能会导致医务人员出现隐性缺勤的现象。

（二）领导支持对医务人员隐性缺勤的影响显著，而同事支持表现不突出

潜差分模型表明，工作场所社会支持中的领导支持与同事支持对隐性缺勤的影响程度不尽相同。医务人员的领导支持与隐性缺勤呈中等程度的负相关关系，而同事支持对隐性缺勤的直接影响并不显著。即组织中，当医务人员感知到的领导支持得到提升时，医务人员的隐性缺勤状况会随之下降。这与Yang等、De Jonge和Schaufeli的观点不相一致。他们认为同事支持的提升可以有效缓解员工在工作场所中的隐性缺勤问题，同时同事支持可能比领导支持更能缓冲工作需求和工作压力之间的关系。而本研究的结果与前人存在差异的可能原因在于：一是本研究使用了纵向数据探究两者间的关系，较于使用截面数据的相关研究可能会具有更强的解释力度；二是我国医务人员具有其自身的特点，在考虑中国医务人员的隐性缺勤水平时，由于医务人员的管理制度、工作量以及人才更替上的不同，也可能具有相应的特性。

在我国，医务人员具有十分漫长的培养周期，在相对一段时间内医务人员总量维持在一定水平，无法快速增加人员供给。而伴随着我国小康社会的发展，人民群众对卫生医疗保健服务的需求与日俱增，因此完成超额工作的工作能力、身体体能以及人际交往能力都很可能成为影响医务人员隐性缺勤的重要因素。而在上述方面中，领导作为员工的直接工作委派者，对员工的工作量、工作难度以及工作资源具有绝对的控制权力，领导不仅是代表了组织的意志，而且在一定程度上还取代了组织对于员工的意义，对员工的生产积极性具有较强影响力。而员工也将领导的动作视为自身工作优良表现的信号，当感知到领导在意自己并对自己提供帮助时，员工更可能回馈领导以积极的表现，来匹配领导对自身的期望，从而降低隐性缺勤程度。反之，还存在另一种可能，即使员工知道该做什么，因为领导没有提供物质支持他们也可能无法执行任务。这类在工作中不提供支持的领导也可能无法与员工有很好的沟通，导致员工事倍功半甚至徒劳无功而产生抵触情绪，从而引发隐性缺勤。而同事与员工在同一职级水平，两者都承担相对平均的工作强度，当任务繁重时，同事可能也无法从沉重的工作中抽身出来给予员工支持，对员工隐性缺勤的直接影响可能也并不显著。因此，从长期来看，由于领导更可能为员工从根本上解决工作难题，领导支持在工作场所中可能会比同事支持具有更好的缓解隐性缺勤的效果。

（三）工作压力的两个维度对隐性缺勤的正向影响显著

理论上，挑战性压力与阻碍性压力的压力源不同，给医务人员带来的心理暗示会有不同。挑战性压力可激发员工能力，给予员工克服困难的决心，正面回应压力带来的负面处境；阻碍性压力则打压员工的工作积极性，使员工在工作场所中感到不安，员工更倾向于采用消极的态度对待工作要求。因此，本研究中的一个重要贡献在于将工作压力的影响区分成挑战性压力与阻碍性压力的影响。而从研究结果来看，挑战性压力与阻碍性压力都对隐性缺勤具有积极的正向影响，即当员工挑战性压力或阻碍性压力增大时，其隐性缺勤的状况也在恶化。

这与前人研究的结果有所出入，Yang 等认为挑战性压力与隐性缺勤状况负相关，即当挑战性压力越强时，可以扼制医务人员隐性缺勤状况的恶化。或是有学者认为挑战性压力可以激励员工奋发向上，刺激绩效提升。而在本研究中，医务人员的挑战性压力和阻碍性压力与隐性缺勤都具有正向关系，其原因可能在于：在挑战性压力方面，一是两次采样时间点的医务人员存在的挑战性压力超过了自身可以负荷的程度，即超强的挑战性压力使其积极作用被消极作用抵消，难以克服这些压力对自身的伤害，给组织与个人都带来了消极的影响；二是我国传统文化中强调家庭付出的重要性，医务人员工作时间超长、不规律的值班时间以及占用过多生活时间，致使医务人员的家庭与工作失衡，来自私人领域情感的需求成为医务人员隐性缺勤的主观因素；三是在长期时间中挑战性压力过重损害了医务人员的健康状况、医疗服务质量等正面因素的影响，促使医务人员无法继续忍受当前困苦的工作劳动。在阻碍性压力方面，其被认为是无法克服的艰难困苦。一方面，阻碍性压力给员工带来的是由烦琐枯燥的流程导致的情绪消耗或是高度的职业不安全感，消耗了个人的工作满意度与工作热情；另一方面，医务人员的技能提高必须通过大量实践练习而来，而组织内部的人事管理制度、人情往来以及潜在的"论资排辈"规则令大量医务人员无法具有实操资格，长期从事基础性事务，面临不上不下的"尴尬"处境，削弱了对当前工作的热忱，在不具备完全更换当前环境的能力时选择隐性缺勤来缓解对境遇不满的落差。

（四）挑战性压力部分中介了领导支持对隐性缺勤的影响

从研究结果来看，挑战性压力中介了领导支持与隐性缺勤的关系。当领导支持越强时，可以降低挑战性压力，进而缓解医务人员隐性缺勤状况。这是首次在研究中探究了挑战性压力在领导支持与隐性缺勤关系中的作用。领导支持是指员工认为领导给予自身支持、鼓励和关心的程度。在工作场景中，管理者的支持程度可能会影响员工的绩效，但角色压力可能会起到中介作用。

根据资源保护理论，人们努力撷取资源、促成有价值的资源，并极力最小化导致资源损耗的威胁。在保护资源的过程中，资源可以激励个人成长，通过驱动资源的可利用性，激励个体在工作场所中借力发展，实现自我成就的提升，并且更有利于支持个人实现在组织目标中的成就。在此之中，领导为员工提供更具灵活性的决策方式和支持，其分别满足了员工工作自主性和归属感的需要，促成个体资源的积累，缓解高工作要求带来的挑战性压力。例如，领导促进员工绩效的一种重要方式是通过提供关键资源——设备和培训。员工使用这些资源以达到更高的工作绩效要求，有更强的内在驱动以完成工作内容，从而更少出现隐性缺勤的状况。此外，如果员工认为领导过于挑剔刻薄，在思维理解上也可能把一些具有锻炼能力性质的挑战性工作，如扩大职责范围等，理解成为针对自己的"工作被区别对待"。这也可能产生因挑战性压力过高而出现的隐性缺勤。

具体而言，根据互惠原则，领导支持可能会通过三个具体机制缓解员工的挑战性压力，进而降低隐性缺勤的影响。首先，感知较高领导支持的员工会产生一种利用领导支持获得更多工作上的资源以辅助他们解决问题的感觉。员工借由领导的帮助在根源问题上给予员工根本上的解决建议与协助，降低工作难度，并在工作中提高效率，降低挑战性压力。其次，感知到的领导支持会通过满足下属如尊重、认同和从属等情感上的支持来减轻挑战性压力负荷，这使员工更能放开束缚开展工作。最后，领导支持有利于员工产生因感觉被领导器重的积极情绪，这种积极情绪让员工更认可自己的工作能力，提升工作自信，也可能缓解了挑战性压力。最终通过上述方式，员工得以更专心投身于工作中，在组织中施展抱负，树立更强的工作目标，专注于事业发展而减少个人隐性缺勤状况。

（五）阻碍性压力完全中介了同事支持对隐性缺勤的影响

研究结果也验证了阻碍性压力在同事支持与隐性缺勤之间的作用。同事支持是指员工认为同事在工作上给予个体关于心理状况、实际工作内容的支持程度。为组织中水平地位相当的个体互相提供支持与协助，可以被视为双赢或缓解危机矛盾的积极方式。当同事支持越强时，阻碍性压力得以缓解，员工隐性缺勤现状稍有缓和。这与大多数将工作压力视为消极因素的研究结果一致。学者认为同事支持可以从心理感知上平衡员工对工作艰难的感知，如分配公平。员工通过与同事的对比，从公平的角度得到心理慰藉，在比较中重新衡量自己的压力范畴，进而改变自己的工作行为。当获得的同事支持较强并在比较中占优势时，很可能会积极工作以保持自己的比较优势，进一步改善了在组织中的隐性缺勤状况。进一步地，同事之间拥有相同的领导与工作场景，彼此之间掌握更多来源于工作的相同信息，并拥有相似的同理心，并可由此作为共通点达到情感共鸣，通过讨论、协助等方式应对工作需求。

在组织管理实践中，除了领导之外，同事也是最重要的关系交往资源。在工作场景中，同事的支持程度很可能会改变员工对工作量的看法，并在任务分配中互相扶持。在同一工作环境中，同事更能与员工产生情感上的共鸣并提供准确的心理安抚，通过共有的专业技能与对工作内容了解的熟练程度，在主动提供对实际工作任务的协助上具有天然优势。同事更可能在员工工作的艰难困苦时加以援助，提供有效协作，进而缓解员工的阻碍性压力。同事支持使员工置身于丰富资源的工作环境中，激励员工提升对工作任务投入努力和能力的意愿，排解过度消耗个体资源的困境，可以激励员工的工作斗志降低隐性缺勤。

（六）存在的问题

深化医疗改革，提升医疗服务质量是我国未来一段时间卫生事业发展的主攻方向。医务人员作为医疗服务的提供者与卫生事业发展的领航者，其工作能力、动力、效率的高低与我国医疗服务水平的发展紧密相连。其中，医务人员隐性缺勤的程度更是影响医事服务发展的重要一环。本研究依据两波纵向数据进行实证分析，期望在针对医务人员的管理实践中可以略有贡献。研究的数据结果显示，医务人员感知的领导支持除了可以直接影响隐性缺勤之外，也可以通过缓解挑战性压力达到降低隐性缺勤的目的；医务人员感知的同事支持则可通过缓解阻碍性压力来减少隐性缺勤的状况。根据实证研究与访谈结果，我国在针对医务人员的组织管理实践中还存在以下几个问题：

一是领导在主导医务人员工作进程中表现较为强制、刻板，创新性不足，沿用传统管理模式，对于调动员工积极性上有待改善。在给予员工组织归属感上还有待努力。

二是同事的交往止于项目交流，对医疗行业中经常需要团体协作的工作，同事之间还未达到默契配合的要求。

三是工作压力制约医务人员心理状态。医院内部部门科室对人员任务分配不清，因行政管理、就诊管理差异间接增加了医务人员行政事务、工作内容的重复与低效。烦琐的流程机制和模糊的责任边界对工作效率起着负面影响。

四是医疗行业的工作强度与当前的晋升发展难度不断扰乱医务人员的心理状态。医务人员大多正在经历超长的工作时长、工作家庭的不平衡兼顾以及晋升发展的渠道不畅，付出与回报的不平衡对现存人员的稳定性具有一定冲击。

五是医务人员超长的培养周期与超高的行业壁垒限制了后备人才的储备供给。现有储备紧张，部分科室或医院的成员开始出现老龄化倾向，这对现有的存量人才而言更提出了体能与心理状态的双重考验。

六、关于医务人员管理的对策建议

（一）鼓励打造领导支持型团队氛围

医务人员在克服隐性缺勤状态时，领导支持的作用十分显著。领导代表着权威、力量、能量，特别是在此次新冠肺炎疫情暴发期间，各地医院院长书记等领导带头加入援鄂医疗队，冲锋在前，义无反顾，为医疗队做好先锋者，给予队员力量与行动支持。在实践中，领导应当积极发挥主观能动性，让医务人员可以感受到来自上级的关心与爱护。

对领导者来说，一是领导要把握好自己的工作状态。领导在工作中天然的权力与身份地位使下属在绝大多数情景下"服从""遵守"，当领导在工作中表现的是平易近人、乐于奉献、好善乐施时，则可以将自身的优秀经验、品质传递给下属，表达领导的亲和力；当领导在工作中表现的是独善其身、强权专制时，下属与领导的沟通往往并不十分顺畅，面对上级布置的工作很可能产生逆反心理，排斥或抵制该项任务。领导要主动融入下属，约束自己就事论事，给出团队积极的反馈与建议，避免一味地指责与责任归咎，这将更有利于积极团结内部人员，合力攻坚。二是医务人员的主要职责在于救死扶伤，而过多的冗余杂事消耗了医务人员的大量时间与精力。领导应当是组织与员工之间的调和剂，领导为了保持本组人员的工作顺畅应当主动为员工化解来自组织内部的矛盾与压力，与不切实际的任务行为做切割并化解内部矛盾，保护医务人员不受外界冗余的事物侵扰，在能力范围内为下属减压减负。三是运用领导的职能权力，为医务人员争取更多利于自身进修学习的时间与精力，并尽可能提供与当前工作任务高度相关的培训与学习资源。同时，在工作中信任团队成员，对团队成果引以为傲，向下属传达与其共进退的心理感知，消解下属在新任务中的惶恐与后顾之忧。

对院方等组织机构而言，一方面，可以在各科室内部通过尝试设立职能岗，重新招募职能专员以分担科室内部医务人员的非核心职能，并在本科室内制订详尽的岗位职责与责任明细，对下发的每项任务尽可能做到"传达明晰、要求清晰、信息准确、理解无误"，减少因信息不对称而导致的工作失误；另一方面，协助新员工树立职业信念，培养良好的职业习惯与员工素质，为其提供必要的绩效辅导与多种晋升渠道信息。医务人员的工作也重视经验传承，对于新入职的医务人员而言，领导不仅是上级，也更似于职业师父。在组织内部创建"传帮带"制度，领导在新人工作中可以通过主动引导其进行职业生涯规划，不定期进行一对一面谈沟通，工作期间通过跟随学习等方式，为新人树立正确的道德操守与职业价值观，以提升其工作主动性。另外，组织内要为新人积极搭建与老员工的沟通平台，通过在部门例会或组织培训等正式或非正式场合，多为新老员工提供交流机会，疏通组织内部的信息交流通道。对各类晋升渠道与晋升信息，组织内部要形成和谐的沟通氛围，引导非正式契约式沟通氛围。

对医务人员而言，鼓励与领导建立尊重互信的关系。通过开诚布公的交谈，减少工作中的摩擦，主动使领导了解自己的需求，及时与领导沟通工作困苦与困惑。工欲善其事必先利其器，积极从组织、上级中获取工作支持与资源，缓解因个体自身资源不足带来的效率损失。

（二）构建同事支持型合作关系

在本研究的论证中，在工作场所中除领导之外，同事更是医务人员得以顺利开展工作的重要伙伴。同事之间具有相同的工作场景与相似的工作内容，在工作中更能引起情感共鸣，互相扶持。

在员工个人方面，一是提倡"换位思考、将心比心"，理解同事间的难处与困苦，在必要时鼓励个人在力所能及的范围内不吝帮助，共渡难关，从而提升组织内部的人文关怀；二是调整自我心态，在协调同事关系时尊崇和谐友善的原则，采取更为温和的方式处理与同事的纠纷，就事论事，不将工作协调矛盾上升为个人人格问题；三是组织中同事之间的技能与专业知识储备也不尽相同，同事之间可进行非正式培训，交换工作中各自熟练掌握的医疗技能，扩大自身的技能储备，并为往后的任务分配中提供更多的候选人选。

在管理者方面，一是在工作中可为全体员工创造更多同事之间的互动机会，如组织团建活动、节日集体活动、科室联谊、技能讲座等活动，鼓励员工在非工作场合的交流互助，共同搭建信任关系，管理者通过为其提供员工之间展示个人魅力的机会，以从情感上加强同事间的关联、好感与信任；二是在工作场所中为员工之间营造积极交流的文化氛围，将同事之间的关系向"双赢"模式引导，在部门内部提倡良性竞争，扼制恶意打击的行为，防范"小团体"孤立个体的现象；三是除在组织层面对员工的积极行为给予赞美与肯定外，也致力于培养组织内部亲切热忱的氛围，鼓励医务人员主动倾听同事心声，提倡同事之间的互相欣赏。

在组织方面，因职业工种的特殊性，对患者的诊疗救治是一个全流程需要多方配合的过程，故除了同科室同事之间需要建立紧密的联系之外，还有跨科室的同事也需要有密切配合与交流。医疗团队的构建也可以为医务人员个体提供心理支援。当前医院机构多以科室为行政机构进行人员管理，在此基础上，可以通过跨科室搭建固定配合的诊疗小组，提高医疗救助能力以及不同环节同事配合的默契性。依据自愿原则，立足于科室专业性，配备护士、专科医生、麻醉师等必备工种人员，构建可以在中长期内配合协作的医疗团队。并在救治工作之外，积极为各个医疗团队开展素质拓展、跨团队交流学习、非正式聚会等活动，加强同事之间的非工作联系。通过在情感上认可个体的存在与对自身在工作生活中的意义，并愿意在对方为难之时给予援助，以达到互助共赢、提高效率的目的。

（三）关注医务人员工作压力状态与疏导方式

尽管本研究发现医务人员的挑战性压力与阻碍性压力都对隐性缺勤存在显著的正向影响，但在管理实践中本研究认为管理者可以控制适度的挑战性压力以发挥其潜在的积极作用，积极疏导医务人员群体面临的阻碍性压力带来的消极影响，培养医务人员团队合作能力。

在控制挑战性压力方面，各级医院管理者都应当将挑战性压力维持在一定可控的范围内，为医务人员制定一个具有挑战性又可达成的工作目标，对他们提供工作资源上的支持和职业技能的指导，给予医务人员一个安全和可以继续学习的工作环境；对工作任务的分发下达，需有明确的责任范围与达成标准，依据任务目标制订行之有效且合理的项目进程安排与绩效考核标准；医务人员承担的任务数量应在医院总体上具有平衡性，对于十分棘手的项目在必要时可通过拆解项目内容或加派人员驰援项目负责人，以控制挑战性压力的增长。

在减缓阻碍性压力方面，医院各科室对于医务人员已形成的阻碍性压力，需要及时了解医务人员的需求，并在科室能力范围内给予满足；对新进医务人员提供在职业规划、工作事务处理等方面的支持，进而增强新员工的对组织的认可度，渐进加深职业归属感；对新员工做好岗前培训，明晰在当前阶段的岗位需求与下一阶段的晋升要求。院方应当注重智慧医疗在实际管理中的运用，减少医务人员与患者不必要的工作流程与就诊流程，加强与其他院方医疗组织机构的合作，建立合理的结果互认、病患转诊机制，减轻医务人员在烦琐流程中支出的不必要精力；为所有医务人员提供一个良好的职业晋升渠道，培养团队合作能力，积极组织医护人员的团队建设，增进与院方、外部机构、科室内领导的工作配合度，筹建和谐默契的医护团队，进而达到减轻隐性缺勤的效果，稳定医疗队伍，塑造积极向上的工作精神面貌。

最后，人才是卫生战线的中坚力量，是人民的健康卫士。党的十八届五中全会从维护全民健康和实现长远发展出发，推出"推进健康中国建设"的新目标。"健康中国"要保障全民健康，医务人员作为全民的一部分，其健康问题应当得到保障，医务人员作为救治护理的一线奋战者，其健康问题更应当得到优先保障。对于存在严重工作压力并已经影响正常工作、生活的医务人员，院方需要及时提供心理援助，免费提供心理咨询，减轻带病工作带来的职业风险。并在院系内定期组织职业心理健康课程学习、不定期开展心理健康排查工作，及时发现心理状态异常人群，给予实时诊疗，保障医疗团队以身心全面健康的优良状态投入工作之中。

（四）医务人员工作强度与人才晋升制度

工作量与工作时长是医务人员工作状态不佳的原因之一，在问卷与访谈中都被重复提及。为了医务人员具有可持续的工作能力与质量稳定的服务输出，对医务人员的工作强度进行梳理优化是十分必要的。

在工作强度上，对组织而言，救治情况的突发性需要医疗岗位24小时均有人员在岗，对医务人员轮班的安排需要避免频繁无章地进行调换；倒班后保障夜班值守人员得到充足合理的恢复时间，杜绝因疲劳工作致使的医疗风险；为科室设置充足的岗位人员，岗位设置原则由编制导向转向工作量导向来匹配人员需求，尽可能使医务人员的工作时长回归到正常水平。对上级领导而言，在承接任务时明晰任务需求与时间节点，对不合理的任务要求提出质询并进行沟通；及时对团队内部相似任务进行同类合并，对项目分配进行人力资源整合，减少不必要的额外工作。对医务人员个体而言，及时对手头项目进行整体规划，制订详尽的任务规划与时间节点，积极主动与上级领导沟通项目进度；鼓励通过自学、同事协助、请教上级等方式弥补自身资源不足的情况，提升任务完成效率与质量保证。

在人才晋升上，在国家层面，可对医务人员岗位设置分类，制订更切实的晋升标准。国家卫生健康委员会在完善基层卫生技术人员职称评的意见中提出，需要完善适用于基层实践与工作业绩的评价指标。针对不同发展目标的医院同样可对不同工作导向的医务人员分门别类，细化切实的晋升标准，明确岗位任职资格要求。医院以研究性工作为主的，对从事疑难杂症的研究或探索新型医疗方式的医务人员，在晋升中可侧重考查论文质量、基金项目成果、教研成果等与研究工作相关的指标；对以从事基础性治疗或护理工作为主的医务人员，临床实践成果、患者满意度、医疗服务质量等实操性指标或更能代表其工作产出。在组织层面，任人唯贤、任人唯能，人员晋升必须时刻遵从公平、公正、公开的原则，依据切实的晋升标准，根据医务人员个人的思想动态、工作能力、成果贡献等，对表现卓越的医务人员予以肯定与赞扬，破除论资排辈、杜绝任人唯亲等不公正形式。

（五）注重人才增量的培养与稳定

本研究在访谈过程中发现，医务人员除关心存量医务人员对自身的影响之外，还关心新晋医务人员或后补医务人员的数量。我国医务人员在人均数量上与发达国家还存在一定的差距，尽管我国卫生人力资源已经形成了一套完整的从培养到任用到再培训的流程，但在实际操作过程中还存在由于实际情况限制而带来的不足。从"金眼科，银外科，累死累活妇产科"这句俗语可见一斑，不同科室之间、不同级别的医疗机构之间、公私立医院之间对人才的吸引力存在差异。其中最直白的表现在于高级别医疗机构的临床科室人手将将够用，而低级别临床科室存在严重的人手不足。随着我国小康社会的发展，公众对卫生健康的需求要求增长，叠加的工作量与长期不增的人手数量之间相互碰撞的结果则是存量医务人员的工作压力激增，严重透支身体精力。在未来，无论是从对医务人员的教育培养方面还是从医疗机构管理改革方面，都要关注缓解医务人员工作压力的相关措施。

在教育培养上，可参考历年优化的"免费师范生"政策，对"免费医学生"政策进行完善，向应届生清晰准确地阐述免费医学生应履行的责任与义务，厉行敦促免费医学生合约的履行，降低失约、毁约率，建议从仅允许农村生源开放至城镇生源；对特殊的民族医学类专业，招考生源可向聚集地区增额倾斜，允许适当降分录取；通过社会舆论引导、校内志愿填报咨询、学生兴趣培养等方式，引导优秀学子就读医学类专业；帮助医学生树立积极的价值观，正确看待各个专业方向对人类社会发展的贡献，缓解热门专业大量收割人才、冷门专业无人问津的状况。

在医疗机构管理上，具体的干预措施包括指导新入职员工梳理入职的岗位职责与任务流程，明晰岗位晋升通道，为在职医务人员制订公平公正的晋升计划，协助新员工进行全面的职业发展规划；加强新老医务人员的交流，在组织内除为新晋医务人员配置教习导师外，可对同批次新晋医务人员配置辅导导师，对医务人员在组织内的行政事务、同事关系建立等非医疗事务提供协助，帮助新医务人员快速融入工作环境并建立组织归属感；支付与医务人员岗位职责、工作任务量、工作年资相匹配的薪资，明确特殊补贴等待遇，保障同级、同量、同岗、同区的医务人员在薪资待遇上的相对公平，以及为初级医务人员提供保障住房或宿舍公寓，在生活上为他们减少后顾之忧。

七、结论

我国医务人员隐性缺勤对卫生事业的发展危害极大，作为制约卫生事业发展的重要因素，在针对该群体的隐性缺勤影响机制探究中，本研究从工作场所的社会支持角度出发，主要得出以下结论：

第一，考虑了工作场所中最主要的两大群体领导和同事，领导支持对医务人员的隐性缺勤状况具有显著的负向影响，但同事支持的表现并不显著；第二，本研究区分了工作压力中的不同压力源的作用，可分为挑战性压力和阻碍性压力，但是或出于挑战性压力过高的原因，实证结果显示挑战性压力与阻碍性压力均显著正向影响医务人员的隐性缺勤；第三，领导支持还可以通过挑战性压力对医务人员的隐性缺勤起作用，领导支持缓和了医务人员的工作量并可以协助明确员工岗位责任，使员工在工作中更具有动力；第四，阻碍性压力则可以中介同事支持与医务人员隐性缺勤的关系，同事支持给予医务人员更具有亲和力的工作氛围，分担同事的烦琐任务，缓和了阻碍性压力，进而有更强的精力与毅力坚持完成工作；第五，本研究基于医务人员社会支持对隐性缺勤影响机制的总结，也为组织内部医务人员、领导、院方及相关机构提供了参考建议。

同时，本研究也存在一定的局限性，仅供后续学者针对以后的相关研究提供思路展望：

第一，建议使用交叉滞后模型设计来重复本研究的结果，以此丰富相关研究成果。本研究使用两波问卷设计来研究支持社会支持对隐性缺勤的影响，较之横截面数据可以进一步支持研究结论。但是，变量之间的因果关系推断需要更加谨慎对待。本研究不能排除潜在的逆向因果关系。例如，一个存在隐性缺勤的员工可能会对感知的来自领导或同事的支持不敏感。因为本研究没有时点 -1（2016 年）的因变量数据支持，故不能排除这种可能性。第二，匹配更丰富的样本范围与样本量以扩大研究结果的影响。由于自发问卷在人力、物力、时间上的消耗过大，受到纵向数据较难收集的限制，本研究匹配两年的样本量有限。且受实际条件的限制，未能完全按照相关统计的医院分布数据进行取样，虽满足心理测量学的相关要求，但可能会对研究结果的推广有一定影响。今后研究中可以借助其他科研力量，联合开展数据收集工作，以进一步丰富研究样本。第三，探讨其他社会支持的维度对隐性缺勤的影响。本研究考虑工作场所社会支持的领导支持与同事支持两个方面，但是社会支持还有其他维度的划分，如情感性、工具性、资讯性支持等，或是考虑下属对于领导的支持作用。并且针对单个组织内部的改善情况在研究上未深入展开，建议在未来研究中可以更全面地考虑社会支持变量的影响并聚焦有针对性的案例进行分析。

第七节　助推工作家庭平衡

目前，企业较快的生产节奏显著地提升了员工绩效，但这也对员工健康状态、家庭与工作平衡造成较大影响。在为整车厂提供整车线束的 L 公司中，员工需要 12 小时的白班夜班倒班，无法照顾家庭，工作家庭不平衡问题较为严重。这使员工健康较差，并引发较为严重的隐性缺勤，甚至绩效下降。为此，本研究旨在了解劳动密集型 L 企业员工的健康、工作家庭平衡状况，探究员工健康和工作家庭平衡如何影响工作绩效，为企业建立健康管理体系和工作家庭提供研究支撑。首先，对员工健康、工作家庭平衡、隐性缺勤和工作绩效的现状进行分析；其次，探究员工健康、工作家庭平衡和工作绩效三者之间的正负相关性；再次，探究员工健康和工作家庭平衡通过隐性缺勤这个中介变量如何影响工作绩效；最后，为企业政策制定和后续研究开展提供理论支持。

一、文献综述与模型构建

（一）基本概念

1. 工作家庭平衡。

所谓工作家庭是指个人对工作满意，对家庭满意没有较大的角色冲突，所谓平衡是指个体可以平等地参加相应的工作活动，同时在家庭中也担任重要的家庭角色。实现工作家庭平衡，既包括企业制定的时间平衡（所谓时间平衡是指员工在生活和工作上投入的时间基本相同），也包括企业的心理平衡（所谓员工的心理平衡是指在不同阶段，不同角色或者不同契机下心理的变化状态）。对于企业来说，不要因为自身工作的开展而忽略了员工的家庭。所谓家庭工作冲突，就是员工无法胜任家庭领域和工作领域的多重关系和角色，导致员工很难平和地进行交流，也无法解决职业和家庭之间所存在的矛盾，由于家庭关系的失衡，导致员工也会面临较大的压力。工作家庭平衡计划能够让员工寻找到自己幸福的平衡点，这样一来可以让员工高效率地完成工作，同时能够缓解家庭为员工带来的压力，目前我国的工作家庭平衡相关研究不断发展，但是截至目前没有形成一个统一的概念和界定。分析不同的概念界定，我们对其进行总结，可以发现有以下三种情况。

第一，我们可以从家庭冲突和工作家庭相互促进两个角度来分析工作家庭平衡。学者将工作家庭平衡定义为一个人工作和家庭需求是均衡的状态，在某种程度上来说，家庭之间的平衡是一个重要的问题，因为如果员工不能平衡家庭与工作的问题，就无法对公司产生良好的绩效。

第二，从多角色的角度来进行工作、家庭的定义，所谓工作家庭平衡是工作和家庭两个领域的卷入程度。美国学者将工作家庭平衡定义为一个个体能够平等地参与工作的各种事项，同时还能够履行自己在家庭中的责任，实现在家庭中的活动参与，从而获得较高的满足感。美国学者认为工作家庭平衡是指员工的工作和家庭中都能够获得良好的满足感，不会感受到较高的角色冲突。

第三，从多角色的有效性和满足感多个角度来分析工作、家庭平衡，美国学者认为工作家庭平衡是指一个个体能够均衡地参与工作和家庭的各种活动，从中体验到相应的满意感。同时美国学者指出工作家庭平衡能够实现角色期望，并且在工作和家庭领域中通过协商和分享能够让员工自身的满足感更强。如果家庭和工作中的每一个角色职责员工都能够良好的完成，则说明员工自身具有较强的能力。

分析以上研究内容，本研究以 L 企业为基础分析企业的工作性质和工作时长，从家庭和工作的角度来分析对员工造成的影响，本研究在研究的过程中以此为基础，将工作家庭平衡定义为家庭和工作的需求能够达到一个相等的均衡状态。

2. 企业员工健康。

1947 年，世界卫生组织提出了第一个多维度的健康定义，所谓健康是指身体心理都能够适应社会达到良好的状态，健康不仅仅是没有疾病，还包括自身生活状态的良好以及优质的生活条件。20世纪60年代，我国的整体健康水平还偏低。我国学者认为健康是相互作用的，也会影响一个人的身体、情绪、理智以及职业。1986年，世界卫生组织重新定义了健康的内涵，所谓健康并不是一个生活的目的，而是一个人个人能力的体现。1989年，世界卫生组织认为健康包括身体健康、心理健康以及道德健康。当前社会的健康可以通过预防保健的模式来实现，但是在20世纪三四十年代只能依靠大型医院或者医疗科技的进步来实现健康。

健康新定义是新型健康状态的简称，包括生理、心理和适应自然等各个角度不同的内容，在不同健康活力和伤害因素的影响下，每个人都会出现不同的状态。当健康活力占据主导地位时，我们则可以认定其健康水平较高。

3. 工作绩效。

对于员工来说，工作绩效是他们关注的对象，除了员工外，企业也非常关注工作绩效，但不同的是，他们关注绩效的出发点并不一样，一般企业比较关注的是交代下去的任务员工完成的怎么样，而员工更在乎的是，自己的工作做得好不好，领导对自己工作的评价是怎么样的这类问题。工作绩效一般表现在两个方面：一种是以行为作为导向，就是工作的过程常常作为关注的重点；另一种是以结果作为导向的，也就是以工作的完成度来进行绩效的评价。员工表现的方式之一就是以个体的工作绩效为依据。虽然在实际工作中，员工的工作情况还会受一些其他外在因素的影响，但在某种程度上绩效已经算是可以较好地表现出员工工作情况的工具了。工作绩效在某种方面能够反映出公司的工作环境以及关注的重点，还可以用工作绩效作为手段来完成企业的各项工作要求。从以上学者研究可知，以结果为导向的工作绩效有利也有弊，有利的一方面是能够反映出员工的工作情况，不利的一方面是如果企业过于关注工作完成的结果，而去忽略掉工作过程中的一些事情，常常会导致员工之间存在不良竞争的关系，因为在这种情况下，可能会有员工会为了达到目标而不择手段。一个优秀的绩效考核标准，在进行考核时不仅需要去关注结果完成度，还需要对在完成工作时员工的工作过程是如何的，过程在某种程度上比结果更具有参考的意义。在实际工作中，如果只考虑结果是不全面的，片面的考核结果将不利于企业去完成工作目标，正确的做法是将两者结合起来，不断进行优化考核标准。

4. 隐性缺勤。

缺勤，是指员工没有在工作时间内出现在工作场地的状况，但是隐性缺勤指的并不是没有来上班，而是员工虽然出现在工作场地，但是工作效率低下。在某种程度上低下的效率甚至与缺勤相同，这也是隐性缺勤被提出的基础。美国学者将隐性缺勤与出勤率进行综合，将其定义为一种组织公民行为。从2000年开始，隐性缺勤的概念在人力资源管理方面受到广泛关注。我国已经有许多学者认识到，通过管理出勤能够实现自身竞争优势，隐性缺勤会比实际缺勤造成更大的生产损失。

目前我国学术界还没有对隐性缺勤进行概念的界定和划分，通过梳理有关隐性缺勤的相关文献，可以看到很多研究者认为问题主要表现在投入工作的精力减少，还有家庭事务的增多等相关原因，都会在一定程度上分散员工的注意力，而工作态度则会导致员工在上班过程

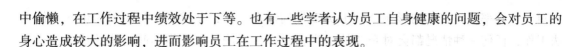

中偷懒，在工作过程中绩效处于下等。也有一些学者认为员工自身健康的问题，会对员工的身心造成较大的影响，进而影响员工在工作过程中的表现。

（二）工作家庭平衡、企业员工健康、隐性缺勤与工作绩效相关研究

1. 工作家庭平衡与工作绩效关系的相关研究。

有许多专家与研究学者对家庭平衡与工作绩效进行了深入的探讨，对于他们的关系也得出了相应的结果。有学者指出了家庭情况对于工作的消极作用，而忽略了工作给平衡关系带来的负面影响，将工作绩效的降低与两者之间的冲突单一地归结到家庭方面。该学者只是片面地对员工的工作绩效进行了统计，对员工工作的心态与压力做了测试等；与此同时，企业可以请来专家对企业的内部组织构建进行革新，针对员工的不足对员工以后的行为或活动进行改进，为员工提供咨询和培训业务等，使员工有机会将家庭或工作的问题进行倾诉，并能够得到有效的回复与解决办法，从而使员工能够很好地将精力集中在工作上，提高企业的经济效益。有学者研究了不同岗位不同家庭条件的员工平衡方式，并且研究了影响选择方式的因素，进而发现企业的制度会带来较大的影响，如弹性工作制能对员工的积极性起到明显的积极作用，为工作绩效的提升做出了较大的贡献，更为重要的是，如果员工能够得到企业的各个方面的支持，会对员工的家庭也带来积极作用，所以企业在对员工进行培训或培养时，要考虑到员工的实际情况。学者陈辉针对 IT 行业进行了研究，他们惊人的发现无论是在年龄与性别方面还是是否已婚甚至是职位的不同，都对平衡家庭与工作的效果没有什么明显的作用效果，这与其他研究者的结果截然不同。通过对家庭条件相差较大的员工进行研究得出，家庭条件较好的员工会处于那些设身处地为员工着想的企业中，而且这种企业的利润或经营效果要比没有相应政策的企业好。根据员工的表现制定一些有利于家庭质量的政策或规定等，不仅可以为企业带来较高的利润，还可以将家庭的质量进行有效的提升，可以使员工实现工作与家庭的双丰收。员工的工作绩效可以通过改善家庭质量来提高，他们是一种相辅相成的关系，由于家庭条件的不同，工作的效率也会出现差别。同样地，幸福指数与工作绩效是相互促进的关系，并且幸福指数也能够影响家庭的质量，同时他们也研究了家庭质量与工作绩效的关系，并得出了两者相互促进的关系。

2. 企业员工健康、轮班工作与工作绩效关系的相关研究。

在"霍桑实验"中发现人更多的是"社会人"，在社会生活中，员工的行为是很容易被情绪主导的。在实验中，当改变工人在工作照明条件时发现对于产量的影响并不大。但是，在后面对员工进行一系列访谈之后发现，员工的工作效率大大提升了、产量也提高了很多。研究发现，通过访谈，员工将自己在工作中不满的情绪表达出来之后心情变得舒畅了很多，正是因为心情变好，员工在工作中的效率明显提高了。这说明员工工作时的心理状况对于工作的完成度来说具有重要的意义。企业的管理者应该经常找员工谈话，进行心理辅导，不断保障员工在工作中的健康，企业为了使员工能够感觉到公司的温暖，也经常会设立一些突出个人的活动，显示出以人为本的重要性，进而使员工对公司的认同感更加深刻，更愿意为公司工作，为公司奉献。不仅如此，员工的身体状况也

会对工作效率产生直接的影响。如果员工带病还在工作，又或者是员工因为生病请假无法工作，任何一种情况都会对企业的生产状况产生影响。在工作期间情绪的传染是非常快的，员工带有负面情绪将会影响到其他人，更严重的是在心理方面具有问题的员工，很有可能会因为不良的心理问题对工作产生抵触心理，影响企业目标的完成。以上很多因素，在某种程度上都会影响企业的发展。因此，企业在进行管理中，更要关注相关方面的问题，对于员工出现的心理状况进行及时疏导。

（1）轮班工作——健康的负面影响。

工作时间安排是组织中的一个关键问题，因为它是联系人的能力和生产手段的基本条件。最近的统计数据表明，大多数工作人员从事"非正常"或"非标准"工作时间，包括轮班和夜班、周末工作、随叫随到工作、压缩周数、远程工作、兼职工作、可变/弹性工作时间和延长的工作时间（即12小时轮班）轮班工作，尤其是包括夜班在内的工作，是研究最广泛的条件，因为它可能在几个层面上干扰人类的体内平衡。人体生理节奏的紊乱被认为是轮班工作对健康产生不利影响的主要途径，尤其是对于包括夜班在内的工作安排。参与轮班工作（大部分）的工人承受着持续的压力，以尽快适应可变的工作周期，而长期夜班工人几乎可以完全适应，只要他们在休息日也能继续保持他们的睡/醒循环。许多调查表明，肠胃疾病在轮班工人中比在白班中更常见，幽门螺杆菌感染在倒班工人中比在白班中更普遍。最近许多研究报告称，夜班工人营养和代谢紊乱的发生率较高，如超重和肥胖（包括全身和腹部），以及夜班工人甘油三酯和总胆固醇（高密度脂蛋白胆固醇降低）水平升高，对冠心病发病起到一定作用。轮班工作对工人健康和绩效的负面影响，进而对生产率、缺勤率和公司成本的负面影响。

（2）健康——绩效的负面影响。

一些研究估计了在可比的工作条件下，8小时轮班制的早上、下午和夜班的相对事故风险。结果显示，与早班相比，下午轮班的风险增加了18%，夜班增加了30%。此外，其他研究报告称，连续轮班的风险在第二天晚上增加了约6%，第三天晚上增加了17%，第四天晚上增加了36%。

此外，值班时长也是疲劳相关事故的一个关键因素，这一点由国家事故统计趋势的研究报告得出。对英国进行的几项研究的综合分析显示，工作8小时后，事故几乎呈指数增长；这一点在瑞典和德国也得到证明，前者基于对国家工伤事故数据库的审查，后者通过工伤事故保险登记处有数据说明。根据这些研究，在12小时轮班工作时，有可能将事故风险增加一倍。

3. 工作家庭平衡与员工健康关系的相关研究。

保持工作和家庭的平衡对于保持个人的身心健康，促进组织的良好运作，维护社会和谐具有重要意义。工作—家庭平衡所带来的心理健康、主观幸福感、生活质量等方面的改善是特别明显的，具有积极意义，体现了平衡的重要性。我们可以从之前对于工作与家庭平衡的研究中发现，比起那些平衡程度低的员工，工作—家庭平衡程度高的员工心理健康水平和生活质量较高，工作倦怠程度较低，工作效率和组织承诺较高。考虑到工作—家庭平衡是平衡工作—家庭冲突和获得的相对平衡，工作、家庭和个人领域中影响工作—家庭冲突和获得的变量，如工作时间、家庭支持、心理健康、个性等，也会影响工作—家庭平衡。

　　然而，研究发现，抑郁也是影响员工的工作—家庭变量。具有高工作压力和抑郁状态的组织公民行为水平较低的个体，会影响其与领导和同事的关系，甚至会增加与家庭的冲突（增加工作—家庭冲突，减少工作—家庭平衡），导致组织绩效不理想。研究者还发现员工抑郁对工作效率和工作—家庭平衡有显著的负向影响，从而导致劳动力成本的严重下降（缺勤率增加和工作效度低）。因此，对工作—家庭平衡和抑郁的原因和影响没有明确的认识。同时，考虑到国有企业基层员工在安全工作环境等方面，长期处于高压力水平的操作岗位，会严重影响员工的心理健康，从而影响其绩效、家庭功能、工作效率等。最终导致个人家庭角色和工作角色得不到足够的支持。因此，关注基层员工的心理健康水平对提高组织绩效、维护组织稳定具有重要意义。

　　4. 工作—家庭平衡与轮班工作制关系的相关研究。

　　轮班工人经常面临的一个问题是与家人在工作时间上的差异。因为他们需要在家人不在家时工作，很难有时间陪伴家人，这大大降低了轮班员工的家庭生活质量。在夜晚等工作日工作的人，由于不能给予家庭更多的时间，因而他们的工作家庭冲突会更加频繁。台湾学者对一些轮班女工进行了深度访谈，全面了解这些轮班女工的生活状况。结果表明，倒班工作对女性员工家庭生活的影响是复杂的，但主要是负面的。轮班工作对夫妻关系的影响主要表现在：首先，夫妻之间的沟通减少，双方更有可能保持自己的独立空间；其次，轮班女性觉得她们没有履行她们作为妻子的职责；再次，提高丈夫的家庭责任感，打破传统的性别分工；最后，丈夫和妻子都面临着更多的诱惑等。倒班工作对亲子关系的影响主要是减少了亲子互动的机会，倒班员工往往因为时间难以协调，无法待在家里照顾孩子或陪孩子。与此同时，轮班工作可能会对人际关系产生负面影响，将个人的社交圈限制在同一行业的同事和同龄人中——这可能不利于组建家庭。

　　5. 员工健康、工作绩效与隐性缺勤关系的相关研究。

　　如果员工在身体不好时坚持工作，不仅会损害员工的健康，使员工的工作效率大幅下降，更为严重的是，还会降低生活质量，影响员工生活的方方面面。对于员工来说，在这种情况下的工作称为隐性缺勤，这比员工直接旷工带来的损失还要大。从组织的角度来说，针对隐性缺勤的管理，可以提高组织效率，对企业有较为明显的作用，在保证工作效率的同时也保护了员工的身心健康。所以可以认为是员工的身体因素导致的隐性缺勤，也就是虽然员工实在出勤，但工作效率远低于正常效率的情况。

（三）工作家庭平衡相关理论

　　西方国家对于权衡工作以及家庭的问题有较多的研究，特别是在组织行为学与人力资源领域较为突出。我国对于这方面的研究也日渐增多，随着经济全球化的扩大，我国对于家庭工作关系的调查也更加深入，随着调查的频繁与深入，问题也被挖掘出来：大部分的工作者都觉得自己的工作与家庭有着不可调和的矛盾，导致自身的压力也逐渐增加。针对这个问题，我国的研究者都开始对其平衡问题展开了研讨。西方国家对于两者关系的探讨，主要是三种理论：第一，溢出理论。溢出理论就是说在工作中的情绪会不可避免地带到家庭的生活中，不管是好的情绪还是坏的情绪，我们都会失去控制地影响到家庭生活。在工作上，或是家庭上的问题，都有一定的相似之处。第二，补偿理论。对于工作中所缺失或失去的东西，我们总会想办法在生活中进行弥补，同样，生活中我们失意时，也会想要在工作中找到平衡；第三，边界理论。这个理论是美国学者所提出的对于有关理论不足的补充，在其基础上，找出漏洞进行分析，进而形成自己的理论。他把工作与家庭分为两个不同的区域，在这两个区域中的边界就是我们每天生活的范围，不停地在边界徘徊。该学者将家庭的边界分为物理、世俗、心理三种不同的种类，还对三种不同的种类进行了详细的解释，将工作与家庭的大门作为物理边界的特殊指代物；将世俗的边界比作束缚人们上下班的时间限制；心理边界就是指上班的精神涣散，不能够将注意力集中到工作上，家庭的困扰导致他无法专心工作。他提出这些理论的目的就是想要使两种关系的边界得到人们的注意，进而可以促使家庭与工作能够达到一种平衡。除上述理论外，在工作—家庭平衡相关研究中，角色理论是最为的主流理论之一。

角色理论是在工作—家庭关系的早期研究中引入的理论基础。该理论认为，角色是特定的社会身份及其固有的态度和价值观所期望的特定行为。人们在生活中都会不可避免地对外界产生期望，外界环境也会不可避免地对个体的行为与意见产生期望，这种现象称为角色期望。在社会生活中，我们会经常针对不同的对象扮演不同的角色，每天的经历也会不同，在同一天也会不停变换角色，但经常不会同时满足多个别人对他的角色期待，所以就会不可避免地产生冲突。对于角色理论的产生具有较大影响力的两个理论分别是"稀缺假说"和"增强假说"。稀缺假说指出，我们对于角色扮演所消耗的物质其实是对于个体的伤害，特别是对于人的身体伤害，所以在个体将自己的稀有资源用到某些角色的扮演上，对其他角色的扮演会减少物质的投入，就会产生冲突。"加强假说"就是说个体在进行角色扮演时获得了消耗的物质，那么就会得到额外的收获，无论是物质还是精神方面都会偶尔有超出平常的意外收获。也就是说，工作和家庭的关系也会相互帮助相互促进，所以在分析工作与家庭关系时，只关注积极方面或是消极方面都是不对的，而要从角色理论的角度，深入对于工作与家庭的关系进行分析，对冲突进行平衡分析，将两者之间的关系处在一个合适且平衡的状态。

（四）理论模型与研究假设

本研究采用角色理论，解释工作和家庭的互相影响作用，并且通过心理边界的定义也说明了工作和家庭平衡可能会使工作精神涣散，推测工作—家庭平衡对隐性缺勤和工作绩效可能存在影响。而稀缺假说描述了可能对于人身的伤害，所以工作—家庭平衡在一定程度上可能对员工健康产生影响。

在前人研究中，西方学者提出利用工作—家庭平衡能够提高员工的工作效率，我国学者也发现家庭的平衡与绩效也存在正向相关关系，所以这里假设工作—家庭平衡对工作绩效有正向作用，主要是用来推测员工的健康问题对于隐性缺勤带来的消极影响，因此在此假设健康情况对隐性缺勤有负向影响。员工的身体状况也会对工作效率产生直接的影响。如果员工带病还在工作，又或者是员工因为生病请假无法工作，任何一种情况都是对企业的生产状况产生了影响。因此假设健康情况对工作绩效有负向影响。

通过相关的理论以及本研究的目的和内容，工作家庭平衡和健康状况对隐性缺勤和工作绩效会有不同程度的影响，本研究拟对工作家庭平衡和健康状况如何影响工作绩效进行分析，并构建工作家庭平衡、健康状况、隐性缺勤和工作绩效四者之间的模型（见图 10-5），并提出以下假设：

假设 H1：工作家庭平衡对工作绩效有正向影响；

假设 H2：工作家庭平衡对隐性缺勤有正向影响；

假设 H3：工作家庭平衡对健康情况有正向影响；

假设 H4：健康情况对工作绩效有负向影响；

假设 H5：健康情况对隐性缺勤有负向影响；

假设 H6：隐性缺勤对工作绩效有正向影响；

假设 H7：工作家庭平衡可直接影响隐性缺勤，并通过健康情况影响隐性缺勤；

假设 H8：工作家庭平衡可直接影响工作绩效，并通过健康情况影响工作绩效；

假设 H9：工作家庭平衡可直接影响绩效，并通过隐性缺勤影响绩效；

假设 H10：健康情况可直接影响绩效，并通过隐性缺勤影响绩效。

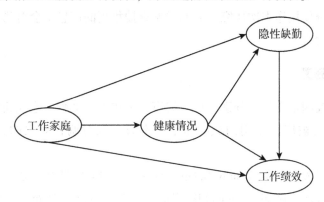

图 10-5 各变量间关系模型

以上模型假设的提出是根据调研的现状进行问题研究的，能够更好地帮助笔者发现问题和研究问题。并且假设与假设之间能够将工作家庭平衡的若干影响因素进行逐个筛选和研究确认。

二、研究设计

（一）抽样

所谓工作家庭是本研究从 L 公司进行随机抽样，面向所有层级的员工。为了确保问卷调查的真实性和可靠性,前期先行与部门经理进行充分沟通,决定安排员工在晚餐时间段于特定的区域进行填写,不能给予员工任何的暗示。在收集数据之前,收集人向参与者充分说明了问卷调查的目的和背景,并且是在匿名的情况下进行,本次参与调查的对象有普通操作工人、办公室职员、中层领导和高层领导,在知情同意的情况下,认真完成答卷。本次调研从生产一线和办公室 3000 人中依据厂别、部门、区域、班组在岗人员,抽取 2100 人发放问卷,回收 2034 份,由于数据填写错误原因剔除 10 份,剩余有效问卷 2024 份,问卷回收率96.9%,有效问卷率 96.4%。

(二)调查

本研究采用了问卷调查的研究方法,鉴于企业员工统一休息的时间有限、流水作业等工作特点,未能使所有受访者统一在同一时间完成问卷调查。因此本研究采用的调查方式是培训部门协调员,组织好部门员工在规定的时间段内完成,具体操作是调查员将标准化问卷发放至协调员的手中,然后由部门协调员在方便的时间里灵活组织其填写标准化问卷。参与调查的人员如果在填写时对问卷内容有任何不解之处都可以随时向部门协调员提问,但协调员只能对调查问卷进行文字方面的解释,不能干预或者误导调查对象填写问卷。由于员工人数众多,员工素质参差不齐,对于问卷中设计的很多问题不能理解,工作人员仅针对问卷中问题进行客观解释。为了使问卷调查数据具有客观性和有效性,本次问卷调查使用在线自填的方式,即被调查的员工要自行在线填写问卷。问卷在规定时间内填写完毕后提交。在调查过程中承诺,问卷调查仅用作本次研究,对问卷调查搜集到的信息不会对第三方泄漏,保障了受访者的权益不受侵害。

(三)变量及测量

本研究主要涉及四个变量,分别为员工健康、工作家庭平衡、隐性缺勤和工作绩效,变量的测量均选用了已被广泛使用的成熟量表,本研究也对调查对象的人口学特征进行了调查。

工作家庭平衡量表(Work Family Balance Scale)共 14 个题项,也就是说对于平衡问题有很多值得探讨的方向,例如,"在回到家里时,不会使自己完全处于放松的状态,仍然有工作方面的问题围绕着个体本身";家庭活动的缺失,也就是说工作占据了大多时间等,用此量表测量工作家庭平衡,评分由"1 = 完全不符合"至"5 = 完全符合",表示由低到高的符合度,经检验,该量表具有良好的信度($\alpha = 0.864$)。

员工健康量表(Employee Health Scale)共 8 个题项,包括"在过去一个月,总体而言,您觉得您的健康情形是否很差";"在过去一个月,您是否因为健康问题限制了您平常的体力活动(例如走路、购物或爬楼梯)";"在过去一个月,无论是在家里,或是户外,您是否因为您的身体健康问题而无法进行日常工作"等,用此量表测量员工的健康状况,由 1 ~ 6 表示由低到高的符合度,得分越高说明健康状况越差,经检验后该量表具有极好的信度($\alpha = 0.956$)。

工作绩效量表（Job Performance Scale）共 16 个题项，包括"我主动请求承担富有挑战性工作的情况""我主动解决工作中存在问题的情况""我坚持克服困难以便完成工作任务的情况"等，用此量表测量工作绩效情况，由 1～6 表示由低到高的符合度，分数越高表明绩效越高，经检验，该量表具有极好的信度（$\alpha = 0.975$）。

隐性缺勤量表（Perceived Ability to Work Scale），共 7 个题项，就是针对"工作家庭关系的问题进行研究，在满分为 10 分的工作状态下，可以为自己的现状打多少分？可以为自己的工作能力的发挥打多少分？在工作时自己可以奉献出自身能力的多少？包括自己在完全投入工作时，可以抵抗住多大程度的压力？以及对自己的心理健康状态的打分"。针对这些问题的答案与研究，来衡量隐性缺勤的现状，分数越高就表明工作的能力越强，隐性缺勤的程度就越低，就会具有较好的工作信用。0 = 无法工作，10 = 最佳状态，在计算过程中，将 0～10 分中从 1～9 分两两合并，保留极端值 0 和 10，最终合并成了 0～5 分进行计算，0 = 无法工作，5 = 最佳状态，合并后分数段和其他几个变量一致，便于做统一的分析对比。

人口学特征调查内容有性别、年龄、身高、体重、是否吸烟、婚姻家庭状况、受教育程度、平均月收入、主要职责、本企业职务、在所在团队时间、是否倒班。

（四）统计分析

本研究采用的数据分析方法是在目前研究中使用较多、较为成熟的方法，并基于软件 SPSS 26.0 和 AMOS 24.0 完成相关的分析，确保分析的准确性。具体采用的统计分析方法包括：一是使用信度分析，通过最常用的信度系数法检验工作家庭平衡、员工健康、工作绩效和隐性缺勤量表的可靠性；二是使用描述性统计，采用数量与百分比展示 L 企业的受访人员特征分布、工作家庭平衡、员工健康、工作绩效和隐性缺勤的分布情况；三是使用差异性分析，探索不同类型人员工作家庭平衡、员工健康、工作绩效和隐性缺勤方面存在的差异；四是使用相关性分析，以 Person 系数检验组织工作家庭平衡、员工健康、工作绩效和隐性缺勤四者间的相关关系；五是使用结构方程模型分析，通过结构方程模型来检验工作家庭平衡、员工健康、工作绩效和隐性缺勤间的影响，即用结构方程模型来检验，职业承诺在组织氛围与隐性缺勤关系中的作用。

三、研究结果

（一）人口统计学特征分析

表 10-15 展示了回收问卷的样本人口统计学特征。在 2024 名受访者中，男性占比为 59.7%，女性占比为 40.3%；从年龄情况来看，样本整体来看呈现年轻化，97.6% 的人员在 46 岁以下，仅有 2.4% 的样本超过了 46 岁；从受教育程度来看，受访群体呈现低学历，大专及以下为 97.4%，本科学历仅为 2.1%，硕士学历更少仅为 0.4%；婚姻状况已婚与未婚基本持平，其中未婚为 43.2%，已婚为 56.8%；吸烟情况调查，其中 38.4% 的被调查者

吸烟；本次受访者有 96.6% 为生产一线员工。基本与整体员工构成一致，L 企业员工构成中约 95% 为生产一线员工，约 5% 为办公室员工。

表 10 - 15　　　　　　　　　样本的人口统计学特征

变量	选项	频率	百分比	变量	选项	频率	百分比
性别	男	1208	59.7	受教育程度	初中以下	887	43.8
	女	816	40.3		高中	862	42.6
年龄（岁）	20~25	664	32.8		大专	223	11.0
	26~30	345	17.0		本科	43	2.1
	31~35	517	25.5		研究生及以上	9	0.4
	36~40	284	14.0	平均月收入（元）	2000 以下	39	1.9
	41~45	165	8.2		2001~4000	263	13.0
	46 以上	49	2.4		4001~6000	1606	79.3
身高（厘米）	165 以下	708	35.0		6001~8000	92	4.5
	165~175	846	41.8		8001~10000	9	0.4
	175~180	317	15.7		10000 以上	15	0.7
	180 以上	153	7.6	主要职责	生产	1956	96.6
体重（公斤）	50 以下	151	7.5		技术	60	3.0
	50~60	685	33.8		研发	1	0.0
	60~70	624	30.8		行政后勤	7	0.3
	70~80	333	16.5	本企业职务	普通员工	2011	99.4
	80~90	144	7.1		部门主管	8	0.4
	90 以上	87	4.3		部门经理	5	0.2
是否吸烟	是	778	38.4	在团队时间	1 年以下	1003	49.6
	否	1246	61.6		1~2 年	387	19.1
婚姻家庭状况	未婚	874	43.2		2~5 年	468	23.1
	已婚没孩子	49	2.4		5~10 年	160	7.9
	已婚有孩子	1101	54.4		10 年以上	6	0.3
				是否倒班	是	1778	87.8
					否	246	12.2
					合计	2024	100.0

（二）工作家庭平衡、健康状况、隐性缺勤与工作绩效的现状分析

通过 SPSS 26.0 对工作家庭平衡、健康状况、隐性缺勤与工作绩效进行分析，为了便于对比分析，将隐性缺勤评分值进行合并，由 0~10 分合并为 0~5 分进行计算。可以发现，工作家庭平衡均值为 3.009，非常接近 3，因此 L 企业员工工作家庭平衡状态良好；健康状况均值 2.599 小于 3，说明 L 企业员工状况较好，这可能与企业员工偏年轻化有关；工作绩效均值为 4.696，大于 3.5，说明企业员工工作绩效较好；隐性缺勤均值为 3.432，大于 3，但接近 3，说明企业员工隐性缺勤状况一般。

1. 在性别方面的差异分析。

经过对数据的处理和分析，发现工作家庭平衡、健康情况、工作绩效、隐性缺勤、出勤在性别方面存在显著性差异（见表 10-16），即 sig 值达到显著性水平（$p < 0.05$）。

经过深入分析发现，在健康情况、工作绩效、隐性缺勤的状况方面，女性要好于男性。因此，可以发现不能忽视女性的重要，而且企业在招聘特殊岗位时，可以将此作为一个参考，本组分析结果对于企业来说至关重要，有些企业认为女性不重要，但这样的认知有可能让企业错过很多的人才。尤其是对于 L 企业的生产特点，女性反而会比男性更适合，因为操作需要耐心和细致，这也不难理解，产品质量问题往往发生在男员工的操作工位，所以本组分析对于企业关于男女员工配置方面会有一定的帮助作用，在一些质量问题频发的岗位，可以多安排女员工进行操作，或许会减少客户的抱怨。

表 10-16　　　　　　　　　　　　　性别差异分析

	性别	N	均值	标准差	均值的标准误	t	sig
工作家庭平衡	男	1208	3.046	0.858	0.025	2.528	0.012
	女	816	2.955	0.759	0.027		
健康情况	男	1208	2.721	1.215	0.035	5.801	0.000
	女	816	2.418	1.107	0.039		
工作绩效	男	1208	4.568	1.329	0.038	-5.668	0.000
	女	816	4.885	1.168	0.041		
隐性缺勤	男	1208	2.651	1.254	0.036	-3.890	0.000
	女	816	2.444	1.116	0.039		

2. 在年龄方面的差异分析。

经过对数据的处理和单因素方差分析，发现健康情况、工作绩效、隐性缺勤、出勤在年龄方面存在显著性差异，即 sig 值达到显著性水平（$p < 0.05$）；工作家庭平衡在年龄方面不存有显著性差异，即 sig 值未达到显著性水平（$p > 0.05$）（详见表 10-17）。

在健康情况方面分析可以发现，年龄大的员工好于年龄小的员工；在工作绩效方面分析发现，41 岁以上的员工表现最好，其次是 26~30 岁，最差的是 20~25 岁；在隐性缺勤方面，员工年龄越大，表现越好。在这方面的分析，能够为企业招聘员工在年龄阶段上的选择和比例构成给予实际的指导意义。

表 10 – 17 年龄差异分析

变量		N	均值	标准差	标准误	F	显著性
工作家庭平衡（岁）	20~25	664	3.016	0.893	0.035	0.837	0.523
	26~30	345	3.064	0.805	0.043		
	31~35	517	2.973	0.784	0.034		
	36~40	284	3.035	0.784	0.046		
	41~45	165	2.935	0.721	0.056		
	46以上	49	3.002	0.787	0.112		
	总数	2024	3.009	0.820	0.018		
健康情况（岁）	20~25	664	2.828	1.211	0.047	12.275	0.000
	26~30	345	2.705	1.229	0.066		
	31~35	517	2.475	1.122	0.049		
	36~40	284	2.416	1.102	0.065		
	41~45	165	2.316	1.087	0.085		
	46以上	49	2.061	1.145	0.164		
	总数	2024	2.599	1.182	0.026		
工作绩效（岁）	20~25	664	4.333	1.315	0.051	17.359	0.000
	26~30	345	4.904	1.118	0.060		
	31~35	517	4.841	1.256	0.055		
	36~40	284	4.807	1.280	0.076		
	41~45	165	4.951	1.228	0.096		
	46以上	49	5.103	1.064	0.152		
	总数	2024	4.696	1.276	0.028		
隐性缺勤（岁）	20~25	664	3.099	1.265	0.049	20.613	0.000
	26~30	345	3.468	1.190	0.064		
	31~35	517	3.492	1.146	0.050		
	36~40	284	2.277	1.071	0.064		
	41~45	165	2.133	1.050	0.082		
	46以上	49	2.082	1.110	0.159		
	总数	2024	2.568	1.204	0.027		

3. 在婚姻状况方面的差异分析。

通过单因素方差分析，发现健康情况、工作绩效、隐性缺勤、出勤在婚姻状况方面存在显著性差异，即 sig 值达到显著性水平（p<0.05）；工作家庭平衡在婚姻状况方面不存有显著性差异，即 sig 值未达到显著性水平（p>0.05）（详见表 10–18）。

在健康状况方面，已婚有孩子的员工健康状况表现最好，已婚没有孩子的员工健康状况表现最差；在工作绩效方面，已婚没有孩子的员工表现最好，未婚员工表现最差，已婚有孩子的员工表现居中；在隐性缺勤方面，已婚有孩子和已婚没有孩子的员工差异不明显，整体来看处于偏好的表现，而未婚的员工明显表现较差。因此，从企业角度总体看来，已婚有孩子的员工表现好于未婚和已婚没有孩子的员工。

表 10－18　　　　　　　　　　婚姻状况差异分析

变量		N	均值	标准差	标准误	F	显著性
工作家庭平衡	未婚	874	3.011	0.874	0.030	0.298	0.742
	已婚没有孩子	49	3.094	0.791	0.113		
	已婚有孩子	1101	3.003	0.777	0.023		
	总数	2024	3.009	0.820	0.018		
健康情况	未婚	874	2.818	1.222	0.041	30.832	0.000
	已婚没有孩子	49	2.859	1.205	0.172		
	已婚有孩子	1101	2.413	1.115	0.034		
	总数	2024	2.599	1.182	0.026		
工作绩效	未婚	874	4.431	1.315	0.044	34.557	0.000
	已婚没有孩子	49	5.019	0.911	0.130		
	已婚有孩子	1101	4.892	1.219	0.037		
	总数	2024	4.696	1.276	0.028		
隐性缺勤	未婚	874	2.842	1.252	0.042	41.463	0.000
	已婚没有孩子	49	2.347	1.162	0.166		
	已婚有孩子	1101	2.360	1.122	0.034		
	总数	2024	2.568	1.204	0.027		

4. 在学历方面的差异分析。

通过单因素方差分析，发现健康情况、隐性缺勤、出勤在学历方面存在显著性差异，即 sig 值达到显著性水平（$p < 0.05$）；工作家庭平衡、工作绩效在学历方面不存有显著性差异，即 sig 值未达到显著性水平（$p > 0.05$）（详见表 10－19）。

在健康情况方面，相对于初中学历，以及其他更低的学历来说，本科及以上的员工更能表现出较强的工作能力与工作效能，在健康情况方面表现相对最差的，却是高中学历的学生，当然大专学历也不例外；在隐性缺勤和出勤方面，学历越低表现越好，高学历的员工隐性缺勤的表现反而变差。L 企业是一家制造型企业，生产特点是流水线作业，低学历的员工一般是在生产线工作，流水线是不能停下来的，因此员工没有机会随时停下来隐性缺勤，而且出勤方面也是严格按照考勤制度进行的，因为一旦迟到就意味着机动工或组长要顶岗，而高学历员工一般为办公室职员，上班时间有不定时工作制，对于出勤方面并没有特别严格的限制，因此表现不如低学历的员工，对于生产制造型企业来说，最重要的有订单并且能够保证供应，所以企业性质也决定了在学历方面存在这些差异。

表 10 – 19   学历差异分析

		N	均值	标准差	标准误	F	显著性
工作家庭平衡	初中以下	887	2.998	0.809	0.027	1.492	0.202
	高中	862	3.046	0.815	0.028		
	大专	223	2.955	0.893	0.060		
	本科	43	2.831	0.618	0.094		
	研究生及以上	9	2.722	1.222	0.407		
	总数	2024	3.009	0.820	0.018		
健康情况	初中以下	887	2.488	1.171	0.039	4.230	0.002
	高中	862	2.687	1.185	0.040		
	大专	223	2.738	1.216	0.081		
	本科	43	2.438	0.805	0.123		
	研究生及以上	9	2.376	1.665	0.555		
	总数	2024	2.599	1.182	0.026		
工作绩效	初中以下	887	4.721	1.330	0.045	1.172	0.321
	高中	862	4.674	1.246	0.042		
	大专	223	4.673	1.194	0.080		
	本科	43	4.891	0.769	0.117		
	研究生及以上	9	3.959	2.227	0.742		
	总数	2024	4.696	1.276	0.028		
隐性缺勤	初中以下	887	3.532	1.177	0.040	5.135	0.000
	高中	862	3.396	1.229	0.042		
	大专	223	2.711	1.197	0.080		
	本科	43	2.948	0.939	0.143		
	研究生及以上	9	3.556	1.575	0.525		
	总数	2024	2.568	1.204	0.027		
出勤	初中以下	887	2.442	1.178	0.040	5.578	0.000
	高中	862	2.587	1.231	0.042		
	大专	223	3.336	1.196	0.080		
	本科	43	3.000	0.957	0.146		
	研究生及以上	9	2.444	1.572	0.524		
	总数	2024	3.455	1.206	0.027		

5. 在收入方面的差异分析。

通过单因素方差分析，发现健康情况、工作绩效、出勤在月收入方面存在显著性差异，即 sig 值达到显著性水平（p < 0.05）；工作家庭平衡、隐性缺勤在月收入方面不存有显著性差异，即 sig 值未达到显著性水平（p > 0.05）（见表 10 - 20）。

在健康情况方面，薪资在 8001～10000 元的员工健康状况最好；在工作绩效方面，并不是薪资越高，工作绩效越好，通过表 10 - 20 收入差异分析可以发现，工资范围在 4001～6000 元的员工工作绩效反而好于 6001～8000 元的员工；员工的出勤方面表现与工作绩效表现一致。

表 10 - 20　　　　　　　　收入差异分析

		N	均值	标准差	标准误	F	显著性
工作家庭平衡（元）	2000 以下	39	3.235	1.256	0.201	3.792	0.002
	2001～4000	263	3.163	0.890	0.055		
	4001～6000	1606	2.988	0.795	0.020		
	6001～8000	92	2.920	0.817	0.085		
	8001～10000	9	2.833	0.458	0.153		
	10000 以上	15	2.585	0.580	0.150		
	总数	2024	3.009	0.820	0.018		
健康情况（元）	2000 以下	39	3.302	1.478	0.237	6.492	0.000
	2001～4000	263	2.827	1.200	0.074		
	4001～6000	1606	2.562	1.168	0.029		
	6001～8000	92	2.307	1.073	0.112		
	8001～10000	9	2.210	0.754	0.251		
	10000 以上	15	2.751	1.271	0.328		
	总数	2024	2.599	1.182	0.026		
工作绩效（元）	2000 以下	39	4.047	1.831	0.293	3.980	0.001
	2001～4000	263	4.569	1.329	0.082		
	4001～6000	1606	4.741	1.246	0.031		
	6001～8000	92	4.476	1.278	0.133		
	8001～10000	9	5.343	0.700	0.233		
	10000 以上	15	4.713	1.376	0.355		
	总数	2024	4.696	1.276	0.028		

续表

		N	均值	标准差	标准误	F	显著性
隐性缺勤（元）	2000 以下	39	3.346	1.644	0.263	0.472	0.798
	2001~4000	263	3.421	1.314	0.081		
	4001~6000	1606	3.445	1.177	0.029		
	6001~8000	92	2.731	1.156	0.121		
	8001~10000	9	2.361	0.993	0.331		
	10000 以上	15	2.600	1.267	0.327		
	总数	2024	2.568	1.204	0.027		
出勤（元）	2000 以下	39	2.598	1.447	0.232	1.010	0.410
	2001~4000	263	2.542	1.320	0.081		
	4001~6000	1606	2.536	1.185	0.030		
	6001~8000	92	3.275	1.156	0.120		
	8001~10000	9	4.074	0.877	0.292		
	10000 以上	15	3.244	1.095	0.283		
	总数	2024	3.455	1.206	0.027		

6. 在职责和职务方面的差异分析。

通过单因素方差分析，发现工作家庭平衡、健康情况、工作绩效、隐性缺勤、出勤在主要职责和职务方面不存有显著性差异，即 sig 值未达到显著性水平（P > 0.05）。

7. 在所在团队时间方面的差异分析。

通过单因素方差分析，发现健康情况、工作绩效、隐性缺勤、出勤在所在团队时间方面存在显著性差异，即 sig 值达到显著性水平（p < 0.05）；工作家庭平衡在所在团队时间方面不存有显著性差异，即 sig 值未达到显著性水平（p > 0.05）（见表 10 - 21）。

表 10 - 21   在团队时间差异分析

		N	均值	标准差	标准误	F	显著性
工作家庭平衡	1 年以下	1003	2.997	0.844	0.027	1.004	0.404
	1~2 年	387	2.969	0.851	0.043		
	2~5 年	468	3.038	0.799	0.037		
	5~10 年	160	3.100	0.644	0.051		
	10 年以上	6	2.808	0.311	0.127		
	总数	2024	3.009	0.820	0.018		

续表

		N	均值	标准差	标准误	F	显著性
健康情况	1 年以下	1003	2.652	1.217	0.038	1.615	0.168
	1~2 年	387	2.555	1.142	0.058		
	2~5 年	468	2.581	1.191	0.055		
	5~10 年	160	2.439	0.984	0.078		
	10 年以上	6	2.147	1.581	0.646		
	总数	2024	2.599	1.182	0.026		
工作绩效	1 年以下	1003	4.511	1.343	0.042	13.562	0.000
	1~2 年	387	4.730	1.272	0.065		
	2~5 年	468	4.919	1.182	0.055		
	5~10 年	160	5.115	0.832	0.066		
	10 年以上	6	4.793	1.404	0.573		
	总数	2024	4.696	1.276	0.028		
隐性缺勤	1 年以下	1003	2.680	1.248	0.039	5.980	0.000
	1~2 年	387	2.543	1.243	0.063		
	2~5 年	468	2.390	1.101	0.051		
	5~10 年	160	2.414	1.018	0.080		
	10 年以上	6	3.250	1.332	0.544		
	总数	2024	2.568	1.204	0.027		
出勤	1 年以下	1003	3.323	1.241	0.039	8.003	0.000
	1~2 年	387	3.470	1.225	0.062		
	2~5 年	468	3.667	1.127	0.052		
	5~10 年	160	3.644	1.048	0.083		
	10 年以上	6	2.943	1.084	0.443		
	总数	2024	3.455	1.206	0.027		

在健康情况方面，在团队时间长的员工好于 1 年以下的员工，这可能与未能完全适应企业工作节奏有关；在工作绩效方面，5~10 年的员工表现最好，2~5 年次之，1 年以下员工表现最差；2~5 年的员工在隐性缺勤和出勤方面表现最好。因此，从企业的角度总体来看，企业应重点关注 2~5 年的员工，减少这个时间段的员工流失率对企业来说是很有利的。特别是在当前"用工荒"的情况下，保留住老员工是非常重要的，而企业的关注重心可以参考本组分析的结果。

8. 在是否吸烟方面的差异分析。

通过独立样本 T 检验，发现健康情况、工作绩效在是否吸烟方面存在显著性差异，即

sig 值达到显著性水平（p < 0.05）；工作家庭平衡、隐性缺勤、出勤在是否吸烟方面不存有显著性差异，即 sig 值未达到显著性水平（p > 0.05）（见表 10 – 22）。

通过表 10 – 22 不难发现，不吸烟的员工在健康情况和工作绩效方面明显好于吸烟的员工，虽然工作家庭平衡、隐性缺勤、出勤在是否吸烟方面不存在显著性差异，但也能发现，不吸烟者要好于吸烟者。这可能与多方面原因有关，例如，不吸烟的员工会较吸烟的员工有更多的考虑工作的时间，并且相对来说不吸烟的员工精神状态好一些，这样对工作绩效会有正向的影响。因此，企业在多方面可以做出一些举措，在招聘环节，可以倾向于不吸烟的员工。同时，做一些吸烟有害健康的宣导和知识答题还是有必要的，通过不断建立企业的健康文化，让不吸烟的员工占比越来越多，对企业的整体绩效有促进作用，对员工健康提升也是很有益处的，从厂区的安全管理角度，也极大地降低了火灾事故风险。

表 10 – 22　　　　　　　　　是否吸烟差异分析

	是否吸烟	N	均值	标准差	均值的标准误	t	sig
工作家庭平衡	是	778	3.043	0.835	0.030	1.477	0.140
	否	1246	2.988	0.810	0.023		
健康情况	是	778	2.730	1.215	0.044	3.956	0.000
	否	1246	2.517	1.154	0.033		
工作绩效	是	778	4.617	1.293	0.046	-2.190	0.029
	否	1246	4.745	1.263	0.036		
隐性缺勤	是	778	2.604	1.245	0.045	-1.071	0.284
	否	1246	2.545	1.178	0.033		
出勤	是	778	3.400	1.240	0.044	-1.603	0.109
	否	1246	3.489	1.183	0.034		

9. 在是否倒班方面的差异分析。

通过独立样本 T 检验，分析发现工作家庭平衡、健康情况、工作绩效、隐性缺勤、出勤在是否倒班方面不存有显著性差异，即 sig 值未达到显著性水平（p > 0.05）（见表 10 – 23）。

表 10 – 23　　　　　　　　　是否倒班差异分析

	倒班	N	均值	标准差	均值的标准误	t	sig
工作家庭平衡	是	1778	3.006	0.824	0.020	-0.484	0.629
	否	246	3.033	0.796	0.051		
健康情况	是	1778	2.593	1.186	0.028	-0.579	0.563
	否	246	2.640	1.151	0.073		

续表

	倒班	N	均值	标准差	均值的标准误	t	sig
工作绩效	是	1778	4.691	1.284	0.030	-0.446	0.655
	否	246	4.730	1.214	0.077		
隐性缺勤	是	1778	2.553	1.213	0.029	1.571	0.117
	否	246	2.675	1.131	0.072		
出勤	是	1778	3.465	1.213	0.029	0.990	0.322
	否	246	3.383	1.151	0.073		

综上所述，变量之间的差异性归纳如表 10-24 所示（"√"存在显著差异，"×"不存在显著差异）。

表 10-24　　　　　　　　变量差异性汇总

	健康	工作家庭平衡	隐性缺勤	工作绩效
性别	√	√	√	√
年龄	√	×	√	√
婚姻状况	√	×	√	√
学历	√	×	√	×
收入	√	×	×	√
在所在团队时间	√	×	√	√
是否吸烟	√	×	×	√

（三）员工健康、工作家庭平衡、隐性缺勤与工作绩效的相关性分析

通过对工作家庭平衡、健康情况、工作绩效、隐性缺勤、出勤进行两两相关分析，观察表 10-25 发现工作家庭平衡与工作绩效之间呈显著正向相关关系（$r=0.202$，$p<0.01$），健康情况与工作绩效之间呈显著正向相关关系（$r=0.047$，$p<0.05$），健康情况与隐性缺勤之间呈显著正向相关关系（$r=0.141$，$p<0.01$），健康情况与出勤之间呈显著负向相关关系（$r=-0.114$，$p<0.01$），隐性缺勤与工作绩效之间呈显著负向相关关系（$r=-0.398$，$p<0.01$），出勤与工作绩效之间呈显著正向相关关系（$r=0.419$，$p<0.01$）。

表 10-25　工作家庭平衡、健康情况、工作绩效、隐性缺勤和出勤的相关性分析

	工作家庭平衡	健康情况	工作绩效	隐性缺勤	出勤
工作家庭平衡	1				
健康情况	0.542**	1			

续表

	工作家庭平衡	健康情况	工作绩效	隐性缺勤	出勤
工作绩效	0.202**	0.047*	1		
隐性缺勤	−0.029	0.141**	−0.398**	1	
出勤	0.038	−0.114**	0.419**	0.861**	1

注：**，$p < 0.01$，*，$p < 0.05$。

（四）员工健康、工作家庭平衡、隐性缺勤与工作绩效的相关性分析

通常在最后的模型（见图 10 − 6）中，工作家庭平衡对健康情况呈显著的正向影响（β = 0.781，$p < 0.05$）；工作家庭平衡对隐性缺勤呈显著的负向影响（β = −0.221，$p < 0.05$）；工作家庭平衡对工作绩效呈显著的正向影响（β = 0.297，$p < 0.05$）；健康情况对隐性缺勤呈显著的正向影响（β = 0.227，$p < 0.05$）；健康情况作为工作家庭平衡对工作绩效的中介作用不显著（β = −0.001，$p > 0.05$）；隐性缺勤对工作绩效呈显著的负向影响（β = −0.415，$p < 0.05$）。

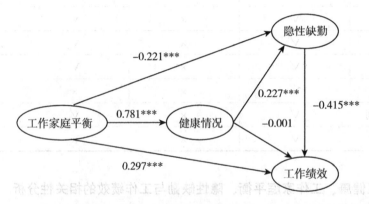

图 10 − 6　工作家庭平衡和健康情况显著影响隐性缺勤和工作绩效的最终模型结果

注：$\chi^2/df = 1.547$；GFI = 0.981；RMSEA = 0.029；CFI = 0.993；NFI = 0.982；IFI = 0.993；***，$p < 0.001$。

四、研究讨论与分析

基于前期收集的 2024 份有效数据，本研究研究了 L 企业人员的人口学特征以及员工健康、工作家庭平衡、隐性缺勤和工作绩效的现状。通过数据分析，首先，分别探究工作家庭平衡、健康情况和隐性缺勤对工作绩效的影响；其次，将健康情况作为中介变量探究工作家庭平衡对工作绩效的作用机制；最后，将隐性缺勤作为中介变量分别探究工作家庭平衡和健康情况对工作绩效的影响。

（一）L企业员工工作家庭平衡、健康情况、工作绩效现状

首先，L企业员工工作家庭平衡现状。前面的统计分析结果表明，受访者的工作家庭平衡平均分为3.009，由此可以看出，L企业员工工作家庭平衡处于中等水平，这与赵富强在对同类型行业研究中的观点一致。基于L企业的工作性质，白夜倒班、工作时间长的特点，员工工作家庭平衡度水平居中，这可能与员工家庭住址有关系，L企业中大部分员工都居住在公司附近，员工上下班方便，能够照顾家庭。另外，可能与就业形势严峻有关系，员工比较珍惜离家近的工作，工作家庭平衡度最好的是26～30岁，这部分人事业刚刚起步，家庭也不需要过多照顾，因此表现最好。

其次，L企业员工健康情况。前面的统计分析结果表明，受访者的健康情况平均分为2.599，表明L企业员工健康情况表现较好。同时还发现，随着年龄的增加，健康情况表现反而越来越好，可能与时代存在一定关系。"90后"和"00后"的年轻人从小家庭条件较前几代要好，因此进入工厂工作可能有不适应的情况，因此健康情况不乐观。

再次，L企业员工隐性缺勤现状。前面的统计分析结果表明，受访者的隐性缺勤平均分为3.432，大于3，说明L企业员工隐性缺勤表现较好。这可能与流水线作业有关，员工不能停下手中的工作，否则流水线可能停止，同时也与其工作性质和场所的要求有关。

最后，L企业员工工作绩效现状。前面的统计分析结果表明，受访者的工作绩效平均分为4.696，大于3.5，说明L企业员工工作绩效表现良好，这可能与流水线作业相关，员工有共同的休息时间和工作时间，统一的作息时间使绩效现状和工作现状都有良好的结果，并且由于员工管理对于绩效考核也是比较看重的，关联到绩效考核和全勤奖金。

（二）工作家庭平衡和健康情况对隐性缺勤和工作绩效的影响

通过SEM得知，工作家庭平衡对工作绩效有着显著的正向影响。这与赵富强的工作—家庭平衡型人力资源管理实践对员工绩效的影响研究不谋而合。L企业员工由于白夜班倒班，因此在工作和家庭之间会有冲突，但也有促进作用，工作家庭平衡对绩效也有着显著的影响。分析得知，工作对家庭的冲突和家庭对工作的促进有着显著的正向影响。工作家庭平衡对工作绩效有正向的影响作用，本研究也正好切合这一点，工作家庭平衡对工作绩效有显著的正向影响。

通过结构方程模型得知，员工健康对工作绩效影响不显著。有学者研究发现，工作绩效的影响因素并不包含企业针对身心健康的管理，令研究学者较为震惊的是，对于工作绩效具有积极作用的竟是对于心理健康的管理。在L企业中也不难发现，L企业是制造劳动密集型企业，员工虽然重复单调的工作，但工作绩效并不会受健康情况所影响，结合实际情况不难发现，L企业是流水线作业，产品的生产节拍是由设备的运转速度决定的，与员工的健康状况并没有直接的关联，而且即使员工健康出现问题，那么也是个别的，会有机动工或班组长进行顶替，依然能够确保流水线的正常运行。

健康情况对隐性缺勤有着显著的负向影响，意味着健康情况越差，隐性缺勤表现越差，

反之，健康情况越好，隐性缺勤表现越好。健康情况良好意味着员工的精神状态和投入状态良好。隐性缺勤对工作绩效有着显著的正向影响，意味着隐性缺勤表现越好，工作绩效越差。

总体来看，企业应提高员工的工作家庭平衡度和员工的健康情况，因为这两个因素对隐性缺勤有着显著的影响，能够提高隐性缺勤的表现，最终能够提高员工的工作绩效。

（三）隐性缺勤对工作绩效的影响以及中介作用

隐性缺勤与工作绩效之间呈明显的正相关关系，通过相应的分析我们可以得出工作—家庭平衡对隐性缺勤会产生一定的影响，进而影响员工在日常工作过程中的绩效。一方面，长期隐性缺勤行为既会影响员工的健康，也会影响动态的出勤率，通过相应分析我们可以得出，实现工作家庭平衡要以隐性缺勤为基础，这样能够对工作绩效产生明显的增强影响。另一方面，长期隐性缺勤行为会影响员工的生产率，也会影响公司的工作投入，进而不利于员工的长期工作，一部分员工会由于各种各样的因素被辞退，只有保证剩下的员工有较好的工作状态，对于企业来说才能有较大的收入提高。在初期，带病工作被认定为一种高出勤率的方式，一些员工坚持带病工作也是保证自己的高效产出，所以员工的身体情况在没有恶化时，通过带病工作的行为能够有效地提高自己的生产率，为公司创造更多的收入，自身也能够有更高的收入，更有基础来实现家庭和工作之间的平衡。随着时间的影响和身体素质的下降，员工的生产率已大不如从前。对于企业来说，应该寻找隐性缺勤对劳动生产率产生的拐点所在，利用这一拐点分析之前产生的控制因素和之后的干预因素，这样能够有效地降低企业的成本，同时还能够保证员工有良好的生活状态，实现企业的长期发展。

工作家庭平衡是可以通过隐性缺勤影响绩效的，这也印证了角色理论和稀缺假设，工作家庭平衡可以减少隐性缺勤，进而可以提高工作效率，在L企业中，员工12小时白夜班倒班，要做到工作家庭平衡是一件很有挑战的任务，因此在招聘时会更倾向于企业附近的员工，也为员工提供宿舍，设置了母婴室，解决了哺乳等一系列问题，但是目前企业对于外地员工的关怀还有所欠缺，这是导致了外地员工离职率很高，因此可以设计更多实现工作家庭平衡的手段，通过改善隐性缺勤，能够进一步提高工作绩效。特别是对于办公室职员，素质更高一些、选择空间更大一些，诉求较产线员工更多，但办公室职员对于企业的持续改善和提高又是很重要的，因此，也应该更多关注这部分人员的工作家庭平衡问题，尤其在近几年疫情期间，很多办公室职员参与到了疫情防控的工作中，时常加班，难以顾家，在当班时的隐性缺勤可能会更严重。企业应全面关注员工的工作家庭平衡，改善隐性缺勤，进而提高工作绩效。

（四）健康情况的中介作用

通过结构方程模型图可以看出，健康情况不能中介工作家庭平衡和工作绩效之间的关系。工作家庭平衡对工作绩效的作用不受到健康情况的影响，根据L企业的情况，考虑到制造型企业、员工流水线作业、工艺的节拍并不会受到员工健康影响而停下，同时，由于L企业员工年轻化，工作家庭平衡对工作绩效的影响未通过健康情况。

如果健康情况不中介工作家庭平衡和工作绩效，健康情况对工作绩效是存在显著影响的。由此可以看出，健康情况无法作用工作家庭平衡与工作绩效。而且健康情况随着年龄的增加反而表现良好，而工作家庭平衡的表现也有类似表现，因此健康情况并未起到中介作用。

综合分析L企业的情况，健康情况在工作家庭平衡对工作绩效的中介作用不明显，原因是多方面的：首先，L企业是流水线作业，并不会因为个别员工身体健康状况就停下来，而是根据节拍和设备调节速度而来；其次，企业员工流失率较高，员工不稳定导致还未感受到企业文化就离开了，而调节工作家庭平衡和改善健康状况需要时间。

五、对策建议

本研究结果不仅帮助企业分析了工作家庭平衡和健康情况对隐性缺勤和工作绩效的影响，而且帮助企业发现了在管理中存在的问题，如健康情况对隐性缺勤的负向影响、健康情况未对工作绩效产生明显的正向影响等，在企业的后续管理中，提供了方向性的指导。例如，一个工厂如何更好地通过此项研究来调整自己的员工管理政策，尤其是在健康状况和家庭平衡方面能够更多地推出一些弹性政策或者采取较为灵活的方案以供选择，这将大大提高员工的幸福感和工作效率，具体建议如下。

（一）完善健康管理体系

员工工作时间长、白夜班倒班，虽然目前员工属于年轻化构成，但随着时间的推移，年轻人进入工厂越来越少，因此，L企业还会面临员工向非年轻化发展。完善健康管理体系势在必行。

完善健康的管理体系首先要从基础的健康监测设备和公司章程制度上进行改革。例如，在医务室中进行相关急救设备的布置，以及为员工普及相应的健康知识，并且在必要时能够为员工提供良好的全面体检，在关注员工健康的同时加入一些心理干预影响，能够让员工在工作时，全身心地投入，但又在工作之余能够幸福地享受家庭生活。

1. 建立重点人群监护机制，完善医疗健康管理。

根据工作性质和每年员工体检结果，识别重点监护人群，例如，高血压、心脏病等心脑血管疾病，通过公司护士站定期给予健康提示和健康检测，尽可能做到预警和告知。

因为有了体检等相关数据的支持，员工的健康状况能够及时地被告知。对于一些岗位调动和职能选择方面一是能够主动让员工去选择，二是公司人力资源管理部门能够对员工进行相关的建议，能够在更好地兼顾工作效率的同时保障员工的健康。

另外，对于医疗健康管理的完善，笔者认为应该成立医疗健康管理队伍，加强护士团队的专业性人员配备。特别在疫情期间，护士的配备不仅能够专业快速地处置各类突发情况，更能够让员工心理的安全感增加。提高员工的身体健康，能够对隐性缺勤起到良性的促进作用。

现在很多工厂的护士站以及医疗工作人员都缺少一定的专业素养，对于突发性的健康问题不能及时地采取措施进行救助，或者是对长期的慢性疾病以及体检报告不能很好地给出相关的健康管理建议，导致公司员工对于健康的认识程度不够高。改善这种现状的办法就是完善医疗管理的具体措施，有了专业的设备，还要培养专门的医疗人才和人员配备，这样才能进一步加强员工的健康管理。有了健康的基础才能更好地提高工作效率，进而形成良性循环。

2. 建立员工健康档案，完善员工健康管理措施。

实现企业健康管理首先是对员工的健康情况进行记录，将这些记录进行整合，加入员工档案中并不定时地进行更新，使员工能够更为全面地了解自己的身体健康状况，把健康问题作为每天监督自己行为的一部分，只有这样才能够真正地完善员工健康管理措施。对于这些措施的落实，首先就要将员工的具体信息进行收集，对员工的健康做一个全面的了解，再进行分析整合，从而可以有针对性地解决健康问题，促进员工身心条件的改善。

员工的健康档案如同人力资源的基本要素一样重要，有了这些健康数据的支持，能够很好地兼顾员工的健康状况和工作效率。并且在职位选择和职位安置上能够降低工伤以及医疗风险的赔付。另外，对于员工自身的健康状况也能很好地进行监测，在每年体检时都能对应地提出相关的健康建议，加强健康管理，提升工作质量。

完善的健康管理措施，应该配备良好的设备和有相应的管理理念，目前虽然我国健康管理水平有高有低，但是也会对员工产生一定的影响。任何一个企业完善的健康管理仅仅依靠医疗体检无法实现，更多的是自己对疾病的预防，对心态的调整，这样即使出现健康问题也能够迅速补救，补救内容包括医疗费的补助，所以对于一个企业来说，应该在短时间内优化自身的健康管理系统。

3. 开展员工健康管理教育，提高员工的健康管理水平。

开展员工健康状态管理，最为重要的是员工对于自己身体的全面了解，提高对于健康问题的意识，从之前的经验中我们不难发现，有较多的问题出现就是因为员工缺乏对于健康管理的意识。

开展健康管理教育，首先要加强健康管理，以及健康知识的讲座开展。通过讲座传递公司的健康管理理念，以及加强员工自身的健康管理意识。其次要注重心理成长，让他们能够在工作和家庭生活中及时将压力转化为动力，更好地积极成长，做好自己分内之事。

从以上论述中，我们可以清楚地了解到员工是解决问题的关键，问题解决的最终目的就是员工的身体能够得到进一步的改善，提前预防问题的发生。员工要明白一个问题，身体健康的最大受益者是员工本人，企业只是在员工受益的同时得到了一点工作效率的提高而已。

许多企业的员工并没有将健康放在较高的心理位置，甚至在不同的工作岗位会出现一批员工透支健康来实现效率的提高。一个企业的员工应该有足够多样的企业健康管理措施，结合自身的实际情况培养健康的生活模式和生活方法。

（二）助力员工平衡工作与家庭

根据分析可以得知，工作对家庭的冲突影响较大，而工作对家庭的促进作用不明显，家庭对工作的冲突影响不大，但家庭对工作的促进作用比较明显。因此，企业应该在关怀员工家庭上增加投入和精力。

从角色理论来说，每个社会人扮演的社会角色对应个人的社会分工。梅雷迪思·贝尔宾博士曾经指出，群体中个体具有较强的主动性，其中包括行为、对群体的贡献以及人际的互动等，并将其作为团队角色的概念提出。而这种平衡就是人际互动的表现形式。通过这种工作和家庭的完美兼顾，就能展现出一个人良好的生存状态。

企业应该有针对性地推出一些助力措施或活动，第一，为家庭困难的员工提供心理辅导，这样能够有效降低雇佣人员的精神压力，寻找到解决方案的最优解；第二，将组织的一部分福利下发给员工以降低员工面临的家庭压力，同时在培养员工的过程中，将员工的家庭因素纳入业绩考核范围和升职考核范围中；第三，组织联谊会，带上家庭成员参观其他公司让家庭成员有更深的了解和认识，明确家庭雇员和成员的区别；第四，根据雇员的实际情况设计出适应家庭的弹性工作制度，这样能够让员工有更加足够的时间陪伴其他的家庭成员。

随着工作要求的提高，对员工来说维持一个良好家庭关系也成为需要解决的问题，对于个人来讲一个和谐的家庭才能够实现工作的保持和家庭的平衡。

（三）改善隐性缺勤状态

一段时间的缺勤可能是由于员工健康问题的影响，导致员工在某一段时间内无法全身心投入工作中。无论是缺勤还是隐性缺勤，都是员工个体自己的选择，但是隐性缺勤所产生的影响十分复杂。

对于企业来说，应该不断分析并捕捉员工的隐性缺勤行为产生原因，要从生活的点点滴滴减少健康问题的产生，减少隐性缺勤的情况产生，一方面对于带病的员工要体现出无微不至的关怀，并提出鼓励和肯定；另一方面也要创造舒缓的环境给予员工积极治疗和康复的机会。

（四）建立关注健康的企业文化

制造型企业员工的离职流动性相对较大，因此建立企业健康文化能影响员工的健康意识。

首先，加强健康知识宣传。公司要通过微信、企业公共平台、广告栏、电视、会议等多种形式，加强对员工的健康意识宣传。尤其是专题讲座和安全健康管理的专栏制作，将这些内容以更加多元、更加有趣的形式渗透到员工的日常工作中，进而加强健康知识的宣传。

其次，建立专门的心理健康热线。为员工开通心理健康咨询热线，为员工增加发泄口。通过专业的心理咨询和心理干预来调整其工作状态和心理，减少压力的同时能够协调其心理现状，从而让员工以更加积极向上的心态投入学习和工作中来。

再次，优化设备和流程，例如，在新项目中提高全自动设备的投入使用，从效率和设备优化方面减轻员工繁重的工作任务，让员工可以更弹性地参加工作，从而改善员工的健康状况。

最后，组织和开展健康知识竞赛活动。通过微信运动等方式，开展员工健康知识、健康行动的竞赛活动，才能更好地形成一种良性的企业文化，助力公司长久发展。

六、结论

本研究是研究隐性缺勤以及工作效率的产生因素影响方面，重点放在员工工作家庭的平衡问题，还有员工身体健康问题上，同时研究隐性缺勤的中介作用。最终我们可以将结果归结为五个方面。

第一，工作家庭两者关系的平衡对于工作绩效具有较为重要的作用，起到了积极的影响作用；第二，其对于隐性缺勤也有显著的正向影响；第三，工作家庭平衡对健康情况有显著的正向影响；第四，健康对隐性缺勤有显著的负向影响；第五，健康情况对工作绩效的影响不显著。

当然，本研究是基于某一时间节点的数据而展开的分析，属于横断面研究，仍存在一定的局限性，为此，本研究对今后的研究提出以下三点展望：

第一，开展工作家庭平衡和健康情况对隐性缺勤和工作绩效影响因素的探讨。从横截面的角度，探讨家庭工作的平衡与健康状况会不会产生纵向变化。第二，以已有研究的数据为研究依据，研究工作家庭平衡、健康情况、隐性缺勤和工作绩效四者之间的错综复杂的关系以及互相影响的结果。并设置研究问卷，掌握员工对于自身工作状态的了解、收集员工关于工作对于企业的意见等。在以后的研究工作中要以具体数据作为研究的支撑，更加具有可靠性和说服性。第三，进一步探讨工作家庭平衡的各个维度与工作绩效、隐性缺勤的关系。本研究将工作家庭平衡作为一个整体的变量，进行了探究，但许多学者也对该变量进行了不同的维度划分，例如，有学者将其分为工作家庭冲突和促进，因此，未来的研究可以进一步分析这两个维度是否存在差异。

参考文献

[1] Loss, J.; von Uslar, C. How German health insurance providers use social online networks to promote healthy lifestyles: a content analysis of Facebook® accounts. BMC Med. Inform. Decis. Mak. 2021, 21, 64. https://doi.org/10.1186/s12911-021-01433-w.

[2] Massey, P. M.; Kearney, M. D.; Hauer, M. K.; Selvan, P.; Koku, E.; Leader, A. E. Dimensions of misinformation about the HPV vaccine on instagram: content and network analysis of social media characteristics. J. Med. Internet Res. 2020, 22, e21451. https://doi:

10. 2196/21451.

［3］Health newspaper. Health science video insight report released. Available online：http：//szb. jkb. com. cn/jkbpaper/html/2019 – 12/13/content_264815. htm（accessed on 13 December 2019）.

［4］CNNIC. The 48th Statistical Report on the Development of Internet in China. http：//www. cnnic. net. cn/hlwfzyj/hlwxzbg/hlwtjbg/202109/t20210915_71543. htm（accessed on 15 September 2021）.

［5］iiMedia. Research Report on the competition of China micro – vedio head market from 2020 to 2021. Available online：https：//report. iimedia. cn/repo13 – 0/39293（accessed on 26 January 2021）.

［6］199IT. TikTok hits 3 billion total downloads worldwide. Available online：http：//www. 199it. com/archives/1291715. html（accessed on 6 August 2021）.

［7］SCICAT. How many TikTok users were there in 2021. Available online：http：//www. scicat. cn/aa/20211113/887183. html（accessed on 13 November 2021）.

［8］Li, Y. ; Guan, M. ; Hammond, P. ; Berrey, L. E. Communicating COVID – 19 information on TikTok：a content analysis of TikTok videos from official accounts featured in the COVID – 19 information hub. Health Educ. Res. 2021, 36, 261 – 271. http：//doi：10. 1093/her/cyab010.

［9］Ostrovsky, A. M. ; Chen, J. R. TikTok and its role in COVID – 19 information propagation. J. Adolesc. Health. 2020, 67, 730. https：//doi：10. 1016/j. jadohealth. 2020. 07. 039.

［10］Zhu, C. ; Xu, X. ; Zhang, W. ; Chen, J. ; Evans, R. How health communication via tik tok makes a difference：A content analysis of tik tok accounts run by chinese provincial health committees. Int. J. Environ. Res. Public Health. 2020, 17, 192. https：//doi：10. 3390/ijerph17010192.

［11］Chai, X. How has the nationwide public health emergency of the COVID – 19 pandemic affected older Chinese adults' health literacy, health behaviors and practices, and social connectedness? Qualitative evidence from urban China. Front. Public Health. 2022, 9, 774675. https：//doi. org/10. 3389/fpubh. 2021. 774675.

［12］Zhang, W. , Mei, J. , Song, W. , Evans, R. , & Xiang, Y. Why do citizens engage with the TikTok accounts of public hospitals in China? SAGE Open, 2021, 11（4）, 1 – 11. https：//doi. org/10. 1177/21582440211061568.

［13］Song, S. , Zhao, Y. C. , Yao, X. , Ba, Z. , & Zhu, Q. Short video apps as a health information source：an investigation of affordances, user experience and users' intention to continue the use of TikTok. Internet Res. 2021, 31（6）, 2120 – 2142. https：//doi. org/10. 1108/intr – 10 – 2020 – 0593.

［14］Basch, C. H. , Fera, J. , Pierce, I. , & Basch, C. E. （2021）. Promoting mask use on TikTok：descriptive, cross – sectional study. JMIR Public Health Surveill, 2021. 7（2）, e26392. https：//doi. org/10. 2196/26392.

[15] CPC. http：//www. gov. cn/zhengce/2020 – 11/03/content_5556991. htm（accessed on 3 November 2020）.

[16] Thackeray, R.；Neiger, B. L.；Smith, A. K.；Van Wagenen, S. B. Adoption and use of social media among public health departments. BMC Public Health. 2012, 12, 242. https：//doi：10. 1186/1471 – 2458 – 12 – 242.

[17] Frost, J.；Massagli, M. Social uses of personal health information within Patients-LikeMe, an online patient community：what can happen when patients have access to one another's data. J. Med. Internet Res. 2008, 10, e15. http：//www. jmir. org/2008/3/e15/.

[18] Thackeray, R.；Hunter, M. Empowering youth：use of technology in advocacy to affect social change. J. Comput. – Mediat. Commun. 2010, 15, 575 – 591. https：//doi：10. 1111/j. 1083 – 6101. 2009. 01503. x.

[19] Hu, M.；Zhang, M.；Wang, Y. Why do audiences choose to keep watching on live video streaming platforms? an explanation of dual identification framework. Comput. Hum. Behav. 2017, 75, 594 – 606. http：//doi：10. 1016/j. chb. 2017. 06. 006.

[20] Daft, R. L.；Lengel, R. H.；Trevino, L. K. Message equivocality, media selection, and manager performance：Implications for information systems. MIS Q. 1987, 11, 355 – 366. http：//doi：10. 2307/248682.

[21] Chen, J. V.；Yen, D. C.；Kuo, W. – R.；Capistrano, E. P. S. (2016). The antecedents of purchase and re – purchase intentions of online auction consumers. Comput. Hum. Behav. 2016, 54, 186 – 196. http：//doi：10. 1016/j. chb. 2015. 07. 048.

[22] Robert, L.；Dennis, A. R. Paradox of richness：a cognitive model of media choice. IEEE Trans. Prof. Commun. 2005, 48, 10 – 21. https：//doi：10. 1109/tpc. 2004. 843292.

[23] Chung, W.；Zeng, D. Dissecting emotion and user influence in social media communities：an interaction modeling approach. Inf. Manage. 2020, 57, 103108. http：//doi：10. 1016/j. im. 2018. 09. 008.

[24] Li, W.；Ye, Z.；Xin, M.；Jin, Q. Social recommendation based on trust and influence in SNS environments. Multimed. Tools Appl. 2015, 76, 11585 – 11602. http：//doi：10. 1007/s11042 – 015 – 2732 – 0.

[25] Yu, D.；Chen, N.；Ran, X. Computational modeling of Weibo user influence based on information interactive network. Online Inf. Rev. 2016, 40, 867 – 881. https：//doi：10. 1108/oir – 12 – 2015 – 0391.

[26] Moe, H.；Larsson, A. O. Untangling a complex media system：A comparative study of Twitter – linking practices during three Scandinavian election campaigns. Info. Commun. Soc. 2013, 16, 775 – 794. https：//doi：10. 1080/1369118x. 2013. 783607.

[27] Nip, J. Y. M.；Fu, K. Networked framing between source posts and their reposts：an

analysis of public opinion on China's microblogs. Info. Commun. Soc. 2015, 19, 1127 – 1149. https: //doi: 10. 1080/1369118x. 2015. 1104372.

[28] Oliveira, G. H. M. ; Welch, E. W. Social media use in local government: linkage of technology, task, and organizational context. Gov. Inf. Q. 2013, 30, 397 –405. https: //doi: 10. 1016/j. giq. 2013. 05. 019.

[29] Zhang, C. ; Lu, T. ; Chen, S. ; Zhang, C. Integrating ego, homophily, and structural factors to measure user influence in online community. IEEE Trans. Prof. Commun. 2017, 60, 292 –305. https: //doi: 10. 1109/tpc. 2017. 2703038.

[30] Chai, S. ; Kim, M. A socio – technical approach to knowledge contribution behavior: An empirical investigation of social networking sites users. Int. J. Inf. Manage. 2012, 32, 118 – 126. http: //doi: 10. 1016/j. ijinfomgt. 2011. 07. 004.

[31] Cao, D. ; Meadows, M. ; Wong, D. ; Xia, S. Understanding consumers' social media engagement behaviour: An examination of the moderation effect of social media context. J. Bus. Res. 2021, 122, 835 –846. http: //doi: 10. 1016/j. jbusres. 2020. 06. 025.

[32] Chung, J. E. A smoking cessation campaign on Twitter: Understanding the use of twitter and identifying major players in a health campaign. J. Health Commun. 2016, 21, 517 –526. http: //doi: 10. 1080/10810730. 2015. 1103332.

[33] Wang, R. ; Kim, J. ; Xiao, A. ; Jung, Y. J. Networked narratives on humans of New York: a content analysis of social media engagement on Facebook. Comput. Hum. Behav. 2017, 66, 149 –153. https: //doi: 10. 1016/j. chb. 2016. 09. 042.

[34] Chen, Q. ; Min, C. ; Zhang, W. ; Wang, G. ; Ma, X. ; Evans, R. Unpacking the black box: How to promote citizen engagement through government social media during the COVID – 19 crisis. Comput. Hum. Behav. 2020, 110, 106380. http: //doi: 10. 1016/j. chb. 2020. 106380.

[35] Trist, E. L. ; Bamforth, K. W. (1951). Some social and psychological consequences of the longwall method of coal – getting. Hum. Relat. 1951, 4, 3 – 38. https: //doi: 10. 1177/001872675100400101.

[36] Beath, C. ; Berente, N. ; Gallivan, M. ; Lyytinen, K. Expanding the frontiers of information systems research: introduction to the special issue. J. Assoc. Inf. Syst. 2013, 14, i – xvi. http: //doi: 10. 17705/1jais. 00330.

[37] Cherns, A. The principles of sociotechnical design. Hum. Relat. 1976, 29, 783 – 792.

[38] Bostrom, R. P. ; Heinen, J. S. MIS problems and failures: a socio – technical perspective, part ii: the application of socio – technical theory. MIS Q. 1977, 1, 11 –28. http: //doi: 10. 2307/249019.

[39] Cherns, A. Principles of sociotechnical design revisited. Hum. Relat. 1987, 40, 153 –161. http: //doi: 10. 1177/001872678704000303.

[40] Clegg, C. W. Sociotechnical principles for system design. Appl. Ergon. 2000, 31, 463 – 477. http：//doi：10. 1016/s0003 – 6870（00）00009 – 0.

[41] Tapia, A.；Maitland, C.（2009）. Wireless devices for humanitarian data collection. Info. Commun. Soc. 2009, 12, 584 – 604. https：//doi：10. 1080/13691180902857637.

[42] Sarker, S.；Chatterjee, S.；Xiao, X.；Elbanna, A. The Sociotechnical Axis of Cohesion for the IS Discipline：Its Historical Legacy and its Continued Relevance. MIS Q. 2019, 43, 695 – 719. https：//doi：10. 25300/misq/2019/13747.

[43] Wan, J.；Lu, Y.；Wang, B.；Zhao, L.（2017）. How attachment influences users' willingness to donate to content creators in social media：A socio – technical systems perspective. Inf. Manage. 2017, 54, 837 – 850. https：//doi：10. 1016/j. im. 2016. 12. 007

[44] Ragin, C. C.（2008）. Redesigning social inquiry：Fuzzy sets and beyond. Chicago and London：University of Chicago Press.

[45] Misangyi, V. F.；Greckhamer, T.；Furnari, S.；Fiss, P. C.；Crilly, D.；Aguilera, R. Embracing causal complexity：the emergence of a neo – configurational perspective. J. Manag. 2016, 43, 255 – 282. https：//doi：10. 1177/0149206316679252.

[46] Douglas, E. J.；Shepherd, D. A.；Prentice, C. Using fuzzy – set qualitative comparative analysis for a finer – grained understanding of entrepreneurship. J. Bus. Ventur. 2020, 35, 105970. http：//doi：10. 1016/j. jbusvent. 2019. 105970.

[47] Fiss, P. C. Building better causal theories：a fuzzy set approach to typologies in organization research. Acad. Manage. J. 2011, 54, 393 – 420. http：//doi：10. 5465/amj. 2011. 60263120.

[48] Meijerink, J.；Bondarouk, T. Uncovering configurations of HRM service provider intellectual capital and worker human capital for creating high HRM service value using fsQCA. J. Bus. Res. 2018, 82, 31 – 45. https：//doi：10. 1016/j. jbusres. 2017. 08. 028.

[49] Kim, T.；Biocca, F. Telepresence via television：two dimensions of telepresence may have different connections to memory and persuasion. J. Comput. – Mediat. Commun. 1997, 3. https：//doi：10. 1111/j. 1083 – 6101. 1997. tb00073. x.

[50] Nah, F. F. H.；Eschenbrenner, B.；DeWester, D. Enhancing brand equity through flow and telepresence：A comparison of 2D and 3D virtual worlds. MIS Q. 2011, 35, 731 – 747. https：//doi：10. 2307/23042806.

[51] Steuer, J. Defining virtual reality：Dimensions determining telepresence. J. Commun. 1992, 42, 73 – 93. https：//doi：10. 1111/j. 1460 – 2466. 1992. tb00812. x.

[52] Fiore, A. M.；Kim, J.；Lee, H. – H. Effect of image interactivity technology on consumer responses toward the online retailer. J. Interact. Mark. 2005, 19, 38 – 53. http：//doi：10. 1002/dir. 20042.

[53] Crilly, D.；Zollo, M.；Hansen, M. T.（2012）. Faking it or muddling through? understanding decoupling in response to stakeholder pressures. Acad. Manage. J. 2012, 55, 1429 –

1448. http：//doi：10. 5465/amj. 2010. 0697.

［54］Greckhamer, T. ; Furnari, S. ; Fiss, P. C. ; Aguilera, R. V. Studying configura-tions with qualitative comparative analysis：best practices in strategy and organization research. Strateg. Organ. 2018, 16, 482 – 495. http：//doi：10. 1177/1476127018786487.

［55］Li, J. ; Peng, W. ; Li, T. ; Sun, T. ; Li, Q. ; Xu, J. Social network user influence sense – making and dynamics prediction. Expert Syst. Appl. 2014, 41, 5115 – 5124. http：// doi：10. 1016/j. eswa. 2014. 02. 038.

［56］Rezaie, B. ; Zahedi, M. ; Mashayekhi, H. Measuring time – sensitive user influence in Twitter. Knowl. Inf. Syst. 2020, 62, 3481 – 3508. https：//doi：10. 1007/s10115 – 020 – 01459 – y.

［57］López F, Català M, Prats C, et al. A Cost – Benefit Analysis of COVID – 19 Vaccina-tion in Catalonia ［J］. Vaccines, 2021, 10 (1)：59.

［58］廖聪慧，王子晨，邓强，等. COVID – 19 疫苗上市后安全性及有效性的研究进展 ［J］. 暨南大学学报（自然科学与医学版），2021, 42 (05)：547 – 556.

［59］Wang J, Zhu H, Lai X, et al. From COVID – 19 vaccination intention to actual vac-cine uptake：A longitudinal study among Chinese adults after six months of a national vaccination campaign ［J］. Expert Review of Vaccines, 2022, 21 (3)：385 – 395.

［60］Doherty M, Schmidt – Ott R, Santos J I, et al. Vaccination of special populations：protecting the vulnerable ［J］. Vaccine, 2016, 34 (52)：6681 – 6690.

［61］Kiefer M K, Mehl R, Costantine M M, et al. Characteristics and perceptions associat-ed with COVID – 19 vaccination hesitancy among pregnant and postpartum individuals：A cross – sectional study ［J］. BJOG：An International Journal of Obstetrics & Gynaecology, 2022.

［62］Zheng M, Zhong W, Chen X, et al. Factors influencing parents' willingness to vacci-nate their preschool children against COVID – 19：Results from the mixed – method study in China ［J］. Human Vaccines & Immunotherapeutics, 2022：2090776.

［63］Van Hoecke A L, Sanders J G. An online experiment of NHS information framing on mothers' vaccination intention of children against COVID – 19 ［J］. Vaccines, 2022, 10 (5)：720.

［64］Nygaard U, Holm M, Hartling U B, et al. Incidence and clinical phenotype of multi-system inflammatory syndrome in children after infection with the SARS – CoV – 2 delta variant by vaccination status：a Danish nationwide prospective cohort study ［J］. The Lancet Child & Adoles-cent Health, 2022.

［65］Wang J, Jing R, Lai X, et al. Acceptance of COVID – 19 Vaccination during the CO-VID – 19 Pandemic in China ［J］. Vaccines, 2020, 8 (3)：482.

［66］Lazarus J V, Ratzan S C, Palayew A, et al. A global survey of potential acceptance of a COVID – 19 vaccine ［J］. Nature medicine, 2021, 27 (2)：225 – 228.

［67］Geoffard P Y, Philipson T. Disease eradication: private versus public vaccination ［J］. The American Economic Review, 1997, 87 (1): 222 – 230.

［68］Kempe A, Patel M M, Daley M F, et al. Adoption of rotavirus vaccination by pediatricians and family medicine physicians in the United States ［J］. Pediatrics, 2009, 124 (5): e809 – e816.

［69］Thorpe E L, Zimmerman R K, Steinhart J D, et al. Homeschooling parents' practices and beliefs about childhood immunizations ［J］. Vaccine, 2012, 30 (6): 1149 – 1153.

［70］Gilca V, Boulianne N, Dubé E, et al. Attitudes of nurses toward current and proposed vaccines for public programs: a questionnaire survey ［J］. International Journal of Nursing Studies, 2009, 46 (9): 1219 – 1235.

［71］Reiter P L, Pennell M L, Katz M L. Acceptability of a COVID – 19 vaccine among adults in the United States: How many people would get vaccinated? ［J］. Vaccine, 2020, 38 (42): 6500 – 6507.

［72］Böhm R, Meier N W, Korn L, et al. Behavioural consequences of vaccination recommendations: an experimental analysis ［J］. Health Economics, 2017, 26: 66 – 75.

［73］Takahashi O, Noguchi Y, Rahman M, et al. Influence of family on acceptance of influenza vaccination among Japanese patients ［J］. Family Practice, 2003, 20 (2): 162 – 166.

［74］Feemster K A. Building vaccine acceptance through communication and advocacy ［J］. Human Vaccines & Immunotherapeutics, 2020, 16 (5): 1004 – 1006.

［75］Genovese C, Costantino C, Odone A, et al. A Knowledge, Attitude, and Perception Study on Flu and COVID – 19 Vaccination during the COVID – 19 Pandemic: Multicentric Italian Survey Insights ［J］. Vaccines, 2022, 10 (2): 142.

［76］Nguyen A N, Le X T T, Ta N T K, et al. Knowledge and self – protective practices against COVID – 19 among healthcare workers in vietnam ［J］. Frontiers in Public Health, 2021, 9.

［77］Pfattheicher S, Petersen M B, Böhm R. Information about herd immunity through vaccination and empathy promote COVID – 19 vaccination intentions ［J］. Health Psychology, 2021.

［78］Muslih M, Susanti H D, Rias Y A, et al. Knowledge, attitude, and practice of indonesian residents toward covid – 19: A cross – sectional survey ［J］. International journal of environmental research and public health, 2021, 18 (9): 4473.

［79］Honora A, Wang K Y, Chih W H. How does information overload about COVID – 19 vaccines influence individuals' vaccination intentions? The roles of cyberchondria, perceived risk, and vaccine skepticism ［J］. Computers in Human Behavior, 2022, 130: 107176.

［80］Okan O, Bollweg T M, Berens E M, et al. Coronavirus – related health literacy: A cross – sectional study in adults during the COVID – 19 infodemic in Germany ［J］. International Journal of Environmental Research and public health, 2020, 17 (15): 5503.

［81］Rowlands G. Health literacy：ways to maximise the impact and effectiveness of vaccination information ［J］. Human vaccines & immunotherapeutics, 2014, 10 (7)：2130 - 2135.

［82］Li S, Cui G, Kaminga A C, et al. Associations between health literacy, ehealth literacy, and covid - 19 - related health behaviors among Chinese college students：Cross - sectional online study ［J］. Journal of medical Internet research, 2021, 23 (5)：e25600.

［83］Bin Naeem S, Kamel Boulos M N. COVID - 19 misinformation online and health literacy：a brief overview ［J］. International journal of environmental research and public health, 2021, 18 (15)：8091.

［84］Patil U, Kostareva U, Hadley M, et al. Health literacy, digital health literacy, and COVID - 19 pandemic attitudes and behaviors in US college students：implications for interventions ［J］. International Journal of Environmental Research and Public Health, 2021, 18 (6)：3301.

［85］Hou Z, Song K, Wang Q, et al. Childhood COVID - 19 vaccine acceptance and preference from caregivers and healthcare workers in China：A survey experiment ［J］. Preventive medicine, 2022, 161：107138.

［86］Mostafapour M, Meyer S B, Scholer A. Exploring the effect of risk and benefit information provision on vaccination decision - making ［J］. Vaccine, 2019, 37 (44)：6750 - 6759.

［87］Hwang J. Health information sources and the influenza vaccination：The mediating roles of perceived vaccine efficacy and safety ［J］. Journal of Health Communication, 2020, 25 (9)：727 - 735.

［88］Zhang J, Featherstone J D, Calabrese C, et al. Effects of fact - checking social media vaccine misinformation on attitudes toward vaccines ［J］. Preventive Medicine, 2021, 145：106408.

［89］Brewer N T, Chapman G B, Rothman A J, et al. Increasing vaccination：putting psychological science into action ［J］. Psychological Science in the Public Interest, 2017, 18 (3)：149 - 207.

［90］Ortiz R R, Smith A, Coyne - Beasley T. A systematic literature review to examine the potential for social media to impact HPV vaccine uptake and awareness, knowledge, and attitudes about HPV and HPV vaccination ［J］. Human vaccines & immunotherapeutics, 2019, 15 (7 - 8)：1465 - 1475.

［91］Ahmed N, Quinn S C, Hancock G R, et al. Social media use and influenza vaccine uptake among White and African American adults ［J］. Vaccine, 2018, 36 (49)：7556 - 7561.

［92］Gilca V, Boulianne N, Dubé E, et al. Attitudes of nurses toward current and proposed vaccines for public programs：a questionnaire survey ［J］. International Journal of Nursing Studies, 2009, 46 (9)：1219 - 1235.

［93］Bradfield Z, Wynter K, Hauck Y, et al. COVID - 19 vaccination perceptions and intentions of maternity care consumers and providers in Australia ［J］. PloS one, 2021, 16

（11）：e0260049.

［94］Napolitano F, Della Polla G, Angelillo I F. Knowledge, attitudes, and behaviors of parents towards recommended adult vaccinations: An explanatory survey in the geographic area of Naples, Italy ［J］. International Journal of Environmental Research and Public Health, 2019, 16 （12）：2070.

［95］Meppelink C S, Smit E G, Fransen M L, et al. "I was right about vaccination": Confirmation bias and health literacy in online health information seeking ［J］. Journal of health communication, 2019, 24 （2）：129 – 140.

［96］Norman C D, Skinner H A. eHEALS: the eHealth literacy scale ［J］. Journal of medical Internet research, 2006, 8 （4）：e507.

［97］Motoki K, Saito T, Takano Y. Scientific literacy linked to attitudes toward COVID – 19 vaccinations: A pre – registered study ［J］. 2021.

［98］Qin N, Shi S, Duan Y, et al. Social Media Use, eHealth Literacy, Knowledge, Attitudes, and Practices Toward COVID – 19 Vaccination Among Chinese College Students in the Phase of Regular Epidemic Prevention and Control: A Cross – Sectional Survey ［J］. Frontiers in public health, 2021, 9.

［99］Turhan Z, Dilcen H Y, Dolu I. The mediating role of health literacy on the relationship between health care system distrust and vaccine hesitancy during COVID – 19 pandemic ［J］. Current Psychology, 2021：1 – 10.

［100］Montagni I, Ouazzani – Touhami K, Mebarki A, et al. Acceptance of a Covid – 19 vaccine is associated with ability to detect fake news and health literacy ［J］. Journal of Public Health, 2021, 43 （4）：695 – 702.

［101］Correa – Rodríguez M, Rueda – Medina B, Callejas – Rubio J L, et al. The Relationship Between Health Literacy and Quality of Life, Attitudes and Perceptions of Covid – 19 and Vaccination Among Patients with Systemic Autoimmune Diseases ［J］. Clinical Nursing Research, 2022：10547738221090558.

［102］Sengupta M, Dutta S, Roy A, et al. Knowledge, attitude and practice survey towards COVID – 19 vaccination: A mediation analysis ［J］. The International journal of health planning and management, 2022.

［103］Babicki M, Malchrzak W, Mastalerz – Migas A. Assessment of Attitudes, Main Concerns and Sources of Knowledge Regarding COVID – 19 Vaccination in Poland in the Unvaccinated Individuals—A Nationwide Survey ［J］. Vaccines, 2022, 10 （3）：381.

［104］Zhang F, Or P P L, Chung J W Y. The effects of health literacy in influenza vaccination competencies among community – dwelling older adults in Hong Kong ［J］. BMC geriatrics, 2020, 20 （1）：1 – 7.

［105］Silva M J, Santos P. The impact of health literacy on knowledge and attitudes towards preventive strategies against COVID – 19: a cross – sectional study [J]. International journal of environmental research and public health, 2021, 18 (10): 5421.

[106] Klüver H, Hartmann F, Humphreys M, et al. Incentives can spur COVID – 19 vaccination uptake [J]. Proceedings of the National Academy of Sciences, 2021, 118 (36): e2109543118.

[107] Campos – Mercade P, Meier A N, Schneider F H, et al. Monetary incentives increase COVID – 19 vaccinations [J]. Science, 2021, 374 (6569): 879 – 882.

[108] Dotlic J, Stojkovic V J, Cummins P, et al. Enhancing COVID – 19 vaccination coverage using financial incentives: arguments to help health providers counterbalance erroneous claims [J]. Epidemiology and Health, 2021, 43.

[109] Paakkari L, Okan O. COVID – 19: health literacy is an underestimated problem [J]. The Lancet Public Health, 2020, 5 (5): e249 – e250.

[110] Kahn J A, Rosenthal S L, Tissot A M, et al. Factors influencing pediatricians' intention to recommend human papillomavirus vaccines [J]. Ambulatory pediatrics, 2007, 7 (5): 367 – 373.

[111] Willis D E, Selig J P, Andersen J A, et al. Hesitant but vaccinated: assessing COVID – 19 vaccine hesitancy among the recently vaccinated [J]. Journal of Behavioral Medicine, 2022: 1 – 10.

[112] Ouyang H, Ma X, Wu X. The prevalence and determinants of COVID – 19 vaccine hesitancy in the age of infodemic [J]. Human Vaccines & Immunotherapeutics, 2022, 18 (1): 2013694.

[113] Liu Y B, Liu L, Li Y F, et al. Relationship between health literacy, health – related behaviors and health status: A survey of elderly Chinese [J]. International journal of environmental research and public health, 2015, 12 (8): 9714 – 9725.

[114] Suka M, Odajima T, Okamoto M, et al. Relationship between health literacy, health information access, health behavior, and health status in Japanese people [J]. Patient education and counseling, 2015, 98 (5): 660 – 668.

[115] Rowlands G. Health literacy: ways to maximise the impact and effectiveness of vaccination information [J]. Human vaccines & immunotherapeutics, 2014, 10 (7): 2130 – 2135.

[116] Roy D N, Biswas M, Islam E, et al. Potential factors influencing COVID – 19 vaccine acceptance and hesitancy: A systematic review [J]. PloS one, 2022, 17 (3): e0265496.

[117] Qi L, Yang L, Ge J, et al. COVID – 19 Vaccination Behavior of People Living with HIV: The Mediating Role of Perceived Risk and Vaccination Intention [J]. Vaccines, 2021, 9 (11): 1288.

[118] Ning C, Guo D, Wu J, et al. Media Exposure and Media Credibility Influencing Public Intentions for Influenza Vaccination [J]. Vaccines, 2022, 10 (4): 526.

[119] Gualano M R, Thomas R, Stillo M, et al. What is the most useful tool in HPV vaccine promotion? Results from an experimental study [J]. Human vaccines & immunotherapeutics, 2018, 15 (7 – 8): 1607 – 1614.

[120] Abay E S, Belew M D, Ketsela B S, et al. Assessment of attitude towards COVID – 19 vaccine and associated factors among clinical practitioners in Ethiopia: A cross – sectional study [J]. PloS one, 2022, 17 (6): e0269923.

[121] Sirikalyanpaiboon M, Ousirimaneechai K, Phannajit J, et al. COVID – 19 vaccine acceptance, hesitancy, and determinants among physicians in a university – based teaching hospital in Thailand [J]. BMC infectious diseases, 2021, 21 (1): 1 – 12.

[122] Verger P, Scronias D, Dauby N, et al. Attitudes of healthcare workers towards COVID – 19 vaccination: a survey in France and French – speaking parts of Belgium and Canada, 2020 [J]. Eurosurveillance, 2021, 26 (3): 2002047.

[123] Moghtaderi A, Adams S. The role of physician recommendations and public policy in human papillomavirus vaccinations [J]. Applied health economics and health policy, 2016, 14 (3): 349 – 359.

[124] Meng M D, Olsen M C. Market segmentation strategies can be used to overcome COVID – 19 vaccine hesitancy and other health crises [J]. Journal of Consumer Affairs, 2022, 56 (2): 957 – 968.

[125] Lee D, Rundle – Thiele S, Li G. Motivating Seasonal Influenza Vaccination and Cross – Promoting COVID – 19 Vaccination: An Audience Segmentation Study among University Students [J]. Vaccines, 2021, 9 (12): 1397.

[126] Wake A D. The willingness to receive COVID – 19 vaccine and its associated factors: "vaccination refusal could prolong the war of this pandemic" – a systematic review [J]. Risk management and healthcare policy, 2021, 14: 2609.

[127] Jiang T, Zhou X, Wang H, et al. COVID – 19 vaccination intention and influencing factors among different occupational risk groups: a cross – sectional study [J]. Human Vaccines & Immunotherapeutics, 2021, 17 (10): 3433 – 3440.

[128] Pasion R, Paiva T O, Fernandes C, et al. The AGE effect on protective behaviors during the COVID – 19 outbreak: Sociodemographic, perceptions and psychological accounts [J]. Frontiers in psychology, 2020, 11: 561785.

[129] van der Klink JJ, Bültmann U, Burdorf A, Schaufeli WB, Zijlstra FR, Abma FI et al. Sustainable employability – definition, conceptualization, and implications: A perspective based on the capability approach [J]. 42 (1): 71 – 79.

[130] Fleuren, B. P., de Grip, A., Jansen, N. W., Kant, I., & Zijlstra, F. R. (2016). Critical reflections on the currently leading definition of sustainable employability [J]. Scandinavian journal of work, environment & health, 42 (6): 557 – 560.

［131］Philips, D. R., and Siu, O. (2012). "Global aging and aging workers," in The Oxford Handbook of Work and Aging, eds J. W. Hedge and W. C. Borman (Oxford: Oxford University Press): 11 - 32.

［132］Herkes, J., Churruca, K., Ellis, L. A., Pomare, C., & Braithwaite, J. (2019). How people fit in at work: systematic review of the association between person - organisation and person - group fit with staff outcomes in healthcare. BMJ open, 9 (5): e026266.

［133］Boumans, N. P., De Jong, A. H., & Vanderlinden, L. (2008). Determinants of early retirement intentions among Belgian nurses. Journal of advanced nursing, 63 (1): 64 - 74.

［134］Bae, S. H., Mark, B., & Fried, B. (2010). Impact of nursing unit turnover on patient outcomes in hospitals. Journal of Nursing Scholarship, 42 (1): 40 - 49.

［135］de Lange, A. H., Pak, K., Osagie, E., van Dam, K., Christensen, M., Furunes, T., ... & Detaille, S. (2020). An open time perspective and social support to sustain in healthcare work: results of a two - wave complete panel study. Frontiers in Psychology, 11: 1308.

［136］Roczniewska, M., Richter, A., Hasson, H., & Schwarz, U. V. T. (2020). Predicting sustainable employability in Swedish healthcare: The complexity of social job resources. International journal of environmental research and public health, 17 (4): 1200.

［137］Le Blanc, P. M., Van der Heijden, B. I., & Van Vuuren, T. (2017). "I will survive" A construct validation study on the measurement of sustainable employability using different age conceptualizations. Frontiers in psychology, 8: 1690.

［138］Roczniewska, M., Richter, A., Hasson, H., & Schwarz, U. V. T. (2020). Predicting sustainable employability in Swedish healthcare: The complexity of social job resources. International journal of environmental research and public health, 17 (4): 1200.

［139］Hazelzet, E., Picco, E., Houkes, I., Bosma, H., & de Rijk, A. (2019). Effectiveness of interventions to promote sustainable employability: A systematic review. International journal of environmental research and public health, 16 (11): 1985.

［140］Fleuren, B. P., de Grip, A., Jansen, N. W., Kant, I., & Zijlstra, F. R. (2020). Unshrouding the Sphere from the Clouds: Towards a Comprehensive Conceptual Framework for Sustainable Employability. Sustainability, 12 (16): 6366.

［141］Hazelzet, E., Bosma, H., de Rijk, A., & Houkes, I. (2020). Does Dialogue Improve the Sustainable Employability of Low - Educated Employees? A Study Protocol for an Effect and Process Evaluation of "Healthy HR". Frontiers in public health, 8: 446.

［142］Brouwers, L. A., Engels, J. A., Heerkens, Y. F., & van der Beek, A. J. (2015). Development of a Vitality Scan related to workers' sustainable employability: a study assessing its internal consistency and construct validity. BMC public health, 15 (1): 1 - 8.

［143］De Grip, A., Van Loo, J., & Sanders, J. (2004). The industry employability index: Taking account of supply and demand characteristics. Int'l Lab. Rev., 143: 211.

［144］Fleuren, B. P. , van Amelsvoort, L. G. , de Grip, A. , Zijlstra, F. R. , & Kant, I. (2018). Time takes us all? A two – wave observational study of age and time effects on sustainable employability. Scandinavian journal of work, environment & health, 44 (5): 475 – 484.

［145］Truxillo, D. M. , Cadiz, D. M. , Rineer, J. R. , Zaniboni, S. , & Fraccaroli, F. (2012). A lifespan perspective on job design: Fitting the job and the worker to promote job satisfaction, engagement, and performance. Organizational Psychology Review, 2 (4): 340 – 360.

［146］Billett, S. , Dymock, D. , Johnson, G. , & Martin, G. (2011). Overcoming the paradox of employers' views about older workers. The International Journal of Human Resource Management, 22 (06): 1248 – 1261.

［147］Cambridge Dictionary. Sustainable. Cambridge Dictionary. Available online: https: //dictionary. cambridge. org/dictionary/english/sustainable (accessed on 5 March 2021) .

［148］Finkbeiner, M. , Schau, E. M. , Lehmann, A. , & Traverso, M. (2010). Towards life cycle sustainability assessment. Sustainability, 2 (10): 3309 – 3322.

［149］PubMed. Sustainable Development. PubMed. Available online: https: //www. ncbi. nlm. nih. gov/mesh/2027842 (accessed on 5 March 2021) .

［150］Holslag J. De Kracht van het Paradijs [The Strength of Paradise]. Antwerp: De Bezige Bij Amsterdam; 2014.

［151］Baumeister, R. F. , Bratslavsky, E. , Muraven, M. , & Tice, D. M. (1998). Ego depletion: Is the active self a limited resource? Journal of Personality and Social Psychology, 74: 1252 – 1265.

［152］Deci, E. L. , & Ryan, R. M. (2000). The 'what' and 'why' of goal pursuits: Human needs and the self – determination of behavior. Psychological Inquiry, 11: 319 – 338.

［153］van Dam, K. , van Vuuren, T. , & Kemps, S. (2017). Sustainable employment: the importance of intrinsically valuable work and an age – supportive climate. The International Journal of Human Resource Management, 28 (17): 2449 – 2472.

［154］Van Dam, K. (2004). Antecedents and consequences of employability orientation. European Journal of Work and Organizational Psychology, 13: 29 – 51.

［155］Hillage, J. ; Pollard, E. Employability: Developing a Framework for Policy Analysis. Research Brief 85; Department for Education and Employment: London, UK, 1985.

［156］Forrier, A. , & Sels, L. (2003). The concept employability: A complex mosaic. International journal of human resources development and management, 3 (2): 102 – 124.

［157］Forrier, A. , Verbruggen, M. , & De Cuyper, N. (2015). Integrating different notions of employability in a dynamic chain: The relationship between job transitions, movement capital and perceived employability. Journal of Vocational Behavior, 89: 56 – 64.

［158］Chudzikowski, K. (2012). Career transitions and career success in the 'new' career era. Journal of Vocational Behavior, 81 (2): 298 – 306.

［159］Wittekind, A. , Raeder, S. , & Grote, G. (2010). A longitudinal study of determinants of perceived employability. Journal of Organizational Behavior, 31 (4): 566–586.

［160］Jiang, K. , Liu, D. , McKay, P. F. , Lee, T. W. , & Mitchell, T. R. (2012). When and how is job embeddedness predictive of turnover? A meta–analytic investigation. Journal of Applied Psychology, 97 (5): 1077.

［161］Fairlie, P. (2011). Meaningful work, employee engagement, and other key employee outcomes: Implications for human resource development. Advances in Developing Human Resources, 13: 508–525.

［162］Brown, S. P. , & Leigh, T. W. (1996). A new look at psychological climate and its relationship to job involvement, effort, and performance. Journal of Applied Psychology, 81: 358–368.

［163］Amabile, T. M. , Hill, K. G. , Hennessey, B. A. , & Tighe, E. M. (1994). The work preference inventory: Assessing intrinsic and extrinsic motivational orientations. Journal of Personality and Social Psychology, 66: 950–967.

［164］Poell, R. F. , van Dam, K. , & van den Berg, P. T. (2004). Organising learning in work contexts. Applied Psychology, an International Review, 53: 529–540.

［165］Nikolova, I. , Van Ruysseveldt, J. , De Witte, H. , & Syroit, J. (2014). Work–based learning: Development and validation of a scale measuring the learning potential of the workplace (LPW). Journal of Vocational Behavior, 84: 1–10.

［166］Nicholson, N. (1984). A theory of work role transitions. Administrative science quarterly, 29: 172–191.

［167］Raemdonck, I. , Tillema, H. , de Grip, A. , Valcke, M. , & Segers, M. (2012). Does self–directedness in learning and careers predict the employability of low–qualified employees?. Vocations and Learning, 5 (2): 137–151.

［168］Clarke, M. (2008). Understanding and managing employability in changing career contexts. Journal of European Industrial Training, 32: 258–284.

［169］Forrier, A. , Sels, L. , & Stynen, D. (2009). Career mobility at the intersection between agent and structure: A conceptual model. Journal of Occupational and Organizational Psychology, 82 (4): 739–759.

［170］Fugate, M. , Kinicki, A. J. , & Ashforth, B. E. (2004). Employability: A psycho–social construct, its dimensions, and applications. Journal of Vocational behavior, 65 (1): 14–38.

［171］Akkermans, J. , Brenninkmeijer, V. , Huibers, M. , & Blonk, R. W. (2013). Competencies for the contemporary career: Development and preliminary validation of the Career Competencies Questionnaire. Journal of Career Development, 40 (3): 245–267.

［172］McArdle, S. , Waters, L. , Briscoe, J. P. , & Hall, D. T. T. (2007). Employa-

bility during unemployment: Adaptability, career identity and human and social capital. Journal of vocational behavior, 71 (2): 247 – 264.

[173] Koen, J., Klehe, U. C., & Van Vianen, A. E. (2013). Employability among the long – term unemployed: A futile quest or worth the effort?. Journal of Vocational Behavior, 82 (1): 37 – 48.

[174] De Cuyper, N., Van der Heijden, B. I., & De Witte, H. (2011). Associations between perceived employability, employee well – being, and its contribution to organizational success: a matter of psychological contracts?. The International Journal of Human Resource Management, 22 (07): 1486 – 1503.

[175] Van den Broeck, A., De Cuyper, N., Baillien, E., Vanbelle, E., Vanhercke, D., & De Witte, H. (2014). Perception of organization's value support and perceived employability: insights from self – determination theory. The International Journal of Human Resource Management, 25 (13): 1904 – 1918.

[176] van Casteren, P. A., Meerman, J., Brouwers, E. P., van Dam, A., & van der Klink, J. J. (2021). How can wellbeing at work and sustainable employability of gifted workers be enhanced? A qualitative study from a capability approach perspective. BMC public health, 21 (1): 1 – 10.

[177] Sumathi G N, Kamalanabhan T J, Thenmozhi M. Impact of work experiences on perceived organizational support: a study among healthcare professionals [J]. AI & Society, 2015, 30 (2): 261 – 270.

[178] 田喜洲. 心理资本及其对接待业员工工作态度与行为的影响研究 [D]. 重庆: 重庆大学, 2008.

[179] Ellinger A D, Ellinger A E, Keller S B. Supervisory coaching behavior, employee satisfaction, and warehouse employee performance: A dyadic perspective in the distribution industry [J]. Human Resource Development Quarterly, 2003, 14 (4): 435 – 458.

[180] 辜应康, 何勋, 陈丽英. 心理契约契合度对员工行为意向的影响机制研究 [J]. 商业研究, 2014 (12): 93 – 100.

[181] Mccutcheon R S. An Academic Review of Employee Behavior Management [J]. Advances in Economics and Business, 2018, 6 (5): 291 – 298.

[182] Wall E A, Berry L L. The Combined Effects of the Physical Environment and Employee Behavior on Customer Perception of Restaurant Service Quality [J]. Cornell Hospitality Quarterly, 2007, 48 (1): 59 – 69.

[183] Hemp P. Presenteeism: at work – but out of it [J]. Harvard Business Review, 2004, 82 (10): 49 – 58.

[184] Miraglia M, Johns G. Going to work ill: A meta – analysis of the correlates of presenteeism and a dual – path model [J]. Journal of Occupational Health Psychology, 2016, 21 (3):

261 – 283.

　　［185］Brunner B, Igic I, Keller A C, et al. Who gains the most from improving working conditions? Health – related absenteeism and presenteeism due to stress at work ［J］. The European Journal of Health Economics, 2019, 20 (8): 1165 – 1180.

　　［186］Whysall Z, Bowden J, Hewitt M. Sickness presenteeism: measurement and management challenges ［J］. Ergonomics, 2018, 61 (3): 341 – 354.

　　［187］Pauly M V, Nicholson S, Polsky D, et al. Valuing reductions in on – the – job illness: 'presenteeism' from managerial and economic perspectives ［J］. Health Economics, 2007, 17 (4): 469 – 485.

　　［188］Strömberg C, Aboagye E, Hagberg J, et al. Estimating the Effect and Economic Impact of Absenteeism, Presenteeism, and Work Environment – Related Problems on Reductions in Productivity from a Managerial Perspective ［J］. Value in Health, 2017, 20: 1058 – 1064.

　　［189］Goetzel R Z, Long S R, Ozminkowski R J, et al. Health, absence, disability, and presenteeism cost estimates of certain physical and mental health conditions affecting U. S. employers ［J］. Journal of Occupational & Environmental Medicine, 2004, 46 (4): 398 – 412.

　　［190］Nagata T, Mori K, Ohtani M, et al. Total Health – Related Costs Due to Absenteeism, Presenteeism, and Medical and Pharmaceutical Expenses in Japanese Employers ［J］. Journal of Occupational & Environmental Medicine, 2018, 60 (5): e273 – e280.

　　［191］Letvak S A, Ruhm C J, Gupta S N. Nurses' presenteeism and its effects on self – reported quality of care and costs ［J］. American Journal of Nursing, 2012, 112 (2): 30.

　　［192］杨添安, 马名旭, 郭义娜, 等. 北京市公立医院与私立医院医务人员工作压力及其影响的对比分析 ［J］. 中国卫生事业管理, 2017, 34 (8): 622 – 625.

　　［193］Edwards J R. A cybernetic theory of stress, coping, and well – being in organizations ［J］. Academy of Management Review, 1992, 17 (2): 238 – 274.

　　［194］国务院. "健康中国2030"规划纲要 ［EB/OL］. (2016 – 10 – 25) ［2021 – 1 – 19］ http://www. gov. cn/xinwen/2016 – 10/25/content_5124174. htm.

　　［195］共产党员网. 习近平: 提高保障和改善民生水平, 加强和创新社会治理 ［EB/OL］. (2017 – 10 – 18) ［2021 – 1 – 19］ http://www. 12371. cn/2017/10/18/ARTI1508297844870827. shtml.

　　［196］中国人大网. 中华人民共和国基本医疗卫生与健康促进法 ［EB/OL］. (2020 – 01 – 02) ［2021 – 01 – 19］ http://www. npc. gov. cn/npc/c30834/201912/15b7b1cfda374666a2d4c43d1e15457c. shtml.

　　［197］习近平. 关于全面建成小康社会补短板问题 ［J］. 求是, 2020 (11): 4 – 9.

　　［198］医脉通. 中国医生面临十大压力! 工作量大排第一 ［EB/OL］. (2018 – 09 – 30) ［2021 – 1 – 19］ https://www. sohu. com/a/257209413_456062.

　　［199］Mo Y, Deng L, Zhang L, et al. Work stress among Chinese nurses to support Wuhan in fighting against COVID – 19 epidemic ［J］. Journal of Nursing Management, 2020, 28 （5）: 1002 – 1009.

［200］Yang T, Ma M, Zhu M, et al. Challenge or hindrance: Does job stress affect presenteeism among Chinese healthcare workers? ［J］. Journal of Occupational Health, 2018, 60 （2）: 163 – 171.

［201］Yang T, Guo Y, Ma M, et al. Job stress and presenteeism among Chinese healthcare workers: The mediating effects of affective commitment ［J］. International Journal of Environmental Research and Public Health, 2017, 14 （9）: 978.

［202］鲍林杰, 韩锐, 王耀刚. 我国卫生人力资源配置现状分析与政策研究 ［J］. 中华医院管理杂志, 2014, 30 （3）: 197 – 201.

［203］Klein J, Frie K G, Blum K, et al. Psychosocial stress at work and perceived quality of care among clinicians in surgery ［J］. Bmc Health Services Research, 2011, 11 （1）: 109 – 109.

［204］Wallace J C, Edwards B D, Arnold T, et al. Work stressors, role – based performance, and the moderating influence of organizational support ［J］. Journal of Applied Psychology, 2009, 94 （1）: 254 – 262.

［205］Cavanaugh M A, Boswell W R, Roehling M V, et al. An empirical examination of self – reported work stress among U. S. managers ［J］. Journal of Applied Psychology, 2000, 85 （1）: 65 – 74.

［206］Yang T, Shen Y M, Zhu M, et al. Effects of Co – Worker and Supervisor Support on Job Stress and Presenteeism in an Aging Workforce: A Structural Equation Modelling Approach ［J］. International Journal of Environmental Research and Public Health, 2016. 13 （1）: 72.

［207］Knani M. Exploratory Study of the Impacts of New Technology Implementation on Burnout and Presenteeism ［J］. International Journal of Business and Management, 2013. 8 （22）: 92 – 97.

［208］Lu L, Lin H Y, Cooper C L. Unhealthy and Present: Motives and Consequences of the Act of Presenteeism Among Taiwanese Employees ［J］. Journal of Occupational Health Psychology, 2013, 18 （4）: 406.

［209］Poulsen M G, Khan A, Poulsen E E, et al. Work engagement in cancer care: The power of co – worker and supervisor support ［J］. European Journal of Oncology Nursing, 2015, 21: 134 – 138.

［210］Fredrickson B L. The broaden – and – build theory of positive emotions ［J］. Philosophical Transactions of the Royal Society of London. Series B: Biological Sciences, 2004, 359 （1449）: 1367 – 1377.

［211］Farh J L, Cheng B S. A cultural analysis of paternalistic leadership in Chinese organizations ［A］. In: Li J T, Tsui A S, Weldon E （eds） Management and Organizations in the Chinese Context〔M〕. London：Macmillan Publishers Limited，2000：84－127.

〔212〕Amabile T M，Schatzel E A，Moneta G B，et al. Leader behaviors and the work environment for creativity：Perceived leader support〔J〕. The Leadership Quarterly，2004，15（1）：5－32.

〔213〕Sargent L D，Terry D J. The moderating role of social support in Karasek's job strain model〔J〕. Work & Stress，2000，14（3）：245－261.

〔214〕Gibson J A，Grey I M，Hastings R P. Supervisor support as a predictor of burnout and therapeutic self－efficacy in therapists working in ABA schools〔J〕. Journal of Autism and Developmental Disorders，2009，39（7）：1024－1030.

〔215〕Hall D S. The relationship between supervisor support and registered nurse outcomes in nursing care units〔J〕. Nursing Administration Quarterly，2007，31（1）：68－80.

〔216〕Rathi N，Barath M. Work－family conflict and job and family satisfaction：Moderating effect of social support among police personnel〔J〕. Equality，Diversity and Inclusion，2013，32（4）：438－454.

〔217〕Chiaburu D S，Harrison D A. Do peers make the place？Conceptual synthesis and meta－analysis of coworker effects on perceptions，attitudes，OCBs，and performance〔J〕. Journal of Applied Psychology，2008，93（5）：1082.

〔218〕Hayton J C，Carnabuci G，Eisenberger R. With a little help from my colleagues：A social embeddedness approach to perceived organizational support〔J〕. Journal of Organizational Behavior，2012，33（2）：235－249.

〔219〕韩雪，张晓杰，刘爽. 低年资护士同事支持需求的现状调查及分析〔J〕. 护理学杂志，2016，31（08）：63－66.

〔220〕McGuire G M. Intimate work：A typology of the social support that workers provide to their network members〔J〕. Work and Occupations，2007，34（2）：125－147.

〔221〕Sloan M M. Unfair treatment in the workplace and worker well－being：The role of coworker support in a service work environment〔J〕. Work and Occupations，2012，39（1）：3－34.

〔222〕Rousseau V，Salek S，Caroline Aubé，et al. Distributive justice，procedural justice，and psychological distress：the moderating effect of coworker support and work autonomy〔J〕. Journal of Occupational Health Psychology，2009，14（3）：305－317.

〔223〕Elloy D F，Terpening W，Kohls J. A Causal Model of Burnout Among Self－Managed Work Team Members〔J〕. Journal of Psychology，2001，135（3）：321－334.

〔224〕中国青年网. 关心爱护医务人员，习近平这些话暖心了〔EB/OL〕.（2020－02－21）〔2021－1－19〕http：//news. youth. cn/sz/202002/t20200221_12206694. htm.

〔225〕严琴，李思茹. 青年医务人员角色压力与工作满意度、离职倾向关系研究〔J〕. 中国卫生产业，2015，12（13）：144－146.

[226] 张立，沙莉，鲁桂兰. 突发传染性公共卫生事件中护理人员心理压力的研究现状及前景展望 [J]. 护理实践与研究，2011，8（22）：103-105.

[227] Eisenberger R, Huntington R, Hutchison S, et al. Perceived Organizational Support [J]. Journal of Applied Psychology, 1986, 71 (3): 500-507.

[228] Levinson H. Reciprocation: The Relationship Between Man and Organization [J]. Administrative Science Quarterly, 1965, 9 (4): 370-390.

[229] Chen Z X, Tsui A S, Farh J L. Loyalty to supervisor vs. organizational commitment: Relationships to employee performance in China [J]. Journal of Occupational and Organizational Psychology, 2002, 75 (3), 339-356.

[230] Kottke J L, Sharafinski C E. Measuring Perceived Supervisory and Organizational Support [J]. Educational & Psychological Measurement, 1988, 48 (4): 1075-1079.

[231] Susskind A M, Kacmar K M, Borchgrevink C P. Customer service providers' attitudes relating to customer service and customer satisfaction in the customer-server exchange [J]. Journal of Applied Psychology, 2003, 88 (1): 179-187.

[232] Wei T A, Cordery J, Gamble J. Returning the favor: positive employee responses to supervisor and peer support for training transfer [J]. International Journal of Training & Development, 2016, 20 (1): 1-16.

[233] Thoits P A. Social support as coping assistance [J]. Journal of Consulting & Clinical Psychology, 1986, 54 (4): 416-423.

[234] Etzion D. Moderating effect of social support on the stress-burnout relationship [J]. Journal of Applied Psychology, 1984, 69 (4): 615-622.

[235] 戴春林，李茂平，张松. 同事支持研究的回顾与思考 [J]. 企业研究，2011，(08)：145-146.

[236] Lapalme M E, Stamper C L, Simard G, et al. Bringing the outside in: Can "external" workers experience insider status? [J]. Journal of Organizational Behavior, 2010, 30 (7): 919-940.

[237] Ganster D. Role of social support in the experiences of stress at work [J]. Journal of Applied Psychology, 1986, 71 (1): 102-110.

[238] 邵芳，樊耘. 复合型视角下组织支持维度剖析与量表验证 [J]. 科学学与科学技术管理，2013，34（11）：159-170.

[239] Yoon J, Thye S. Supervisor support in the work place: Legitimacy and positive affectivity [J]. The Journal of Social Psychology, 2000, 140 (3): 295-316.

[240] Eisenberger R, Armeli S, Rexwinkel B, et al. Reciprocation of perceived organizational support [J]. Journal of Applied Psychology, 2001, 86 (1): 42-51.

[241] Rhoades L, Eisenberger R. Perceived organizational support: a review of the literature [J]. Journal of Applied Psychology, 2002, 87 (4): 698-714.

［242］Barry J B, James S B. The effects of perceived co - worker involvement and supervisor support on service provider role stress, performance and job satisfaction［J］. Journal of Retailing, 1996, 72 (1): 57 - 75.

［243］Kirmeyer S L, Dougherty T W. Workload, tention, and coping: moderating effects of supervisor support［J］. Personnel Psychology, 1988, 41 (1): 125 - 139.

［244］袁勇志, 何会涛, 彭纪生. 支持感知对知识共享行为的影响: 不同支持感知的比较研究［J］. 心理科学, 2010, 33 (5): 1100 - 1103.

［245］Eisenberger R, Stinglhamber F, Vandenberghe C, et al. Perceived supervisor support: contributions to perceived organizational support and employee retention［J］. Journal of Applied Psychology, 2002, 87 (3): 565.

［246］Stinglhamber F, Vandenberghe C. Organizations and supervisors as sources of support and targets of commitment: A longitudinal study［J］. Journal of Organizational Behavior, 2003, 24 (3): 251 - 270.

［247］Karatepe O M, Keshavarz S, Nejati S. Do Core Self - Evaluations Mediate the Effect of Coworker Support on Work Engagement? A Study of Hotel Employees in Iran［J］. Journal of Hospitality and Tourism Management, 2010, 17 (1): 62 - 71.

［248］徐琼, 刘美玲, 肖秋兰, 等. 护士长支持对护士工作积极性及满意度的影响［J］. 齐鲁护理杂志, 2014 (21): 109 - 110.

［249］Wang M L, Tsai L J. Work - family conflict and job performance in nurses: The moderating effects of social support［J］. Journal of Nursing Research, 2014, 22 (3): 200 - 207.

［250］张琳, 应莉, 刘晓春, 等. 构建同事支持系统提高护士留职意愿［J］. 中国护理管理, 2014, 14 (12): 1333 - 1335.

［251］李美芩, 赵承芳. 同事支持系统在年轻护理人员自我和谐能力形成中的应用研究［J］. 护理研究, 2010, 24 (23): 2136 - 2138.

［252］Cañadas - De la Fuente G A, Vargas C, San Luis C, et al. Risk factors and prevalence of burnout syndrome in the nursing profession［J］. International Journal of Nursing Studies, 2015, 52 (1): 240 - 249.

［253］韦彩捌, 覃美凤, 潘春秋. 同事支持系统建设对普外科护士心理状况的影响［J］. 华夏医学, 2014, 27 (5): 69 - 72.

［254］刘延锦, 朱娇娇, 王爱霞. 护士群体同事支持与护士间团结度的相关性研究［J］. 中国实用护理杂志, 2015, 31 (13): 946 - 949.

［255］李碧娥, 李玉肖, 邓琳, 等. 同事支持系统在护理纠纷中对护士应对方式的影响［J］. 护理研究, 2010, 24 (6): 526 - 527.

［256］Caplan R D, Cobb S, French J R. Relationships of cessation of smoking with job stress, personality, and social support［J］. Journal of Applied Psychology, 1975, 60 (2): 211 - 219.

[257] French J R P, Jr Rogers W, Cobb S. Adjustment as a person – environment fit [A]. In G. U. Coelho, D. A. Hamburg, & J. E. Adams (Eds.), Coping Adaptation [M]. New York: Basic Books, 1974.

[258] Margolis B L, Kroes W H, Quinn R P. Job Stress: An Unlisted Occupational Hazard [J]. Journal of Occupational Medicine: Official Publication of the Industrial Medical Association, 1974, 16 (10): 659 – 661.

[259] Mccauley C D, Ruderman M N, Ohlott P J, et al. Assessing the Developmental Components of Managerial Jobs [J]. Journal of Applied Psychology, 1994, 79 (4): 544 – 560.

[260] 李宗波, 李锐. 挑战性 – 阻碍性压力源研究述评 [J]. 外国经济与管理, 2013, 35 (5): 40 – 49.

[261] Hessels J, Rietveld C A, Zwan P. Self – employment and work – related stress: The mediating role of job control and job demand [J]. Journal of Business Venturing, 2017, 32 (2): 178 – 196.

[262] Osipow S H, Spokane A R. Occupational stress inventory – revised [J]. Odessa, 1981 (4): 06 – 21.

[263] Gao Y Q, Pan B C, Sun W, et al. Depressive symptoms among Chinese nurses: prevalence and the associated factors [J]. Journal of Advanced Nursing, 2012, 68 (5): 1166 – 1175.

[264] Sui G Y, Hu S, Sun W, et al. Prevalence and associated factors of depressive symptoms among Chinese male correctional officers [J]. International Archives of Occupational & Environmental Health, 2014, 87 (4): 387 – 395.

[265] Liu L, Wang L, Chen J. Prevalence and associated factors of depressive symptoms among Chinese underground coal miners [J]. Biomed Research International, 2014, 2014 (2): 1 – 9.

[266] Tytherleigh M Y, Webb C, Cooper C L, et al. Occupational stress in UK higher education institutions: a comparative study of all staff categories [J]. Higher Education Research & Development, 2005, 24 (1): 41 – 61.

[267] House J S. Work stress and social support [M]. MA: Addison – Wesley, 1981.

[268] Foy T, Dwyer R J, Nafarrete R, et al. Managing job performance, social support and work – life conflict to reduce workplace stress [J]. International Journal of Productivity and Performance Management, 2019, 68 (6): 1018 – 1041.

[269] Zhang L F. Personality traits and occupational stress among Chinese academics [J]. Educational Psychology, 2012, 32 (7): 807 – 820.

[270] Locker D. Work stress, job satisfaction and emotional well – being among Canadian dental assistants [J]. Community Dentistry & Oral Epidemiology, 1996, 24 (2): 133 – 137.

[271] Melnyk B M, Hrabe D P, Szalacha L A. Relationships among work stress, job satis-

faction, mental health, and healthy lifestyle behaviors in new graduate nurses attending the nurse athlete program: a call to action for nursing leaders [J]. Nursing Administration Quarterly, 2013, 37 (4): 278 – 285.

[272] 韦志中, 卫丽, 邓伟平. 扶贫地区村干部的工作压力与工作满意度: 心理资本的调节和中介作用 [J]. 中国健康心理学杂志, 2019, 27 (2): 282 – 285.

[273] Pearsall M J, Ellis A P J, Stein J H. Coping with challenge and hindrance stressors in teams: Behavioral, cognitive, and affective outcomes [J]. Organizational Behavior & Human Decision Processes, 2009, 109 (1): 18 – 28.

[274] 王钢, 张大均. 幼儿教师心理资本、职业压力与工作绩效: 应对方式的中介作用 [J]. 心理学探新, 2017, 37 (3): 269 – 274.

[275] 黄海艳, 柏培文. 注册会计师的工作压力、组织支持感与工作绩效研究 [J]. 审计研究, 2014 (2): 89 – 94.

[276] Lu Y, Hu X M, Huang X L, et al. The relationship between job satisfaction, work stress, work – family conflict, and turnover intention among physicians in Guangdong, China: a cross – sectional study [J]. BMJ Open, 2017, 7 (5): e014894.

[277] 陈浩天, 黄倩蓉, 李雨鹭, 等. 工作—家庭冲突对离职倾向的影响——工作压力与情感承诺的作用 [J]. 中国战略新兴产业, 2019 (40): 91 – 93.

[278] 刘得格, 时勘, 王永丽, 等. 挑战 – 阻碍性压力源与工作投入和满意度的关系 [J]. 管理科学, 2011 (02): 1 – 9.

[279] Fang L, Hsiao L P, Fang S H, et al. Associations of work stress and humor with health status in hospital nurses – A cross – sectional study [J]. Journal of Clinical Nursing, 2019, 28 (19 – 20): 3691 – 3699.

[280] 张鑫. 传染科护士的工作压力及心理健康状态的调查探讨 [J]. 国际感染病学: 电子版, 2020, 9 (03): 9 – 10.

[281] Webster J R, Beehr T A, Christiansen N D. Toward a better understanding of the effects of hindrance and challenge stressors on work behavior [J]. Journal of Vocational Behavior, 2010, 76 (1): 68 – 77.

[282] Deng J, Wu Z, Ma M, et al. How stress affects presenteeism in public sectors: a dual path analysis of Chinese healthcare workers [J]. Journal of Public Health, 2021 (1): 1 – 10.

[283] Yong M, Nasterlack M, Pluto R P, et al. Occupational stress perception and its potential impact on work ability [J]. Work, 2013, 46 (3): 347 – 354.

[284] 汉典. "缺勤" 定义 [EB/OL]. [2020 – 9 – 13] https://www.zdic.net/hans/% E7% BC% BA% E5% 8B% A4.

[285] Cooper C. Hot under the collar [N]. Times Higher Education Supplement, 1996 – 6 – 21.

[286] Collins J J, Baase C M, Sharda C E, et al. The Assessment of Chronic Health Condi-

tions on Work Performance, Absence, and Total Economic Impact for Employers [J]. Journal of Occupational & Environmental Medicine, 2005, 47 (6): 547 – 557.

[287] Johns G. Presenteeism in the workplace: a review and research agenda [J]. Journal of Organizational Behavior, 2010, 31 (4): 519 – 542.

[288] Whitehouse D. Workplace presenteeism: how behavioral professionals can make a difference [J]. Behavioral Healthcare Tomorrow, 2005, 14 (1): 32 – 36.

[289] KivimäKi M, Head J, Ferrie J E, et al. Working While Ill as a Risk Factor for Serious Coronary Events: The Whitehall II Study [J]. American Journal of Public Health, 2005, 95 (1): 98 – 102.

[290] Aronsson G, Gustafsson K. Sickness presenteeism: prevalence, attendance – pressure factors, and an outline of a model for research [J]. Journal of Occupational & Environmental Medicine, 2005, 47 (9): 958 – 966.

[291] Böckerman P, Laukkanen E. Presenteeism in Finland: Determinants by Gender and The Sector of Economy [J]. Ege Academic Review, 2009, 9 (3): 1007 – 1016.

[292] Wan H C, Downey L A, Stough C. Understanding non – work presenteeism: relationships between emotional intelligence, boredom, procrastination and job stress [J]. Personality & Individual Differences, 2014, 65 (7): 86 – 90.

[293] 张丽. 隐性缺勤的博弈初探 [J]. 企业管理, 2006 (05): 96 – 98.

[294] D'Abate C P, Eddy E R. Engaging in personal business on the job: Extending the presenteeism construct [J]. Human Resource Development Quarterly, 2007, 18 (3): 361 – 383.

[295] Reilly M C, Zbrozek A S, Dukes E M. The Validity and Reproducibility of a Work Productivity and Activity Impairment Instrument [J]. Pharmaco Economics, 1993, 4 (5): 353 – 365.

[296] Lerner D, Reed J I, Massarotti E, et al. The Work Limitations Questionnaire's validity and reliability among patients with osteoarthritis [J]. Journal of Clinical Epidemiology, 2002, 55 (2): 197 – 208.

[297] 董小方, 刘延锦, 王金鑫, 等. 中文版工作受限情况调查问卷的研制 [J]. 中国实用护理杂志, 2013, 29 (12): 54 – 57.

[298] Paschoalin H C, Griep R H, Lisboa M T L, et al. Transcultural adaptation and validation of the Stanford Presenteeism Scale for the evaluation of presenteeism for Brazilian Portuguese [J]. Revista Latino – Americana de Enfermagem, 2013, 21 (1): 388 – 395.

[299] Ilmarinen J, Rantanen J. Promotion of work ability during ageing [J]. American Journal of Industrial Medicine, 1999, 36 (S1): 21 – 23.

[300] Turpin R S, Ozminkowski R J, Sharda C E, et al. Reliability and Validity of the Stanford Presenteeism Scale [J]. Journal of Occupational and Environmental Medicine, 2004, 46 (11): 1123 – 1133.

[301] Wang P S, Beck A, Berglund P, et al. Chronic medical conditions and work perform-

ance in the health and work performance questionnaire calibration surveys［J］. Journal of Occupational and Environmental Medicine，2003，45（12）：1303 – 1311.

［302］Burton W N，Chen C Y，Conti D J，et al. The association between health risk change and presenteeism change［J］. Journal of Occupational & Environmental Medicine，2006，48（3）：252 – 263.

［303］Prasad M，Wahlqvist P，Shikiar R，et al. A Review of Self – Report Instruments Measuring Health – Related Work Productivity［J］. Pharmacoeconomics，2004，22（4）：225 – 244.

［304］Schultz A B，Edington D W. Employee Health and Presenteeism：A Systematic Review［J］. Journal of Occupational Rehabilitation，2007，17（3）：547 – 579.

［305］Fiorini L A，Houdmont J，Griffiths A. Nurses' perceived work performance and health during presenteeism：Cross：sectional associations with personal and organizational factors［J］. Journal of Nursing Management，2020.

［306］卢慧敏，黄琦，苗春霞，等. 家庭医生职业认同、职业倦怠与隐性缺勤的关系研究［J］. 中国卫生资源，2019，22（2）：127 – 131.

［307］卢慧敏，杨丹丹，苗春霞，等. 基于 PLS – SEM 的家庭医生工作生活质量、职业认同与隐性缺勤的关系研究［J］. 中国全科医学，2018，21（28）：3436 – 3442.

［308］唐宗娟，柯少贤. ICU 护理人员心理资本现状与隐性缺勤、职业倦怠的相关性研究［J］. 护理实践与研究，2020，17（7）：144 – 145.

［309］Ryu I S，Jeong D S，Kim I A，et al. Association between job stress，psychosocial well – being and presenteeism，absenteeism：focusing on railroad workers［J］. Korean Journal of Occupational and Environmental Medicine，2012，24（3）：263 – 273.

［310］Deng J，Wu Z，Yang T，et al. Effect of Work Environment on Presenteeism among Aging American Workers：The Moderated Mediating Effect of Cynical Hostility［J］. Sustainability，2020，12（13）：5314.

［311］Hobfoll S E. Conservation of resources. A new attempt at conceptualizing stress［J］. American Psychologist，1989，44（3）：513 – 524.

［312］Hobfoll S E，Halbesleben J，Neveu J P，et al. Conservation of Resources in the Organizational Context：The Reality of Resources and Their Consequences［J］. Annual Review of Organizational Psychology and Organizational Behavior，2018，5（1）：103 – 28.

［313］Buch R，Dysvik A，Kuvaas B，et al. It takes three to tango：exploring the interplay among training intensity，job autonomy，and supervisor support in predicting knowledge sharing［J］. Human Resource Management. ，2015，54（4）：623 – 635.

［314］扎卡亚（Al – haeer Zakarya）. 领导支持与同事支持对员工创造力的影响［D］. 西安：长安大学，2019.

［315］La Rocco J M，Jones A P. Co – Worker and Leader Support as Moderators of Stress –

Strain Relationships in Work Situations [J]. Journal of Applied Psychology, 1978, 63 (5): 629 – 634.

[316] Mrayyan M T, Al – Rawashdeh S, Al – Omari H. Nurses' job stressors and social support behaviors: Comparing public, teaching, and private hospitals [C]. Nursing Forum. 2021, 56 (1): 74 – 82.

[317] Dennis C L. Peer support within a health care context: a concept analysis [J]. International Journal of Nursing Studies, 2003, 40 (3): 321 – 332.

[318] De Clercq D, Muhammad U A, Ul Haq I, et al. The stress – reducing effect of coworker support on turnover intentions: Moderation by political ineptness and despotic leadership [J]. Journal of Business Research, 2020, 111: 12 – 24.

[319] Marino S. The stress epidemic [J]. Industry Week/IW, 1997, 246 (7): 14 – 14.

[320] Yang T, Lei R, Jin X, et al. Supervisor Support, Coworker Support and Presenteeism among Healthcare Workers in China: The Mediating Role of Distributive Justice [J]. International journal of environmental research and public health, 2019, 16 (5): 817.

[321] 周浩, 龙立荣. 共同方法偏差的统计检验与控制方法 [J]. 心理科学进展, 2004, 12 (6): 942 – 950.

[322] Li W D, Fay D, Frese M, et al. Reciprocal relationship between proactive personality and work characteristics: a latent change score approach [J]. Journal of Applied Psychology, 2014, 99 (5): 948 – 965.

[323] Liu Y, Mo S, Song Y, et al. Longitudinal Analysis in Occupational Health Psychology: A Review and Tutorial of Three Longitudinal Modeling Techniques [J]. Applied Psychology, 2016, 65 (2): 379 – 411.

[324] Selig J P, Preacher K J. Mediation Models for Longitudinal Data in Developmental Research [J]. Research in Human Development, 2009, 6 (2 – 3): 144 – 164.

[325] Toker S, Biron M. Job burnout and depression: unraveling their temporal relationship and considering the role of physical activity [J]. Journal of Applied Psychology, 2012, 97 (3): 699 – 710.

[326] Seidman G, Pascal L, McDonough J. What benefits do healthcare organisations receive from leadership and management development programmes? A systematic review of the evidence [J]. BMJ Leader, 2020, 4 (1): 21 – 36.

[327] Arnau – Sabatés L, Gilligan R. Support in the workplace: How relationships with bosses and co – workers may benefit care leavers and young people in care [J]. Children and Youth Services Review, 2020, 111: 104833.

[328] Lepine J A, Lepine M A, Jackson C L. Challenge and hindrance stress: relationships with exhaustion, motivation to learn, and learning performance [J]. Journal of Applied Psychology, 2004, 89 (5): 883 – 891.

[329] 张津夷. 房地产评估行业员工工作压力与绩效的关系研究——以工作满意度为中介变量 [D]. 北京：北京理工大学. 2017.

[330]. Huch K, Cakir B, Ulmar B, et al. An observation tool for studying patient – oriented workflow in hospital emergency departments [J]. Methods of Information in Medicine, 2013, 52 (06)：503 – 513.

[331] 唐楠, 王艳红, 马玉霞, 等. 基层医务人员隐性缺勤现状及影响因素研究 [J]. 护理学杂志, 2018, 33 (05)：52 – 55.

[332] 梁馨之, 孙运波, 尤薇, 等. ICU 护士职业倦怠与隐性缺勤的相关性研究 [J]. 中国护理管理, 2017, 17 (7)：933 – 937.

[333] De Jonge J, Schaufeli J W B. Job characteristics and employee well – being: a test of Warr's Vitamin Model in health care workers using structural equation modelling [J]. Journal of Organizational Behavior, 1998, 19 (4)：387 – 407.

[334] 郭加佳, 葛新玲, 张宁. 挑战性 – 阻碍性压力源量表在护士中应用的评价 [J]. 卫生职业教育, 2017, 35 (2)：96 – 98.

[335] Sulastri S. The Effect of Work Stress and Workload on Employee Performance [EB/OL]. (2020 – 02 – 09) [2021 – 1 – 19] https：//osf. io/nvjqf.

[336] 金台资讯. 九江学院附属医院副院长殷小平：带队驰援武汉, "战疫" 到底 [EB/OL]. (2020 – 03 – 08) [2021 – 1 – 19] https：//dy. 163. com/article/F77BLQ4605346936. html? referFrom.

[337] 人民政协报. 全民战 "疫", 没有旁观者——北京市政协抗击新冠肺炎疫情行动纪实 [EB/OL]. (2020 – 02 – 12) [2021 – 1 – 19] http：//www. cppcc. gov. cn/zxww/2020/02/12/ARTI1581469125703146. shtml.

[338] 国家卫生健康委. 国家卫生健康委制定为医务人员减负措施 [N/OL]. (2019 – 06 – 12) [2021 – 01 – 19] http：//www. gov. cn/xinwen/2019 – 06/12/content_5399416. htm.

[339] 刘贝妮, 杨河清. 工作场所隐性缺勤行为研究述评 [J]. 经济与管理研究, 2016, 37 (04)：66 – 73.

[340] 郭砾, 赵云. 平衡工作与家庭：国际视角与中国政策 [J]. 山西师大学报 (社会科学版), 2013, 40 (02)：1 – 7 +13.

[341] 陈辉. 企业健康管理与员工满意度及员工绩效关系的实证研究——以上海和成都地区部分 IT 型企业为例 [D]. 成都：四川师范大学, 2016.

[342] 刘永强, 赵曙明, 王永贵. 工作—家庭平衡的企业制度安排 [J]. 中国工业经济, 2008 (02)：85 – 94.

[343] 黄逸群. 创业女性工作家庭平衡及其对绩效影响机制研究 [D]. 杭州：浙江大学, 2007.

[344] 陈维政, 李贵卿, 吴继红. 工作分享对促进工作—生活平衡的作用研究 [J]. 中国工业经济, 2007 (06)：5 – 12.

[345] Greenhaus J, Collins K, Shaw J. The relation between work – family balance and quality of life [J]. Journal of Vocational Behavior, 2003, 63 (3).

[346] 范振英. 健康新定义的提出 [J]. 医学争鸣, 2014, 5 (03): 9 – 12.

[347] 徐斌. 从WHO的健康定义到安康 (wellness) 运动——健康维度的发展 [J]. 医学与哲学, 2001 (06): 53 – 55.

[348] 赵怡暄. 银行员工工作家庭时间冲突与工作倦怠——轮班工作制的影响 [D]. 天津: 天津师范大学, 2015.

[349] Anders K. Health disorders of shift workers [J]. Occupational medicine (Oxford, England), 2003, 53 (2).

[350] 陈兴华, 凌文辁, 方俐洛. 工作—家庭冲突及其平衡策略 [J]. 外国经济与管理, 2004 (04): 16 – 19.

[351] 黄丽. 医务人员职业紧张、职业倦怠与隐性缺勤的关联研究 [D]. 上海: 复旦大学, 2013.

[352] 陈玉恒. 倒班人群生活方式及健康状况的流行病学调查 [D]. 武汉: 华中科技大学, 2011.

[353] 李晓芳, 杨淑红, 徐双娟. 倒班工人心理健康状况调查 [J]. 中国民康医学, 2006 (05): 216 – 217.

[354] 赵宝钰. 倒班对健康的影响 [J]. 职业与健康, 2002 (03): 7 – 8.

[355] 刘理望, 张国高. 倒班和夜班对作业人员身心健康影响的研究进展 [J]. 国外医学 (社会医学分册), 1993 (01): 5 – 8.

[356] Clark S. Work/Family Border Theory: A New Theory of Work/Family Balance [J]. Human Relations, 2000, 53 (6).

[357] 杨音. 女性管理者工作家庭平衡及其对工作绩效影响研究 [D]. 南京: 南京财经大学, 2016.

[358] 盛利, 黄建始, 冯佳园. 员工健康状况对企业生产效率影响测量方法的研究进展 [J]. 中华流行病学杂志, 2007, 28 (12): 1227 – 1230.

[359] 王兴琼. 企业组织健康的维度验证与程度计量 [J]. 南开管理评论, 2009, 12 (03): 135 – 141.

[360] 李莲. 高绩效工作系统、工作超负荷与员工健康关系的跨层研究 [D]. 深圳: 深圳大学, 2017.

[361] 李冰. 工作压力与北京企业员工健康状况的研究 [D]. 北京: 首都经济贸易大学, 2007.

[362] 李力研, 江崇民, 宗卫锋. 北京上海沈阳深圳最大型企业员工健康状况与体育锻炼的社会研究 (一) [J]. 体育科学研究, 2001 (02): 1 – 6.

[363] 曾练平, 燕良轼. 中文版工作家庭平衡量表的信效度研究 [J]. 中国临床心理学杂志, 2013, 21 (06): 988 – 991.

［364］高飞．基于潜类别分析和 SF - 8 量表的天津市 Ⅱ 型糖尿病研究［D］．天津：天津医科大学，2018．

［365］杨添安，马名旭，郭义娜，邓剑伟．北京市公立医院与私立医院医务人员工作压力及其影响的对比分析［J］．中国卫生事业管理，2017，34（08）：622 - 625．

［366］李鲁，王红妹，沈毅．SF - 36 健康调查量表中文版的研制及其性能测试［J］．中华预防医学杂志，2002（02）：38 - 42．

［367］邢文华，陈晓敏，朱建华．SF - 8 简短量表用于冠心病病人健康相关生活质量测定的可行性［J］．国外医学．心血管疾病分册，2004（03）：181 - 184．

［368］陈晓敏，邢文华，朱建华．医学结局研究简短量表 - 8 在冠心病患者健康相关生活质量测定上的应用［J］．中国行为医学科学，2004（06）：100 - 101．

［369］王珊，栾荣生，雷燕，等．生命质量 8 条简明量表中文版开发及其性能评价［J］．现代预防医学，2007（06）：1022 - 1023，1026．

［370］方积乾，郝元涛，李彩霞．世界卫生组织生活质量量表中文版的信度与效度［J］．中国心理卫生杂志，1999（04）：203 - 205．

［371］刘婷婕，陈坤．生活质量量表在生活质量评价中的应用［J］．中国临床康复，2006（26）：113 - 116．

［372］武阳丰，谢高强，李莹，等．国人生活质量普适量表的编制与评价［J］．中华流行病学杂志，2005（10）：27 - 32．

［373］张再生．工作—家庭关系理论与工作家庭平衡计划［J］．南开管理评论，2002（04）：55 - 59．

［374］丁成莉．企业员工的心理资本对其工作绩效和工作卷入的影响［D］．郑州：河南大学，2009．

［375］孙健敏，张晔骏．工作场所的出勤主义行为：组织管理研究的新课题［J］．心理科学进展，2015，23（04）：654 - 668．

［376］单格妍，杜江红，李永鑫．出勤主义行为与员工工作倦怠：工作满意度和感情承诺的中介效应［J］．中国健康心理学杂志，2020，28（03）：396 - 400．

［377］赵富强，黄颢宇，陈耘，等．工作—家庭平衡型人力资源管理实践对工作绩效的影响：工作—家庭关系的中介作用与心理资本的调节作用［J］．中国人力资源开发，2018，35（11）：124 - 140．

［378］黄世伍，刘婷婷，曾练平．工作家庭平衡研究综述［J］．心理学进展，2016，6（03）：314 - 319．DOI：10. 12677/AP. 2016. 63041．

［379］王晶，吴明霞，廖礼惠，等．国外工作—家庭平衡研究的现状述评［J］．心理科学进展，2010，18（08）：1269 - 1276．

［380］Joseph G. Grzywacz, Dawn S. Carlson. Conceptualizing Work—Family Balance：Implications for Practice and Research［J］．Advances in Developing Human Resources, 2007, 9（4）．

[381] 王永丽. 员工工作家庭平衡的初步研究 [A]. 中国管理现代化研究会. 第四届 (2009) 中国管理学年会——组织行为与人力资源管理分会场论文集 [C]. 中国管理现代化研究会: 中国管理现代化研究会, 2009: 445 – 460.

[382] 刘永强. 工作—家庭冲突及其平衡策略研究综述 [J]. 外国经济与管理, 2006 (10): 51 – 57, 64.

[383] 刘永强, 赵曙明. 工作—家庭冲突的影响因素及其组织行为后果的实证研究 [J]. 南京社会科学, 2006 (05): 1 – 9.

[384] 张再生. 工作—家庭关系理论与工作家庭平衡计划 [J]. 南开管理评论, 2002 (04): 55 – 59.

[385] 王永丽, 叶敏. 工作家庭平衡的结构验证及其因果分析 [J]. 管理评论, 2011, 23 (11): 92 – 101, 109.

[386] 李原. 工作家庭的冲突与平衡: 工作—家庭边界理论的视角 [J]. 社会科学战线, 2013 (02): 180 – 188.

[387] 李亚妮. "工作和家庭的平衡: 中国状况分析及政策研讨会" 综述 [J]. 妇女研究论丛, 2008 (04): 66 – 70, 75.

[388] 刘永强, 赵曙明. 影响工作—家庭冲突的因素及其平衡策略 [J]. 中国人力资源开发, 2006 (09): 11 – 16.

[389] 李永鑫, 赵娜. 工作—家庭支持的结构与测量及其调节作用 [J]. 心理学报, 2009, 41 (09): 863 – 874.

[390] Direnzo M, Greenhaus J, Weer C. Relationship between protean career orientation and work – life balance: A resource perspective [J]. Journal of Organizational Behavior, 2015, 36 (4).

[391] Allen T D, Herst D E, Bruck C S, Sutton M. Consequences associated with work – to – family conflict: a review and agenda for future research [J]. Journal of occupational health psychology, 2000, 5 (2).

[392] 何勤, 陶秋燕, 刘宇霞. 工作—家庭平衡问题国际比较研究 [J]. 北京联合大学学报 (人文社会科学版), 2010, 8 (01): 94 – 99, 127.

[393] 李永鑫, 赵娜. 工作—家庭支持的结构与测量及其调节作用研究 [A]. 中国心理学会. 第十二届全国心理学学术大会论文摘要集 [C]. 中国心理学会: 中国心理学会, 2009: 314 – 315.

[394] 赵富强, 陈耘, 杨淑媛. 工作家庭平衡型人力资源实践研究——中国情境下的结构与测量 [J]. 经济管理, 2018, 40 (02): 120 – 139.

[395] 赵富强, 杨淑媛, 陈耘, 张光磊. 工作—家庭平衡型人力资源管理实践对员工绩效的影响: 工作繁荣与真实型领导的作用 [J]. 中国人力资源开发, 2017 (09): 81 – 96.

[396] 杨淑媛. 工作家庭平衡型人力资源实践对员工绩效的影响研究 [D]. 武汉: 武汉理工大学, 2017.

［397］Giovanni C. Shift work and health：current problems and preventive actions ［J］. Safety and health at work，2010，1（2）.

［398］朱妍. 企业员工健康管理评价指标体系研究 ［D］. 南京：南京理工大学，2014.

［399］王兴琼. 企业组织健康的维度验证与程度计量 ［J］. 南开管理评论，2009，12（03）：135 – 141.

［400］陈辉. 企业健康管理与员工满意度及员工绩效关系的实证研究 ［D］. 四川：四川师范大学，2016.

［401］姚烨申，吴亚春，王勇，等. 我国中小劳动密集型企业操作型员工健康管理分析 ［J］. 现代商贸工业，2013，25（07）：100 – 102.

［402］钟亚芳. 美国企业员工健康管理研究与启示 ［J］. 企业活力，2009（12）：55 – 58.

第十一章 弥合裂痕 医路前行

第一节 主要结论

本书基于健康风险→服务供给→智慧赋能的思路，阐述了新时期健康协同治理过程中存在的"裂痕"问题及可能的弥合办法。首先，从突发疫情、环境污染和老龄化等方面论述了当前健康协同治理面临的挑战；其次，分别从工作压力、公共服务动机、医患互动关系及医疗服务评价等角度阐释了医疗服务供给的科学路径；再次，结合数字化背景，分别从实证模型、概念构建和实践探析三个方面分析了当下的趋势与问题；最后，基于未来可持续发展视角，分别从扩大健康传播效果、提升疫苗接种意愿、构建可持续就业能力、供给儿科医生、落地分级诊疗、改善隐性缺勤及助推工作家庭平衡等角度拓展分析了弥合健康裂痕的关键节点。

（1）在健康风险及其防范方面，涉及突发疫情、环境污染及老龄化等内容。本书主要通过预测空气污染对公众生命安全的影响，并构建跨时空全球传染病动力学模型以优化新兴传染病流行背景下的非药物干预政策、疫苗分配政策，降低不良公共卫生事件对人民健康以及社会可持续发展造成的负面影响。同时，本书还从老龄歧视、工作压力、职场人际关系及工作家庭冲突等方面分析了相关风险因素对老龄工作群体健康问题及工作绩效的作用机制。

其一，本书通过双向固定效应模型、泊松动态面板数据模型首次验证了环境空气污染暴露对公众患鼻咽癌以及喉癌等呼吸道疾病之间的相对风险，补充了鼻咽癌与喉癌等国内高发疾病的重要致病因素。流行病学研究发现环境空气污染中的 NO_2、SO_2 以及 PM_{10} 浓度与鼻咽癌以及喉癌发病率之间密切相关，并且男性相比女性对空气污染的有害影响更加敏感，这些结论均有助于提升癌症预防工作中公共卫生资源的配置效率。除此之外，本书在综合疾病状态与心理健康两个维度精确地评估了个人健康状况的前提下，综合暴露时间和频率等特征利用分层线性模型检验了空气污染对公共健康的影响，并得出以下结论：在控制经济社会因素的情况下，延长可接受空气质量的持续时间对改善居民整体健康水平而言尤为重要，尤其是在中国中西部地区。因此，空气污染治理政策除了要集中控制或缩短严重空气污染的持续时间之外，应当同时纳入良好空气质量的持续时间的考虑。

其二，本书通过构建跨时空全球传染病动力学模型弥补了传统传染病预测模型的理论缺陷，这有助于正确制定防控策略和合理调配公共卫生资源，实现疾病暴发初期快速控制病毒传播，并在长期通过灵活调整公共卫生防控策略使公共损失最小化。首先，本书将跨区域人口流动、追踪与隔离政策、口罩佩戴、疫苗接种等新时代因素纳入传统的传染病动力学模型，实现了不同防控策略下疫情发展轨迹的预测，其结果被用于评估重大突发公共卫生事件时期全球各国的防控政策效果，证明我国的非药物干预措施的及时性、有效性和必要性。其次，本书通过双重差分法检验并肯定了 2020 年"对口支援"政策（19 个省份对口支援湖北省内除武汉外 16 个市州及县级市）的有效性。最后，结合传染病动力学模型、疫苗分配模型与粒子群算法，本书验证了各地区疫情防控水平（如社交距离控制程度、追踪率、隔离率、口罩佩戴率等）对疫情走势以及疫苗分配的决定性作用，并提出在"按照新增确诊病例增速进行跨区域分配"的前提下优先控制人口较多且初始风险等级较低区域的疫苗分配思路与最优可操作策略。

其三，本书重点关注老龄劳动力的健康影响因素及其生产力的变化机制，为个人及其所在的企业组织改善公共健康提供重要理论支撑与实践指导。由于老龄化人口的急速增长导致医疗服务需求以及供需缺口的进一步增大，本书从老龄歧视、工作压力、职场人际关系及工作家庭冲突等方面分析了相关风险因素对老龄工作群体健康问题及工作绩效的作用机制。鼓励政策制定者与研究人员开发针对老龄工作人群的健康促进计划。

（2）在优化健康服务供给方面，通过量化医疗服务质量、隐性缺勤等能够反映公共卫生服务表现的指标，从社会心理视角探索提升医务工作者工作表现的影响因素，为行为化卫生政策的制定提供理论依据，以缓解我国卫生人力资源的供需矛盾。

一方面，为了调查医务工作者的社会心理状况（包括情绪状态、认知行为反应、社会因素等），课题组于 2015 年开展了一项全国范围内的国家医院调查，并借此广泛探索了包括积极情绪、组织承诺、薪酬公平感、社会支持、社会经济地位在内的各种社会心理因素对卫生人力资源的公共服务动机、医疗服务质量以及工作绩效的作用机制和实现路径。例如，通过限制我国公立医院医护人员的阻碍性压力并提供适度的挑战性压力，能够显著提升他们的公共服务动机，继而提高医疗卫生服务的整体工作绩效。与此同时，本书重点关注隐性缺勤作为一种反生产力行为在医疗卫生服务过程中扮演的角色。同样以我国公立医院的医务工作者为研究对象，基于工作需求—资源模型（JD-R 模型）等理论框架，本书提出医务工作者的全面健康水平、公共服务动机、挑战性压力因素等工作资源有助于减少我国卫生人力资源隐性缺勤等反生产力行为，应当是卫生政策与医疗改革重点关注的着力点。

另一方面，面对我国卫生人力资源供需矛盾的紧迫问题，本书从提升医务人员可持续就业能力、降低离职倾向的角度探索扩大卫生人力资源存量的路径与机制。以我国公立医院的医务群体为例，本书发现中国医务人员的离职倾向受到医疗暴力的直接或间接影响，这为我国新一轮医疗卫生体制改革的实现提供了重要的干预策略。除此之外，由于数字化技术的迅猛发展对医务工作者的工作环境以及职业发展产生了新的影响，本书同时结合数字化与老龄化的背景，从内在工作价值、工作转移、移动资本与感知工作能力等维度清晰地定义了可持续就业能力的要义，为延长医疗行业从业人员的职业生涯、保障卫生人力资源的可持续供应提供了重要的理论指导。

（3）在智慧赋能方面，阐述了数字化时代工作场域的新挑战及系统终端满意度特点对创新性工作行为等关系到医疗服务质量的结果变量的影响机制。同时还分别从理论和实践角度，介绍了"智慧医疗"的概念由来及互联网医院相关的发展情况。这些都为行为化卫生政策的制定提供理论依据，以缓解我国卫生人力资源的供需矛盾。

第二节　研究展望

一、健康风险

后疫情时期，随着环境治理过程中更多新问题的出现、病毒疫情的变异等，我们将面临更多的不确定性的健康风险因素。未来研究应进一步树立复杂系统观，结合健康治理内容的多维性、供给主体的多样性、过程的动态全周期性等特征，展开更深入的理论与实证探索。

二、服务供给

面对老龄化趋势逐渐加重和"健康中国"战略全面推行的双重挑战，我国卫生人力资源亟待"供给侧结构性改革"。对此，国家相关部门虽然出台了大量措施增加医务人员供给，但收效甚微。未来研究可进一步着力于提升卫生人力资源存量，盘活老龄化医务人员可持续就业能力，或可为破解这一难题提供新的思路。在原有动态链理论视角基础上，进一步探究中国特色的可持续就业能力概念，并完成对其测量工具的开发试验，分析我国医务人员可持续就业能力的特征和差异性，探究中国情景下医务人员可持续就业能力影响因素，为深化我国公立医院改革从人力供给、绩效提升等方面提供新思路。最后，提出提升我国老龄化医务人员可持续就业能力的精准策略，为保证卫生人力资源管理有效供给提供必要实证支持。

三、智慧赋能

疫情之下，"在线医疗""远程会诊""新冠肺炎人工智能 CT 快速辅助诊断系统"等互联网技术赋能智慧医疗的典型范例，一方面通过合理优化复诊患者和慢性病患者的线下就医次数，有效避免不必要的交叉感染，提升医疗卫生资源的利用率；另一方面在预测分析、病毒溯源、防控救治等方面发挥支撑作用，有效配置医疗卫生资源，防止疫情扩散。"十四五"时期卫生健康工作面临诸多新形势新任务新要求。面临这样的历史机遇，全国卫生健康系统亟须借助信息化智慧赋能等手段提升效率。作为构建公共卫生体系的重要一环，健康服务系统的智慧赋能，是完善疾病防控体系和持续改进医疗服务质量的重要支撑和保障。鉴于现有文献对于"智慧医疗"等概念、内涵存在认识不一的状况，未来研究可从概念根源的由来、内容主题分类及其相关前因与结果变量做系统性的文献梳理与实证分析。

后　记

　　本书是国家自科基金面上项目《基于 CA 模型的老龄化医务人员可持续就业能力研究》《智慧医疗对医疗服务质量的影响机理与政策设计研究：基于医务人员感知的视角》、国家自科基金青年项目《基于 CWB 模型的医务人员隐性缺勤形成机制与干预策略研究》《基于个人—组织匹配理论的组织氛围对公共服务动机的影响机制及干预策略研究：以公立医院医务人员为例》、北京市社会科学基金《"医疗暴力"对北京市医疗服务可持续发展影响及应对策略研究》《北京市公立医院医务人员公共服务动机的现状及其对服务质量的影响研究》的系列研究成果的集合，在研究与写作的过程中得到了许多单位和个人的关心与帮助，在此，我谨代表课题组向他们致以诚挚的谢意。

　　这些资助项目中的部分成果已在其他地方公开发表，但依然有大量的调研资料，因为相对冗杂或未来得及整理和精修，未能通过正式的学术论文刊物见之于众。常言道，敝帚自珍，我们也一致认为这些调研材料依然具有一定的学理和实践价值，尤其对于后疫情时代降低健康风险、优化健康服务供给效能及接力智慧赋能，夯实公共卫生治理体系建设而言，或具有一定的参考意义，因此，几经兜转之后，希望能整理出版。

　　感谢国内外众多高校、合作医院、学术会议主办方和学术期刊对本课题研究成果的关注与肯定，特别是项目组成员及依托单位与慕尼黑大学、慕尼黑工业大学、厦门大学、华中科技大学，以及中国医学科学院北京协和医院、首都医科大学宣武医院、首都医科大学附属北京友谊医院、北京双桥医院、广东省妇幼保健院、厦门大学附属第一医院等机构保持着良好的合作关系（排名不分先后），这也为项目开展调研提供了便利。还要感谢中国卫生政策与管理学会（China Health Policy and Management，CHPAM）、健康政策与管理青年学者论坛、华西卫生政策与经济博士生论坛等学术会议主办机构和 Human Resource Management Journal，Computers in Human Behavior，Risk Management and Healthcare Policy，European Journal of Work and Organizational Psychology 等学术期刊对研究成果给出的一些建设性修改意见（排名不分先后）。

　　感谢刘文玲教授、陈振娇教授、徐国铨教授等同事、Technische Universität München 的 Friedl 教授和 Koenigstorfer 教授、Laval University 的 Biron 教授、University of British Columbia 的 Johns 教授、Heinrich‐Heine‐University Düsseldorf 的 Ruhle 教授、University of Klagenfurt 的 Breitsohl 教授、University of Liverpool 的 Miraglia、Nottingham Trent University 的 Karanika‐Murray 教授、陈倩、刘元铃、文欣玫、孙学勤、张研、梁丽、刘剑、张世阳等合作伙伴在专著撰写过程中的大力支持。更感谢课题组成员邓剑伟老师，我们一起挑灯夜战，并肩克服学术科研上的重重难关，才有了今天这本专著以及学术成果，助力国家自科基金青年项目取

得优秀的评价。感谢我的家人这些年来给予我永远的理解、支持和严厉却又无私的爱。特别感谢我德国慕尼黑大学的导师 Alarcos Cieza 和同学沈昱名，是他们陪伴了在德国终生难忘的三年，不论有多艰难，都感谢他们一直陪在身边，也让我对科研有了清晰的认知，端正了学术态度，增强了学术本领，从而走上了科研这条道路，和我的同事和团队取得了这些难以磨灭的学术贡献！

还要特别感谢的是课题组的学生团队，感谢他们的坚持和付出，与我们一起分担与分享课题研究的苦与乐，在我的心中，他们就像我的孩子们，我们是真正的一家人！参与本课题和专著撰写的学生如下（排名不分先后）：刘冉、邓文浩、郭义娜、李雅欣、马名旭、田慧琳、马腾阳、郭轶伦、雷润、孙阳阳、金璇、石胡斌、刘业欣、郭园庚、高永闯、金宇航、刘家豪、鞠雪梅、郝雪婷、臧子璇、张荣兴、刘涛铭、吴振楠、张琳梓、李博文、彭勃、黄思博、贾凯琳、厍超艺等。

最后，特别要感谢中国财政经济出版社对本书样稿提出的宝贵修改意见和对本书出版给予的大力支持。

虽然在本书的完成过程中，受到以上单位、组织和个人的倾心相助，但囿于个人因素，书中难免会出现不足之处，敬请广大读者批评指正。

本书交付之际，时值 2022 年年末，就以此书，献给为本书付出过辛勤劳动的各位同学、同事、好友以及那些接受过我们调查和访谈的伙伴们。祝福他们在辞旧迎新之际，诸事顺心、万事胜意！

杨添安
2022 年 12 月于北京理工大学
东校区文翠楼